"十二五"国家重点图书出版规划项目

生命科学前沿

RNA 纳米技术与治疗
RNA Nanotechnology and Therapeutics

〔美〕郭培宣（Peixuan Guo） Farzin Haque 编著

马润林 等 译

科学出版社

北 京

图字：01-2014-2454 号

内 容 简 介

本书是首部系统描述 RNA 纳米功能材料及其临床治疗的权威专著，全面总结了国际上 RNA 纳米材料领域的最新成果和进展。全书共分 11 部分 29 章，分别论述了 RNA 纳米材料的基本原理；RNA 分子的折叠、结构及纳米颗粒装配；基于 RNA 纳米组装的生物计算和结构预测；RNA 纳米合成、组装、标记的化学；RNA 纳米分析的单分子及生物物理技术；RNA 纳米颗粒组装的各种模型；RNA 纳米技术对于治疗癌症、病毒和遗传疾病的前景；RNA 纳米适配体在疾病诊断和治疗中的应用等。全书的主要特点是集中阐述了 RNA 作为功能材料，为人们展示了一个更加接近医学实用纳米材料的全新世界。

本书作为当代生物纳米材料领域少有的参考书和工具书，不仅适合大专院校生物工程专业的研究生、本科生及教辅人员阅读，而且适合所有从事生物制药领域的工程技术人员及研究人员收藏和借鉴。

图书在版编目（CIP）数据

RNA 纳米技术与治疗 /（美）郭培宣等编著；马润林等译. —北京：科学出版社，2014.10
（生命科学前沿）
书名原文：RNA Nanotechnology and Therapeutics
ISBN 978-7-03-042184-5

Ⅰ. ①R… Ⅱ. ①郭… ②马… Ⅲ. ①纳米技术-应用-医学 Ⅳ. ①R-39

中国版本图书馆 CIP 数据核字（2014）第 241620 号

责任编辑：罗 静 高璐佳 / 责任校对：桂伟利
责任印制：肖 兴 / 封面设计：耕者设计工作室

科学出版社 出版
北京东黄城根北街 16 号
邮政编码：100717
http://www.sciencep.com

中国科学院印刷厂 印刷
科学出版社发行 各地新华书店经销
*
2015 年 1 月第 一 版 开本：787×1092 1/16
2016 年 4 月第二次印刷 印张：34 3/4
字数：800 000

定价：268.00 元
（如有印装质量问题，我社负责调换）

本书翻译和校对人员名单

马润林　　　中国科学院遗传与发育生物学研究所（总译校）

以下人员以所翻译及校对的章节先后为序排列：

李闰婷　　　郑州师范学院
汪琛颖　　　郑州师范学院
陈龙欣　　　郑州师范学院
张丽萌　　　郑州师范学院
张晓娟　　　中国科学院遗传与发育生物学研究所
宁　平　　　中国科学院青岛海洋研究所
王　静　　　中国科学院青岛海洋研究所
李香群　　　中国科学院遗传与发育生物学研究所
李永超　　　中国科学院遗传与发育生物学研究所
施成瑞　　　中国科学院遗传与发育生物学研究所
巩福星　　　中国科学院遗传与发育生物学研究所（设计与汇总）

参与第二次独立校对人员名单：

郭培宣　　　美国肯塔基大学药学院
舒　丹　　　美国肯塔基大学药学院
王少英　　　美国肯塔基大学药学院
束　弋　　　美国肯塔基大学药学院
郝爱军　　　美国肯塔基大学药学院
赵征怡　　　美国肯塔基大学药学院
皮凤梅　　　美国肯塔基大学药学院
张　慧　　　美国肯塔基大学药学院
李　晖　　　美国肯塔基大学药学院
严尔福　　　美国肯塔基大学药学院

原著作者简介

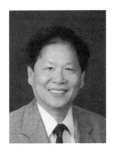

郭培宣 博士

现为 William Farish 纳米生物技术首席讲座教授和美国肯塔基大学纳米生物技术中心主任。他在 2006~2011 年担任美国国立卫生研究院(NIH)纳米医药发展中心主任,近期担任美国国家癌症研究所(NCI)癌症纳米技术平台合作计划主任,专注于癌症治疗中 RNA 纳米技术研究。他于 1987 年毕业于美国明尼苏达大学并获得博士学位,然后在美国 NIH 从事博士后研究工作,直到 1990 年加入普渡大学成为一名助理教授。他于 1993 年获得普渡大学终身职位,在 1997 年成为一名正教授,并于 1998 年获得普渡大学 Faculty Scholar 的殊荣。2007 年受聘于辛辛那提大学医药工程讲座教授,2012 年受聘于肯塔基大学作首席讲座教授和中心主任。

他构筑了 phi29 DNA 包装马达(*PNAS*,1986),发现了 phi29 马达 pRNA(*Science*,1987),装配了有繁殖力的双链 DNA 病毒(*J Virology*,1995),发现了 pRNA 六聚体(*Mol Cell*,1998),并成为 RNA 纳米技术的先驱(*Mol Cell*,1998;*JNN*,2003;*Nano Lett*,2004,2005;*Nat Nanotechnol*,2010)。他的实验室构筑了双成像系统来检测单个荧光素(*EMBO J*,2007;*RNA*,2007),并把 phi29 马达通道嵌合到质膜上以开发单分子通道的双链 DNA 高通量测序(*Nat Nanotechnol*,2009)。

郭培宣教授于 1995 年获得 Pfizer 杰出教授奖,1998 年获得普渡大学杰出教授学者奖,2004 年、2005 年和 2007 年分别获得普渡 Seed Award,2006 年获得 Lions 癌症研究奖,2009 年获得明尼苏达大学 COV 杰出校友奖,2011 年获得辛辛那提大学卓越研究奖。他是 5 个纳米技术杂志的编辑或董事。他的工作在电台或电视如 ABC 或 NBC 上被报道过数百次,并在时事通讯或 NIH、NSF、MSNBC、NCI 和 ScienceNow 的网站上占据重要位置。他是 NIST、NIH、NSF 和纳米技术全国委员会的两个重要国家纳米技术委员会的成员,并且在 2006~2010 年为 NIH 纳米医药发展中心指导委员会成员。

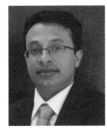

Farzin Haque 博士

现为美国肯塔基大学药学院药物科学系助理研究教授。2004 年在劳伦斯大学获得生物化学和数学学士学位,2008 年在普渡大学获得化学专业博士学位。2009~2011 年他在辛辛那提大学郭培宣教授小组从事博士后研究工作。Haque 博士的主要研究方向是生物和医药中的纳米科学和纳米技术。

作为 RNA 纳米技术领域一位卓越的后起科学家,Haque 博士在构筑带有功能性模块、用于治疗和诊断的 RNA 纳米颗粒方面具有渊博的专业知识(*Nano Today*,2012;*Nat*

Nanotechnol，2011）。另外，他专攻于许多领域，包括脂质-脂质和脂质-蛋白质相互作用（*J Phys Chem B*，2010；*Biophys J*，2008）和蛋白质纳米孔发展用于单分子检测和化学与生物聚合物传感的研究（*ACS Nano*，2012；*Nat Protoc*，2012；*Nano Lett*，2012）。

译 者 序

英文名称为 *RNA Nanotechnology and Therapeutics* 的著作是迄今为止国际上第一部全面论述 RNA 纳米材料及其潜在医学应用的学术专著，由美国肯塔基大学郭培宣教授领衔编著。此书作为相关领域专业科技人员及爱好者的重要工具书和参考资料汇编，首次全面阐述了一类很有应用前景的新型生物医学工程材料——RNA 纳米材料，代表了当今国际 RNA 纳米研究的最高水平和最新动态，在生物纳米材料的研究方面独树一帜。为了向国内广大科研人员及兴趣爱好者及时介绍国际纳米材料前沿领域的新进展，我们决定组织翻译这部专著。经过多位翻译校对人员的辛勤努力，这本重要学术专著的中文翻译版终于面世了。

英文学术著作翻译中经常面临的最大问题是对专业术语的翻译和处理，翻译此书也不例外。为了便于读者明确中文专业术语的含义所指，我们在翻译中对首次出现的重要术语均尽可能在其后用括号标注出英文原文，仅对一些本领域大家都非常熟悉而且不容易引起歧义的常用术语采取了中文直译。

本书英文原著中大量的彩色图片是原著的关键组成成分甚至是相关章节的精华。我们在翻译图表、注释及图片标注时再次意识到，不少的专业术语及一般英文用语在直译成中文以后，容易产生理解的不确定性甚至产生歧义。导致这种情形的主要原因是中英文背后的文化差异。现代科学的许多新兴学科或领域在其初期往往是由欧美科学工作者首先提出或建立，致使一些术语缺少准确对应的中文术语。翻译成中文后英文原有的确定性被减弱，即使是一个懂得双语的专家学者，有时也难以知晓中文到底指的是什么。经过权衡，我们决定对大部分的图例及标注不进行翻译而保留原来的英文，以便读者准确把握英文作者原来的意图。基于同样的考虑，我们对一些重要的表格也没有进行翻译。我们相信关心该领域进展的大多数中文读者宁愿看到英文图表的原标注而有助于他们的学习和理解。

由于本书英文原著的不同章节分别由不同的英文专家学者所著，他们在章节论著中不仅体现了一定的写作风格差异，而且在英文参考文献的排列格式等方面也不尽相同。我们在翻译成中文时，决定对所有列出的参考文献不予翻译，以方便感兴趣的读者查阅相关参考文献。不仅如此，我们决定仿照英文原著，忠实于英文原著的参考文献排列版式及风格，仅对字体、字形、间距等做了有限的统一。希望这样不影响读者对相关文献的检索查阅。

经过科学设计的 RNA 纳米材料因其结构空间更丰富多变、热稳定性及化学稳定性更高而展现出更加广阔强大的生命力和生物医学应用前景。我们希望通过及时翻译本书的英文原著来向广大国内读者介绍新动向新知识，推进该领域在中国的进步与繁荣。我们特别感谢原著作者郭培宣教授花费大量精力组织对本书中文译稿的校对，这种难得的交叉校对保证了译著的质量。然而由于我们水平所限，翻译过程中难免存在或多或少的不足之处，在此敬请广大读者批评指正。

马润林

中国科学院遗传与发育生物学研究所

序　言

　　纳米技术涉及利用自上而下的方法，以及自底向上装配的纳米级材料创造和应用。DNA、RNA 和蛋白质大分子具有确定的特性和完美的大小，来作为纳米结构和设备自底向上装配的强大的构筑模块。

　　然而，纳米技术必须满足一定的标准：①产物要有特定的大小并且是纳米级结构；②纳米颗粒可以纯化成单体或相对同一的状态；③纳米颗粒可以为化学、物理学、生物物理学及光学程序进行描述或形象化表述。例如，DNA 分子生物学的研究不是纳米技术，但是，将 DNA 用作一种纳米材料按照自底向上的装配去构建同源结构形成具有特定物理、化学和生物物理特性的 DNA 结构就是 DNA 纳米技术，并且这种前沿概念是在材料工程和合成结构生物学范畴之外创造的。作为 DNA 的替代品，RNA 由于其结构和功能方面的多样性迅速升级成纳米技术平台。与 DNA 相比，RNA 的独特之处在于其较高的热力学稳定性。这归功于碱基堆叠、以单链为基础的典型和非典型碱基配对能力，以及各种各样适于分子内和分子间的相互作用。此外，RNA 还具有其独特的体内属性。

　　以前，RNA 对 RNA 酶降解的敏感性是 RNA 作为构筑材料的生产中最大的障碍。最近，简单的化学修饰诸如 2′-F，使得生成的 RNA 可以耐受降解，并且不改变它们的折叠特性，在一些特例中甚至不改变其生物功能。稳定的 RNA 形成的强大产物让 RNA 纳米技术的梦想成为现实。然而，功能性 RNA 模块与金颗粒、脂质体、聚合物或聚合物构成的纳米颗粒的简单连接不等于 RNA 纳米技术，恰恰相反，RNA 纳米技术是以自底向上的方法以 RNA 为主要结构成分装配成纳米级颗粒。

　　RNA 结构和折叠的研究可以追溯到数十年以前。然而，RNA 纳米技术是一个正在崛起的独特领域，其相关研究与传统的 RNA 结构和折叠的研究不同。除了需要了解分子内相互作用和折叠作用，还需要用到分子间相互作用的特殊知识。在 1998 年，首先开展这项工作的郭培宣证明 RNA 二聚体、三聚体和六聚体纳米颗粒可以利用源于一种病毒组分，即噬菌体 phi29 DNA 包装马达的组分——pRNA（包装 RNA）的片段装配而成。这一发现发表于 *Molecular Cell*（Guo et al.，1998）并被 *Cell*（Hendrix，1998）特别点评，进而奠定了 RNA 纳米技术这个概念。从那时起，pRNA 纳米颗粒作为多价运输载体成功用作各种各样的治疗分子并用于构建 RNA 阵列。在过去的几年里，对于 RNA 基序的折叠和结构及 RNA 从传统的分子内相互作用发展到分子间相互作用的三维计算的研究为 RNA 纳米技术未来的发展奠定了坚实的基础。

　　RNA 纳米技术是一个迅速发展并充满活力的新兴科学领域，这可以由过去 5 年中有关 RNA 纳米结构研究的出版物的爆发式出现来证明。这些出版物来自于不同的领域，如化学、生物化学、结构生物学、微生物学、癌症生物学、细胞生物学、生物物理学、药剂学和纳米医药学。RNA 纳米技术真的是一个跨学科的创新性研究领域，有许多有背景、懂技能的专业人士参与研究。从这点来看，很有必要去编制一本涵盖现代世界中与纳米技术有关的应用的书作为第一手综合性基础研究资料。本书意在保证从本科生直到博士后和教授在内的所有研究人员，无论是工程上的还是其他科学领域内的，都能更进一步地加深对这个领域的了解。让我们携手，一起推动这个领域的前进。

这本工具书力求收集资料，吸引读者并鼓舞全世界的科学家们。它主题很广泛，包括 RNA 纳米技术的原理和基础(第 1 章和第 2 章)，RNA 纳米颗粒装配的 RNA 折叠、结构和基序(第 3~6 章)，RNA 纳米颗粒构建中的 RNA 计算和结构预测(第 7 章和第 8 章)，纳米颗粒合成、偶联和标记的核苷酸化学(第 9~11 章)，RNA 纳米结构分析中的单分子和生物物理技术(第 12 章和第 13 章)，RNA 纳米颗粒的组装方略(第 14~16 章)，RNA 纳米颗粒在治疗和诊断中的应用(第 17~29 章)。

如果没有这个领域中那些挤出宝贵时间来完成每一章撰写的权威专家的巨大努力，我们无法完成我们的目标。首先，我们要感谢他们为本书付出的时间和精力。我们真诚地感谢 CRC Press/Taylor & Francis Group，LLC 的工作人员。我们要特别感谢说服我们来完成这个项目的执行主编 Michael Slaughter，项目协调人 Laurie Schlags，项目编辑 Ed Curtis 和项目经理 Amor Nanas。没有他们宝贵的贡献，本书的出版就不可能实现。最后，感谢我们挚爱的家人对我们的努力的支持。我们很高兴地献上本书，希望读者觉得这本书很实用，并像我们一样感到激动。

郭培宣(Peixuan Guo)，Farzin Haque

美国肯塔基大学

翻译：李闰婷

校对：施成瑞，郭培宣

目　　录

第四部分　纳米颗粒合成、偶联和标记的 RNA 化学

第八部分 RNA 纳米技术在诊断中的应用

第九部分　RNA 适配体在 RNA 纳米技术和治疗中的应用

第十部分　miRNA 在 RNA 纳米技术和治疗中的应用

第一部分　引言：RNA 纳米技术的原理和基础

第1章 崛起中的 RNA 纳米技术[*]

Peixuan Guo(郭培宣)

翻译：李闰婷　校对：施成瑞，舒　丹

1.1　引　　言

　　DNA、RNA 和蛋白质这些大分子自身具有纳米级大小的特点，这个特点让它们完全可以作为纳米级结构和纳米元件的基本加工材料。由 Seeman 在 30 年前首创的 DNA 纳米技术(Aldaye et al.，2008；Lin et al.，2009；Seeman，2010)已经发展完善。多肽和蛋白质在纳米技术中的应用也在研究中(Moll et al.，2002；Cui et al.，2009；Adler-Abramovich et al.，2009；Knowles et al.，2010)。自从 1998 年首次报道了多个重组天然 RNA 分子通过自我装配成为 RNA 纳米颗粒的结构(Guo et al.，1998)，RNA 纳米技术概念的提出已经有十余年的时间了(Guo et al.，1998；Zhang et al.，1998；Jaeger and Leontis，2000；Jaeger et al.，2001；Shu et al.，2004；Chworos et al.，2004；Guo，2005；Jaeger and Chworos，2006)。然而，随着近几年认识到 RNA 纳米技术在包括治疗癌症、病毒感染和遗传病等方面的纳米医药应用的可能性的增大，我们对其研究的兴趣也在增强(图 1.1)。

　　RNA 具有像 DNA 一样的典型的结构灵活性和像蛋白质一样的功能多样性(包括酶活性)，可以简便地设计和操作。尽管 RNA 纳米技术与 DNA 纳米技术在很多方面类似，但是两者之间还是有重要的不同之处(表 1.1)。

---

　　* 本章改编自全文发表的综述文章，已得到 Nature publishing group，Macmillan Publisher Limited ©2010 公司授权。原文自：Guo P（2010）　The emerging field of RNA nanotechnology. Nature nanotechnology 5：833–842。

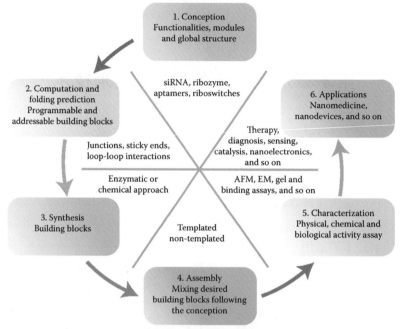

图 1.1 RNA 纳米技术方法。RNA 纳米颗粒构建的第一步是在概念层次上来定义纳米颗粒的期望性质。接着用计算的方法预测纳米颗粒组件的结构和折叠，以及 RNA 间相互作用对 RNA 纳米颗粒装配的影响。单体组件合成（酶促方法或者化学方法）后，独立的亚基利用模板或非模板方法装配成四元构架。RNA 纳米结构可通过原子力显微镜（AFM）、电镜（EM）、凝胶电泳及其他方法等来检测，以保证 RNA 能够正确折叠成期望的结构和功能体。经过充分的评估后，纳米颗粒将用于各种应用中。

表 1.1 DNA 和 RNA 的区别

	DNA	RNA
Elements	A, C, G, T 2′-deoxyribose	A, C, G, U ribose
Base pairing	Canonical Watson–Crick (W–C)	Canonical and non-canonical W–C
Acidic effect	Depurination: apurine DNA sensitive to cleavage	Stable
Alkaline effect	Stable up to pH 12	Sensitive to alkaline hydrolysis
Configuration	Predominantly B-form: –base pairs/turn of the helix: 10.5; –pitch: 3.5nm; –helix rise/base pairs: 0.314nm; –humidity: nucleotide: H_2O = 1:1	A-form: –base pairs/turn of the helix: 10.9; –pitch: 2.5nm; –helix rise/base pairs: 0.275nm; –humidity: nucleotide: H_2O = 1:0.7
Chemical stability	Relatively stable but sensitive to DNase	Unstable, sensitive to RNase, but stable after chemical modification, for example, 2′-For 2′-OMe modification
Thermal stability	G:C more stable than A:T	Thermally more stable than DNA, especially for RNA motifs and modules with particular bends or stacks
Free energy, ΔG^*	-1.4KJ mol per base pair stack (Sugimoto et al., 1995)	-3.6 to -8.5KJ mol^{-1} per base pair stack (Sugimoto et al., 1995)
Helix formation	Needs a minimum of four nucleotides	Needs a minimum of two nucleotides (Searle and Williams, 1993; Kitamura et al., 2008)
Intermolecular interactions	Cohesive ends, crossover motifs	Cohesive ends, crossover motifs, kissing loops, interlocking loops
In vivo replication		
Initiation	Origin of replication with primer	Promoter, exact nucleotide to start without primer
Termination	No nature sequence for replication termination	Specific transcription terminators
In vitro synthesis		
Enzymatic	DNA polymerase, polymerase chain reaction (PCR)	T7/SP6 transcription
Chemical	Up to 160 nucleotides; low cost	Up to 117 nucleotides; high cost and low yield

RNA 由 4 种不同的碱基构成：腺嘌呤（A）、胞嘧啶（C）、鸟嘌呤（G）和尿嘧啶（U），在 DNA 中通常都是胸腺嘧啶（T）而不是 U。除了与 DNA 中一样的 Watson-Crick 碱基配对（A 与 T 配对，C 与 G 配对）之外，RNA 中还有其他形式的碱基配对（称为非经典碱基配对），如 G 和 A 或者 U 配对，这就允许 RNA 折叠成为刚性结构基序，从而区别于那些单链 DNA（Blankenberg et al.，1999；Jaeger and Leontis，2000；Shu et al.，2004；Ikawa et al.，2004；Leontis et al.，2006；Li et al.，2006；Nasalean et al.，2006；Cayrol et al.，2009；Matsumura et al.，2009；Schroeder et al.，2010；Geary et al.，2010）（图 1.2）。目前，80 个以下核苷酸的 RNA 链已经可以由商业公司合成，而 80 个核苷酸的 RNA 链可以展示 4^{80}（或者 10^{48}）个不同的结构。结构模块的多样性令 RNA 在很多应用中都具有优势。

另外，RNA 通常都会包含各种各样用于分子内和/或分子间相互作用的单链茎环结构，这些可以用于制备"楔头"来连接不同的模块，因此可以拿来在 RNA 纳米结构和纳米机械中作为"销钉"（暗楔头）。环和基序同样可以用来构建更复杂的二级结构。另外，RNA 分子，如适配体、核酶和小干扰 RNA（siRNA）还有特殊功能（详见"RNA 纳米技术的应用"部分）。

在三种螺旋（RNA/RNA、RNA/DNA 和 DNA/DNA）中，RNA/RNA 双螺旋是最稳定的（Searle and Williams，1993；Sugimoto et al.，1995）。具有特殊弯曲或堆叠的 RNA 基序和模块特别稳定。热力学稳定性可定义为在复合物形成或解旋过程中需要的自由能 G（$\Delta G^0 = -G_{\text{helix}}^0 = G_{\text{unwind}}^0$）；形成复合物需要的自由能（$G_{\text{helix}}^0$）越低，这种复合物就越稳定。由于 ΔG^0 受到邻近序列的影响，按最邻近模型计算，RNA 的 G_{helix}^0 要低于 DNA（Searle and Williams，1993；Sugimoto et al.，1995）（表 1.1）。然而，在生理条件下，RNA 螺旋展示 A 型构象，而 DNA 则主要呈现为 B 型构象。RNA 核糖的 2′-OH 将核糖锁定为 3′-内切椅式构象，而不倾向于形成一个 B 型螺旋。碱基堆积归结于范德瓦耳斯力的相互作用，直接受控于焓变化。尽管 DNA 和 RNA 的单个碱基的堆叠相互作用的焓差异很小，但是大量的碱基对的作用叠加会造成螺旋稳定性的差异。因此，RNA 纳米颗粒的热力学稳定性要远高于等量的 DNA。像 DNA 一样，4~6 个核苷酸的 RNA 在溶液中可以形成稳定的 RNA 螺旋（Shu et al.，2004），但是在适当的条件下，只要两个碱基就可以促成 RNA 复合物形成（Chen et al.，1999；Hansma et al.，2003；Kitamura et al.，2008；Severcan et al.，2009；Severcan et al.，2010）。

1.2　RNA 独特的体内属性

治疗用颗粒先由细胞表面的受体识别，再穿过质膜内化到囊泡中（称为内吞体），这些颗粒进一步分别降解或者再循环。对于体内运输来说，脱离内吞体是一个关键的因素，因为大部分分子不能适应 pH4.3~5.8 的酸性环境（Lee et al.，1996）。在这种 pH 条件下，质子化作用会导致 DNA 嘌呤碱基的去除（就是我们常说的脱嘌呤），这会导致无嘌呤的 DNA 极易被降解（Pogocki and Schoneich，2000）。在低 pH 条件下高度稳定的 RNA 具有用于治疗的价值，因为那将意味着这种 RNA 可以稳定存在于内体中，并且可以在进入细胞后分散到各处（表 1.1）。

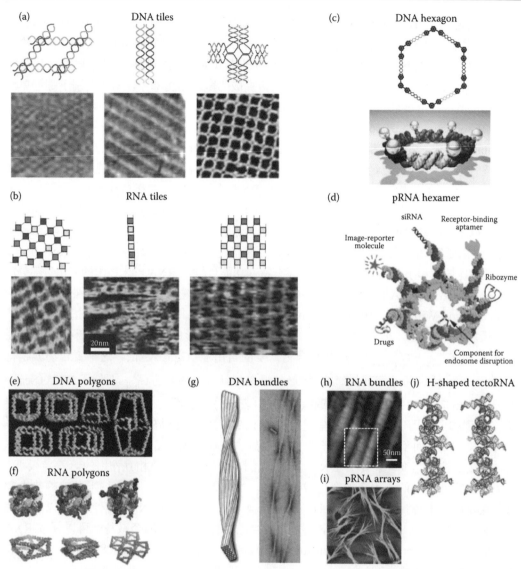

图 1.2　比较自我装配的 DNA(a、c、e 和 g)和 RNA(b、d、f、h、i 和 j)纳米颗粒。(a 和 b)对应的图示模型下方显示的是 DNA 和 RNA 瓦片的典型的透射电子显微镜(TEM)和 AFM 图像。(a)从左到右：平行的 4 个 Holliday 交叉连接形成的平行四边形瓦片的 TEM 图像、两个 DNA 双螺旋链交换形成的双螺旋瓦片的 TEM 图像和拥有 4 个臂的十字形瓦片的 AFM 图像(Aldaye et al.，2008；Lin et al.，2009)。(b)从左到右：构造方格纳米图案的 AFM 图像(Chworos et al.，2004)(条纹天鹅绒、阶梯和渔网样图案)。(c)描述六边形阵列的金纳米颗粒(下边图中的黄色球形)镶嵌在由 6 个不同的分子(上边图中的灰色六角的三个点)构成的 DNA 六边形上，每个 DNA 分子(彩色线条)由两条单链 DNA 分子连接起来(Aldaye et al.，2008；Lin et al.，2009)。(d)一个具有 6 个可以携带不同分子位点的 pRNA 六聚体环图例(Guo et al.，2005；Shu et al.，2007)。(e)各种三维 DNA 模块(Aldaye et al.，2008)和(f)RNA 立方体支架(Severcan et al.，2010；Afonin et al.，2010)图例。(g)DNA 束的 TEM 图像(Dietz et al.，2009)。(h)RNA 束的 AFM 图像(Cayrol et al.，2009)和(i)pRNA 阵列(Shu et al.，2004)。(j)H-型 tectoRNA 的三维模型(Nasalean et al.，2006)。〔(a)获得印刷授权：Lin et al., 2009, 1663-1674. Copyright 2009 American Chemical Society. 自 Aldaye et al., 2008. 获得 AAAS 印刷授权。(b)From Chworos et al., 2004. 获得 AAAS 印刷授权。

(c)获得印刷授权：Lin et al., 2009, 1663-1674. Copyright 2009 American Chemical Society. From Aldaye et al., 2008. 获得 AAAS 印刷授权。(d)修改自 Guo S, Tschammer N, Mohammed S, Guo P, Hum Gene Ther, 16, 1097-1109, 2005. 获得授权。(e)From Aldaye et al., 2008. 获得 AAAS 印刷授权。(f)获得 Macmillan Publishers Ltd. 印刷授权。Nat Nanotechnol(Afonin et al., 2010)，copyright(2010)，和 Nat Chem(Severcan et al., 2010)，copyright(2010)。(g)From Dietz et al., 2009. 获得 AAAS 印刷授权。(h)获得印刷授权：Cayrol et al., 2009, 17270-17276. Copyright 2009 American Chemical Society. (i)获得印刷授权：Shu et al., 2004, 1717-1723. Copyright 2004 American Chemical Society. (j)Nasalean L, Baudrey S, Leontis NB, Jaeger L, Controlling RNA self-assembly to form filaments, Nucleic Acids Res 34: 1381-1392, 2006, 获得 Oxford University Press 授权。]

RNA 的另一个有趣特性就是可在体内自组装成 RNA 纳米颗粒。与 DNA 不同，小 RNA 分子在细胞中是以 DNA 为模板转录而成。在转录中利用诱导型启动子(Laurenti et al., 2010)和适当的终止子，可以控制小 RNA 分子的产生。在上游和下游终端分别设置用于顺式剪切的丁型肝炎核酶，可以得到设计长度的 RNA(Hoeprich et al., 2003)。细胞中发现了一些天然的 RNA 纳米颗粒，如一些二聚体(Chang and Tinoco, 1994; Chen et al., 2000; Wagner et al., 2004; Bindewald et al., 2008b)和六聚体(Guo et al., 1998; Zhang et al., 1998)。一些序列，如包装 RNA(pRNA)(Hoeprich et al., 2003)或者转运 RNA(tRNA)(Kuwabara et al., 1998; Ponchon et al., 2009)可以通过将序列加入在体内表达的 DNA 模板来指导包含了功能性 RNA 如 siRNA(Fire et al., 1998; Li et al., 2002)、核酶(Hoprich et al., 2003)或适配体(Ponchon et al., 2009)的 RNA 纳米颗粒的自我装配。

细胞内诸如核糖开关等具有监管功能的小 RNA(Breaker, 2008; Zhang, 2009; Marvin and Engelke, 2009; Fabian et al., 2010)，也许可以基于计算机的逻辑运算考虑成布尔型网络(Shlyakhtenko et al., 2003; Benenson, 2009)。RNA 纳米结构输入、输出(如一个途径的激活)运作就是基于输入 RNA 关注点的计算机逻辑功能。通过反式或顺式行动的诱导或抑制控制作用，大量的小 RNA 调控子可以用于调控体内产物和功能性途径。各种各样的小 RNA 可以设计成为合作的、协同的或相对的产生片段，诸如连接型或析取范式计算逻辑电路或其他类型的逻辑运算。通过设计细胞中计算机式的"和"/"否"/"或"路径的逻辑网络，一个"RNA 计算机"可以在理论上实施并应用于细菌、酵母和哺乳动物系统中(Shlyakhtenko et al., 2003; Benenson, 2009)。

1.3　构建 RNA 纳米颗粒的技术

纳米颗粒的构建需要使用可编程的、可处理的和可预测的构建模块。使用预先设计好的组装方式，将 RNA 构建模块可组装形成更大的二维、三维和四维结构，这是一种典型的自底而上的方法，并且是代表了生物技术和生物大分子可以成功融入纳米技术的一种重要方法(Shu et al., 2004; Guo et al., 2005; Khaled et al., 2005)。

自我装配领域有两个主要的分类：模板化和非模板化装配。模板化装配包括在特殊外力、结构或空间约束下的 RNA 相互作用。RNA 转录、杂交、复制、成型和 phi29 pRNA 六聚体马达构造都在此范畴内。非模板化装配包括大量没有任何外部影响的独立部件结构形式。如连接、化学共价连接、人类免疫缺陷病毒(HIV)吻合环之类的 RNA 环-环相互作用和 phi29 pRNA 二聚体或三聚体形式(Jaeger and Leontis，2000；Shu et al.，2003；Shu et al.，2004；Guo et al.，2005；Khaled et al.，2005)。接下来探讨各种可用于构建 RNA 纳米颗粒的方法(总结如图 1.3 所示)。

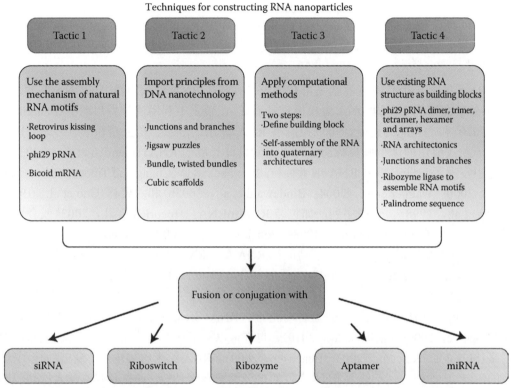

图 1.3　构建 RNA 纳米颗粒不同技术的总结。详见 1.3 构建 RNA 纳米颗粒的技术。

第一个策略是利用天然 RNA 可在体内装配形成特定的多聚体的机制。例如，反转录病毒吻合环可促进基因组 RNA 二聚化(Chang and Tinoco，1994；Bindewald et al.，2008b)。噬菌体 phi29 DNA 包装马达 pRNA 通过左右连锁的环之间的手拉手相互作用装配成为二聚体和六聚体(Turner and Tijan，1989；Guo et al.，1998；Chen et al.，1999；Chen et al.，2000；Shu et al.，2003；Shu et al.，2004)。果蝇胚胎的 *bcd* 基因 mRNA 通过手-臂相互作用形成二聚体(Wagner et al.，2004)。大肠杆菌非编码 RNA 的 *dsrA* 基因通过嵌入式回文序列装配成条纹图案(Cayrol et al.，2009)。模拟 RNA 在天然状态下的装配过程在体外组装 RNA 纳米颗粒早在 12 年前曾有过报道。同样异乎寻常的 HIV 吻合环机制也激发了"tectoRNA 构架"设计的灵感(Chworos et al.，2004；Severcan et al.，2009)。

第二个策略就是从 DNA 纳米技术中引入一些成熟的原理。尽管 RNA 不同于 DNA，它们还是有一些共同的结构和化学特性可以用于发展 RNA 纳米技术。

DNA 纳米技术利用天然的 DNA 互补性原理，即依靠 DNA 链分子间相互作用构建纳米材料。通过精确控制几何尺寸、频率和拓扑结构创造了各种各样的规则的形状(图1.2)(Aldaye et al.，2008；Lin et al.，2009；Seeman，2010)。通过 DNA 骨架的交换机制设计了各种各样的交叉图案(Seeman，2010)。利用黏性末端和交叉连接基序，如无一定尺寸限制的三角形(周期性阵列形式中的刚性结构)(Liu et al.，2004)和规则系统的自我装配谢尔宾斯基三角形(非周期分形阵列)(Rothemund et al.，2004)，构建了分支 DNA 分子瓦。DNA 分子可以进一步自我装配成纳米管、螺旋束(Park et al.，2005)和在精确控制下用于定位纳米颗粒、蛋白质或者染料复杂 DNA 基序和阵列，如阶梯(Weizmann et al.，2008)。基于连接弹性和边缘硬度，同样组装了精致的三维 DNA 网络，它利用了诸如立方体、多面体、棱镜和巴克球等 DNA 链拓扑结构的极小集(Aldaye and Sleiman，2007；Seeman，2010)。周期性 DNA 模块中的无一定尺寸限制的三角形持续增长导致 DNA 晶体形式衍射的解析已达到 4Å 分辨率(Zheng et al.，2009)。

　　DNA 可定位和可程序化的特性的一个例证就是 Rothemund 小组的 DNA 折纸(Rothemund，2006)，这里一个长的单链病毒 DNA 作为支架结合短链生成定义的二维和三维构象。DNA 折纸通常应用于构建可以锁定或不锁定的三维盒(Andersen et al.，2009)和底物无标记检测纳米阵列(Ke et al.，2008)，并阐明蛋白质组织的结构(Douglas et al.，2007)。理性地设计超分子的 DNA 装配可以与有机和无机分子相联系，如卟啉结合到平行的 DNA 螺旋束(Endo et al.，2005)、纳米磁铁(Tanaka et al.，2003)和精密的纳米机器(Yurke et al.，2000；Aldaye and Sleiman，2007)。可复制的 DNA 构架已经成功利用酶促滚环复制方法、病毒载体感染细菌细胞方法(Lin et al.，2008)或化学方法扩增分支 DNA 臂方法(Eckardt et al.，2002)，按规定比例生产出用于实际应用的 DNA 纳米结构。

　　尽管 RNA 与 DNA 的折叠性质不完全相同，DNA 纳米技术的基本原则适用于 RNA 纳米技术。例如，利用三叉接口(3WJ)和四叉接口(4WJ)(Leontis et al.，2006；Severcan et al.，2009)构建各种新的 RNA 构架与 DNA 的分支方法非常相似(Hager and Burgess，1980；Harada et al.，2001)(图 1.2a、b、e 和 f)。RNA 和 DNA 都可以形成拼图(Chworos et al.，2004；Endo et al.，2010)，并且可以通过结合延长在 x-y 方向上膨胀来发展成束(Shu et al.，2004；Cayrol et al.，2009；Dietz et al.，2009；Severcan et al.，2010)(图 1.2a、b 和 g~j)。在 RNA 螺旋中插入凸起形成扭曲凸起的现象(Shu et al.，2004)(图 1.2i)，随后在 DNA 中(图 1.2g)也得到证明，揭示插入和删除碱基可以形成左手或右手螺旋式的扭曲 DNA 凸起(Dietz et al.，2009)，由此阐述了相同的基本原理。但是，RNA 由于非经典的相互作用使其凸起结构刚性更强，而在 DNA 中，扭曲是需要有 4 条单链构成的双螺旋在相互作用下才产生的(Dietz et al.，2009)。

　　最近，用一个确定的方式让几个未经折叠而自我装配的 RNA 序列构建成了 RNA 立方体支架(Cherny et al.，2009)。这个策略让人联想起 DNA 纳米技术，但与 DNA 策略不同的是，体外转录合成 RNA 可以与 RNA 自我装配成为完全组装的 RNA 立方体同时进行。

　　第三种策略就是在构建 RNA 纳米颗粒时应用计算方法。计算方法可以用于引导新的 RNA 装配设计及优化定向和定型生成需求的纳米材料序列(Zuker，2003；Yingling and Shapiro，2007；Markham and Zuker，2008；Bindewald et al.，2008b；Shapiro，2009)。

相对于传统的选择材料，而不是按照需要去设计的原材料的方法，下一代的组件可以设计成本身可以程序化装配和合成的组件。组建 RNA 纳米颗粒有两步。第一步是利用 RNA 的自发的自折叠特性计算方法[如利用 Kinefold(Shapiro，2009)]，依赖于它们特有 ΔG 产生的碱基-碱基相互作用而形成的特定结构(Bindewald et al.，2008a)。第二步是将制备的 RNA 模块自组装成预设的构建。这为生成 RNA 纳米结构的分子模块创造了一个有效的计算渠道。最近有一个例子构建了基于 RNA 的立方体支架，凭借 RNA 序列设计优化而避免了动力学捕获(Afonin et al.，2010)。

第四个策略就是利用已知的功能性的 RNA 结构模块构建 RNA 纳米颗粒。RNA 环-环相互作用的各种机制(Guo et al.，1998；Hansma et al.，2003；Shu et al.，2004)、三级架构的接触(Shu et al.，2004；Jaeger L et al.，2006；Severcan et al.，2010)和特殊基序的形成(Hansma et al.，2003；Shu et al.，2004；Nasalean et al.，2006；Lescoute and Westhof，2006；Afonin et al.，2008；Chakraborty et al.，2008；Severcan I et al.，2009；de la Pena et al.，2009；Severcan et al.，2010；Ouellet et al.，2010)已有阐释。在计算好分子体内外折叠后先合成 RNA 组件。然后按计划通过自发的模板化或非模板化的自我装配构建纳米颗粒。大量成熟的数据库资源可以用于查找已知的用于构建新的有预期特性的 RNA 纳米颗粒的 RNA 结构单元(Griffiths-Jones et al.，2005；Abraham et al.，2008；Bindewald et al.，2008b)。

许多方法都借鉴了 RNA 环-环相互作用特性来构建 RNA 纳米颗粒。第一种方法是基于利用一个六聚体 RNA 环适配机器(Chen et al.，1999；Shu et al.，2007；Xiao et al.，2010)的噬菌体 phi29 DNA 包装马达的 pRNA 的结构特性(Guo et al.，1987；Guo et al.，1998)。工程化改造后的 pRNA 可以通过两个连锁的环间的手拉手或脚对脚相互作用，形成二聚体、三聚体、四聚体、六聚体和阵列(Shu et al.，2003；Shu et al.，2004)(图 1.4)。二聚体由 Ab′ 和 Ba′两个组件形成(图 1.4b)。三聚体由 Ab′、Bc′和 Ca′三个组件形成(Shu et al.，2004；Guo et al.，2005；Khaled et al.，2005)(图 1.4c)。扩展构象(双体)的四聚体也可以通过引介一个回文序列到 pRNA 的 3′端而有效地自我装配(Shu et al.，2004)。这些纳米颗粒已经成功地作为各种各样的治疗分子的载体(详见"RNA 纳米技术的应用"和"挑战和展望"部分)(Shu et al.，2003；Shu et al.，2004)。pRNA 作为 RNA 阵列的组件也已经实现(Shu et al.，2004)。当三个 Ab′、Bc′和 Ca′双体混合后，环-环连锁使颗粒在三维空间上生长。

第二个方法就是 RNA "建筑学"(Chworos et al.，2004)，借此可以用能够编码自我装配成为满足更高要求的 RNA 特殊形状的人造 RNA 序列，来编码结构模块指定的弯曲或堆叠。如 RNA 丝(Jaeger and Leontis，2000；Nasalean et al.，2006；Geary et al.，2010)(图 1.2j)、称为构造方格的分子拼图单元(Chworos et al.，2004；Severcan et al.，2009)(图 1.2f)和 tRNA 反棱镜(Woodson，2010)。

第三种方法是应用从已知的 RNA 结构或基序中筛选出(Leontis et al.，2006；Schroeder et al.，2010)的三叉接口或四叉接口，作为纳米颗粒构建的多向接头(图 1.2)(Bindewald et al.，2008a；Severcan et al.，2009)，如 RNA 结构基序[来自核糖体 RNA (rRNA)]引导 L 形 tectoRNA 四聚体装配、三叉接口基序(来自 23S rRNA)，构建一个三螺旋 T 形排列及包含四叉接口和五叉接口的 tRNA 基序折叠为 L 形四聚体结构(Bindewald et al.，2008b；Severcan et al.，2009)。

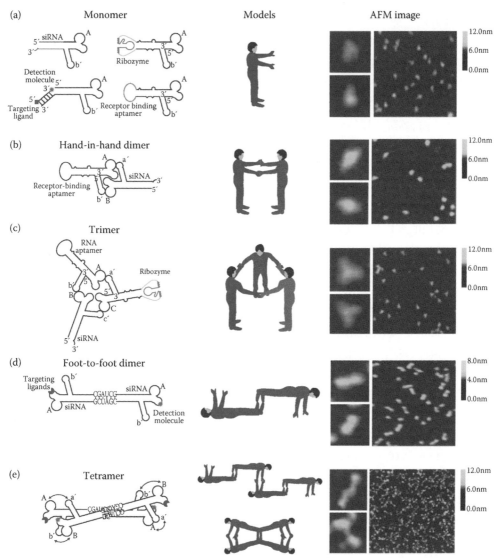

图 1.4　RNA 纳米技术的应用。从左到右：使用 phi29 pRNA 组装体里带有左-右手互锁环和回文序列的 siRNA、核酶、适配体和其他 RNA 分子来组装纳米粒的原理、人体卡通模型和 AFM 图（Guo et al.，1998；Chen et al.，2000；Shu et al.，2004）。(a) phi29 pRNA 中的 4 个 RNA 单体分子的例子：siRNA、核酶、目标配体 (targeting ligand) 和结合受体的适配体 (receptor-binding aptamer)；相互作用的关键部位用大写和小写字母代表，分别对应于人体卡通模型里的左手和右手；相同字母的大小写对互补（如 Aa′代表 A 和 a′互补）。(b) 手-手互锁二聚体，带 A 和 b′环的结合受体的适配体与带 a′和 B 环的 siRNA 手 (Aa′)-手 (Bb′) 互锁形成二聚体。(c) 手-手-手互锁三聚体，带 A 和 b′环的适配体、带 B 和 c′环的 siRNA 与带 a′和 C 环的核酶形成手 (Aa′)-手 (Bb′)-手 (Cc′) 互锁三聚体。(d) 脚-脚碱基配对二聚体，带 A 和 b′环的 siRNA 脚-脚碱基配对形成二聚体。(e) RNA 四聚体由两个二聚体 (Ab′和 Ba′) 结合环相扣的原理及回文序列原理形成。这个模型描述了多种结构是如何聚合到一起的。AFM 图像尺寸：200nm × 200nm (a 和 b)，300nm×300nm (c)，250nm×250nm (d) 和 500nm×500nm (e)。(Shu et al.，Bottom-up assembly of RNA arrays and superstructures as potential parts in nanotechnology. *Nano Lett* 4：1717-1723. Copyright 2004 American Chemical Society. 自 Shu D, Huang L, Hoeprich S，Guo P，J Nanosci Nanotechnol，3，295-302，2003. 获得授权。)

第四种方法是通过基于体外筛选技术的 RNA 的分子设计，用合成的核酶连接酶装配定义三维结构的非天然功能 RNA（Ikawa et al.，2004；Matsumura et al.，2009）。RNA 纳米结构的构象开关也可以利用一种肽结合 RNA 结构基序来构建（Li et al.，2006）。

第五种方法是利用不同于 RNA 的 5′或 3′黏性末端的回文序列。分子会在纯化前的体外转录或化学合成后，立即通过回文序列的自退火特性自发装配（Shu et al.，2004）。这种方法对制造束型结构非常有用，特别是在设计三维束中。A 型 RNA 螺旋转 360° 有 11 个核苷酸，RNA 纤维伸展的角度或方向，可通过改变含有回文序列的螺旋中核苷酸的数量来控制。

1.4　RNA 纳米技术的应用

RNA 结构的多样性、RNA 退火需要的低能量、序列的顺从性、结构控制的可选项和自我装配的属性，使得 RNA 成为纳米技术应用的理想材料。按照构建要求、模式及预编的阵列或超晶格构造来改造 RNA 是可能实现的（图 1.2h 和 i）。

RNA 序列可以调节六边形纳米颗粒的生长（Gugliotti et al.，2004），RNA 梯的程序性自我装配特性可以指挥阳离子金纳米颗粒的重排，周期性间隔排列的 RNA 架构可以作为纳米王冠的支架（Koyfman et al.，2005）。几何上对称的样式如二聚体、三聚体或多边形可以用 RNA 来搭建（Shu et al.，2003；Shu et al.，2004；Chworos et al.，2004）（图 1.4）。正如匀称的形状会促进晶体的形成一样，RNA 可以作为 X 射线晶体学的支架。另外，连锁环间的自我装配相互作用、回文序列的自连接、分层结构的持续生长和连接及生物相容性方面的好处，都使得 RNA 成为搭建组织工程平台的良好候选材料（Shu et al.，2004；Nasalean et al.，2006；Cayrol et al.，2009）。一些实验室已经开发出应用 RNA 适配体的生物传感器（Oguro et al.，2009）。

RNA 在纳米医药领域中的新功能，包括诊断中的细胞识别与结合（Mi et al.，2010）、通过受体介导的胞吞进行的靶向运输（Liu et al.，2009）和通过基因沉默与调控（Shlyakhtenko et al.，2003；Benenson，2009）、穿透核膜及通过血脑屏障（Kumar et al.，2007）进行的细胞内控制与估算。下面将讨论最重要的医疗用 RNA 部分。

一个 siRNA（Tessman and Kennedy，1991；Williams et al.，1992）螺旋有 20~25 个核苷酸，它会通过称为 RNA 诱导沉默复合体的蛋白质-RNA 复合体的剪切来干扰基因表达。siRNA 特异性地抑制 mRNA 中具有与 siRNA 有义链相同一段序列的靶蛋白的表达。Andrew Fire 和 Craig Mello 由于这一发现于 2006 年被授予诺贝尔奖（Fire et al.，1998）。

核酶是一种具有催化活性的 RNA 分子（Kruger et al.，1982；Guerrier-Takada et al.，1983）。核酶具有通过拦截和剪切如 mRNA 之类 RNA 底物或包括了一段与核酶催化中心互补序列的 RNA 病毒基因组来调控基因功能的能力，这具有重要的医疗潜能。Thomas Cech 和 Sydney Altman 由于这一发现获得了 1989 年的诺贝尔奖。

RNA 适配体（Ellington and Szostak，1990；Tuerk and Gold，1990）是一类与抗体功能相似的可以特异性识别配体（有机化合物、核苷酸或多肽）的寡核苷酸（Mi et al.，2010）。配体以指数富集进行其系统进化（Ellington，2009）就是 Ellington 和 Szostak（1990）及 Tuerk 和 Gold（1990）开发的体外从随机 RNA 库中筛选适配体的方法。利用这项技术，已经用与疾病相关的靶标筛选到了各种各样的适配体(Bunka et al.，2007；Zhou et al.，2008；Mi et al.，2010)。

核糖开关(Riboswitches)(Sudarsan et al.，2008)是结合小分子及按照生物体需要来控制基因表达的 RNA 元件。作为一种生物调控机制，核糖开关可以识别代谢物、诱导 mRNA 转录的早期终止、阻断核糖体翻译 mRNA、切割 mRNA 及触发 mRNA 降解。因此，RNA 开关可以进行改造以创建通过药类分子体内调控靶基因的表达水平来发挥调控功能的新一代的控制器。这种 RNA 造的基因调控机器有希望在未来的基因治疗中提供纳米级顺式作用调节(Ogawa and Maeda，2008；Shahbabian et al.，2009)。

各种各样的 RNA 类群包括 siRNA、核酶、反义 RNA、适配体和核糖开关及其他起催化或编辑作用的 RNA，可以容易地融合或连接到 RNA 纳米颗粒中(图 1.4)。RNA 纳米医药的优势包括：①自我装配(见"构建 RNA 纳米颗粒的技术"部分中关于体内自我装配和自处理的部分)；②多价；③靶向运输；④无蛋白质；⑤纳米级大小；⑥按照定义的结构和化学计算控制合成；⑦将治疗和诊断效果整合到一个粒子中。

自底而上的方式可以组装多价性的 RNA 纳米颗粒(Khaled et al.，2005)。每一个亚基都可以单独发挥功能，分别携带不同的治疗物、报告物和/或靶配体(图 1.2d 和 1.4a)。细胞类型特异性的运输能允许低浓度的药物发挥作用，因此降低了其不良反应。多价途径类似于鸡尾酒疗法，就是利用药物混合物来产生系统效应。多价为治疗和诊断提供了更大的优势，是因其将多种疗效整合到一个纳米粒上而只需通过单次全身给药(Shu et al.，2004；Guo et al.，2005；Khaled et al.，2005)。

目前，已经研发了多种其他多价纳米颗粒；然而，产生同源的颗粒并在一定数量上保持其纯一性仍是挑战。任何结构与化学计算上的不纯一都会导致意想不到的不良反应或不确定的毒性。利用 RNA 纳米技术，制造同源纯一纳米颗粒会具有高度重复性和预期的结构和化学属性，这便于质量和安全的控制。

RNA 颗粒的大小在纳米级别是它的另一个优势。为了有效运输到病灶组织，许多研究显示非病毒载体颗粒为 10~50nm 是最佳的，因为它们大到足够被机体保留，同时，小到可以通过细胞表面受体介导下的内吞作用方式穿过细胞膜(Prabha et al.，2002)。纳米颗粒运输可能是推动药物代谢动力学、药效动力学、体内分布和安全性等的新兴形式。

无蛋白质的性质可以避免诱导产生抗体，这使得可以对一些包括癌症、病毒感染和遗传病在内的慢性病的治疗反复给药。另外，RNA 纳米颗粒在美国食品和药物管理局(United States Food and Drug Administration，FDA)的分类中属于化学制品而不是生物制品，这也会加速 FDA 的批准。

RNA 纳米技术在疾病治疗方面的可行性可以以 phi29 pRNA 治疗系统为例说明(Hoeprich et al.，2003；Guo et al.，2005；Khaled et al.，2005；Guo，2005；Guo et al.，2006；Zhang et al.，2009)。合成的含有受体结合适配体或配体的多价 RNA 纳米颗粒的孵化导致细胞结合并进入合并治疗，随后诱导细胞凋亡(Guo et al.，2005；Khaled et al.，2005)。后续的动物实验肯定了其运输效率和治疗效果(Guo et al.，2005；Khaled et al.，2005)。三维设计、环形排列、折叠能量变更和 RNA 核苷酸修饰应用于 RNA 纳米颗粒以产生 RNA 酶耐受的、低毒性的，并确保运输后嵌合的 RNA 复合体通过体内 Dicer 加工出 siRNA。

1.5　挑战和展望

RNA 纳米颗粒的构建包括功能性模块和组件的结合，亚基标记和核苷酸化学修饰。合成 RNA 组件的方法包括化学法和酶催化法。尽管已经取得了巨大进步，但是还需要更多的提高。

预测 RNA 结构或者颗粒聚集折叠还存在挑战性。由于 RNA 有一些与众不同的折叠特性，如非经典碱基配对，阐释 RNA 折叠的理论还有待进一步研究。目前，基于实验数据，利用 Zuker 的 RNA 二维预测软件，仅可以将 70%具有代表性的二维折叠预测正确(Zuker，2003；Markham and Zuker，2008)。无疑预测 RNA 的三维和四维结构会更难。用于研究 RNA 结构预测和计算 RNA 亚基四聚体纳米结构的分子间相互作用的计算机辅助程序还在研发中。

天然 RNA 对 RNase 敏感，并且在血清或者体内是特别不稳定的。这种不稳定性在很长一段时间里都阻碍了它作为结构材料的应用性。提高 RNA 稳定性的研究在迅速进步；对化学修饰碱基(如 5-溴尿嘧啶和 5-碘尿嘧啶)、磷酸盐连接(如磷酸硫酯和磷酸化硼烷)和/或 C2′端(如 2′-氟、2′-氧-甲基或 2′-胺)(Watts et al.，2008)都曾尝试过。其他尝试还包括肽核酸、锁核酸和它们各自派生的聚氨基甲酸酯核酸(Madhuri and Kumar, 2010)或在不同位置(2′-4′和 1′-3′)搭桥锁核酸(Mathe and Perigaud，2008)。3′端加帽也提高了二聚体形成中的碱基对选择性(Patra and Richert，2009)。对于所有的这些方法，最好的就是 2′-氟修饰，这是因为它对 RNA 折叠和功能的有害影响最小(Liu et al.，2010)。

环-环相互作用是组装 RNA 纳米颗粒的一种方法；然而当浓度降低时环环二聚体会解聚。诸如补骨脂素、氮芥衍生物和过渡态的金属化合物(Efimov et al.，2010)等的交联试剂可以促进稳定 RNA 复合物的形成。近期的包括多种通过连接和酚衍生物分离得到的生物功能试剂的进步(Song et al.，2008)提高了交联效率。远程的(>9Å)和短程的(1.5Å)光亲和交联，可以分别通过利用叠氮苯酰甲基衍生物和硫代核苷，如 6-硫代鸟嘌呤核苷和 4-硫代尿嘧啶核苷来实现。

关于 RNA 的荧光标记，一般首选在 5′端或 3′端连接单个的荧光素以防物理阻力。对化学合成的小 RNA 进行末端标记并不难；然而，对于需要利用酶催化法合成的长的 RNA 来说就是挑战了。鸟苷酸或腺苷酸的荧光衍生物已经被用来解决这一问题。可用鸟苷酸或腺苷酸的荧光衍生物启动转录，而不能用于链的延长。荧光 RNA 也可以方便地用 T7 RNA 聚合酶及一种新型试剂 tCTP 一起在体外合成(Stengel et al.，2010)。RNA 的体内计算的挑战包括大量输入的逻辑运算的缩放、输入信号类型的扩展和非特异动作的排除、得到未想到的或非预期的路径等(Shlyakhtenko et al.，2003；Benenson，2009)。

核苷酸衍生物的 RNA 折叠和体内毒性相关的影响还在探寻中。由于新陈代谢和生物组织相容性的问题，最稳定的 RNA 很可能未必是最令人满意的；在一段适当的时期内能够保留下来的 RNA 才是最具吸引力的。

RNA 疗法最具挑战性的方面是其收益和成本。商业化的 RNA 化学合成仅能提供低产率的 40(保守地说)~80 个核苷酸。已经报道诸如新戊酰氧甲酯等乙缩醛酯的 2′-羟基保护基团能够增强 RNA 的化学合成(Lavergne et al.，2008)。RNA 连接酶Ⅱ会更好地替代传统的 T4 DNA 连接酶将两条合成的短的 RNA 片段连接成一条长的 RNA（Solomatin and Herschlag，2009）。在酶催化合成中，异质化的 3′端已经成为一个问题（Lavergne et al.，2008）；这可以通过延长预期的转录序列末端再利用核酶、DNA 酶或者 RNA 酶 H 在期望的位点进行切割来解决（Hoeprich and Guo，2002；Lavergne et al.，2008；Solomatin and Herschlag，2009）。在细菌中利用 tRNA 载体护送大规模 RNA 复合物也被报道过（Kuwabara et al.，1998；Ponchon et al.，2009）。基于 DNA 合成成本迅速降低的实例，可以预见 RNA 合成成本将随着工业规模的 RNA 生产技术的发展而降低。

总之，天然的或合成的 RNA 分子可以折叠成预计的结构，这样可以自发地聚集成为具有多种功能的纳米颗粒。RNA 纳米技术正在崛起，而且将在医药、生物技术、合成生物学和纳米技术领域愈加重要。

致　　谢

这篇综述，部分内容是受到第四期癌症纳米技术智囊团年会：RNA 纳米生物学（*Annual Cancer Nanotechnology Think Tank：RNA Nanobiology*，网址为 http://web.ncifcrf.gov/events/ nanobiology/2009/）的启发，并且是作者在参与这个智囊团，以及致 2012 RNA 纳米技术和治疗国际会议（详见网站 http://www.eng.uc.edu/ nanomedicine/RNA2010/）开幕词的扩展。作者在此感谢 John Rossi、Peter Stockley、Andrew Ellington、Shane Fimbel、Jason Lu、Farzin Haque、Anne Vonderheide、Randall Reif、Chaoping Chen、Mathieu Cinier 和 Feng Xiao 具有深刻见地的评论，感谢 Chad Schwartz、Yi Shu 和 Jia Geng 为准备这篇手稿的辅助工作。作者实验室的工作由美国国立卫生研究院（NIH）项目号 GM059944 和 EB003730、NIH 纳米医学发展中心 *Phi29 DNA Packaging Motor for Nanomedicine*（PN2 EY018230）资助。作者是 Kylin 治疗有限公司的共同创始人并得到其资助。

附 加 信 息

作者声明竞争性的财务权益：详细资料附于 www.nature.com/naturenanotechnology 的文章中。

参 考 文 献

Abraham M, Dror O, Nussinov R, Wolfson HJ (2008) Analysis and classification of RNA tertiary structures. *RNA* 14: 2274–2289

Adler-Abramovich L, Aronov D, Beker P, Yevnin M, Stempler S, Buzhansky L, Rosenman G, Gazit E (2009) Self-assembled arrays of peptide nanotubes by vapour deposition. *Nature Nanotechnology* 4: 849–854

Afonin KA, Cieply DJ, Leontis NB (2008) Specific RNA self-assembly with minimal paranemic motifs. *J Am Chem Soc* 130: 93–102

Afonin KA, Bindewald E, Yaghoubian AJ, Voss N, Jacovetty E, Shapiro BA, Jaeger L (2010) In vitro assembly of cubic RNA-based scaffolds designed in silico. *Nat Nanotechnol* 5: 676–682

Aldaye FA, Sleiman HF (2007) Modular access to structurally switchable 3D discrete DNA assemblies. *J Am Chem Soc* 129: 13376–13377

Aldaye FA, Palmer AL, Sleiman HF (2008) Assembling materials with DNA as the guide. *Science* **321:** 1795–1799

Andersen ES, Dong M, Nielsen MM, Jahn K, Subramani R, Mamdouh W, Golas MM, Sander B, Stark H, Oliveira CL, Pedersen JS, Birkedal V, Besenbacher F, Gothelf KV, Kjems J (2009) Self-assembly of a nanoscale DNA box with a controllable lid. *Nature* **459:** 73–76

Benenson Y (2009) RNA-based computation in live cells. *Curr Opin Biotechnol* **20:** 471–478

Bindewald E, Grunewald C, Boyle B, O'Connor M, Shapiro BA (2008a) Computational strategies for the automated design of RNA nanoscale structures from building blocks using NanoTiler. *Journal of Molecular Graphics & Modelling* **27:** 299–308

Bindewald E, Hayes R, Yingling YG, Kasprzak W, Shapiro BA (2008b) RNAJunction: a database of RNA junctions and kissing loops for three-dimensional structural analysis and nanodesign. *Nucleic Acids Res* **36:** D392–D397

Blankenberg FG, Katsikis PD, Tait JF, Davis RE, Naumovski L, Ohtsuki K, Kopiwoda S, Abrams MJ, Strauss HW (1999) Imaging of apoptosis (programmed cell death) with 99mTc annexin V. *J Nucl Med* **40:** 184–191

Breaker RR (2008) Complex riboswitches. *Science* **319:** 1795–1797

Bunka DH, Mantle BJ, Morten IJ, Tennent GA, Radford SE, Stockley PG (2007) Production and characterization of RNA aptamers specific for amyloid fibril epitopes. *J Biol Chem* **282:** 34500–34509

Cayrol B, Nogues C, Dawid A, Sagi I, Silberzan P, Isambert H (2009) A nanostructure made of a bacterial noncoding RNA. *J Am Chem Soc* **131:** 17270–17276

Chakraborty S, Modi S, Krishnan Y (2008) The RNA2–PNA2 hybrid i-motif—A novel RNA-based building block. *Chem Commun (Camb)* 70–72

Chang KY, Tinoco I, Jr. (1994) Characterization of a "kissing" hairpin complex derived from the human immunodeficiency virus genome. *Proc Natl Acad Sci U S A* **91(18):** 8705–8709

Chen C, Zhang C, Guo P (1999) Sequence requirement for hand-in-hand interaction in formation of pRNA dimers and hexamers to gear phi29 DNA translocation motor. *RNA* **5:** 805–818

Chen C, Sheng S, Shao Z, Guo P (2000) A dimer as a building block in assembling RNA: A hexamer that gears bacterial virus phi29 DNA-translocating machinery. *J Biol Chem* **275(23):** 17510–17516

Cherny DI, Eperon IC, Bagshaw CR (2009) Probing complexes with single fluorophores: Factors contributing to dispersion of FRET in DNA/RNA duplexes. *Eur Biophys J* **38:** 395–405

Chworos A, Severcan I, Koyfman AY, Weinkam P, Oroudjev E, Hansma HG, Jaeger L (2004) Building programmable jigsaw puzzles with RNA. *Science* **306:** 2068–2072

Cui H, Muraoka T, Cheetham AG, Stupp SI (2009) Self-assembly of giant peptide nanobelts. *Nano Lett* **9:** 945–951

de la Pena M, Dufour D, Gallego J (2009) Three-way RNA junctions with remote tertiary contacts: A recurrent and highly versatile fold. *RNA* **15:** 1949–1964

Dietz H, Douglas SM, Shih WM (2009) Folding DNA into twisted and curved nanoscale shapes. *Science* **325:** 725–730

Douglas SM, Chou JJ, Shih WM (2007) DNA-nanotube-induced alignment of membrane proteins for NMR structure determination. *Proc Natl Acad Sci U S A* **104:** 6644–6648

Eckardt LH, Naumann K, Pankau WM, Rein M, Schweitzer M, Windhab N, von KG (2002) DNA nanotechnology: Chemical copying of connectivity. *Nature* **420:** 286

Efimov VA, Fediunin SV, Chakhmakhcheva OG (2010) Cross-linked nucleic acids: Formation, structure, and biological function. *Bioorg Khim* **36:** 56–80

Ellington AD (2009) Back to the future of nucleic acid self-amplification. *Nature Chemical Biology* **5:** 200–201

Ellington AD, Szostak JW (1990) In vitro selection of RNA molecules that bind specific ligands. *Nature* **346:** 818–822

Endo M, Seeman NC, Majima T (2005) DNA tube structures controlled by a four-way-branched DNA connector. *Angew Chem Int Ed Engl* **44:** 6074–6077

Endo M, Sugita T, Katsuda Y, Hidaka K, Sugiyama H (2010) Programmed-assembly system using DNA jigsaw pieces. *Chemistry* **16:** 5362–5368

Fabian MR, Sonenberg N, Filipowicz W (2010) Regulation of mRNA translation and stability by microRNAs. *Annu Rev Biochem* **79**: 351–379

Fire A, Xu S, Montgomery MK, Kostas SA, Driver SE, Mello CC (1998) Potent and specific genetic interference by double-stranded RNA in *Caenorhabditis elegans*. *Nature* **391**: 806–811

Geary C, Chworos A, Jaeger L (2010) Promoting RNA helical stacking via A-minor junctions. *Nucleic Acids Res* **39**: 1066–1080

Griffiths-Jones S, Moxon S, Marshall M, Khanna A, Eddy SR, Bateman A (2005) Rfam: Annotating non-coding RNAs in complete genomes. *Nucleic Acids Res* **33**: D121–D124

Guerrier-Takada C, Gardiner K, Marsh T, Pace N, Altman S (1983) The RNA moiety of ribonuclease P is the catalytic subunit of the enzyme. *Cell* **35**: 849–857

Gugliotti LA, Feldheim DL, Eaton BE (2004) RNA-mediated metal–metal bond formation in the synthesis of hexagonal palladium nanoparticles. *Science* **304**: 850–852

Guo P (2005) RNA nanotechnology: Engineering, assembly and applications in detection, gene delivery and therapy. *Journal of Nanoscience and Nanotechnology* **5(12)**: 1964–1982

Guo P, Erickson S, Anderson D (1987) A small viral RNA is required for in vitro packaging of bacteriophage phi29 DNA. *Science* **236**: 690–694

Guo P, Zhang C, Chen C, Trottier M, Garver K (1998) Inter-RNA interaction of phage phi29 pRNA to form a hexameric complex for viral DNA transportation. *Mol Cell* **2**: 149–155

Guo S, Huang F, Guo P (2006) Construction of folate-conjugated pRNA of bacteriophage phi29 DNA packaging motor for delivery of chimeric siRNA to nasopharyngeal carcinoma cells. *Gene Ther* **13**: 814–820

Guo S, Tschammer N, Mohammed S, Guo P (2005) Specific delivery of therapeutic RNAs to cancer cells via the dimerization mechanism of phi29 motor pRNA. *Hum Gene Ther* **16**: 1097–1109

Hager DA, Burgess RR (1980) Elution of proteins from sodium dodecyl sulfate–polyacrylamide gels, removal of sodium dodecyl sulfate, and renaturation of enzymatic activity: Results with sigma subunit of *Escherichia coli* RNA polymerase, wheat germ DNA topoisomerase, and other enzymes. *Analyt Biochem* **109**: 76–86

Hansma HG, Oroudjev E, Baudrey S, Jaeger L (2003) TectoRNA and 'kissing-loop' RNA: Atomic force microscopy of self-assembling RNA structures. *J Microsc* **212**: 273–279

Harada Y, Ohara O, Takatsuki A, Itoh H, Shimamoto N, Kinosita K, Jr. (2001) Direct observation of DNA rotation during transcription by *Escherichia coli* RNA polymerase. *Nature* **409**: 113–115

Hoeprich S, Guo P (2002) Computer modeling of three-dimensional structure of DNA-packaging RNA(pRNA) monomer, dimer, and hexamer of phi29 DNA packaging motor. *J Biol Chem* **277(23)**: 20794–20803

Hoeprich S, Zhou Q, Guo S, Qi G, Wang Y, Guo P (2003) Bacterial virus phi29 pRNA as a hammerhead ribozyme escort to destroy hepatitis B virus. *Gene Ther* **10**: 1258–1267

Ikawa Y, Tsuda K, Matsumura S, Inoue T (2004) De novo synthesis and development of an RNA enzyme. *Proc Natl Acad Sci U S A* **101**: 13750–13755

Jaeger L, Chworos A (2006) The architectonics of programmable RNA and DNA nanostructures. *Curr Opin Struct Biol* **16**: 531–543

Jaeger L, Leontis NB (2000) Tecto-RNA: One dimensional self-assembly through tertiary interactions. *Angew Chem Int Ed Engl* **39**: 2521–2524

Jaeger L, Westhof E, Leontis NB (2001) TectoRNA: Modular assembly units for the construction of RNA nano-objects. *Nucleic Acids Res* **29**: 455–463

Ke YG, Lindsay S, Chang Y, Liu Y, Yan H (2008) Self-assembled water-soluble nucleic acid probe tiles for label-free RNA hybridization assays. *Science* **319**: 180–183

Khaled A, Guo S, Li F, Guo P (2005) Controllable self-assembly of nanoparticles for specific delivery of multiple therapeutic molecules to cancer cells using RNA nanotechnology. *Nano Letters* **5**: 1797–1808

Kitamura A, Jardine PJ, Anderson DL, Grimes S, Matsuo H (2008) Analysis of intermolecular base pair formation of prohead RNA of the phage phi29 DNA packaging motor using NMR spectroscopy. *Nucleic Acids Res* **36**: 839–848

Knowles TP, Oppenheim TW, Buell AK, Chirgadze DY, Welland ME (2010) Nanostructured films from hierarchical self-assembly of amyloidogenic proteins. *Nat Nanotechnol* **5**: 204–207

Koyfman AY, Braun G, Magonov S, Chworos A, Reich NO, Jaeger L (2005) Controlled spacing of cationic gold nanoparticles by nanocrown RNA. *J Am Chem Soc* **127:** 11886–11887

Kruger K, Grabowski PJ, Zaug AJ, Sands J, Gottschling DE, Cech TR (1982) Self-splicing RNA: Autoexcision and autocyclization of the ribosomal RNA intervening sequence of Tetrahymena. *Cell* **31:** 147–157

Kumar P, Wu H, McBride JL, Jung KE, Kim MH, Davidson BL, Lee SK, Shankar P, Manjunath N (2007) Transvascular delivery of small interfering RNA to the central nervous system. *Nature* **448:** 39–43

Kuwabara T, Warashina M, Orita M, Koseki S, Ohkawa J, Taira K (1998) Formation of a catalytically active dimer by tRNA-driven short ribozymes. *Nature Biotechnology* **16:** 961–965

Laurenti E, Barde I, Verp S, Offner S, Wilson A, Quenneville S, Wiznerowicz M, MacDonald HR, Trono D, Trumpp A (2010) Inducible gene and shRNA expression in resident hematopoietic stem cells in vivo. *Stem Cells* **28:** 1390–1398

Lavergne T, Bertrand JR, Vasseur JJ, Debart F (2008) A base-labile group for 2′-OH protection of ribonucleosides: A major challenge for RNA synthesis. *Chemistry* **14:** 9135–9138

Lee RJ, Wang S, Low PS (1996) Measurement of endosome pH following folate receptor-mediated endocytosis. *Biochim Biophys Acta* **1312:** 237–242

Leontis NB, Lescoute A, Westhof E (2006) The building blocks and motifs of RNA architecture. *Curr Opin Struct Biol* **16:** 279–287

Lescoute A, Westhof E (2006) Topology of three-way junctions in folded RNAs. *RNA* **12:** 83–93

Li H, Li WX, Ding SW (2002) Induction and suppression of RNA silencing by an animal virus. *Science* **296:** 1319–1321

Li X, Horiya S, Harada K (2006) An efficient thermally induced RNA conformational switch as a framework for the functionalization of RNA nanostructures. *J Am Chem Soc* **128:** 4035–4040

Lin C, Rinker S, Wang X, Liu Y, Seeman NC, Yan H (2008) In vivo cloning of artificial DNA nanostructures. *Proc Natl Acad Sci U S A* **105:** 17626–17631

Lin C, Liu Y, Yan H (2009) Designer DNA nanoarchitectures. *Biochemistry* **48:** 1663–1674

Liu D, Wang M, Deng Z, Walulu R, Mao C (2004) Tensegrity: Construction of rigid DNA triangles with flexible four-arm DNA junctions. *J Am Chem Soc* **126:** 2324–2325

Liu J, Guo S, Cinier M, Shlyakhtenko L, Shu Y, Chen C, Shen G, Guo P (2010) Fabrication of stable and RNase-resistant RNA nanoparticles active in gearing the nanomotors for viral DNA packaging. *ACS Nano* **5:** 237–246

Liu Y, Tao J, Li Y, Yang J, Yu Y, Wang M, Xu X, Huang C, Huang W, Dong J, Li L, Liu J, Shen G, Tu Y (2009) Targeting hypoxia-inducible factor-1alpha with Tf-PEI-shRNA complex via transferrin receptor-mediated endocytosis inhibits melanoma growth. *Mol Ther* **17:** 269–277

Madhuri V, Kumar VA (2010) Design, synthesis and DNA/RNA binding studies of nucleic acids comprising stereoregular and acyclic polycarbamate backbone: Polycarbamate nucleic acids (PCNA). *Org Biomol Chem* **8:** 3734–3741

Markham NR, Zuker M (2008) UNAFold: Software for nucleic acid folding and hybridization. *Methods Mol Biol* **453:** 3–31

Marvin MC, Engelke DR (2009) Broadening the mission of an RNA enzyme. *J Cell Biochem* **108:** 1244–1251

Mathe C, Perigaud C (2008) Recent approaches in the synthesis of conformationally restricted nucleoside analogues. *European Journal of Organic Chemistry* 1489–1505

Matsumura S, Ohmori R, Saito H, Ikawa Y, Inoue T (2009) Coordinated control of a designed trans-acting ligase ribozyme by a loop-receptor interaction. *FEBS Lett* **583:** 2819–2826

Mi J, Liu Y, Rabbani ZN, Yang Z, Urban JH, Sullenger BA, Clary BM (2010) In vivo selection of tumor-targeting RNA motifs. *Nature Chemical Biology* **6:** 22–24

Moll D, Huber C, Schlegel B, Pum D, Sleytr UB, Sara M (2002) S-layer-streptavidin fusion proteins as template for nanopatterned molecular arrays. *Proc Natl Acad Sci USA* **99:** 14646–14651

Nasalean L, Baudrey S, Leontis NB, Jaeger L (2006) Controlling RNA self-assembly to form filaments. *Nucleic Acids Res* **34:** 1381–1392

Ogawa A, Maeda M (2008) An artificial aptazyme-based riboswitch and its cascading system in *E. coli*. *Chembiochem* **9:** 206–209

Oguro A, Ohtsu T, Nakamura Y (2009) An aptamer-based biosensor for mammalian initiation factor eukaryotic initiation factor 4A. *Analyt Biochem* **388:** 102–107

Ouellet J, Melcher S, Iqbal A, Ding Y, Lilley DM (2010) Structure of the three-way helical junction of the hepatitis C virus IRES element. *RNA* **16:** 1597–1609

Park SH, Barish R, Li H, Reif JH, Finkelstein G, Yan H, LaBean TH (2005) Three-helix bundle DNA tiles self-assemble into 2D lattice or 1D templates for silver nanowires. *Nano Lett* **5:** 693–696

Patra A, Richert C (2009) High fidelity base pairing at the 3'-terminus. *J Am Chem Soc* **131:** 12671–12681

Pogocki D, Schoneich C (2000) Chemical stability of nucleic acid-derived drugs. *J Pharm Sci* **89:** 443–456

Ponchon L, Beauvais G, Nonin-Lecomte S, Dardel F (2009) A generic protocol for the expression and purification of recombinant RNA in *Escherichia coli* using a tRNA scaffold. *Nat Protoc* **4:** 947–959

Prabha S, Zhou WZ, Panyam J, Labhasetwar V (2002) Size-dependency of nanoparticle-mediated gene transfection: Studies with fractionated nanoparticles. *Int J Pharm* **244:** 105–115

Rothemund PW, Papadakis N, Winfree E (2004) Algorithmic self-assembly of DNA Sierpinski triangles. *PLoS Biol* **2:** e424

Rothemund PWK (2006) Folding DNA to create nanoscale shapes and patterns. *Nature* **440:** 297–302

Schroeder KT, McPhee SA, Ouellet J, Lilley DM (2010) A structural database for k-turn motifs in RNA. *RNA* **16:** 1463–1468

Searle MS, Williams DH (1993) On the stability of nucleic acid structures in solution: Enthalpy–entropy compensations, internal rotations and reversibility. *Nucleic Acids Res* **21:** 2051–2056

Seeman NC (2010) Nanomaterials based on DNA. *Annu Rev Biochem* **79:** 65–87

Severcan I, Geary C, Chworos A, Voss N, Jacovetty E, Jaeger L (2010) A polyhedron made of tRNAs. *Nat Chem* **2:** 772–779

Severcan I, Geary C, Verzemnieks E, Chworos A, Jaeger L (2009) Square-shaped RNA particles from different RNA folds. *Nano Lett* **9:** 1270–1277

Shahbabian K, Jamalli A, Zig L, Putzer H (2009) RNase Y, a novel endoribonuclease, initiates riboswitch turnover in *Bacillus subtilis*. *EMBO J* **28:** 3523–3533

Shapiro BA (2009) Computational design strategies for RNA nanostructures. *J Biomol Str Dyn* **26:** 820

Shlyakhtenko LS, Gall AA, Filonov A, Cerovac Z, Lushnikov A, Lyubchenko YL (2003) Silatrane-based surface chemistry for immobilization of DNA, protein-DNA complexes and other biological materials. *Ultramicroscopy* **97:** 279–287

Shu D, Huang L, Hoeprich S, Guo P (2003) Construction of phi29 DNA-packaging RNA (pRNA) monomers, dimers and trimers with variable sizes and shapes as potential parts for nano-devices. *J Nanosci Nanotechnol* **3:** 295–302

Shu D, Moll WD, Deng Z, Mao C, Guo P (2004) Bottom-up assembly of RNA arrays and superstructures as potential parts in nanotechnology. *Nano Lett* **4:** 1717–1723

Shu D, Zhang H, Jin J, Guo P (2007) Counting of six pRNAs of phi29 DNA-packaging motor with customized single molecule dual-view system. *EMBO J* **26:** 527–537

Solomatin S, Herschlag D (2009) Methods of site-specific labeling of RNA with fluorescent dyes. *Methods in Enzymology, Vol 469: Biophysical, Chemical, and Functional Probes of RNA Structure, Interactions and Folding, Pt B* **469:** 47–68

Song Z, Weng X, Weng L, Huang J, Wang X, Bai M, Zhou Y, Yang G, Zhou X (2008) Synthesis and oxidation-induced DNA cross-linking capabilities of bis(catechol) quaternary ammonium derivatives. *Chemistry* **14:** 5751–5754

Stengel G, Urban M, Purse BW, Kuchta RD (2010) Incorporation of the fluorescent ribonucleotide analogue tCTP by T7 RNA polymerase. *Anal Chem* **82:** 1082–1089

Sudarsan N, Lee ER, Weinberg Z, Moy RH, Kim JN, Link KH, Breaker RR (2008) Riboswitches in eubacteria sense the second messenger cyclic di-GMP. *Science* **321:** 411–413

Sugimoto N, Nakano S, Katoh M, Matsumura A, Nakamuta H, Ohmichi T, Yoneyama M, Sasaki M (1995) Thermodynamic parameters to predict stability of RNA/DNA hybrid duplexes. *Biochemistry* **34:** 11211–11216

Tanaka K, Tengeiji A, Kato T, Toyama N, Shionoya M (2003) A discrete self-assembled metal array in artificial DNA. *Science* **299:** 1212–1213

Tessman I, Kennedy MA (1991) The two-step model of UV mutagenesis reassessed: Deamination of cytosine in cyclobutane dimers as the likely source of the mutations associated with photoreactivation. *Mol Gen Genet* **227:** 144–148

Tuerk C, Gold L (1990) Systematic evolution of ligands by exponential enrichment: RNA ligands to bacteriophage T4 DNA polymerase. *Science* **249:** 505–510

Turner R, Tijan R (1989) Leucine repeats and an adjacent DNA binding domain mediate the formation of functional c-Fos and c-Jun heterodimers. *Science* **243:** 1689–1694

Wagner C, Ehresmann C, Ehresmann B, Brunel C (2004) Mechanism of dimerization of bicoid mRNA: Initiation and stabilization. *J Biol Chem* **279:** 4560–4569

Watts JK, Deleavey GF, Damha MJ (2008) Chemically modified siRNA: Tools and applications. *Drug Discovery Today* **13:** 842–855

Weizmann Y, Braunschweig AB, Wilner OI, Cheglakov Z, Willner I (2008) A polycatenated DNA scaffold for the one-step assembly of hierarchical nanostructures. *Proc Natl Acad Sci U S A* **105:** 5289–5294

Williams RA, Al-Alfaleq AI, Jordan FTW, Bradbury JM, Gaskell RM, Bennett M, Jones RC (1992) Pathogenicity of latent infectious laryngotracheitis virus in chickens. *Avian Path* **21:** 287–294

Woodson SA (2010) Compact intermediates in RNA folding. *Annu Rev Biophys* **39:** 61–77

Xiao F, Demeler B, Guo P (2010) Assembly mechanism of the sixty-subunit nanoparticles via interaction of RNA with the reengineered protein connector of phi29 DNA-packaging motor. *ACS Nano* **4:** 3293–3301

Yingling YG, Shapiro BA (2007) Computational design of an RNA hexagonal nanoring and an RNA nanotube. *Nano Lett* **7:** 2328–2334

Yurke B, Turberfield AJ, Mills AP, Jr., Simmel FC, Neumann JL (2000) A DNA-fuelled molecular machine made of DNA. *Nature* **406:** 605–608

Zhang C (2009) Novel functions for small RNA molecules. *Curr Opin Mol Ther* **11:** 641–651

Zhang F, Lemieux S, Wu X, St.-Arnaud S, McMurray CT, Major F, Anderson D (1998) Function of hexameric RNA in packaging of bacteriophage phi29 DNA in vitro. *Mol Cell* **2:** 141–147

Zhang HM, Su Y, Guo S, Yuan J, Lim T, Liu J, Guo P, Yang D (2009) Targeted delivery of anti-coxsackievirus siRNAs using ligand-conjugated packaging RNAs. *Antiviral Res* **83:** 307–316

Zheng J, Birktoft JJ, Chen Y, Wang T, Sha R, Constantinou PE, Ginell SL, Mao C, Seeman NC (2009) From molecular to macroscopic via the rational design of a self-assembled 3D DNA crystal. *Nature* **461:** 74–77

Zhou J, Li H, Zaia J, Rossi JJ (2008) Novel dual inhibitory function aptamer–siRNA delivery system for HIV-1 therapy. *Mol Ther* **16:** 1481–1489

Zuker M (2003) Mfold web server for nucleic acid folding and hybridization prediction. *Nucleic Acids Res* **31:** 3406–3415

第 2 章　RNA 纳米技术应用于医疗中的独特性、优势、挑战、解决方案和前景[*]

Peixuan Guo(郭培宣)，Farzin Haque，Brent Hallahan，Randall Reif，Hui Li(李晖)，
and Shaoying Wang(王少英)

翻译：李闰婷　校对：施成瑞，舒　丹

---

　*　本章改编自全文发表的综述文章，已得到 Mary Ann Liebert，Inc. ©2012 公司授权。原文自：Guo P，Haque F，Hallahan B，Reif R，Li H（2012）Uniqueness，advantages，challenges，solutions，and perspectives in therapeutics applying RNA nanotechnology. Nucleic Acid Therapeutics 22：226-245。

2.1　引　　言

　　纳米技术是一个充满活力的领域，其内容包含利用自上而下的方法或者自底向上的装配方式来制造与应用纳米级大小的材料。在生物学界，由大分子构成的大量高度有序的结构与纳米机器已演变到可发挥各种各样的生物学功能。它们有趣的构型激发了许多仿生设计的灵感。DNA、RNA 和蛋白质具有独特纳米级别的本质特性，因此，它们可以作为自底而上设计和制造纳米结构和设备的组件。Seeman(2010)在 30 年前首次提出利用 DNA 作为制造纳米结构材料的观念，这导致了如今 DNA 纳米技术领域的知识大爆炸。人们已经在将多肽和蛋白质应用于纳米技术的潜在可能性方面进行了广泛的探索(Moll et al.，2002；Rajagopal and Schneider，2004；Vo-Dinh，2005；Tsai et al.，2006；Banta et al.，2007)。目前，RNA 分子由于在结构和功能方面具有多样性(Zuker，1989；Pleij and Bosch，1989；Westhof et al.，1996；Jaeger et al.，2001；McKinney et al.，2003；Leontis and Westhof，2003；Guo，2005；Leontis et al.，2006；Isambert，2009；Guo et al.，2010；Guo，2010)而愈加受到关注(Guo，2010；Abdelmawla et al.，2011)。RNA 可以像 DNA 一样容易进行操作，而且它还具有与蛋白质水平相当的极大结构弹性和功能多样性。利用在自由能、折叠、非经典碱基配对、碱基堆积、体内转录和加工等方面的特性可以区分 RNA 和 DNA，这给将 RNA 纳米技术作为独立的技术学科提供了充足的理论依据(Guo，2010)。一些有关 RNA 纳米技术的综述已经发表(Guo，2005；Jaeger and Chworos，2006；Guo et al.，2010；Guo，2010)。本章主要综述 RNA 纳米技术领域一些关键进展、挑战、解决方法和对未来的展望。

2.2　RNA 纳米技术的发展史

　　对 RNA 结构和折叠的研究可以追溯到数十年前。在 RNA 结构和功能方面可以引用大量的文献报道(Privalov and Filiminov，1978；Studnicka et al.，1978；Reid，1981；Pleij et al.，1985；Freier et al.，1986；Ehresmann et al.，1987；Zuker，1989)。然而，RNA 纳米技术

是一个区别于传统的 RNA 结构与折叠研究的独特领域。RNA 纳米技术是应用自底而上的方式来装配纳米级的 RNA 结构。除了分子内的相互作用和折叠，分子间相互作用的专业知识也有必要掌握。RNA 纳米技术包括定性研究纯化为均一的后纳米颗粒的物理、化学、生物学和药物的特性。在 1998 年，郭培宣的实验室(图 2.1)首次证明 RNA 二聚体、三聚体和六聚体纳米颗粒可以通过源于 pRNA 的部件来构建，即可以利用噬菌体 phi29 的 DNA 包装马达一个重要元件的再造 RNA 片段(pRNA)装配而成。这个发现证明了 RNA 纳米技术的可行性概念，这一现象发表在 *Molecular Cell* 上并被 *Cell* 特别评论。

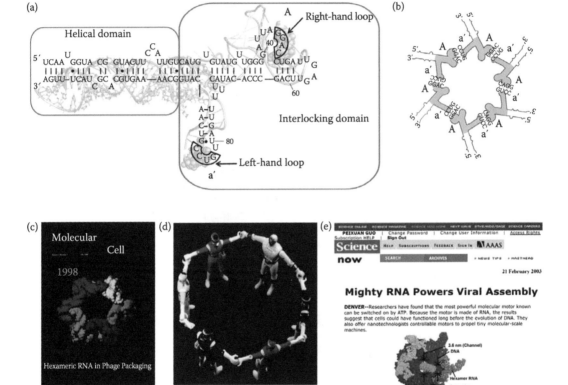

图 2.1　用于构建 pRNA 纳米颗粒的 phi29 DNA 包装马达的 DNA-pRNA 结构和手拉手相互作用。(a)phi29 pRNA 的序列和二级结构。phi29 pRNA Aa′ 的二维和三维结构的叠加。上方字母代表 pRNA 右手环，下方字母代表 pRNA 左手环。上方和下方同样的字母对(如 Aa)表示一对互补环，上下方不同的字母对表示非互补环(图 2.2)。黑线分别框出的右手和左手环中的 4 个碱基是负责 pRNA 间的相互作用的。例如，pRNA Aa′指的是具有互补右手环 A 和左手环 a′的一个可以形成同源六聚体的 pRNA(如图 2.2 中同源二聚体和三聚体)。(b)pRNA 六聚体原理图。(c)通过 6 个拷贝的 pRNA 驱动的马达对噬菌体 phi29 的 DNA 进行包装(Guo et al.，1998；Zhang et al.，1998)。(d)利用左右手相互作用原理构筑的 pRNA 六聚体纳米颗粒。(e)马达上的 phi29 pRNA 六聚体的说明。[(a)重新印刷获得 Liu J 等的授权，Fabrication of stable and RNase-resistant RNA nanoparticles active in gearing the nanomotors for viral DNA packaging，*ACS Nano* 5：237-246. Copyright 2010 American Chemical Society. (b)重新印刷自 Mol Ther，19，Shu Y，Cinier M，Fox SR，Ben-Johnathan N，Guo P，Assembly of therapeutic pRNA-siRNA nanoparticles using bipartite approach，1304-1311，Copyright 2011，获得 Elsevier 授权。(c)Copyright 1998 Cell Press 授权。(d)从 Chen C，Zhang C，Guo P，RNA，5，805-818.获得授权。(e)重新印刷获得 AAAS 授权。]

在 2004 年，郭培宣研究组报道了系统形成 pRNA 纳米颗粒的两种技术：利用手拉手相互作用和回文序列介导自退火粘连技术（图 2.1a~c，图 2.2b，图 2.2c 和图 2.3）（Shu et al.，2004）。在随后的几年中，一系列的文章展示了 pRNA 分子可以与各种各样治疗功能性材料结合，包括适配体、siRNA、核酶和微小 RNA（miRNA）（Hoeprich et al.，2003；Guo et al.，2005；Khaled et al.，2005；Guo et al.，2006；Shu et al.，2009；Abdelmawla et al.，2011；Ye et al.，2011；Shu et al.，2011a；Shu et al.，2011b；Shu et al.，2011c；Zhang et al.，2009）（图 2.2a~d 和图 2.4）。这些发现为 RNA 纳米技术的发展铺平了道路并指引了治疗多种诸如癌症、病毒感染和遗传病等疾病的新方向。

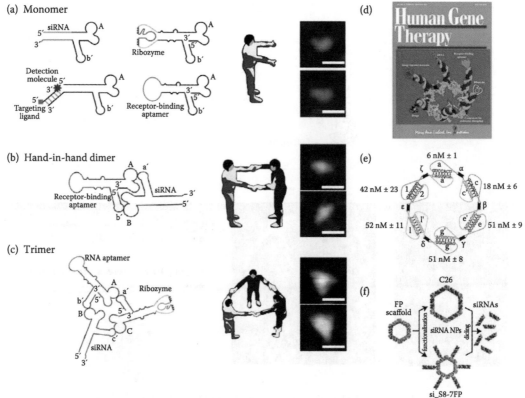

图 2.2 通过手拉手相互作用构建治疗性 pRNA 纳米颗粒（参见图 2.1）。从左到右：原理、人体卡通模型和 AFM 图分别表示使用左-右手互锁环序列的 phi29 pRNA 组装带有的 siRNA、核酶、适配体和其他分子的 RNA 纳米颗粒，大小写字母分别表示右手环和左手环。同样的字母对（如 Aa′）代表互补的连锁环，不同的字母对（如 Ab′）代表非连锁环（Hoeprich et al.，2003；Guo et al.，2005；Khaled et al.，2005；Guo et al.，2006；Shu et al.，2009；Abdelmawla et al.，2011；Shu et al.，2011a；Shu et al.，2011b；Shu et al.，2011c；Ye et al.，2012）。(a) 构建带有 siRNA、核酶、靶向配体（targeting ligand），结合受体的适配体（receptor-binding aptamer）或用于检测的分子的 pRNA 单体分子，基准线=15nm。(b) pRNA 二聚体构建。含有一个受体结合配体的单体 Ab′ 与含有一个 siRNA 的单体 Ba′ 装配成的手拉手二聚体，基准线=30nm。(c) pRNA 三聚物的构建。三聚体由单体 Ab′（含有一个 RNA 适配体）、Bc′（含有一个 siRNA）和 Ca′（含有一个核酶）组成，基准线= 30nm。(d) pRNA 六聚体纳米颗粒在 *Human Gene Therapy* 封面的插图（Guo et al.，2005）。(e) 和 (f) 通过连锁环 αα′、ββ′、γγ′、δδ′、εε′和 ζζ′将 colE1 环-环相互作用应用于构建程序化六聚体纳米圈。siRNA 序列附属于六聚体形成的顶点而不是像在 a~d 中的融合方

法。[(a~c)重新印刷获得 Shu 等的授权。Bottom-up assembly of RNA arrays and superstructures as potential parts in nanotechnology, *Nano Lett* **4**: 1717-1723.Copyright 2004 American Chemical Society. 从 Shu D et al., *J Nanosci Nanotechnol*, 3, 295-302, 2003.获得授权。(d) 从 Guo S et al., Hum Gene Ther, 16, 1097-1109, 2005.获得授权。(e 和 f)重新印刷获得 Grabowww 等的授权。Self-assembling RNA nanorings based on RNAI/Ⅱ inverse kissing complexes, *Nano Lett* 11: 878-887.Copyright 2011 American Chemical Society。]

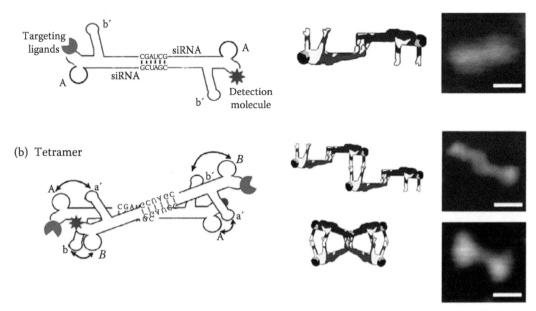

(a) Foot-to-foot dimer

(b) Tetramer

图 2.3　通过回文序列的脚对脚相互作用构建治疗用 pRNA 纳米颗粒。从左到右：使用带有回文序列的 phi29 pRNA 组装带有 siRNA、核酶、适配体和其他分子的 RNA 纳米颗粒的原理、人体卡通模型和 AFM 图(Shu et al.，2004)。(a)两个分别带有具有导向靶向的配体和带有检测分子的 Ab′ 单体通过末端回文序列形成的脚对碱基配对 RNA 二聚体，基准线=20nm。(b)RNA 四聚体由两个二聚体(Ab′和 Ba′)结合环环相扣的原理及回文序列原理形成。基准线=20nm。这个模型描述了多种结构是如何聚合到一起的。[(a 和 b)重新印刷获得 Shu D 等的授权。Bottom-up assembly of RNA arrays and super structures as potential parts in nanotechnology，*Nano Lett* 4: 1717-1723. Copyright 2004 American Chemical Society. 从 Shu D et al.，J Nanosci Nanotechnol，3，295-302，2003. 获得授权。]

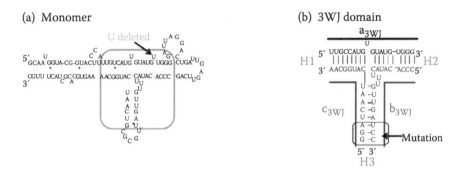

(a) Monomer　　　　　　　　　　　　　(b) 3WJ domain

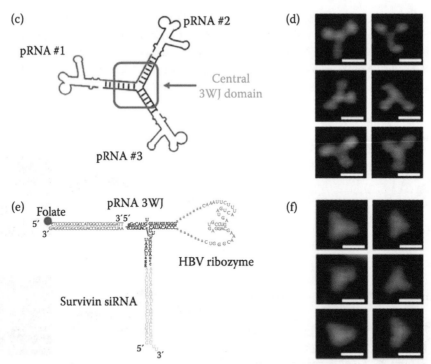

图 2.4　基于热力学稳定 pRNA 的三叉接口（3WJ）构筑的三价 RNA 纳米颗粒。（a）pRNA 单体 Ab′序列（Guo et al.，1998）。绿色部分：中心 3WJ 结构域。在 pRNA 的 Ab′中，A 和 b′分别表示右手和左手环。（b）3WJ 结构域由三个 RNA 寡聚体组成，分别用黑色、红色和蓝色表示。螺旋部分分别用 H1、H2 和 H3 表示。（c）三种 pRNA 分子结合在 3WJ-pRNA 核心序列（黑色、红色和蓝色）和（d）结合后的 AFM 图像，基准尺=30nm。（e）多模块 RNA 纳米颗粒携带 siRNA、核酶和适配体，和（f）结合后的 AFM 图像，基准尺=20nm。[再次印刷获得 Macmillan Publishers Ltd. Nat Nanotechnol 授权 Shu et al.，Thermodynamically stable RNA three-way junctions as platform for constructing multifunctional nanoparticles for delivery of therapeutics. 6：658-667，copyright 2011.]

　　郭培宣实验室多价 pRNA 纳米颗粒的发展仅是迅速崛起的 RNA 纳米技术和治疗领域的一方面。研究 RNA 基序和连接的折叠及结构为未来 RNA 纳米技术的发展奠定了基础。Eric Westhof（Leontis and Westhof，2003；Lescoute and Westhof，2006；Jossinet et al.，2007）、Neocles Leontis（Jaeger et al.，2001；Leontis and Westhof，2003；Leontis et al.，2006）、David Lilley（Lilley，1999；McKinney et al.，2003；Schroeder et al.，2010）和 Luc Jaeger（Jaeger et al.，2001；Severcan et al.，2009；Afonin et al.，2010；Severcan et al.，2010）为 RNA 结构基序的基础研究做出了突出贡献。他们在 RNA 连接（Leontis et al.，2006；Lescoute and Westhof，2006；Schroeder et al.，2010）和 RNA 构造学（Jaeger et al.，2001）方面的基础工作已经应用于多种 RNA 纳米颗粒的构建中，如构造方格（Severcan et al.，2009）、拼图（Chworos et al.，2004）、丝状 RNA（Jaeger and Leontis，2000；Nasalean et al.，2006；Geary et al.，2010）、立方体支架（Afonin et al.，2010）和多面体（Severcan et al.，2010）。由 Bruce Sharpiro 和其他人推动的由传统的分子内相互作用扩展到分子间相互作用的 RNA 三维计算的发展为 RNA 纳米技术领域注入了新的活力（Mathews and

Turner，2006；Shapiro et al.，2007；Yingling and Shapiro，2007；Bindewald et al.，2008a；Shapiro et al.，2008；Afonin et al.，2010；Kasprzak et al.，2010；Laing and Schlick，2010；Bindewald et al.，2011；Grabow et al.，2011）。这些新发展的 RNA 计算程序将为 RNA 纳米颗粒设计和构建提供巨大的便利条件。

由过去 5 年在 RNA 纳米结构领域爆发式增长的出版物数量可以证明，RNA 纳米技术是一种活力充沛并迅速崛起的新兴科学，诸如化学、生物物理、生物化学、结构生物学、微生物学、癌症生物学、眼科学、药剂学、细胞生物学和纳米医学等多种领域都对 RNA 纳米技术有强烈的兴趣。目前，PubMed 中以 "RNA 纳米结构" 为关键词显示的搜索结果中有 92%（1090 篇中的 1002 篇）的文章都是 2005 年以后发表的。随着 RNA 纳米技术的继续发展，许多受关注的有声望的杂志都开始在它们的杂志中增加对 RNA 纳米技术的关注，包括 Science（Delebecque et al.，2011）、Nature Nanotechnology（Afonin et al.，2010；Editorial Comment，2011；Guo，2010；Ohno et al.，2011；Shu et al.，2011a）、PNAS（Dibrov et al.，2011）、Nano Letters（Shu et al.，2004；Yingling and Shapiro，2007；Grabow et al.，2011）、Nano Today（Haque et al.，2012）和 Nature Protocols（Afonin et al.，2011）。另外，新的杂志也有以 RNA 纳米技术为封面主题的，如 Nucleic Acid Therapeutics、WIREs RNA 和 Molecular Therapy-Nucleic Acids。在 2009 年，美国国立卫生研究院（NIH）启动了美国国家癌症研究所癌症纳米技术联盟来创建和培养利用新的纳米技术完成诊断、治疗和预防癌症的科学家社团。最终，在癌症治疗中利用 RNA 纳米技术的癌症纳米技术平台合作项目在郭培宣博士的领导下建立起来了（http://nano.cancer.gov/ action/ programs/platforms/uc.asp）。第一届国际 RNA 纳米技术与治疗会议（http://www. eng.uc.edu/nanomedicine/RNA2010）在 2010 年召开（Shukla et al.，2011），第二届会议已于 2013 年 4 月 3~5 日在肯塔基大学召开。

2.3　RNA 纳米技术的独特性

与 DNA 相比，RNA 一些独特的属性可以胜任生物材料，如高热力学稳定性（Searle and Williams，1993；Sugimoto et al.，1995；Freier et al.，1986）、典型和非典型碱基配对结构（Ikawa et al.，2004；Leontis et al.，2006；Li et al.，2006；Matsumura et al.，2009；Schroeder et al.，2010）、碱基堆叠的特性（Searle and Williams，1993；Sugimoto et al.，1995）及许多体内特性（Chang and Tinoco，1994；Guo et al.，1998；Zhang et al.，1998；Chen et al.，2000；Hoeprich et al.，2003；Wagner et al.，2004；Bindewald et al.，2008b；Laurenti et al.，2010）。RNA 分子可以通过典型和非典型碱基配对调节折叠成为独特的结构基序，并通过空间相互作用和显示为伪结、单链环、凸起、发卡结构和碱基堆积的复杂的三维构架来维持稳定。最近，长达 80nt 的 RNA 链可以通过非酶促进行有效的商业合成。郭培宣的团队甚至合成了长达 117 个碱基的有生物功能的 phi29 马达 pRNA（未发表资料）。一个 80nt 的 RNA 可以有多达 10^{48}（4^{80}）个特异序列，其序列多样性能够特异地满足许多个体结构上的可能的需求。这样巨大的库蕴含了大量的资源来鉴定 RNA 纳米颗粒用于设计、装配和制造由体内外分子互作的治疗分子的组成部分。RNA-RNA 相互作用是很稳定的，因为它是 RNA-RNA、DNA-RNA 和 DNA-DNA 三种相互作用中自由能最低的

(Lesnik and Freier，1995；Gyi et al.，1996；Shu et al.，2011a；Binzel and Guo，未发表资料)。

2.4　治疗用 RNA 纳米颗粒的构建技术

RNA 可以折叠成为具有特殊功能的三级结构。很多 RNA 分子的结构基序和第三位相互作用都经过测试，收集到的信息应用于理性设计自装配成为 RNA 纳米颗粒的组件(图 2.2~图 2.4)，下面就此论述。

2.4.1　手拉手(环-环)相互作用

噬菌体 phi29 pRNA 有两个明确的结构域(图 2.1)：一个 5′或 3′端螺旋结构域(Zhang et al.，1994)和一个定位在 pRNA 序列中间部分的连锁环区域(Reid et al.，1994；Zhang et al.，1994，1995a；Chen et al.，2000)。每一个 pRNA 亚基的中央结构域含有两个连锁环，分别为右手环和左手环，可以通过手拉手相互作用形成二聚体、三聚体或六聚体(图 2.2a~c)(Guo et al.，1987；Guo et al.，1998；Chen et al.，2000；Shu et al.，2003；Shu et al.，2004；Zhang et al.，1998)。这两个结构域的折叠是分别进行的，在用 siRNA 替换掉螺旋结构域后并不会影响 pRNA 的结构、折叠和分子间的相互作用(Zhang et al.，1994；Trottier et al.，2000)。

最近 Bruce Shapiro 和 Luc Jaeger 应用这种手拉手相互作用途径构建了具有不同形状的 RNA 纳米颗粒(图 2.2e 和图 2.2f)(Yingling and Shapiro，2007；Afonin et al.，2011；Grabow et al.，2011)。人类免疫缺陷病毒(HIV) RNA 的吻环结构(Chang and Tinoco，1994；Bindewald et al.，2008b)和果蝇 bicoid mRNA 的手与手臂相互作用(Wagner et al.，2004)可以通过相似的途径进行构建。

2.4.2　用稳固的 RNA 基序作为骨干支架构筑多价纳米颗粒

机械性构建 DNA、RNA 或蛋白质融合复合体很容易实现，但是很难保证复合体中的单个模块能够正确折叠并在融合后发挥正常的功能。目前有文献报道 phi29 pRNA 的三叉接口(3WJ)基序可以在没有金属盐存在的条件下由具极高亲和力的三个小 RNA 链装配形成。形成的复合物展现了热力学稳定性，即使在 8mol/L 尿素的环境下还能保持不变性，且在超低的浓度时也能保持结合状态而不分散。

利用具有完美折叠和功能的 pRNA(Zhang et al.，1995b；Hoeprich et al.，2003)或者其三叉接口(3WJ)核心作为支架(Shu et al.，2011a；Haque et al.，2012)(图 2.4)而构建的 RNA 纳米颗粒可携带各种功能性分子(siRNA、核酶、适配体、核糖开关、miRNA 或叶酸)。3WJ-pRNA 折叠牢固且可驱动其他模块的正确折叠。这样，将独立的功能体分别放在 pRNA 的不同分支末端可以不影响各自的折叠。经过合理设计，起治疗和检测功能的序列可以分别融合于 3WJ 的 a3WJ、b3WJ 和 c3WJ 链上。这三个片段可以装配到 RNA 纳米颗粒上，并且可以通过体内外的功能分析来评估它们的折叠效果(图 2.4~图 2.6)。

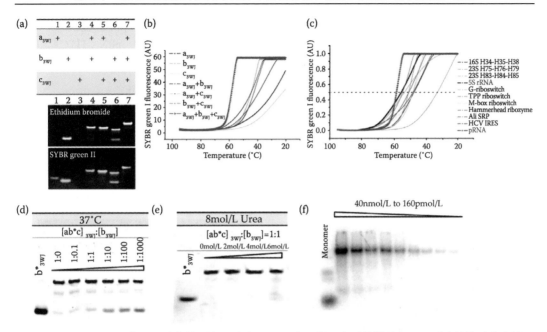

图 2.5　3WJ-pRNA 的装配和稳定性研究。表中,"+"表示在对应列的样品加入了对应的核酸寡聚链。(a)15%非变性聚丙烯酰胺凝胶电泳显示 3WJ 核心的装配,上图用溴化乙锭染色,下图用 SYBR green 2 染色。(b)3WJ 核心装配的熔解温度曲线。显示了每个链的熔解温度曲线(棕色、绿色和银色),两个链结合(蓝色、蓝绿色和粉色),和三链结合(红色)。(c)在生理学缓冲液中由三种寡聚物装配的 11 个不同 RNA 3WJ 核心基序的熔解温度曲线。(d~f)3WJ-pRNA 的竞争性与分解分析。(d)3WJ-pRNA 核心的稳定的温度效应,表示为[ab*c]3WJ,16%非变性胶分离。适宜浓度的 Cy3 标记的[ab*c]3WJ 与不同浓度的无标记的 b3WJ 在 37℃孵育。(e)尿素对 16%非变性胶分离的[ab*c]3WJ 的变性作用。适宜浓度标记的[ab*c]3WJ 与无标记的 b3WJ 以 1∶1 比例在 25℃条件下孵育在 0~6mol/L 尿素中。(f)通过两倍系列稀释(条带 1~9)携带了三个单体 pRNA[32P]-3WJ-pRNA 复合体的解离分析。左侧显示单体单位。[重新印刷授权获得自 Macmillan Publishers Ltd. Nat Nanotechnol,Shu et al.,Thermodynamically stable RNA three-way junctions as platform for constructing multifunctional nanoparticles for delivery of therapeutics. 6: 658-667,copyright 2011.]

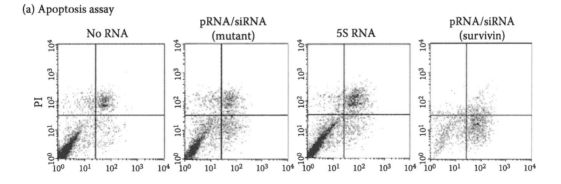

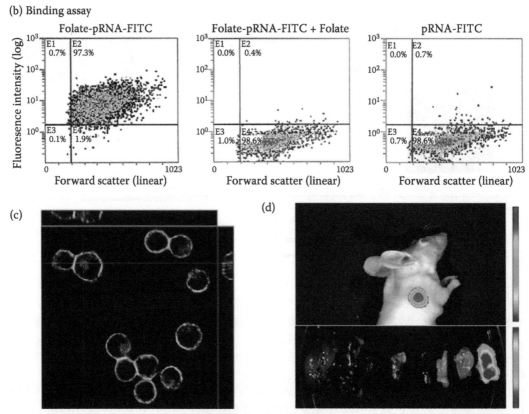

图 2.6　嵌合治疗 pRNA 的细胞凋亡分析和结合分析。（a）利用 Lipofectamine 2000 转染携带了靶向性 survivin siRNA 的嵌合体 pRNA 诱导的细胞凋亡。用 pRNA/siRNA（survivin）转染乳腺癌细胞 MCF-7，用流式细胞仪对 PI-Anex5 双重标记的细胞进行凋亡检测。右下方 1/4 区域内的细胞代表凋亡细胞。突变的 pRNA/siRNA 平行转染到正常对照中。（b）通过叶酸-pRNA 进行的嵌合 pRNA/siRNA 的特异性运输。流式细胞技术分析结合了异硫氰酸荧光素（FITC）标签的叶酸-pRNA 鼻咽癌（KB）细胞。左侧：用具有 FITC 标记的叶酸-pRNA 与细胞一起孵育。中间：细胞先用叶酸预孵，叶酸是和叶酸-pRNA 竞争结合受体的封闭试剂。右侧：检测作为阴性对照的 pRNA 标记上 FITC 后的结合作用。右上方 1/4 区域显示的是 FITC 阳性细胞的百分率。（c）共聚焦图像显示通过细胞质膜（绿色 1）与 RNA 纳米颗粒（红色 2）的共区域化（重叠部分 4）的叶酸受体阳性（FR$^+$）-KB 细胞的靶向。（d）在裸鼠全身给药时 3WJ-pRNA 纳米颗粒靶向叶酸受体阳性移植瘤。上图为全身；下图为器官图像（Lv 为肝脏，K 为肾脏，H 为心脏，L 为肺脏，S 为脾脏，I 为肠，M 为肌肉，T 为肿瘤）。［（a 和 b）引自 Guo S et al.，Hum Gene Ther，16，1097-1109，2005.获得授权。（c 和 d）重新印刷获得授权自 Macmillan Publishers Ltd. Nat Nanotechnol，Shu et al.，Thermodynamically stable RNA three-way junctions as platform for constructing multifunctional nanoparticles for delivery of therapeutics. 6：658-667，copyright 2011.］

2.4.3　回文序列介导的 RNA 二聚体形成

　　回文序列可以促进 pRNA 二聚体、三聚体和阵列的高效自组装（Shu et al.，2004）。同理，在一条 3WJ-pRNA 核心的 3′ 或 5′ 端加上与自身互补的回文序列，可以将两个携带多重功能分子的 3WJ 通过分子间相互作用桥联，从而产生一种携带 4 类治疗和检测分子的四聚体（图 2.3）。

2.4.4　RNA 连接像乐高积木一样搭建四聚体结构

大型 RNA 结构可以通过分子水平的设计以非模板装配的方式制造出来，这样可以在排除外部影响的条件下，在不基于任何外部模板要求的标准设计装配模式下让复合体从基本的组件中自装配出来(Chworos et al.，2004；Severcan et al.，2009；Severcan et al.，2010)，如 tectoRNA、二/三/四叉接口(2-/3-/4WJ)(图 2.4)、colE1 吻环相互作用或这种吻环指导下类似的相互作用(图 2.2)和 phi29 pRNA 多聚化与四元构架模式(Prats et al.，1990；Clever et al.，1996；Mujeeb et al.，1998；Jaeger and Leontis，2000；Shu et al.，2003；Shu et al.，2004；Guo et al.，2005；Khaled et al.，2005；Grabow et al.，2011)的自装配。

2.4.5　RNA-结合蛋白作为形成阵列的接头

核糖体蛋白可以与 RNA 发生相互作用形成类似于正三角形的纳米结构(Ohno et al.，2011)。每个三角形中，三个蛋白质结合于用于蛋白质结合的具有扭结转角(k-转角)基序的 RNA 支架上(Schroeder et al.，2010)。扭结转角可以让 RNA 在三个位置弯曲约 60°，从而构成一个三角形。形成的蛋白质-RNA 复合体具有应用于医药、生物技术和纳米技术的潜在可能性。

2.4.6　RNA 滚环转录组合及产生巨大球状 RNA 颗粒的自装配

利用滚环转录产生能够自装配成海绵样微球体的 siRNA 串联体的方法已经发展成熟(图 2.7)。由可剪切的 RNA 链构成的 RNA 干扰(RNAi)-微海绵在被细胞摄取后能被细胞器处理，从稳定的发卡结构的 RNA 转变为 siRNA。这个发现揭示了作为特殊聚合物的 RNA 展示了类似于其他化学聚合物形成片状球晶的本质特性，如聚乙烯在大块状态或在溶液中成核(Lee et al.，2012)。通常，纯净的 RNA 带负电，RNA 直接的细胞摄取由于其与带负电荷的细胞膜之间的静电排斥作用而显不足。Hammond 和他的同事(Lee et al.，2012)用合成的多聚乙亚胺[poly(ethyleneimine)，PEI]将 RNAi-微海绵压缩到 2~200nm。通过这个处理，微球体的净电荷从负电变成了正电随后内化到细胞中。通常认为在胞内体中

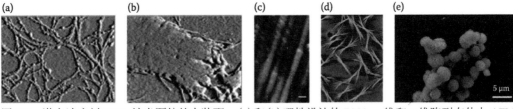

图 2.7　潜在治疗剂 RNA 纳米颗粒的自装配。(a)和(b)理性设计的 RNA 一维和二维阵列在体内 AFM 图像(Delebecque et al.，2011)；(c)RNA 束(基准尺=50nm)(Cayrol et al.，2009)；(d)pRNA 阵列的 AFM 图像(Shu et al.，2004)；(e)RNA 微海绵的透射电镜图像(Lee et al.，2012)。[(a 和 b)来自 Delebecque CJ et al.，2011，Organization of intracellular reactions with rationally designed RNA assemblies. *Science* 333：470-474. 印刷获得 AAAS 授权许可。(c)获得印刷授权许可：Cayrol B et al.，A nanostructure made of a bacterial noncoding RNA. *J Am Chem Soc* 131：17270-17276. Copyright 2009 American Chemical Society. (d) 获得印刷授权许可：Shu et al.，(2004)，1717-1723. Copyright 2004 American Chemical Society. (e)获得印刷授权许可：Macmillan Publishers Ltd. Nat Mater，Lee et al.，Self-assembled RNA interference microsponges for efficient siRNA delivery. 11：316-322，copyright 2012.]

的低 pH 环境下，PEI 氨基残基的质子化作用可以降低细胞膜渗透性并引发渗透膨胀，这会导致胞内体的涨破释放 siRNA。对 Lee 等报道的 PEI/RNAi-微海绵是否可以通过增加特殊靶向配体的改进而作为治疗药剂的研究将是很有意思的。像吞噬作用、大胞饮作用和网格蛋白或细胞膜穴样内陷介导的内吞作用这些可变的机制和路径，都可以导致纳米颗粒的内化。到底参与这种大的 PEI/RNAi-微海绵的细胞摄入和靶向部分在体内特定运输的是哪条途径就很值得去研究。另外，异种移植模型的扩展研究显示，纳米材料的运输需要在多孔渗水的肿瘤血管与单核细胞吞噬系统或肺、肾和肝中的库普弗细胞的颗粒捕获之间微妙平衡。确定 PEI/RNAi-微海绵是否可以程式化地逃逸单核吞噬细胞系统和器官积累是很有意思的。

2.5　治疗应用中基于 RNA 的纳米颗粒的构建

自从发现 siRNA（Fire et al.，1998；Hamilton and Baulcombe，1999；Brummelkamp et al.，2002；Carmichael，2002；Jacque et al.，2002；Li et al.，2002；Varambally et al.，2002）、核酶（Guerrier-Takada et al.，1983；Zaug et al.，1983；Forster and Symons，1987；Nava Sarver et al.，1990；Sarver et al.，1990；Chowrira et al.，1991）和反义 RNA（Coleman et al.，1985；Knecht and Loomis，1987）在病毒感染或者癌症细胞中具有下调一些特异性基因表达的功能后，RNA 治疗的关注度就有了提升。然而，由于 siRNA 很难以特异细胞为靶向，这为把 siRNA 应用到基因治疗中带来了很大的局限性。phi29 pRNA 作为传递介质的优势是基于其形成稳定多聚体的可操作性和序列控制性（Guo et al.，1998；Chen et al.，2000；Shu et al.，2003）。通过提供手拉手的方法和强健的 pRNA 3WJ 基序，这种独特的系统为构建含有多组分的多价运输工具提供了上好的条件（图 2.2~图 2.4）。例如，一个二聚体、三聚体或四聚体 RNA 纳米颗粒的一个亚基结合于一个特异的细胞表面受体，从而成为受体介导的胞吞配体。多聚体的另一个亚基可以含有一个受体部分如金颗粒（Moll and Guo，2007）或者含有用于评估结合和进入细胞的荧光染料。第三个亚基可以设计含有一个促进胞内体破裂的成分，这样治疗性分子就可以释放出来。第四个（或第五或第六个，在需要的情况下）RNA 纳米颗粒的亚基可以携带治疗性的 siRNA、核酶、核糖开关、miRNA 或其他补充性药物。后面将叙述构成 pRNA 支架的每个功能性模块的合并。

2.5.1　siRNA

RNAi 是一种从植物和一些动物中进化而来的重要的正向转录基因沉默机制。siRNA 是典型的 21~25bp 长的双链 RNA，3′端有 2nt 突出。siRNA 结合到质膜的蛋白质上形成的复合体称为 RNA 诱导沉默复合体（RNA induced silencing complex，RISC）。siRNA/RISC 复合体扫描并拦截细胞内含有的与结合 siRNA 序列互补的 mRNA。被拦截的 mRNA 会被切割并降解，从而沉默了这个基因的表达（Fire et al.，1998；Brummelkamp et al.，2002；Carmichael，2002；Jacque et al.，2002；Li et al.，2002；Varambally et al.，2002）。

因为 siRNA 是双链结构，siRNA 结合到 RNA 纳米颗粒的过程可以由简单地将 siRNA 序列融合到 3WJ 的一个螺旋茎序列来完成（图 2.4）（Shu et al.，2011a），在这个过程中螺旋末端的 pRNA 单体为 siRNA 序列所替换（图 2.2）（Liu et al.，2007），或通过在 RNA 装配的过程中附上 siRNA，即载有装配体的 5′或 3′末端序列被延长，然后将正义或反义的 siRNA 序列杂交到延伸的序列上形成 siRNA(图 2.2)(Afonin et al.，2011；Grabow et al.，2011)。为了增强稳定性，一般用 2′F 化学修饰核苷正义链。因为化学修饰可能影响具有 siRNA 组分的 RNA 纳米颗粒的基因沉默效力，Dicer 加工位点区需要合理的设计，如果使用 2′-F 的 C/U 修饰时应尽量避免利用 C 或 U 核苷酸。

2.5.2　miRNA

miRNA 是典型的短(约 23nt)RNA 链，存在于动植物中。它们是非编码 RNA 序列的一部分，在基因调控中通过特异地结合到负责蛋白质编码的信使 RNA 位点上发挥重要作用(Bartel，2009)。最近，发现 miRNA 在癌症(Heand Hannon，2004)和心脏疾病(Chen et al.，2008)控制或发育中及神经系统调控中(Maes et al.，2009)起到重要作用。在每种疾病中，miRNA 水平都是上调或者下调的。

最新的研究和发现已经提出在细胞突变的基因调控中采用 miRNA 治疗的理念(图 2.8)(Bader et al.，2010)。在那些发现 miRNA 下调的疾病中，可以通过利用 pRNA 或 3WJ 核心的运输进入来综合地提高 miRNA 的水平(Ye et al.，2011；Shu et al.，2011a；Ye et al.，2012)。

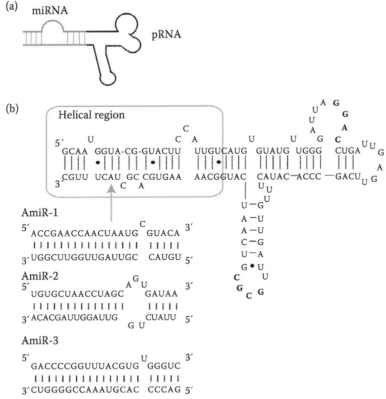

图 2.8　用于抗病毒治疗的嵌合 pRNA-miRNA 的原理图(a)和二维结构(b)。pRNA 的螺旋区域被一些人造 miRNA(AmiR)序列替换。AmiR 靶向柯萨奇病毒 B3(CVB3)基因组 3′非翻译区(3′UTR)。抗病毒评价显示 AmiR 强烈降低 CVB3 的复制(Ye et al.，2011)。(从 Guo S et al.，Hum Gene Ther，16，1097-1109，2005. 获得授权。从 Ye X et al.，PLoS One，6，e21215，2011. 获得授权。)

与 siRNA 类似，miRNA 序列可以连接到 3WJ 的每个分支从而运输到病变的细胞，之后通过 RISC 复合体在体内经历正常的帽子加工程序，使病变细胞回归正常的基因调控。

与 siRNA 不同的是，通过调控一些遗传学途径，miRNA 具有更广泛的靶向目标（Kasinski and Slack，2011）。

2.5.3　核酶

核酶是可以催化化学反应的 RNA 分子（Kruger et al.，1982；Guerrier-Takada et al.，1983）。核酶具有简洁特异的结构使之能够催化反式酯化和水解反应。它们可以拦截并切割 mRNA 或者病毒基因组 RNA，因此具有显著的医疗影响力。一种含有锤头状核酶的嵌合 pRNA 单体被设计用来切割乙型肝炎病毒（hepatitis B virus，HBV）mRNA 的 poly（A）信号。在体外对 HBV mRNA 近乎完全切割，体内应用这种嵌合 pRNA 后抑制了 HBV 的复制（Hoeprich et al.，2003）。抗凋亡因子，即生存素，调控肿瘤的发展与恶化。一种嵌合靶向生存素 mRNA 的锤头状核酶的 pRNA 可以抑制细胞培养物中生存素基因表达并启动凋亡（Liu et al.，2007）。HBV 核酶在连接到 3WJ 纳米颗粒上以后也可以切割 HBV mRNA 上的 poly（A）信号（图 2.4）（Liu et al.，2007；Shu et al.，2011a）。

2.5.4　核糖开关

核糖开关（Tucker and Breaker，2005；Barrick and Breaker，2007；Cheah et al.，2007；Breaker，2008；Breaker，2012）是一些特定 mRNA 中的一个组分，它可以结合一个小分子并响应这个小分子浓度来控制该 mRNA 的表达。细菌中，核糖开关折叠成为复杂的结构来特异性识别代谢分子并且演变为细菌中代谢调控的机制。核糖开关可以通过多种方法调控基因的表达，包括 mRNA 转录的早期终止、核糖体结合和抑制 mRNA 翻译、mRNA 剪切甚至 mRNA 降解。利用人造核糖开关制造新一代调控子控制靶基因表达以响应小型药类分子的相互作用是很有实际意义的。

这种基于 RNA 基因控制的机器为具有纳米级别、顺式作用和模块化系统、不会诱导抗体产生、应用于未来基因的治疗提供了潜在可能性（Henkin，2008；Ogawa and Maeda，2008；Shahbabian et al.，2009）。如果带有核糖开关模块的 RNA 纳米颗粒能够在体内构建，就很可能在体内调控生物学功能。

2.5.5　适配体

RNA 适配体是形成一个识别结构而结合了特异配体的一种 RNA 分子（Ellington and Szostak，1990；Tuerk and Gold，1990；Mi et al.，2010）。RNA 适配体具有特异性且高亲和力结合靶标的能力，可以在体外从指数富集配体系统演化（systematic evolution of ligands by exponential enrichment，SELEX）得到的随机 RNA 寡聚核苷酸库中提取（Ellington and Szostak，1990；Tuerk and Gold，1990）。

特异性结合于靶向癌症受体的适配体可以作为多价治疗的功能性部分整合到 RNA 纳米颗粒中。可以理性设计将筛选到的受体结合 RNA 适配体连接到 3WJ 的任意螺旋区的 5′或 3′端。很重要的一点是要确保适配体折叠正确并保证它存在亲和力结合到靶向细胞的表面受体。含有适配体的嵌合 pRNA 已经成功应用在结合 CD4（Khaled et al.，2005）、HIV 的 gp120（图 2.9）（Zhou et al.，2008；Zhou et al.，2011）或前列腺癌前列腺特异细胞膜抗体（PSMA）（McNamara et al.，2006；Dassie et al.，2009）的实验中。

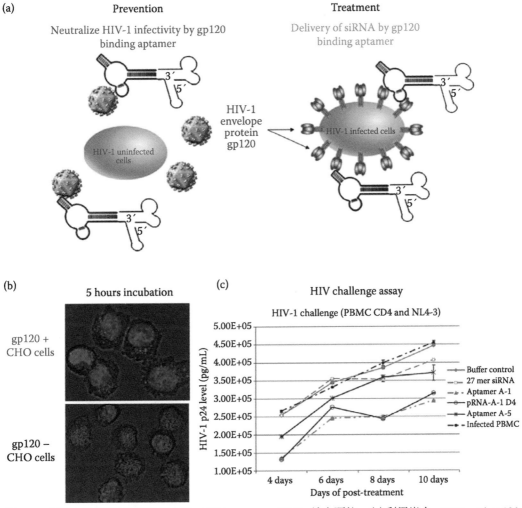

图 2.9　用于人类 HIV 治疗的嵌合的 pRNA-aptamer-siRNA 纳米颗粒。（a）利用嵌合 pRNA-anti-gp120 适配体的 RNA 适配体介导的靶向传递 siRNA。抗 gp120 适配体负责结合到 HIV-1 gp120 蛋白。（b）pRNA 适配体的细胞类型特异性结合研究。Cy3 标记的 pRNA 适配体与中国仓鼠卵巢细胞（CHO）-gp160 细胞一起孵育，以 CHO-EE 为对照细胞。细胞表面结合了嵌合的 Cy3 标记可以通过共聚焦成像评估。（c）由 pRNA-aptamer 嵌合体介导的对 HIV-1 感染的抑制。抗 gp120 适配体和 pRNA 适配体嵌合体都中和了人类 HIV 感染的 PBMC 细胞（NL4-3 株）培养物的 HIV 感染。数据显示了三次测量的平均值（Zhou et al.，2008；Zhou et al.，2011）。［（a）Dr. Jiehua Zhou 和 Dr. John Rossi 提供。（b 和 c）重新印刷自 Methods，54，Zhou J，Shu Y，Guo P，Smith D，Rossi J，Dual functional RNA nanoparticles containing phi29 motor pRNA and anti-gp120 aptamer for cell-type specific delivery and HIV-1 inhibition，284-294，Copyright（2011），获得 Elsevier 授权。］

2.6 RNA 纳米技术的体内应用优势

已经开发了各种类型的治疗用 RNA 并且才刚刚开始全面认识它们在疾病治疗中的应用。尽管通过各种各样的干扰策略和 RNA 分子技术在体外已经可以高效特异地沉默基因，但是如何有效地将治疗用 RNA 运输到体内的特异细胞中还是个挑战。人们高度期盼着发展一种高效、特异并且非病原的纳米器件在体内运输多价治疗物。

接下来将叙述通过这些努力在 RNA 纳米技术的应用中所取得的长足进步。

2.6.1 多价颗粒产生的协同效应

多价 RNA 纳米颗粒已可携带多达 6 种分子到特异细胞中，可携带的分子包括治疗物、检测模块、药物或其他功能性材料(Guo，2005；Guo et al.，2005；Nakashima et al.，2011；Chang et al.，2012a；Chang et al.，2012b)。由于基于标准化设计，这种特别的系统为构建多价运输载体提供了非凡的灵活性。携带了各种各样成分的单个的 RNA 亚基可以分别构建，最后按照期望的组成方式将它们混合到一起装配形成多元复合物(Shu et al.，2011a；Haque et al.，2012)。例如，可运输的 RNA 纳米颗粒可以针对多基因设计成携带治疗用 siRNA、核酶或一个靶基因的不同区域和 RNA 适配体或叶酸实现靶向运输(图 2.6)。RNA 纳米颗粒的其他亚基可以携带抗癌药物来增强治疗效果或通过联合治疗去克服耐药性。

治疗、检测模块或药物也可以连接到一个纳米颗粒上，在统一安排下把治疗和治疗中的检测联合起来。

2.6.2 明确的结构、体积和化学含量

最近，聚合物应用于 siRNA 或药物运输传递已有广泛报道(Nimesh et al.，2011；Singha et al.，2011；Troiber and Wagner，2011；Duncan，2011)。RNA 是一种聚合物(多聚核苷酸)。与聚乙二醇(polyethylene glycol，PEG)等其他聚合物不同，pRNA 纳米颗粒大小的均一性是非常重要的。

高效和可控制的自底向上自装配可产生结构和化学计量明确的纳米颗粒。这个特性对可再生的药物生产和安全性提高非常有价值。明确设计的结构和化学计量可能会促进 FDA 对 RNA 纳米颗粒作为治疗试剂的批准过程。

2.6.3 增进了通透性和保留率的纳米尺寸

通常认为一个纳米颗粒的大小是其有效运输到病变组织的基本因素。许多研究显示，纳米颗粒大小为 10~100nm(Gao et al.，2005；Jain，2005；Li and Szoka，2007)是最佳的，因为它们大到足以避免随尿排泄，小到可以结合到细胞表面受体上并通过受体介导的胞吞作用进入细胞(Li and Szoka，2007)。随着实体瘤的发展，血管生成为迅速生长的肿瘤细胞提供了充足的氧和营养。这些新生成的血管，不像大多数正常组织中密布的血管，由于在它们与邻近的表皮细胞间的缝隙是有孔洞存在的，这允许通常会被正常组织排除

的颗粒凭借其大小依赖性通过这些缝隙进入肿瘤细胞间隙并富集。pRNA 纳米颗粒(二聚体、三聚体或四聚体)大小为 20~40nm(Liu et al.，2010；Shu et al.，2004；Abdelmawla et al.，2011；Shu et al.，2011a)，这改善了治疗 pRNA 纳米颗粒在血液循环系统中的分布，而正常的单体 siRNA 分子的平均大小要低于 10nm，这为 siRNA 的体内运输带来了巨大挑战。另外，RNA 的多聚阴离子性质让它很难穿过带负电的细胞膜，也有报道未经处方设计的 siRNA 很容易被机体排出(de Fougerolles et al.，2007；Kim and Rossi，2007；Rozema et al.，2007)。

siRNA 或其他治疗型纳米颗粒运输可以潜在提高药代动力学(pharmacokinetics，PK)、药效学(pharmacodynamics，PD)和生物分布同时降低毒性(Shu et al.，2004；Guo et al.，2005；Khaled et al.，2005；Abdelmawla et al.，2011)。此外，可以通过在 RNA 骨架上引入化学修饰来提高 pRNA 纳米颗粒的 PK 和 PD 值。化学修饰的 RNA 可以耐受 RNA 酶的降解，增强 RNA 纳米颗粒的稳定性并延长其在血液循环中的保留时间。特殊的运输方式和更长的保留时间，包括增加渗透性和保留效率(EPR)，也可以减少有效治疗需要的药剂量。

2.6.4　癌症细胞靶向运输

pRNA 纳米颗粒可以携带治疗药物和配体向特殊组织和不同细胞类型中靶向运输纳米颗粒。用简易的程序把结合受体的适配体、叶酸或其他配体加入到 pRNA 复合体上保障了特异性结合和向细胞靶向运输。结合纳米级别的优势，pRNA 系统提供了高运输效力和减少非靶向的毒性(Abdelmawla et al.，2011)。

2.6.5　不诱导抗体反应以保证可重复用药

无蛋白质的 RNA 纳米颗粒，诸如 pRNA 系统，含有用作与蛋白质拮抗剂相类似的特异结合受体的 RNA 适配体。但 RNA 纳米颗粒具有更小的抗体诱导性(Abdelmawla et al.，2011)。因此，在慢性病的治疗过程中重复使用 RNA 纳米颗粒并不会导致由免疫应答反应引起的并发症。

2.7　RNA 纳米技术的挑战、解决方案和前景

尽管 RNA 纳米技术在医药应用中已经实现了长足进步，但是还是有很多挑战有待解决。这里，提供一些针对化学和热力学稳定性、短的体内半衰期与生物分布、低产率与高投入、体内毒性与不良反应、特异运输和靶向及胞内体逃逸等的解决办法和展望。

2.7.1　化学稳定性

在 RNA 纳米颗粒治疗应用中最受到关注的就是 RNA 自身的化学稳定性。天然的 RNA 极易被 RNA 酶所降解并且在体内或者血清中都是特别不稳定的。RNA 的稳定性在很长一段时间内都是其作为构建材料应用的障碍。在过去的几年里，在提高 RNA 稳定性方面有了迅速进步，包括碱基的化学修饰(如 5-溴尿嘧啶和 5-碘尿嘧啶)、

磷酸连接修饰(如磷酸硫酯和磷酸化硼烷)、2′碳的替换(如 2′-氟、2′-氧-甲基或 2′-胺)(Watts et al., 2008; Singh et al., 2010)、肽核酸综合体和锁核酸及它们各自的衍生物、聚氨基甲酸酯核酸(Madhuri and Kumar, 2010)或在不同位点(2′-4′, 1′-3′)具有桥联的锁核酸(Mathe and Perigaud, 2008)和 3′端加帽(Patra and Richert, 2009)。所有这些在体内外增强 RNA 酶耐受性的方法都是非常有效的。但是,在化学修饰后 RNA 分子的折叠特性和生物学功能改变又成了挑战。发展一种在能够赋予 RNA 酶耐受降解能力的同时又不改变 RNA 纳米颗粒的固有结构、自装配和生物学功能的方法是关键所在。最近发现在上述提及的所有方法中,2′-F 对折叠、装配和功能的有害影响最小(Liu et al., 2010)。在一些特殊的研究中有必要精细地寻找可以带来最小有害影响的可修饰位点,就不会在体内被 RNA 酶降解。已经证明血清中 RNA 的降解大多数情况下都是发生在易受攻击的位点上。通过突变或替换调整这些位点可以保护 siRNA 在血清中免受降解(Hong et al., 2010)。

2.7.2 热力学不稳定性

RNA 纳米颗粒的稳定性对于利用其作为治疗物是至关重要的。向体内注射数微升或毫升的 RNA 溶液后其会被稀释数十万倍。体内稀释后极低浓度的自底向上装配的 RNA 纳米颗粒的分解将会受到特别的关注。最近的一个研究发现,热力学稳定性的 pRNA 3WJ 核心支架由 3~6 个 RNA 在金属盐不存在的条件下装配形成。3WJ 复合体在血清中是稳定的,在超低浓度下保持完整性,甚至能够保持在 8mol/L 尿素中不变性(图 2.5)(Shu et al., 2011a; Haque et al., 2012)。更重要的是,各种各样如 siRNA、核酶或并入 3WJ 核心结合受体的适配体的功能体,形成的多聚颗粒在体内外都表现其真正的功能(图 2.6)。因此,热力学稳定性和体内分解不再是基于 pRNA 纳米颗粒需要关心的问题。

2.7.3 体内半衰期短

治疗过程中其他的重要因素就是药物的药代动力学特征。为了提高 RNA 的体内稳定性,如前所述向其中引入了各种化学修饰。化学修饰过的 siRNA 在保留了生物学功能的同时可以耐受 RNA 酶(Liu et al., 2010)。然而,修饰后的 siRNA 在体内的半衰期仅有 15~45min(Morrissey et al., 2005; Behlke, 2006)。

决定体内半衰期的另一个关键因素就是 RNA 纳米颗粒的大小。许多研究显示,颗粒的大小在 10~100nm 是作为非病原性载体最佳的尺寸——大到可以留在体内,同时又小到可以与细胞表面受体结合并穿过细胞膜(Prabha et al., 2002)。设计大小为 20~40nm 的 RNA 纳米颗粒通常可以被具有紧密血管的正常组织排除,但是可以进入生成的血管中有大孔洞的肿瘤胞间隙并通过 EPR 效应在肿瘤中富集。这种 RNA 纳米颗粒最理想的大小范围同样促进了生物分布并确保了体内运输更长的半保留时间。有报道显示相较于对应的 siRNA 的半衰期为 0.8h,化学修饰的 pRNA 纳米颗粒的半衰期有 5~10h(Abdelmawla et al., 2011)。所以 RNA 纳米颗粒体内保留时间和半衰期的问题在化学修饰的应用后显著降低。

2.7.4　低产率和高成本

在医疗应用中 RNA 纳米技术的最大限制因素就是纳米颗粒构建需要的成本，特别是对于需要使用大 RNA 的 RNA 纳米颗粒。RNA 寡聚核苷酸可以通过酶促转录或自动化固相合成。酶促合成可以产生大量相当长的转录物，而商业化非酶促的 RNA 化学合成仅能产生 40~80nt 长的 RNA。化学合成最长的具有生物学功能的 RNA 长 117nt（Guo et al.，未发表资料）。当合成比较长的 RNA 寡聚核苷酸时，RNA 寡聚物的产量随着长度的增加迅速降低（Reese，2002；Marshall and Kaiser，2004）。

传统的使用叔丁基二甲基硅氧烷基（t-butyldimethylsiloxy）保护基团合成 2′-羟基的方法仅限于短序列的合成，但是最近更多基于 5′-O-DMT-2′-O-［（trisisopropylsilyl）-oxy］methyl（2′-O-TOM）保护组合（Pitsch et al.，2001）和 5′-O-silyl-2′-O-orthoester（2′-ACE）保护基团组合（Scaringe et al.，1998）的新方法，为化学合成更长的 RNA 提供了更为有效的工具。合成 RNA 的成本有望随着工业级 RNA 生产技术的发展而逐渐降低。就像 DNA 寡聚物在 20 年前的合成成本是现在成本的 100 倍高一样。

RNA 也可以在体外酶促转录生产，但是 RNA 产物 3′端的异质性是一个问题。对于异质性问题的研究，转录的序列可以延伸到预期长度之外，然后利用小的核酶、DNA 酶、RNA 酶 H 或顺式切割锤头或核酶在期望的位点加以切割（Feng et al.，2001；Hoeprich et al.，2003）。RNA 连接酶 II 可以很好地代替传统的 T4 DNA 连接酶起到将两个短的合成的 RNA 片段连接成更长的 RNA 片段的作用。为了避免这个产量和成本的问题，聪明的方法就是使用 RNA 纳米颗粒自下而上地装配（两个纳米技术的基本方法之一）。

具有功能性部分的寡聚核苷酸产物就成为一个可扩展过程（化学的），再加上标准设计，复合体就可以从这些基础组件中自装配起来。利用这种方法，在二重、三重和四重的各种修饰处理后可以成功地制造出热力学和化学稳定的具有功能性模块的基于 pRNA 的纳米颗粒（Shu et al.，2011a；Shu et al.，2011b）。

工业化生产 RNA 最经济的方法就是在细菌中发酵。在细菌中高收益的克隆和生产 RNA 已有报道（Wichitwechkarn et al.，1992；Ponchon and Dardel，2007；Ponchon et al.，2009；Delebecque et al.，2011；Ponchon and Dardel，2011）。细菌发酵是工业化生产的方向，但到目前为止还没有关于使用细菌高收益产生具有治疗功能 RNA 纳米颗粒的报道。

2.7.5　毒性、体内安全性和不良反应

从用于体内运输和治疗目的方面来看，纳米颗粒必须具有良好的药理学性质，包括生物分布、药代动力学（稳定性、半衰期和清除率）、免疫应答（抗体诱导、α 干扰素和 β 干扰素、toll 样和先天免疫、PKR 效应和细胞因子诱导）、特异靶向和基因沉默效力。先天性免疫的诱导和一些器官毒性的问题在利用 RNA 纳米颗粒治疗应用中受到极大关注。

如果 RNA 是单链的，那么 I 型干扰素（IFN-g）可以用作毒性分析的标记物；如果 RNA 是双链的，就要用 II 型干扰素（INF-a/IFN-b），这一点是很重要的。其他的免疫毒性问题，如过敏症、补体激活和发烧反应都可能是计量限制因素。另外，有报道称 siRNA 的免疫毒性是序列特异性的。运载工具的潜在毒性影响也是需要探寻的。

最近报道了基于 pRNA 纳米颗粒的一些良好的药理学性质(Abdelmawla et al.,
2011；Shu et al.，2011b)。令人兴奋的是，pRNA 纳米颗粒的半衰期与普通与之对应的
siRNA(15~45min)相比延长了 10 倍(5~10h)，清除率小于 0.13L/(kg·h)，分散体积达
到 1.2L/kg 。pRNA 纳米颗粒在小鼠体内即使在重复给药达到 30mg/kg 剂量的条件下，
既不引发干扰应答(OAS1、MX1 或 IFITM1)也不引发细胞因子产生。体外实验中，荧
光标记的叶酸 pRNA 纳米颗粒有效并特异性地结合于导向癌症细胞的叶酸受体并借此
内化。pRNA 纳米颗粒以最小的剂量或在正常组织中没有积累的剂量系统性注射到小
鼠身上后，特异性和剂量依赖性地往靶向叶酸受体[FR$^+$]移植瘤块(图 2.6)(Abdelmawla
et al.，2011；Shu et al.，2011b)。但是，啮齿类动物可能不一定表现出与人类一样的核
酸毒性反应。这种类型的毒性还需要在未来的临床前试验中在非人类的灵长类动物身
上检测。

2.7.6　靶向及特异性传递问题

为了能让 RNA 纳米颗粒作为治疗药剂应用，它们必须能够靶向特异细胞。大小为
15~50nm 的 pRNA 纳米颗粒不能随机或非特异性进入细胞。因此，我们使用纳米技术方
法来构建携带各种各样靶向分子的 pRNA 纳米颗粒，如 RNA 适配体或叶酸等。例如，
携带叶酸的 pRNA 纳米颗粒能够被特异性运输到表面过表达的叶酸受体鼻咽癌细胞(KB
细胞)。叶酸的一部分很容易结合到叶酸受体上，通过受体介导的胞吞作用纳米颗粒迅速
进入细胞(图 2.6)(Guo et al.，2005；Khaled et al.，2005；Guo et al.，2006；Shu et al.，2011a)。

尽管配体介导的特异性运输是一个非常好的方法，当前可用的 RNA 适配体和配体
却很有限。每种癌症都需要特殊的配体。所以，研发更多特异性靶向 RNA 适配体是势
在必行的。源自于 SELEX 的筛选方法已经带来了相当大的希望并且与 RNA 纳米技术方
法一致。一旦筛选到了适配体，它就可以容易地成为 RNA 纳米颗粒的一部分并且在体
内保留它们的结合功能。目前这种筛选系统的发展正受到密切的关注。

2.7.7　被单核吞噬细胞和肾脏系统清除

RNA 纳米颗粒作为药物运输平台应用的另一个重要障碍就是纳米颗粒被被认为是
网状内皮系统的单核吞噬细胞系统(MPS)清除。MPS 是由具有吞噬作用能力的主要是单
核细胞和巨噬细胞构成的免疫系统的一个特殊部分。这些吞噬细胞分布于机体包括淋巴
结、肾脏、肝脏、脾脏和骨髓在内的一些器官的网状结缔组织中。单核细胞的吞噬细胞
的正常生理功能是吞噬除去病原体和老化的细胞碎片(Mosser and Edwards，2008)。不幸
的是，任何大分子，包括纳米级药物载体和 RNA 纳米颗粒，都可以被吞噬细胞吞食和
清除(Alexis et al.，2008)。

肝脏和脾脏是诸如库普弗细胞和脾脏巨噬细胞等巨噬细胞含量最多的器官。所以，
一般用的大于 200nm 的聚合物或脂质纳米颗粒(Harashima and Kiwada，1996；Litzinger et
al.，1994)在全身用药(systemic administration)后会积累在肝脏和肾脏中。裸露的 RNA
治疗物(如 siRNA)和它们的小连接物会很快被肾脏系统排泄掉。还有另外一个影响全身
用药的巨大障碍就是小于 5kDa 的分子迅速被肾脏超滤并积累到尿中，除非有一个特异

的与排泄逆向的再摄取机制（Brenner et al.，1976）。

为了避免 MPS 的摄取，诸如 PEG 聚合链，可以共价连接到纳米颗粒的表面。聚乙二醇化在颗粒表面创建了一个"刷子"层，通过降低聚集性和纳米颗粒相互间、与巨噬细胞间及其他血液成分间的非特异性相互作用而空间稳定 PEG 层，有效地阻挡了 MPS 对纳米颗粒的检测。这延长了纳米颗粒在传播过程中的半衰期（Collard et al.，2000；Pun and Davis，2002）。然而，聚乙二醇化也会增加纳米颗粒在溶液中的水力半径。这会抑制纳米颗粒与靶细胞表面的有效相互作用并导致细胞摄取的降低。另外，胞吞作用后，聚乙二醇化降低纳米颗粒和质膜间相互作用而提高了稳定性。最终的结果就是聚乙二醇化纳米颗粒与未修饰的纳米颗粒相比内体逃逸降低（Dubey et al.，2004；Ohmori et al.，1997）。因此，聚乙二醇化又为药物运输带来了新的挑战；减少了摄取和内体逃逸，抵消了延长循环半衰期带来的优势。

2.7.8　内皮和胞外基质障碍

为了让 RNA 纳米颗粒通过循环系统到达靶组织或器官，需要穿越血管壁。这造成了系统注射纳米颗粒有效运输的又一个巨大障碍。血管内腔排列的内皮细胞通过细胞外基质组分与细胞表面整合素间的相互作用紧紧地黏附于底层细胞外基质（ECM）。内皮细胞也会一起通过一些细胞-细胞黏附分子复合体的作用形成内皮细胞连接处，如缝隙连接处、黏附连接处和紧密连接处。内皮细胞通透性是通过 ECM 和各种各样的介质以多种信号途径进行调节的（Mehta and Malik，2006）。ECM 是由蛋白多糖和蛋白质构建的紧密网状结构，可以延迟 RNA 纳米颗粒的扩散甚至是与它们紧紧地结合。半径大约 45Å 的分子都不能轻易地通过毛细血管内皮（Rippe et al.，2002）。大的分子可以通过跨细胞小泡途径实现跨内皮屏障运输。然而，特定的组织诸如脾脏和肝脏因为它们具有相对来说大的内皮孔径，可以允许直径至多 200nm 的大分子或纳米级载体的转运运输（Moghimi et al.，2001；Roser et al.，1998）。这种特殊的生理学结构允许肝脏可以摄取自由的 RNA 分子和纳米级载体。有趣的是，肿瘤组织也有相似的生理学特性，就是在内皮细胞间有大的孔隙。大量的血管生成发生在迅速发展的肿瘤中来为组织提供营养和氧气。新生的血管与正常组织中的毛细血管不同，在相邻的内皮细胞间有缝隙，允许转运渗透和大分子与纳米级载体的选择性积累。肿瘤与正常组织另一个重要的不同特性就是肿瘤中缺乏淋巴系统排水，这使得溢出的分子在肿瘤缝隙中可以比在正常组织中更长时间地停留（Jang et al.，2003）。这些现象通常称为 EPR 效应，并广泛应用于将药物特异性靶向运输到肿瘤处的癌症治疗中（Iyer et al.，2007）。

一旦 RNA 纳米颗粒到达它们的细胞靶位，多聚阴离子的 RNA 会被细胞膜表面的负电荷击退。一种可以克服这种静电排斥作用的方法就是在多聚阴离子的 RNA 纳米颗粒上插入阳离子脂质或聚合物。这些复合体的正电荷网让它们可以接触细胞表面并通过胞吞作用促进它们的内在化。另一种方法就是在 RNA 纳米颗粒上加入靶向配体部分来方便它们的细胞摄取。已经证明携带了 HIV 的 gp120 结合适配体的 pRNA 纳米颗粒可以特异性结合并内在化到表达 HIV gp120 受体的细胞中。此外，在体外对人外周血单核细胞（peripheral blood mononuclear cell，PBMC）的急性 HIV-1 攻毒试验中，这种 pRNA-适配体嵌合体展示了通过阻断病毒感染而发挥的抗 HIV 活性。

2.7.9　细胞内吞体捕获

　　DNA 或蛋白质运输中曾遇到的一个重大问题就是治疗性分子在内吞作用过程中的降解。内吞作用是一个广义概念，包含网格蛋白介导的内吞作用、非网格蛋白介导的内吞作用、胞饮、细胞膜穴样内陷途径和吞噬作用(Khalil et al.，2006)。受体介导的胞吞作用是指一个配体分子结合到质膜的受体上形成配体/受体复合物，通过网格蛋白介导的胞吞作用内在化的特异的摄取过程。胞饮是一种伴随着溶液和小分子颗粒的细胞外液一起被细胞摄取的非特异形式的内吞作用。

　　对于 siRNA 或治疗性 RNA 纳米颗粒的特异性运输的配体介导的内吞作用中最巨大的挑战就是胞内吞体逃逸。在受体介导的胞吞作用后，纳米颗粒被细胞中的胞内吞体捕获。这使得 siRNA 不能被 Dicer 处理，这样 siRNA 就不能下调特异性靶基因。通过内吞作用摄取的 RNA 纳米颗粒上的许多配体会通过细胞的溶酶体途径导致它们最终的降解或被隔离(Mellman，1996)。进入胞吞泡混合形成早期胞内体，就像是分拣站，在那里配体从它们的受体上卸载下来，随后内腔中的配体转移到溶酶体而受体穿梭回到质膜上。早期胞内体内部的 pH 呈弱酸性(pH6.3~6.8)，足够让一些配体从它们的受体上解离下来。随着早期胞内体成熟，它们成为带有空泡的多泡体，通过出芽将一些腔内物质运输到细胞核周围的晚期胞内体中。内在化配体的降解起始于晚期胞内体中通过水解激活溶酶体水解酶。晚期胞内体在内部 pH 低到 5 左右并含有高浓度溶菌体酶的稠密溶酶休中成熟(Gruenberg and van der Goot，2006)。

　　为了利用 pRNA 低聚反应特性的优势，可以用带有破坏胞内体试剂的复合体运输治疗分子。文献已经报道了大量可以破坏胞内体和介导治疗分子胞内体逃逸的物质。缺陷型或补骨脂素缺乏的腺病毒颗粒有这个潜力，因为它们具有重要的胞内体分解活性(Cotten et al.，1992)。从一些病毒、细菌、植物或人类分离得到的蛋白质和多肽，如从HIV-1 转录出的反式激活因子中来源的多肽(Lewin et al.，2000)，已被用作逃逸剂。模仿流感病毒血细胞凝集素膜融合区合成的多肽也已经成功用于胞内体逃逸的基因运输系统中(Plank et al.，1994；Mastrobattista et al.，2002；Van Rossenberg et al.，2002)。聚合的胞内体破坏基因运输载体，如多聚乙烯亚胺(polyethlenimine)(Boussif et al.，1995)、聚氨基酯(Lim et al.，2002)或聚(DL-交酯-co-乙交酯)(Panyam et al.，2002)都有过报道。携带各种各样化学部分的多聚物可以促进胞内体的破坏已有报道。利用 RNA 纳米颗粒的多价特性，胞内体逃逸制剂可以加入到 RNA 纳米颗粒中。运输型 RNA 复合体(二聚体、三聚体或六聚体)的一个亚基能够替换成一个 RNA 适配体，这一适配体作为细胞表面受体的配体并在结合之后诱导受体介导内吞作用的发生。RNA 复合体的其他亚基可以用于携带治疗用 siRNA、核酶、miRNA、核糖开关或者化学药物。

　　协助胞内体逃逸的方法包括利用合成多聚体形成 siRNA/多聚体多聚镜像(polyplexes)、siRNA 与脂质络合形成脂质纳米颗粒或 siRNA 联合细胞渗透多肽(cell-penetrating peptide，CPP)或胞内体破坏化合物。最近已经有研究考虑到设计 siRNA/多聚体来达到胞内体释放和基因沉默的效果(Kwon，2011)。为了增强胞内体逃逸，一般的方法就是创造各种各样的具有酸敏感的化学功能基团如酸性切割的连接多聚体，包含乙缩醛、腙和顺丁烯酰胺或像 b-氨基酸酯类、咪唑和磺胺类的顺丁基酸质子化基团 (Kwon，2011)。在酸性切割的连接多聚体的例子中，聚合物复合体的阳离子终端在胞内体的酸性 pH 条件下质子化，通过质子海绵效应破坏胞内吞体。另外，酸水解后阳离子分支的减少降低了 siRNA 与多聚体间的相互作用，导致 siRNA 的释放进行 Dicer 处理 (Kwon，2011)。

　　另一种 siRNA 运输和胞内体逃逸的方法是利用 CPP。大多数条件下，CPP 运输 siRNA 到细胞中的方法与 siRNA/多聚体聚合物和脂质纳米颗粒一样。带负电的 siRNA 与带正电的多肽相互作用，多肽通过细胞内吞作用进入细胞并带着 siRNA 一起进入。目前，因为核酸运输，两亲性多肽受到了大量的关注。这些多肽通常很短并且含有大量组氨酸和亮氨酸残基。最近的一篇文章中对一个带正电的两亲性多肽 LAH4 和它的一些派生物的 siRNA 运输效果进行了比较 (Langlet-Bertin et al.，2010)。这些多肽中的每一种都可以运输荧光素酶基因 siRNA 到哺乳动物细胞中，效果不亚于通常的基于脂质转染试剂——脂质体。两亲性多肽破坏胞内体的准确机制还不清楚，不管怎样，很可能是胞内体酸性 pH 条件导致组氨酸残基的质子化，让多肽与携带的 siRNA 分开，从而让它们可以通过质子海绵效应破坏胞内吞体 (Langlet-Bertin et al.，2010)。质子海绵效应发生在胞内体中弱碱聚集之后，弱碱聚集中和了胞内吞体内腔并导致胞内吞体中同渗容摩(摩尔渗透压浓度)的升高(Midoux et al.，2009)。结果，胞内吞体肿胀并不能再控制它的内容物，导致 siRNA 释放到胞液中。

　　最近的报道利用市场上可以买到的称为 Endo-Porter 的用于运输各种核酸负载到哺乳动物细胞中的两亲性多肽研究了胞内体逃逸的 pH 依赖性(Bartz et al.，2011)。研究显示由于 Endo-Porter 的多肽活性被洛霉素 A 封阻，因此需要胞内体的酸化。在生理学 pH 条件下，Endo-Porter 没有形成诸如在 pH5.0~6.0 形成的 α 螺旋的二级结构。α 螺旋是如何破坏胞内体的准确机制还不知道，但是这可能是胞内体膜与 α 螺旋间相互作用导致胞内体形成巨大的孔道或破坏了胞内体膜而造成的结果(Bartz et al.，2011)。

　　尽管有很多种类的纳米颗粒可以破坏胞内体，但是关于它们未来广泛应用于临床还存在一个巨大的挑战，那就是特异性靶向。当前，合成的多聚纳米颗粒、脂质纳米颗粒和两亲性多肽都不是特异性的，这极大限制了它们在体内的有效性。RNA 纳米颗粒的优势之一就是利用靶向部分如 RNA 适配体或受体靶向的配体如叶酸，但是胞内体逃逸仍然是一个问题。这两种类型的运输都有与之对应的挑战需要克服。如果把它们组合到一个颗粒中，很有可能创造出一种能够逃避胞内体特异靶向的 RNA 纳米颗粒，并会为一种新的强有力的 RNA 治疗方式铺平道路。

2.8　结　　论

　　RNA 的自装配特性可以作为一个通过整合了生物学、化学、物理学和计算技术而进行理性设计和制造纳米颗粒的自下向上强大的方法。这种方法依赖于以预先设计的方式自发装配成为更大独立的多聚体结构 RNA 亚基之间的相互合作。RNA 纳米技术在医疗中的可行性和实际应用性正在开始实现。当前，RNA 治疗产业需要面对如下挑战：①化学稳定性；②热力学稳定性；③体内半衰期短；④低产率和高成本；⑤体内安全性和不良反应问题；⑥体内特异性运输和靶向困难；⑦运输进入细胞后的胞内体捕获。人们已经在很大程度上克服了前 5 个挑战。但是特异靶向和胞内体逃逸仍然是一个巨大的问题，这种阻碍让许多公司为把 RNA 应用到治疗药物上焦虑重重。RNA 纳米技术方法已经在癌症靶向上取得了进展，但是还需要更大的努力来改进运输效果和靶向癌症的特异性。RNA 与其他化学聚合物的组合增强胞内体逃逸面临着未定义结构和化学计算及正常器官中纳米颗粒聚集等挑战。许多研究小组，包括我们自己，正在研究如何解决胞内体逃逸的问题。一旦克服了这些挑战，RNA 纳米技术和治疗一定会实际应用于临床。

致　　谢

感谢 Yi Shu、Daniel Binzel 和 Zhanxi Hao 为本章稿件准备所做的辅助工作。感谢 Markos Leggas 博士为讨论提供的帮助。研究由郭培宣指导的 NIH 医药研究路线图（PN2 EY018230）的 NIH R01 EB003730、R01 EB012135、U01 CA151648、R01 GM059944 和 NIH 纳米医药发展中心"纳米医药的 phi29 DNA 包装马达"课题资助。

作者公开声明

郭培宣是 Kylin Therapeutics，Inc 和 Biomotor and Nucleic Acids Nanotech Development，Ltd 的共同创办人。

参 考 文 献

Abdelmawla S, Guo S, Zhang L, Pulukuri S, Patankar P, Conley P, Trebley J, Guo P, Li QX (2011) Pharmacological characterization of chemically synthesized monomeric pRNA nanoparticles for systemic delivery. *Mol Ther* **19**: 1312–1322

Afonin KA, Bindewald E, Yaghoubian AJ, Voss N, Jacovetty E, Shapiro BA, Jaeger L (2010) In vitro assembly of cubic RNA-based scaffolds designed in silico. *Nat Nanotechnol* **5**: 676–682

Afonin KA, Grabow WW, Walker FM, Bindewald E, Dobrovolskaia MA, Shapiro BA, Jaeger L (2011) Design and self-assembly of siRNA-functionalized RNA nanoparticles for use in automated nanomedicine. *Nat Protoc* **6**: 2022–2034

Alexis F, Pridgen E, Molnar LK, Farokhzad OC (2008) Factors affecting the clearance and biodistribution of polymeric nanoparticles. *Mol Pharm* **5**: 505–515

Bader AG, Brown D, Winkler M (2010) The promise of microRNA replacement therapy. *Cancer Res* **70**: 7027–7030

Banta S, Megeed Z, Casali M, Rege K, Yarmush ML (2007) Engineering protein and peptide building blocks for nanotechnology. *J Nanosci Nanotechnol* **7**: 387– 401

Barrick JE, Breaker RR (2007) The distributions, mechanisms, structures of metabolite-binding ribo-switches. *Genome Biol* **8**: R239

Bartel DP (2009) MicroRNAs: Target recognition and regulatory functions. *Cell* **136**: 215–233

Bartz R, Fan H, Zhang J, Innocent N, Cherrin C, Beck SC, Pei Y, Momose A, Jadhav V, Tellers DM, Meng F, Crocker LS, Sepp-Lorenzino L, Barnett SF (2011) Effective siRNA delivery and target mRNA degradation using an amphipathic peptide to facilitate pH-dependent endosomal escape. *Biochem J* **435**: 475–487

Behlke MA (2006) Progress towards in vivo use of siRNAs. *Mol Ther* **13**: 644–670

Bindewald E, Grunewald C, Boyle B, O'Connor M, Shapiro BA (2008a) Computational strategies for the automated design of RNA nanoscale structures from building blocks using NanoTiler. *J Mol Graph Model* **27**: 299–308

Bindewald E, Hayes R, Yingling YG, Kasprzak W, Shapiro BA (2008b) RNAJunction: a database of RNA junctions and kissing loops for three-dimensional structural analysis and nanodesign. *Nucleic Acids Res* **36**: D392–D397

Bindewald E, Afonin K, Jaeger L, Shapiro BA (2011) Multistrand RNA secondary structure prediction and nanostructure design including pseudoknots. *ACS Nano* **5**: 9542–9551

Boussif O, Lezoualc'h F, Zanta MA, Mergny MD, Scherman D, Demeneix B, Behr JP (1995) A versatile vector for gene and oligonucleotide transfer into cells in culture and in vivo: Polyethylenimine. *Proc Natl Acad Sci U S A* **92**: 7297–7301

Breaker RR (2008) Complex riboswitches. *Science* **319**: 1795–1797

Breaker RR (2012) Riboswitches and the RNA world. *Cold Spring Harb Perspect Biol* **4**: a006742

Brenner BM, Deen WM, Robertson CR (1976) Determinants of glomerular filtration rate. *Annu Rev Physiol* **38**: 11–19

Brummelkamp TR, Bernards R, Agami R (2002) A system for stable expression of short interfering RNAs in mammalian cells. *Science* **296**: 550–553

Carmichael GG (2002) Medicine: Silencing viruses with RNA. *Nature* **418**: 379–380

Cayrol B, Nogues C, Dawid A, Sagi I, Silberzan P, Isambert H (2009) A nanostructure made of a bacterial noncoding RNA. *J Am Chem Soc* **131**: 17270–17276

Chang CI, Lee TY, Kim S, Sun X, Hong SW, Yoo JW, Dua P, Kang HS, Kim S, Li CJ, Lee DK (2012a) Enhanced intracellular delivery and multi-target gene silencing triggered by tripodal RNA structures. *J Gene Med* **14**: 138–146

Chang CI, Lee TY, Yoo JW, Shin D, Kim M, Kim S, Lee DK (2012b) Branched, tripartite-interfering RNAs silence multiple target genes with long guide strands. *Nucleic Acid Ther* **22**: 30–39

Chang KY, Tinoco I Jr (1994) Characterization of a "kissing" hairpin complex derived from the human immunodeficiency virus genome. *Proc Natl Acad Sci U S A* **91**: 8705–8709

Cheah MT, Wachte A, Sudarsan N, Breaker, RR (2007) Control of alternative RNA splicing and gene expression by eukaryotic riboswitches. *Nature* **447**: 497–500

Chen C, Zhang C, Guo P (1999) Sequence requirement for hand-in-hand interaction in formation of pRNA dimers and hexamers to gear phi29 DNA translocation motor. *RNA* **5**: 805–818

Chen C, Sheng S, Shao Z, Guo P (2000) A dimer as a building block in assembling RNA: A hexamer that gears bacterial virus phi29 DNA-translocating machinery. *J Biol Chem* **275**: 17510–17516

Chen JF, Murchison EP, Tang R, Callis TE, Tatsuguchi M, Deng Z, Rojas M, Hammond SM, Schneider MD, Selzman CH, Meissner G, Patterson C, Hannon GJ, Wang DZ (2008) Targeted deletion of Dicer in the heart leads to dilated cardiomyopathy and heart failure. *Proc Natl Acad Sci U S A* **105**: 2111–2116

Chowrira BM, Berzal-Herranz A, Burke JM (1991) Novel guanosine requirement for catalysis by the hairpin ribozyme. *Nature* **354**: 320–322

Chworos A, Severcan I, Koyfman AY, Weinkam P, Oroudjev E, Hansma HG, Jaeger L (2004) Building programmable jigsaw puzzles with RNA. *Science* **306**: 2068–2072

Clever JL, Wong ML, Parslow TG (1996) Requirements for kissing-loop-mediated dimerization of human immunodeficiency virus RNA. *J Virol* **70**: 5902–5908

Coleman J, Hirashima A, Inocuchi Y, Green PJ, Inouye M (1985) A novel immune system against bacteriophage infection using complementary RNA (micRNA). *Nature* **315**: 601–603

Collard WT, Yang Y, Kwok KY, Park Y, Rice KG (2000) Biodistribution, metabolism, and in vivo gene expression of low molecular weight glycopeptide polyethylene glycol peptide DNA co-condensates. *J Pharm Sci* **89**: 499–512

Cotten M, Wagner E, Zatloukal K, Phillips S, Curiel DT, Birnstiel ML (1992) High-efficiency receptor-mediated delivery of small and large (48 kilobase) gene constructs using the endosome-disruption activity of defective or chemically inactivated adenovirus particles. *Proc Natl Acad Sci U S A* **89**: 6094–6098

Dassie JP, Liu XY, Thomas GS, Whitaker RM, Thiel KW, Stockdale KR, Meyerholz DK, McCaffrey AP, McNamara JO, Giangrande PH (2009) Systemic administration of optimized aptamer-siRNA chimeras promotes regression of PSMA-expressing tumors. *Nat Biotechnol* **27**: 839–849

De Fougerolles A, Vornlocher HP, Maraganore J, Lieberman J (2007) Interfering with disease: A progress report on siRNA-based therapeutics. *Nat Rev Drug Discov* **6**: 443–453

Delebecque CJ, Lindner AB, Silver PA, Aldaye FA (2011) Organization of intracellular reactions with rationally designed RNA assemblies. *Science* **333**: 470–474

Dibrov SM, McLean J, Parsons J, Hermann T (2011) Self-assembling RNA square. *Proc Natl Acad Sci U S A* **108**: 6405–6408

Dubey PK, Mishra V, Jain S, Mahor S, Vyas SP (2004) Liposomes modified with cyclic RGD peptide for tumor targeting. *J Drug Target* **12**: 257–264

Duncan R (2011) Polymer therapeutics as nanomedicines: New perspectives. *Curr Opin Biotechnol* **22**: 492–501

Editorial Comment (2011) The story so far: Basic research in nanoscience and technology is flourishing, but obstacles to real-world applications remain. *Nat. Nanotechnol* **6**: 603

Ehresmann C, Baudin F, Mougel M, Romby P, Ebel J-P, Ehresmann B (1987) Probing the structure of RNAs in solution. *Nucleic Acids Res* **15**: 9109–9128

Ellington AD, Szostak JW (1990) In vitro selection of RNA molecules that bind specific ligands. *Nature* **346**: 818–822

Feng Y, Kong YY, Wang Y, Qi GR (2001) Inhibition of hepatitis B virus by hammerhead ribozyme targeted to the poly(A) signal sequence in cultured cells. *Biol Chem* **382**: 655–660

Fire A, Xu S, Montgomery MK, Kostas SA, Driver SE, Mello CC (1998) Potent and specific genetic interference by double-stranded RNA in *Caenorhabditis elegans*. *Nature* **391**: 806–811

Forster AC, Symons RH (1987) Self-cleavage of virusoid RNA is performed by the proposed 55-nucleotide active site. *Cell* **50**: 9–16

Freier SM, Kierzek R, Jaeger JA, Sugimoto N, Caruthers MH, Neilson T, Turner DH (1986) Improved free-energy parameters for predictions of RNA duplex stability. *Proc Natl Acad Sci U S A* **83**: 9373–9377

Gao H, Shi W, Freund LB (2005) Mechanics of receptor-mediated endocytosis. *Proc Natl Acad Sci U S A* **102**: 9469–9474

Geary C, Chworos A, Jaeger L (2010) Promoting RNA helical stacking via A-minor junctions. *Nucleic Acids Res* **39**: 1066–1080

Grabow WW, Zakrevsky P, Afonin KA, Chworos A, Shapiro BA, Jaeger L (2011) Self-assembling RNA nanorings based on RNAI/II inverse kissing complexes. *Nano Lett* **11**: 878–887

Gruenberg J, van der Goot FG (2006) Mechanisms of pathogen entry through the endosomal compartments. *Nat Rev Mol Cell Biol* **7**: 495–504

Guerrier-Takada C, Gardiner K, Marsh T, Pace N, Altman S (1983) The RNA moiety of ribonuclease P is the catalytic subunit of the enzyme. *Cell* **35**: 849–857

Guo P (2005) RNA nanotechnology: Engineering, assembly, applications in detection, gene delivery and therapy. *J Nanosci Nanotech* **5**: 1964–1982

Guo P (2010) The emerging field of RNA nanotechnology. *Nat Nanotechnol* **5**: 833–842

Guo P, Erickson S, Anderson D (1987) A small viral RNA is required for in vitro packaging of bacteriophage phi29 DNA. *Science* **236**: 690–694

Guo P, Zhang C, Chen C, Trottier M, Garver K (1998) Inter-RNA interaction of phage phi29 pRNA to form a hexameric complex for viral DNA transportation. *Mol Cell* **2**: 149–155

Guo P, Coban O, Snead NM, Trebley J, Hoeprich S, Guo S, Shu Y (2010) Engineering RNA for targeted siRNA delivery and medical application. *Adv Drug Deliv Rev* **62**: 650–666

Guo S, Huang F, Guo P (2006) Construction of folate-conjugated pRNA of bacteriophage phi29 DNA packaging motor for delivery of chimeric siRNA to nasopharyngeal carcinoma cells. *Gene Ther* **13**: 814–820

Guo S, Tschammer N, Mohammed S, Guo P (2005) Specific delivery of therapeutic RNAs to cancer cells via the dimerization mechanism of phi29 motor pRNA. *Hum Gene Ther* **16**: 1097–1109

Gyi JI, Conn GL, Lane AN, Brown T (1996) Comparison of the thermodynamic stabilities and solution conformations of DNA center dot RNA hybrids containing purine-rich and pyrimidine-rich strands with DNA and RNA duplexes. *Biochemistry* **35**: 12538–12548

Hamilton AJ, Baulcombe DC (1999) A species of small antisense RNA in posttranscriptional gene silencing in plants. *Science* **286**: 950–952

Haque F, Shu D, Shu Y, Shlyakhtenko L, Rychahou P, Evers M, Guo P (2012) Ultrastable synergistic tetravalent RNA nanoparticles for targeting to cancers. *Nano Today* **7**: 245–257

Harashima H, Kiwada H (1996) Liposomal targeting and drug delivery: Kinetic consideration. *Adv Drug Deliver Rev* **19**: 425–444

He L, Hannon GJ (2004) MicroRNAs: Small RNAs with a big role in gene regulation. *Nat Rev Genet* **5**: 522–531

Hendrix RW (1998) Bacteriophage DNA packaging: RNA gears in a DNA transport machine. *Cell* **94**: 147–150

Henkin TM (2008) Riboswitch RNAs: Using RNA to sense cellular metabolism. *Genes Dev* **22**: 3383–3390

Hoeprich S, Zhou Q, Guo S, Qi G, Wang Y, Guo P (2003) Bacterial virus phi29 pRNA as a hammerhead ribozyme escort to destroy hepatitis B virus. *Gene Ther* **10**: 1258–1267

Hong J, Huang Y, Li J, Yi F, Zheng J, Huang H, Wei N, Shan Y, An M, Zhang H, Ji J, Zhang P, Xi Z, Du Q, Liang Z (2010) Comprehensive analysis of sequence-specific stability of siRNA. *FASEB J.* **24**: 4844–4855

Ikawa Y, Tsuda K, Matsumura S, Inoue T (2004) De novo synthesis and development of an RNA enzyme. *Proc Natl Acad Sci U S A* **101**: 13750–13755

Isambert H (2009) The jerky and knotty dynamics of RNA. *Methods* **49**: 189–196

Iyer AK, Greish K, Seki T, Okazaki S, Fang J, Takeshita K, Maeda H (2007) Polymeric micelles of zinc protoporphyrin for tumor targeted delivery based on EPR effect and singlet oxygen generation. *J Drug Target* **15**: 496–506

Jacque JM, Triques K, Stevenson M (2002) Modulation of HIV-1 replication by RNA interference. *Nature* **418**: 435–438

Jaeger L, Chworos A (2006) The architectonics of programmable RNA and DNA nanostructures. *Curr Opin Struct Biol* **16**: 531–543

Jaeger L, Leontis NB (2000) Tecto-RNA: One dimensional self-assembly through tertiary interactions. *Angew Chem Int Ed Engl* **39**: 2521–2524

Jaeger L, Westhof E, Leontis NB (2001) TectoRNA: Modular assembly units for the construction of RNA nano-objects. *Nucleic Acids Res* **29**: 455–463

Jain KK (2005) The role of nanobiotechnology in drug discovery. *Drug Discov Today* **10**: 1435–1442

Jang SH, Wientjes MG, Lu D, Au JL (2003) Drug delivery and transport to solid tumors. *Pharm Res* **20**: 1337–1350

Jossinet F, Ludwig TE, Westhof E (2007) RNA structure: Bioinformatic analysis. *Curr Opin Microbiol* **10**: 279–285

Kasinski AL, Slack FJ (2011) Epigenetics and genetics. MicroRNAs en route to the clinic: Progress in validating and targeting microRNAs for cancer therapy. *Nat Rev Cancer* **11**: 849–864

Kasprzak W, Bindewald E, Kim TJ, Jaeger L, Shapiro BA (2010) Use of RNA structure flexibility data in nanostructure modeling. *Methods* **54**: 239–250

Khaled A, Guo S, Li F, Guo P (2005) Controllable self-assembly of nanoparticles for specific delivery of multiple therapeutic molecules to cancer cells using RNA nanotechnology. *Nano Lett* **5**: 1797–1808

Khalil IA, Kogure K, Akita H, Harashima H (2006) Uptake pathways and subsequent intracellular trafficking in nonviral gene delivery. *Pharmacol Rev* **58**: 32–45

Kim DH, Rossi JJ (2007) Strategies for silencing human disease using RNA interference. *Nat Rev Genet* **8**: 173–184

Knecht DA, Loomis WF (1987) Antisense RNA inactivation of myosin heavy chain gene expression in *Dictyostelium discoideum*. *Science* **236**: 1081–1086

Kruger K, Grabowski PJ, Zaug AJ, Sands J, Gottschling DE, Cech TR (1982) Self-splicing RNA: Autoexcision and autocyclization of the ribosomal RNA intervening sequence of Tetrahymena. *Cell* **31**: 147–157

Kwon YJ (2011) Before and after endosomal escape: Roles of stimuli-converting siRNA/polymer interactions in determining gene silencing efficiency. *Acc Chem Res* **45**: 1077–1088

Laing C, Schlick T (2010) Computational approaches to 3D modeling of RNA. *J Phys Condens Matter* **22**: 283101

Langlet-Bertin B, Leborgne C, Scherman D, Bechinger B, Mason AJ, Kichler A (2010) Design and evaluation of histidine-rich amphipathic peptides for siRNA delivery. *Pharm Res* **27**: 1426–1436

Laurenti E, Barde I, Verp S, Offner S, Wilson A, Quenneville S, Wiznerowicz M, MacDonald HR, Trono D, Trumpp A (2010) Inducible gene and shRNA expression in resident hematopoietic stem cells in vivo. *Stem Cells* **28**: 1390–1398

Lee JB, Hong J, Bonner DK, Poon Z, Hammond PT (2012) Self-assembled RNA interference microsponges for efficient siRNA delivery. *Nat Mater* **11**: 316–322

Leontis NB, Westhof E (2003) Analysis of RNA motifs. *Curr Opin Struct Biol* **13**: 300–308

Leontis NB, Lescoute A, Westhof E (2006) The building blocks and motifs of RNA architecture. *Curr Opin Struct Biol* **16**: 279–287

Lescoute A, Westhof E (2006) Topology of three-way junctions in folded RNAs. *RNA* **12**: 83–93

Lesnik EA, Freier SM (1995) Relative thermodynamic stability of DNA, RNA, DNA–RNA hybrid duplexes: Relationship with base composition and structure. *Biochemistry* **34**: 10807–10815

Lewin M, Carlesso N, Tung CH, Tang XW, Cory D, Scadden DT, Weissleder R (2000) Tat peptide-derivatized magnetic nanoparticles allow in vivo tracking and recovery of progenitor cells. *Nat Biotechnol* **18**: 410–414

Li H, Li WX, Ding SW (2002) Induction and suppression of RNA silencing by an animal virus. *Science* **296**: 1319–1321

Li W, Szoka F (2007) Lipid-based nanoparticles for nucleic acid delivery. *Pharm Res* **24**: 438–449

Li X, Horiya S, Harada K (2006) An efficient thermally induced RNA conformational switch as a framework for the functionalization of RNA nanostructures. *J Am Chem Soc* **128**: 4035–4040

Lilley DM (1999) Structure, folding, catalysis of the small nucleolytic ribozymes. *Curr Opin Struct Biol* **9**: 330–338

Lim YB, Kim SM, Suh H, Park JS (2002) Biodegradable, endosome disruptive, cationic network-type polymer as a highly efficient and nontoxic gene delivery carrier. *Bioconjug Chem* **13**: 952–957

Litzinger DC, Buiting AM, van Rooijen N, Huang L (1994) Effect of liposome size on the circulation time and intraorgan distribution of amphipathic poly(ethylene glycol)-containing liposomes. *Biochim Biophys Acta* **1190**: 99–107

Liu H, Guo S, Roll R, Li J, Diao Z, Shao N, Riley MR, Cole AM, Robinson JP, Snead NM, Shen G, Guo P (2007) Phi29 pRNA vector for efficient escort of hammerhead ribozyme targeting survivin in multiple cancer cells. *Cancer Biol Ther* **6**: 697–704

Liu J, Guo S, Cinier M, Shlyakhtenko L, Shu Y, Chen C, Shen G, Guo P (2010) Fabrication of stable and RNase-resistant RNA nanoparticles active in gearing the nanomotors for viral DNA packaging. *ACS Nano* **5**: 237–246

Madhuri V, Kumar VA (2010) Design, synthesis, DNA/RNA binding studies of nucleic acids comprising stereoregular and acyclic polycarbamate backbone: Polycarbamate nucleic acids (PCNA). *Org Biomol Chem* **8**: 3734–3741

Maes, OC, Chertkow HM, Wang E, Schipper HM (2009) MicroRNA: Implications for Alzheimer disease and other human CNS disorders. *Curr Genomics* **10**: 154–168

Marshall WS, Kaiser RJ (2004) Recent advances in the high-speed solid phase synthesis of RNA. *Curr Opin Chem Biol* **8**: 222–229

Mastrobattista E, Koning GA, Van Bloois L, Filipe AC, Jiskoot W, Storm G (2002) Functional characterization of an endosome-disruptive peptide and its application in cytosolic delivery of immunoliposome-entrapped proteins. *J Biol Chem* **277**: 27135–27143

Mathe C, Perigaud C (2008) Recent approaches in the synthesis of conformationally restricted nucleoside analogues. *European J Org Chem* **2008**: 1489–1505

Mathews DH, Turner DH (2006) Prediction of RNA secondary structure by free energy minimization. *Curr Opin Struct Biol* **16**: 270–278

Matsumura S, Ohmori R, Saito H, Ikawa Y, Inoue T (2009) Coordinated control of a designed trans-acting ligase ribozyme by a loop–receptor interaction. *FEBS Lett* **583**: 2819–2826

McKinney SA, Declais AC, Lilley DMJ, Ha T (2003) Structural dynamics of individual Holliday junctions. *Nat Struct Biol* **10**: 93–97

McNamara JO, Andrechek ER, Wang Y, Viles KD, Rempel RE, Gilboa E, Sullenger BA, Giangrande PH (2006) Cell type-specific delivery of siRNAs with aptamer-siRNA chimeras. *Nat Biotech* **24**: 1005–1015

Mehta D, Malik AB (2006) Signaling mechanisms regulating endothelial permeability. *Physiol Rev* **86**: 279–367

Mellman I (1996) Endocytosis and molecular sorting. *Annu Rev Cell Dev Biol* **12**: 575–625

Mi J, Liu Y, Rabbani ZN, Yang Z, Urban JH, Sullenger BA, Clary BM (2010) In vivo selection of tumor-targeting RNA motifs. *Nat Chem Biol* **6**: 22–24

Midoux P, Pichon C, Yaouanc JJ, Jaffres PA (2009) Chemical vectors for gene delivery: A current review on polymers, peptides and lipids containing histidine or imidazole as nucleic acids carriers. *Br J Pharmacol* **157**: 166–178

Moghimi SM, Hunter AC, Murray JC (2001) Long-circulating and target-specific nanoparticles: Theory to practice. *Pharmacol Rev* **53**: 283–318

Moll D, Guo P (2007) Grouping of ferritin and gold nanoparticles conjugated to pRNA of the phage phi29 DNA-packaging motor. *J Nanosci Nanotech* **7**: 3257–3267

Moll D, Huber C, Schlegel B, Pum D, Sleytr UB, Sara M (2002) S-layer-streptavidin fusion proteins as template for nanopatterned molecular arrays. *Proc Natl Acad Sci U S A* **99**: 14646–14651

Morrissey DV, Lockridge JA, Shaw L, Blanchard K, Jensen K, Breen W, Hartsough K, Machemer L, Radka S, Jadhav V, Vaish N, Zinnen S, Vargeese C, Bowman K, Shaffer CS, Jeffs LB, Judge A, MacLachlan I, Polisky B (2005) Potent and persistent in vivo anti-HBV activity of chemically modified siRNAs. *Nat Biotechnol* **23**: 1002–1007

Mosser DM, Edwards JP (2008) Exploring the full spectrum of macrophage activation. *Nat Rev Immunol* **8**: 958–969

Mujeeb A, Clever JL, Billeci TM, James TL, Parslow TG (1998) Structure of the dimer initiation complex of HIV-1 genomic RNA. *Nat Struct Biol* **5**: 432–436

Nakashima Y, Abe H, Abe N, Aikawa K, Ito Y (2011) Branched RNA nanostructures for RNA interference. *Chem Commun (Camb)* **47**: 8367–8369

Nasalean L, Baudrey S, Leontis NB, Jaeger L (2006) Controlling RNA self-assembly to form filaments. *Nucleic Acids Res* **34**: 1381–1392

Nimesh S, Gupta N, Chandra R (2011) Cationic polymer based nanocarriers for delivery of therapeutic nucleic acids. *J Biomed Nanotechnol* **7**: 504–520

Ogawa A, Maeda M (2008) An artificial aptazyme-based riboswitch and its cascading system in *E. coli*. *Chembiochem* **9**: 206–209

Ohmori N, Niidome T, Wada A, Hirayama T, Hatakeyama T, Aoyagi H (1997) The enhancing effect of anionic alpha-helical peptide on cationic peptide-mediating transfection systems. *Biochem Biophys Res Commun* **235**: 726–729

Ohno H, Kobayashi T, Kabata R, Endo K, Iwasa T, Yoshimura SH, Takeyasu K, Inoue T, Saito H (2011) Synthetic RNA-protein complex shaped like an equilateral triangle. *Nat Nanotechnol* **6**: 116–120

Panyam J, Zhou WZ, Prabha S, Sahoo SK, Labhasetwar V (2002) Rapid endolysosomal escape of poly(DL-lactide-co-glycolide) nanoparticles: Implications for drug and gene delivery. *FASEB J* **16**: 1217–1226

Patra A, Richert C (2009) High fidelity base pairing at the 3′-terminus. *J Am Chem Soc* **131**: 12671–12681

Pitsch S, Weiss PA, Jenny L, Stutz A, Wu X (2001) Reliable chemical synthesis of oligoribonucleotides (RNA) with 2′-O-[(trisisopropylsilyl)oxy]methyl (2′-O-tom)-protected phosphoramidites. *Helv Chim Acta* **84**: 3773–3795

Plank C, Oberhauser B, Mechtler K, Koch C, Wagner E (1994) The influence of endosome-disruptive peptides on gene transfer using synthetic virus-like gene transfer systems. *J Biol Chem* **269**: 12918–12924

Pleij CW, Bosch L (1989) RNA pseudoknots: Structure, detection, prediction. *Meth Enzymol* **180**: 289–303

Pleij CWA, Rietveld K, Bosch L (1985) A new principle of RNA folding based on pseudoknotting. *Nucleic Acids Res* **13**: 1717–1731

Ponchon L, Beauvais G, Nonin-Lecomte S, Dardel F (2009) A generic protocol for the expression and purification of recombinant RNA in *Escherichia coli* using a tRNA scaffold. *Nat Protoc* **4**: 947–959

Ponchon L, Dardel F (2007) Recombinant RNA technology; the tRNA scaffold. *Nat Methods* **4**: 571–576

Ponchon L, Dardel F (2011) Large scale expression and purification of recombinant RNA in *Escherichia coli*. *Methods* **54**: 267–273

Prabha S, Zhou WZ, Panyam J, Labhasetwar V (2002) Size-dependency of nanoparticle-mediated gene transfection: Studies with fractionated nanoparticles. *Int J Pharm* **244**: 105–115

Prats AC, Roy C, Wang PA, Erard M, Housset V, Gabus C, Paoletti C, Darlix JL (1990) Cis elements and trans-acting factors involved in dimer formation of murine leukemia virus RNA. *J Virol* **64**: 774–83

Privalov PL, Filiminov VV (1978) Thermodynamic analysis of transfer RNA unfolding. *J Mol Biol* **122**: 447–464

Pun SH, Davis ME (2002) Development of a nonviral gene delivery vehicle for systemic application. *Bioconjug Chem* **13**: 630–639

Rajagopal K, Schneider JP (2004) Self-assembling peptides and proteins for nanotechnological applications. *Curr Opin Struct Biol* **14**: 480–486

Reese CB (2002) The chemical synthesis of oligo- and poly-nucleotides: A personal commentary. *Tetrahedron* **58**: 8893–8920

Reid BR (1981) NMR studies on RNA structure and dynamics. *Annu Rev Biochem* **50**: 969–996

Reid RJD, Zhang F, Benson S, Anderson D (1994) Probing the structure of bacteriophage phi29 prohead RNA with specific mutations. *J Biol Chem* **269**: 18656–18661

Rippe B, Rosengren BI, Carlsson O, Venturoli D (2002) Transendothelial transport: The vesicle controversy. *J Vasc Res* **39**: 375–390

Roser M, Fischer D, Kissel T (1998) Surface-modified biodegradable albumin nano- and microspheres. II: Effect of surface charges on in vitro phagocytosis and biodistribution in rats. *Eur J Pharm Biopharm* **46**: 255–263

Rozema DB, Lewis DL, Wakefield DH, Wong SC, Klein JJ, Roesch PL, Bertin SL, Reppen TW, Chu Q, Blokhin AV, Hagstrom JE, Wolff JA (2007) Dynamic polyconjugates for targeted in vivo delivery of siRNA to hepatocytes. *Proc Natl Acad Sci U S A* **104**: 12982–12987

Sarver NA, Cantin EM, Chang PS, Zaia JA, Ladne PA, Stephens DA, Rossi JJ (1990) Ribozymes as potential anti-HIV-1 therapeutic agents. *Science* **247**: 1222–1225

Scaringe SA, Wincott FE, Caruthers MH (1998) Novel RNA synthesis method using 5′-O-silyl-2′-O-orthoester protecting groups. *J Am Chem Soc* **120**: 11820–11821

Schroeder KT, McPhee SA, Ouellet J, Lilley DM (2010) A structural database for k-turn motifs in RNA. *RNA* **16**: 1463–1468

Searle MS, Williams DH (1993) On the stability of nucleic acid structures in solution: Enthalpy–entropy compensations, internal rotations, reversibility. *Nucleic Acids Res* **21**: 2051–2056

Seeman NC (2010) Nanomaterials based on DNA. *Annu Rev Biochem* **79**: 65–87

Severcan I, Geary C, Verzemnieks E, Chworos A, Jaeger L (2009) Square-shaped RNA particles from different RNA folds. *Nano Lett* **9**: 1270–1277

Severcan I, Geary C, Chworos A, Voss N, Jacovetty E, Jaeger L (2010) A polyhedron made of tRNAs. *Nat Chem* **2**: 772–779

Shahbabian K, Jamalli A, Zig L, Putzer H (2009) RNase Y, a novel endoribonuclease, initiates riboswitch turnover in *Bacillus subtilis*. *EMBO J* **28**: 3523–3533

Shapiro BA, Yingling YG, Kasprzak W, Bindewald E (2007) Bridging the gap in RNA structure prediction. *Curr Opin Struct Biol* **17**: 157–165

Shapiro BA, Bindewald E, Kasprzak W, Yingling Y (2008) Protocols for the in silico design of RNA nanostructures. Methods Mol Biol **474**: 93–115

Shu D, Huang L, Hoeprich S, Guo P (2003) Construction of phi29 DNA-packaging RNA (pRNA) monomers, dimers and trimers with variable sizes and shapes as potential parts for nano-devices. *J Nanosci Nanotechnol* **3**: 295–302

Shu D, Moll WD, Deng Z, Mao C, Guo P (2004) Bottom-up assembly of RNA arrays and superstructures as potential parts in nanotechnology. *Nano Lett* **4**: 1717–1723

Shu D, Shu Y, Haque F, Abdelmawla S, Guo P (2011a) Thermodynamically stable RNA three-way junctions as platform for constructing multifunctional nanoparticles for delivery of therapeutics. *Nat Nanotechnol* **6**: 658–667

Shu Y, Shu D, Diao Z, Shen G, Guo P (2009) Fabrication of polyvalent therapeutic RNA nanoparticles for specific delivery of siRNA, ribozyme, drugs to targeted cells for cancer therapy. *IEEE NIH Life Sci Syst Appl Workshop* **2009**: 9–12

Shu Y, Cinier M, Fox SR, Ben-Johnathan N, Guo P (2011b) Assembly of therapeutic pRNA–siRNA nanoparticles using bipartite approach. *Mol Ther* **19**: 1304–1311

Shu Y, Cinier M, Shu D, Guo P (2011c) Assembly of multifunctional phi29 pRNA nanoparticles for specific delivery of siRNA and other therapeutics to targeted cells. *Methods* **54**: 204–214

Shukla GC, Haque F, Tor Y, Wilhelmsson LM, Toulme JJ, Isambert H, Guo P, Rossi JJ, Tenenbaum SA, Shapiro BA (2011) A boost for the emerging field of RNA nanotechnology. *ACS Nano* **5**: 3405–341

Singh Y, Murat P, Defrancq E (2010) Recent developments in oligonucleotide conjugation. *Chem Soc Rev* **39**: 2054–2070

Singha K, Namgung R, Kim WJ (2011) Polymers in small-interfering RNA delivery. *Nucleic Acid Ther* **21**: 133–147

Studnicka GM, Rahn GM, Cummings IW, Salser WA (1978) Computer method for predicting the secondary structure of single-stranded RNA. *Nucleic Acids Res* **5**: 3365–3387

Sugimoto N, Nakano S, Katoh M, Matsumura A, Nakamuta H, Ohmichi T, Yoneyama M, Sasaki M (1995) Thermodynamic parameters to predict stability of RNA/DNA hybrid duplexes. *Biochemistry* **34**: 11211–11216

Troiber C, Wagner E (2011) Nucleic acid carriers based on precise polymer conjugates. *Bioconjug Chem* **22**: 1737–1752

Trottier M, Mat-Arip Y, Zhang C, Chen C, Sheng S, Shao Z, Guo P (2000) Probing the structure of monomers and dimers of the bacterial virus phi29 hexamer RNA complex by chemical modification. *RNA* **6**: 1257–1266

Tsai CJ, Zheng J, Aleman C, Nussinov R (2006) Structure by design: From single proteins and their building blocks to nanostructures. *Trends Biotechnol* **24**: 449–454

Tucker BJ, Breaker RR (2005) Riboswitches as versatile gene control elements. *Curr Opin Struct Biol* **15**: 342–348

Tuerk C, Gold L (1990) Systematic evolution of ligands by exponential enrichment: RNA ligands to bacteriophage T4 DNA polymerase. *Science* **249**: 505–510

Van Rossenberg SM, Sliedregt-Bol KM, Meeuwenoord NJ, Van Berkel TJ, Van Boom JH, Van Der Marel GA, Biessen EA (2002) Targeted lysosome disruptive elements for improvement of parenchymal liver cell-specific gene delivery. *J Biol Chem* **277**: 45803–45810

Varambally S, Dhanasekaran SM, Zhou M, Barrette TR, Kumar-Sinha C, Sanda MG, Ghosh D, Pienta, KJ, Sewalt RG, Otte AP, Rubin MA, Chinnaiyan AM (2002) The polycomb group protein EZH2 is involved in progression of prostate cancer. *Nature* **419**: 624–629

Vo-Dinh T (2005) Protein nanotechnology: The new frontier in biosciences. *Methods Mol Biol* **300**: 1–13

Wagner C, Ehresmann C, Ehresmann B, Brunel C (2004) Mechanism of dimerization of bicoid mRNA: Initiation and stabilization. *J Biol Chem* **279**: 4560–4569

Watts JK, Deleavey GF, Damha MJ (2008) Chemically modified siRNA: Tools and applications. *Drug Discov Today* **13**: 842–855

Westhof E, Masquida B, Jaeger L (1996) RNA tectonics: Towards RNA design. *Fold Des* **1**: R78–R88

Wichitwechkarn J, Johnson D, Anderson D (1992) Mutant prohead RNAs in the in vitro packaging of bacteriophage phi29 DNA-gp3. *J Mol Biol* **223**: 991–998

Ye X, Liu Z, Hemida MG, Yang D (2011) Targeted delivery of mutant tolerant anti-coxsackievirus artificial microRNAs using folate conjugated bacteriophage Phi29 pRNA. *PLoS One* **6**: e21215

Ye X, Hemida M, Zhang HM, Hanson P, Ye Q, Yang D (2012) Current advances in Phi29 pRNA biology and its application in drug delivery. *Wiley Interdiscip Rev RNA* **3**: 469–481

Yingling YG, Shapiro BA (2007) Computational design of an RNA hexagonal nanoring and an RNA nanotube. *Nano Lett* **7**: 2328–2334

Zaug AJ, Grabowski PJ, Cech TR (1983) Autocatalytic cyclization of an excised intervening sequence RNA is a cleavage-ligation reaction. *Nature* **301**: 578–583

Zhang CL, Lee C-S, Guo P (1994) The proximate 5' and 3' ends of the 120-base viral RNA (pRNA) are crucial for the packaging of bacteriophage φ29 DNA. *Virology* **201**: 77–85

Zhang CL, Tellinghuisen T, Guo P (1995a) Confirmation of the helical structure of the 5'/3' termini of the essential DNA packaging pRNA of phage φ29. *RNA* **1**: 1041–1050

Zhang CL, Trottier M, Guo P (1995b) Circularly permuted viral pRNA active and specific in the packaging of bacteriophage Phi29 DNA. *Virology* **207**: 442–451

Zhang F, Lemieux S, Wu X, St.-Arnaud S, McMurray CT, Major F, Anderson D (1998) Function of hexameric RNA in packaging of bacteriophage phi29 DNA in vitro. *Mol Cell* **2**: 141–147

Zhang HM, Su Y, Guo S, Yuan J, Lim T, Liu J, Guo P, Yang D (2009) Targeted delivery of anti-coxsackievirus siRNAs using ligand-conjugated packaging RNAs. *Antiviral Res* **83**: 307–316

Zhou J, Li H, Zaia J, Rossi JJ (2008) Novel dual inhibitory function aptamer-siRNA delivery system for HIV-1 therapy. *Mol Ther* **16**: 1481–1489

Zhou J, Shu Y, Guo P, Smith D, Rossi J (2011) Dual functional RNA nanoparticles containing phi29 motor pRNA and anti-gp120 aptamer for cell-type specific delivery and HIV-1 inhibition. *Methods* **54**: 284–294

Zuker M (1989) On finding all suboptimal foldings of an RNA molecule. *Science* **244**: 48–52

第二部分 RNA 折叠、结构和基序在 RNA 纳米颗粒组装中的作用

第 3 章　RNA 的扭结转角结构基序

Peter Daldrop，Lin Huang(黄林)，Kersten T. Schroeder，Jia Wang(王佳)，and David M. J. Lilley

翻译：李闰婷　校对：施成瑞，王少英

3.1　k-转角基序

核糖体亚单位结构的溶液大大扩展了 RNA 结构数据库，其中最早鉴定到的一个重复结构元件就是扭结转角(kink turn)，简称 k-转角(k-turn)。Steitz 小组在 *Haloarcula marismortui* 的 23S rRNA 中发现了 6 个样本，之后又在 *Thermus thermophilus* 的 16S rRNA 中发现了两个样本(Klein et al., 2001)。另外，还在 RNA 调控元件的重复序列中特异地标注出 k-转角(Winkler et al., 2001)。k-转角出现在 RNA 的双螺旋区域，通常由一个 G·A 配对 3′端的三个核苷酸凸起、一个 A·G 配对及通常由一两个非 Watson-Crick 配对在正常的碱基配对前组成(图 3.1a)。这种螺旋术语称为 NC 螺旋(相关非经典碱基配对)，反之，凸起的 5′端的通常的碱基配对螺旋称为 C 螺旋(即经典的螺旋)。基序的名称来源于在 C 和 NC 螺旋线的为边的 50°夹角(图 3.1b)。

为了区别一个特定的 k-转角中的每种核苷酸，我们设计了一个命名法(Liu and Lilley, 2007)(图 3.1a)。从 5′端循环增加 j 的非配对的凸起部分的核苷酸标记为 Lj。从 5′-3′增加 j 的相反链的非配对核苷酸(偶尔出现在 k-转角中)认定为 Lnj。其余所有的核苷酸，区分为两条链，分别用后缀 b 表示具有凸起的链和后缀 n 表示无凸起的链。非经典茎的核苷酸以 5′-3′方向从凸起链的 G·A 配对的第一个碱基开始正向算起，反之，经典茎结构以 3′-5′方向计数。

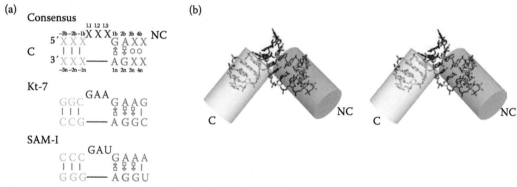

图 3.1 k-转角序列和结构。(a)一个标准 k-转角基序的序列。上方标记展示了核苷酸位点的命名法(Liu and Lilley,2007)。下方显示了两个与序列接近一致的 k-转角。(b)一个与视角平行的具有 50°内角的 k-转角折叠结构的立体结构。

k-转角螺旋轴轨道中突然的变化提供了一个形成紧密折叠的有效途径,可能对大的 RNA 结构的整体构架造成巨大影响。另外,k-转角经常结合一些特殊的蛋白质,这可能会影响结构稳定性。因此 k-转角很可能在如核糖体和剪接体等大 RNA-蛋白质装配的生物起源过程中非常重要。尽管那不是作者感兴趣的研究方向,但是这里要为那些打算开发基于 RNA 的纳米技术材料研究者提个醒(Ohno et al.,2011)。

3.2 k-转角的出现概率

另外,当存在于核糖体中(Klein et al.,2001),k-转角出现在核仁 RNA 中时会引发 RNA 修饰(Hamma and Ferré-D'Amaré,2004;Moore et al.,2004),U4 核内小 RNA(Vidovic et al.,2000;Wozniak et al.,2005)和 mRNA 的非翻译区(Mao et al.,1999;White et al.,2004),包括一些核糖开关(Blouin and Lafontaine,2007;Heppell and Lafontaine,2008;Montange and Batey,2006;Smith et al.,2009)。许多其他的功能性 RNA 序列暗示它们可能采用 k-转角的构象,包括人类信号识别颗粒和核糖核酸酶 P。因此,所有类型的 RNA 功能中实际上都有 k-转角参与,包括 RNA 翻译和修饰、剪切体聚集和基因表达调控。我们已经建立了一个可以查到 k-转角序列和结构的网络数据库,网址是 http://www.dundee.ac.uk/biocentre/nasg/kturn/(Schroeder et al.,2010)。

3.3 k-转角的结构

标准的 k-转角的核心部分是两对 G·A 碱基对。都是 G 碱基的反式糖链侧与 A 碱基的 Hoogsteen 侧配对,由 G-N2 与 A-N7 和 A-N6 与 G-N3 间形成的氢键连接而成(图 3.2)。1b·1n 碱基对是强连接,然而 2n·2b 碱基对是更紧密的平面。两个 A·G 碱基对的腺嘌呤碱基的小沟边缘正对向对面的 C 螺旋的小沟,来参与 A-小沟相互作用(Nissen et al.,2001)。在许多 k-转角结构中,A2b-N6 到 G2n-N3 的距离远到不能形成氢键。

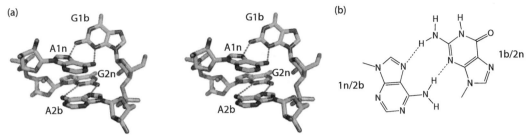

图 3.2　k-转角的 A·G 碱基对。(a)与视角平行立体观察 *H. marismortui* Kt-7 的 A·G 碱基对，腺嘌呤的小沟侧正对读者。(b) A·G 碱基对的结构。两个都是由两个氢键组成的反式 A((Hoogsteen)·G(糖侧)碱基对。然而，需要注意 A2b N6 与 G2n N3 在许多 k-转角中的距离都长于一个可识别的氢键。

　　利用功能性基团置换，已经证明全部的 4 个氢键对于 RNA 的扭结形式的稳定都是重要的。然而，G-N2 与 A-N7 形成的氢键对于镁离子条件下 Kt-7 的扭结形式的稳定性是至关重要的，所以用肌苷代替任何一个位置的 G 都完全不能形成折叠(Turner and Lilley，2008)。

　　环的 L1 和 L2 碱基分别堆叠到 C 和 NC 螺旋的末端。通常，L2 核苷酸采用 syn 构象导致它的碱基堆积到 1b 位置上的鸟嘌呤上。L3 远离 RNA，与 k-转角结构之间没有相互作用。

　　许多重要的涉及 2′-羟基的氢键，在维持扭结转角的稳定性中起到重要作用(图3.3a)。其中的一些，对于介导转角核心上的 A 小沟相互作用和凸起周边的核糖-磷酸相互作用是重要的。所有 k-转角中的这些结合都是强烈保守的，并对折叠很重要。凸起邻近的 A·G 碱基对中最重要的单个氢键是 L1 核糖的 2′-O 与保守的 A1n 的 N1 间形成的氢键(图 3.3b)。在所有已知的 k-转角结构中都有这个氢键，如果将 L1 的 2′-OH 去除会完全阻止金属离子诱导的折叠(Liu and Lilley，2007)。另外一种重要的氢键稳定是由 k-转角的环上的凸起链形成的转角(图 3.3c)。在大部分 k-转角结晶结构中观测到的 L3 的 2′-O 与 L1 和 L2 之间的磷酸的 proS 非桥接 O 的相互作用为转角的颈部提供了桥梁作用。从 Kt-7 的 L3 核糖上去除 2′-O 导致离子诱导折叠的显著损伤(Liu and Lilley，2007)。形成 A-小沟相互作用关键部分的另外一个的氢键是由−1n 位(如 C 螺旋)的核糖的 O2′与 2b 位的保守的腺嘌呤的环上的 N 形成的。但是，这种情况分两类。一半已知的 k-转角(如 C/D 盒或 U4snRNA)的氢键接受基团位点是 A2b N3，而在另外一半中(如 *H. marismortui* Kt-7)的氢键接受基团位点是 N1。在很大一部分 k-转角结构中，总有一种氢键结合可以观察得到。这种氢键的性质与 2b·2n 位的 A·G 碱基配对之间是很相似的。在氢键接受基团位点为 A2b N1 的类型中，A2b-N6 到 G2n-N3 的距离大于 4Å，但是当氢键接受基团位点是 A2b N3 的类型中，A2b-N6 到 G2n-N3 的距离是 3.0~3.3Å。

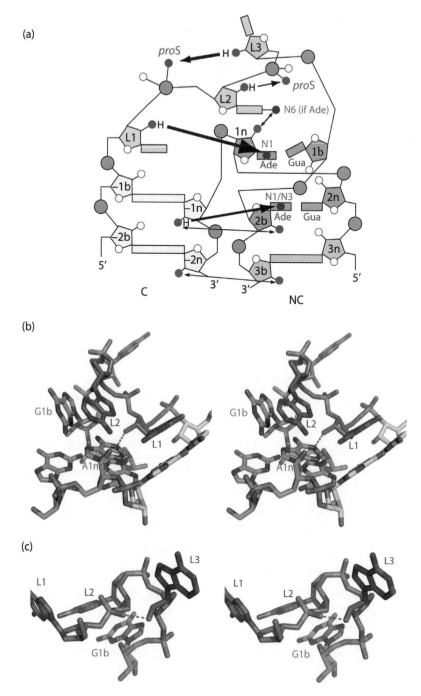

图 3.3　k-转角结构中保守的氢键。(a)k-转角结构中常见的氢键总结图。箭头的粗细表示保守程度。(b)平视从 L1 O2′到 A1n N1 的氢键。(c)平视 L3 O2′与磷酸基团的 L1 和 L2 连接环颈的 proS 非桥接 O 之间的氢键。

3.4　k-转角的离子诱导折叠

在金属离子存在时，溶液中自由的 k-转角 RNA 采取一种延展的构象，类似于一些在双螺旋中的三核苷酸凸起(Goody et al.，2004；Matsumura et al.，2003)。二价或一价金属离子一起维持 k-转角的强烈扭曲构型的稳定性。通过附属在 5′端的 C 和 NC 螺旋因扭曲造成的末端间间距缩短而引起供受体间荧光 FRET 的增加可以很方便地检测到上述现象(图 3.4)。对于接近一致的 *H. marismortui* Kt-7 序列，折叠发生时，$[Mg^{2+}]_{1/2}=80\mu mol/L$，$[Na^+]_{1/2}=30mmol/L$(Liu and Lilley，2007)。还没有证据证明金属离子的位点特异性。折叠是分两个阶段进行的，希尔系数(Hill coefficient)明显接近于整数，并且还没有发现晶体结构中有金属离子结合到 k-转角。当然这可能是因为金属离子屏蔽了负荷磷酸基团与非特异性的空气结合造成的静电屏蔽作用。

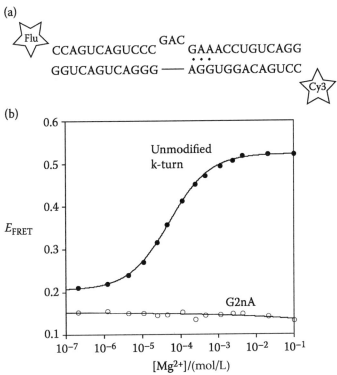

图 3.4　Mg^{2+}诱导的 SAM-I k-转角折叠。(a)一个具有 SAM-I k-转角在中心的 25bp RNA 双螺旋，5′端标记了荧光素(Flu)和 Cy3 荧光基团。(b)Mg^{2+}离子浓度功能的 FRET 效率(EFRET)图。滴定检测未经修饰的 k-转角序列(实心圈)和一个含有一个 G2nA 的替换对应序列。注意修饰的 k-转角显示非离子诱导的折叠。这个数据可以作为一个双稳态(线性)的模型。

3.5　k-转角的蛋白质结合和稳定性

大部分的 k-转角作为蛋白质的结合位点。可以结合 k-转角的这些蛋白质群包含大量变化的结构和相互作用方式。不管怎样，核糖体 L7Ae 和相关蛋白质是 k-转角结合蛋白的原型。这些形成了一个 RNA 结合蛋白质家族，包含真核和古细菌蛋白质中的 L7Ae、L30e 和 S12e(Koonin et al.，1994)、酵母的 Nhp2 和 Snu13p 蛋白及人 15.5kDa 蛋白(Nottrott et al.，1999)。每一种蛋白质与 RNA 的 k-转角基序结合，都可以实现一些功能性替换(Rozhdestvensky et al.，2003)。分别指导位点特异性甲基化、假尿苷化的 C/D 盒和 H/ACA 及蛋白质的装配，起始于 L7Ae 类蛋白质结合到向导 RNA 中的 k-转角上(Ganot et al.，1997；Kiss-Laszlo et al.，1996)。同样在人端粒酶的 RNA 中发现了 H/ACA 盒基序(Trahan and Dragon，2009)。15.5kDa 蛋白质结合了一个 U4-U6.U5 三核糖核蛋白中 U4 茎环的 k-转角(Nottrott et al.，1999)。结晶结构可以有效研究 *Archaeoglobusfulgidus* 和 *Methanococcusjannaschii* L7Ae 和 C/D RNA 盒复合体(Moore et al.，2004；Suryadi et al.，2005)、*M. jannaschii* L7Ae 和 H/ACA RNA 盒复合体(Hamma and Ferré- D' Amaré，2004)及人类 15.5kDa 蛋白和 U4 snRNA 复合体(Vidovic et al.，2000)。

在这些结构中，L7Ae 相关蛋白质紧密结合在扭曲结构，定位在扭曲 RNA 的顶点，并与 C 和 NC 螺旋的大沟都发生相互作用。在与 *H. marismortui* 核糖体中的 Kt-15 发生的同种相互作用中，L7Ae 位于 A·G 碱基对边的大沟中，接触鸟嘌呤的边缘，与 C/D 盒复合体类似。N33 和 E34 穿越大沟的 α 螺旋的 N 端，E34 与 G1b 位的 N2 形成氢键，N33 与 G2n 位的 O6 形成氢键。这个螺旋基本的侧链与 C 螺旋的磷酸基团接近，R41 与 4n/5n 磷酸形成氢键。一个蛋白质环包裹了 k-转角环，与 RNA 形成特异性稳定的相互作用。L88 叠放到 AL2(它自己叠放到 NC 螺旋的末端)上，同时 V90 叠放到 AL1 上。已经注意到 L2 位对结合 L7Ae 的重要性(KTS 和 DMJL 未发表数据)。E90 与 AL1 的 N6 形成氢键。

在没有加入金属离子时，L7Ae 与 Kt-7 或 C/D 盒 k-转角 RNA 的结合诱导折叠成为扭曲构型——一个典型的诱导契合的例子(Turner et al.，2005)。这种相互作用结合的亲和力强到不能用常规的方法来检测，但是通过直接检查相关构象改变中是否关联的效率可以检测到这种亲和力。从这里计算得到明显的解离常数 K_d=10pmol/L(Turner and Lilley，2008)。持续的相互作用中单分子的研究显示，在扭曲构型中 RNA 仅仅结合到 L7Ae 蛋白上，只要有极少的一些转移为非折叠态都可以在结合分子中检测到(JW，T. Fessl，KTS 和 DMJL 未发表数据)。这些数据显示 L7Ae 通过正向折叠的 RNA 选择性结合机制诱导折叠。

L7Ae 蛋白以一种相当偶然的方式结合于 k-转角。例如，尽管它可以紧紧地结合到 Kt-7 上，实际上这不是它在核糖体中的正常靶向，它实际上应该结合到 Kt-15 上。不过，L7Ae 不会诱导所有 k-转角序列的折叠，现有的数据显示主要的判别特征在环序列上(KTS 和 DMJL 未发表数据)。

在核糖体中结合到 k-转角上的绝大部分蛋白质并不是 L7Ae 家族成员，并且它们只有很少的结构共同点。核糖体中结合到 Kt-7 上的主要的蛋白质是 L24，这些结合与 L7Ae 的结合有极大不同(Ban et al.，2000)。L24 有三个部分，N-α 螺旋:β 折叠片:α 螺旋-C，其结合到非凸起链后边的 k-转角上；L1-L3 转角的侧面没有与 L24 接触。三个部分都形成氢键，依次是 H17 与 P-2b/-3b，R41 与 P 1n/-1n 及 K107 与 G2n 位的 O6。与 k-转角的环核苷酸没有相互作用。

　　在小核糖体亚单位中，S17 蛋白结合 Kt-11，同时 S11 结合 Kt-23。与 L7Ae 相反，S17 与 1b、2 碱基没有接触。N 端结构域含有 β 折叠片并结合 C 臂的非凸起链，形成 R67 与 P-1b/-2b 的氢键。C 端的 α 螺旋伸出到环区域，T94 堆叠到 AL2 的 GL1 和 L97 上，加上一定数量的基础残基来稳定骨架。Kt-23 不能被 L7Ae 折叠。在 30S 核糖体亚单位中，它被一个 α-β 结构的蛋白质的 S11 区域结合，蛋白质的一个反平行 β 折叠片结合到 NC 螺旋展开的小沟中，许多疏水性侧链叠进其螺旋平面中。

　　有趣的是，在 L7Ae 结合到 Kt-7 中观察到的诱导契合不是特异性的，已经分别发现由于 L24 和 S17 蛋白质结合诱导了 Kt-7 和 Kt-11 的 k-转角折叠(LH 和 DMJL 未发表数据)。

3.6　通过第三位相互作用维持 k-转角的稳定性

　　已经证明，可以通过金属离子的加入或蛋白质结合来实现增加 k-转角扭曲结构的稳定性。我们最近证实了维持稳定性的第三种机制，即较长 RNA 范围中的三维空间相互作用。k-转角螺旋轨道上的骤变是频繁发生的，这是因为在长的 RNA 分子中便于长范围的构筑。在 SAM-I 核糖开关中的发现就是这样一个例子，一个长的螺旋(P2)通过一个典型的 k-转角形成扭曲，让其末端环可以停靠进螺旋 P4 中的一个受体上(Heppell and Lafontaine，2008；Montange and Batey，2006)(图 3.5a)。这样稳定了 RNA 的整体折叠，通过这种构造产生了用于核糖开关配体 S-腺苷甲硫氨酸(S-adenosyl methionine，SAM)

(a)
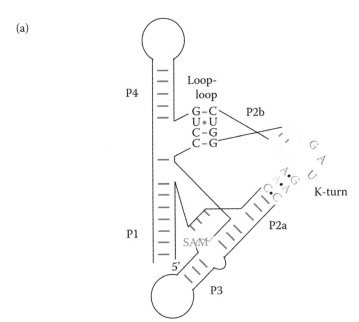

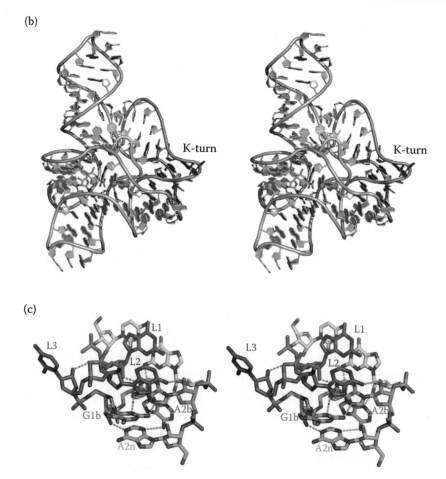

图 3.5　SAM-I 核糖开关中依靠第三位相互作用维持 k-转角结构的稳定性。(a) SAM-I 核糖开关的二级结构和第三位相互作用原理图。(b) 平视 SAM-I 核糖开关的晶体结构，可以看到 k-转角有一个 G2nA 位。k-转角区高亮颜色显示，SAM 配体用绿色显示。(c) 与视角平行立体观察从 SAM-I 核糖开关上 G2nA 替换的 k-转角的结构。结构的核心显示出来，重要的氢键结合作用标示在上面。2n 位腺嘌呤用蓝绿色高亮显示。

的结合袋。在其他已知的核糖开关结构中也采用了 k-转角，尤其是 *Bacillus subtilis* 赖氨酸核糖开关（Blouin and Lafontaine，2007）和 *Vibrio cholerae* 环-2-GMP 核糖开关（Smith et al.，2009）。

　　接下来将详细论述，在很大范围内第三位相互作用可以稳定 k-转角结构，并以 SAM-I 核糖开关实验为例进行说明。通过利用核糖开关结合利用微热量法（SMA）的能力进行实验，可以几乎完整地报告这种结构（Schroeder et al.，2011）。发现 k-转角结构的破坏会导致结合 SAM 的失败；如单个的 A1nC 置换就是一个例证。然而有趣的是，尽管在分离出来的 k-转角的相同置换会阻碍离子诱导的折叠，G2nA 的置换（在 2b·2n 的位置上创造出了 A·A 配对）让 SAM 正常地结合到核糖开关上（图 3.4b）。利用 2.6Å 分辨率的 X 射线晶体衍射解开了含有 G2nA 置换的核糖开关的结构，显示

k-转角完全正常折叠(图 3.5b 和图 3.5c),并且可以与 0.53Å 的 RMSD 未修饰的 k-转角叠加在一起。在以 A·A 碱基对置换了 2b·2n 位置修饰的 k-转角结构中,1b·1n位与 3n·3b 位的典型的反式糖-HoogsteenG·A 的碱基对间都是叠放的,并且通过单个 A2b 的 N6 与 A2n 的 N3 形成的氢键来稳定。基本上 k-转角普遍的相互作用(Liu and Lilley,2007)是受到保护的:A1n 的 L1O2′到 N1 和 L1/L2 的 L3O2′到磷酸 proS O,及当 L2 是腺嘌呤时普遍发生的 A1n 的 O2′与 AL2 的 N6 间的结合。因此 G2nA 置换的核糖开关,在分离出的 RNA 双螺旋中不能折叠成稳定的 k-转角结构,但是 SAM-I核糖开关在很多方面,在失去了 2b·2n 位的 A·G 碱基对时都会采用典型的 k-转角结构从而变稳定。这是较长的 RNA 结构通过第三位相互作用稳定 k-转角的一个清晰范例。之后还分析了在 SAM-I 核糖开关环境中的非典型性 k-转角的结晶结构(PD 和DMJL 未公开的数据)。

3.7 非典型性 k-转角结构

许多 k-转角的共有序列很一致,如前面讨论过的 Kt-7、C/D 盒和 SAM-I 核糖开关。但是,有些 k-转角"破了规矩",与标准基序不同,其中的一些替换掉了明显必不可少的 1b·1n 和 2b·2n 位的 G·A 配对的序列。Kt-23 就是一个很好的例子,它发现于小核糖体亚单位中,2b·2n 位经常不是 A·G 配对。比对多个物种的 6325 条 16S 和 18SrRNA 序列(Cannone et al.,2002),显示其中 99.9%的序列中 2b 位是腺嘌呤,但是 2n 位有很多变化(Schroeder et al.,2012)。96%的细菌和 97%的古细菌序列中 2n 位核苷酸是尿嘧啶,但是在真核生物中只有 20%的序列中 2n 位核苷酸是尿嘧啶。2n 位核苷酸的出现频率为 U>C>G>A,生物体所有的结构域中,A 出现的频率仅有约 1%。

T. thermophilus 的 2n 位核苷酸是尿嘧啶,在 2b·2n 位形成了一个非 Watson-CrickA·U 配对(图 3.6)。然而 Kt-7 中引入 G2nU 替换,产生的序列不能通过增加金属离子而折叠成为 k-转角结构(Goody et al.,2004),*T. thermophilus* Kt-23 序列在有 Mg^{2+}或 Na^+ 的条件下折叠得非常好(Schroeder and Lilley,2009)。在核糖体条件下的这种 k-转角结构尽管表现为非标准的 A·U 配对,腺嘌呤 2n 碱基很可能正常地与 C 螺旋间发生 A-小沟相互作用(Wimberly et al.,2000)。序列环境对这种具有 3b·3n 位置的性质特别重要的 Kt-23 序列离子诱导的稳定性是起决定作用的(Schroeder and Lilley,2009)。

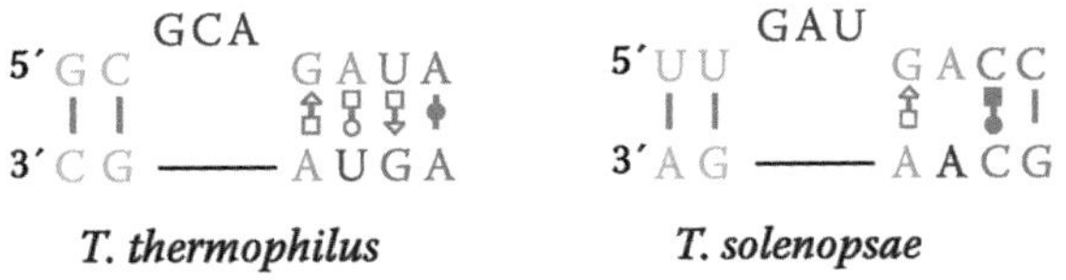

图 3.6 两个天然在 2n 位含有替换的 Kt-23 基序序列。

正如前文所述,在 SAM-I 核糖开关的 k-转角上设计了一个 G2nA 替换。在*Thelohania solenopsae* 的 Kt-23 中发现了这种 k-转角序列的天然例证(图 3.6)。在 SAM-I

核糖开关中通过结合 L7Ae 或第三位相互作用,它可以折叠成为 k-转角构象(Schroeder et al., 2012)。解开的后者构造的晶体结构显示,RNA 采用了标准的 k-转角结构,1n 和 2b 位腺嘌呤碱基指向 C 螺旋小沟,并且保留了标准的氢键模式(Schroeder et al., 2012)。

3.8　k-转角复合体结构

鉴于上述 Kt-23 序列不同于标准的 k-转角序列,例如,含有的变化完全阻止了 Kt-7 的离子诱导的折叠,这些与通过单一替代取得的一致性不同。因此将这些序列分类,连同标准的 k-转角称为"简单"k-转角。与之相反,复杂的 k-转角没有标准的序列形式,如作为例证的线性的 Kt-7。*H. marismortui* Kt-15 和 *T. thermophilus* Kt-11 的结构提供了两个例子(图 3.7)。

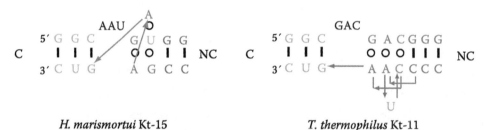

H. marismortui Kt-15　　　　　　　　*T. thermophilus* Kt-11

图 3.7　两个复杂 k-转角的二级结构。

在 Kt-15 中,正常的 2b·2n 位 A·G 碱基对被 A·U·G 三体所代替,非凸起链的 A 和 G 都升高(Wimberly et al., 2000)。尽管如此,标准的 k-转角结构适于核糖体,在封闭状态下,RNA 在结合了 L7Ae 的基础上被诱导折叠(KTS 和 DMJL 未发表数据)。

3.9　k-转角在 RNA 结构和折叠及 RNA-蛋白质聚合生物起源中的作用

k-转角是功能性 RNA 分子中非常普遍的结构特征,并且在构建中等大小和巨大 RNA-蛋白质集合的结构体系中,起到非常重要的作用。正如 SAM-I 核糖开关的例子一样,k-转角是一种为了实现分子全部功能性折叠而引发螺旋轨道急剧变化的经济途径。k-转角出现在 C/D 盒与 H/ACA snoRNP 结构中;活性结构组装的第一步是把 L7Ae 相关蛋白结合到 snoRNA 结构(且我们观测到,此结构极端紧密)上,组装的终点是把 2'-*O*-甲基转移酶(纤维蛋白)或假尿嘧啶核苷合成酶结合到 sonRNA 上面。(Reichow et al., 2007)。L7Ae-相关的 15.5kDa 蛋白质与 U4 snRNA 的相互作用是剪切体装配的关键步骤(Schultz et al., 2006)。不过,k-转角并不能解决所有构型的问题。*B. subtilis* 赖氨酸核糖开关序列与一些生物化学实验(如 L7Ae 结合实验)表明 k-转角存在时(Blouin and

Lafontaine，2007)，*Thermotoga maritima* 中同样的核糖开关与一个不相关的基序形成了同样的扭曲(Garst et al.，2008；Serganov et al.，2008)。

在诸如核糖体等大装配的生物起源过程中，k-转角的动力学特性，即扭曲和广延态间的翻转，让 RNA 可以进行空间构象的探索。然而，一次刚性扭曲折叠可能引起大范围结构变迁。这为结构装配过程提供了灵活性，由于实现了全部正确折叠，空间相互作用稳定了 k-转角(可能由于序列变化需要稳定一段时间)，蛋白质随后也能在适当的位置固定下来。这将激励人们在未来的实验中探索这些可能性。

致　　谢

感谢 Thomas Fessl 为讨论做出的贡献，感谢 Cancer Research UK、The Wellcome Trust 和 the Human Frontier Science Program 为 Dundee 在 k-转角上的研究提供资金支持。

参 考 文 献

Ban, N., Nissen, P., Hansen, J., Moore, P. B., and Steitz, T. A. (2000). The complete atomic structure of the large ribosomal subunit at 2.4 Å resolution. *Science 289*, 905–920.

Blouin, S., and Lafontaine, D. A. (2007). A loop loop interaction and a K-turn motif located in the lysine aptamer domain are important for the riboswitch gene regulation control. *RNA 13*, 1256–12567.

Cannone, J. J., Subramanian, S., Schnare, M. N., Collett, J. R., D'Souza, L. M., Du, Y., Feng, B., Lin, N., Madabusi, L. V., Muller, K. M. et al. (2002). The comparative RNA web (CRW) site: an online database of comparative sequence and structure information for ribosomal, intron, and other RNAs. *BMC Bioinformatics 3*, 2.

Daldrop, P., and Lilley, D. M. J. (2013). The plasticity of a structural motif in RNA: structural polymorphism of a kink turn as a function of its environment. *RNA 19*, 357–364.

Ganot, P., Bortolin, M. L., and Kiss, T. (1997). Site-specific pseudouridine formation in preribosomal RNA is guided by small nucleolar RNAs. *Cell 89*, 799–809.

Garst, A. D., Heroux, A., Rambo, R. P., and Batey, R. T. (2008). Crystal structure of the lysine riboswitch regulatory mRNA element. *J Biol Chem 283*, 22347–22351.

Goody, T. A., Melcher, S. E., Norman, D. G., and Lilley, D. M. J. (2004). The kink-turn motif in RNA is dimorphic, and metal ion dependent. *RNA 10*, 254–264.

Hamma, T., and Ferré-D'Amaré, A. R. (2004). Structure of protein L7Ae bound to a K-turn derived from an archaeal box H/ACA sRNA at 1.8 Å resolution. *Structure 12*, 893–903.

Heppell, B., and Lafontaine, D. A. (2008). Folding of the SAM aptamer is determined by the formation of a K-turn-dependent pseudoknot. *Biochemistry 47*, 1490–1499.

Kiss-Laszlo, Z., Henry, Y., Bachellerie, J. P., Caizergues-Ferrer, M., and Kiss, T. (1996). Site-specific ribose methylation of preribosomal RNA: A novel function for small nucleolar RNAs. *Cell 85*, 1077–1088.

Klein, D. J., Schmeing, T. M., Moore, P. B., and Steitz, T. A. (2001). The kink-turn: A new RNA secondary structure motif. *EMBO J 20*, 4214–4221.

Koonin, E. V., Bork, P., and Sander, C. (1994). A novel RNA-binding motif in omnipotent suppressors of translation termination, ribosomal proteins and a ribosome modification enzyme? *Nucleic Acids Res 22*, 2166–2167.

Liu, J., and Lilley, D. M. J. (2007). The role of specific 2'-hydroxyl groups in the stabilization of the folded conformation of kink-turn RNA. *RNA 13*, 200–210.

Mao, H., White, S. A., and Williamson, J. R. (1999). A novel loop–loop recognition motif in the yeast ribosomal protein L30 autoregulatory RNA complex. *Nature Struct Biol 6*, 1139–1147.

Matsumura, S., Ikawa, Y., and Inoue, T. (2003). Biochemical characterization of the kink-turn RNA motif. *Nucleic Acids Res 31*, 5544–5551.

Montange, R. K., and Batey, R. T. (2006). Structure of the S-adenosylmethionine riboswitch regulatory mRNA element. *Nature 441*, 1172–1175.

Moore, T., Zhang, Y., Fenley, M. O., and Li, H. (2004). Molecular basis of box C/D RNA–protein interactions; cocrystal structure of archaeal L7Ae and a box C/D RNA. *Structure 12*, 807–818.

Nissen, P., Ippolito, J. A., Ban, N., Moore, P. B., and Steitz, T. A. (2001). RNA tertiary interactions in the large ribosomal subunit: The A-minor motif. *Proc Natl Acad Sci USA 98*, 4899–4903.

Nottrott, S., Hartmuth, K., Fabrizio, P., Urlaub, H., Vidovic, I., Ficner, R., and Luhrmann, R. (1999). Functional interaction of a novel 15.5kD [U4/U6.U5] tri-snRNP protein with the 5′ stem-loop of U4 snRNA. *EMBO J 18*, 6119–6133.

Ohno, H., Kobayashi, T., Kabata, R., Endo, K., Iwasa, T., Yoshimura, S. H., Takeyasu, K., Inoue, T., and Saito, H. (2011). Synthetic RNA–protein complex shaped like an equilateral triangle. *Nature Nanotech 6*, 116–120.

Reichow, S. L., Hamma, T., Ferre-D'Amare, A. R., and Varani, G. (2007). The structure and function of small nucleolar ribonucleoproteins. *Nucleic Acids Res 35*, 1452–1464.

Rozhdestvensky, T. S., Tang, T. H., Tchirkova, I. V., Brosius, J., Bachellerie, J.-P., and Hüttenhofer, A. (2003). Binding of L7Ae protein to the K-turn of archaeal snoRNAs: A shared RNA binding motif for C/D and H/ACA box snoRNAs in Archaea. *Nucleic Acids Res 31*, 869–877.

Schroeder, K. T., Daldrop, P., and Lilley, D. M. J. (2011). RNA tertiary interactions in a riboswitch stabilize the structure of a kink turn. *Structure 19*, 1233–1240.

Schroeder, K. T., Daldrop, P., McPhee, S. A., and Lilley, D. M. J. (2012). Structure and folding of a rare, natural kink turn in RNA with an A•A pair at the 2b•2n position. *RNA 18*, 1257–1266.

Schroeder, K. T., and Lilley, D. M. J. (2009). Ion-induced folding of a kink turn that departs from the conventional sequence. *Nucleic Acids Res 37*, 7281–7289.

Schroeder, K. T., McPhee, S. A., Ouellet, J., and Lilley, D. M. (2010). A structural database for k-turn motifs in RNA. *RNA 16*, 1463–1468.

Schultz, A., Nottrott, S., Watkins, N. J., and Lührmann, R. (2006). Protein–protein and protein–RNA contacts both contribute to the 15.5K-mediated assembly of the U4/U6 snRNP and the box C/D snoRNPs. *Mol Cell Biol 26*, 5146–5154.

Serganov, A., Huang, L., and Patel, D. J. (2008). Structural insights into amino acid binding and gene control by a lysine riboswitch. *Nature 455*, 1263–1267.

Smith, K. D., Lipchock, S. V., Ames, T. D., Wang, J., Breaker, R. R., and Strobel, S. A. (2009). Structural basis of ligand binding by a c-di-GMP riboswitch. *Nature Struct Mol Biol 16*, 1218–1223.

Suryadi, J., Tran, E. J., Maxwell, E. S., and Brown, B. A. (2005). The crystal structure of the *Methanocaldococcus jannaschii* multifunctional L7Ae RNA-binding protein reveals an induced-fit interaction with the box C/D RNAs. *Biochemistry 44*, 9657–9672.

Trahan, C., and Dragon, F. (2009). Dyskeratosis congenita mutations in the H/ACA domain of human telomerase RNA affect its assembly into a pre-RNP. *RNA 15*, 235–243.

Turner, B., and Lilley, D. M. (2008). The importance of G.A hydrogen bonding in the metal ion- and protein-induced folding of a kink turn RNA. *J Mol Biol 381*, 431–442.

Turner, B., Melcher, S. E., Wilson, T. J., Norman, D. G., and Lilley, D. M. J. (2005). Induced fit of RNA on binding the L7Ae protein to the kink-turn motif. *RNA 11*, 1192–1200.

Vidovic, I., Nottrott, S., Hartmuth, K., Luhrmann, R., and Ficner, R. (2000). Crystal structure of the spliceosomal 15.5 kD protein bound to a U4 snRNA fragment. *Mol Cell 6*, 1331–1342.

Wang, J., Fessl, T., Schroeder, K. T., Ouellet, J., Liu, Y., Freeman, A. D. and Lilley, D. M. J. (2012). Single-molecule observation of the induction of k-turn RNA structure on binding L7Ae protein. *Biophysical J. 103*, 2541–2548.

White, S. A., Hoeger, M., Schweppe, J. J., Shillingford, A., Shipilov, V., and Zarutskie, J. (2004). Internal loop mutations in the ribosomal protein L30 binding site of the yeast L30 RNA transcript. *RNA 10*, 369–377.

Wimberly, B. T., Brodersen, D. E., Clemons, W. M., Jr., Morgan-Warren, R. J., Carter, A. P., Vonrhein, C., Hartsch, T., and Ramakrishnan, V. (2000). Structure of the 30S ribosomal subunit. *Nature* 407, 327–339.

Winkler, W. C., Grundy, F. J., Murphy, B. A., and Henkin, T. M. (2001). The GA motif: an RNA element common to bacterial antitermination systems, rRNA, and eukaryotic RNAs. *RNA* 7, 1165–1172.

Wozniak, A. K., Nottrott, S., Kuhn-Holsken, E., Schroder, G. F., Grubmuller, H., Luhrmann, R., Seidel, C. A., and Oesterhelt, F. (2005). Detecting protein-induced folding of the U4 snRNA kink-turn by single-molecule multiparameter FRET measurements. *RNA* 11, 1545–1554.

第 4 章　RNA 纳米技术：借鉴于具有生物学活性的 RNA 纳米机器

Neocles B. Leontis and Emil F. Khisamutdinov
翻译：汪琛颖　校对：施成瑞，束　弋

4.1 引　言

RNA 的许多独特的属性如人体低免疫原性和易于体外选择，使它成为构建用于药物运输的多价纳米颗粒的理想候选者之一。尽管比 DNA 的稳定性低，天然 RNA 分子，如 siRNA 和 miRNA，可以作为治疗药物，然而 DNA 却没有类似物(Kim and Rossi，2007)。此外，天然 RNA 分子还涵盖很多生物学基本的分子机器组件如核酶(Joyce，2004；Famulok，Hartig et al.，2007)，具有调控功能的适配体(Davidson and Ellington，2005；Famulok，Hartig et al.，2007)和纳米马达(Wendell，Jing et al.，2009)。1998 年，郭培宣实验室提出 RNA 纳米技术的概念(Guo，Zhang et al.，1998)，它是指重新设计的噬菌体 phi29 包装马达的包装 RNA(pRNA)片段，可以自我组装成二聚体、三聚体和六聚体的纳米尺寸颗粒。后来，这个 pRNA 的装配特性，已被用来设计多价的以 RNA 为基础的纳米颗粒，用于运送特定的治疗药物进入肿瘤细胞和病毒感染细胞(Shu，Huang et al.，2003；Guo，Tschammer et al.，2005；Khaled，Guo et al.，2005；Zhang，Su et al.，2009)。

因此，现在已经可以通过各种生化技术衍生 RNA 分子，为其添加治疗或成像的功能基团，其中包括可以沉默靶细胞内特定基因的 RNA 序列元件。过去十年来，采用合理的计算机辅助设计通过联合 RNA 模块获得了各种各样的 RNA 纳米颗粒(Chworos，Severcan et al.，2004；Severcan，Geary et al.，2009；Afonin，Bindewald et al.，2010；Severcan，Geary et al.，2010)。

本章主要关注我们从生物演化而来的具有一定结构的 RNA 分子和以 RNA 为基础的分子机器(特别是核糖体)中获得的纳米分子设计知识。我们将突出概念和分析方法中的进展及其局限性，并试图阐明在天然纳米机器中 RNA 的结构和功能及其在工程应用中所面临的挑战。

RNA 是仅有 4 个单位(A，C，G，U)的线性聚合物，可以通过多个经常发生的自身相互作用形成复杂的三维结构。每个 RNA 都有其特定序列，RNA 设计，尽管从根本上是三维设计，最终需要限定于一个能够折叠成所需的三维形状的序列。一个中间步骤是实现二维结构设计，即 Watson-Crick 碱基配对模式所需的 RNA 链的正确自身折叠。二维和三维设计问题与预测 RNA 结构问题相关联，解释如下：给予一个序列或一组相关的(同源的)序列，预测二维结构，并通过二维结构预测紧密折叠的 RNA 三维结构机器稳定其结构的三级相互作用。

这些挑战提出了如下一些问题。

1. 为了设计功能性 RNA 分子和纳米机器，我们能非常准确地通过 RNA 序列预测其二级结构吗？

2. 若给出正确的二维结构，我们可以正确地预测出三维折叠和和所需稳定其折叠的三级相互作用吗？

3. 我们充分理解具有分子机器功能的结构化的 RNA 的分子特征了吗？

4. 为了设计纳米结构组件，使得其在热运动的影响下仍然以预期的方式表现出预期的 3D 结构和运动倾向，我们充分地了解了 RNA 的结构(预期的"柔性")吗？

5. 对于自然存在的 RNA 分子机器的功能,如核糖体的功能,我们还需要了解什么?

6. 假定核糖体通过进化过程其分子实现了自然状态下的工作状态,那么"设计"一种新的分子机器的准确意思是什么?

7. 如果将进化论原则成功地应用于高效设计纳米颗粒,我们需要学习什么?

8. 能确保纳米机器顺利运行的细胞环境的特点是什么?

我们将认识到最后这个问题特别重要,纳米机器的生物学功能高度依赖于有序的细胞内结构,就像我们操作交通工具需要社会提供道路、燃料和良好的管理一样。

4.2　章　节　组　成

本章的组成结构如下:首先,回顾操作分子机器的物理限制以便理解它们不同于宏观机器的方式(4.3 节)。接下来,介绍核糖体翻译的过程,即蛋白质的合成(4.4 节)。描述翻译的不同阶段和核糖体在合成蛋白质时穿过序列的功能状态。接着系统地列举在纳米世界的限制下,高效准确的蛋白质合成性能要求(第 4.5 节)。说明一些翻译机器如何发展到满足这些要求,生物分子机器使用的策略(第 4.6 节)。然后简要回顾用以描述 RNA 的三维结构、基序、序列、支持软件及用于记录、分析、搜索注释的数据库概念工具(第 4.7 节)。在第 4.8 节,讨论来自核糖体的 RNA 基序确保它行使纳米机器功能的例子。第 4.9 节以提纲形式总结新的生物信息学基础建设以自动搜索和比较核糖体的三维结构和探查 RNA 构象和相互作用的显著变化。

4.3　分子机器操作的物理限制

分子机器,就像它们的宏观的、人类设计的相似物一样,是通过不同的反复发生的状态达到反复的循环,使用输入材料和能源开展工作来实现特定目的的。然而,它们从根本方法上是不同于宏观机器的。总之,普遍的物理规律在纳米尺度下与我们感知的宏观世界相比有着非常不同的表现,而分子机器实现功能正是在这个尺度之下。以前 Feynman 和 Smoluchowski(Smoluchowski,1912;Feynman,1963)提出基本观点,其工作奠定了一套被称为"布朗棘轮"的模型。在最近一册由 Joachim Frank(Finkelstein,2011)主编的,名叫"生物学分子机器"的书中,Spirin 和 Finkelstein 简洁地总结了分子机器的鲜明特色。

基于他们的观点,下面列出分子机器不同于宏观机器的方式。

1. 分子机器质量小,是在黏性分子介质中而不是在真空或空气中移动。即使是如核糖体一般相对大的分子机器也是如此之小,以至于它们在超过 1ns 的一点时间内也无法在水环境中保持动量。因此,分子机器不能像宏观机器如飞轮、摆和低摩擦轴承装置的方式那样有效地储存动量或动能。

2. 分子机器也太小,以至于不能足够长时间储存热量,所以,它们不像宏观的热发动机那样等温地运转。

3. 因为它们的尺寸小,分子机器的所有组件都受控于周围溶剂分子轰击引起的不断的热搅动，以及自己的组成部分内部的随机运动。

4. 虽然分子机器不能存储动能或热能，但是它们能通过其大分子部分或其底物像弹簧一样扭曲的构象来储存弹性势能(Finkelstein, 2011)。核糖体提供这种能量存储的一个突出例子是以扭曲 tRNA 结合在混合的 A/T 和 P/E 态的方式储存能量(Dunkle, Wang et al., 2011)。

5. 分子机器由"软物质"组成，意为这种物质的构象易弯曲，因此，即便是在强化结构区，也至多是半刚性的。不像宏观机器，使用刚性和形状精确的部件，如曲轴、活塞杆、齿轮、轴，在相当远的距离传递力。即使在相对短的距离，分子机器也不能有效地传递力。另一方面，分子机器利用像棘轮和棘爪装置组件的功能使它们的底物和灵活的子系统在所需的方向上运动(Feynman, 1963)。

6. 分子机器的运动部分的构象变化，由热搅拌，创建、修改和破坏底物的结合和催化位点并改变控制它们运动的自由能状态。这种能力赋予分子机器一个明显的优势超越宏观机器。然而，利用纳米软物质的这种独特的属性也是分子设计最具挑战性的方面。

7. 底物的化学修饰可以使它们的结合亲和力或在邻近的结合位点对同一底物的相对亲和力产生大的变化。不稳定的化学底物结合(如 GTP)可以在分子机器的大分子成分产生大的、可逆的构象变化。

4.3.1　分子机器与宏观机器在能源使用上的对比

把所有这些观点放在一起，我们得出这样的结论：分子机器和宏观机器的根本不同在于使用能量的方式上，具体体现在从燃料中获得能量以使它们的可动部分产生动力及替换或者转移环境中的物体。例如，推土机的引擎发动它持续的"履带"轨道来推进铲子，并在土地和岩石上施加力量。相比之下，分子机器不能使用燃料分子释放的能量的直接传递力来移动它们的底物，甚至重新调整它们的运动部件都不行。相反，它们完全依赖曾经存在的热能产生运动的随机力。当然，因为热运动是随机和不间断的，是无向的和不可预知的，因此，对于分子机器，燃料的能量是用来纠正底物随机运动和背离期望运动方向的倾向性，而不是直接地移动底物。

总之，关于它们如何使用燃料来源供应能量开展工作，分子机器从根本上不同于宏观机器，包括以下内容。

1. 它们怎样使它们的底物在所需的方向上移动。

2. 它们怎样使自己的可移动的部分承担所需的构象和位置，在适当的时间来处理它们的底物。

3. 它们如何在工作周期中协调它们的活动部件的运动。

4.3.2　分子传输机器的机制

假定分子机器不能在所需的方向机械地推或拉底物，就必须完全依靠热布朗运动产生位移，怎样通过分子输送机器单向运送底物，核糖体可否作为一个例子？一种可能的分子输送机器是当分子机器也是一种由酶催化的放能反应($\Delta G<0$)，化学修饰底物分子的同时通过机器单向输送它们。

为了说明这是如何运作的，考虑一种底物 S，在入口处进入分子机器，在其中经历了两个化学变化，首先是中间物 P，然后是 P′，以此形式从机器出口处释放：

$$S\ 游离\rightarrow S\ 结合\rightarrow P\ 结合\rightarrow P′结合\rightarrow P′游离$$

在具体的例子里，假定分子输送机器和核糖体很像，并且具有以下特点。

1. 底物运动的通道限制了一维水平上有效的布朗运动。

2. 在通道的一端招募底物 S，并且阻止其从通道的另一端进入的机制。

3. 高保真结合底物 S，同时排除像 P′一样的化学修饰形式的机制。

4. 一旦进入通道，底物 S 立即遇到的一个高亲和力结合位点，同时也是具有转换 S 到 P 的催化功能的位点。此外，结合位点对 S 的亲和力显著比 P 高。

5. 产物 P 从第一结合位点释放，随后的反应是接着再进行布朗运动。

6. 存在一种阻挡出口处的 P 通过入口进入通道的物理方法。

7. 第二个结合位点，毗邻第一结合位点，在通道的入口处相反的方向，对于 P 具有高亲和力（且对 S 亲和力低）。P 从第一个位点扩散到第二个结合位点。

8. 在第二个结合位点，P 经历又一个反应形成 P′。P′对第二结合位点具有较低的亲和力，呈游离状态，并再次进行布朗运动。

9. 第三个结合位点与 P′有高亲和力，位于通道更深处。

10. P′只能向着第三个结合位点扩散并结合上去，这是一种阻止其向入口方向扩散的机制。

11. P′通过非共价键，可逆地结合到第三个位点，热能足以使 P′从位于靠近通道出口处的第三个位点处解离。

12. 一种机制可阻断 P′反向扩散到第二结合位点，一旦 P′脱落，取道分子机器的出口逸入溶液中。

13. 细胞为 P′提供快速转换成一种与第三个结合位点具有低亲和力的形式，从而防止 P′再次扩散到出口处结合到分子机器上。以此避免物理阻塞入口到出口处通道的需要。

提出这个一般的机制是用来说明分子机器如何用化学过程实现其由于体积小而在物理上不能完成的任务。

4.4　核糖体：RNA 酶和分子机器

4.4.1　核糖体介绍

核糖体是由两个可逆结合和容易分离的，大、小不同的核糖体亚单位[小亚基（SSU）和大亚基（LSU）]组成的核糖核蛋白复合物（图 4.1）。细菌和古细菌的核糖体小于真核生物，具有相对较小的沉降速率（相较于原核生物的完整核糖体为 70S，大、小亚基分别为 50S 和 30S，真核生物的完整核糖体为 80S，大、小亚基为 60S 和 40S）。每个亚基是由一个大的核糖体 RNA（rRNA）和通常是小的，带正电荷的蛋白质（r-蛋白）组成。大亚基除了大 23S（在真核生物中是 26S）rRNA 外，有 1 或 2 个小 rRNA。每个亚基的整体形状在很大程度上由 RNA 决定。核糖体的所有功能部分本质上由 RNA 组成。所有核糖体亚基结构的生命结构域都具有保守的特征。

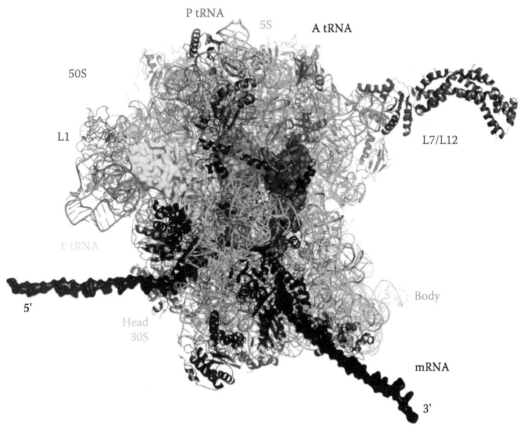

图 4.1　细菌核糖体的结构。大亚基(50S)在上，小亚基(30S)在底部。mRNA(暗灰色)包绕 30S 亚基的颈部。A-位，红色显示；P-位，绿色；E-位，黄色。[Macmillan Publishers Ltd.许可转载 *Nature*，T. M. Schmeing and V. Ramakrishnan，What recent ribosome structures have revealed about the mechanism of translation. 461(7268)：1234-1242，copyright 2009.]

　　为简单起见，在此我们重点讨论真细菌的核糖体。

　　核糖体的原子分辨率结构表明，当核糖体循环运行其功能状态时，每个亚基都具有一个或多个灵活的结构域，相对于其余的部分在进行大型运动。小亚基包括两个结构，称为头部和体部，两者依靠一个单链 RNA 螺旋(h28)相连。头部在状态之间的转换过程中相对于体部转动(倾斜和旋转)，大亚基具有一些由 RNA 组成的灵活的伸展部分，从主体突出并与小亚基、tRNA 或与可溶性翻译因子相互作用。

　　现代的核糖体既是一种酶又是分子机器。作为一种酶，核糖体在同一活性位点催化两种不同的反应：肽转移(转肽作用)和肽水解。肽转移发生在模板指导下的蛋白质合成过程中，由信使 RNA(mRNA)的模板序列传达特定指令指导连续的氨基酸连接到长肽链上。这个过程被称为延长。当所有的氨基酸被添加到完整的链上时，从它依附的 tRNA 上通过酯键水解，核糖体释放完成的蛋白质链。核糖体也能促进催化 GTP 水解，这些翻译因子是 GTP 酶(即 IF2、EF-Tu、EF-G 和 RF-3)。这些因子在整流分子机器在生产方向的随机运动中发挥着重要的作用,这将在 4.6 节讨论。

4.4.2　作为纳米机器的核糖体

从哪个角度说核糖体是纳米机器? Spirin 和他的同事们指出,核糖体,除了是一种酶,也是一个输送机器,tRNA 通道单向穿过大、小亚基之间的界面区,确保 mRNA 编码的遗传信息持续解码(Spirin,1968)。热布朗运动提供了 tRNA 运动的能量,使核糖调整 tRNA 使其进行定向运动。大亚基和小亚基的"接触面"形成了在翻译期间 tRNA 被输送的穿过界面区。mRNA 前后紧接地随着 A-位和 P-位 tRNA,定向地穿过小亚基表面的并行通道。mRNA 按 5′到 3′方向,通过保持 A-位和 P-位的 mRNA 密码子与其同源 tRNA 的反密码子环之间碱基配对,每次精确地移动三核苷酸[一个密码子的长度(nts)]。这个过程被称为移位。

在每个延长步骤中,一个新的氨酰 tRNA(aa-tRNA)从组装的 70S 核糖体的一侧进入,而去酰基-tRNA 从核糖体另一侧的出口处离开。氨酰 tRNA 的 3′端通过酯键连接到其同源氨基酸上,去酰基-tRNA 有一个游离的 3′-OH 端。

tRNA 总是在相同的方向上移动通过核糖体,首先是光顾"氨酰基"位(A-位),接着是"肽基"位(P-位),最后是"出"位(E-位),以去酰化形式离开核糖体。

tRNA 跨越亚基之间的界面,通过它们的反密码子端与小亚基结合并通过它们的氨酰基端与大亚基结合。因此,每个 tRNA 至少结合两个不同的位点,一个位于小亚基,一个位于大亚基。每一个小亚基结合位点,依次是由属于小亚基体部和灵活地连着头部的因子组成。遵循 Brimacombe 协定(Brimacombe,1991)使用大写和小写字母区分小亚基 tRNA 结合位点("A-位,P-位和 E-位")与大亚基 tRNA 结合位点("a-位,p-位和 e-位")。

许多年前,Spirin 指出,核糖体由两部分组成的设计有利于它完成作为一个输送 tRNA 分子机器的功能。通过允许可以耦合的亚基的相对的、往复的单向运动,完成 tRNA 穿过亚基间界面所需的运动(Spirin,1968)。

这种小亚基相对于大亚基的旋转(原称"棘轮效应")首先通过低温电子显微镜(cryo-EM)检测和由移位确定(Mueller and Brimacombe,1997;Frank and Agrawal,2000)。我们将以 70S 核糖体"旋转"而不是"棘轮效应"来表述以避免与"布朗棘轮",也就是分子机器运行的生物物理模型相混淆。

随后的研究确定亚基间的旋转也发生在起始 tRNA 的选择、终止和核糖体循环期间(Gao,Sengupta et al.,2003)。这些过程中的每一步都被一个或多个翻译因子促进。然而,单分子的研究已经表明,亚基间的旋转是一个自发的、热驱动的过程,其发生不需要外部能量(Marshall,Aitken et al.,2009)。换句话说,低势垒(low-barrier)、亚基间旋转是 70S 核糖体的固有特性。

核糖体是由两个松散关联的亚基组成的,这一事实在功能上的意义在于移位功能需要两个亚基的协调行动。当 70S 核糖体的 mRNA 和 tRNA 结合功能是分离的小亚基的保留属性,肽转移功能(转肽作用)可以由分离的大亚基执行,移位只发生在这两个亚基组装成 70S 颗粒一起工作时。事实上,移位也是 70S 核糖体的一个固有的属性,它可以在没有延伸因子和外部能量来源(即 GTP)的情况下,缓慢、不精确地进行(Kakhniashvili,

Smailov et al.，1980；Smailov，Kakhniashvili，1982；Kakhniashvili，Smailov et al.，1983；Spirin，2009；Xie，2009）。

下面提供一个简单的，通常出现在生物化学教材中的，线性描述细菌蛋白质合成的路线，整个过程称为"翻译"，因为它将三字母核酸密码转换成每氨基酸一字母的肽序列。

这部分描述强调线性次序在其中所需的结合、分离和化学事件是按顺序发生，但忽略了过程中的随机本性，包括与生产事件竞争和在微观可逆的步骤中发生的波动的相互作用。

4.4.3　蛋白质合成的线性描述

翻译包括合成一种蛋白质时重复发生的四个主要阶段：起始，延长，终止和核糖体循环。整个过程表述如图 4.2。

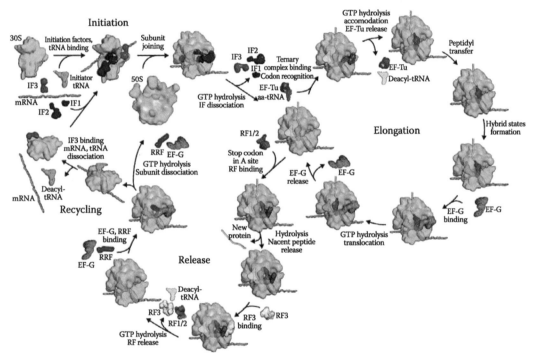

图 4.2　蛋白质翻译的线性描述。翻译的四大流程说明：起始，延长，释放和再循环。[Macmillan Publishers Ltd.许可转载 *Nature*，T. M. Schmeing and V. Ramakrishnan，What recent ribosome structures have revealed about the mechanism of translation. 461（7268）：1234-1242，copyright 2009.]

1. 起始：将一个 mRNA 翻译成蛋白质开始于 mRNA 5′端附近，在精确定位的游离的核糖体小亚基（SSU）的 P-位的起始密码子上。其次是结合起始 tRNA，正确地载荷甲酰甲硫氨酸（fmet-tRNAinit）到起始密码子形成 30S 起始复合物（30S IC）。

起始包括结合游离的 tRNA，大亚基（LSU）到 30S 起始复合物形成 70S 起始复合物，然后通过结合氨酰 tRNA 到 A-位并形成第一个肽键。在细菌中，起始涉及三个解离的蛋白因子，IF-1，IF-2 和 IF-3，第四个蛋白因子是 EF-P，EF-P 协助第一次转肽反应（Aoki，Xu et al.，2008；Park，Johansson et al.，2012；Peil，Starosta et al.，2012）。

2. 延长：延长包括氨酰 tRNA 选择和 tRNA 移位。

a. 氨酰 tRNA 的选择：延长开始于 70S 核糖体氨酰 tRNA(aa-tRNA)选择与它同源的、出现在小亚基 A-位的 mRNA 密码子。这个过程涉及的可离解的延伸因子是 ET-Tu 和 EF-Ts。氨酰化的 tRNA 把共价结合在它的 3′端的氨基酸递送到相应的核糖体。密码子识别涉及在 A-位密码子碱基和同源 tRNA 的反密码环之间碱基堆积形成的三互补的 Watson-Crick 三碱基配对的一个短的反向平行的螺旋。

在识别小亚基 A-位的密码子之后是调节 tRNA 的氨酰基末端进入大亚基毗邻 p-位的 a-位。随即发生转肽作用，释放化学能导致结合在 P-位的肽基-tRNA 的肽段转移到 A-位结合氨酰 tRNA 的氨基，它是以氨酰 tRNA 的游离氨基作为亲核物质。该反应涉及裂解酯键形成酰胺键，这是一个放能过程($\Delta G < 0 =$，导致正在生长的蛋白质链延长一个氨基酸。

b. tRNA 移位：每个延长循环继续将去酰基-tRNA 从 P-位转移到 E-位和将肽基-tRNA 从 A-位转移到 P-位，以 E-位连接的去酰基-tRNA 从核糖体上脱离结束。移位涉及翻译因子 EF-G。为了保证蛋白质合成的保真度，在移位的自始至终，当它们各自移动到 P-位和 E-位时，A-位和 P-位的 tRNA 保持与其同源的 mRNA 密码子结合。同时，下一个 mRNA 密码子被吸入 A-位。延长阶段一直持续到在 A-位出现 mRNA 序列的第一个终止密码子。

3. 终止：当一个终止密码子出现在 A-位，翻译进入终止阶段。这时，P-位是由肽基-tRNA 占据，但因为没有任何的 tRNA 与三个终止密码子(UAA，UAG 或 UGA)互补，所以不可能有进一步延长。相反，Ⅰ类释放因子(RF1 或在细菌是 RF2)结合到 A-位。释放因子是类似 tRNA 的具有伸展的形状的蛋白质。在一端，释放因子能结合到小亚基的 A-位，特异识别终止密码子。在另一端，它们结合到大亚基 a-位，催化附加在完整蛋白质链到停留在 P-位的 tRNA 的酯键的水解。终止阶段以释放因子离开结合在小亚基的 mRNA 和在 70S 核糖体的P/p-位去酰基 tRNA 的完整的蛋白链结束。Ⅱ类释放因子(RF3)，也是一种 GTP 酶，催化从 70S 核糖体释放 RF1 和 RF2。

4. 核糖体循环：第四个也是最后一个翻译的阶段是核糖体循环，它始于 70S 核糖体在 P-位有去酰基的 tRNA 和空的 A-位和 E-位，导致 tRNA 和 mRNA 从核糖体上分离及离开大亚基和小亚基，使它们可以启动另一种蛋白质的合成。这个过程需要两个解离因子，核糖体再循环因子(RRF)和 EF-G。

在当代生物化学教材中，在描述翻译和核糖体的功能时，作者运用更合适的语言来描述宏观机器的运转。例如，在 2006 版《Voet & Voet 移位机制》中有如下描述(生物化学基本原理：在分子水平上的生命)："EF-G·GTP 结合到核糖体上，产生的 GTP 水解作用推动两个 tRNA 反密码子末端，连同它们结合的 mRNA，相对于核糖体小亚基移动，如此以至于肽基-tRNA 假设处于 P/P 态和去酰基-tRNA 的 E/E 状态(转录后状态)，从而完成延长循环。"

读者会注意使用"推动"来形容在移位过程中 EF-G 是如何促进结合 tRNA 从 A-位到 P-位和从 P-位到 E-位的定向运动，这意味着通过 GTP 水解释放的能量可提供 tRNA 和 mRNA 移位的原动力。然而，如此叙述是与前面讨论过的分子机器管理功能的物理限制的基本原则相矛盾的。接下来，我们将以更符合纳米世界物理约束的方式讨论蛋白质合成，以获得更深入的可能被推广用以设计新的分子机器的见解。我们采用一种设计的观点来分析在每个蛋白质合成阶段，对核糖体和它的组件的性能要求。

4.5　蛋白质合成中对核糖体的性能要求

从设计的角度来定义翻译机器的性能要求，需要我们特别关注与那些正确翻译每个阶段或步骤竞争的相互作用和过程。

最重要的性能目标是保持高的保真度和高效率之间的平衡。蛋白质合成的保真度需要在下述这些过程中每一步都有足够的精度。

1. 合成起始于 mRNA 上正确的起始密码子。

2. 在延长过程中选择对每个密码子同源的 tRNA。

3. 在移位的过程中维持 mRNA 阅读框。

4. 终止于正确的终止密码子。

然而，精度必须在不牺牲合成效率或生长不受损的情况下达到。

正如我们所看到的，促进纳米分子机器成功运作的所有运动的来源是布朗运动而不是燃料分子的能量。然而，这些运动的内在随机性也促进这一竞争过程。

我们系统地列举了竞争过程，主要考虑到两个目的：①深入理解高保真性蛋白合成的特殊之处；②预测在设计新的分子机器时所需要解决的各种问题。这些考虑也揭示特定的解决方案不是唯一的，而事实上，不同种类的生物在翻译的一些阶段，已经采取不同的解决方案，特别是在起始阶段(Simonetti，Marzi et al.，2009；Aitken and Lorsch，2012)。

在分子生物学历史的早期，存在连接 RNA 分子将 mRNA 编码翻译成蛋白质序列是理论基础上的假说(Crick，Griffith et al.，1957)。这个假说被证明是正确的。这些连接分子是 tRNA，其中每一个都带有一个独特的氨基酸，能识别特定的 mRNA 密码子。每个 tRNA 只是短暂地与完全装配的翻译 70S 核糖体相关联，但自始至终每个翻译核糖体至少有一个 tRNA 与之结合，这个 tRNA 使肽链得以延长。此外，正如下面要论述的，一些解离因子对于核糖体顺利运行也是必要的(Rodnina，Daviter et al.，2002；Gromadski and Rodnina，2004；Konevega，Fischer et al.，2007)。

4.5.1　起始

我们从翻译的起始阶段讲起。严格地说，翻译开始于附着("载荷")正确("同源")氨基酸到每个 tRNA 上。这是通过称为氨酰 tRNA 合成酶(aaRS)的古老的酶来进行的。因为这一翻译的重要阶段超出本章讨论范围，我们就开始于假设每个 tRNA 已保真地载荷由一个酯键连到其 3′端的同源的氨基酸。

起始需要解离的核糖体亚基的原因如下：一种特殊的 tRNA，起始 tRNA(tRNAinit)，必须定位在小亚基的 P-位来"启动"核糖体开始蛋白质合成，而留下游离的 A-位接受第二个氨酰 tRNA。

因为 P-位被埋在组装的 70S 核糖体内，起始必须开始于解离的亚基。然而，分离暴露所有的小亚基和大亚基的 tRNA 结合位点，不仅仅是小亚基的 P-位。翻译的成功起始需要结合一个单独的起始 tRNA(fmet-tRNAinit)到小亚基的 P-位，同时避免所有其他的 tRNA 到这个或其他 tRNA 位点。因此，必须在起始阶段满足以下的性能标准。

1. mRNA 必须准确地结合以使第一个起始密码子出现在小亚基的 P-位。

2. 当一个 mRNA 出现在小亚基上,带甲酰甲硫氨酰的起始 tRNA(fmet-tRNAinit)必须只结合到 P-位,其起始密码子正好与 P-位的对齐。

3. 必须防止或减少未装载的 tRNAinit 结合到 P-位。

4. 必须防止或减少其他的 tRNA,无论同源、近同源或非同源的,装载或未装载结合到 P-位。

5. 必须防止或减少结合所有的 tRNA,包括 tRNAinit 到游离的小亚基的 A-位或 E-位。

6. 也要防止或减少起始过程中,结合任何 tRNA,包括 tRNAinit 到游离的大亚基的 a-位,p-位或 e-位。

7. 在 mRNA 和甲酰甲硫氨酰-tRNAinit 正确结合到小亚基之前,必须防止大亚基和小亚基过早联合。

8. 一旦 30S 起始复合体正确组装时,游离的大亚基必须被有效地招募。

9. 在第一次转肽步骤发生时,必须防止移动甲酰甲硫氨酰-tRNAinit 离开 P/p-位。

4.5.2　延长

延长包括加入氨基酸到与位于 P-位的 tRNA 相连的延长的肽链上。包括以下步骤:
①选择与出现在 A-位密码子同源的氨酰 tRNA(aa-tRNA);②肽段转移(转肽作用);
③去酰基的 tRNA 从 P-位到 E-位,以及肽基-tRNA 从 A-位到 P-位移位;④去酰基的 tRNA 从 E 位解离(通常被称为"排出")。

在每个延长周期的开始,70S 处于移位后状态,在 P-位肽基-tRNA(在 P/p 态)和空的 A-位和 E-位。在延长的氨酰基-(aa)选择步骤,必须防止或减少下面的竞争事件。

1. 去酰基-tRNA 结合到 A-位。

2. 结合不同或近同源氨酰 tRNA 到 A-位。

3. 结合氨酰 tRNA 到 E-位。

4. 移动的 P-位的 tRNA 到 E-位或/和 A-位的移动,在这些位点不被另一个 tRNA 占据时。

5. 连接到 tRNA P-位的肽基组水解。

在肽段转移的过程中,这些相互竞争的事件必须防止或减少以下事件。

6. 在肽基转移反应发生之前,从 a-位解离氨酰 tRNA。

7. 当去酰基-tRNA 仍在 P-位时,撤销肽基转移步骤。

8. 在移位期间,水进入活性位点来催化肽段水解,与肽段转移到氨酰 tRNA 的氨基进行竞争。

9. 重新结合的去酰基-tRNA 到 E 位必须被最小化,以避免阻塞移位。

10. 必须维护 A-位和 P-位密码子和 tRNA 的反密码子之间的相互作用,以防止沿 mRNA 发生的移码。

11. 必须阻止肽基-tRNA 仍在 P-位时,亚基提早解离。

12. 必须防止或减少逆向转位。

13. 必须避免逆转肽基转移反应。

去酰基-tRNA 从 E-位解离后在转位的最后步骤,只有一个 tRNA 被留在 70S 核糖体——肽基-tRNA 在 P-位。核糖体返回到后转位状态，循环重复，不同在于肽链延长一个氨基酸，并且在 P-位有不同的 tRNA。

4.5.3　终止

一旦一个 mRNA 蛋白编码序列[可读框(ORF)]的末端信号即终止密码子出现在 A-位，翻译的终止阶段就开始了。由释放因子以非常高的保真度识别终止密码子以防止过早出现终止和浪费昂贵的细胞能量。在终止阶段，性能要求包括以下内容。

1. 防止或减少 I 类释放因子识别延伸密码子。

2. 每个 I 类释放因子必须准确地识别超过一个终止密码子，而防备识别相差一个核苷酸的近终止(延长)密码子。

3. 防止或减少近同源延长 tRNA 结合终止密码子，避免"通读"的终止密码子。

4. 在 p-位的肽基 tRNA 的 I 类释放因子催化的水解作用应仅发生在只根据对 30S A-位终止密码子识别的基础上。

5. 在肽段水解后有效释放 I 类释放因子以便核糖体循环继续进行。

6. II 类释放因子 RF3，应该只结合到含有 I 类释放因子的核糖体上以避免干扰延长和浪费 GTP。

4.5.4　核糖体循环

翻译终止于 70S 核糖体解离释放游离的小亚基和大亚基，允许再开始翻译进程。核糖体循环始于去酰基 tRNA 结合 P-位和一个终止密码子结合在 A 位(终止后状态)。

核糖体循环的性能要求包括防止或减少以下事件。

1. 氨酰 tRNA 结合到 A 位。

2. 去酰基-tRNA 结合到 A-位或 E-位。

3. 在 A-位仍有一个 mRNA 的终止密码子时，I 类释放因子结合到 A-位。

4. 一旦释放去酰基-tRNA 就重新联合大亚基和小亚基，允许启动新一轮的翻译发生。另外亚基解离后必须促进以下过程。

5. 从小亚基高效释放 mRNA 和 P-位结合去酰基-tRNA。

4.6　核糖体达到性能要求的方式途径——示例

本节将讨论如何实现列举在上一节中实现高效翻译的翻译机器的某些性能要求。目的是提供例子来说明原理，而不是试图解决所有在前面的章节中提出的问题，因为其中许多仍在积极研究中。

由于纳米世界的物理限制，有理由说，至少需要满足翻译过程中的一些额外的可解离因子的性能要求。

我们注意到在生命进化的早期，蛋白质的合成很可能是通过一个简单的以 RNA 为基础的分子机器而没有使用可解离的蛋白因子甚至核糖体蛋白。与这个观点相一致，现代的核糖体选择游离因子氨酰 tRNA，转肽作用和移位已经被实验证明(Spirin，

Kostiashkina et al.，1976；Kakhniashvili and Spirin，1977；Rutkevitch，Gavrilova，1982；Ovcharenko，Potapov et al.，1990）。然而，翻译中的游离因子低效并容易出错。在 20 世纪 60 年代和 70 年代开展的详细的遗传和生化工作认为现代的核糖体依靠可分离的蛋白因子实现高速度和准确性，以它们与 tRNA 和与核糖体的相互作用为特点（Gavrilova，Kostiashkina et al.，1976）。另外，更专业的因子不断被发现（Aoki，Adams et al.，1991；Kyrpides and Woese，1998；Qin，Polacek et al.，2006；Liu，Chen et al.，2011）。在过去的十年中，结构学方法（X 射线晶体学和冷冻电子显微镜技术）、停流动力学、动态的单分子处理（Ramakrishnan，2002；Berk and Cate，2007；Nierhaus，2009；Schmeing and Ramakrishnan，2009；Aitken，Petrov et al.，2010；Petrov，Chen et al.，2012）已经被广泛地应用以阐明翻译的每个阶段的详细机制，特别是这些可分离因子的作用。最详细的结构知识来自 X 射线晶体学，最翔实的结构是那些代表带有结合 tRNA 和翻译因子的核糖体不同状态的结构。表 4.1 列出了一些关键的核糖体的三维 X 射线结构。

表 4.1 Some Important Atomic-Resolution X-ray Structures of the Ribosome

PDB File	Contents	Bound Factors	Resolution (Å)	References
2XQD/2XQE	70S	EF-Tu/GTP analog/aa-tRNA, P-tRNA, E-tRNA	3.10	(Schmeing et al., 2009)
3V24	70S	RMF	3.0	(Blaha et al., 2012)
1HR0	30S (T.th.)	IF1	3.2	(Carter et al., 2001)
3V11	Archael IF2	met-tRNA$_{init}$GDPNP	5	(Schmitt et al., 2012)
WRN/2WRO	EF-Tu	aatRNA/GTP	3.6	(Schmeing et al., 2009)
2Y0U	70S (T.th.)	EF-Tu/near-cognate aatRNA	3.2	(Schmeing et al., 2011)
2V46/2V47	70S (T.th.)	RRF	3.5	(Weixlbaumer et al., 2007)
1I96	30S (T.th.)	IF3	4.2	(Pioletti et al., 2001)
3ZVO/3ZVP	70S	RF3	3.8	(Jin et al., 2011)
3UOQ/3UOS	70S (rotated)	RF3 (GTP state)	3.3	(Zhou et al., 2012)
2WRI/2WRJ	70S (posttranslocational state)	EF-G	3.6	(Gao et al., 2009)
3R8N/3R8S	70S (fully rotated state)	RRF tRNA	3.2	(Dunkle et al., 2011)
3R8O/3R8T	70S (unrotated state)	–	3.2	(Dunkle et al., 2011)
3I9B/3I9C	70S (T.th. initiation complex)	mRNA, P-tRNA, E-tRNA	3.1	(Jenner et al., 2010)
3I8G/3I8F	70S (T.th. elongation complex)	mRNA, A-tRNA, P-tRNA, E-tRNA	3.1	(Jenner et al., 2010)
3HUW/3HUX	70S (T.th.)	EF-P, P-site tRNA	3.5	(Blaha et al., 2009)
2XFZ	70S	Colicin E3	3.2	(Ng et al., 2010)

4.6.1 起始

我们先讨论起始性能要求，然后讨论选择氨酰 tRNA 和移位（表 4.2）。

表 4.2　Major States of the Ribosome during Translation

Complex	70S State	Factor-Binding Site	30S Subunit (SSU) mRNA A-Site	mRNA P-Site	tRNA A-Site	tRNA P-Site	tRNA E-Site	50S Subunit (LSU) tRNA A-Site	tRNA P-Site	E-Site
30S Preinitiation state	–	–	Empty	Empty	Empty	Empty	IF3	–	–	–
30S IC		IF2(GTP)	Elong. codon	Initiation codon	IF1	fmet-tRNA$_{init}$	None	–	–	–
70S IC		IF2(GDP)	Elong. codon	Initiation codon	Empty	fmet-tRNA$_{init}$	Empty	None	fmet-tRNA$_{init}$	EF-P
70S Post-TL state		Empty	Elong. codon	Elong. codon	Empty	Peptidyl-tRNA	3'-OH-tRNA	Empty	Peptidyl-tRNA	3'-OH-tRNA
70S A/T state		EF-Tu (GTP)	Elong. codon	Elong. codon	aa-tRNA	Peptidyl-tRNA	Empty	Empty	Peptidyl-tRNA	Empty
70S Pre-PT		Empty	Elong. codon	Elong. codon	aa-tRNA	Peptidyl-tRNA	Empty	aa-tRNA	Peptidyl-tRNA	Empty
70S Post-PT state		Empty	Elong. codon	Elong. codon	Peptidyl-tRNA	3'-OH-tRNA	Empty	Peptidyl-tRNA	3'-OH-tRNA	Empty
70S Hybrid state		Empty	Elong. codon	Elong. codon	Peptidyl-tRNA	3'-OH-tRNA	Empty	Empty	Peptidyl-tRNA	3'-OH-tRNA
70S Pre-TL state	Rotated	EF-G (GTP)	Elong. codon	Elong. codon	Peptidyl-tRNA	3'-OH-tRNA	Empty	Empty	Peptidyl-tRNA	3'-OH-tRNA
70S Pretermination state		Empty	Stop codon	Elong. codon	Class I RF	Peptidyl-tRNA	Empty	Class I RF	Peptidyl-tRNA	Empty
70S Posttermination state	Rotated	RF3 (GTP)	Stop codon	Elong. codon	Empty	3'-OH-tRNA	Empty	Empty	3'-OH-tRNA	Empty

Note: IC, initiation complex; PT, peptidyl transfer; TL, translocation.

4.6.1.1　在小亚基 P-位选择荷载的起始 tRNA

为了说明额外的解离因素的必要性,我们先谈谈在起始期间,在 P-位,游离的小亚基有选择地结合甲酰甲硫氨酰-tRNAinit(fmet-tRNAinit)。小亚基本身不能做这些工作,因为它不能同时结合 tRNA 的 3′端和反密码环。当 tRNA 正确地结合到小亚基的 P-位,在此位置 tRNA 的氨基酰受体臂(附着着甲酰甲硫氨酰)与远离小亚基的表面的大亚基 p-位相互作用。

因此,细菌已经进化到解离因子 IF2,一种 GTP 酶特异性结合甲酰甲硫氨酰-tRNAinit 的氨酰基端。IF2 tRNA 结合位点包括 tRNA 的受体端和附着的甲酰甲硫氨酸,以便与 IF2 特异性地选择携带完全甲酰化甲硫氨酸的 fmet-tRNAinit,与其他的 tRNA 甚至是未甲酰化的甲硫氨酰- tRNAinit 相区别。

最近的低温电子显微镜显示完整的细菌 30S 起始复合体(30S IC),包括所有三种 IFS 和甲酰甲硫氨酰-tRNAinit,证实一旦亚基组装,复合物的甲酰甲硫氨酰- tRNAinit、反密码子结合在小亚基的 P-位,通过 IF2 结合到大亚基的 P-位的氨酰基端牢固保留在这一位置(Julian,Milon et al.,2011)。除了识别甲酰甲硫氨酰- tRNAinit 的氨酰基端,IF2 通过制造更多的接触到小亚基邻接表面的特征促进甲酰甲硫氨酰- tRNAinit 结合到小亚基的 P-位。这些相互作用的细节需要 IF2-甲酰甲硫氨酰- tRNAinit 复合物结合到小亚基 P-位高分辨率的结构。然而,低温电子显微镜结构清楚地显示,特定的 IF2-tRNA 和 IF2-SSU 相互作用的几何形态被调整来传递起始 tRNA 到游离小亚基的 P-位,而不是到延伸核糖体的 A-位。

最近的动力学研究表明,至少在体外,细菌 IF2 首先结合到小亚基,接着招募甲酰甲硫氨酰-tRNAinit(Milon,Carotti et al.,2010)。这一结果表明,基于 EF-Tu 的工作方式,按以前的假设,IF2 不与 GTP 和甲酰甲硫氨酰-tRNAinit 形成稳定的三元复合物。如果这在体内也是真实的,那么,游离的甲酰甲硫氨酰-tRNAinit 分子是怎样免受水解并阻止其结合到游离大亚基的 p-位,以及它们也有亲和力的原因是不清楚的。相比之下,已通过 X 射线晶体学研究发现古细菌 IF2(aIF2)确实形成稳定的三元复合物(Schmitt,Panvert et al.,2012)。这个问题需要结合体内研究来解决。

4.6.1.2　阻止未成熟 tRNA 结合到小亚基 A-位

另一个关于可分离因子必要性的例子,是在起始期间,需要避免 tRNA 结合到游离的小亚基的 A-位。自 20 世纪 60 年代被发现以来,众所周知,游离的小亚基在体外在 A-位及 P-位结合 tRNA(Bretscher,1968;Spirin,1968)。在细胞中,氨酰 tRNA 被翻译因子 EF-Tu 分开,留下反密码子环暴露,而氨酰 tRNA 的氨酰基臂可以结合到游离小亚基的 A-位及到转位后的 70S 核糖体。因此,确保高保真度的选择与 A 位密码子同源的氨酰 tRNA,在起始期间,A-位必须保持不接触氨酰 tRNA,直到 70S 核糖体装配为止。

细菌已经进化出又一个解离因子,称为 IF1,特异性结合游离的小亚基 A-位,从而提供了一个竞争性抑制机制避免 tRNA 结合到 A-位。X 射线晶体学揭示(Hatzopoulos and

Mueller-Dieckmann，2010)，IF1 结合到 16S rRNA 的 h44 的小亚基解码位点 A1492 和 A1493，直接与 tRNA 竞争，空间上阻断进入反密码子环 A-位。在 mRNA 的解码过程中，这两个通常保守的 16S 残留物监控 A-位密码子的核苷酸和结合 tRNA 的反密码子之间沃森-克里克配对的形成并稳定 tRNA 结合。

总之，IF1 为纳米计算机器提供解离因子可逆的、竞争性结合的例子，以防止亚基过早进入预进入的位点。一个设计上的关键问题是，一旦 70S 核糖体装配发生，IF1 的解离机制还未完全得到解决。IF2 的 N 端结构域(NTD)与 IF1 接触，所以 IF1 的解离可能与 GTP 水解后的 IF2 的构象变化有关，至少在大肠杆菌(E.coli)中如此(Julian，Milon et al.，2011)。

4.6.1.3　在缺乏 mRNA 和起始 tRNA 时防止大亚基和小亚基的过早联合

在 30S 起始复合物完全组装好之前，第三个解离因子 IF3，防止大亚基和小亚基的过早联合。此外，IF3 似乎是通过在核糖体循环期间促进 mRNA 和去酰基-tRNA 从 30S 上解离来耦合终止与起始的。IF3 防止 70S 装配的机制还包括结合竞争：IF3 结合到小亚基的组件上形成一个与大亚基间的亚基间桥。一个可靠的机制是 IF3 需要解离以允许 50S 结合到 30S 起始复合物上形成 70S 起始复合物。

4.6.1.4　解离因子和质量作用

使用可分解的因子的一个重要的优势就是，无论纳米机器(即核糖体)的浓度是多少，它们可以产生并保持在合适的浓度，以确保在提升整体功能的方向上通过质量运动转移维持均衡。例如，通过合成足够的 IF2，一旦装载甲酰甲硫氨酰(fMet)，细胞确保起始 tRNA(tRNAinit)迅速被 IF2 解离并防止偶然地结合到其他位点，如大亚基的 p-位或小亚基的 A-位或 E-位。然而，IF2 保持着比核糖体亚基显著低的浓度(Howe and Hershey，1983)。IF1 和 IF3 以足够的产量来饱和游离的小亚基和形成 30S 起始复合物。因此，细胞通过各种遗传机制来保持各因子的适当浓度的能力为纳米机器功能提供了重要的基础。

4.6.1.5　mRNA 精确定位以便第一个起始密码子占据 P-位

翻译始于结合 mRNA 到游离的小亚基，然后结合起始 tRNA(tRNAinit)到小亚基 P-位。P-位必须包含一个起始密码子以高亲和力结合起始 tRNA。在细菌中，小亚基结合到一个靠近 mRNA 5′端的起始密码子上，促进靠近 mRNA 5′端的 9 个核苷酸长度的 Shine Dalgarno(SD)序列结合到部分互补的 16S rRNA 的 3′端的反-Shine Dalgarno(ASD)序列。mRNA 小亚基复合体及定位在 P-位的 mRNA 起始密码子，由起始因子 3(IF3)来稳定。该 SD-ASD 配对为可逆的，序列特异性 RNA 结合到纳米计算机器上来正确安置信息载体分子是使用不完全 Watson-Crick 互补的一个实例。在模板和 RNA 纳米机器之间的 SD-ASD 螺旋不必太稳定，以促进延长开始时结合的解离。

4.6.1.6　mRNA 对起始 tRNA 结合到小亚基 P-位的贡献

在 P-位出现起始密码子对 P-位对甲酰甲硫氨酰-tRNA 的特异性和亲和力存在显著的

贡献，从而有助于确保在起始期间只有这种 tRNA 结合到 P-位(肽位)，并减少未结合 mRNA 的 70S 起始复合物组装的机会。

4.6.1.7 促进 50S 和 30S 起始复合物联合形成 70S 起始复合物

在 30S 起始复合物的装配上，对于 50S 亚基的结合亲和力可以通过小亚基出现的 IF2 来提高。IF2 提供了额外的表面与大亚基相互作用。

使用 mRNA 增强 P-位 tRNA 的结合，以及使用 IF2 提高与 50S 结合，说明纳米机器装配复合的结合位点的原理涉及不同的分子，协调结合事件以确保它们发生在正确的时间并保证所需的特异性。

4.6.1.8 确保载荷起始 tRNA 特异结合在大亚基的 P-位

在细菌中，装载一个独特的甲酰甲硫氨酸残基的含有肽键的起始 tRNA，一旦亚基组装时会增加对大亚基 p-位的亲和力。然而，即使有甲酰基，甲酰甲硫氨酰-tRNAinit 对大亚基的 P-位比由一个或多个氨基酸延长的肽基-tRNA 有较低的亲和力。因此，细菌进化产生延伸因子 P(EF-P)以保持大亚基 P-位的甲酰甲硫氨酰-tRNA 特有的定位，并促进结合氨酰 tRNA 到 A-位的第一个肽键的形成(Blaha，Stanley et al.，2009；Choi and Choe，2011)。EF-P 在一个与 E 位重叠的位置结合 70S 起始复合物(IC)，并允许多个直接与 P-位结合的甲酰甲硫氨酰-tRNAinit 相互作用，正如通过 X 射线晶体学所揭示的那样(Blaha，Stanley et al.，2009)。这提供了一种蛋白因子促进一种化学反应(转肽作用)的例子，通过限制底物(甲酰甲硫氨酰-tRNAinit)的布朗运动，底物只是松散地连接在主要结合位点。这也提出了一个问题，在延长期间，当它不再被需要时，EF-P 是怎样被防止结合到 e-位的?

4.6.1.9 防止 tRNA 结合到游离的大亚基颗粒

游离的大亚基的 a-位，p-位和 e-位是暴露的，与我们所看到的小亚基相反，没有解离的起始因子已被确定特异性结合到大亚基，以防止外来的 tRNA 在 70S 起始复合物装配之前的结合。其他机器已发展到能满足这种性能要求。我们首先考虑大亚基的 e-位，其按特定的形式装配，由氨酰 tRNA 或肽基-tRNA 形成空间位阻结合，只有去酰基- tRNA 可以被安置(Rheinberger，Sternbach et al.，1981)：是什么阻止游离的去酰基-tRNA 结合到游离的大亚基? 研究显示，在细胞中完成这一过程首先是通过大规模运动：通过 aaRS 的作用，去酰基 tRNA 被维持在较低的浓度。氨酰 tRNA 合成酶是一种当去酰基-tRNA 在延长期间一从核糖体上释放出来就利用来自 ATP 的化学能连接氨基酸到其同源的 tRNA 上的酶。细胞通过维持这些酶的显著浓度帮助这一过程的实现，以及一个足够的[ATP]/[ADP]比例来驱动氨酰化的完成。

氨酰 tRNA 合成酶的行为确保在延长期间，有效地、不可逆地并自发地从 E-位释放去酰基-tRNA 并避免重新连接去酰基 tRNA 到 E-位。因此，通过从核糖体上有效清除 E-位 tRNA，获得核糖体持续合成能力。这个过程依赖于适当的细胞代谢来有效地增加同源氨基到去酰基-tRNA。

为了避免在细胞中随机序列蛋白质的合成，装载的氨酰 tRNA 结合到游离的 50S 亚基或 p-位必须被最小化。

这是通过氨酰 tRNA 合成酶和 EF-Tu 及 ATP 高细胞浓度的联合行动来完成的。

当 EF-Tu 结合到氨酰 tRNA 的氨酰基端时，ATP 提供化学能偶联氨基酸到 tRNA 的 3′端并阻止到达 50S 的 a-位或 p-位。将氨酰 tRNA 结合到 50S 的 e-位是一种空间阻滞，因为这个位点只容纳去酰基-tRNA。

4.6.1.10　在起始期间阻止 tRNA 结合到小亚基的 E-位

假定 E-位也结合 tRNA 远离 3′端的反密码子臂，那么应当如何解释游离的小亚基的 E-位是如何不结合 tRNA 的呢？原则上，氨酰 tRNA 的 EF-Tu 甚至可以结合到小亚基的 E-位。对这种结合缺乏的一个合理的解释是在大亚基缺失时，在小亚基 E-位和 tRNA 之间的相互作用相当弱，不足以稳定地结合 tRNA。这说明亚基的结合与解离对于创建和摧毁结合位点而确保结合只发生在翻译过程正确阶段的重要性。

对 E-位点的结合，正确的时间是当一个 tRNA 从 P-位到达，刚脱去酰基而不是当一个游离的去酰基-tRNA 遇到 70S 核糖体或遇到解离的小亚基时。最近的 X 射线结构表明，在起始过程中，mRNA 保留在一个紧密的构象状态以排除与 E-位 tRNA 的相互作用（Jenner，Demeshkina et al.，2010）。

4.6.1.11　如何调制结合亲和力：G-蛋白的作用

到目前为止，通过特异性结合到底物或者到机器自身它们的结合位点上，我们已经看到了解离因子是如何保持在合适的浓度，以有助于分子机器的正常运转的。然而，引入这些因素，就会马上提出新的问题。这些问题可以归结为这些特殊因子额外的性能要求。为了说明这个问题，我们首先关注 IF2。

1. 当 70S 起始复合物组装时，IF2 对甲酰甲硫氨酰-tRNAinit 的高亲和性必被显著地减小以便于 EF2 可以释放 3′端的起始 tRNA，让其结合到大亚基的 p-位。

2. 一旦 70S 起始复合物形成，IF2 对核糖体的亲和力也必须被减少，以允许 IF2 解离和核糖体继续翻译的延长阶段的进行。

3. 此外，IF2 对翻译 70S 的亲和性应保持低水平以防止起始因子干扰延长。

如果 IF2 是一个可逆结合到它的底物上的简单蛋白质，这些性能要求就不能被满足。因为一个不可逆的变化是需要完成将甲酰甲硫氨酰-tRNAinit 输送到 30S 上。自然解决这一问题可通过耦合底物结合和释放到 GTP 水解作用这一有效的不可逆的化学反应实现。IF2 是 4 个主要翻译因子中的一种，也是 GTP 酶或"G-蛋白"——将 GTP 水解为 GDP 和无机磷酸盐 (Pi) 的酶。这组蛋白质，其中包括 IF2、EF-Tu、EF-G 和 RF3，共享以下属性。

1. 它们由多个结构域通过灵活的连接组成。

2. 它们以高亲和力结合 GTP，在与 GTP 反应时它们的结构承受较大的亚基间的构象变化，它们的结构整体硬化。

3. 翻译因子的 GTP 结合状态对核糖体一个特定的状态有高亲和力。

4. 它们水解 GTP，但只在响应从核糖体来的特定的信号时水解 GTP。

5. 对于 IF2 和 EF-Tu，GTP 结合状态对特定的 tRNA-IF2（GTP）结合 fmet-tRNAinit 和 EF-Tu（GTP）结合氨酰化延长 tRNA 也有高亲和力。

6. GTP 水解导致这些因子更松散的 GDP 结合状态，使其对核糖体的亲和力降低。

7. 除了对核糖体亲和力低，IF2（GDP）和 EF-Tu（GDP）与它们的 tRNA 目标有较低的亲和力。

GTP 结合到每一个因子上，引起局部的构象变化，改变 G-结构域的结合界面，导致大的总体构象变化，加紧结构域间的相互作用，"锁定"它们的三维结构。在"锁定"GTP-结合形式，每一个因子的 G-结构域以高亲和力结合到"结合因子"位点或 70S 核糖体的 GTP 酶激活中心（GAC）。虽然这些多结构域蛋白质都有非常相似的 G-结构域，但它们与在其他结构域有很大的不同。这些结构上的差异决定了它们结合核糖体的时间。例如，与 70S 核糖体结合的何种状态，旋转还是非旋转状态，有最强的亲和力。

EF-Tu（GTP）结合到氨酰 tRNA 的结合目标是 70S 核糖体的 A/T 位。EF-G（GTP）的结合目标是转位前 70S 的复合物的旋转状态。对于 Rf3，目标构象也是 70S 的旋转状态，RF1 或 RF2 在 A/a 位及去酰基-tRNA 在 P-位（或混合的 P/e 状态）。

4.6.2 延长

下一个翻译的阶段是延长，其中包括肽基 tRNA 的结合、停驻、转肽和移位的重复循环。每一个起始和终止都在一个所谓的移位后状态上，在此状态时，氨酰 tRNA 保留在 P/p-位而 A-位和 E-位为空载。至于翻译起始，翻译机器已逐步形成可解离的蛋白质，称为延伸因子催化延长的特殊步骤。

4.6.2.1 延长——氨酰 tRNA 的选择

每个延长周期的第一步是选择与小亚基 A 位密码子同源的氨酰 tRNA。A-位结合 tRNA 的反密码子环，作为起始，一个蛋白质因子结合并释放氨酰 tRNA 的氨酰基端来确保只有加载的 tRNA 被递送到核糖体，以及防止未成熟的氨酰 tRNA 结合到大亚基的 a-位，在校对发生前拒绝接受附近或非同源 tRNA。这个角色是由 EF-Tu 来扮演的，它的行为方式与 IF2 的互补。像 IF2 一样，EF-Tu 行为是识别 GTP 酶和隔离氨酰 tRNA 并把它们递送到 70S 核糖体的 A-位。而 IF2 只结合起始 tRNA，EF-Tu 仅结合延长 tRNA。EF-Tu 已初步形成解决以低错误率和相对高的速度把同源氨酰 tRNA 递送到核糖体 A/a-位的问题。

结合位点包括氨酰基，因此 EF-Tu 对于未加载 tRNA 的亲和力低。EF-Tu 对于氨酰 tRNA 的亲和力在 GTP 缺失时也是低的。

无论核苷酸结合位点是空的或被 GDP 占据，其结果都是 GTP 水解。因此，GTP 水解作为一个开关，使 EF-Tu 对氨酰 tRNA 和 70S 核糖体从刚性的，有高亲和力的"锁定"状态转换成对两者松散的，灵活的低亲和力状态。EF-Tu 是细菌细胞中最丰富的蛋白质之一。EF-Tu 保持在高浓度水平以便迅速结合氨酰 tRNA，一旦它们是氨酰化的，确保实际上没有游离的氨酰化的 tRNA 出现在细胞中。

正如我们已经看到的，EF-Tu 三元复合体（TC）受到阻止而不能通过 IF1 结合到游离的小亚基和以 EF-Tu 自身结合到游离的 50S 亚基，这就隔离了氨酰 tRNA 的氨酰基末端。

4.6.2.1.1　EF-Tu 的性能要求

为了使延长达到最佳状态，以下几方面是必要的。

1. 必须防止 EF-Tu 递送未加载或错加载的 tRNA。

2. 即使一些 tRNA 的氨酰基预期比其他 tRNA 的氨酰基具有对 EF-Tu 识别位点更高的亲和力(这种差异取决于它们的相对大小和化学性能)，EF-Tu 对不同的氨酰 tRNA 的亲和力也要均衡，以便于 EF-Tu 不以偏好某些氨酰 tRNA 而牺牲别的为代价。

3. 必须防止携带 GDP 而不是 GTP 或缺乏一个结合氨酰 tRNA 的 EF-Tu 结合到核糖体。

4. 必须避免通过 EF-Tu 结合到氨酰 tRNA 之前，或 tRNA 的反密码子结合到 A 位之前，GTP 的过早水解。

5. 在离开核糖体之后，EF-Tu 必须以 GDP 交换 GTP，以阻止非同源 tRNA 的可逆结合。

考虑到 tRNA 的数量有不同，第二个问题是非常重要的：tRNA 随机到达小亚基的 A-位，与它们的相对浓度成比例。对于每一个核糖正确结合的同源 tRNA 必须拒绝一些非同源或近同源 tRNA。

4.6.2.1.2　避免氨酰 tRNA 对 EF-Tu 的亲和力有较大差异

细胞生产大量的 EF-Tu 来使氨酰化的 tRNA 最大可能地结合到 EF-Tu 上而不是 50S 亚基的 a-位。有足够的 EF-Tu 来有效滴定由氨酰 tRNA 合成酶产生的氨酰 tRNA。EF-Tu 的 tRNA，结合位点包括延长 tRNA 的氨酰基，从而使 EF-Tu 能识别氨酰化的 tRNA，以及阻挡结合到大亚基的 a-位。

通过在 EF-Tu/氨酰 tRNA 识别过程中包含氨酰基团，EF-Tu 对去酰基-tRNA 的亲和力减小。不过，EF-Tu 必须结合所有的氨酰 tRNA，氨基酸在它们的大小和化学性质上有很大的不同。因为只有一个 EF-Tu 和一个单个位点被氨酰基团占据，对氨酰基团的结合亲和力变化很大。正如 Uhlenbeck 和其同事已经在一系列的研究中所表明的，EF-Tu 和它识别的 tRNA 共同进化，通过加强 EF-Tu 和 tRNA 本身之间的相互作用平衡氨酰基组的结合亲和力。

所以，对于 EF-Tu 运送到核糖体的所有加载 tRNA 的整体的结合亲和力都大致是相同的(Schrader，Chapman et al.，2011)。这对于 tRNA 递送和对 tRNA 释放都是至关重要的。这强调天然纳米机器的另一个重要机制：组件的共同进化，为了高持续合成能力调整结合亲和力。

4.6.2.1.3　怎样阻止去酰基-tRNA 的进位？

当 EF-Tu 结合所有类型的延伸氨酰 tRNA 时，所有时间它都排斥加载的起始 tRNA 和空的 tRNA。EF-Tu 的这种辨识功能对核糖体的效率和合成能力是至关重要的。

总之，研究显示至少是低浓度的去酰基-tRNA 和它们对 EF-Tu 的低亲和力这两个因子联合起来减少去酰基-tRNA 进入 A-位。

4.6.2.1.4　储存和释放弹性势能

在 4.3 节中提到，分子机器可以在底物分子，如 tRNA 的弹性变形中储存能量，分子机器本身的组件(如核糖体或翻译的因子)想必也是如此。

　　X 射线和低温电子显微镜显示,三元复合体(TC)结合到 A/T 状态的 70S 粒子上,氨酰 tRNA 通过在 AC 臂和 D 臂之间缠绕扭曲变形,以一些有利的结合为代价增加势能(注意,T 状态的命名是参照 EF-Tu)。TC 结合到一个由小亚基上的 A-位和大亚基上的 GTP 酶激活中心(GAC 或因子结合位点)组成的复合结合位点(Heffron and Jurnak,2000; Vogeley,Palm et al.,2001; Schmeing,Voorhees et al.,2009)。只要 GTP 还未水解为 GDP,小亚基就 A-位结合 tRNA 的反密码子臂,GAC 结合 EF-Tu,间接地结合 tRNA。

　　由于对于同源或甚至近同源的 tRNA 的结合能释放足够大的能量,这种结合能的一小部分可以作为在结合期间扭曲 tRNA 的弹性势能储存起来。对非同源的 tRNA,没有足够的结合能,tRNA 反而被释放。

　　变形势能可以被逐步释放于氨酰 tRNA 在所需的方向上的布朗运动。例如,在 a-位安置氨酰 tRNA 的氨酰基端。研究显示,势能不是一次全部释放,而是当 tRNA 经过由预驻的 A/T 状态到 A/a 前进,接着到 A/p 和 P/p 状态分步进行的。tRNA 的氨酰基端的残基结合到 EF-Tu(GTP)来阻止在 50S a-位的未成熟进位直到一个信号从解码位点送出指示一个同源的 tRNA 出现为止。这个信号的性质是未知的。EF-Tu 在大亚基 GTP 酶激活中心(GAC)的部分紧密结合到大亚基在 23S rRNA 的 VI 结构域的 sarcin/ricin(S/R)环。随着 EF-Tu 的 GTP 酶激活后,GTP 水解,EF-Tu(GDP)释放 tRNA 并允许同源氨酰 tRNA 定位在大亚基的 a-位。这种快速运动,似乎是由扭曲 tRNA 的弹性势能来驱动的。

4.6.2.1.5　最小化近同源 tRNA 进位

　　近同源的 tRNA 并不像同源 tRNA 那样紧密结合到大亚基的 A-位。不过,它们紧紧地结合足以使 EF-Tu 结合到 GAC 和 tRNA 的弹性形变。

　　当一个变形的近同源 tRNA 从 EF-Tu 基于 GTP 水解释放时,它的高弹性势能趋向于在氨酰基端定位进入大亚基的 a-位(它被包埋进 50S 亚基)之前,以高概率从 A 位去除。

　　水解后,EF-Tu 保留 GDP,因为它需要与另一个因子 EF-Ts 相互作用,转换 GDP 为 GTP,从而不能重新结合释放的核糖体附近的近同源 tRNA。

　　因此,GTP 水解使通过 EF-Tu 释放近同源 tRNA 基本上是不可逆的。

4.6.2.1.6　在转肽之前阻止正确定位的同源 tRNA 从 A-位解离

　　在肽转移前氨酰 tRNA 过早地从 a-位脱离,必须破坏其带 A-环氨酰基端的有利的相互作用,恢复 tRNA 的扭曲构象,积极的有利逆转伸开过程,以便于解除许多 tRNA 在 A/T 态由紧密结合到 EF-Tu(GTP)存储的弹性势能。由于 EF-Tu 释放 tRNA 时立即解离,在任何情况下,现在在一个低亲和力的 GDP 结合状态,即使 tRNA 能积攒足够的热量通过再扭曲逃逸,它不可以用来再重新结合 tRNA 的氨酰基端使之陷入 A/T 状态。小亚基 A-位对于氨酰 tRNA 同源的反密码子环这种高的亲和力对于使 tRNA 有效地不可逆地定位在 A-位的过程来讲是至关重要的。近同源 tRNA 更弱的亲和力是不足以在定位期间在适当的位置把持 tRNA 的。

4.6.2.2　延长——转肽

　　一旦氨酰化的 tRNA 定位在大亚基的 a-位,其位置与 p-位相邻,氨酰 tRNA 游离的氨基快速地与肽基-tRNA 起反应连接到 p-位,这个反应称为肽基转移,迅速,放热,有效，不可逆。氨酰 tRNA 游离氨基攻击附着到肽基-tRNA 核糖 A76 位的肽的羧基。当它从 P-位 tRNA 转移到 A-位 tRNA 时，多肽链延长一个氨基酸，核糖体的反应基团的预组装似乎在催化作用方面发挥更大的作用(Trobro and Aqvist，2005；Bakowska-Zywicka，Tyczewska et al.，2006；Rodnina，Beringer et al.，2006；Simonovic and Steitz，2009)。

4.6.2.3　延长——移位

4.6.2.3.1　移位和混合状态

肽基转移后，核糖体是处于预移位(PRE)状态。在这种状态下，tRNA 在传统的 A/a 和 P/p 态及混合的 A/p 和 P/e 态之间波动。接下来，EF-G(GTP)结合到混合的预移位复合体(图 4.1)，诱导肽基-tRNA 移位到小亚基的 P-位和去酰基-tRNA 到小亚基的 E-位。在移位期间，mRNA 残基与 tRNA 的反密码子配对，导致 mRNA 移动一个密码子。GTP 水解，释放 Pi 和导致剩余的 EF-G·GDP 复合体构象变化，促进 EF-G 从核糖体解离。带肽基 tRNA 的 70S 复合体在 P/p 态，tRNA 在 E/e 态被称为后移位(POST)复合体，表示一个延长周期的完成。

4.6.2.3.2　E-位 tRNA 的释放

E-位只进位去酰基-tRNA。在移位期间，去酰基-tRNA 从 P-位到达 E-位，但也可以从核糖体外部进入。E-位包括与灵活的 L1 突起接触。L1 是一种基础蛋白，与 tRNA 结合到 E-位形成非特异性但有利的静电相互作用。与把核糖体保留 tRNA 在 E-位 tRNA 相比，与 A-位或 P-位 tRNA 有较少相互作用。L1 的大范围运动可以协助 E-位的 tRNA 的解离。

4.6.2.3.3　在定向运动中 a-位，p-位和 e-位的亲和力的作用

把肽链转移到 tRNA A-位减少大亚基 a-位的 tRNA 的亲和力，同时增加它对 p-位的亲和力。同时，在 p-位去酰化的 tRNA 失去对该位点的亲和性，而获得对 e-位的亲和力。

e-位空间上要求不允许与连着肽基或氨酰基的 tRNA 结合。只要肽链被连着，P/p-位 tRNA 就通过连接肽被锁定在 p-位。该线程通过出口孔延伸穿过整个 50S 亚基，也通过 tRNA 的 3'-CCA 末端与 23S rRNA(H80)"P-环"相互作用。

一旦脱去酰基，p-位 tRNA 可以结合到 e-位，在脱酰作用之前，它在此被空间排斥。e-位为结合去酰基 tRNA 而进行调整。它为 tRNA 的 3'端核苷酸(通常是腺嘌呤)提供了一个紧密的，完全的 RNA 相互作用位点。

4.7　分析 RNA 三维结构概念上的工具

下面我们谈谈 RNA 三维结构分析的概念和软件工具。RNA 三维结构分析始于二维(2D)结构，这是一套通过链自身折叠形成的顺式沃森-克里克碱基配对("cWW")，由相邻碱基对彼此堆叠导致形成的有规律的、反向平行的螺旋。大多数 cWW 碱基对是巢状的，这一特点使得二维结构的预测服从动态规划算法。一些 cWW 配对通过交叉螺旋形成三级相互作用；当几个这样的配对一起发生时，由此产生的基序被称为"假结"(PK)。包括 16S 和 23S rRNA，大多数大的结构化的 RNA 含有假结。不过，大多数

的三级相互作用涉及非 Watson-Crick 配对。

大型结构化 RNA 的二级结构，如 rRNA，显示不超过 70%的碱基形成 Watson-Crick 配对螺旋。剩余的核苷酸形成"环"，它们可以：①将螺旋的末端连接在一起；②将两个螺旋连接在一起(内部环)；③或将三个或更多的螺旋形成"多螺旋接口"。分析发夹内部和接口环的三维结构显示，包含这些环的大部分核苷酸通过局部相互作用来构成这个环，也与在二维结构上相距较远的核苷酸形成远程的三级相互作用。

这些合作的核苷酸本身可属于其他环或螺旋元件。其他环的核苷酸与蛋白质残基相互作用。在复杂的纳米机器如核糖体中，一些由这些 RNA 介导的相互作用对 tRNA 底物或可解离的翻译因子来讲，构成了亚基间的桥或结合位点。这些相互作用之所以特别引人注目，是因为其动力学性质——它们必须形成恰当的、足够的亲和力以利于结合在翻译的适当阶段应仍然能够分解，以允许纳米机器可以推进到下一个功能状态。

RNA 核苷酸以许多不同的方式相互影响，表明它们复合的结构。每个核苷酸是由一个二维的富氮芳香族碱基，一个核糖环(通过一个 N-C 糖苷键与碱基连接)，以及一个磷酸基团(连接在链中邻近的核苷酸的核糖部分)组成。最特殊的相互作用是碱基配对，在碱基之间边靠边氢键之间相互作用。碱基也通过疏水平面堆积相互作用。堆积为 RNA 折叠提供了很多有利的自由能。碱基也通过氢键与主链原子，大多数是与磷酸基的带负电荷的氧原子形成碱基-磷酸强烈地相互作用(Zirbel，Sponer et al.，2009)。这些经常发生的相互作用在结构化 RNA 中广泛存在。

4.7.1　碱基对家族

RNA 三维结构分析显示可根据碱基边氢键相互作用(Watson-Crick，Hoogsteen 或 Sugar edges)和碱基的糖苷键相对取向(顺式或反式)将 RNA 碱基配对自然分为 12 个家族(Leontis and Westhof，2001)。当每个碱基的沃森-克里克(W)边是由顺式相互作用时沃森-克里克配对形成，因此被认定为"cWW"配对。

所有其他的碱基对家族统称为非沃森-克里克。大部分碱基配对包含三级相互作用，在环中几乎所有的碱基对是非沃森-克里克。对于每一个碱基的边(edges)，可能形成两种类型的碱基对。例如，一种碱基的 W 边和第二个碱基的 Hoogsteen(H)边(edge)间的氢键可形成顺式或反式，具体取决于结构背景，产生 cWH 或 tWH 碱基配对。在每一个碱基对家族，只有某些碱基组合可以形成稳定的碱基对。对于一个指定的碱基对，陈述碱基结合及碱基对家族是必要的。例如，UA cWH 是不同于 UA tWH 的，AG cWH 不同于 GA cWH(Leontis，Stombaugh et al.，2002)。可通过 http://rna.bgsu.edu/FR3D/basepairs 在线获得每个家族形成稳定配对的碱基组合的代表性结构。

许多 RNA 三维结构的结构信息可以通过在结构中观察到成对相互作用注释，包括捕获到的碱基配对，碱基堆积和碱基-磷酸盐的相互作用。有几个工作组已编写程序注释 RNA 结构，这些注释可以在线获得。BGSU 集团维持综合资源的 RNA 三维中心来计算、组织和显示包含 RNA 的 PDB 文件，RNA 三维基序结构注释，提供三维基序搜索和结构预测能力(见 http://rna.bgsu.edu/rna3dhub/)。

核糖体结构的注释使在核苷酸和 RNA 基序水平比较来自不同生物体的核糖体成为

可能(Stombaugh, Zirbel et al., 2009)。比较 5S, 16S 和 23S rRNA 的三维结构, 大肠杆菌(E.c.)和嗜热链球菌(T.th)经超过 25 亿年分开的进化和适应于非常不同的环境, 表明这些 RNA 的核心结构, 包含超过 90%的序列在碱基对和基序水平是高度保守的, 而核苷酸序列变化更广泛(Stombaugh, Zirbel et al., 2009)。

基于这些和其他的研究, RNA 三维基序已被定义为非 Watson-Crick 碱基配对有序阵列(Lescoute, Leontis et al., 2005)。碱基对的类型(几何学家族)和它们出现在基序的顺序, 决定基序并提供一种有效方法搜索它在三维结构的事例, 而且一个核苷酸一个核苷酸地对比这些基序。发生在约束核苷酸序列基序中的成对的相互作用的类型可以形成那种基序。相应的基序在大肠杆菌(E.c.)和嗜热链球菌(T.th)的 rRNA 中有不同的序列, 但有重叠的三维结构, 人们发现相应的核苷酸形成相同的碱基配对类型。此外, 在 98%的例子中碱基对的排列是等容或者接近等容的(Stombaugh, Zirbel et al., 2009)。不仅在基序(局部相互作用)而且在碱基对中观察到的相应碱基对的等容介导构建每个 rRNA, 以及在 RNA-RNA 亚基之间的桥梁的三级相互作用。通过咨询读者我们得出的结论是 BGSU RNA 组发展和维持 RNA 基序图(atlas), 一个在线、定期更新的资源, 从所有的 RNA 结构中提取三维 RNA 基序, 而不只是 rRNA。通过比较序列分析和结构评价, 汇集和排列使它们进入基序家族, 以便于在 RNA 纳米技术中适当地利用它们。

4.8　RNA 基序和核糖体功能

现代的核糖体 RNA-蛋白质机器, 每个核糖体亚基的整体形状和典型的特征主要是由核糖体 RNA(它至少占核糖体质量组成的 2/3)决定。16S 和 23S rRNA 的域结构决定核糖体的 30S 和 50S 亚基的域结构。

以下特点包括在全部或大部分 rRNA 中。

(1)小亚基 tRNA 结合位点 A-位, P-位和 E-位。

(2)大亚基 tRNA 结合位点 a-位, p-位和 e-位。

(3)小亚基解码位点。

(4)柔性颈部连接小亚基的头和体结构域。

(5)核心, 亚基间桥跨越亚基间空间并介导亚基间内聚力和有限的旋转。

(6)大亚基的 GTP 酶激活中心(GAC)。

调整从 E-位("L-柄")进出的移动结构域主要是 RNA, 核糖体蛋白 L1 附着在茎的远端, 它直接与 E-位 tRNA 相互作用(Blaha, Stanley et al., 2009)。同样 L11 茎在入口处到 a-位是一种由 RNA 组成的可移动因子, 其中蛋白质 L11、L10 和 L7/L12 将延长因子招募到核糖体。

4.8.1　我们对核糖体作为分子机器理解的程度

尽管我们有代表多样化的功能状态和生物的核糖体的大量结构, 我们仍然没有在足够的分子细节上真正明白核糖体是如何工作的以设计新的纳米机器实现核糖体的结构和复杂功能。主要未解决的问题包括以下内容。

1. 通过亚基间界面传送从小亚基 h44 解码位点到大亚基 GTP 酶激活中心(GAC)，一旦同源 tRNA 被正确地结合到小亚基的 A-位，就引起 EF-Tu 水解 GTP 的信号的性质是什么？

2. 由 IF2 激活 GTP 水解响应 70S 起始复合物的成功装配(70S IC)的信号的性质是什么？

3. EF-G 激活 GTP 水解通过响应成功移位的信号的性质是什么？

4. 激活 RF3 响应成功的终止或释放信号 RF1 或 RF2 的信号的性质是什么？

5. 核糖体在小亚基上是如何顺利转移 mRNA 和 tRNA 同时保留密码子-反密码子可读框具有较高的保真度的？

6. 什么核糖体的建筑设计特色使它能够以非常低的活化能进行有限的和自发的亚基间的旋转？

7. 在 70S 颗粒中锁定和解锁亚基间旋转使小亚基头部相对于身体的亚基间运动的分子机制是什么？

以详细的分子描述形式对这些问题进行解答将对 RNA 纳米技术有深远影响。

4.8.2　作为一种新基序和折叠来源的核糖体

在更广义的层面，对于 RNA 纳米技术来讲，核糖体是一种丰富而宝贵的资源。因为其含有大量的三维 RNA 基序，它们中的许多经常出现在核糖体及其他结构化的 RNA 的不同的地方；至少就目前我们知道的而言，核糖体还包含许多似乎是独特的新基序。目前知道的 RNA 纳米技术的紧迫问题是描述这些基序的每一个特征，以确定哪些是模块的和自发的，就此而言它们可以一种可预测的方式用于新领域。

换句话说，作为分子工程可更换的模块化组件。这些特征包括以下内容：①确定每个基序的主要功能；②确定在不同的背景下，是否相同或相关的序列形成相同的三维结构；③描述基序的动力学特征，特别是倾向各向异性弹性或易诱导契合；④测量功能意义的 RNA-RNA，RNA-离子或 RNA-蛋白质相互作用结合常数；⑤确定所观察到的相互作用是怎样的细节和是否它们可用于新背景。

例如，核糖体包含结构化的内部环称为 C 环(C-loop)，保守和反复发生的 RNA 三维基序，在它们嵌入的地方增加螺旋形扭曲(Lescoute，Leontis et al.，2005)。

C-环出现在 23S rRNA 的 H38，H50 和 H96 及 16S rRNA 的 h15。每个这些螺旋末端的发夹环，形成一个三级 RNA-RNA 相互作用，或者在 H38 的情况下，形成一个亚基间的桥。这些观察建议 C-环诱导的螺旋扭曲可以用在其他情况下，优化三级相互作用的形成，这个想法经实验方法测试过。将 C-环嵌入设计的 tectoRNA 结构中需要测出 C-环螺旋形扭动的变化，像在核糖体结构中观察到的那样，自我组装。C-环像预测的那样表现，产生新的 RNA 自我组装的界面(Afonin，Cieply et al.，2008)。

本研究的结论是，C-环是模块化的、自主的基序，可以用于可预测调节螺旋扭曲。通过研究核糖体的三维结构，对于一些基序的主要功能是很容易推断的。

例如，小亚基和大亚基含有大量的 GNRA 型发夹环。它是明显的核糖体的结构，几乎所有这些环都参与介导三级相互作用，在其他结构化的 RNA 也被观察到。一个开放的问题是：在核糖体观察到的 GNRA 环的结合靶标以足够的亲和力和特异性结合到 GNRA 环上的纳米技术中是否有用。

另一套相关基序，k-转角的功能，已经从它们的核糖体位置和从动力学研究利用荧光共振能量转移(FRET)和分子动态模拟中推断出来。在核糖体中首次发现的 k-转角(Klein，Schmeing et al.，2001)是自那以后在其他背景下已经观察到的经常发生的基序(Moore，Zhang et al.，2004)。它们在结构化的 RNA 中广泛分布(Lilley，2012)。k-转角是内部环，在它们被包埋的螺旋中引入一个急转弯和各向异性弹性(Razga，Spackova et al.，2004)。有趣的是，k-转角发生在几个螺旋元件中，这些元件连接了柔性茎杆或核糖体剩余部分的突起，包括A-位手指(H38)基部和L11-茎杆。这些暗示：至少一些 k-转角是介导蛋白质合成周期中大范围的核糖体运动的灵活元素(Razga，Koca et al.，2005)。

然而，即使当一个基序的功能在结构上是明确的，如何在纳米工程中利用它可能还是不明显的。

一个例子是 h28 的内部环，其形成小亚基 E-位 tRNA 的反密码子的对接位点。h28 螺旋连接 16S rRNA 的头结构域到体部，这个内部环出现在接近头部的位置(核苷酸933~935，1380~1384)。从结构上是明确的，它自身不能胜任与 E-位 tRNA 相互作用产生强的结合，事实上，E-位结合位点还包括 h23 的发夹环 nts 及核糖体-蛋白 S7 的显著的贡献，其结合靠近 h29，与反密码子茎环的小槽相互作用。因此，E-位是一个复合结合位点，是由小亚基头部和体部的精确的元素集合而成。它不是模块化的或完备的。

事实上，所有的小亚基 tRNA 结合位点都是合成的，根据前面的讨论读者应该清楚这可能是纳米机器的一个特性，即从一个结合位点到另一个结合位点运输它们的底物，而不是简单地结合和释放它们。显然，从头构建这样的结合位点是一个具有挑战性的命题！

我们在这一节的结尾指出，即使有人认为一个基序一个功能，这并不排除附加功能。回到上面讨论的 C-环，一个螺旋扭曲的引入可能不是唯一的或甚至不是主要功能。所有 C-环，挤出一个或多个核苷酸生成其特征的扭曲，并在核糖体的所有 C-环，挤出的核苷酸介导了远程的三级相互作用。在 H38 中的 C-环，被称为"A-位指"的长螺旋伸过亚基界面停置在 A 位和 P 位点 RNA 之间，有两个伸出的腺苷和这些相互堆叠，与在 23S rRNA V 结构域的 H81 茎环形成一个保守的三级相互作用。这是其许多种三级相互作用中的一种，其间接地通过 H80 连接 H38 到 P-环(Leontis，未发表的观察)。这些高度保守的相互作用的任务，可能是协调灵活的 A-位手指到肽基转移酶中心的运动，这仍有待探讨。RNA 三维基序的性能和它们形成 RNA-RNA 相互作用也在很大程度上是未知的。这种古老的、保守的相互作用是否可以应用在其他情况下也不清楚。显然，我们仍能从核糖体中学习更多的可以发展 RNA 纳米技术的知识。

4.9　生物信息学的挑战

在结构数据库(PDB 蛋白数据库和 NDB 核酸数据库)中，新的核糖体三维结构迅速积累。两种细菌，大肠杆菌(E.coli)和嗜热链球菌(T.thermophilus)，两种真核生物，酿酒酵母(S.cerevisiae)和四膜虫(T.tetrahymena)的完整 70S 核糖体，以及来自耐辐射球菌(D.radiodurans)和古细菌(H.marismortui)的50S 亚基的原子分辨率结构已经通过 X 射线晶体学解决。表 4.1 可以作为参考。核糖体的新的原子结构，以独特功能状态结合到各种底物和翻译因子，而且含突变或抑制翻译结合抗生素的结构正在以一个增加的速率被获得。数据的积累影响我们分析这些丰富信息的能力，这些信息可以产生应用于一般生物医学和特定的 RNA 纳米技术的有用知识。BGSU RNA 组已采取措施自动组织和更新原子分辨率的 RNA 结构数据，包括核糖体的结构，只要它们出现。所有包含 RNA 的结构，每周进行比较和聚类。

包含所有的 PDB 文件的单个相等的类别代表本质上相同的 RNA 分子。例如，文件包含大肠杆菌的 16S rRNA 形成一个相等类别，而文件含有来自嗜热链球菌的 16S rRNA 形成一个独立的类别（Leontis and Zirbel，2012）。被选定来代表这类非冗余（NR）的数据集的一种结构可用于三维基序结构的搜索，使用 Web 应用 WebFR3D 及为基序分类构建的 RNA 三维基序库（RNA 3D Motif Library）（Petrov，Zirbel et al.，2011）。NR 数据集每周通过 RNA 三维中心（RNA 3D Hub）更新（http://rna.bgsu.edu/rna3dhub/nrlist）。对所有 PDB 文件，核苷酸水平的注释是自动生成的，并存储在相关的数据库。这些数据库可以被查询来确定所有保守结构的核酸相互作用或检测导致底物或因子被结合的构象变化或当核糖体，如亚基间旋转及未旋转状态时，呈现的不同的功能状态。一个未来的挑战是提供网络对数据库进行访问开启复合物搜索及 RSS 服务。

一个更困难的挑战关系到如何处理可能是由于模型误差而不是实际构象变化导致在结构之间的差异。比如说，E-位 tRNA 的 A76 在大多数包含 tRNA 结合到 E-位的结构中以反式（anti）被模仿，在其他结构中顺式（syn）存在。这两者都正确还是其中一个是模型误差？差异的自动检测通过在核糖体结构同源性定位，在它们被放置之前，对结构数据库新存户或使用者来说将提供一个有价值的服务。如果方便的话，在线使用电子密度来评估建模质量也是需要的。从结构校验工具如 SFCHECK 整合输出，将对于评价结构之间有意义的结构变异提供宝贵的支持。

当前需要克服的困难，就是 PDB 文件格式——虽然普及，但是过时了——不能与整个核糖体结构相适应。因此，小亚基和大亚基属于相同的 70S 复合物而出现在两个或更多分开的 PDB 文件。目前，形成相同的核糖体的文件为了分析必须手工确定。在全面完成时，结构和序列数据的整合是一个有重要效益的主要挑战。

首先，从不同生物体来源的核糖体的结构需要对比以辨别不同物种间和不同功能状态的核苷酸及基序水平的结构的相似及差异。对这项任务的在线软件已经被开发（Rahrig，Leontis et al.，2010），http://rna.bgsu.edu/WebR3DAlign/R3DAlign.php 可供使用。信息是从结构平面图确定保守核苷酸和基序及等量的碱基配对可以被用于提高序列比对的质量，从 rRNA 表述代表系统发育的多种多样的三维结构还仍未获得。进一步丰富基序数据库并以其为更精确的复发性特征或结构上的保守序列提供额外的序列数据。这些数据用于从序列预言 RNA 结构及 RNA 纳米技术是有价值的。

4.10　结论与展望

纳米分子机器操作与宏观机器有着完全不同的原理。因为它们尺寸小，不能储存动能和动量，而必须完全依赖环境中的热能递送或移除底物及其他大规模的运动，包括它们自身可移动部分的重要的运动。

纳米世界的这些特征给纳米分子工程师带来新的和独特的挑战。幸运的是，大自然为我们提供了能够学习的非常复杂并且高度进化的纳米机器的例子。核糖体就是其中最复杂的和最有趣的一个。我们已经使用全副武装的生物物理和生物化学的工具，包括最近开发的单分子方法，在近原子水平，在核糖体结构特性描述、相互作用，以及动力学的方面取得了巨大进步。然而，当我们试图在本章中概述这些内容时，仍然有很多需要学习。在我们能声称明白纳米分子机器（如核糖体）足够多的细节并能够"反向建造"一个现有的机器或设计一个全新的机器之前，我们还有很长的路要走。

致　　谢

这项工作是由美国国立卫生研究院支持（批准号 1R01GM085328-01A1 和 2R15GM055898-05）。感谢 Blake Sweeney 和 Anton Petrov 阅读手稿。

参 考 文 献

Afonin, K. A., E. Bindewald et al. (2010). "In vitro assembly of cubic RNA-based scaffolds designed in silico." *Nat Nanotechnol* **5**(9): 676–682.

Alfonin, K. A., and N. B. Leontis (2006). "Generating new specific RNA interaction interfaces using C-loops." *J Am Chem Soc* **128**(50): 16131–16137.

Aitken, C. E., and J. R. Lorsch (2012). "A mechanistic overview of translation initiation in eukaryotes." *Nat Struct Mol Biol* **19**(6): 568–576.

Aitken, C. E., A. Petrov et al. (2010). "Single ribosome dynamics and the mechanism of translation." *Annu Rev Biophys* **39**: 491–513.

Aoki, H., S. L. Adams et al. (1991). "Cloning, sequencing and overexpression of the gene for prokaryotic factor EF-P involved in peptide bond synthesis." *Nucleic Acids Res* **19**(22): 6215–6220.

Aoki, H., J. Xu et al. (2008). "Interactions of elongation factor EF-P with the Escherichia coli ribosome." *FEBS J* **275**(4): 671–681.

Bakowska-Zywicka, K., A. Tyczewska et al. (2006). "[Mechanism of peptide bond formation on the ribosome—controversions]." *Postepy Biochem* **52**(2): 166–172.

Berk, V., and J. H. Cate (2007). "Insights into protein biosynthesis from structures of bacterial ribosomes." *Curr Opin Struct Biol* **17**(3): 302–309.

Blaha, G. M., Y. S. Polikanov et al. (2012). "Elements of ribosomal drug resistance and specificity." *Curr Opin Struct Biol*.

Blaha, G., R. E. Stanley et al. (2009). "Formation of the first peptide bond: the structure of EF-P bound to the 70S ribosome." *Science* **325**(5943): 966–970.

Bretscher, M. S. (1968). "Translocation in protein synthesis: a hybrid structure model." *Nature* **218**(5142): 675–677.

Brimacombe, R. (1991). "RNA-protein interactions in the Escherichia coli ribosome." *Biochimie* **73**(7–8): 927–936.

Carter, A. P., W. M. Clemons, Jr. et al. (2001). "Crystal structure of an initiation factor bound to the 30S ribosomal subunit." *Science* **291**(5503): 498–501.

Choi, S., and J. Choe (2011). "Crystal structure of elongation factor P from Pseudomonas aeruginosa at 1.75 A resolution." *Proteins* **79**(5): 1688–1693.

Chworos, A., I. Severcan et al. (2004). "Building programmable jigsaw puzzles with RNA." *Science* **306**(5704): 2068–2072.

Crick, F. H., J. S. Griffith et al. (1957). "Codes without commas." *Proc Natl Acad Sci* **43**(5): 416–421.

Davidson, E. A., and A. D. Ellington (2005). "Engineering regulatory RNAs." *Trends Biotechnol* **23**(3): 109–112.

Dunkle, J. A., L. Wang et al. (2011). "Structures of the bacterial ribosome in classical and hybrid states of tRNA binding." *Science* **332**(6032): 981–984.

Famulok, M., J. S. Hartig et al. (2007). "Functional aptamers and aptazymes in biotechnology, diagnostics, and therapy." *Chem Rev* **107**(9): 3715–3743.

Feynman, R. P. (1963). *The Feynman Lectures on Physics*. Massachusetts, USA: Addison-Wesley. 1(Chapter 46).

Finkelstein, A. S. S. a. A. V. (2011). "The Ribosome as a Brownian Ratchet Machine." Chapter 9. In *Molecular Machines in Biology*, edited by Joachim Frank: 158–190.

Frank, J., and R. K. Agrawal (2000). "A ratchet-like inter-subunit reorganization of the ribosome during translocation." *Nature* **406**(6793): 318–322.

Gao, H., J. Sengupta et al. (2003). "Study of the structural dynamics of the E coli 70S ribosome using real-space refinement." *Cell* **113**(6): 789–801.

Gao, Y. G., M. Selmer et al. (2009). "The structure of the ribosome with elongation factor G trapped in the posttranslocational state." *Science* **326**(5953): 694–699.

Gavrilova, L. P., O. E. Kostiashkina et al. (1976). "Factor-free ("non-enzymic") and factor-dependent systems of translation of polyuridylic acid by Escherichia coli ribosomes." *J Mol Biol* **101**(4): 537–552.

Gromadski, K. B., and M. V. Rodnina (2004). "Kinetic determinants of high-fidelity tRNA discrimination on the ribosome." *Mol Cell* **13**(2): 191–200.

Guo, P., C. Zhang et al. (1998). "Inter-RNA interaction of phage phi29 pRNA to form a hexameric complex for viral DNA transportation." *Mol Cell* **2**(1): 149–155.

Guo, S., N. Tschammer et al. (2005). "Specific delivery of therapeutic RNAs to cancer cells via the dimerization mechanism of phi29 motor pRNA." *Hum Gene Ther* **16**(9): 1097–1109.

Hatzopoulos, G. N., and J. Mueller-Dieckmann (2010). "Structure of translation initiation factor 1 from Mycobacterium tuberculosis and inferred binding to the 30S ribosomal subunit." *FEBS Lett* **584**(5): 1011–1015.

Heffron, S. E., and F. Jurnak (2000). "Structure of an EF-Tu complex with a thiazolyl peptide antibiotic determined at 2.35 A resolution: atomic basis for GE2270A inhibition of EF-Tu." *Biochemistry* **39**(1): 37–45.

Howe, J. G., and J. W. Hershey (1983). "Initiation factor and ribosome levels are coordinately controlled in Escherichia coli growing at different rates." *J Biol Chem* **258**(3): 1954–1959.

Jenner, L. B., N. Demeshkina et al. (2010). "Structural aspects of messenger RNA reading frame maintenance by the ribosome." *Nat Struct Mol Biol* **17**(5): 555–560.

Jin, H., A. C. Kelley et al. (2011). "Crystal structure of the hybrid state of ribosome in complex with the guanosine triphosphatase release factor 3." *Proc Natl Acad Sci U S A* **108**(38): 15798–15803.

Joyce, G. F. (2004). "Directed evolution of nucleic acid enzymes." *Annu Rev Biochem* **73**: 791–836.

Julian, P., P. Milon et al. (2011). "The Cryo-EM structure of a complete 30S translation initiation complex from Escherichia coli." *PLoS Biol* **9**(7): e1001095.

Kakhniashvili, D. G., S. K. Smailov et al. (1980). "[Stoichiometry of GTP hydrolysis during peptide synthesis on the ribosome. I. Factor-independent GTPase and ATPase of ribosomal preparations]." *Biokhimiia* **45**(11): 1999–2012.

Kakhniashvili, D. G., S. K. Smailov et al. (1983). "[Stoichiometry of GTP breakdown during peptide synthesis on the ribosome. Stoichiometry of GTP hydrolysis during elongation of polyphenylalanine on polyuridylic acid]." *Biokhimiia* **48**(6): 959–969.

Kakhniashvili, D. G., and A. S. Spirin (1977). "[Relation of factor-free and factor-promoted translation systems to temperature. Absence of an effect of elongation factors and GTP on activation]." *Dokl Akad Nauk SSSR* **234**(4): 958–963.

Khaled, A., S. Guo et al. (2005). "Controllable self-assembly of nanoparticles for specific delivery of multiple therapeutic molecules to cancer cells using RNA nanotechnology." *Nano Lett* **5**(9): 1797–1808.

Kim, D. H., and J. J. Rossi (2007). "Strategies for silencing human disease using RNA interference." *Nat Rev Genet* **8**(3): 173–184.

Klein, D. J., T. M. Schmeing et al. (2001). "The kink-turn: a new RNA secondary structure motif." *EMBO J* **20**(15): 4214–4221.

Konevega, A. L., N. Fischer et al. (2007). "Spontaneous reverse movement of mRNA-bound tRNA through the ribosome." *Nat Struct Mol Biol* **14**(4): 318–324.

Kyrpides, N. C., and C. R. Woese (1998). "Universally conserved translation initiation factors." *Proc Natl Acad Sci U S A* **95**(1): 224–228.

Leontis, N. B., J. Stombaugh et al. (2002). "The non-Watson-Crick base pairs and their associated isostericity matrices." *Nucleic Acids Res* **30**(16): 3497–3531.

Leontis, N. B., and E. Westhof (2001). "Geometric nomenclature and classification of RNA base pairs." *RNA* **7**(4): 499–512.

Leontis, N. B., and C. L. Zirbel (2012). "Nonredundant 3D Structure Datasets for RNA Knowledge Extraction and Benchmarking." In *Nucleic Acids and Molecular BiologyRNA 3D Structure Analysis and Prediction*, edited by Neocles B. Leontis and Eric Westhof. Springer Berlin Heidelberg **27**: 281–298.

Lescoute, A., N. B. Leontis et al. (2005). "Recurrent structural RNA motifs, Isostericity Matrices and sequence alignments." *Nucleic Acids Res* **33**(8): 2395–2409.

Lilley, D. M. (2012). "The structure and folding of kink turns in RNA." *Wiley Interdiscip Rev RNA* **3**(6): 797–805.

Liu, H., C. Chen et al. (2011). "The conserved protein EF4 (LepA) modulates the elongation cycle of protein synthesis." *Proc Natl Acad Sci U S A* **108**(39): 16223–16228.

Marshall, R. A., C. E. Aitken et al. (2009). "GTP hydrolysis by IF2 guides progression of the ribosome into elongation." *Mol Cell* **35**(1): 37–47.

Milon, P., M. Carotti et al. (2010). "The ribosome-bound initiation factor 2 recruits initiator tRNA to the 30S initiation complex." *EMBO Rep* **11**(4): 312–316.

Moore, T., Y. Zhang et al. (2004). "Molecular basis of box C/D RNA-protein interactions; cocrystal structure of archaeal L7Ae and a box C/D RNA." *Structure* **12**(5): 807–818.

Mueller, F., and R. Brimacombe (1997). "A new model for the three-dimensional folding of Escherichia coli 16 S ribosomal RNA. I. Fitting the RNA to a 3D electron microscopic map at 20 A." *J Mol Biol* **271**(4): 524–544.

Ng, C. L., K. Lang et al. (2010). "Structural basis for 16S ribosomal RNA cleavage by the cytotoxic domain of colicin E3." *Nat Struct Mol Biol* **17**(10): 1241–1246.

Nierhaus, K. H. (2009). "Nobel Prize for the elucidation of ribosome structure and insight into the translation mechanism." *Angew Chem Int Ed Engl* **48**(49): 9225–9228.

Ovcharenko, G. V., A. P. Potapov et al. (1990). "[Factor-free translation of poly(dT) by 80S ribosomes from Saccharomyces cerevisiae]." *Mol Biol (Mosk)* **24**(6): 1624–1630.

Park, J. H., H. E. Johansson et al. (2012). "Post-translational modification by beta-lysylation is required for activity of Escherichia coli elongation factor P (EF-P)." *J Biol Chem* **287**(4): 2579–2590.

Peil, L., A. L. Starosta et al. (2012). "Lys34 of translation elongation factor EF-P is hydroxylated by YfcM." *Nat Chem Biol* **8**(8): 695–697.

Petrov, A., J. Chen et al. (2012). "Single-molecule analysis of translational dynamics." *Cold Spring Harb Perspect Biol* **4**(9).

Petrov, A. I., C. L. Zirbel et al. (2011). "WebFR3D—a server for finding, aligning and analyzing recurrent RNA 3D motifs." *Nucleic Acids Res* **39**(Web Server issue): W50–W55.

Pioletti, M., F. Schlunzen et al. (2001). "Crystal structures of complexes of the small ribosomal subunit with tetracycline, edeine and IF3." *EMBO J* **20**(8): 1829–1839.

Qin, Y., N. Polacek et al. (2006). "The highly conserved LepA is a ribosomal elongation factor that back-translocates the ribosome." *Cell* **127**(4): 721–733.

Rahrig, R. R., N. B. Leontis et al. (2010). "R3D Align: global pairwise alignment of RNA 3D structures using local superpositions." *Bioinformatics* **26**(21): 2689–2697.

Ramakrishnan, V. (2002). "Ribosome structure and the mechanism of translation." *Cell* **108**(4): 557–572.

Razga, F., J. Koca et al. (2005). "Hinge-like motions in RNA kink-turns: the role of the second a-minor motif and nominally unpaired bases." *Biophys J* **88**(5): 3466–3485.

Razga, F., N. Spackova et al. (2004). "Ribosomal RNA kink-turn motif—a flexible molecular hinge." *J Biomol Struct Dyn* **22**(2): 183–194.

Rheinberger, H. J., H. Sternbach et al. (1981). "Three tRNA binding sites on Escherichia coli ribosomes." *Proc Natl Acad Sci U S A* **78**(9): 5310–5314.

Rodnina, M. V., M. Beringer et al. (2006). "Mechanism of peptide bond formation on the ribosome." *Q Rev Biophys* **39**(3): 203–225.

Rodnina, M. V., T. Daviter et al. (2002). "Structural dynamics of ribosomal RNA during decoding on the ribosome." *Biochimie* **84**(8): 745–754.

Rutkevitch, N. M., and L. P. Gavrilova (1982). "Factor-free and one-factor-promoted poly(U,C)-dependent synthesis of polypeptides in cell-free systems from Escherichia coli." *FEBS Lett* **143**(1): 115–118.

Schmeing, T. M., and V. Ramakrishnan (2009). "What recent ribosome structures have revealed about the mechanism of translation." *Nature* **461**(7268): 1234–1242.

Schmeing, T. M., R. M. Voorhees et al. (2009). "The crystal structure of the ribosome bound to EF-Tu and aminoacyl-tRNA." *Science* **326**(5953): 688–694.

Schmeing, T. M., R. M. Voorhees et al. (2011). "How mutations in tRNA distant from the anticodon affect the fidelity of decoding." *Nat Struct Mol Biol* **18**(4): 432–436.

Schmitt, E., M. Panvert et al. (2012). "Structure of the ternary initiation complex aIF2-GDPNP-methionylated initiator tRNA." *Nat Struct Mol Biol* **19**(4): 450–454.

Schrader, J. M., S. J. Chapman et al. (2011). "Tuning the affinity of aminoacyl-tRNA to elongation factor Tu for optimal decoding." *Proc Natl Acad Sci U S A* **108**(13): 5215–5220.

Severcan, I., C. Geary et al. (2009). "Square-shaped RNA particles from different RNA folds." *Nano Lett* **9**(3): 1270–1277.

Severcan, I., C. Geary et al. (2010). "A polyhedron made of tRNAs." *Nat Chem* **2**(9): 772–779.

Shu, D., L. P. Huang et al. (2003). "Construction of phi29 DNA-packaging RNA monomers, dimers, and trimers with variable sizes and shapes as potential parts for nanodevices." *J Nanosci Nanotechnol* **3**(4): 295–302.

Simonetti, A., S. Marzi et al. (2009). "A structural view of translation initiation in bacteria." *Cell Mol Life Sci* **66**(3): 423–436.

Simonovic, M., and T. A. Steitz (2009). "A structural view on the mechanism of the ribosome-catalyzed peptide bond formation." *Biochim Biophys Acta* **1789**(9–10): 612–623.

Smailov, S. K., D. G. Kakhniashvili et al. (1982). "[Stoichiometry of GTP hydrolysis during peptide synthesis on the ribosome. GTP hydrolysis uncoupled with ribosomal peptide synthesis and dependent on preparation of elongation factor T]." *Biokhimiia* **47**(10): 1747–1751.

Smoluchowski, M. v. (1912). "Experimentell nachweisbare, der Ublichen Thermodynamik widersprechende Molekularphenomene." *Phys Zeitshur* (13): 1069.

Spirin, A. S. (1968). "How does the ribosome work? A hypothesis based on the two subunit construction of the ribosome." *Curr Mod Biol* **2**(3): 115–127.

Spirin, A. S. (2009). "The ribosome as a conveying thermal ratchet machine." *J Biol Chem* Epub **284**(32): 21103–21119.

Spirin, A. S., O. E. Kostiashkina et al. (1976). "Contribution of the elongation factors to resistance of ribosomes against inhibitors: comparison of the inhibitor effects on the factor-free translation systems." *J Mol Biol* **101**(4): 553–562.

Stombaugh, J., C. L. Zirbel et al. (2009). "Frequency and isostericity of RNA base pairs." *Nucleic Acids Res* **37**(7): 2294–2312.

Trobro, S., and J. Aqvist (2005). "Mechanism of peptide bond synthesis on the ribosome." *Proc Natl Acad Sci U S A* **102**(35): 12395–12400.

Vogeley, L., G. J. Palm et al. (2001). "Conformational change of elongation factor Tu (EF-Tu) induced by antibiotic binding. Crystal structure of the complex between EF-Tu.GDP and aurodox." *J Biol Chem* **276**(20): 17149–17155.

Weixlbaumer, A., S. Petry et al. (2007). "Crystal structure of the ribosome recycling factor bound to the ribosome." *Nat Struct Mol Biol* **14**(8): 733–737.

Wendell, D., P. Jing et al. (2009). "Translocation of double-stranded DNA through membrane-adapted phi29 motor protein nanopores." *Nat Nanotechnol* **4**(11): 765–772.

Xie, P. (2009). "A thermal ratchet model of tRNA-mRNA translocation by the ribosome." *Biosystems* **96**(1): 19–28.

Zhang, H. M., Y. Su et al. (2009). "Targeted delivery of anti-coxsackievirus siRNAs using ligand-conjugated packaging RNAs." *Antiviral Res* **83**(3): 307–316.

Zhou, J., L. Lancaster et al. (2012). "Crystal structure of release factor RF3 trapped in the GTP state on a rotated conformation of the ribosome." *RNA* **18**(2): 230–240.

Zirbel, C. L., J. E. Sponer et al. (2009). "Classification and energetics of the base-phosphate interactions in RNA." *Nucleic Acids Res* **37**(15): 4898–4918.

第5章 GNRA 环及其受体基序的 RNA 三维结构的自然选择和结构多态性

Takahiro Tanaka，Hiroyuki Furuta，and Yoshiya Ikawa
翻译：汪琛颖　校对：施成瑞

5.1　引　言

带有确定的三维结构的 RNA 可以作为产生 RNA 催化剂(核酶)(Fujita et al.，2010)、RNA 受体(适配体)(shiohara et al.，2009)、RNA 的基因调控装置(Liang et al.，2011)、RNA 纳米结构自我组装(Jaeger and Chworos，2006；Severcan et al.，2010)和多功能 RNA 纳米药物(Guo et al.，2010；Afonin et al.，2011；Shu et al.，2011)的平台，所以 RNA 纳米技术中 RNA 三维结构的应用已经吸引了很多人的注意(Guo，2010)。

RNA-RNA 三级相互作用组装的双链 RNA 在 RNA 三维结构的形成与维护中发挥核心作用。GNRA 四碱基环及其受体构成的一类 RNA-RNA 三级相互作用分布在各种类型的天然的带有确定结构的 RNA 中(图 5.1)(Jaeger et al.，1994；Costa and Michel，1995；Costa and Michel，1997；Geary et al.，2008；Butcher and Pyle，2011；Ishikawa et al.，2011)。由于其功能的重要性和结构的模块化，GNRA /受体的相互作用，就其生化、生物物理特性和三维结构已被广泛地研究(Ishikawa et al.，2011)。此外，体外筛选技术的发展使我们能产生非天然的 GNRA /受体相互作用的基序(Costa and Michel，1997；Geary et al.，2008)。人工基序不仅为我们提供了更好地了解这一类相互作用的基序，而且也扩大其应用到设计与构建人工 RNA 结构，成为引人注目的纳米生物技术和合成生物学的结构平台。我们最近回顾了 GNRA/受体相互作用的基序的结构、功能和应用(Ishikawa et al.，2011)。在这个简短的回顾中，我们介绍 GNRA 四碱基环及其受体基序，了解在体内应用基于 GNRA 环的 RNA 三级相互作用到 RNA 生物合成及治疗应用，并详述了 RNA 纳米技术中 RNA 结构设计的结构和功能。

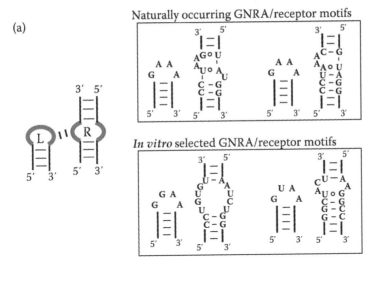

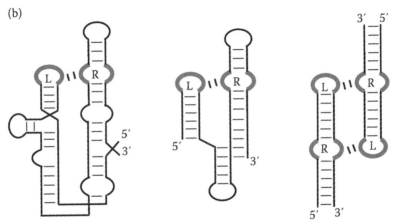

图 5.1　"典型" GNRA/受体基序家族。(a) (左) GNRA/受体相互作用示意图。(右) 自然发生 (顶部) 和体外 (底部) 选定的 GNRA/受体的基序。(b) 为建立确切体系而应用 "典型" GNRA/受体相互作用的自我折叠与自我组装 RNA 图示。自折叠 P5-P4-P6 RNA (左)，自折叠 B 型 RNA (中)，自组装 tectoRNA (右)。P5-P4-P6 RNA 是四膜虫内含子组 I 自折叠结构域。B 型 RNA 和 tectoRNA 是人工 RNA，以理性方式设计其结构的多样性。

5.2　在大 RNA 序列环境下操作 "典型" GNRA-受体相互作用的必要条件

在 GNRA/受体相互作用的天然的和人工生成的 (体外选择) 的受体，不论它们的起源，构成一个基序家族 (Ishikawa et al.，2011)。在本综述中，这个家族特指一个 "典型" (canonical) GNRA/受体基序家族。在三维 RNA 结构中包含 "典型" 的 GNRA /受体基序家族，一个 GNRA/受体基序在 RNA 的结构中作为一个模块，可以被另一个 GNRA/受体基序更换 (Ishikawa et al.，2011)。这样的模块化已被体外天然和人工 RNA 的生化实验证实，因为产生非自然的 GNRA/受体基序，一直被假定为由体外选择系统设计的 (Costa and Michel,

受体基序，一直被假定为由体外选择系统设计的（Costa and Michel，1997；Geary et al.，2008）。

虽然它们的结合亲和力和选择性均优于自然产生的基序，对比与模块化的相反的"典型" GNRA/受体基序家族，大多数人工（体外选择）GNRA/受体的基序很少在天然的 RNA 中发现（Costa and Michel，1997；Geary et al.，2008）。这一观察使人们质疑在体外选择的基序可能不适用于细胞条件下的依赖于 RNA 的基因调节，以及涉及蛋白质合成（翻译）的复杂系统（Costa and Michel，1997；Geary et al.，2008）。观察还表明，自然发生的 GNRA/受体的相互作用，除了 GAAA/R（11 核苷酸）基序以外，可因为其作为影响因子而不是它们的结合特性（亲和力和选择性）被选择（Costa and Michel，1997；Geary et al.，2008）。因此，理解进化偏向自然的 GNRA/受体的基序，对发展人工 GNRA/受体的基序以适用于复杂的分子系统是重要的。

为了解决上述问题，Jaeger 和同事比较自然和人工 GNRA/受体的基序的序列。根据他们的发现，在体外选择的基序与它们的天然相对物相比，通常有更高的"G/C"比例（图 5.1a），他们假设天然富含 A/U 的 GNRA/受体相互作用的性质可能是大分子水平方面由于进化适应逃避折叠陷阱的一种结果（Afonin et al.，2012）。获得的实验结果支持这一假设，他们设计了几种核糖开关承受自然"富含 A/U"或人工"富含 G/C"的 GNRA 受体，并研究了分子间的 GNRA/受体相互作用的能力（图 5.2，右），由诱捕受体序列转化为另一种分子内的假结衰减（图 5.2，左）。衰减程度由天然凝胶移位测定和共转录装配与各自受体基序的 G/C 含量相关性决定。因此，带"富含 AU"内部环的受体基序，包括 R（11 核苷酸）基序，在减少形成稳定替代的碱基配对上占有优势。

Jaeger 和同事讨论了在大的 RNA 序列背景下，富含"A/U"的 GNRA/受体的相互作用是否不易引起由于替代配对或者与其他区域的 RNA 序列相互作用而引起的错误折叠（Afonin et al.，2012）。阐明自然发生的 RNA 三级相互作用和基序的进化原理对建立起 RNA 生物合成人工 RNA 设计的原理，同时在没有许多 RNA 和生物分子（宏观）干扰的细胞条件下运行 RNA 是重要的。

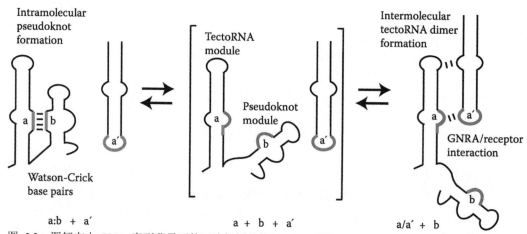

图 5.2　图解在大 RNA 序列背景下的可选择折叠的 GNRA/受体相互作用评估系统。在这个系统中，tectoRNA 模块的受体基序可以形成吻式相互作用（通过 a∶b 表示）假结模块（左），竞争性地抑制"典型"的 GNRA/受体相互作用（通过 a/a'表示）形成 tectoRNA 二聚体（右）。

5.3　作为调节 RNA 接口因素的 GNRA-受体相互作用

三叉或四叉接口是重要的结构基序，在许多 RNA 分子中扮演关键的生物角色。(Lescoute，Westhof et al.，2006；Laing et al.，2009；Laing Schlick et al.，2009)。RNA 螺旋接口是由不同螺旋堆叠的有规律的构象异构体,通过开放的构象异构体互换形成的多个不同折叠状态之间螺旋波动组成的(图 5.3 a)(Geary et al.，2011)。因此，调节三叉或四叉接口

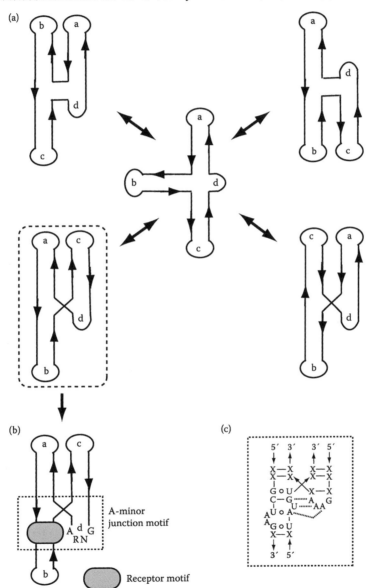

图 5.3　一种 RNA 连接的螺旋的堆叠。(a)可供选择的堆叠构象异构体一种 RNA 的四叉接口示意图。(b)安装 A-minor 接口的一个稳定的构象异构体。(c)带有 GAAA/R (11 核苷酸)相互作用的一个高度稳定的 A-minor 接口。

的螺旋堆叠对于建立确定的 RNA 的结构是至关重要的。核糖体 RNA 的许多 RNA 接口的晶体结构出现稳定的结构大概是因为它们含有非典型(noncanonical)的碱基对的凸起。Jaeger 和同事发现 A-minor 接口是一类 RNA 基序控制螺旋同轴堆叠(图 5.3b)(Geary et al.，2011)。他们还发现，GNRA 和螺旋受体之间的相互作用是 A-minor 接口基序的一个子类。基于这些发现，Jaeger 和同事理性设计一个通过安装 GAAA/R(11 核苷酸)相互作用作为结构模块的高度稳定的 A-minor 接口(图 5.3c)(Geary et al.，2011)。带有 GAAA/R(11 核苷酸)基序的 A-minor 接口对纳米技术合理设计 RNA 配件将是一种很有前途的基础部件。

　　GAAA/R(11核苷酸)相互作用可以作为一个高度稳定的 A-minor 接口基序的一部分归并到三叉接口中。虽然带有 GAAA/R(11 核苷酸)相互作用的 A-minor 接口没有被鉴定出天然存在的例子，但是 R(11 核苷酸)基序已被报道归并到一个 RNA 内部环(IC 组自我剪接内含子的 J5/5a 元素)中，作为一个铰链引起 p5-p4-p6 螺旋结构域内的急剧(180°)弯曲(图 5.4a)。这种结构元素在 IC1 内含子区通过接受 L9 元素的 GAAA 环，也参与一个远距离三级相互作用(图 5.4b)(Costa and Michel 1995；Ikawa et al.，2000)。因此，J5/5a 基序有两个独特的功能使 RNA 螺旋急剧弯曲和识别 GAAA 环。生化分析还表明，这一基序的两个功能是协调的(Ikawa et al.，2000)。识别 L9 GAAA 环将有助于引起急剧弯曲，表明 GAAA/受体相互作用通过起调节器的作用来调节 p5-p4-p6 域结构的弯曲。

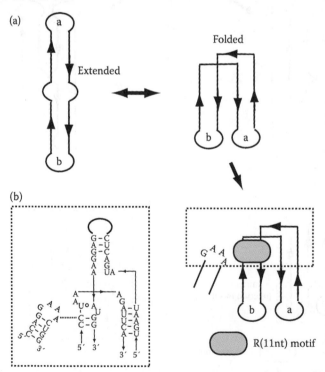

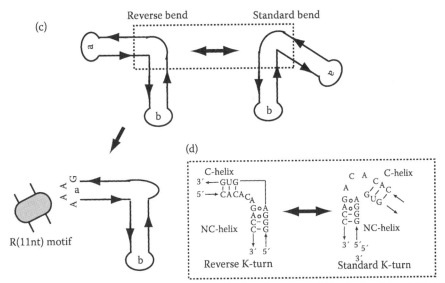

图 5.4　GAAA/R（11 核苷酸）受体相互作用作为一种模块来调节 RNA 二叉接口构象。(a)二叉接口形成一个急弯示意图。(b)R（11 核苷酸）基序相互作用在一个二叉接口通过接受一个 GAAA 环诱导弯曲构象。(c)和 (d)一种带有 k-转角基序偏好的标准弯的 RNA 二叉接口示意图。在 Azoarcus I 基团内含子，带有 k-转角和 GAAA 环的 P9 元件在与 P5 元件 R（11 核苷酸）基序对接的基础上产生一个反向的 k-转角构象。

　　另一个 GAAA/R（11 核苷酸）相互作用调节 RNA 内部环构象的例子，是 Azoarcus 基团 IC3 的内含子区（Antonioli et al.，2010）。该核酶的 P9 元素具有 k-转角基序序列（图 5.4c）。标准的 k-转角基序分享一个非对称的内部环，最后以一个相关非典型碱基配对 (NC)螺旋的两个 G∶A 配对结束。在不对称环中的三个核苷酸产生一个扭结(kink)。在 RNA 磷酸二酯主链上在朝向螺旋内小沟形成 120°弯曲（图 5.4c，右）。在 NC 螺旋的第一个 G∶A 配对被包含在一个 A-minor 基序三级相互作用中以促进此基序的弯曲（图 5.4 d)。在 Azoarcus 核酶结构环境中，k-转角基序序列在与标准的 k-转角相反的方向形成 90°弯曲（图 5.4c，右）(Antonioli et al.，2010）。这种基序不寻常的构象（称为反向 k-转角）是 GAAA/受体通过一个一个 GAAA 环覆盖典型(C)k-转角螺旋相互作用形成的，这表明 R（11 核苷酸）基序是作为 k-转角基序(标准/反向)构象的调节器起作用。

5.4　"非典型"识别模式在 RNA 模块化组装的受体基序扩展结构的多样性

　　GNRA 四碱基环共享一个共同的几何学骨架（图 5.5a GAAA 环），叫做 GNRA 折叠，其中第一个鸟嘌呤和第四个腺嘌呤（GNRA）形成非典型的 G∶A 碱基对(Ishikawa et al.，2011)。最后三个核苷酸(GNRA)的碱基部分堆叠。在"典型"的 GNRA/受体基序家族，GNRA 环被认为它的受体基序没有显著构象交替（图 5.6，左），提示 GNRA 折叠结构的刚性。与"典型"GNRA/受体基序家族的可交替性实验一致，受体基序通常在四向环中停靠在堆叠嘌呤和腺嘌呤的糖边（GNRA）（图 5.6，中，左）(Ishikawa et al.，2011)。

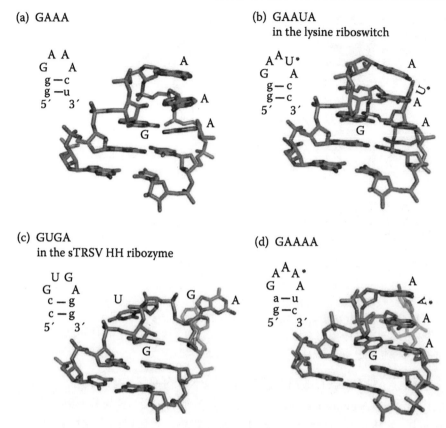

图 5.5　GNRA 四碱基环及其五碱基环同系物。(a)作为一个 GNRA 折叠代表的 GAAA 四碱基环。(b)带 GNRA 折叠的赖氨酸核糖开关中的 GAAUA 五碱基环。(c)没有 GNRA 折叠的 sTRSV HH 核酶中的 GUGA 四碱基环。(d)带 GNRA 折叠的 GAAAA 五碱基环。

　　涉及 GNRA 四碱基环三级相互作用的特例(和它们的五碱基环同系物，见图 5.5)已经在一个赖氨酸核糖开关(图 5.6，中)和锤头状核酶(图 5.6，右)中被确定。这些作用可以被称为"非典型"GNRA/受体相互作用。

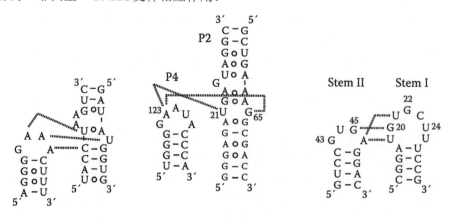

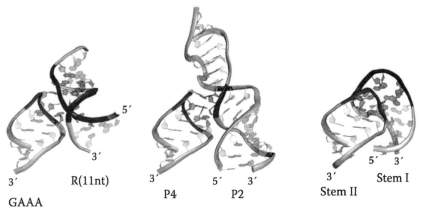

图 5.6　典型的 GNRA/受体相互作用。(左)作为"典型"GNRA/受体相互作用的 GAAA/R (11 核苷酸)相互作用。(中)在赖氨酸核糖开关的非典型的 GNRA/受体的相互作用。由非典型的受体基序 GAAAA 五碱基环形成典型的 GNRA 折叠。(右)在 STRSV HH 核酶的非典型的 GNRA/受体的相互作用。缺乏 GNRA 折叠的 GUGA 四碱基环被认为是非典型的受体基序。

5.4.1　赖氨酸核糖开关中的"非典型"GNRA/受体相互作用

第一个"非典型"的 GNRA/受体相互作用的例子是在核糖开关传感赖氨酸(sensing lysine)中发现的(图 5.6，中)。海栖热袍菌(*Thermotoga maritima*)的赖氨酸核糖开关的晶体结构是由 Patel 组和 Bately 组在 2008 年独立地确定的(Serganov et al.，2008；Garst et al.，2008)。赖氨酸核糖开关包含由通过一个五螺旋接口连接的三螺旋和两螺旋束及通过各种类型的三级相互作用来稳定的一个三维结构复合体。其中的一个关键相互作用是由组装在 GAAUA 五碱基环组成的 P4 末端环和 P2 的螺旋基序(图 5.6，中)之间的两个螺旋结构域(P1-P2 和 P4-P5)形成的。

该 GAAUA 五碱基环形成一个带有额外的折叠后翻出来的尿苷的 GNRA 折叠(图 5.5b)。这种结构与 GAAAA 五碱基环中的类似(图 5.5d)。三个腺嘌呤，在 GNRA 折叠中彼此堆叠，与 P2 小沟相互作用(图 5.6，中)。通过连续的非典型的碱基对扭曲的 P2 的小沟，识别五碱基环堆叠腺嘌呤(GAAUA)的 Watson-Crick 表面。这种方式的相互作用不同于受体识别的堆叠"NRA"所在地糖边缘的"典型"相互作用。有趣的是，在环(A123)的第二个腺嘌呤和驻留在 P4(U21 和 G65)中的 U 和 G 形成一个 U-A-G 碱基三元组锚定相互作用(图 5.6，中)。

5.4.2　sTRSV 锤头状核酶的"非典型"GNRA/受体相互作用

第二个"非典型"GNRA/受体相互作用的例子是在自然的具有三级相互作用远离活性位点的锤头状(HH)核酶中发现的(图 5.6，右)。这种三级相互作用，组装茎Ⅰ与茎Ⅱ，相对于 HH 核酶的"最低限度"形式，催化作用提高 10^3 倍(Martick and Scott，2006；Chi et al.，2008)。基于茎Ⅰ与茎Ⅱ之间的三级相互作用的序列，天然 HH 核酶分成两个不同的类别(Chi et al.，2008)。天然 HH 核酶的第一类是在烟草环斑病毒(sTRSV)卫星 RNA 中发现。天然 sTRSV HH 核酶在茎Ⅱ和茎Ⅰ的"富含 U"的末端环(图 5.6，右)(Chi et al.，2008）。两元素构成一个三级相互作用，其中第三个（G）和第四个（A）残基 GUGA 三环与四个核苷酸相互作用，在"富含 U"GUGA 显示不寻常的构象，在环中，第一个 G（GUGA）和第四个 A（GUGA）没有形成一个 G-A 碱基对（图 5.5c）。腺嘌呤（GUGA）在三环中从环中翻出（图 5.5c）形成 Watson-Crick 碱基对与第一个尿苷（U19）在"富含 U"的受体环和在受体环第三尿苷形成 Hoogsteen 碱基对（U24）（图 5.6，右）。因此，在 GUGA 环的腺嘌呤和在受体环的两个尿苷（U19 和 U24）形成一个 U-A-U 碱基三元组锚定茎 II 和茎 I。第二个鸟嘌呤（GUGA）的糖边与受体环的第二个鸟嘌呤（G22）的 Hoogsteen 边形成 G-G 碱基对，这种相互作用又由在受体中的 G20 和最后两个四碱基环中残留物（GUGA）之间的堆叠相互作用支持（图 5.6，右）。

　　第二类茎 I 与茎 II 三级相互作用是在曼氏血吸虫阿尔法重复序列（SMα）的 HH 核酶中发现的（Martick and Scott，2006）。第二类的相互作用在它们的主要序列和二级结构上显然与第一类不同（Chi et al.，2008）。另一方面，SMα HH 核酶的核心域三维结构可以很好地与 sTRSV HH 核酶中的相应结构叠合（Chi et al.，2008）。这一观察结果表明，两类 HH 核酶的三级相互作用是可互换的模块化单位。在两类三维水平确定的相互作用之间，茎 II 环的最后一个 A 和茎 I 受体区域的第一个 U 之间的 Hoogsteen 碱基对是一个共同的特征（图 5.7）。

　　这种非沃森-克里克 A∶U 对可以确定茎 I 与茎 II 间的相对取向。自然的 HH 核酶可互换模块与三级相互作用不同的进化的相互作用，由于是以模块化的方式和一个"典型"的 GAAA/R（11nt）基序互换，可类似于 C 环和受体环之间的一种人工的相互作用（图 5.7）（ohuchi et al.，2008）。

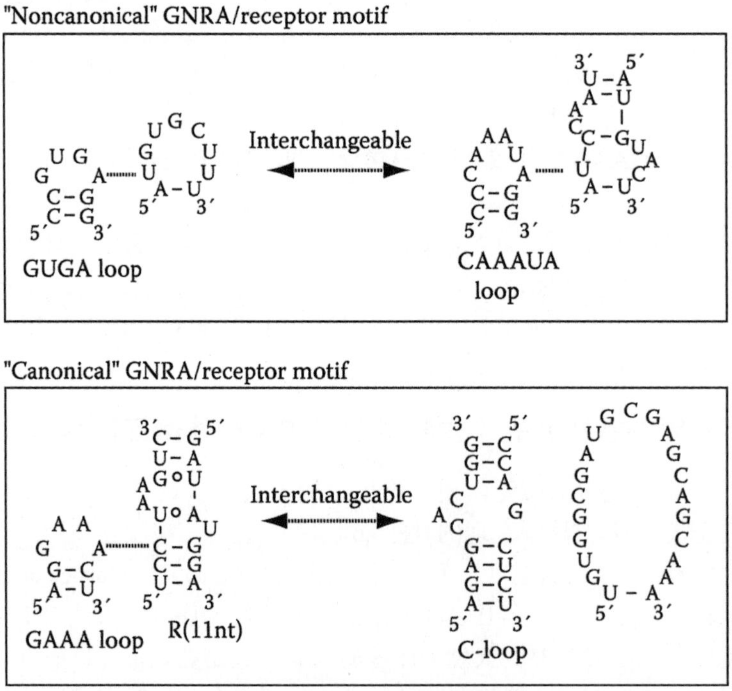

图 5.7　非经典（顶部）和典型（底部）GNRA/受体相互作用。与结构环相关的第三位作用的互换模块性。

5.5　结　　论

在这个简短的回顾中，我们介绍带有 GNRA 四碱基环的三级相互作用几个方面的内容。"典型"的 GNRA/受体基序家族是最可靠的生物化学和纳米生物技术人工 RNA 结构构建的模块化部件之一。现在，这些 RNA 结构的利用需要在动态（而不是静态的）功能和细胞条件下扩展。在这个综述中介绍的最近的两个话题可能为扩大其效用提供线索（Geary et al.，2011；Afonin et al.，2012）。

最近积累的 RNA 三维结构是作为"非典型"模式的 GNRA 环及其受体之间的相互作用通报的（Serganov et al.，2008；Garst et al.，2008；Chi et al.，2008）。这些"非典型"相互作用的例子有限，因而将自上而下 RNA 设计模件结构作为指南成为一大瓶颈。基本性能如在 GNRA 环和受体之间的亲和力和选择性还需要确定。然而，这种限制通过 RNA 结构生物学的进一步发展将很快得到解决，RNA 结构的合理预测（Das et al.，2010；Cruz et al.，2012）及体外选择技术对于生成人工的"非典型"的 GNRA/受体的相互作用家族是非常有用的（Costa and Michel，1997；Geary et al.，2008；Ohuchi et al.，2010）。

致　　谢

本工作由日本教育、文化、体育、科学、技术部（MEXT）"化学发生"提供的 Grants-in-Aid for Scientific Research（B）（No.23310161 to Y.I.）和 Innovative Areas "Emergence in Chemistry"（No. 23111717 to Y.I.）支持。

参 考 文 献

Afonin, K. A., Grabow, W. W., Walker, F. M. et al. 2011. Design and self-assembly of siRNA-functionalized RNA nanoparticles for use in automated nanomedicine. *Nat Protoc* 6: 2022–34.

Afonin, K. A., Lin, Y. P., Calkins, E. R. and Jaeger, L. 2012. Attenuation of loop-receptor interactions with pseudoknot formation. *Nucleic Acids Res* 40: 2168–80.

Antonioli, A. H., Cochrane, J. C., Lipchock, S. V. and Strobel, S. A. 2010. Plasticity of the RNA kink turn structural motif. *RNA* 16: 762–8.

Butcher, S. E. and Pyle, A. M. 2011. The molecular interactions that stabilize RNA tertiary structure: RNA motifs, patterns, and networks. *Acc Chem Res* 44: 1302–11.

Chi, Y. I., Martick, M., Lares, M., Kim. R., Scott, W. G. and Kim, S. H. 2008. Capturing hammerhead ribozyme structures in action by modulating general base catalysis. *PLoS Biol* 6: e234.

Costa, M. and Michel, F. 1995. Frequent use of the same tertiary motif by self-folding RNAs. *EMBO J* 14: 1276–85.

Costa, M. and Michel, F. 1997. Rules for RNA recognition of GNRA tetraloops deduced by in vitro selection: comparison with in vivo evolution. *EMBO J* 16: 3289–302.

Cruz, J. A., Blanchet, M. F., Boniecki, M. et al. 2012. RNA-Puzzles: a CASP-like evaluation of RNA three-dimensional structure prediction. *RNA* 18: 610–25.

Das, R., Karanicolas, J., and Baker, D. 2010. Atomic accuracy in predicting and designing noncanonical RNA structure. *Nat Methods* 7: 291–4.

Fujita, Y., Ishikawa, J., Furuta, H. and Ikawa, Y. 2010. Generation and development of RNA ligase ribozymes with modular architecture through "design and selection." *Molecules* 15: 5850–65.

Garst, A. D., Héroux, A., Rambo, R. P. and Batey, R. T. 2008. Crystal structure of the lysine riboswitch regulatory mRNA element. *J Biol Chem* 283: 22347–51.

Geary, C., Baudrey, S. and Jaeger, L. 2008. Comprehensive features of natural and in vitro selected GNRA tetraloop-binding receptors. *Nucleic Acids Res* 36: 1138–52.

Geary, C., Chworos, A. and Jaeger, L. 2011. Promoting RNA helical stacking via A-minor junctions. *Nucleic Acids Res* 39: 1066–80.

Guo, P. 2010. The emerging field of RNA nanotechnology. *Nat Nanotechnol* 5: 833–42.

Guo, P., Coban, O., Snead, N. M. et al. 2010. Engineering RNA for targeted siRNA delivery and medical application. *Adv Drug Deliv Rev* 62: 650–66.

Ikawa, Y., Shiraishi, H. and Inoue, T. 2000. A small structural element, Pc-J5/5a, plays dual roles in a group IC1 intron RNA. *Biochem Biophys Res Commun* 274: 259–65.

Ishikawa, J., Fujita, Y., Maeda, Y., Furuta, H. and Ikawa, Y. 2011. GNRA/receptor interacting modules: versatile modular units for natural and artificial RNA architectures. *Methods* 54: 226–38.

Jaeger, L. and Chworos, A. 2006. The architectonics of programmable RNA and DNA nanostructures. *Curr Opin Struct Biol* 16: 531–43.

Jaeger, L., Michel, F. and Westhof, E. 1994. Involvement of a GNRA tetraloop in long-range RNA tertiary interactions. *J Mol Biol* 236: 1271–76.

Laing, C. and Schlick, T. 2009. Analysis of four-way junctions in RNA structures. *J Mol Biol* 390: 547–59.

Laing, C., Jung, S., Iqbal, A. and Schlick, T. 2009. Tertiary motifs revealed in analyses of higher-order RNA junctions. *J Mol Biol* 393: 67–82.

Lescoute, A. and Westhof, E. 2006. Topology of three-way junctions in folded RNAs. *RNA* 12: 83–93.

Liang, J. C., Bloom, R. J. and Smolke, C. D. 2011. Engineering biological systems with synthetic RNA molecules. *Mol Cell* 43: 915–26.

Martick, M. and Scott, W. G. 2006. Tertiary contacts distant from the active site prime a ribozyme for catalysis. *Cell* 126: 309–20.

Ohuchi, S. P., Ikawa, Y. and Nakamura, Y. 2008. Selection of a novel class of RNA–RNA interaction motifs based on the ligase ribozyme with defined modular architecture. *Nucleic Acids Res* 36: 3600–7.

Serganov, A., Huang, L. and Patel, D. J. 2008. Structural insights into amino acid binding and gene control by a lysine riboswitch. *Nature* 455: 1263–7.

Severcan, I., Geary, C., Chworos, A., Voss, N., Jacovetty, E. and Jaeger, L. 2010. A polyhedron made of tRNAs. *Nat Chem* 2: 772–9.

Shiohara, T, Saito, H. and Inoue, T. 2009. A designed RNA selection: establishment of a stable complex between a target and selectant RNA via two coordinated interactions. *Nucleic Acids Res* 37: e23.

Shu, D., Shu, Y., Haque, F., Abdelmawla, S. and Guo, P. 2011. Thermodynamically stable RNA three-way junction for constructing multifunctional nanoparticles for delivery of therapeutics. *Nat Nanotechnol* 6: 658–67.

第6章 作为构建多功能 RNA 纳米颗粒支架的 RNA 接口基序

Farzin Haque and Peixuan Guo(郭培宣)

翻译：汪琛颖　校对：施成瑞，郝爱军

6.1 引　　言

在 RNA 纳米技术中，自下而上的方法是最近出现的一种在自行组装 RNA 纳米颗粒所需的结构和化学计算方面的重要手段。该方法作为建设材料依赖于 RNA 内在的纳米级属性(Guo，2010)。RNA 在结构上不同于 DNA。RNA 可以折叠成多种多样的结构，如单链突起、发夹、内部环和假结(Zuker，1989；Pleij and Bosch，1989；Guo，2005；Isambert，2009)。除典型的沃森-克里克(W-C)碱基配对外，RNA 展示了非典型的 W-C 碱基配对(如G-U 摆动碱基对)、碱基堆积和三级相互作用(Searle and Williams，1993；Sugimoto et al.，1995；Ikawa et al，2004；Leontis et al.，2006；Li et al.，2006；Matsumura et al.，2009；Schroeder et al.，2010)。此外，RNA/RNA 螺旋的热稳定性比等当量的 DNA/DNA 更强(Searle et al.，1993；Sugimoto et al.，1995)，这使得它在体内递送方面特别引人注目。

RNA 在功能上是多面手，这可从在体内存在的几个功能活性分子得到证明，如小干扰RNA(siRNA)(Fire et al.，1998；Li et al.，2002)、微小 RNA(miRNA)(Fabian et al.，2010)，RNA 适配体(Ellington and Szostak，1990；Tuerk and Gold，1990)、核酶(Kruger et al.，1982；Guerrier-Takada et al.，1983)和核糖开关(Sudarsan et al.，2008)。具有生物活性的RNA 纳米颗粒的组装机制可以用于通过内部和/或分子间的相互作用，来构建有确切结构和化学计量的合成 RNA 纳米颗粒。以下是一些实例：

1. 环-环相互作用，就像在 phi29 包装 RNA(pRNA)中观察到的，通过右手和左手的咬合作用，环的手拉手相互作用能组装成二聚体、三聚体和六聚体(Turner and Tijan，1989；Guo，1998；Chen，1999；Chen et al.，2000；Shu et al.，2003；Shu et al.，2004)，以及反转录病毒的接吻式环设计 tectoRNA(Chworos，2004；Severcan et al.，2009)。

2. RNA "建筑学"(Chworos et al.，2004)，定义为合理设计三维 RNA 结构。凭借结构上的 RNA 信息被编码进一种人工的序列来指导自行组装超分子组装体。一个例子是包括，RNA 细丝(Jaeger and Leontis，2000；Nasalean et al.，2006；Geary et al.，2010)，构造方格(tectosquare)(Chworos et al.，2004；Severcan et al.，2009)和 tRNA 的反棱柱(Woodson，2010)。

3. 体外筛选技术采用合成的核酶连接酶(Ikawa et al.，2004；Matsumura et al.，2009)，作为通过使用肽结合 RNA 结构的基序来构建构象开关转变 RNA 纳米结构的证明(Li et al.，2006)。

4. 回文序列，被定义为正读(5′→3′)和反读(3′→5′)是 样的核苷酸序列。通过在 5′或 3′端引入一个回文序列，在体外转录或化学合成之后，分子会通过自我退火(分子间的相互作用)自发地组装。这种方法已被证明对于构建 RNA 束，通过精确控制角度或方向控制 RNA 纤维的延伸是有用的(Shu et al.，2004)。

5. RNA 分支架构使用多接口基序(图 6.1)作为纳米颗粒构建的支架(Bindewald et al.，2008a；Severcan et al.，2009)。例子包括：k-转角基序(Schroeder et al.，2010)指导核糖体蛋白组装形成一个形状类似于一个等边三角形的纳米结构(Ohno et al.，2011)；pRNA 的三叉接口(3WJ)基序对构建三价的治疗剂 RNA 纳米颗粒(Shu et al.，2011；Haque et al.，2012)；核糖体 RNA(rRNA)结构基序指导 L 形构造的 tectoRNA 四聚体装配；23S rRNA 3WJ 基序建立 T 形支架；tRNA 四叉接口(4WJ)和五叉接口(5WJ)基序装配 L 形的三级结构(Bindewald et al.，2008b；Severcan et al.，2009)。

RNA 接口代表不同的双链螺旋之间的分支点。这些重要的分支建筑学元素在许多自然结构化的 RNA 中大量存在，如核糖体 RNA(rRNA)、转移 RNA(tRNA)、核酶和核糖开关(Chen et al.，1999；Honda et al.，1999；Lescoute and Westhof，2006；Laing and Schlick，2009；Wakeman et al.，2009；Kulshina et al.，2010)。

本章的重点是利用生物学推导的 RNA 接口元素，特别是 3WJ、4WJ 基序，构建应用于治疗和诊断的多价 RNA 纳米颗粒。

该方法依赖利用模数法构建模块(2~6 个 RNA 寡核苷酸)的纳米技术自底向上的方法自行组装成较大的纳米颗粒。

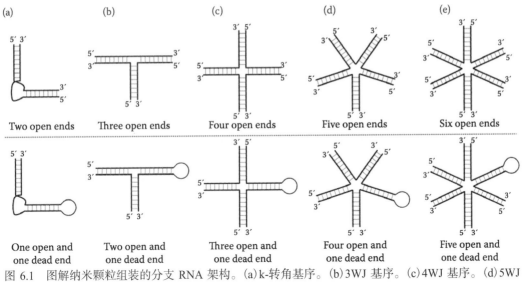

图 6.1　图解纳米颗粒组装的分支 RNA 架构。(a)k-转角基序。(b)3WJ 基序。(c)4WJ 基序。(d)5WJ 基序。(e)6WJ 基序。

6.2　3WJ 基序

6.2.1　分类和发生

在结构化的 RNA 中广泛存在许多各不相同的 3WJ 基序，它们的结构已可从分子模型、核磁共振和 X 射线晶体学推导出来。基于这种可用的折叠 RNA 的高分辨率结构，Lescoute 和 Westhof(Lescoute et al.，2006)将 33 种不同的 3WJ 基序根据接口链上的核苷酸数目划分为三个家族(A、B、C)(图 6.2)。在命名上，H1、H2 和 H3 代表三个螺旋线；J1/2(H1 和 H2 之间的接口)、J3/1(H3 和 H1 之间的接口)、J2/3(H2 和 H3 之间的接口)是指接口链。

1. A 家族：同轴堆叠的 H1 和 H2 螺旋；J3/1＜J2/3；H3 螺旋线与同轴堆叠螺旋接近垂直(但可以有其他的角度)；接口联系是最小的。A 家族发生在 16S 和 23S rRNA。

2. B 家族：同轴堆叠的 H1 和 H2 螺旋；J3/1≈J2/3；H3 螺旋折向 H2 螺旋；J2/3 面向 H1 螺旋，而 J3/1 与 H3 螺旋接触。B 家族比较罕见，到目前为止只在 16S 和 23S rRNA 中观察到。

3. C 家族：同轴堆叠的 H1 和 H2 螺旋，J3/1＞J2/3；H3 螺旋折向 H1 螺旋；J3/1 采用一个发夹结构广泛接触 H2 螺旋。C 家族被观察到富含各种大型的 RNA 复合物，如 Alu 域、G-核糖开关、rRNA(16S、23S、5S、L11)、锤头状核酶、PB 型 RNA 酶、Ⅰ组内含子等。

4. 未分类：来自噬菌体 phi29、SF5、M2/NF、B103 和 GA1 的 pRNA 都含有一个 3WJ 基序(Shu et al.，2011)。phi29 的 pRNA 核心基序的晶体结构目前已解决(Zhang et al.，2012)，但现在，pRNA 的 3WJ 还不可分入上述提及的三个家族。

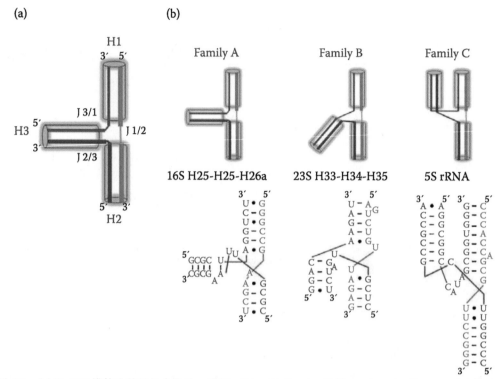

图 6.2　(a) 以 3WJ 模体为特征的命名法。单环：H1，H2 和 H3。连接：J1/2、J2/3 和 J1/3。(b) 将 RNA 结构中的 3WJ 分为三个家族(A、B 和 C)。图解(顶端)与二级结构(底端)的代表示例(Lescoute et al.，2006)。

6.2.2　3WJ 在纳米技术中的应用

　　Guo 和他的同事已证明使用 3WJ 基序作为治疗剂 RNA 纳米颗粒组装支架的可行性 (Shu et al.，2011)。作者系统地评估存在于不同生物的 RNA 结构中的 25 种不同 3WJ 基序的组装和热力学性质。25 个中的 14 个 3WJ 基序只使用核心序列研究是不可行的，因为一些 RNA 寡核苷酸不足 10 个核苷酸长(化学合成下限)。有 11 个 3WJ 基序(图 6.3)可以用化学方法合成包括核心 3WJ 结构基序的三条链。该链以 1∶1∶1 的物质的量比混合，通过天然和变性凝胶电泳检测所产生的复合物的形成(图 6.3b)，可观察到在 11 个 3WJ 基序中，在核心结构中的 6 个(Chen et al.，1999；Honda et al.，1999；Lescoute et al.，2006；Wakeman et al.，2009；Kulshina et al.，2010)可在非变性凝胶中组装，而仅有两个 (3WJ pRNA 和 3WJ-5S rRNA)在强变性条件下(8mol/L 尿素)是稳定的。

　　从 T_m 测量值获取 11 个 3WJ 基序的热力学稳定性表明，pRNA-3WJ 以最陡斜率显示最高的 T_m(约为 58℃)值，表示所有三股链是同步协同装配，紧随其后的是 5S-rRNA(T_m 约为 54℃)。在熔解曲线中，其他 3WJ 基序显示的温度相关曲线是缓坡，显示出多个折叠景象(图 6.3c)。噬菌体 phi29 DNA 包装马达的 pRNA 的 3WJ 结构域是由三个具有异常稳定特性的小 RNA 寡核苷酸来组装的(图 6.4b)。

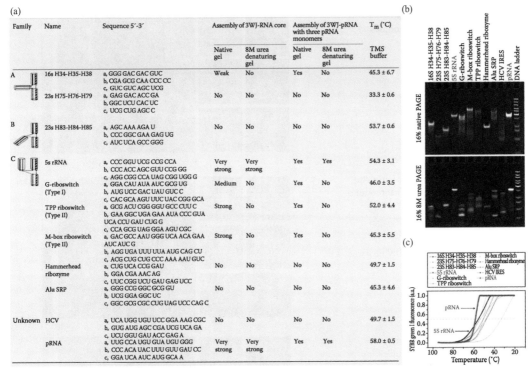

Family	Name	Sequence 5'-3'	Assembly of 3WJ-RNA core		Assembly of 3WJ-pRNA with three pRNA monomers		T_m (°C)
			Native gel	8M urea denaturing gel	Native gel	8M urea denaturing gel	TMS buffer
A	16s H34-H35-H38	a, GGG GAC GAC GUC b, CGA GCG CAA CCC CC c, GUC GUC AGC UCG	Weak	No	Yes	No	45.3 ± 6.7
	23s H75-H76-H79	a, GAG GAC UAC UC b, GGC UCU CAC UC c, UCG CUG AGC C	No	No	No	No	33.3 ± 0.6
B	23s H83-H84-H85	a, AGC AAA AGA U b, CCC GGC GAA GAG UG c, AUC ACA GCC GGG	No	No	No	No	53.7 ± 0.6
C	5s rRNA	a, CCC GGU UCG CCG CCA b, CCC ACC AGC GUU CCG GG c, AGG CGG CCA UAG CGG UGG G	Very strong	Very strong	Yes	Yes	54.3 ± 3.1
	G-riboswitch (Type I)	a, GGA CAU AUA AUC GCG UG b, AUG UCC GAC UAU GUC C c, CAC GCA AGU UUC UAC CGG GCA	Medium	No	Yes	No	46.0 ± 3.5
	TPP riboswitch (Type II)	a, GCG ACU CGG GUU GCC CUU C b, GAA GGC UGA GAA AUA CCC GUA UCA CCU GAU CUG G c, CCA GCG UAG GGA AGU CGC	Strong	No	Yes	No	52.0 ± 4.4
	M-box riboswitch (Type II)	a, GAC GCC AAU AUG GUC ACA GAA AUC AUC G b, AGG UGA UUU UUA AUG CAG CU c, ACG CUG CUG CCC AAA AAU GUC	Strong	No	No	No	45.3 ± 5.5
	Hammerhead ribozyme	a, CUG UCC CGA GAU b, GGA CGA AAC AG c, UUC CGG UCU GAU GAG UCC	No	No	No	No	49.7 ± 1.5
	Alu SRP	a, GGG CCG GGC GCG GU b, UCG GGA GGC UC c, GGC GCG CGC CUG UAG UCC CAG C	No	No	No	No	45.3 ± 4.6
Unknown	HCV	a, UCA UGU UGU UCC GGA AAG CGC b, GUG AUG AGC CGA UCG UCA GA c, UCU GGU GAU ACC GAG A	No	No	No	No	49.7 ± 1.5
	pRNA	a, UUG CCA UGU GUA UGU GGG b, CCC ACA UAC UUU GUU GAU CC c, GGA UCA AUC AUG GCA A	Very strong	Very strong	Yes	Yes	58.0 ± 0.5

图 6.3 （a）各种 3WJ 结构的生物物理特性比较。从文献中获取 3WJ 核心序列（Chen et al.，1999；Honda et al.，1999；Lescoute et al.，2006；Wakeman et al.，2009；Kulshina et al.，2010）。A、B 和 C 家族是基于 Lescoute 和 Westhof 的分类（Lescoute et al.，2006）。（b）通过 16%本底（顶部）和 16%（底部）8mol/L 尿素聚丙烯酰胺凝胶测定 11 个 3WJ 基序的装配和稳定性。（c）11 个 3WJ 基序在生理学缓冲液 TMS 的熔解曲线。（a）中各自的 T_m 值由麦克米兰出版公司 Nat Nanotechnol 许可转载，D. Shu et al.，Thermodynamically stable RNA three-way junctions as platform for constructing multifunctional nanoparticles for delivery of therapeutics. 6：658-667，copyright 2011.

通过竞争和稀释法试验，证明以 3 或 6 个 RNA 的 3WJ 结构域引导自行组装的 RNA 纳米颗粒能抵抗 8mol/L 尿素变性，并在极低的浓度时，保持不变。此外，纳米颗粒的组装不需要镁离子。研究表明，由 pRNA 中间折叠结构域再造形成的 X 形基序，也显示了热力学稳定的性能（图 6.4c 和图 6.4f）。

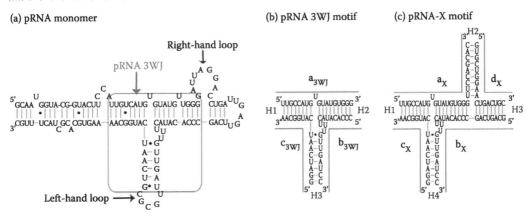

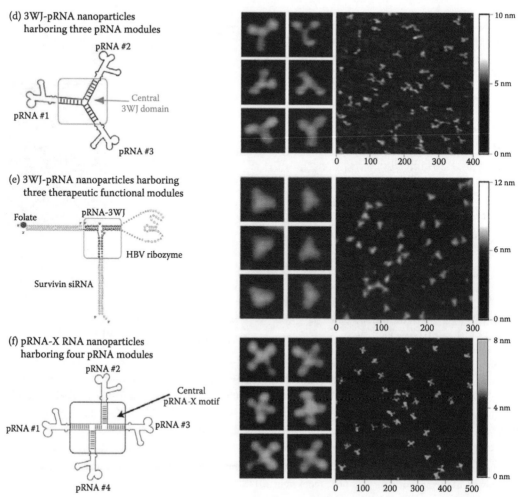

图 6.4　（a）phi29 DNA 包装马达单体 pRNA（包装 RNA）的二级结构。（b）pRNA 的 3WJ 结构域包含的三条链（a3WJ、b3WJ 和 c3WJ）；螺旋 H1、H2、H3。（c）pRNA-X 基序的核心包括 4 条链（aX、bX、cX 和 dX）；螺旋 H1、H2、H3 和 H4。（d）三价 RNA 纳米颗粒在 3WJ 结构域在（b）中的每个臂包括一个单体 pRNA；原理图（左）和相应的 AFM 图像（右）。（e）治疗剂 3WJ RNA 纳米颗粒的结构包括 siRNA，核酶和叶酸；示意图（左）和相应的 AFM 图（右）。（f）四价 RNA 纳米颗粒，包含一个（c）中 pRNA-X 基序在每个臂上一个 pRNA 单体；原理图（左）和相应的 AFM 图像（右）。［（a，b，d，e）转载经麦克米兰出版社股份有限公司 Nat Nanotechnol（Shu et al., Thermodynamically stable RNA three-way junctions as platform for constructing multifunctional nanoparticles for delivery of therapeutics. 6：658-667, copyright 2011.

6.2.3　基于 3WJ 的包含功能模块的 RNA 纳米颗粒的构建

单体的 pRNA 被用来作为一个功能模块评估 25 个不同的 3WJ 核心基序的支架能力（Zhang et al., 1994；Guo et al., 1998；Shu et al., 2004；Xiao et al., 2005；Shu et al., 2007）。包括核心基序的三股链被放置在 pRNA 单体（117 核苷酸）的 3′端作为"黏性末端"。根据共转录（或与个别带 3′端突出部分链的 pRNA 退火），25 个 3WJ 基序中的 9 个被观察到自行组装成三价 RNA 的纳米颗粒，在每个螺旋臂上携带一个

pRNA。AFM 图像强有力地表明三价 RNA 纳米颗粒的合成,并与设计相一致(图 6.4d)。然而,只有 3WJ-pRNA 和 3WJ-5S rRNA 在 8mol/L 尿素存在下保持稳定(Shu et al.,2011)。由于 3WJ-pRNA 和 3WJ-5S rRNA 是热力学上最稳定的核心,它们可以作为构建相关 RNA 的三价 RNA 纳米颗粒有效的支架,如 siRNA、miRNA、适配体和核酶。因此,所需的 siRNA、适配体和/或核酶序列被合理地设计使用三股链组成其核心。经天然和变性凝胶分析,纯化的链按化学计量物质的量比混合,退火组装成最终的复合体。AFM 图像强烈显示三价的 RNA 纳米颗粒形成,并与设计一致(Shu et al.,2011)(图 6.4e)。

6.2.4　评价结合在 3WJ RNA 纳米颗粒中的功能模块

在 RNA 纳米技术中,利用自底向上的方法的一个显著的优势是以所需的结构和化学计量比分步控制纳米颗粒的组装。这对于保留其原有的折叠和真实的功能而在不影响核心支架的装配情况下确保模块纳入 3WJ 支架是重要的。上述的 3WJ-pRNA(或 pRNA-X)及 3WJ-5S rRNA 支架与功能模块(RNA、核酶或适配体)三个螺旋臂的每个臂融合,通过体外和体内实验分析其功能(图 6.5)(Shu et al.,2011;Haque et al.,2012)。

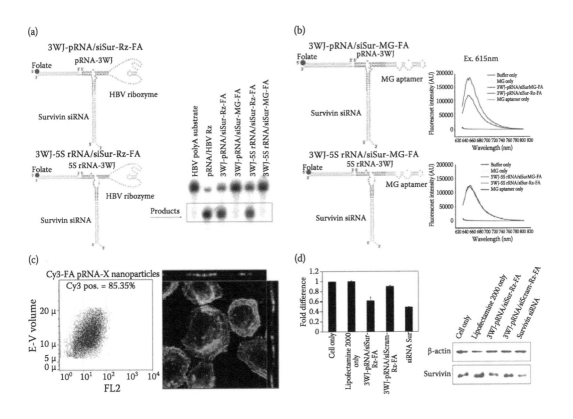

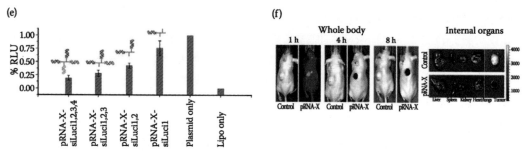

图 6.5　使用体外和体内功能分析试验评估使用纳入 3WJ 支架功能(pRNA 和 5S rRNA)。(a)乙型肝炎病毒(HBV)核酶催化试验。(b)孔雀石绿(MG)适配体荧光测定试验。(c)在体外结合及加入荧光和叶酸标记的 pRNA-X RNA 纳米颗粒进入叶酸受体阳性细胞,用流式细胞仪(左)和共聚焦成像(右)显示。共区域化的细胞质(绿色)和 RNA 的纳米颗粒(红色)显示。(d)*Survivin* 靶基因敲除,mRNA(左)和蛋白质(右)水平。(e)双荧光素酶检测显示荧光素酶 siRNA 靶基因的敲除基因沉默的效果逐步提高:每个 pRNA-X 纳米颗粒 siRNA 的数量逐渐从 1 增加到 2,3 和 4 个。4 个不同的 siRNA 靶向 4 个不同的荧光素酶基因的位置,使用蓝色表示 siLuci-1;红色表示 siLuci-2;绿色表示 siLuci-3;橙色表示 siLuci-4 (Nakashima et al.,2011)。RLU 为荧光素酶相对单位。误差线代表标准差(*N*=3)。(f)体内靶向肿瘤异种移植的小鼠全身注射后;整体(左)和内部器官(右)。〔(a,b 和 d)由麦克米兰出版公司 Nat Nanotechnol 许可转载(Shu et al.,2011,Thermodynamically stable RNA three-way junctions as platform for constructing multifunctional nanoparticles for delivery of therapeutics. 6: 658-667, copyright 2011.),版权所有(2011)。(c,e 和 f)转载自 Nano Today,7,Haque F, Shu D, Shu Y, Shlyakhtenko L, Rychahou P, Evers M, and Guo P, Ultrastable synergistic tetravalent RNA nanoparticles for targeting to cancers,245-257,版权所有(2012),Elsevier 许可。〕

乙型肝炎病毒核酶能够裂解其底物(Shu et al.,2011)(图 6.5a);孔雀石绿(MG)结合适配体保留其结合 MG 染料(三苯代甲烷)的能力,这已通过实验中荧光增加得到证明(Shu et al.,2011)(图 6.5b)。叶酸,一种靶向配体,与 RNA 链中的一条结合,由此产生有效针对叶酸受体阳性(FR+)KB 癌细胞的纳米颗粒,这用流式细胞仪和激光共聚焦成像已得到证明(Shu et al.,2011;Haque et al.,2012)(图 6.5c)。相对于非特异性对照,Survivin siRNA 能够在 mRNA 水平(反转录 PCR 试验)和蛋白质水平(Western blot 检测)沉默 *Survivin* 基因(Shu et al.,2011)(图 6.5d)。

随着每个 pRNA-X 纳米颗粒的 siRNA 数量从 1 到 2,3 到 4 增加,基因沉默效应逐步增强(图 6.5e)。对于体内目标,裸鼠皮下注射 FR+KB 癌细胞产生异种移植。通过尾静脉全身注射荧光标记的 2′F 改良 pRNA 纳米颗粒包含叶酸配体高效靶向地强烈结合到异种移植肿瘤,而没有积累在任何其他重要器官(肝脏、肾脏、心脏、肺脏、脾脏)(Shu et al.,2011;Haque et al.,2012)(图 6.5e)。对于基于 pRNA 的纳米颗粒,小鼠的药代动力学(PK)和药效学(PD)研究显示了良好的药理和生物分布的图像,甚至在 30mg/kg 非常高的剂量下,半衰期增强(5~10h 对照 0.25~0.75h 空 siRNA 的对照物)并对非诱导的细胞因子、干扰素Ⅰ(α 或 β)发生响应(Abdelmawla et al.,2011)。

6.2.5　基于 3WJ 方形和三角形 RNA 纳米颗粒的构建

Shapiro 及同事报道利用计算设计〔使用 NanoTiler 程序(Bindewald et al.,2008a)和 RNAJunction 数据库(Bindewald et al.,2008b)〕构建使用一个 16S rRNA 3WJ 基序的三个拷贝包含 4 条链自行组装三角形的实验方法(Bindewald et al.,2011)(图 6.6a)。Jeager 和

同事报道利用 23S rRNA 的 3WJ 基序(UA_h_3WJ)构建方形的 RNA 颗粒(构造方格)(Severcan et al.，2009)。该 3WJ 采用两个螺旋同轴堆叠，第三个螺旋以直角凸出。已由 AFM 图像显示 90°弯角处形成一个稳定的单分散的带中央腔的封闭正方形(图 6.6b)。该 3WJ 构造方格可以进一步自我组装成一维梯子和通过编程尾-尾相互作用形成二维平面阵列(图 6.6b，底部)。这样合理设计的超分子组装体有可能被利用在纳米医学的应用上：在方形和三角形的 RNA 纳米颗粒的每一个转角连接功能 siRNA 和适配体。

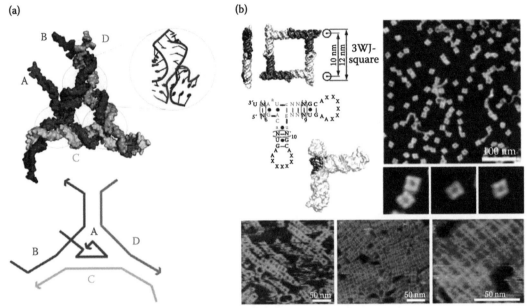

图 6.6　(a)三角状 RNA 纳米结构。三个顶角均含有一个 3WJ 模体(放大)；分子模型(顶端)；图示(底端)。(b)用四个 3WJ 模体建立的方形 RNA 纳米结构；图示与二级结构(左)；方形的 AFM 图像(右)和陈列(下)。[(a)来源于 Bindewald E et al.，Acs Nano，5，9542-9551，2011，许可转载。(b)再印经 Severcan et al.，许可，(2009). 1270-1277，2009，美国化学学会版权所有。]

6.3　4WJ 基序

6.3.1　分类和发生

　　继 3WJ 之后，4WJ 代表第二个最丰富的生物 RNA 接口基序。Laing 和 Schlick(2009)将含有 4WJ 的折叠 RNA 的高分辨率三维结构中获得的 62 个 4WJ 分为九大家族(图 6.7)。4WJ 分类是根据同轴堆叠的特性、螺旋的排列(平行和垂直)和螺旋臂结构而定的。常见的三级基序是同轴堆叠、非经典的碱基配对、内部环、假结、接吻式发夹和 A-minor 相互作用，所有这一切对这些 4WJ RNA 结构的折叠和稳定都起着重要的作用。在命名上，H1、H2、H3 和 H4 代表 4 个螺旋；J1/2、J2/3、J3/4、J4/1 代表对应编号螺旋(H1~4)之间的接口(J)。例如，J1/2 是 H1 和 H2 螺旋之间的接口。

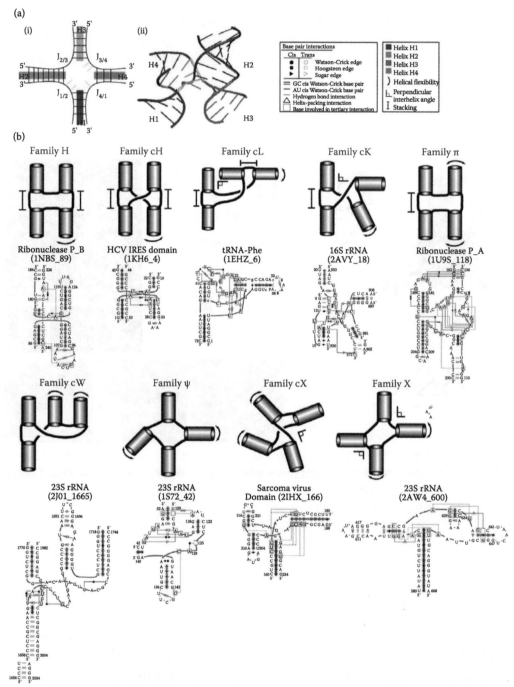

图 6.7　(a)描述 4WJ 基序特征的术语。螺旋(helix)：H1、H2、H3 和 H4。接口(junction)：J1/2、J2/3、J3/4 和 J4/1；显示二维(i)和三维(ii)图像。盒(box)：各种碱基对的符号和观察到显示在 C 中的 RNA 结构的标记。(b)在 RNA 结构中的 4WJ 分类为 9 个家族(H、cH、cL、cK、π、cW、ψ、X 和 cX)，示意图(上)和二级结构的一个典型例子(下)。符号代表三级接触和碱基配对，显示在(a)。[转载自 J Mol Biol，390，Laing C and Schlick T，Analysis of four-way junctions in RNA structures，547-559，(2009)，Elsevier 版权许可。]

　　1. H 家族：两个同轴堆叠螺旋构型(大致对齐)；每一同轴螺旋的连续链彼此反向平

行，通过长程的相互作用稳定同轴螺旋排列；H 家族发生在核糖核酸酶 P（A、B 型）、发夹核酶和 23S rRNA。

2. cH 家族：两个同轴堆叠螺旋构型（大致对齐）；两种类型同轴堆叠：H1H4 与 H2H3 和 H1H2 与 H3H4；在每个同轴螺旋的连续链同一方向运行；链在中心交叉点通过 A-minor 相互作用稳定交叉。cH 家族发生在 HCV IRES（C 型肝炎病毒的内部核糖体进入位点）、16S rRNA、23S rRNA 和核黄素单核苷酸（FMN）核糖开关。

3. cL 家族：两个同轴堆叠螺旋构型；"L"形同轴堆叠，H1H4 和 H2H3 相互垂直，通过长程的相互作用而稳定如环-螺旋、环-环、螺旋包装 P-相互作用，以及离子浓度；A-minor 相互作用稳定链交换交叉点。cL 家族发生在 16S rRNA、23S rRNA、tRNA 和 S-腺苷甲硫氨酸 I（SAM I）核糖开关。

4. cK 家族：一个同轴堆叠螺旋构型；两个螺旋与第三个螺旋堆叠，共同垂直于同轴螺旋，而第四个螺旋在一个角凸出；垂直螺旋的排列通过长程相互作用稳定；链交换交叉点涉及 A-minor 相互作用；螺旋臂旋转取决于假结的形成、非经典的碱基配对和螺旋包装。cK 家族发生在 16S rRNA 基因和 23S rRNA。

5. π 家族：一个同轴堆叠螺旋构型；两对螺旋对齐；螺旋排列稳定依靠非经典的碱基配对和 A-minor 相互作用。π 家族发生在核糖核酸酶 P_A。

6. cW 家族：非堆叠螺旋构型；长单链片段；连续的螺旋 H1 和 H4 之间螺旋对齐；包含高程度的连接对称性；具体采用的构象依赖三级相互作用和/或蛋白质结合。cW 家族是罕见的，到目前为止只在 23S rRNA 观察到。

7. ψ 家族：非堆叠螺旋结构；长单链片段；连续螺旋 H2 和 H4 之间的螺旋排列具有高度连接对称性；具体采用的构象依赖三级相互作用和/或蛋白质结合。ψ 家族是罕见的，到目前为止只在 23S rRNA 观察到。

8. cX 家族：非堆叠螺旋构型；长单链片段；螺旋臂相互垂直排列；含有高程度的连接对称性；具体采用的构象依赖三级相互作用和/或蛋白质结合。cX 家族是罕见的，到目前为止只在 23S rRNA 观察到。

9. X 家族：非堆叠螺旋构型；长单链片段；螺旋臂相互垂直排列；含有高程度的连接对称性；具体采用的构象依赖三级相互作用和/或蛋白质结合。X 家族是罕见的，到目前为止只在 16S rRNA 和肉瘤病毒（sarcoma virus）观察到。

6.3.2　4WJ 基序在纳米技术中的应用

几个 H 形的 tectoRNA 复合体的设计使用 GNRA 环/环-受体相互作用基序融合成来自核酶发夹的 4WJ 基序（Nasalean et al.，2006；Novikova et al.，2010）。二聚体、三聚体、四聚体、打开和闭合的环形及聚合物阵列是由独特的 tectoRNA 亚基定向组装构建的。通过调整 4WJ 交叉点，组装成一个确定的和化学计量预见的多聚复合物。有趣的是，合作组装封闭的二聚体和三聚体能抵抗核糖核酸酶降解，因此适用于治疗和诊断中。此外，每个 tectoRNA 亚基可能衍生在多个位置，用于附加功能治疗和诊断模块（Novikova et al.，2010）。

6.4　未来的前景和展望

在许多折叠的 RNA 执行不同功能时，RNA 接口是重要的结构性要素（Chen et al.，

1999；Honda et al.，1999；Lescoute et al.，2006；Laing and Schlick，2009；Wakeman et al.，2009；Kulshina et al.，2010）。它们包括刚性的和韧性的因素，有助于 RNA 分子特有的折叠和功能。刚性组件是由假结、同轴堆叠和长程的相互作用稳定，而韧性组件出现在较长的螺旋段和环区，所采用的构象依赖离子浓度和/或蛋白质结合。3WJ 和 4WJ 接口基序的广泛分类对构建具有所需的结构和功能的不同 RNA 纳米颗粒是有用的（Lescoute et al.，2006；Laing and Schlick，2009）。

对构建用于治疗和诊断的纳米颗粒，基于 3WJ pRNA 的治疗剂 RNA 纳米颗粒有几个属性使它们特别引人注目。主要功能包括以下几方面。

（1）模块化设计，在化学合成和/或体外转录范围内，可从单独的链组装成较大的纳米颗粒（Shu et al.，2011；Haque et al.，2012）。

（2）通过纳米颗粒自下而上自行组装的同源分配，将大大减少异地靶向和异构纳米颗粒诱导的非特异性毒性。

（3）化学和热力学稳定的纳米颗粒，在血液循环超低浓度中没有游离，保持完整（Liu et al.，2010；Shu et al.，2011）。

（4）在并入支架而不破坏核心折叠后，保留治疗和诊断模块真实的折叠和功能（Shu et al.，2011；Haque et al.，2012）。

（5）纳米尺寸为 10~100nm，对于通过受体介导的内吞作用进入细胞的很小而对于避免快速的肾脏清除的又很大。

（6）多价的性质，这有利于在一个纳米颗粒中促进特定靶向（通过适配体）、增强沉默效应（多拷贝 siRNA 在相同和/或不同的位点抑制一个基因；或同时抑制两个或三个基因）和检测（使用荧光素）（Shu et al.，2011；Haque et al.，2012）。

（7）在小鼠中显示良好的药效学、药代动力学、组织分布和毒理学描述（Abdelmawla et al.，2011），为了促进 RNA 接口支架的纳米技术的开发和应用，我们需要更深入地了解 RNA 折叠、分子间装配和化学计量的控制。几种方法概述如下。

6.4.1 增加的热力学稳定性的突变

3WJ-pRNA，三个螺旋的长度分别为 8~9bp，对于确保 RNA 纳米颗粒的热力学稳定和在超低浓度的全身注射后保持完整是至关重要的（Shu et al.，2011）。删减和突变分析表明，对装配 3WJ 复合体，至少需要 6bp，而 8bp 在强变性条件下对于保持连接稳定是必要的（Shu et al.，2011）。

此外，在 11 个 3WJ 基序中发现生物 RNA 的 3WJ-pRNA 以最陡的斜率显示最高的 T_m（Shu et al.，2011）。对于在生物 RNA 的其他 3WJ 和 4WJ 核心基序的突变实验发现，对不同的应用有许多具有各种形状的可供选择的支架。

6.4.2 增加血清稳定性的化学修饰

多年来，化学修饰，如 2′F，已被证明对 RNA 折叠、装配和功能具有最小的不利影响（Liu et al.，2010；Shu et al.，2011；Haque et al.，2012）。然而，依然存在这一挑战，必须改进的是，优化必要条件保持功能同时抵抗核酸酶降解。

6.4.3　计算方法引导纳米颗粒装配

基于序列或预测 3WJ 和 4WJ 的二级结构，特别具有挑战性的是预测折叠的 RNA 基序的同轴堆叠特征或螺旋结构。

使用计算方法全面评估接口基序的折叠、活力和热力学属性，对于以所需的结构和化学计量构建不同应用的 RNA 纳米颗粒是必要的。

6.4.4　包含 3WJ 或 4WJ 支架模块功能评价

在不干扰 3WJ 或 4WJ 中央支架折叠的情况下，确保功能模块(如 siRNA、miRNA、适配体、核酶和核糖开关)的融合是极为重要的。此外，在掺入 3WJ 或 4WJ 支架后功能部分必须保持其独立的折叠特性和真实的功能。

致　　谢

该研究是由国立卫生研究院(NIH)资助 P.G.：EB 003730 和 CA 151648，P.G. 是 Kylin Therapeutics 公司和 Biomotor and Nucleci Acid Nanotechnology Development 股份有限公司的创始人。

参 考 文 献

Abdelmawla S, Guo S, Zhang L, Pulukuri S, Patankar P, Conley P, Trebley J, Guo P, and Li QX (2011) Pharmacological characterization of chemically synthesized monomeric pRNA nanoparticles for systemic delivery. *Mol Ther*, **19**, 1312–1322.

Bindewald E, Grunewald C, Boyle B, O'Connor M, and Shapiro BA (2008a) Computational strategies for the automated design of RNA nanoscale structures from building blocks using NanoTiler. *J Mol Graph Model*, **27**, 299–308.

Bindewald E, Hayes R, Yingling YG, Kasprzak W, and Shapiro BA (2008b) RNAJunction: A database of RNA junctions and kissing loops for three-dimensional structural analysis and nanodesign. *Nucleic Acids Res*, **36**, D392–D397.

Bindewald E, Afonin K, Jaeger L, and Shapiro BA (2011) Multistrand RNA secondary structure prediction and nanostructure design including pseudoknots. *ACS Nano*, **5**, 9542–9551.

Chen C, Zhang C, and Guo P (1999) Sequence requirement for hand-in-hand interaction in formation of pRNA dimers and hexamers to gear phi29 DNA translocation motor. *RNA*, **5**, 805–818.

Chen C, Sheng S, Shao Z, and Guo P (2000) A dimer as a building block in assembling RNA: A hexamer that gears bacterial virus phi29 DNA-translocating machinery. *J Biol Chem*, **275**(23), 17510–17516.

Chworos A, Severcan I, Koyfman AY, Weinkam P, Oroudjev E, Hansma HG, and Jaeger L (2004) Building programmable jigsaw puzzles with RNA. *Science*, **306**, 2068–2072.

Ellington AD and Szostak JW (1990) *In vitro* selection of RNA molecules that bind specific ligands. *Nature*, **346**, 818–822.

Fabian MR, Sonenberg N, and Filipowicz W (2010) Regulation of mRNA translation and stability by microRNAs. *Annu Rev Biochem*, **79**, 351–379.

Fire A, Xu S, Montgomery MK, Kostas SA, Driver SE, and Mello CC (1998) Potent and specific genetic interference by double-stranded RNA in *Caenorhabditis elegans*. *Nature*, **391**, 806–811.

Geary C, Chworos A, and Jaeger L (2010) Promoting RNA helical stacking via A-minor junctions. *Nucleic Acids Res*, **39**, 1066–1080.

Guerrier-Takada C, Gardiner K, Marsh T, Pace N, and Altman S (1983) The RNA moiety of ribonuclease P is the catalytic subunit of the enzyme. *Cell*, **35**, 849–857.

Guo P (2005) RNA Nanotechnology: Engineering, assembly and applications in detection, gene delivery and therapy. *J Nanosci Nanotechnol*, **5**(12), 1964–1982.

Guo P (2010) The emerging field of RNA nanotechnology. *Nat Nanotechnol*, **5**, 833–842.

Guo P, Zhang C, Chen C, Trottier M, and Garver K (1998) Inter-RNA interaction of phage phi29 pRNA to form a hexameric complex for viral DNA transportation. *Mol Cell*, **2**, 149–155.

Haque F, Shu D, Shu Y, Shlyakhtenko L, Rychahou P, Evers M, and Guo P (2012) Ultrastable synergistic tetravalent RNA nanoparticles for targeting to cancers. *Nano Today*, **7**, 245–257.

Honda M, Beard MR, Ping LH, and Lemon SM (1999) A phylogenetically conserved stem-loop structure at the 5′ border of the internal ribosome entry site of hepatitis C virus is required for cap-independent viral translation. *J Virol*, **73**, 1165–1174.

Ikawa Y, Tsuda K, Matsumura S, and Inoue T (2004) De novo synthesis and development of an RNA enzyme. *Proc Natl Acad Sci U S A*, **101**, 13750–13755.

Isambert H (2009) The jerky and knotty dynamics of RNA. *Methods*, **49**, 189–196.

Jaeger L and Leontis NB (2000) Tecto-RNA: One dimensional self-assembly through tertiary interactions. *Angew Chem Int Ed Engl*, **39**, 2521–2524.

Kruger K, Grabowski PJ, Zaug AJ, Sands J, Gottschling DE, and Cech TR (1982) Self-splicing RNA: Autoexcision and autocyclization of the ribosomal RNA intervening sequence of Tetrahymena. *Cell*, **31**, 147–157.

Kulshina N, Edwards TE, and Ferre-D'Amare AR (2010) Thermodynamic analysis of ligand binding and ligand binding-induced tertiary structure formation by the thiamine pyrophosphate riboswitch. *RNA*, **16**, 186–196.

Laing C and Schlick T (2009) Analysis of four-way junctions in RNA structures. *J Mol Biol*, **390**, 547–559.

Leontis NB, Lescoute A, and Westhof E (2006) The building blocks and motifs of RNA architecture. *Curr Opin Struct Biol*, **16**, 279–287.

Lescoute A and Westhof E (2006) Topology of three-way junctions in folded RNAs. *RNA*, **12**, 83–93.

Li H, Li WX, and Ding SW (2002) Induction and suppression of RNA silencing by an animal virus. *Science*, **296**, 1319–1321.

Li X, Horiya S, and Harada K (2006) An efficient thermally induced RNA conformational switch as a framework for the functionalization of RNA nanostructures. *J Am Chem Soc*, **128**, 4035–4040.

Liu J, Guo S, Cinier M, Shlyakhtenko L, Shu Y, Chen C, Shen G, and Guo P (2010) Fabrication of stable and RNase-resistant RNA nanoparticles active in gearing the nanomotors for viral DNA packaging. *ACS Nano*, **5**, 237–246.

Matsumura S, Ohmori R, Saito H, Ikawa Y, and Inoue T (2009) Coordinated control of a designed trans-acting ligase ribozyme by a loop-receptor interaction. *FEBS Lett*, **583**, 2819–2826.

Nakashima Y, Abe H, Abe N, Aikawa K, and Ito Y (2011) Branched RNA nanostructures for RNA interference. *Chem Commun (Camb)*, **47**, 8367–8369.

Nasalean L, Baudrey S, Leontis NB, and Jaeger L (2006) Controlling RNA self-assembly to form filaments. *Nucleic Acids Res*, **34**, 1381–1392.

Novikova IV, Hassan BH, Mirzoyan MG, and Leontis NB (2010) Engineering cooperative tecto-RNA complexes having programmable stoichiometries. *Nucleic Acids Res*, **39**(7):2903–2917.

Ohno H, Kobayashi T, Kabata R, Endo K, Iwasa T, Yoshimura SH, Takeyasu K, Inoue T, and Saito H (2011) Synthetic RNA-protein complex shaped like an equilateral triangle. *Nat Nanotechnol*, **6**, 116–120.

Pleij CW and Bosch L (1989) RNA pseudoknots: Structure, detection, and prediction. *Meth Enzymol*, **180**, 289–303.

Schroeder KT, McPhee SA, Ouellet J, and Lilley DM (2010) A structural database for k-turn motifs in RNA. *RNA*, **16**, 1463–1468.

Searle MS and Williams DH (1993) On the stability of nucleic acid structures in solution: Enthalpy–entropy compensations, internal rotations and reversibility. *Nucleic Acids Res*, 21, 2051–2056.

Severcan I, Geary C, VE, CA, and Jaeger L (2009) Square-shaped RNA particles from different RNA folds. *Nano Lett*, 9, 1270–1277.

Shu D, Huang L, Hoeprich S, and Guo P (2003) Construction of phi29 DNA-packaging RNA (pRNA) monomers, dimers and trimers with variable sizes and shapes as potential parts for nano-devices. *J Nanosci Nanotechnol*, 3, 295–302.

Shu D, Moll WD, Deng Z, Mao C, and Guo P (2004) Bottom-up assembly of RNA arrays and super-structures as potential parts in nanotechnology. *Nano Lett*, 4, 1717–1723.

Shu D, Zhang H, Jin J, and Guo P (2007) Counting of six pRNAs of phi29 DNA-packaging motor with customized single molecule dual-view system. *EMBO J*, 26, 527–537.

Shu D, Shu Y, Haque F, Abdelmawla S, and Guo P (2011) Thermodynamically stable RNA three-way junctions as platform for constructing multifunctional nanoparticles for delivery of therapeutics. *Nat Nanotechnol*, 6, 658–667.

Sudarsan N, Lee ER, Weinberg Z, Moy RH, Kim JN, Link KH, and Breaker RR (2008) Riboswitches in eubacteria sense the second messenger cyclic di-GMP. *Science*, 321, 411–413.

Sugimoto N, Nakano S, Katoh M, Matsumura A, Nakamuta H, Ohmichi T, Yoneyama M, and Sasaki M (1995) Thermodynamic parameters to predict stability of RNA/DNA hybrid duplexes. *Biochemistry*, 34, 11211–11216.

Tuerk C and Gold L (1990) Systematic evolution of ligands by exponential enrichment: RNA ligands to bacteriophage T4 DNA polymerase. *Science*, 249, 505–510.

Turner R and Tijan R (1989) Leucine repeats and an adjacent DNA binding domain mediate the formation of functional c-Fos and c-Jun heterodimers. *Science*, 243, 1689–1694.

Wakeman CA, Ramesh A, and Winkler WC (2009) Multiple metal-binding cores are required for metalloregulation by M-box riboswitch RNAs. *J Mol Biol*, 392, 723–735.

Woodson SA (2010) Compact intermediates in RNA folding. *Annu Rev Biophys*, 39, 61–77.

Xiao F, Moll D, Guo S, and Guo P (2005) Binding of pRNA to the N-terminal 14 amino acids of connector protein of bacterial phage phi29. *Nucleic Acids Res*, 33, 2640–2649.

Zhang CL, Lee C-S, and Guo P (1994) The proximate 5′ and 3′ ends of the 120-base viral RNA (pRNA) are crucial for the packaging of bacteriophage f29 DNA. *Virology*, 201, 77–85.

Zhang H, Endrizzi JA, Shu Y, Haque F, Guo P, and Chi YI (2012) The 3WJ core crystal structure reveals divalent ion-promoted thermostability and functional assembly of the phi29 hexameric motor pRNA. *RNA*, in revision.

Zuker M (1989) On finding all suboptimal foldings of an RNA molecule. *Science*, 244, 48–52.

第三部分　RNA 计算和结构预测在RNA纳米颗粒构建中的应用

第 7 章　RNA 纳米结构设计中的动力学作用

Wojciech Kasprzak and Bruce A. Shapiro
翻译：陈龙欣　校对：张晓娟，赵征怡

7.1　引　　言

　　RNA 纳米技术的目标之一是开发出能够选择性阻断致癌和疾病发生分子通路的智能分子。RNA 非常适合于将结构骨架与同一组成成分构成的活性部分进行整合。关于对 RNA 纳米技术的总结，已经有一些综述对 RNA 纳米结构的设计和构建策略及其在医学上应用的理念进行了论述(Guo，2010；Shukla et al.，2011)。

　　RNA 是一种多功能的分子。它可以作为遗传信息的载体，承载如 mRNA 般暂时性遗传信息和像 RNA 病毒般的永久性遗传信息。它还可以作为一种功能性的物质，如小干扰 RNA(siRNA)、小分子 RNA(microRNA，miRNA)、核酶(ribozyme)、核糖开关(riboswitch)或者适配体(aptamer)(Ellington et al.，1990；Fire et al.，1998；Guerrier-Takada et al.，1983；Kruger et al.，1982；Li et al.，2002；Mi et al.，2010；Oguro et al.，2009；Sudarsan et al.，2008；Tuerk et al.，1990)。单链 RNA 具有自我折叠形成三维结构的天然能力。这种天然的自我折叠能力在 RNA 纳米技术新型领域中得到应用，其折叠过程是以一级序列核苷酸之间的碱基配对为导向(如二级结构的生成)以形成稳定的更高级结构(三级结构)，如假结

(pseudoknot)、吻环（kissing loop，KL）和堆叠茎（stem stacking）(Tinoco et al.，1999；Westhof et al.，1996；Woodson，2005)。这些链内相互作用也发生在多个 RNA 链间，从而形成多链和多模块的结构。在特定细胞因子的存在下，一个序列能够从一种构象转变成另外一种构象的现象也是非常有趣的(Linnstaedt et al.，2009；Linnstaedt et al.，2006；McCormack et al.，2008；Stupina et al.，2008；Zhang et al.，2006)。鉴于 RNA 的这种特性，我们可以把它作为一种构建材料，将一条或多条链通过巧妙的设计使其变成一种自我装配的药物制剂。如果在细胞膜上没有特定靶点，它也能通过所包含的适配体靶向到细胞内，甚至设计成仅仅在具有特定代谢产物的细胞中才能被激活，如环境触发的核糖开关(Guo，2010；Khaled et al.，2005；Ogawa et al.，2008；Severcan et al.，2009a；Shukla et al.，2011；Sudarsan et al.，2008)。开发智能治疗药物的目标是开发可靠的自我装配纳米结构并测试给药途径和制剂方法、siRNA 给药的有效性，以及任何潜在毒性和免疫反应等不良反应。目前一般有两种方法在设计模块化和程序化 RNA 纳米结构上得以应用，成功实现了对生物活性荷载或结构模块的产物尺寸、几何形状和化学计量的高度控制。一种方法是由 DNA 纳米结构发展而来的类似于"编织"的策略，并以 RNA 单个链的退火为基础(Afonin et al.，2010；Bindewald et al.，2011)。第二种方法充分利用了多个 RNA 亚基通过三级互作而实现的自我组装(Afonin et al.，2008；Afonin et al.，2011；Chworos et al.，2004；Grabow et al.，2011；Guo et al.，2006；Khaled et al.，2005；Liu et al.，2011；Novikova et al.，2011；Ohno et al.，2011；Shu et al.，2011；Yingling et al.，2007)。这两种策略都是产生功能化的结构骨架，如带有 RNA 适配体(如孔雀石绿、抗 CD4 或抗 gp120 适配体)，siRNA(如功能化三角结构、六角环或纳米颗粒)，蛋白质(在 RNA 反棱柱中的链霉亲和素)或其他共轭基团(Afonin et al.，2010；Afonin et al.，2011；Grabow et al.，2011；Guo，2005a；Guo et al.，2006；Guo et al.，2005a；Severcanet al.，2010)。实验验证的 RNA 纳米结构已经证实了利用计算机方法进行设计和表征所具有的潜在好处(Afonin et al.2010；Afonin et al.，2011；Bindewald et al.，2011；Chen et al.，1999；Chworos et al.，2004；Guo，2005a；Guo，2005b；Guo et al.，1998；Guo et al.，2005b；Jaeger et al.，2006；Jaeger et al.，2000；Jaeger et al.，2001；Koyfman et al.，2005；Paliy et al.，2010；Paliy et al.，2009；Severcan et al.，2009a；Severcan et al.，2009b；Shapiro et al.，2008；Shu et al.，2003；Shu et al.，2004；Westhof et al.，1996；Yingling et al.，2007；Zhang et al.，1998)。

以上提及的 RNA 纳米结构两种设计方法在本章示例中都有阐述。一种是一个方形的模块化环结构，由单体间的三级互作而形成的多个单体组装而来；另外一种是一个三维立方笼，由 Watson-Crick 碱基互补配对形成的多条链组装而成(Afonin et al.，2010；Chworos et al.，2004)。这两种设计均依赖程序化的自我组装过程，以及为适配体或 siRNA 等功能基团提供附着点(Afonin et al.，2011)。这种环型或笼型结构是极其稳定的，而且通过最小化暴露单链元件增加了对核酶的抵抗力。在我们讨论的构造方格和立方体模块中，动态特征(如它们的弹性)的设计对于建造和表征建模结构的特性和将它们变为可获得的实验数据是至关重要的。

7.2　RNA 纳米结构的设计计算

通过对大的、天然存在的、功能性的 RNA 结构(如核糖体)进行原子级分辨率的解析(如核磁共振技术、X 射线晶体学、低温电子显微镜),使利用 RNA 作为一种可行的建造材料用于构建自我装配的纳米结构成为可能(Ban et al.,2000;Cate et al.,1996;Yusupov et al.,2001)。通过扫描这些大分子 RNA 结构,搜索潜在的 RNA 构筑模块,我们已经创立了 RNA 连接点数据库(RNA Junction database)(Bindewald et al.,2008b)。RNA 连接点数据库是一个内部和多分支环的知识库,也包括了吻环(指的是两个 RNA 链之间通过发夹环环互作而形成的片段),并且还有一些来自于它们的短茎片段。一些连接点已经显示出非常特别的拓扑性质,这能在纳米结构的设计中得以利用(Bailor et al.,2010;Bindewald et al.,2008a;Yingling et al.,2007)。这些连接点可以作为大的纳米材料的构筑模块,这在下面我们使用的建模工具章节中有简单的描述。RNA 连接点数据库包含 13 000 余条数据,以它们的原始坐标形式进行储存,这些连接点是从很大的结构中而来,同时也是从能量最小化的变体中挑选出来的,这为将在大的结构中探寻能成为连接点的潜在结构提供了最小化的测试。搜索 RNA 连接点数据库的方法有很多,而对于我们的纳米结构设计目的最有用的标准之一是通过数据库中连接点的螺旋存根之间的角(或多个角)进行搜索。这样,就能找到适合于不同拓扑结构的最好连接点(如三角形、方形、或者六边环形)。还有其他的 RNA 片段数据库能够用于纳米结构的设计,如 FRABASE 数据库(Popenda et al.,2008;Popenda et al.,2010)或者 SCOR 数据库(Klosterman et al.,2004;Klosterman et al.,2002;Tamura et al.,2004)。另外,由于纳米结构设计不同于结构预测和建模,并且我们更专注于展示我们自己特制的建模工具,因此了解一般的 3D 建模工具(特别是那些自动化程度较高的建模工具)是有好处的。关于这个及最新的自动化工具请参考综述(Laing et al.,2010;Laing et al.,2011;Schlick et al.,2011;Shapiro et al.,2007;Popenda et al.,2012)。

我们的计算机辅助纳米结构设计策略之一是利用来自于 RNA 连接点数据库中的构筑模块,并集成多种结构接口来成功获得预期的 3D 拓扑结构。我们实验室开发了两个程序,NanoTiler 和 RNA2D3D,能够结合构筑模块与 A 螺旋片段(接口)产生预期的 3D 纳米结构(Bindewald et al.,2008a;Martinez et al.,2008)。最终,获得包含如 siRNA、适配体等功能性元素的一个完整的 3D 纳米模型,这提供了结构上的框架,在这个框架之内设计可以自我装配的结构序列。构筑模块最初在建模中设定为刚性结构,而后将其生成的几何构型与设计目标进行对比测试。然而,我们发现考虑构筑模块的柔性对于整体设计过程是必不可少的,并且这往往是成功获得整体环形纳米结构闭合的唯一之路。这种方法也已经被实验所证实。在本章中,我们着重介绍纳米结构动力学特性、三维结构的柔性设计及模型构建。我们将集中介绍带有优化的纳米结构自组装序列的结构柔性特征。一般而言,螺旋区域的扭转和角度柔性能够通过碱基修饰和结构基序的插入而被改造(Al-Hashimi et al.,2008;Bailor et al.,2010;Geary et al.,2011;Stelzer et al.,2010)。

7.3　建模工具

我们主要采用 NanoTiler 和 RNA2D3D 这两种建模程序。NanoTiler 开发的目的是实施上述设计策略。它能够用于选定的结构片段(如来自于 RNAJunction 数据库或者其他来

源的连接、吻环），而且也能够在没有适合于设计的结构片段时产生人工的连接结构
(Afonin et al.，2010)。为了探寻产生闭合(环形)结构，这种设计以特定靶点拓扑结构和
一套与螺旋片段相连的连接点为基础，或者在连接点和连接螺旋中进行整合搜索，但是
没有任何特定的拓扑结构限制情况下进行，如果理想的 A 型螺旋结构不能满足由结构闭
合而导致的几何结构的框架限制，相连的螺旋结构可能会失真。"失真评分"提供对设
计质量的衡量。由于脚本语言解译服务器的存在，这个程序能够在图形界面和自动化模
式中运行。例如，为了产生一个闭合环状结构，我们利用脚本选项来自动化搜索构造方
格构筑模块元件的动力学状态。作为纳米结构设计程序的最后一步，在给定的碱基配对
约束性条件下，NanoTiler 软件自身(或更新的 NanoFolder 软件)能够进行序列优化，完
成自组装结构的设计(Bindewald et al.，2011；Bindewald et al.，2008a)。NanoTiler 软件
的众多特征之一是可以实现 3D 核苷酸的突变。总之，通过 3D 模型的建立，我们首次证
实了这种设计的可行性，之后，优化了序列以确保 RNA 链能够自装配形成预期的形状。

　　RNA2D3D 软件是一种具有纳米设计能力的互动 3D RNA 结构建模程序(Martinez et
al.，2008)。它接收序列和其二级结构(包括假结)的输入，然后将理想化的 A 型螺旋几
何形状运用到二级结构的碱基配对区，即刻产生一个初步的三维模型。通过互动式结构
编辑菜单工具，进一步促进了互动优化模型。这些模型能够叠加选择的主干，将单链片
段塑造为螺旋区域延伸侧翼的一部分，并且通过分子力学和动力学对使用者选定的结构
片段或者完整结构进行提炼。来自数据库的结构片段可以嵌入 3D 模型。通过互动式的
碱基互补配对选项或者拓扑文件指令，RNA2D3D 塑造的环能够用于建模理想的吻环结
构，这被视为有利于进行自动化建模纳米结构的拓扑脚本，如构造方格和构造网格
(Chworos et al.，2004；Jaeger et al.，2006；Martinez et al.，2008)。这个程序平行地适用
于所有纳米结构建造模块的操作，证明在模式构造方格的建模和结构调整以实现结构完
全闭合的互动式开发方面是非常强大的。

7.4 纳米结构的闭合问题

　　我们详尽描述了我们在称之为大构造方格的动力学特征方面的研究，发表在 2011
年的 *Methods* 杂志上(Kasprzak et al.，2011)。另外，我们也成功运用同样的建模方法构
造了一个构造方格的较小变体，这个过程是不同于大构造方格的独特挑战(图 7.1、图 7.2a
和图 7.2b)。构造方格经过模块化设计，4 个单体形成一个直角(RA)基序(PDB 数据库：
1JJ2)，之间通过重新设计的(突变的)HIV-1 DIS 吻环进行互作。吻环的重编程能够实现
对单体间互作的控制，提高产出，并且确定单体序列的单链 3′端的方向，使其结合到其
他装配好的构造方格的互补 3′端，最终形成程序化模式的网状结构，这已经通过实验证
实(Chworos et al.，2004)。在大构造方格的设计中，每个螺旋臂长 15bp，整个单体的大
小为 92 个核苷酸。小构造方格的设计中每个螺旋臂缩小到 9bp，每个单体的总长也减小
到 70 个核苷酸。RNA2D3D 用于建模这两种构造方格变体，暴露出这种理想化的几何学
方法，即使在我们嵌入了 PBD 直角基序和 HIV-1 吻环结构(PDB：2B8R，2F4X 和 1XPE)
之后，也不能产生闭合的构造方格模型。运用 RNA2D3D 对影响闭合所需扭曲(柔性)的

幅度进行了探索。获得的角度调整参数之后被用于指导分子动力学轨迹的搜索，这是我们试图产生闭合构造方格模型的方法之一（见图 7.1 中 box A）。

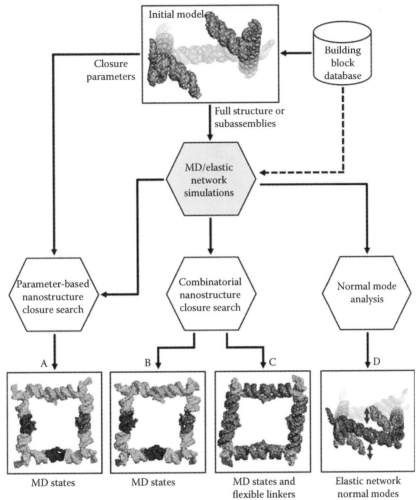

图 7.1　RNA 纳米结构建模的方法包括以柔性（动力学）信息作为程序不可分割的一部分。通过分子动力学（MD）和弹性网状模型（ENM）扮演这个重要的角色，它用于预测构筑模块的分子动力学状态、结构模块（子配件）及整个结构，不产生闭合结构的初始模型。大方形结构模型如图所示（描述请参考文章正文部分）。在建模程序 RNA2D3D 的帮助下，几何学调整是很有必要的，这能对产生的完整闭合结构进行评估并产生闭合性材质（弯曲和扭转角的改变）。这些参数能够指导构筑模块动力学状态的搜索，从而装配为一个完整的闭合结构，请见 box A。组合的动力学状态搜索能用于探索构筑模块的整个 MD（或者 ENM）轨迹（每种颜色数据代表单独的 MD 轨迹，详情参考文章正文部分），这或多或少产生了约束性条件，如基于 PyMOL 软件搜索结果显示在 box B 中。box C 显示了利用 NanoTiler 软件中最为柔性的方法而搜索的闭合性结果。这结合了构筑模块（彩色）能在 MD 模拟中独立扭曲的螺旋连接体（暗灰色）。有效的 MD/ENM 数据指导扭曲的范围，但是不限制具体预测的动力学状态。box D 阐明了怎样的常规模型分析能产生完整的闭合结构。通过红色箭头，指明了低频率集体运动的预测方向，在轨迹的一端，初始结构（暗灰色）能够闭合（蓝色）。［来自再版 Methods，54（2），Kasprzak，W.，Bindewald，E.，Kim，T. J.，Jaeger，L. and Shapiro，B.，Use of RNA structure flexibilitydata in nanostructure modeling，239-50，通过 Elsevier 许可，版权（2011）］。

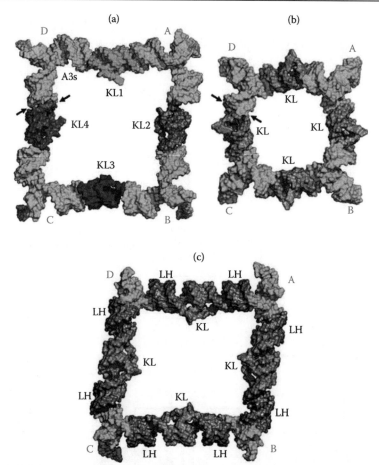

图 7.2　方形闭合结构模型是由它们的构筑模块(吻环和 L 形单体)的 MD 模拟状态自动搜索而来的。PyMOL
软件的 chain-fitting 算法，得到的结果在(a)和(b)中有阐述，而利用 NanoTiler 软件的 global fit 最优化算法，
得到的结果在(c)中有阐述。利用 4 个单体(从 A 到 D)相互作用，设计修饰后的 HIV 二聚体吻环起始位点
的方形结构。(a) 4 个突变的 KL 复合物(绿色 KL1，蓝色 KL2，红色 KL3，品红色 KL4)的动力学状态与 4
个单体(蓝绿色)结合产生一个大的方形闭合结构，最终的间隙缺口小于 2.0Å(箭头所示)。从 KL1 到 KL4
表明了吻环复合物在各单体之间突变成为一种可编程的独特的连通性结构。(b) 4 个拷贝的 KL(橙色)和 4
个拷贝的单体(蓝绿色)组成的一种简化了的小方形闭合结构。在这个模型中，最终缺口间隙小于 1.0Å(箭头
所示)。(c)一种大方形闭合结构模型由 4 个拷贝的野生型 KL(橙色)，4 个拷贝的截短的单体(蓝绿色)及 4
个螺旋连接物(暗灰色，以 LH 标示)结合组成。构筑模块融合形成一个结构，在没有任何残留的缺口时，这
个布局是全局中最优的 3D 空间。在某种意义上，这种模型类似于有效的 AFM 数据(Chworos et al.，2004)。
[(a 和 c)来自再版 Methods，54(2)，Kasprzak，W.，Bindewald，E.，Kim，T. J.，Jaeger，L. and Shapiro，
B.，Use of RNA structure flexibility data in nanostructure modeling，239-50，通过 Elsevier 许可，版权(2011)。]

7.5　RNA 纳米结构闭合的分子动力学和表征

正如 RNA2D3D 软件评估所显示的，理想化构造方格单体的 3D 几何结构为了闭合
必须经过调整。因此，我们决定将我们的模型进行分子动力学模拟，试图发现能够形成
全闭合状态构造方格的动态状态。对于我们构造方格构建模块动力学的研究，所有的分

子动力学(MD)模拟与 Amber(版本 9 和 10)程序一起使用，并运用"RNA 的 Cornell 分子力场"(revision ff99bsc0)和"Particle Mesh Ewald"综合方法计算来静电互作(Case et al.，2005；Case et al.，2008；Essmann et al.，1995；Wang et al.，2000)。运用 Na^+ 离子来中和 RNA 模型，其被放在过量的 Na^+/Cl^- 离子对的溶液中，使系统处于 0.1mol/L 的相对盐离子浓度中。另外，我们评估了实验中用到的 Mg^{2+} 离子的作用，并且证明其对于小构造方格的闭合是至关重要的。请参考我们发表在 *Methods* 中的文章(Kasprzak et al.，2011)，其中对这部分内容有详尽的描述。

　　因为大构造方格和小构造方格建模需要在相对较大的 RNA 系统(大到 368 个核苷酸或者约 1.2 万个 RNA 原子)和确定的离子溶剂中进行模拟，我们将纳米结构模型又细分为更多的可控片段。在更小的模拟系统中且能够平行进行，使得每一个构造方格设计中的所有吻环复合物和单一单体可以分别进行分子动力学模拟。另一方面，这种方法需要构造方格片段动态重组为一个纳米结构(图 7.1，A~C)。

7.6　动态环状纳米结构闭合的参数导向搜索

　　RNA2D3D 软件试图产生完整闭合的构造方格模型(每个单体的 5′端同轴旋转均匀)，所涉及的几何参数用于搜索具有最接近于角柔性参数的分子动力学轨迹状态(如图 7.1，A)。PyMOL 软件能够将这些形变的构筑模块连起来，通过测定链中第一个和最后一个模块的间隙来评估闭合的质量(这部分内容在下一节中有详细的介绍)。在这种搜索方法中，综合吻环扭力和曲角参数便非常有利于找到缺口在 5Å 时完全闭合的构造方格，这种结构描述如图 7.1，box A(详细描述请参考 Kasprzak et al.，2011 图 7)。另外一方面，既满足搜索标准又能够闭合的动态状态的数量很少，所以如果没有宽松的搜索标准，搜索参数很难十分准确地应用。

7.7　产生环状纳米结构闭合动态状态的组合搜索

7.7.1　大构造方格的建模

　　由于上述参数搜索的有限性，我们使用了完全自动化的组合方式进行构造方格构筑模块的动态状态的搜索，进一步探索闭合问题。完全闭合的构造方格搜索是利用 PyMOL 软件和 NanoTiler 脚本来自动化完成的(图 7.1，B 和 C)。PyMOL 软件设定程序，将 L 形单体和吻环复合体连接，并对完整构造方格片段通过重叠碱基进行拟合，我们称之为对接。在链拟合的构造方格元素之间的最终间隙大小用于衡量完全构造方格闭合的质量。为此，对相应 5′和 3′端磷原子之间的距离和最终对接间隙的两个测量值之间的差异进行了测量(5′和 3′端对接点之间和两两间隙之间是 0Å 值，将是完美拟合)。使用这种测量方法，我们从可获得的分子动力学轨迹中筛选到了构筑模块的动力学状态。利用带有 3.0GHz 处理器的计算机工作站，它就能在不到 1h 的时间内搜索两万个 MD(分子动态)帧。

　　这是一种相对比较快的方法，但是为了避免组合的复杂性，全动态状态勘测必须进行简化。为了找到大多数(当然也不是绝对的)引导构造方格闭合的状态，将之简化为三个阶段。开始的两个阶段是仅仅用来选择可能能够引导构造方格闭合的最佳动态构筑模块，然后，第三阶段才是执行组合式搜索。首先，进行 4 个独立搜索，寻找对每一个带有 4 个理想化的 L 形单体的吻环突变体拟合，产生 4 套最佳的方案，使其之间的间隙达到 6Å。由于我们在早期的测试时已经知道，在这四次搜索中无法产生最适于 L 形单体分子的动态状态，因此间隙的标准在第一阶段的搜索是相对宽松的。在第二阶段，来自于第一阶段的解决方案用于 L 形动态搜索，产生最切实可行的闭合。这些搜索的通用解决方案是选择创建一套 L 形单体的动态状态，用于最终的组合搜索。最后，在第三阶段，程序搜索所有吻环和 L 形解决方案中动态状态的最佳组合方式。

在我们研究链的拟合方法上，使用 PyMOL 脚本产生接近于闭合的构造方格，并且构筑模块间隙的偏差小于 1Å，大部分的间隙小于 2.5Å，对于大构造方格最佳的间隙小于 2Å(图 7.2a)。相对于基于理想化参数(源于探索性的 RNA2D3D 建模)的搜索，运用基于链拟合的搜索能产生大量质量相当好的结果(间隙更小)。选定的吻环动力学状态中出现了大量的补偿形变，这种状态在之前的以理想化参数作为条件的搜索中没有考虑到。

7.7.2　小构造方格的建模

小构造方格(一种单体螺旋小至 9bp 的构造方格设计变体)(Chworos et al.，2004)的 RNA2D3D 建模结果表现出比大构造方格更大的初始间隙。利用 PyMOL 软件搜索小构造方格的闭合，显示含有镁离子的 MD(分子动态)模拟对于成功达到目标是必要的，因为镁离了影响了吻环复合体的几何构象。试验方法中强调镁离子在完整构造方格装配中的重要性，然而很难模拟镁离子的水合状态和从新离子介入后的 MD 模拟中的协调效应。因此，我们部分依赖在 X 射线晶体结构(PDB#：1XPE)中的离子介入以提高野生型吻环模拟的准确度。相比较镁离子缺失的情况，在镁离子存在下 MD 模拟产生了更高的吻环扭转角，表明在 HIV 吻环复合物中镁离子起了稳定的作用。正如在大构造方格建模中提到的，产生的大量方案的最终间隙小于 2.5Å，其中最好的小于 1Å(见图 7.2b 的例子)。

7.8　动力学状态和形变控制相结合进行环状纳米结构闭合的搜索

尽管成功进行了上面描述的基于链拟合方式的搜索，但假设仅仅 MD 状态在相对较少的模拟中产生(如基于有限数量的 MD 状态)，原则上还有可能在可接受(我们自己设定的参数)的最终间隙范围之内没有找到闭合状态。鉴于此，我们也运用了我们的NanoTiler 程序，它不完全依赖所选择构筑模块动力学状态间的匹配，而是试图使截短的构筑模块的 3D 构象和插入在它们之间的连接螺旋结构整体最优化。

在这种方法中，选择的构筑模块[如直角基序(L 形单体的中心部分)和吻环]通过完美的几何螺旋接口(由 NanoTiler 引入)相连(图 7.1，box C，图 7.2c)。为了在 PyMOL 软件中能够配对拟合，构筑模块必须部分重叠，而 NanoTiler 拟合过程利用虚拟几何结构扩展(来自于构筑模块的螺旋存根)作为参照点。闭合性评分是以构筑模块开放末端之间的距离和角度差异为基础的。通过构筑模块的刚体翻译和旋转进行的模拟退火优化应用

于所有的模块中，这试图使完全装配后闭合间隙(用于所有间隙)最小化。最后的
NanoTiler 精算步骤只需将螺旋接口应用于小的分散扭曲(弯曲度、扭转、压缩或拉伸)
以便容忍相对较小的结构拟合误差的存在。退火后，完整构造方格被提交给 Amber 以进
行能量最小化。需要注意的是，理论上，在 NanoTiler 软件中，通过螺旋接口的形变，
所有闭合问题是能够解决的。然而，为了更精确地建模完整的形变结构，我们将吻环和
直角基序的动力学状态运用到我们的研究中。

　　为了使构造方格闭合，NanoTiler 简化了自动化搜索，同时执行在 PyMOL 搜索时描述
的两步法，利用仅仅一个野生型吻环复合体(PDB#：2B8R)的分子动力学数据，单体(与之
前相同)及它们少量的动态轨迹，以每次 100MD 的输出步骤进行搜索。第一，搜索吻环复
合体 MD 轨迹的动力学状态，由这种状态的 4 个拷贝和 4 个最接近于闭合的理想化 L 形单
体构建形成构造方格结构。下一步，为了发现最佳全结构闭合构象，利用第一阶段选出的吻
环动力学状态，执行 L 形单体的动力学状态搜索。为了充分利用由 NanoTiler 软件产生的接
口螺旋，吻环和 L 形单体构筑模块分别被截短为 3bp 长和 4bp 长的残段，再通过理想化的
8bp 螺旋进行连接，这样就产生了在大构造方格单体设计中所需要的一个 15bp 长的臂。将
这些螺旋接口进行形变以实现整个构象的最适化匹配。相同的 NanoTiler 程序也用于小构造
方格模型的闭合(结果中未阐述)。必须强调的是，所引入螺旋接口的形变不能逾越那些在它
的 MD 模拟中 L 形单体螺旋臂的相应区域[详细请参考我们发表的论文(Kasprzak et al.,
2011)]。同时，没有限制任何出现在分子动力学轨迹中特别的动力学状态，因而，这要比我
们提供的相对缺乏分子动力学模拟的有效动力学状态搜索空间更大(图 7.2c)。

　　自动化 MD 状态搜索显示最优的完全闭合构造方格模型趋向于从近乎完美的正方形
向菱形的转变(图 7.1，比较 A 和 C)。这一点在图 7.2c 中所示的 NanoTiler 结果中特别明
显。在定性的意义上，这种预测出的非正方形结构与利用原子力显微镜(AFM)所观察的
实验结果相当吻合。这些方法的优势在于它们并不受初始接近正方形的参考模块的限制，
而这些参考模块是由固定和僵化的几何构筑模块而来的。这种搜索方式强调在纳米结构
设计和建模过程中柔性(动力学)方面的需求。

7.9　在 RNA 纳米结构闭合和表征中使用弹性网状建模方法

　　由于纳米结构闭合的动态性质涉及整个子结构域的形变，我们寻求更快的粗粒度替代方
法来进行分子动力学模拟，这种方法受限于原子级分辨率及相对复杂的分子力场，所以计算
强度很大而且慢。我们采用的一个方法就是各向异性网状模型(the enisotropic network
model，ANM)，这是弹性网状模型(the elastic network model，ENM)的一种形式。在选定的
距离范围之内，ENM 将分子呈现为一个网状结构中通过弹力连接的节点，假定处于平衡状
态，这种弹力近似于吸引力的相互作用，并进行潜在的节点波动能量计算。当然，有很多类
型的 ENM(Bahar et al.，1997a；Bahar et al.，1997b；Bahar et al.，2005；Sherwood et al.，2008；
Yang et al.，2008)，其中，ANM 模型是 ENM 中的一种。ANM 模型可以进行网络中每个节
点的频率和相对幅度的计算，并获知这些运动的方向性(Atilgan et al.，2001)。ANM 预测运
动的正常模式，对于每一种模式，它提供了称之为常规模式形状的特征向量，以及特征值(指

的是对应的运动频率的倒数的平方)。从大量的 ANM 预测比较研究的出现到获得蛋白质、蛋白质核酸复合物和单纯 RNA 的实验数据的过程中,形成了一个共识,即集体的最低频率的分子运动可以通过所有理论上可能正常模式(如 3N–6,即分子以 N 个节点为蓝本)的一小部分很好地被捕获(Sen et al.,2006;Wang et al.,2005;Yan et al.,2008;Yang et al.,2007a)。也证实 ANM 的预测常规模式运动与来自 MD 轨迹运动的主要组成部分发生重叠(Bakan et al.,2011;Yang et al.,2008)。通常,很明显,在平衡点上一个物体的整体形状(网络节点)是决定主要运动模式的最重要因素(Doruker et al.,2002;Wang et al.,2004)。

7.10　各向异性网状模型用于解决环形纳米结构的闭合问题

我们将 ANM 应用于由 RNA2D3D 产生的大构造方格的初始开放性模型,对其进行了评估。ANM 模拟速度非常快,在几小时之内(而不是 MD 需要的几周的计算时间)就能完成,其预测出最好的两个最低频率的正常模式可能产生开放的末端,这样的话促进了最终的三级(吻环)互作来关闭整个结构。而且大多数闭合运动仅仅来自于一个模型(图 7.1,box D)。在 AMN 模拟的大构造方格中,无论我们使用的是纳米结构粗粒度的表示法(每核苷酸三个节点),还是全原子表示法(如每一个原子由弹性网络中的一个节点代表),实质上获得了同样的结果。另一方面,下一节要讨论的纳米立方模型呈现出更复杂和分布更均匀的运动(在最好的 6 个模式中)。我们在 ANM 模拟中选择使用全原子弹性网络表示法。这是在 RNA 纳米技术中首次运用 ANM。

7.11　通过各向异性网状模型预测纳米立方体动态大小的改变

NanoTiler 被用于创建纳米立方体模型,它全程搜索了最好的用于构建立方体结构边界和 3D 连接(相应于立方体拐角)的螺旋组合(Afonin et al.,2010;Afonin et al.,2011)。如果在所有结构数据库(如我们的 RNAJunction 数据库)中没有发现合适的拐角连接时,就不得不通过程序去重新构建需要的连接。由此,3D 结构搜索参与进行各螺旋链的末端残基之间螺旋片段长度和距离的优化,然后被用于纳米结构立方体拐角的连接。结果表明最好的拐角连通可能是通过最少 1nt 长度的单链桥梁与 10bp 长的螺旋进行连接,由于结构限制,这条单链更偏爱于用 2nt 或 3nt 连接物。我们一般选择尿嘧啶(U)用于搭桥,并将这些立方体称为 1U,2U 和 3U 立方体。这些 3D 立方体模型在实验中得以验证,但是通过动态光散射(dynamic light scattering,DLS)测量,发现它们比装配好的纳米颗粒更小。因此,NanoTiler 再次用于在螺旋(通过 1nt,2nt 和 3nt 形成的截短转角晶体的单链连接物)边界中搜索最大尺寸的立方体。在 Amber 中,模型的结构经历了能量最小化的"清理"。利用 ANM,为了搜寻每个拐角的长度,具有最大尺度的立方体[以及具有在螺旋中(未经修改的原设计)未打开沃森-克里克碱基对的最小尺度]被筛选出来用于建模。估计的最大尺度表征为从模型的原子矩心(逼近质心)距离到最远处原子之间的距离。利用 ANM 方法,为了纠正由简化的直线(载体导向的)运动(ANM 方法所固有的)而引入的键长和二面角的扭曲,在预测最低频率的正常模式的形变立方体时又进行了最小化。

这些扭曲解释了在 ANM 输出结构中绝大多数的能量增加。升高的能量可能能够最小化至接近于平的能量格局，几乎等于所有立方体扭曲极限的初始(平衡)状态，在这个极限，立体碰撞阻止了进一步的运动(显示为范德华能量组成的陡然升高)。

　　接着，我们发现立方体模型的高效运动(扭曲限制)由赖于拐角长度的无碰撞空间决定。对于 2U 和 3U 立方体，由于预测的扭曲而导致尺寸的绝对增加是 1U 立方体的两倍大。由于所有的立方体模型(在它们各自最小的能量水平状态下)具有相同的平能量格局，因此扭曲到立体冲突限制状态的尺度可以等同于开始状态的尺度(如前所述：从原子矩心测量的半径)，并与动态光散射(DLS)实验所获得的实验数据进行了比较。比较结果表明预测值和实际测量值高度一致，1U 立方体最大预测 DLS 值达到 99%，2U 立方体为 95%，3U 晶体为 101%(图7.3c)。因此，由扭曲所导致的立方体明显的尺寸增加体现在模型中，并且实际实验也支持这个结果，而没有发生形变的模型(如 ANM 模拟的初始状态)的 DLS 值会更小，为 16%~26%。

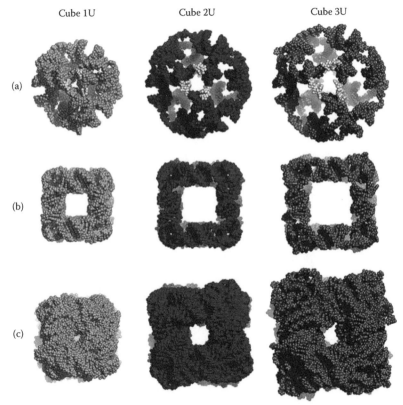

图 7.3　不同大小的立方体模型[(a)和(b)]和它们在表观尺寸(c)上的动力学(柔性)影响。(a)连接 10bp 螺旋边缘共同所有的 1U，2U 及 3U 单链转角连接物(亮灰色)立方体模型的转角视图。(b)相同立方体模型的表面视图。示意图显示(b)中平面与(a)中左手螺旋中较低一面相对应。(c)通过各向异性的网状模型模拟，随着在(b)的预测中，最大扭曲结构的积累叠加，它们具有相同表面视图[像(b)一样]。结果为上方 6 个最低频率常规模型，产生了立方体的最大扭曲，得到了证明。立方体表观大小预测能力的提高，使得模型与实验性测量达到了一致。

　　通过 ANM 模拟的另一个特征是与 2U 和 3U 立方体模型相比，1U 立方体模型的最低频率模式具有较高的波动频率。这再次表明在 1U 立方体设计中，有着更多的空间位阻及更多的施加在连接拐角上的张力。结合由扭曲所导致的 1U 立方体尺寸增加更有限的数据，这两种观测结果也为实验证据所表现出来的 1U 立方体装配（产量）的相当低效性提出了一种解释。可能在设计中 6 个链必须退火在一起才能形成立方体，并且完成整体装配所需要的柔性受到来自 1U 拐角的负面影响，导致了只有接近于 50% 的成功率。

ANM 的计算也用于描绘单个弹性网状节点的迁移率（均方波动）的特性，这也符合我们模拟中的单个原子。这些计算可与 B-factors 算法相比（Eyal et al.，2007；Yang et al.，2008；Yang et al.，2009；Yang et al.，2007b）。B-factors 算法（本章未提及）布局清晰地指出，在所有立方体模型中，大多数运动的原子属于单链的立方体拐角连接区的核苷酸。我们观察到的最小化形变的立方体的平能量格局似乎和单链拐角链接区中最大迁移率原子是一致的，这缓解了整个立方体由于形变带来的压力。由于在所有立方体中，它们的螺旋大小及其核苷酸排列是一样的，2U 和 3U 立方体之间大约每 3.5℃ 解链温度的增加可能与那些单链拐角连接区长度的增长相关。

7.12 总   结

总之，我们已经证实在 RNA 纳米结构的设计和建模中，相比于实际实验数据，嵌入的结构上灵活的数据对于获得理想结果是非常重要的。在某种情况下，如在本章中讨论的构造方格模型，这是产生完全组装和闭合结构模型的唯一方法。对于纳米立方体特性而言，变体设计的柔性导致观察到的形状有效增大，这就解释了初始模型和实验测量尺寸之间的差异。

一种基于可获得的构筑模块（结构片段）的近似模型能够用于估计完整结构闭合所需要的柔性限制，而这些构筑模块是由其他的大型结构单元及假定的理想化的几何模型中抽取出来的。

在我们探索性的 RNA2D3D 建模的案例中，展示了如何利用这些"闭合参数"搜索多分子动力学轨迹，以捕获全纳米组件的动力学，从而实现其完整结构的闭合。

我们也提出了两种为完整结构闭合而自动化搜索的可变类型，一种仅仅使用分子动力学模拟特点的结构片段，另外一种是结合关键连接片段的分子动力学数据，将可控形变应用到结构连接区中，这是我们的程序 NanoTiler 中提供的一个功能。

依靠设计者在细节层次上的工作，构筑模块（或模块化组件）的动力学特性在于：明确的原子模型，可获得的最佳力场或者在粗粒度表示水平上基于弹性网状模型（ENM）方法的相互作用潜力。在这里的例子中呈现的各向异性网状模型能够精确提示主要聚合运动（如预测运动的正常模式）的相对大小和方向，并使用相当快速的计算指出其在闭合中的潜力。另一方面，如果闭合所需的运动需要多个正常模式的特殊组合，这种方法可能很难使用和有些限制，尽管从初始状态到目标状态的转换已经有很多论证（Kim et al.，2002a；Kim et al.，2002b；Kim et al.，2005；Kim et al.，2003a；Kim et al.，2003b；Schuyler et al.，2009；Tama et al.，2004；Xu et al.，2003）。在连接中 ANM 对于微小改变的敏感性限制仍旧需要进一步研究。同时，在本章中提及的立方体设计中微小改变，当将拐角连接区对称放置时，就会对 ANM 所预测的完整结构的特征有很大影响，这也在实验证据中得到了很好的印证。有关涉及 264~312nt 核苷酸的大尺寸立方体，全解析的 MD 模拟将比这里提到的全原子 ANM 模拟需要更密集的精细计算并更加耗时。例如，在运用 ANM 进行 RNA 基础上的纳米结构预测时，表明在全结构闭合的动力学状态搜索中这个方法能够替代花费更大的 MD 模拟。由于它的高计算效率，不需要把它们再分成更小的子问题，就可以进行相当大的结构装配估算。这里呈现的纳米立方体特征的案例显示，为每个立方体模型捕获而预测的小子集正常模式运动及其可变形性的限制为模型之间的差异提供了有价值的观察，并帮助诠释实验数据。ANM 研究方法也能通过计算的 B-factors 帮助描绘纳米结构的特性及辅助预测不同纳米设计变体的相对稳定性。

致　　谢

　　本项目的全部或部分由美国国立卫生研究院、癌症研究中心、弗雷德里克(Frederick)国家重点实验室支持(基金号：HHSN261200800001E)。发表的内容不一定反映了健康和人类服务系(Department of Health and Human Services)的学说或观点，也不涉及商标、商品名称或者美国政府支持的组织机构。

参 考 文 献

Afonin, K. A., Danilov, E. O., Novikova, I. V. and Leontis, N. B. 2008. TokenRNA: A new type of sequence-specific, label-free fluorescent biosensor for folded RNA molecules. *Chembiochem* 9: 1902–5.

Afonin, K. A., Bindewald, E., Yaghoubian, A. J. et al. 2010. In vitro assembly of cubic RNA-based scaffolds designed in silico. *Nat Nanotechnol* 5: 676–82.

Afonin, K. A., Grabow, W. W., Walker, F. M. et al. 2011. Design and self-assembly of siRNA-functionalized RNA nanoparticles for use in automated nanomedicine. *Nat Protoc* 6: 2022–34.

Al-Hashimi, H. M. and Walter, N. G. 2008. RNA dynamics: It is about time. *Curr Opin Struct Biol* 18: 321–9.

Atilgan, A. R., Durell, S. R., Jernigan, R. L. et al. 2001. Anisotropy of fluctuation dynamics of proteins with an elastic network model. *Biophys J* 80: 505–15.

Bahar, I. and Rader, A. J. 2005. Coarse-grained normal mode analysis in structural biology. *Curr Opin Struct Biol* 15: 586–92.

Bahar, I., Atilgan, A. R. and Erman, B. 1997a. Direct evaluation of thermal fluctuations in proteins using a single-parameter harmonic potential. *Fold Des* 2: 173–81.

Bahar, I., Erman, B., Haliloglu, T. and Jernigan, R. L. 1997b. Efficient characterization of collective motions and interresidue correlations in proteins by low-resolution simulations. *Biochemistry* 36: 13512–23.

Bailor, M. H., Sun, X. and Al-Hashimi, H. M. 2010. Topology links RNA secondary structure with global conformation, dynamics, and adaptation. *Science* 327: 202–06.

Bakan, A. and Bahar, I. 2011. Computational generation inhibitor-bound conformers of p38 map kinase and comparison with experiments. *Pac Symp Biocomput* 181–92.

Ban, N., Nissen, P., Hansen, J., Moore, P. B. and Steitz, T. A. 2000. The complete atomic structure of the large ribosomal subunit at 2.4 A resolution. *Science* 289: 905–20.

Bindewald, E., Grunewald, C., Boyle, B., O'Connor, M. and Shapiro, B. A. 2008a. Computational strategies for the automated design of RNA nanoscale structures from building blocks using NanoTiler. *J Mol Graph Model* 27: 299–308.

Bindewald, E., Hayes, R., Yingling, Y. G., Kasprzak, W. and Shapiro, B. A. 2008b. RNAJunction: A database of RNA junctions and kissing loops for three-dimensional structural analysis and nanodesign. *Nucleic Acids Res* 36: D392–97.

Bindewald, E., Afonin, K., Jaeger, L. and Shapiro, B. A. 2011. Multistrand RNA secondary structure prediction and nanostructure design including pseudoknots. *ACS Nano* 5: 9542–51.

Case, D. A., Cheatham, T. E., 3rd, Darden, T. et al. 2005. The Amber biomolecular simulation programs. *J Comput Chem* 26: 1668–88.

Case, D. A., Darden, T. A., Cheatham, T. E., 3rd et al. 2008. AMBER 10. University of California, San Francisco.

Cate, J. H., Gooding, A. R., Podell, E. et al. 1996. Crystal structure of a group I ribozyme domain: Principles of RNA packing. *Science* 273: 1678–85.

Chen, C., Zhang, C. and Guo, P. 1999. Sequence requirement for hand-in-hand interaction in formation of RNA dimers and hexamers to gear phi29 DNA translocation motor. *RNA* 5: 805–18.

Chworos, A., Severcan, I., Koyfman, A. Y. et al. 2004. Building programmable jigsaw puzzles with RNA. *Science* 306: 2068–72.

Doruker, P., Jernigan, R. L. and Bahar, I. 2002. Dynamics of large proteins through hierarchical levels of coarse-grained structures. *J Comput Chem* 23: 119–27.

Ellington, A. D. and Szostak, J. W. 1990. In vitro selection of RNA molecules that bind specific ligands. *Nature* 346: 818–22.

Essmann, U., Perera, L., Berkowitz, M. L. et al. 1995. A smooth particle mesh Ewald method. *J Chem Phys* 103: 8577–93.

Eyal, E., Chennubhotla, C., Yang, L. W. and Bahar, I. 2007. Anisotropic fluctuations of amino acids in protein structures: Insights from X-ray crystallography and elastic network models. *Bioinformatics* 23: i175–84.

Fire, A., Xu, S., Montgomery, M. K. et al. 1998. Potent and specific genetic interference by double-stranded RNA in *Caenorhabditis elegans*. *Nature* 391: 806–11.

Geary, C., Chworos, A. and Jaeger, L. 2011. Promoting RNA helical stacking via A-minor junctions. *Nucleic Acids Res* 39: 1066–80.

Grabow, W. W., Zakrevsky, P., Afonin, K. A. et al. 2011. Self-assembling RNA nanorings based on RNAI/II inverse kissing complexes. *Nano Lett* 11: 878–87.

Guerrier-Takada, C., Gardiner, K., Marsh, T., Pace, N. and Altman, S. 1983. The RNA moiety of ribonuclease P is the catalytic subunit of the enzyme. *Cell* 35: 849–57.

Guo, P. 2005a. Bacterial virus phi29 DNA packaging motor and its potential applications in gene therapy and nanotechnology. *Methods Mol Biol* 300: 285–324.

Guo, P. 2005b. RNA nanotechnology: Engineering, assembly and applications in detection, gene delivery and therapy. *J Nanosci Nanotechnol* 5: 1964–82.

Guo, P. 2010. The emerging field of RNA nanotechnology. *Nat Nanotechnol* 5: 833–42.

Guo, P., Zhang, C., Chen, C., Garver, K. and Trottier, M. 1998. Inter-RNA interaction of phage phi29 pRNA to form a hexameric complex for viral DNA transportation. *Mol Cell* 2: 149–55.

Guo, S., Huang, F. and Guo, P. 2006. Construction of folate-conjugated pRNA of bacteriophage phi29 DNA packaging motor for delivery of chimeric siRNA to nasopharyngeal carcinoma cells. *Gene Ther* 13: 814–20.

Guo, S., Tschammer, N., Mohammed, S. and Guo, P. 2005a. Specific delivery of therapeutic RNAs to cancer cells via the dimerization mechanism of phi29 motor pRNA. *Hum Gene Ther* 16: 1097–109.

Guo, Y. Y., Blocker, F., Xiao, F. and Guo, P. 2005b. Construction and 3-D computer modeling of connector arrays with tetragonal to decagonal transition induced by pRNA of phi29 DNA-packaging motor. *J Nanosci Nanotechnol* 5: 856–63.

Jaeger, L. and Chworos, A. 2006. The architectonics of programmable RNA and DNA nanostructures. *Curr Opin Struct Biol* 16: 531–43.

Jaeger, L. and Leontis, N. B. 2000. Tecto-RNA: One-dimensional self-assembly through tertiary interactions. *Angew Chem Int Ed Engl* 39: 2521–4.

Jaeger, L., Westhof, E. and Leontis, N. B. 2001. TectoRNA: Modular assembly units for the construction of RNA nano-objects. *Nucleic Acids Res* 29: 455–63.

Kasprzak, W., Bindewald, E., Kim, T. J., Jaeger, L. and Shapiro, B. A. 2011. Use of RNA structure flexibility data in nanostructure modeling. *Methods* 54: 239–50.

Khaled, A., Guo, S., Li, F. and Guo, P. 2005. Controllable self-assembly of nanoparticles for specific delivery of multiple therapeutic molecules to cancer cells using RNA nanotechnology. *Nano Lett* 5: 1797–808.

Kim, M. K., Chirikjian, G. S. and Jernigan, R. L. 2002a. Elastic models of conformational transitions in macromolecules. *J Mol Graph Model* 21: 151–60.

Kim, M. K., Jernigan, R. L. and Chirikjian, G. S. 2002b. Efficient generation of feasible pathways for protein conformational transitions. *Biophys J* 83: 1620–30.

Kim, M. K., Jernigan, R. L., Shapiro, B. A. and Chirikjian, G. S. 2003a. A study of conformational changes in macromolecules: The coarse-grained elastic network interpolation method. In: *Proceedings of the International Conference on Mathematics and Engineering Techniques in Medicine and Biological Sciences, METMBS'03.* CSREA Press, Las Vegas, Nevada.

Kim, M. K., Li, W., Shapiro, B. A. and Chirikjian, G. S. 2003b. A comparison between elastic network interpolation and MD simulation of 16S ribosomal RNA. *J Biomol Struct Dyn* 21: 395–405.

Kim, M. K., Jernigan, R. L. and Chirikjian, G. S. 2005. Rigid-cluster models of conformational transitions in macromolecular machines and assemblies. *Biophys J* 89: 43–55.

Klosterman, P. S., Tamura, M., Holbrook, S. R. and Brenner, S. E. 2002. SCOR: A structural classification of RNA database. *Nucleic Acids Res* 30: 392–4.

Klosterman, P. S., Hendrix, D. K., Tamura, M., Holbrook, S. R. and Brenner, S. E. 2004. Three-dimensional motifs from the SCOR, structural classification of RNA database: Extruded strands, base triples, tetraloops and U-turns. *Nucleic Acids Res* 32: 2342–52.

Koyfman, A. Y., Braun, G., Magonov, S. et al. 2005. Controlled spacing of cationic gold nanoparticles by nanocrown RNA. *J Am Chem Soc* 127: 11886–7.

Kruger, K., Grabowski, P. J., Zaug, A. J. et al. 1982. Self-splicing RNA: Autoexcision and autocyclization of the ribosomal RNA intervening sequence of Tetrahymena. *Cell* 31: 147–57.

Laing, C. and Schlick, T. 2010. Computational approaches to 3D modeling of RNA. *J Phys Condens Matter* 22: 283101–28.

Laing, C. and Schlick, T. 2011. Computational approaches to RNA structure prediction, analysis, and design. *Curr Opin Struct Biol* 21: 306–18.

Li, H., Li, W. X. and Ding, S. W. 2002. Induction and suppression of RNA silencing by an animal virus. *Science* 296: 1319–21.

Linnstaedt, S. D., Kasprzak, W. K., Shapiro, B. A. and Casey, J. L. 2006. The role of a metastable RNA secondary structure in hepatitis delta virus genotype III RNA editing. *RNA* 12: 1521–33.

Linnstaedt, S. D., Kasprzak, W. K., Shapiro, B. A. and Casey, J. L. 2009. The fraction of RNA that folds into the correct branched secondary structure determines hepatitis delta virus type 3 RNA editing levels. *RNA* 15: 1177–87.

Liu, J., Guo, S., Cinier, M. et al. 2011. Fabrication of stable and RNase-resistant RNA nanoparticles active in gearing the nanomotors for viral DNA packaging. *ACS Nano* 5: 237–46.

Martinez, H. M., Maizel, J. V., Jr. and Shapiro, B. A. 2008. RNA2D3D: A program for generating, viewing, and comparing 3-dimensional models of RNA. *J Biomol Struct Dyn* 25: 669–84.

McCormack, J. C., Yuan, X., Yingling, Y. G. et al. 2008. Structural domains within the 3′ untranslated region of Turnip crinkle virus. *J Virol* 82: 8706–20.

Mi, J., Liu, Y., Rabbani, Z. N. et al. 2010. In vivo selection of tumor-targeting RNA motifs. *Nat Chem Biol* 6: 22–4.

Novikova, I. V., Hassan, B. H., Mirzoyan, M. G. and Leontis, N. B. 2011. Engineering cooperative tecto-RNA complexes having programmable stoichiometries. *Nucleic Acids Res* 39: 2903–17.

Ogawa, A. and Maeda, M. 2008. An artificial aptazyme-based riboswitch and its cascading system in *E. coli. Chembiochem* 9: 206–9.

Oguro, A., Ohtsu, T. and Nakamura, Y. 2009. An aptamer-based biosensor for mammalian initiation factor eukaryotic initiation factor 4A. *Anal Biochem* 388: 102–7.

Ohno, H., Kobayashi, T., Kabata, R. et al. 2011. Synthetic RNA–protein complex shaped like an equilateral triangle. *Nat Nanotechnol* 6: 116–20.

Paliy, M., Melnik, R. and Shapiro, B. A. 2009. Molecular dynamics study of the RNA ring nanostructure: A phenomenon of self-stabilization. *Phys Biol* 6: 046003–26.

Paliy, M., Melnik, R. and Shapiro, B. A. 2010. Coarse-graining RNA nanostructures for molecular dynamics simulations. *Phys Biol* 7: 036001–21.

Popenda, M., Blazewicz, M., Szachniuk, M. and Adamiak, R. W. 2008. RNA FRABASE version 1.0: An engine with a database to search for the three-dimensional fragments within RNA structures. *Nucleic Acids Res* 36: D386–91.

Popenda, M., Szachniuk, M., Blazewicz, M. et al. 2010. RNA FRABASE 2.0: An advanced web-accessible database with the capacity to search the three-dimensional fragments within RNA structures. *BMC Bioinformatics* 11: 231–41.

Popenda, M., Szachniuk, M., Antczak, M. et al. 2012. Automated 3D structure composition for large RNAs. *Nucleic Acids Res* 40: e112.

Schlick, T., Collepardo-Guevara, R., Halvorsen, L. A., Jung, S. and Xiao, X. 2011. Biomolecular modeling and simulation: A field coming of age. *Q Rev Biophys* 44: 191–228.

Schuyler, A. D., Jernigan, R. L., Qasba, P. K., Ramakrishnan, B. and Chirikjian, G. S. 2009. Iterative cluster-NMA: A tool for generating conformational transitions in proteins. *Proteins* 74: 760–76.

Seeman, N. C. 2007. An overview of structural DNA nanotechnology. *Mol Biotechnol* 37: 246–57.

Sen, T. Z., Feng, Y., Garcia, J. V., Kloczkowski, A. and Jernigan, R. L. 2006. The extent of cooperativity of protein motions observed with elastic network models is similar for atomic and coarser-grained models. *J Chem Theory Comput* 2: 696–704.

Severcan, I., Geary, C., Jaeger, L. et al. 2009a. Computational and experimental RNA nanoparticle design. In: *Automation in Genomics and Proteomics: An Engineering Case-Based Approach*, ed. G. Alterovitz, M. Ramoni and R. Benson, 193–220. Hoboken, NJ: Wiley Publishing.

Severcan, I., Geary, C., Verzemnieks, E., Chworos, A. and Jaeger, L. 2009b. Square-shaped RNA particles from different RNA folds. *Nano Lett* 9: 1270–7.

Severcan, I., Geary, C., Chworos, A. et al. 2010. A polyhedron made of tRNAs. *Nat Chem* 2: 772–9.

Shapiro, B. A., Yingling, Y. G., Kasprzak, W. and Bindewald, E. 2007. Bridging the gap in RNA structure prediction. *Curr Opin Struct Biol* 17: 157–65.

Shapiro, B. A., Bindewald, E., Kasprzak, W. and Yingling, Y. 2008. Protocols for the in silico design of RNA nanostructures. In: *Nanostructure Design Methods and Protocols*, ed. E. Gazit and R. Nussinov, 93–115. Totowa, NJ: Humana Press.

Sherwood, P., Brooks, B. R. and Sansom, M. S. 2008. Multiscale methods for macromolecular simulations. *Curr Opin Struct Biol* 18: 630–40.

Shu, D., Huang, L. P., Hoeprich, S. and Guo, P. 2003. Construction of phi29 DNA-packaging RNA monomers, dimers, and trimers with variable sizes and shapes as potential parts for nanodevices. *J Nanosci Nanotechnol* 3: 295–302.

Shu, D., Moll, W. D., Deng, Z., Mao, C. and Guo, P. 2004. Bottom-up assembly of RNA arrays and superstructures as potential parts in nanotechnology. *Nano Letters* 4: 1717–23.

Shu, D., Shu, Y., Haque, F., Abdelmawla, S. and Guo, P. 2011. Thermodynamically stable RNA three-way junction for constructing multifunctional nanoparticles for delivery of therapeutics. *Nat Nanotechnol* 6: 658–67.

Shukla, G. C., Haque, F., Tor, Y. et al. 2011. A boost for the emerging field of RNA nanotechnology. *ACS Nano* 5: 3405–18.

Stelzer, A. C., Kratz, J. D., Zhang, Q. and Al-Hashimi, H. M. 2010. RNA dynamics by design: Biasing ensembles towards the ligand-bound state. *Angew Chem Int Ed Engl* 49: 5731–3.

Stupina, V. A., Meskauskas, A., McCormack, J. C. et al. 2008. The 3′ proximal translational enhancer of Turnip crinkle virus binds to 60S ribosomal subunits. *RNA* 14: 2379–93.

Sudarsan, N., Lee, E. R., Weinberg, Z. et al. 2008. Riboswitches in eubacteria sense the second messenger cyclic di-GMP. *Science* 321: 411–13.

Tama, F., Miyashita, O. and Brooks, C. L., 3rd. 2004. Flexible multi-scale fitting of atomic structures into low-resolution electron density maps with elastic network normal mode analysis. *J Mol Biol* 337: 985–99.

Tamura, M., Hendrix, D. K., Klosterman, P. S. et al. 2004. SCOR: Structural Classification of RNA, version 2.0. *Nucleic Acids Res* 32: D182–4.

Tinoco, I., Jr. and Bustamante, C. 1999. How RNA folds. *J Mol Biol* 293: 271–81.

Tuerk, C. and Gold, L. 1990. Systematic evolution of ligands by exponential enrichment: RNA ligands to bacteriophage T4 DNA polymerase. *Science* 249: 505–10.

Wang, J., Cieplak, P. and Kollman, P. A. 2000. How well does a restrained electrostatic potential (RESP) model perform in calculating conformational energies of organic and biological molecules? *J Comput Chem* 21: 1049–74.

Wang, Y. and Jernigan, R. L. 2005. Comparison of tRNA motions in the free and ribosomal bound structures. *Biophys J* 89: 3399–409.

Wang, Y., Rader, A. J., Bahar, I. and Jernigan, R. L. 2004. Global ribosome motions revealed with elastic network model. *J Struct Biol* 147: 302–14.

Westhof, E., Masquida, B. and Jaeger, L. 1996. RNA tectonics: Towards RNA design. *Fold Des* 1: R78–88.

Woodson, S. A. 2005. Metal ions and RNA folding: A highly charged topic with a dynamic future. *Curr Opin Chem Biol* 9: 104–9.

Xu, C., Tobi, D. and Bahar, I. 2003. Allosteric changes in protein structure computed by a simple mechanical model: Hemoglobin T<—>R2 transition. *J Mol Biol* 333: 153–68.

Yan, A., Wang, Y., Kloczkowski, A. and Jernigan, R. L. 2008. Effects of protein subunits removal on the computed motions of partial 30S structures of the ribosome. *J Chem Theory Comput* 4: 1757–67.

Yang, L., Song, G. and Jernigan, R. L. 2007a. How well can we understand large-scale protein motions using normal modes of elastic network models? *Biophys J* 93: 920–9.

Yang, L., Song, G., Carriquiry, A. and Jernigan, R. L. 2008. Close correspondence between the motions from principal component analysis of multiple HIV-1 protease structures and elastic network modes. *Structure* 16: 321–30.

Yang, L., Song, G. and Jernigan, R. L. 2009. Comparisons of experimental and computed protein anisotropic temperature factors. *Proteins* 76: 164–75.

Yang, L. W., Eyal, E., Chennubhotla, C. et al. 2007b. Insights into equilibrium dynamics of proteins from comparison of NMR and X-ray data with computational predictions. *Structure* 15: 741–9.

Yingling, Y. G. and Shapiro, B. A. 2007. Computational design of an RNA hexagonal nanoring and an RNA nanotube. *Nano Lett* 7: 2328–34.

Yusupov, M. M., Yusupova, G. Z., Baucom, A. et al. 2001. Crystal structure of the ribosome at 5.5 A resolution. *Science* 292: 883–96.

Zhang, F., Lemieux, S., Wu, X. et al. 1998. Function of hexameric RNA in packaging of bacteriophage phi 29 DNA in vitro. *Mol Cell* 2: 141–7.

Zhang, J., Zhang, G., Guo, R., Shapiro, B. A. and Simon, A. E. 2006. A pseudoknot in a preactive form of a viral RNA is part of a structural switch activating minus-strand synthesis. *J Virol* 80: 9181–91.

第 8 章　利用实验约束条件确定 RNA 三维结构

Feng Ding (丁锋) and Nikolay V. Dokholyan
翻译：陈龙欣　校对：张晓娟，赵征怡

8.1　引　　言

　　RNA 不仅仅具有中心法则中所阐释的作为存储遗传信息的 DNA 与最终蛋白质产物之间的桥梁功能，并且最近研究发现，几乎在细胞生命的每一方面，从调节转录翻译(如 siRNA、miRNA 或者核糖开关调节基序；Edwards et al.，2007)，到催化 mRNA 的剪接(如剪接体 RNA 或自剪接内含子；Vicens and Cech，2006)和合成蛋白质(如 rRNA)，都扮演着多种多样的角色(Cruz and Westhof，2009；Nilsen，2007；Sharp，2009；Wan et al.，2011)。这些新发现的 RNA 功能既源于其能通过与靶序列的互补而编码一级序列，而且还源于它们具有形成复杂二级结构和更高级的三级结构的能力。通过碱基配对螺旋的包装而形成的 RNA 的三维结构，能够与自身或者其他生物分子(包括蛋白质、核酸和小分子配体)之间形成特异性的相互作用。定义明确的 RNA 三维结构也决定了其具有重要功能的特定序列的可及性。通过研究小部分已知的 RNA 世界，这些具有一定结构的 RNA 的新功能现已被揭开。然而，仅仅 2%的典型真核基因组被翻译为蛋白质，约 90%是被转录成某些非编码 RNA，包括反基因、长的非编码 RNA、小的调节 RNA 及支架 RNA(Janowski and Corey，2010；Sharp，2009；Wan et al.，2011；Wang et al.，2011a；Wang et al.，2011b)。大部分这些未知 RNA 形成功能性的三维结构，其特征仍需确定。RNA 为了执行功能而具有特定的 3D 结构，这一特点使之可以用来作为潜在的药物靶点(Hermann and Westhof，1998；Sucheck and Wong，2000)。实际上，很多著名的抗生素结合在细菌核糖体的 RNA 上。最近，发现核糖开关能够成为抗生素的靶点(Kim et al.，2009；Lee et al.，2009；Mulhbacher et al.，2010；Ott et al.，2009)。因此，有关 RNA 及

RNA 复合结构的知识不仅能增强我们对 RNA 功能的理解，也能帮助我们利用合理的结构药物构思来设计新颖的药物。

像 X 射线晶体学和核磁共振波谱法(NMR)这样的传统高分辨率的结构测定方法提供了 RNA 结构与功能关系的关键细节。然而，正如许多 X 射线晶体研究专家所注意到的(Ke and Doudna，2004)，由于 RNA 分子的天然柔性，RNA 晶体往往很难获得，它们中的许多既能够形成多种构象又有明显的非结构性的组分。另一方面，能够用于 NMR 实验的 RNA 只限于小 RNA。例如，在蛋白质数据库(Berman et al.，2000)中，由 NMR 确定结构的大部分 RNA 的长度小于 50 个核苷酸(<50nt)。因此，寻找一种新的方法去检测 RNA 的三维结构很有必要。RNA 3D 结构的计算建模为结合由已知 RNA 结构提取出的 RNA 结构特征 (Das and Baker，2007；Jonikas et al.，2009；Jossinet and Westhof，2005；Major et al.，1993；Major et al.，1991；Massire et al.，1998；Parisien and Major，2008；Shapiro et al.，2007；Tsai et al.，2003)，来整合物理与化学法则(Cao and Chen，2011；Ding et al.，2008)，及包含建模中实验来源的结构信息提供了可能(Jonikas et al.，2009)。例如，最近几个 RNA 三维结构建模方法(Cao and Chen，2011；Das and Baker，2007；Ding et al.，2008；Parisien and Major，2008)仅依据序列而得到了精准的结构预测，这大体展示了 RNA 建模方法的突出预测能力。

RNA 三维结构精确的预测能力在新兴的 RNA 纳米技术中也起了很重要的作用(Guo，2005)。利用这种自下而上组装的 RNA 纳米技术，RNA 构筑模块可自我组装而形成纳米材料用于纳米设备及纳米医学(Guo，2005)。RNA 三维结构计算建模，包括进行非经典碱基配对(Das et al.，2010)、远程三级相互作用(Gherghe et al.，2009；Lavender et al.，2010)、离子依赖型折叠(Draper et al.，2005)，这能够帮助人们设计构筑模块，预测最终结构及描绘装配动力学性质。RNA 计算机三维结构建模的主要挑战来自于巨大的 RNA 空间构象及在描述 RNA 折叠中分子力场的不准确性。随着 RNA 大小的增加，有效的空间构象也成指数性增长，影响分子力场的不准确性也在积累。结果，具有复杂拓扑结构的大 RNA 的三级结构的预测，就超出了"从头开始"方法的能力之外了(Cao and Chen，2011；Das and Baker，2007；Ding et al.，2008；Parisien and Major，2008)。另一方面，很多生物物理学及生物化学方法已经在 RNA 二级和三级结构中进行了大量研究。例如，Weeks 及其研究团队利用其开发的分析选择性 2′-羟基酰化的引物延伸(SHAPE)化学可获得每个核苷酸碱基配对概率特性(Deigan et al.，2009；Weeks，2010)。一些其他实验方法，如荧光共振能量转移法(fluorescence resonance energy transfer，FRET)、交叉耦合法(Harris et al.，1994；Pinard et al.，2001；Yu et al.，2008)、固定羟自由基检测法(t-HRP)(Das et al.，2008；Gherghe et al.，2009)能够探测核苷酸内部间距。羟自由基检测(HRP)可用于检测溶液中单个核苷酸的溶剂可及性(Cate et al.，1996；Pastor et al.，2000；Tullius and Greenbaum，2005)。将实验与计算建模得到的结构信息相整合可显著减少不精准的空间构象，由此促进了对于天然 RNA 组装结构的计算机预测(Das et al.，2008；Ding et al.，2012；Gherghe et al.，2009；Jonikas et al.，2009；Lavender et al.，2010；Yang et al.，2010；Yu et al.，2008)。

下一步，我们首先简明地介绍我们的计算 RNA 模型。我们也将论述一种新颖的方法去评估 RNA 结构模型的统计数据。然后，我们将针对 RNA 3D 结构的细化和预测，讨论融合各种实验来源的结构信息的方法，包括碱基配对、远距离约束条件，以及溶剂可及性等。

8.2　利用离散分子动力学进行粗粒度 RNA 建模

我们使用离散分子动力学(DMD)作为构象取样的引擎。DMD 算法的详细描述在很多地方都能找到(Dokholyan et al.，1998；Rapaport，2004；Zhou and Karplus，1997)。离散分子动力学和传统的分子动力学之间的不同在于相互作用势函数不同。DMD 的原子互作受逐步回归位势函数支配(图 8.1a)。相邻的互作(如轴向键、键角及二面角)通过无限高方的阱势而被模式化(图 8.1b)。通过具有成对距离阶梯函数的近似连续位势函数，DMD 模拟简化为事件驱动型分子动力学模拟。在 DMD 模拟中，原子恒速移动，直到与其他原子相碰撞。只要两个互作原子的相互作用势改变(即成对距离对应于阶梯势函数)，这两个互作原子的速度也瞬间变化(图 8.1a)。这些速度变化需要符合能量、动量及角动量守恒定律。每一个这样的碰撞称为"事件"。相比传统的 MD，DMD 取样的高效率主要是由于对碰撞事件的快速处理和实时更新定位(每次碰撞中仅仅是正在碰撞的原子进行更新)。在极小步的限制下，离散阶梯函数接近连续势函数，并且此时 DMD 达到了与传统分子动力学等同的效果。

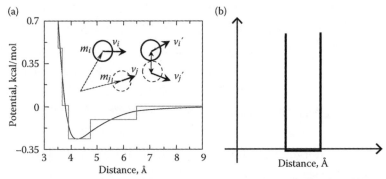

图 8.1　离散分子动力学模拟。(a) DMD 电势示意图。DMD 的逐步回归函数近似于传统分子动力学中的连续函数。内置图为质量为 m_i 和 m_j 的两个原子分别在初始位置 r_i 和 r_j 相碰撞的描述。两原子恒速(v)运动直至二者间距离为 R_{ij}。(b) 在 DMD 中的潜在键能示意图。模拟时，双原子保持在一定距离范围。

我们把单链 RNA 分子近似地认为是一种粗粒度的"一串珠子"状聚合物，其中三个珠子代表了一个核苷酸，即：一个珠子为糖(S)、一个为磷酸(P)、一个为碱基(B)(图8.2b)。P 和 S 珠子分别位于由相应的磷酸基团和五原子环状糖组成的中间位置。对于嘌呤(腺嘌呤和鸟嘌呤)和嘧啶(尿嘧啶和胞嘧啶)，我们用 B 表示六原子环形的中心。序列上相邻的珠子(可能代表了属于相同或相邻核苷酸基团)已限制于对链连接和局部链几何结构的模拟(图 8.2b)。限制的类型包括共价键(实线)，键角(虚线)和二面角(点虚线)等。成键相互作用的参数可以模拟出折叠的 RNA 结构，这些参数来源于高分辨率的 RNA 结构数据库(Murray et al.，2003)。非成键相互作用也对建模 RNA 分子的折叠动力学至关重要。在我们的模型中，包含了碱基配对(A-U、G-C 的 Watson-Crick 配对碱基，G-U 的摇摆配对碱基)、碱基堆集、短程磷酸-磷酸排斥和疏水作用。相互作用参数的详情请参考文献资料(Ding and Dokholyan，2012；Ding et al.，2008)。

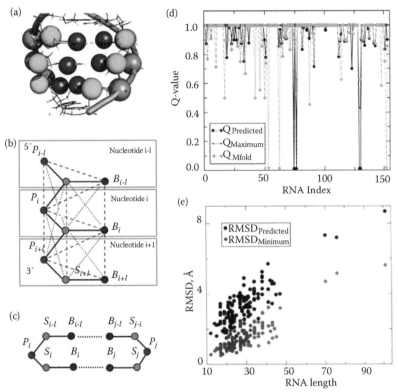

图 8.2　使用简化 RNA 模型进行"从头开始"的 RNA 的折叠。(a)每个核苷酸用三个粗颗粒球(coarse-grained bead)表示。(b)路线阐明键相互结合作用，对 RNA 几何建模有重要作用。(c)通过氢键相互作用模仿碱基配对(Ding et al.，2003)。通过 DMD 模拟对 153 个 RNA 进行的结构预测结果包括其二级结构[(d)，部分天然的碱基对，Q 值]及三级结构[(e)，从天然状态下获得的标准差，RMSD]。

在 DMD 模拟中，利用简化的 RNA 模型，我们能够将一套 150 个小 RNA(<50nt)正确折叠为它们的天然状态(Ding et al.，2008)(图 8.2e)。大部分预测结构的平均方标准差(RMSD)与它们的天然状态比较小于 4Å。在所有 153 个 RNA 研究中，正确预测天然碱基配对的平均百分比是 94%(图 8.2d)。相比之下，我们的方法相比其他的二级结构预测方法[包括通用的 Mfold 方法(Zuker，2003)，平均预测准确性 91%]有更优异的表现。有了正确预测的碱基配对的高百分比(94%)，在研究 RNA 时，错误预测碱基配对的平均数要比所研究的 RNA 数量小很多。这些结果突出了我们基于 DMD 的 RNA 折叠方法的稳健性。受这个结果启发，我们开发了一个网络服务器，iFoldRNA(http://ifoldrna.dokhlab.org)，目前，可以让 RNA 研究者们"从头开始"对短 RNA 进行 RNA 三维结构预测。

8.3　如何评估 RNA 的 3D 结构模型

为了确定一个判断给定计算机 RNA 建模方法是否可预测的基准，往往使用预测的和公认的结构之间的 RMSD。然而 RMSD 不是对一个预测结果有效性的直接测量。例如，对于一个短 RNA 茎干，结构预测产生了 10Å 的 RMSD，这对于产生强大的可测试性生物学假说是不太可能有帮助的。然而，相同的 RMSD 对于一个作为内含子组 I 中大 RNA 的预测是非常有意义的。因此，开发一种对长度无依赖的结构评估体系是很重要的。

我们构造了大量不同长度的 RNA 结构模型，产生了带有可变碱基配对和螺旋包装的诱饵结构(Hajdin et al.，2010)。我们发现对于一个给定的 RNA，任意两个随机产生的 RNA 样结构之间的成对 RMSD 属于正态分布(高斯分布)。正态分布的平均值依赖于 RNA 长度和在模型结构中是否包含天然碱基配对信息(图 8.3)。如果天然碱基配对信息用于建模，由于可利用的构象空间的减小，两两随机结构间 RMSD 的平均值也显著变小。我们发现 RMSD 的平均值存在依赖 RNA 长度的幂律规律(指数为 0.41)。同样，相似的规律在蛋白质中也被发现，除了幂律指数为约 1/3 的紧凑型球状物体中(Reva et al.，1998)。这些结果暗示，一般而言 RNA 比蛋白质结构更疏松。有趣的是，正态分布的标准偏差不显著地依赖于 RNA 长度，而是一个常量。因此，我们开发了一种在平均 RMSD 和 RNA 长度之间的经验关系，这能够用于计算给定的 RMSD 预测的统计显著性(相对于天然状态)(Hajdin et al.，2010)。利用在线 iFoldRNA 程序，可以对给定的预测进行统计学显著性计算。

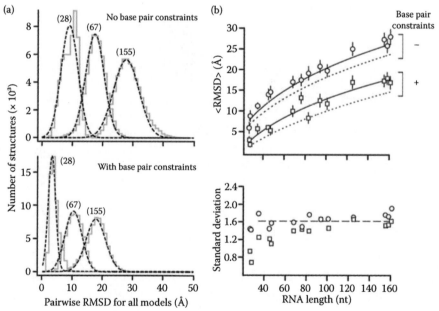

图 8.3　给定 RNA 结构预测的统计数据。(a)在随机产生的两个 RNA 结构中，成对 RMSD 分布规律是用于 RNA 长度计算的函数。结合碱基配对(下面)，分布迁移到更低的平均 RMSD。(b)平均 RMSD(上面)和标准差(下面)作为长度函数作图。

8.4　利用各样类型的结构信息确定 RNA 结构

在从头折叠模拟中，所研究的 153 个 RNA 中的三个 RNA 分子的长度大于 65 个核苷酸，利用 DMD-RNA 方法不能从单独的序列中预测这三个 RNA 分子的天然二级和三级结构(图

8.2d 和图 8.2e)。预测大 RNA 从头折叠的巨大挑战来自于指数增长的空间构象及分子力场的不确定性。结合实验和生物信息学推断 RNA 结构信息作为约束条件，这使 RNA 的建模大大降低了空间构象的多种可能并且增加了预测的精度(Hajdin et al.，2010)。

8.4.1　碱基配对

RNA 二级结构可通过同源序列进化研究而获得(Massire et al.，1998)。在进化论中，配对的核苷酸通过维持二级结构而趋向于共同进化。为了获得统计上显著的预测结果，需要大量的同源序列。当没有充足数量的同源序列可供使用时，这种方法就不适用了。另一方面，化学探测途经已经广泛应用于探寻 RNA 二级结构(Fritz et al.，2002；Gopinath，2009；Tijerina et al.，2007)。其中，SHAPE 化学(Deigan et al.，2009；Weeks，2010)在为任意长度的 RNA 单核苷酸解析二级结构的分析上，已经显示出其强大功能(Merino et al.，2005；Wilkinson et al.，2006)。不受约束的或柔性的核苷酸的 $2'$-OH 基团优先与羟基亲电试剂起反应，SHAPE 的开发正是基于这个发现。相反，受碱基配对或三级结构相互作用制约的核苷酸是不活跃的。这个信息能够用于二级结构预测的算法中，从而获得精确的二级构象(Deigan et al.，2009；Mathews et al.，2004；Mortimer and Weeks，2007；Wang et al.，2008；Wilkinson et al.，2008)。

对于已有的碱基配对表，我们将特定核苷酸之间的有力约束条件用于 DMD 偏离率模拟中。我们从已知 RNA 结构的统计学分析中，利用距离和方向依赖性的碱基对的潜在相互作用，对碱基配对模型构象作出判定(Ding et al.，2008；Gherghe et al.，2009)。在 DMD 模拟中多物质的相互作用，包括碱基 B_i 和 B_j 的相互作用，核苷酸 $i(j)$ 的碱基 $B_i(B_j)$ 与核苷酸 $j(i)$ 的糖 $S_j(S_i)$/磷酸 $P_j(P_i)$ 之间的辅助相互作用(图 8.4a)，有效的碱基配对形式，相互作用范围在 50Å 的两碱基之间，我们也赋予了一个弱的但长时间的互作(图 8.4b)，它们之间的引力大约为 0.15kcal[①]/(mol·Å)，即约为 10pN。在模拟时，我们发现这种弱的相互作用能够有效促使两两核苷酸结合在一起形成碱基配对。利用实验推断碱基配对信息，我们预测了 HCV IRES 中假结结构域的 3D 结构(Lavender et al.，2010)。最近解析的 HCV IRES 晶体结构(Lavender et al.，2010)也与我们预测的接近一致(图 8.5a)。同样与这个成功的预测一致，在有史以来第一次进行的盲 RNA 结构预测比赛(*RNA Puzzles*)中，我们对甘氨酸核糖开关结构域的结构预测(约为 150nt)为最好的结果之一，并且包括了甘氨酸结合袋的原子特征的复原(图 8.5b)(Cruz，2012)。

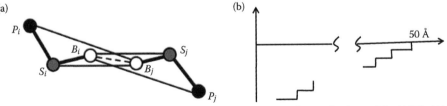

图 8.4　碱基对相互作用。(a)两核苷酸之间的虚线和细实线标示出多体相互作用，显示出碱基配对的距离及角度依赖性。(b)阶梯式势能使得两碱基之间利用弱的但远距离的相互吸引力，把两核苷酸聚集在一起。

---

① 1cal=4.1868J。

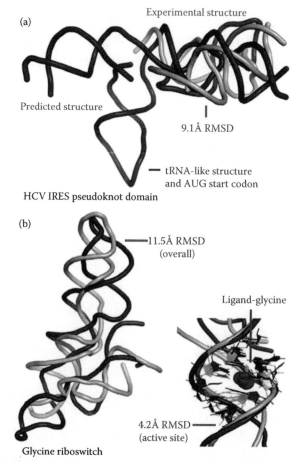

图 8.5　盲 RNA 三维结构预测。蓝色的代表预测的结构；灰色的是晶体结构。(a) HCV IRES 假结结构域，暗示此结构域可能具有类似 tRNA 的功能 (Lavender et al.，2010)。(b) 在 *RNA Puzzles* 结构预测竞赛中的亚军，甘氨酸核糖开关。

8.4.2　核苷酸间相邻信息

　　RNA 三级结构由不同二级结构单元之间的远距离相互作用所决定。相邻原子或核苷酸间的制约能显著地减少空间构象，利用这些知识，能帮助我们进行天然结构的测定。实验上测定的原子邻近信息往往也用于结构的精算中。例如，通过 NMR 实验，高分辨率的核子欧豪效应 (nuclear Overhauser effect，NOE) 能够用于测定两两质子间距离，检测蛋白质和 RNA 的结构。尽管如此，利用 NMR 测定 RNA 结构往往只限制在小 RNA 上。另一方面，利用各种各样的生物化学与生物信息学技术，远距离约束的 RNA 建模能够推断出从 t-HRP 到交叉耦合的序列相关变异 (Gutell et al.，1992；Juzumiene et al.，2001；Michel and Westhof，1990；Ziehler and Engelke，2001)。衍生结构信息是低分辨率的，其预测的为核苷酸之间的距离而不是具体的原子间距离，这些低分辨率的约束条件也很容易并入我们的粗粒度 RNA 建模中。

　　与 Weeks 实验室合作，我们开发了一种 t-HRP 方法，获得了三级邻近约束条件

(Gherghe et al.，2009)。利用具有选择性位点插入性质的甲锭丙基-EDTA(MPE)试剂，Fe(Ⅱ)-EDTA 的一部分可与 RNA 特异性连接(Hertzberg and Dervan，1984)。通过在螺旋区域引入突变，可在 RNA 上引入单核苷酸凸起，而 MPE 将优先插入位于邻近 RNA 凸起的 CpG 位点(White and Draper，1987，1989)。其附近可与 Fe(Ⅱ)-EDTA 接触到的核苷酸很有可能会被引入的羟基剪切，而距离较远的核苷酸则不会被剪切。为了将剪切信息应用于 DMD 模拟偏差率，我们开发了一种通用的方法可将剪切模式诠释为距离约束性条件(图 8.6a)。以相互作用位势为 25Å 作为"柔性"能量界，当其扩展到 35Å 时得到的额外能量较少(图 8.4a)。25Å 为在核苷酸强的剪切中距离的截断值，之后便为弱的核苷酸剪切。这个剪切截断值也与 MPE 共轭剪切试剂的长度一致。剪切的强度可以理解为截断范围内能被试剂切开的概率，因此，相互作用的强度是按照剪切的强度[$E \sim \ln(I/<I>)$]而分配的。这种方式有两个好处：①不需要使用者的输入来决定某给定剪切是否重要；②结构的精算性在任何羟基足迹法实验的内在测量误差中是高度宽容的。通过将实验得到的约束性条件运用于 DMD 模拟中，我们能将天冬氨酸 tRNA 的晶体结构方面精算到 6.4Å RMSD(Gherghe et al.，2009)。

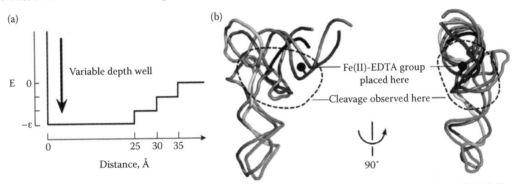

图 8.6　利用 t-HRP 反应精算 RNA 的结构。(a)被固定的核苷酸和其他的 RNA 之间的相互作用位势。相互作用强度 ε 依赖于剪切反应的强度。(b)计算机预测(彩色)与实验取得的结构(灰色)的对照。

在最受瞩目的 RNA 结构检测中，二级结构及一些重要的三级结构信息(如核苷酸间相邻的信息)在利用 X 射线晶体学或 NMR 获得其高分辨率结构之前已经获得。例如，在获得天冬氨酸 tRNA 的 3D 结构之前，我们已经知道其 T-loop 和 D-loop 相互之间靠得比较近。为了检验利用长距离约束条件时基于 DMD 的 RNA 结构精算能力，我们采用 4 种 RNA：蟋蟀麻痹病毒内部核糖体结合位点的结构域Ⅲ(cricket paralysis virus internal ribosome entry site，CrPV)(49nt)、曼森氏裂体吸虫(*S. mansoni*)中全长的锤头状核酶(HHR)(67nt)、酿酒酵母天冬氨酸 tRNA(*S. cerevisiae* tRNA^{Asp})(75nt)及嗜热四膜虫(*T. thermophilia*)中的Ⅰ型内含子 P546 结构域(158nt)。这几种 RNA 都具有除简单的螺旋内作用之外的复杂的三级折叠。在这些 RNA 的高分辨率结构(Cate et al.，1996；Costantino et al.，2008；Martick and Scott，2006；Westhof et al.，1988)发表之前，我们已掌握其大量生物化学或生物信息方面的数据，以及精确的二级结构。DMD 精算只用了这些预先获得的二级和三级结构信息。在任何情况下，我们都能获得低 RMSD 的结构。CrPV、HHR、天冬氨酸 tRNA 及 P546 RNA 预测结构和天然结构之间的 RMSD 值分别是 3.6Å，

5.4Å，6.4Å 和 11.3Å(Lavender et al.，2010)（图 8.7）。这个基准的结果突出了在 RNA 结构测定中核苷酸间相邻限制条件的效率。

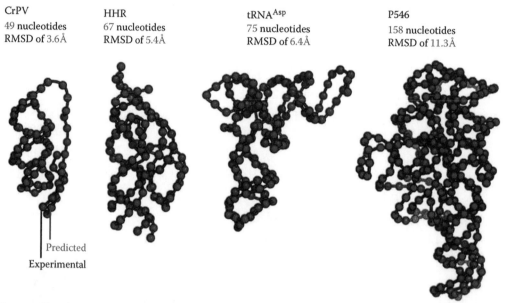

CrPV
49 nucleotides
RMSD of 3.6Å

HHR
67 nucleotides
RMSD of 5.4Å

tRNA^Asp
75 nucleotides
RMSD of 6.4Å

P546
158 nucleotides
RMSD of 11.3Å

Predicted
Experimental

图 8.7　利用碱基配对及少量的内部核苷酸三级作用的信息，确定 RNA 结构精算的基准。测试包括 CrPV、HHR、天冬氨酸 tRNA 及 I 型内含子的 P546 结构域。

8.4.3　溶剂可及性

用于探讨直通空间距离的实验方法，如 t-HRP(Das et al.，2008；Gherghe et al.，2009)、交联(Harris et al.，1994；Pinard et al.，2001；Yu et al.，2008)，以及 FRET(Rueda et al.，2004)，能够给出高质量的距离信息。然而，这些技术往往需要专业的 RNA 设计合成、对意想不到的结构摄动的仔细控制，以及对数据阐释的综合方法(Hajdin et al.，2010)。相反，HRP 法是一种更加直接可行的方法，通过它可以得出 RNA 分子中大多数核苷酸骨架的大致溶剂可及性(Cate et al.，1996；Tullius and Greenbaum，2005)。HRP 测量方法现已被应用于评估或筛选 RNA 结构(Bergman et al.，2004；Jonikas et al.，2009；Rangan et al.，2003；Tullius and Greenbaum，2005)，但是还没有用于以定量和系统的方式驱动 RNA 三维结构的测定。我们开发的方法可将由 HRP 检测得到的溶剂可及性信息与偏置 DMD(Dokholyan et al.，1998；Zhou and Karplus，1997)模拟的方法相结合，以生成与实验测量结果一致的结构。

为了使得实验上获得的 HRP 反应并入 DMD 模拟中，必须确定与实验测量相一致的结构参数。羟基反应与骨架溶剂可及性是具有相关性的(Balasubramanian et al.，1998；Cate et al.，1996)；尽管如此，在分子动力学模拟上，结合溶剂可及性作为一种约束条件仍是不这么容易的。我们发现溶剂可及性与达到直通空间的相邻原子的数目成反比。在低 HRP 反应性能的 M-Box 核糖开关中，核苷酸往往被掩埋并有很多的直通空间连接点，然而，高 HRP 反应性能的核苷酸更暴露并有更少的连接点(图 8.8a)。直通空间连接

点的数量能够很容易合并为 DMD 或者其他模拟方法的约束性条件(Vendruscolo et al.,
2001)，可以用它去构建我们的模拟偏差。我们将可能的偏差分配到两个成分中去：第一
个包括对于大部分核苷酸的均匀成对引力，这种一般性的吸引力促进了 RNA 塌陷和全
核苷酸包装。第二个是当一个给定的核苷酸超过源于其实验 HRP 反应限定的接触点的指
定阈值数时出现的一个埋藏斥力(图 8.8b)。总之，我们预期每个核苷酸形成允许的最大
接触点数，这将驱使结构的构象抽样与输入的 HRP 数据一致。

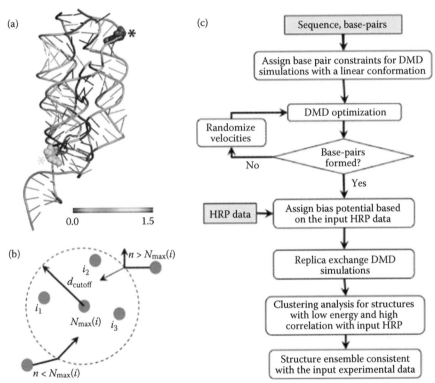

图 8.8　HRP 驱动的 RNA 结构精算。(a) M-box 核糖开关的结构。根据 HRP 反应将核苷酸标色(从蓝色
到红色)；没有 HRP 数据的核苷酸以灰色显示。低 HRP 反应性能的裸露的核苷酸(蓝色)和高 HRP 反应
性能的包埋的核苷酸(红色)以原子显示并标以星号以示重点强调。(b) HRP 反应性能合并到 DMD 模拟
而分配的电位赋值。每个核苷酸在截断距离(d_{cutoff}=14Å)内被分配最多的接触点数(N_{max})。指定核苷酸
i，它的第 n 个相邻的直通空间是以 i_1，i_2，i_3...表示，如果连接点数量比 N_{max} 小的话，一个侵入的核苷
酸能创建一个新的连接点(用向内的箭头表示)。如果 n 比 N_{max} 大，而且仅当 DMD 动能总量足以克服
超负荷的能量损耗时，入侵的核苷酸才能创建连接点。否则，核苷酸不能创建一个新的连接点而返回(用
向外的箭头表示)。(c) HRP 控制的 DMD 模拟演示图(来自于 Ding, F. et al., Nat Methods, 9, 603-608,
2012.得到授权。)

　　为了获得符合 HRP 数据的结构整体，我们执行了三步模拟和分析(图 8.8c)。第一，
我们输入了 RNA 序列和标准碱基对，执行了一系列的 DMD 模拟。我们通过目标 1 中描
述的方法得到碱基对的偏爱构象，通过这些模拟得到其天然二级结构的构象。第二，我
们利用复制物交换 DMD 模拟，加强衍生的 HRP 偏置电位，丰富了符合实验 HRP 数据
的构象。复制物代替模拟显示，在 RNA 构象分析的抽样中显示出很高的效率。第三，

我们选择了 100 个在 HRP 反应度与触头数量之间的最低能量和最高相关性的结构,执行了基于 RMSD 聚类分析并确定预测中结构的典型构象,最终模型具有明确的 RNA 结构并与输入的实验数据相符。

　　我们利用基于 HRP 的 RNA 建模方法,测试了 9 个长度为 80~230nt 的结构各异的 RNA。在所有的这些紧凑型 RNA 中,我们获得了具有很高统计显著性的 RNA 三维结构(图 8.9a~图 8.9d)。非常有趣的是,我们的预测不依赖于 RNA 的长度。尽管如此,我们的方法未能同样用于相对松散型 RNA 结构(图 8.9e 和图 8.9f)。因此,很有必要去确定我们是否能事先知道一个给定的 RNA 是紧密型的还是非紧密型的,因而决定此 RNA 的 3D 结构是否能利用 HRP 反应来精算。一个紧凑型 RNA 有较大部分的被埋藏的核苷酸。由于 HRP 能测量核苷酸埋藏的程度(相邻核苷酸直通空间的数量),因此,我们能利用低 HRP 反应性能的核苷酸部分去测量紧密度。给定一个有 HRP 数据的 RNA,我们可计算出 HRP 反应低于给定值 r 的核苷酸部分 $f(r)$(图 8.9g)。有趣的是,我们发现紧凑型和非紧凑型 RNA 的 $f(r)$ 值在 $r=0.25$ 附近时有很大不同。通常,紧凑型 RNA $f(0.25)$ 值比 0.25 更大,而非紧凑型 RNA $f(0.25)$ 值更小。我们的结果(图 8.9g)显示,$f(0.25)$ 值可较好地预测 HRP 驱使的 RNA 精算方法的适用性(HRP 驱使的 RNA 精算在线软件 iFOLDRNA 网络资源:http://troll.med.unc.edu/ifoldrna/HRP-1.0-openmpi.tgz)。

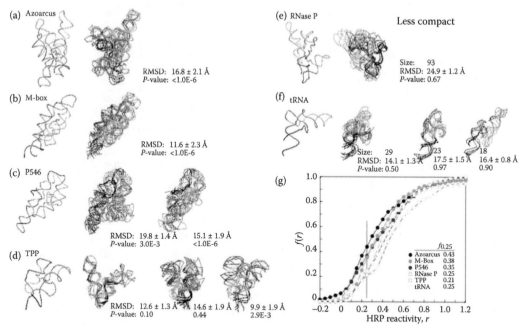

图 8.9　HRP 控制的 RNA 精算。(a~f) RNA 骨架。图片最左边显示了被公认的每个 RNA 的结构。右边显示了各高粒子簇的典型的结构。骨架自 5′到 3′方向渐变为蓝色到红色。在每个簇中,结构的数量,RMSD 平均值及 P 值也被显示。显著的 P 值以粗体着重强调。(a~d) 是紧凑型 RNA 的 4 个例子。(e、f) 是两个非紧凑型 RNA,我们的方法不适用于其天然结构的预测(Ding et al.,2012)。(g) 低于给定的 r 值 HRP 反应性能的核苷酸部分 $f(r)$。标准化的 HRP 反应性能如图所示;垂直线表示 $f_{0.25}$ 截断(来自 Ding, F. et al., Nat Methods, 9, 603-608, 2012.得到授权。)

8.5　结　　论

随着高通量测序的发展，具有新兴功能的 RNA 被迅速发现。对这些 RNA 的相关 3D 结构的认知是对其完整性及其功能进一步操作的根本前提。由于通过实验检测 RNA 结构的高难度，我们对 RNA 结构与功能之间的认识要滞后于对蛋白质的认识。很多生物化学和生物物理学的方法已经开始探索 RNA 2D 和 3D 结构，尽管由此得到的结构信息往往分辨率较低，但这些信息与计算机 RNA 建模的整合能够大大增加预测精度。随着实验验证和计算机建模的快速发展，我们期待出现这两种形式汇集的混合型方法，这样就可以快速而精准地生成 RNA 三维结构。

致　　谢

这项工作是由 NIH 基金 GM080742 和 CA084480（NVD）及 Clemson 大学（FD）的启动基金资助的。

参 考 文 献

Balasubramanian B, Pogozelski WK, and Tullius TD (1998). DNA strand breaking by the hydroxyl radical is governed by the accessible surface areas of the hydrogen atoms of the DNA backbone. *Proc Natl Acad Sci U S A 95*, 9738–9743.

Bergman NH, Lau NC, Lehnert V, Westhof E, and Bartel DP (2004). The three-dimensional architecture of the class I ligase ribozyme. *RNA 10*, 176–184.

Berman HM, Westbrook J, Feng Z, Gilliland G, Bhat TN, Weissig H, Shindyalov IN, and Bourne PE (2000). The Protein Data Bank. *Nucleic Acids Res 28*, 235–242.

Berry KE, Waghray S, Mortimer SA, Bai Y, and Doudna JA (2011). Crystal structure of the HCV IRES central domain reveals strategy for start-codon positioning. *Structure 19*, 1456–1466.

Cao S, and Chen SJ (2011). Physics-based de novo prediction of RNA 3D structures. *J Phys Chem B 115*, 4216–4226.

Cate JH, Gooding AR, Podell E, Zhou K, Golden BL, Kundrot CE, Cech TR, and Doudna JA (1996). Crystal structure of a group I ribozyme domain: principles of RNA packing. *Science 273*, 1678–1685.

Costantino DA, Pfingsten JS, Rambo RP, and Kieft JS (2008). tRNA-mRNA mimicry drives translation initiation from a viral IRES. *Nat Struct Mol Biol 15*, 57–64.

Cruz JA, and Westhof E (2009). The dynamic landscapes of RNA architecture. *Cell 136*, 604–609.

Cruz JA et al. (2012). RNA-Puzzles: A CASP-like evaluation of RNA three-dimensional structure prediction. *RNA 18*, 610–625.

Das R, and Baker D (2007). Automated de novo prediction of native-like RNA tertiary structures. *Proc Natl Acad Sci U S A 104*, 14664–14669.

Das R, Karanicolas J, and Baker D (2010). Atomic accuracy in predicting and designing noncanonical RNA structure. *Nat Methods 7*, 291–294.

Das R, Kudaravalli M, Jonikas M, Laederach A, Fong R, Schwans JP, Baker D, Piccirilli JA, Altman RB, and Herschlag D (2008). Structural inference of native and partially folded RNA by high-throughput contact mapping. *Proc Natl Acad Sci U S A 105*, 4144–4149.

Deigan KE, Li TW, Mathews DH, and Weeks KM (2009). Accurate SHAPE-directed RNA structure determination. *Proc Natl Acad Sci U S A 106*, 97–102.

Ding F, and Dokholyan NV (2012). Multiscale modeling of RNA Structure and Dynamics. In: *RNA*

3D Structure Analysis and Prediction, Leontis NB, and Westhof E, eds. Verlag-Berlin-Heidelberg: Springer.

Ding F, Borreguero JM, Buldyrey SV, Stanley HE, and Dokholyan NV (2003). Mechanism for the alpha-helix to beta-hairpin transition. *Proteins 53*, 220–228.

Ding F, Sharma S, Chalasani V, Demidov V, Broude NE, and Dokholyan NV (2008). Ab initio RNA folding by discrete molecular dynamics: From structure prediction to folding mechanisms. *RNA 14*, 1164–1173.

Ding F, Lavender CA, Weeks KM, and Dokholyan NV (2012). Three-dimensional RNA structure refinement by hydroxyl radical probing. *Nat Methods 9*, 603–608.

Dokholyan NV, Buldyrev SV, Stanley HE, and Shakhnovich EI (1998). Discrete molecular dynamics studies of the folding of a protein-like model. *Fold Des 3*, 577–587.

Draper DE, Grilley D, and Soto AM (2005). Ions and RNA folding. *Annu Rev Biophys Biomol Struct 34*, 221–243.

Edwards TE, Klein DJ, and Ferre-D'Amare AR (2007). Riboswitches: Small-molecule recognition by gene regulatory RNAs. *Curr Opin Chem Biol 17*, 273–279.

Fritz JJ, Lewin A, Hauswirth W, Agarwal A, Grant M, and Shaw L (2002). Development of hammer-head ribozymes to modulate endogenous gene expression for functional studies. *Methods 28*, 276–285.

Gherghe CM, Leonard CW, Ding F, Dokholyan NV, and Weeks KM (2009). Native-like RNA ter-tiary structures using a sequence-encoded cleavage agent and refinement by discrete molecular dynamics. *J Am Chem Soc 131*, 2541–2546.

Gopinath SC (2009). Mapping of RNA–protein interactions. *Anal Chim Acta 636*, 117–128.

Guo P (2005). RNA nanotechnology: Engineering, assembly and applications in detection, gene delivery and therapy. *J Nanosci Nanotechnol 5*, 1964–1982.

Guo P (2010). The emerging field of RNA nanotechnology. *Nat Nanotechnol 5*, 833–842.

Gutell RR, Power A, Hertz GZ, Putz EJ, and Stormo GD (1992). Identifying constraints on the higher-order structure of RNA: Continued development and application of comparative sequence analysis methods. *Nucleic Acids Res 20*, 5785–5795.

Hajdin CE, Ding F, Dokholyan NV, and Weeks KM (2010). On the significance of an RNA tertiary structure prediction. *RNA 16*, 1340–1349.

Harris ME, Nolan JM, Malhotra A, Brown JW, Harvey SC, and Pace NR (1994). Use of photoaffinity crosslinking and molecular modeling to analyze the global architecture of ribonuclease P RNA. *EMBO J 13*, 3953–3963.

Hermann T, and Westhof E (1998). RNA as a drug target: Chemical, modelling, and evolutionary tools. *Curr Opin Biotechnol 9*, 66–73.

Hertzberg RP, and Dervan PB (1984). Cleavage of DNA with methidiumpropyl-EDTA-iron(II): Reaction conditions and product analyses. *Biochemistry 23*, 3934–3945.

Janowski BA, and Corey DR (2010). Minireview: Switching on progesterone receptor expression with duplex RNA. *Mol Endocrinol 24*, 2243–2252.

Jonikas MA, Radmer RJ, Laederach A, Das R, Pearlman S, Herschlag D, and Altman RB (2009). Coarse-grained modeling of large RNA molecules with knowledge-based potentials and struc-tural filters. *RNA 15*, 189–199.

Jossinet F, and Westhof E (2005). Sequence to Structure (S2S): Display, manipulate and interconnect RNA data from sequence to structure. *Bioinformatics 21*, 3320–3321.

Juzumiene D, Shapkina T, Kirillov S, and Wollenzien P (2001). Short-range RNA–RNA crosslinking methods to determine rRNA structure and interactions. *Methods 25*, 333–343.

Ke A, and Doudna JA (2004). Crystallization of RNA and RNA–protein complexes. *Methods 34*, 408–414.

Kim JN, Blount KF, Puskarz I, Lim J, Link KH, and Breaker RR (2009). Design and antimicrobial action of purine analogues that bind Guanine riboswitches. *ACS Chem Biol 4*, 915–927.

Lavender CA, Ding F, Dokholyan NV, and Weeks KM (2010). Robust and generic RNA modeling using inferred constraints: A structure for the hepatitis C virus IRES pseudoknot domain. *Biochemistry 49*, 4931–4933.

Lee ER, Blount KF, and Breaker RR (2009). Roseoflavin is a natural antibacterial compound that binds to FMN riboswitches and regulates gene expression. *RNA Biol 6*, 187–194.

Major F, Turcotte M, Gautheret D, Lapalme G, Fillion E, and Cedergren R (1991). The combination of symbolic and numerical computation for three-dimensional modeling of RNA. *Science 253*, 1255–1260.

Major F, Gautheret D, and Cedergren R (1993). Reproducing the three-dimensional structure of a tRNA molecule from structural constraints. *Proc Natl Acad Sci U S A 90*, 9408–9412.

Martick M, and Scott WG (2006). Tertiary contacts distant from the active site prime a ribozyme for catalysis. *Cell 126*, 309–320.

Massire C, Jaeger L, and Westhof E (1998). Derivation of the three-dimensional architecture of bacterial ribonuclease P RNAs from comparative sequence analysis. *J Mol Biol 279*, 773–793.

Mathews DH, Disney MD, Childs JL, Schroeder SJ, Zuker M, and Turner DH (2004). Incorporating chemical modification constraints into a dynamic programming algorithm for prediction of RNA secondary structure. *Proc Natl Acad Sci U S A 101*, 7287–7292.

Merino EJ, Wilkinson KA, Coughlan JL, and Weeks KM (2005). RNA structure analysis at single nucleotide resolution by selective 2'-hydroxyl acylation and primer extension (SHAPE). *J Am Chem Soc 127*, 4223–4231.

Michel F, and Westhof E (1990). Modelling of the three-dimensional architecture of group I catalytic introns based on comparative sequence analysis. *J Mol Biol 216*, 585–610.

Mortimer SA, and Weeks KM (2007). A fast-acting reagent for accurate analysis of RNA secondary and tertiary structure by SHAPE chemistry. *J Am Chem Soc 129*, 4144–4145.

Mulhbacher J, Brouillette E, Allard M, Fortier LC, Malouin F, and Lafontaine DA (2010). Novel riboswitch ligand analogs as selective inhibitors of guanine-related metabolic pathways. *PLoS Pathog 6*, e1000865.

Murray LJ, Arendall WB, 3rd, Richardson DC, and Richardson JS (2003). RNA backbone is rotameric. *Proc Natl Acad Sci U S A 100*, 13904–13909.

Nilsen TW (2007). RNA 1997–2007: A remarkable decade of discovery. *Mol Cell 28*, 715–720.

Ott E, Stolz J, Lehmann M, and Mack M (2009). The RFN riboswitch of *Bacillus subtilis* is a target for the antibiotic roseoflavin produced by *Streptomyces davawensis*. *RNA Biol 6*, 276–280.

Parisien M, and Major F (2008). The MC-Fold and MC-Sym pipeline infers RNA structure from sequence data. *Nature 452*, 51–55.

Pastor N, Weinstein H, Jamison E, and Brenowitz M (2000). A detailed interpretation of OH radical footprints in a TBP–DNA complex reveals the role of dynamics in the mechanism of sequence-specific binding. *J Mol Biol 304*, 55–68.

Pinard R, Lambert D, Heckman JE, Esteban JA, Gundlach CWt, Hampel KJ, Glick GD, Walter NG, Major F, and Burke JM (2001). The hairpin ribozyme substrate binding-domain: a highly constrained D-shaped conformation. *J Mol Biol 307*, 51–65.

Rangan P, Masquida B, Westhof E, and Woodson SA (2003). Assembly of core helices and rapid tertiary folding of a small bacterial group I ribozyme. *Proc Natl Acad Sci U S A 100*, 1574–1579.

Rapaport DC (2004). *The Art of Molecular Dynamics Simulation*. Cambridge, UK: Cambridge University Press.

Reva BA, Finkelstein AV, and Skolnick J (1998). What is the probability of a chance prediction of a protein structure with an rmsd of 6 A? *Fold Des 3*, 141–147.

Rueda D, Bokinsky G, Rhodes MM, Rust MJ, Zhuang X, and Walter NG (2004). Single-molecule enzymology of RNA: Essential functional groups impact catalysis from a distance. *Proc Natl Acad Sci U S A 101*, 10066–10071.

Shapiro BA, Yingling YG, Kasprzak W, and Bindewald E (2007). Bridging the gap in RNA structure prediction. *Curr Opin Struct Biol 17*, 157–165.

Sharp PA (2009). The centrality of RNA. *Cell 136*, 577–580.

Sucheck SJ, and Wong CH (2000). RNA as a target for small molecules. *Curr Opin Chem Biol 4*, 678–686.

Tijerina P, Mohr S, and Russell R (2007). DMS footprinting of structured RNAs and RNA–protein complexes. *Nat Protoc 2*, 2608–2623.

Tsai HY, Masquida B, Biswas R, Westhof E, and Gopalan V (2003). Molecular modeling of the three-dimensional structure of the bacterial RNase P holoenzyme. *J Mol Biol 325*, 661–675.

Tullius TD, and Greenbaum JA (2005). Mapping nucleic acid structure by hydroxyl radical cleavage. *Curr Opin Chem Biol 9*, 127–134.

Vendruscolo M, Paci E, Dobson CM, and Karplus M (2001). Three key residues form a critical contact network in a protein folding transition state. *Nature 409*, 641–645.

Vicens Q, and Cech TR (2006). Atomic level architecture of group I introns revealed. *Trends Biochem Sci 31*, 41–51.

Wan Y, Kertesz M, Spitale RC, Segal E, and Chang HY (2011). Understanding the transcriptome through RNA structure. *Nat Rev Genet 12*, 641–655.

Wang B, Wilkinson KA, and Weeks KM (2008). Complex ligand-induced conformational changes in tRNA[Asp] revealed by single nucleotide resolution SHAPE chemistry. *Biochemistry 47*, 3454–3461.

Wang X, Song X, Glass CK, and Rosenfeld MG (2011a). The long arm of long noncoding RNAs: Roles as sensors regulating gene transcriptional programs. *Cold Spring Harb Perspect Biol 3*, a003756.

Wang XQ, Crutchley JL, and Dostie J (2011b). Shaping the genome with non-coding RNAs. *Curr Genomics 12*, 307–321.

Weeks KM (2010). Advances in RNA structure analysis by chemical probing. *Curr Opin Struct Biol 20*, 295–304.

Westhof E, Dumas P, and Moras D (1988). Restrained refinement of 2 crystalline forms of yeast aspartic-acid and phenylalanine transfer-RNA crystals. *Acta Crystallogr A 44*, 112–123.

White SA, and Draper DE (1987). Single base bulges in small RNA hairpins enhance ethidium binding and promote an allosteric transition. *Nucleic Acids Res 15*, 4049–4064.

White SA, and Draper DE (1989). Effects of single-base bulges on intercalator binding to small RNA and DNA hairpins and a ribosomal RNA fragment. *Biochemistry 28*, 1892–1897.

Wilkinson KA, Merino EJ, and Weeks KM (2006). Selective 2′-hydroxyl acylation analyzed by primer extension (SHAPE): Quantitative RNA structure analysis at single nucleotide resolution. *Nat Protoc 1*, 1610–1616.

Wilkinson KA, Gorelick RJ, Vasa SM, Guex N, Rein A, Mathews DH, Giddings MC, and Weeks KM (2008). High-throughput SHAPE analysis reveals structures in HIV-1 genomic RNA strongly conserved across distinct biological states. *PLoS Biol 6*, e96.

Yang S, Parisien M, Major F, and Roux B (2010). RNA structure determination using SAXS data. *J Phys Chem B 114*, 10039–10048.

Yu ET, Hawkins A, Eaton J, and Fabris D (2008). MS3D structural elucidation of the HIV-1 packaging signal. *Proc Natl Acad Sci U S A 105*, 12248–12253.

Zhou Y, and Karplus M (1997). Folding thermodynamics of a model three-helix-bundle protein. *Proc Natl Acad Sci U S A 94*, 14429–14432.

Ziehler WA, and Engelke DR (2001). Probing RNA structure with chemical reagents and enzymes. *Curr Protoc Nucleic Acid Chem*. Unit 6.1.

Zuker M (2003). Mfold web server for nucleic acid folding and hybridization prediction. *Nucleic Acids Res 31*, 3406–3415.

第四部分　纳米颗粒合成、偶联和标记的 RNA 化学

第 9 章　RNA 纳米颗粒标记、连接及合成的核苷酸化学

Brian M. Laing and Donald E. Bergstrom
翻译：陈龙欣　校对：张晓娟，赵征怡

9.1　引　言

　　化学合成寡聚核苷酸(ON)在过去几年里发展成为强大的、可信赖的和能日常自动化生产的过程，并能够生产高产率的带有各种修饰的任何预期序列。1981 年，Beaucage 和 Caruthers 发明的亚磷酰胺寡聚核苷酸合成法的发展使得日常自动合成寡聚核苷酸成为可能(Beaucage and Caruthers，1981)。DNA 和 RNA 寡聚核苷酸无处不在，标准的实验试剂现在可以直接订购，次日送到，并应用于普通的实验室试验中，这就像 PCR 一样常用(Mullis et al.，1986)。目前运用人工合成 DNA 序列，使得由 Seeman 及其同事开创的 DNA 纳米技术领域迅速发展起来(Chen and Seeman，1991；Seeman，1991；Seeman，2003)。大量的二维和三维 DNA 纳米结构通过标准化、未修饰的 DNA 构筑模块自底向上地装配起来(He et al.，2005；Seeman，2010b)。在这个领域中，最近活跃的焦点在于创造整合了具有包括生物学活性在内的功能活性序列，这大大促进了纳米结构装配和计算与物理学操作的纳米级设备的发展(Krishnan and Simmel，2011)。

　　RNA 的核酸酶敏感性使得它像 DNA 一样在许多年里都被排除在作为装配纳米结构的构筑模块的应用之外。郭培宣和他的同事们作为先驱者，利用 pRNA 装配 RNA

纳米颗粒，为 RNA 纳米技术的崛起铺平了道路（Shu et al.，2003；Shu et al.，2004；Guo，2005；Guo，2010）。RNA 序列在结构和折叠方面与对应的 DNA 相比具有许多优势，特别是在治疗应用方面，如 siRNA、适配体和核酶等都是一些功能性 RNA 寡核苷酸。在稳定性方面，其固有的劣势可通过引入化学修饰增强核酸稳定性来移除。另外，强大的核酸操作化学方法可以应用于标记、修饰和连接 RNA 纳米结构（Beaucage and Sanghvi，2001；Defrancq et al.，2008；Lonnberg，2009；Guo et al.，2010）。

　　构建 RNA 纳米装配体需要的构筑模块可以通过化学或酶促法及两种方法相结合而获得。利用化学合成方法可以在 RNA 结构中引入最为广泛的修饰类型，这使之成为在大多数纳米技术和治疗中合成 RNA 最受欢迎的方法。然而，对于诸如合成由 pRNA 组装而成的纳米结构，它所要求的 RNA 的序列超过了化学合成的长度范围（目前是约 80 核苷酸），因此，酶促合成的应用也是有必要的。核苷酸结构可以在核酸碱基、糖、骨架或末端进行修饰（图 9.1）。最常应用于 RNA 纳米技术中的化学修饰有以下两种：①为了提高稳定性的修饰（稳定修饰）；②引入其他功能或纳米结构以用于纳米结构的操控、跟踪和探测的修饰（功能性修饰）。

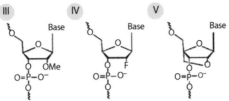

图 9.1　(a)核苷酸二聚体显示 RNA 寡聚体上化学修饰和结合物结合的位置。(b)在 RNA 应用中,通常选择使用稳定修饰的例子:(Ⅰ)硫代磷酸骨架、(Ⅱ)二羟基硼基磷酸骨架、(Ⅲ)2′-甲氧基[-OMe]、(Ⅳ)2′-氟[-F]和(Ⅴ)锁核酸[LNA]。

本章将讨论 RNA 的化学合成及酶促合成,同时,也介绍各种可用于引入到任何序列中的化学修饰策略,使之具有预期的性能以实现其在纳米技术和治疗中的应用。

9.2　可用于 RNA 纳米技术和治疗的化学修饰法及偶联基团

9.2.1　概述

将 RNA 与 DNA 类似的可编程和可寻址性与其特殊的结构及功能属性相结合,人们设计和构建了 RNA 纳米结构(Guo,2011;Guo,2010)。因此,许多已知的 DNA 纳米技术可以作为构建 RNA 纳米颗粒的策略(Guo,2011;Shukla et al.,2011;Lin et al.,2009;Seeman,2010a;Chworos et al.,2004;Leontis et al.,2006)。利用 RNA 的天然聚合特性(Bindewald et al.,2008b;Khaled et al.,2005;Shu et al.,2003),计算机模拟方法(Bindewald et al.,2008a;Shapiro,2009;Zuker,2003;Markham and Zuker,2008)或利用已知的 RNA 结构作为构筑模块(Shu et al.,2003;Guo et al.,1998;Severcan et al.,2009;Severcan et al.,2010)为构建 RNA 纳米结构提供了另外一种策略(Guo,2010)。不管使用何种策略,向 RNA 结构中引入化学修饰的方法必须在早期就考虑好,因此,了解可引入的提高稳定性及功能性的部分及每一种合成方法的优势和限制因素的化学方法是很重要的,这可以获得最大产量的全长产物。在通常情况下,稳定修饰是克服 RNA 对 RNA 酶天然敏感性所必需的(Manoharan,2004;Paroo and Corey,2004;Guo et al.,2010)。有许多有效的连接可用于构建 RNA 纳米颗粒,这将增加其功能或便于纳米结构的外部操作。下面将从以下两大方面讨论相关的核酸化学。

9.2.2　稳定化修饰

在诸如 RNA 纳米技术和治疗等应用中,克服 RNA 对 RNA 核酸酶的高度敏感性是成功利用 RNA 的首要目标(Manoharan,2004;Guo et al.,2010;Paroo and Corey,2004;Shukla et al.,2011;Braasch et al.,2003;Guo,2011)。稳定修饰中需要考虑的第二个问题就是增强位于结构末端、结点附近或分子间作用序列(如吻环)中的短的分子内双螺旋序列杂交稳定性。增强 RNA 核酸耐受和双螺旋杂交稳定的方法已经在 RNAi 治疗内容的出版物中有广泛的讨论(Behlke,2006;Shukla et al.,2010;Braasch et al.,2003;Paroo and Corey,2004;Manoharan,2004;Gaglione and Messere,2010;Prakash,2011)。

替换磷酸二酯骨架是其中一种最有效的产生核酸酶耐受 RNA 的方法。硫代磷酸骨架是最常用的骨架修饰，其中的一个非桥接的磷酸氧原子被硫替代成为 PS 基团（如图 9.1b，Ⅰ）(Eckstein，2002；Eckstein，1985)。具有 PS 骨架的寡聚核苷酸显示出对核酸酶具有非凡的耐受性，并且在体内和体外都相对稳定(Bumcrot et al.，2006；Chiu and Rana，2003)。以治疗目的 PS 修饰的寡聚核苷酸具有非特异性结合细胞蛋白而造成毒性的倾向，这使得进展并不顺利(Chiu and Rana，2003；Shukla et al.，2010；Agrawal et al.，1997；Paroo and Corey，2004)。另外还发现，PS 修饰能够降低 siRNA 双螺旋熔解温度(T_m)(Kibler-Herzog et al.，1991)。另一种可用于 RNA 稳定的骨架修饰是硼烷磷酸，如图 9.1bⅡ，其中的一个非桥接的磷酸氧原子被硫替代成为硼烷(BH3)基团(Li et al.，2007)。使用硼烷磷酸骨架没有 PS 骨架多是因为合成 PS 修饰的寡聚核苷酸相对容易些。然而，硼烷磷酸修饰的 siRNA 与未经修饰的 siRNA 相比，显著地改变了核酸酶活性而稍微提高了双螺旋的稳定性(Li et al.，2007)。

对醣基各种各样的修饰（图 9.1b，Ⅲ~Ⅴ）增强了寡聚核苷酸的药理性质，其中包括核酸酶耐受性和双螺旋稳定性(Prakash，2011)。用于替换 RNA 核糖结构的可选项中，使用最广泛的就是对醣环的 2′位置进行增加或替换(Prakash，2011；Shukla et al.，2010)。2′位的修饰偏爱 3′-内醣基结构，已知的广泛使用的耐热的 A-型双螺旋(如 2′-Ome、2′-F 及 2′-O-MOE)可以提高核酸酶稳定性和双螺旋稳定性(Czauderna et al.，2003；Prakash，2011；Prakash et al.，2005)。2′-F 修饰已经成为一种最通用的修饰，因为它可以耐受诸多的 RNA 结构(Shukla et al.，2010)，给予核酸酶耐受性(Prakash，2011；Prakash et al.，2005)并保持制备的 RNA 天然的功能性(Shukla et al.，2010；Liu et al.，2011)。另外，2′-F 修饰是少数几种可以通过酶促合成而结合到 RNA 上的非天然实体之一（详见 9.4 部分）(Liu et al.，2011；Shukla et al.，2011)。另一种重要的稳定核糖的修饰是锁核酸(locked nucleic acid，LNA) 修饰(Kumar et al.，1998；Singh et al.，1998)。在 LNA 修饰中，核糖环的 2′和 4′位通过一个亚甲基桥相连，锁定呋喃环为 3′-内构象，使之与标准的 RNA 单体结构相似(Koshkin et al.，1998；K. Singh et al.，1998)。LNA 修饰导致双螺旋稳定性显著增加(每个 LNA 残基 5~10℃)，在杂交稳定性特别重要的实际应用中是非常有用的(Braasch et al.，2003；Elmen et al.，2005)。对 RNA 稳定性修饰的其他指导和更多的细节论述可以在 Behlke、Shukla、Manoharan 和其他人的综述中找到(Shukla et al.，2010；Manoharan，2004；Watts et al.，2008；Zhang et al.，2006；Behlke，2008)。

9.2.3 功能性修饰

在本章中讨论的化学方法提供了很有价值的工具，这些工具可以运用于构建 RNA 纳米结构，为连接各种用于操控、分析及增加额外功能的基团到 RNA 结构提供平台。使用最多的结合基团是各种荧光标签。荧光基团广泛应用于各种实验，诸如体外和体内检测细胞内的 RNA 纳米结构及 RNA 与其他大分子和配体间的空间相互作用。各种各样的小分子药物可以加入 RNA 纳米结构而应用于纳米医药。与此相似，特异性细胞靶向分子和通过细胞表面受体(叶酸受体)运输的分子都是非常有用的结合物，它们包括一些广泛利用并可以获得的生物素、胆固醇和各种脂类、荧光探针与淬灭基团及光敏分子等，这整合到 RNA

纳米颗粒结构中功能修饰的范围超乎研究人员的想象和创造。

9.3　通过化学合成向 RNA 中引入修饰

9.3.1　概述

大多数成功应用的寡聚核苷酸(ON)需要一些化学修饰形式来实现预期的目的。应用于治疗的就是一个典型的例子，其中用了很多方法来修饰寡聚核苷酸结构。事实上，化学修饰寡聚核苷酸从 1978 年起始于反义策略，而后，其他所有治疗方法才开始运用。在探索寡聚核苷酸治疗中经过了多年的发展而来的化学家的工具盒(Beaucage and Sanghvi, 2001)，可以应用在 RNA 纳米技术中。以 RNA 纳米技术和治疗为目的，最有用的修饰是既保持了 RNA 的特征同时赋予其强大的稳定性和附加的功能性。

9.3.2　固相 RNA 合成过程中偶联物和反应基团的直接嵌入

小分子偶联基团可以通过修饰基团或派生出的固相支持的亚磷酰胺(或 H-磷酸脂)派生物结合到 RNA 固相自动合成中(图 9.2)，这是能够获得的最直接且多能的制备 RNA 偶联物的方式。对合成的控制可使单个或多个偶联基团结合到序列中任意指定的位置。从商业资源中可以获得不断增多的亚磷酰胺派生物和天然的固相支持物，而那些无法获得的物质可以在实验室中合成。这个方法最大的限制就是偶联基团(具有合适的保护基团)必须适用于 RNA 自动化合成及去保护化的条件。当偶联体不适用于自动化合成的条件时，可采用合成后偶联的方法(下一部分讨论的内容)。

(a)

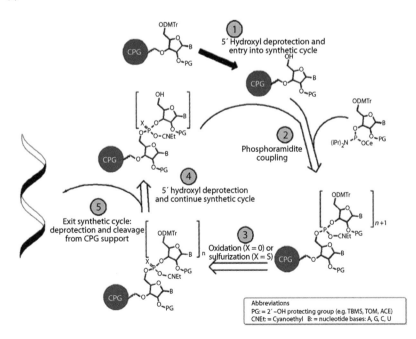

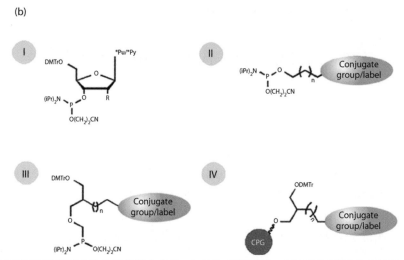

图 9.2 （a）利用亚磷酰胺方法自动化学合成 RNA 的合成循环图。（b）利用亚磷酰胺方法结合修饰的核苷
酸、标签和结合基团到 RNA 寡聚核苷酸合成中的单体：（Ⅰ）DMTr 保护的在核糖 2′或嘌呤或嘧啶（*Pu/*Py）
核苷酸碱基上具有修饰或结合物的核苷酸亚磷酰胺单体，（Ⅱ）具有在合成过程中用于 5′端结合具有结合
物或标签的亚磷酰胺派生连接体。（Ⅲ）非核苷 DMTr 保护的核苷酸亚磷酰胺连接体，其内部或 5′端可结
合单个或多个偶联物（R）。（Ⅳ）具有标签或用于 3′端修饰的偶联物（R）的可控孔度玻璃（CPG）支持。

可以在固相 RNA 合成过程中添加的连接基团包括亲脂性基团、荧光标签、维生素、
碳水化合物、染料、连接和反应基团。固相合成的单体可以按照以下三种方式制备：
①修饰核苷酸亚膦酸胺（或 H-磷酸酯）使连接基团附于核酸碱基或核糖单位 2′位（图 9.2
Ⅰ）；②连接基团的亚膦酸胺派生非核苷连接体（图 9.2b Ⅱ 和Ⅲ）；③派生的固相支持
（图 9.2b Ⅳ）。这些选择提供了多样性，并对一个给定的 RNA 序列中任意数目连接的位
置进行控制。因此，连接基团可以放在 5′或 3′末端或内部。荧光基团是最普遍的可通过
商业化途径获得的，可用于固相 RNA 合成的连接形式，并且是 RNA 纳米技术的许多应
用中都用得到的连接形式。使用其他不能通过商业途径获得的连接基团就需要在实验室
进行化学合成了。

与自动固相 ON 合成竞争的替代单体或偶联物，受单体制备的化学方法限制，要求
其在液相化学实验和温度敏感性试剂中进行。我们会介绍通常情况下固相 RNA 合成单
体的策略。应用于 RNA 纳米技术的寡聚核苷酸连接的单体制备方法的详细论述内容可
以在 Lonnberg（2009）近期发表的综述中找到。

9.3.2.1　带有偶联基团或活性中间体修饰的核苷亚磷酰胺嵌入固相合成

核苷亚磷酰胺的修饰代表了大多数可以获得的可用于自动化 RNA 合成的化学修饰
实体之一。许多常见的修饰应用于 RNA 合成中，如 2′-OMe、2′-F、2′-FANA、2′-MOE、
2′-氨基和 LNA 都可以通过商业途径获得。不能从商业资源中获得的修饰核苷残基就需
要经过周密设计，在实验室中与自动化合成基团的化学竞争后，进行合成（Singh et al.，
2010）。

利用核酸碱基修饰和糖基部分的寡聚核苷酸的结构和功能方面的多年研究建立起来

的嘧啶 C5 位(Seela et al., 2007; Ahmadian et al., 2001; Ahmadian et al., 1998)、7-脱氮嘌呤的 C7 位(Seela et al., 2007; Seela and Peng, 2005; Lin et al., 2005; Seela et al., 2005)和糖基的 2′-位(Singh et al., 2010)可以作为双螺旋杂交仅有的不稳定影响极小的附属结合基团的选择位点。同样，这些位点可以作为 RNA 结构结合物的结合控键(Ahmadian et al., 2001)。经钯催化的嘧啶 C5 位的添加可以用于成功地结合各种基团到嘧啶 C5 位，其中包括荧光基团、生物素基团和各种连接物(Ahmadian et al., 2001; Ahmadian et al., 1998)。

近期，铜(Ⅰ)-催化的[3+2]Huisgen-Sharpless-Meldal 环经加成作用"敲击化学反应"应用于制备 C5 嘧啶和 7-脱氮嘌呤的 C7 位结合基团(Seela et al., 2007)。敲击化学反应的应用提供了与固相合成不同的结合功能化的另一个水平，可以将正向合成加入到嘧啶 C5 位或 7-脱氮嘌呤的 C7 位末端炔烃。Fauster 等近期的报道中(2012)叙述了 2′-叠氮 H-磷酸盐单体可以成为固相 RNA，从而合成产生 2′-叠氮基 RNA 的一部分。这些修饰的 RNA 为制备 RNA 结合物提供了其他种类的工具。

9.3.2.2　通过非核酸接口和固相支持物嵌入偶联基团

大多共轭基团可以通过给出实体的非核酸亚磷酰胺派生物直接嵌入到寡聚核苷酸的序列中。通过利用非核酸 DMTr 保护的亚磷酰胺连接物导向适当的基团，共轭基团的数量和位置可以很容易地在自动化合成中进行控制(图 9.2b)。同样，在寡聚核苷酸合成中应用受控制的孔玻璃支持物可以派生出期望的固相支持切割后的 3′端基团结合物。合成这些共轭物与派生支持的方法可以在 *Current Protocols for Nucleic Acids Chemistry* 中找到。许多常见的 ON 结合基团如荧光染料、胆固醇、生物素和其他形式的基团可以通过商业途径获得。

9.3.3　添加标签和偶联基团到 RNA 上的合成后方法

对于一些小分子结合物，可能不能直接在固相合成过程中嵌入。大范围的合成后策略可以有效地在 RNA 上添加功能基团。这些方法总是要求在自动化的固相合成(使用方法在 9.3.1 中介绍)过程中结合一个竞争性反应基团或在 ON 序列中可以随机结合的化学诱导活性位点。一些方法可能非常有效并高产的同时，大部分合成后方法要求更高的最终 ON 结合的纯度。合成后 ON 结合用的化学反应基团最令人满意的属性就是：①化学选择性；②高反应产率；③形成稳定的连接。

9.3.3.1　合成后偶联的化学

可以经过合成后偶联反应嵌入到 ON 合成中的活性基团包括伯胺(Nelson et al., 1989; Lyttle et al., 1997)、羧酸(Hogrefe and Vaghefi, 2001)、硫醇(Soukup et al., 1995; Singh et al., 2010)、炔烃(Rostovtsev et al., 2002; Gogoi et al., 2007; Marks et al., 2011; Van Delft et al., 2010)和醛(Okamoto et al., 2002; Podyminogin et al., 2001)等(图 9.3)。这些基团成功地为正向合成可逆或不可逆连接形式的共轭物提供多种选择。更深入的论述可以参考 Singh 等 2010 年发表的文章，实验细节可以在 *Current Protocols in Nucleic Acids Chemistry* 中看到(Beaucage and Sanghvi, 2001)。

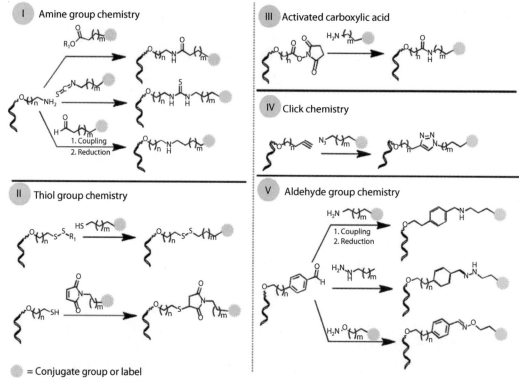

图 9.3　液相合成后 ON 偶联物通用的化学过程。

氨基化学法　（图 9.3，Ⅰ）是合成后偶联中应用最广泛的方法。功能性氨基是用于保护各种初始氨基酸自动化 ON 合成的过程中引入的，之后这些氨基会脱保护暴露自由氨基用于之后的偶联反应。带有一个自由初始氨基的 ON 通常结合到羧酸[一般通过 N-羟基，亚胺（NHS）激活的酯类]上形成一个酰胺键或异硫氰酸盐基团形成一个硫脲连接。醛基也可以结合到氨基基团形成亚胺连接，会在氢硼化物减少后稳定。作为替代方式，当醛类共轭为稳定的肟基团时，氨氧基团可以不需要进一步的还原，就可以被氨基取代（Zatsepin et al.，2005；Edupuganti et al.，2003）。

羧酸　（图 9.3，Ⅲ）也能用作 ON 中的活性基团，引入像 NHS 激活的酯类到合成的 RNA 的 5′端。共轭物包含了一个初始氨基的分子是在 ON 合成后从固相支持物上切割前立即进行的。这时 ON 可以通过适于新附加的共轭基团的反应性的方法去保护。事实上，这个化学共轭物在寡聚核苷酸还在支持共轭增加几个优点的时候就完成了。固相结合允许利用完全允许非常亲脂的成分高效结合到 ON 上的有机系统。这个系统的另一个优势在于氨基试剂可以过量使用来提高总结合效率。

硫醇反应基团法　（图 9.3，Ⅱ）通过固相合成阶段在寡聚核苷酸上引入一个受保护的硫醇基团（Connolly and Rider，1985；Connolly，1987；Sinha and Cook，1988）或二硫化物基团（Kumar et al.，1991）。通过去保护的硫醇基团与激活的硫醇反应形成二硫键或与马来酰亚胺（或乙烯砜）反应形成硫醚连接来引入偶联基团。但是，硫醚连接被认为有更强的稳定性，二硫键连接由于细胞隔室内的还原环境在细胞液中不稳定，可以用于选择性释放 ON 到细胞内的媒介中（Singh et al.，2010）。

铜（Ⅰ）-催化的叠氮化炔环加成作用　（图 9.3Ⅳ）是 Sharpless 描述的称之为"按键反应"的一组反应中最突出例子。炔基修饰的 ON 可以应用于有效地向 RNA 添加具有结合基团的叠氮化物（Gramlich et al.，2008c；Gramlich et al.，2008a；Gramlich et al.，2008b）。炔属派生的核苷亚磷酰胺碱基现在可用于固相合成使得单个或多个结合可以通过链接反应引入。最近，报道了一种新型滤过炔，排除了链接结合反应中对铜催化的需求。通过采用炔属从要求的线性结构到环辛炔的一些变形的优势，与叠氮化物反应可以在没有铜催化的条件下进行（Marks et al.，2011）。通过在 RNA ON 化学合成（Fauster et al.，2012）（在 9.3.2 部分中论述）中利用 2′-叠氮 H-磷酸酯单体和可以在酶促合成（Rao et al.，2011；Winz et al.，2012）（在 9.4 部分中论述）中结合的 5-(3-叠氮丙烷)尿嘧啶的 5′-三磷酸盐的叠氮功能性 ON 的最新发展更进一步扩充了链锁化学在制备结合了各种应用的未来标签叠氮或炔烃派生物的 RNA 中的应用。

醛基基团　（图 9.3，Ⅴ）因为可以与一系列不同的反应基团发生反应而被引入，这提供了一种通用方法。醛可以分别与氨基、酰肼或氨氧基形成亚胺（西弗碱）、腙或肟（Defrancq et al.，2008；Singh et al.，2010）。醛对去保护条件下的寡聚核苷酸是不稳定，然而，有报道称乙缩醛保护的苯甲醛派生物是一种在寡核苷酸合成过程中增加醛功能比较容易的方法（Podyminogin et al.，2001）。乙缩醛保护基团在寡聚核苷酸合成后，在标准的 80%乙酸或 2%FA 的寡核苷酸脱三苯甲基条件下，可以容易地去除。

9.3.4　功能转化反应

位点专一性增加功能基团的一个有趣的方式是利用化学修饰合成模板，这些功能基团随后可以结合到探针分子上。两个例子都说明了功能性转移反应（FTR）的强大性。Onizuka 等（2011）制备了含有一个苯乙炔基团修饰的硫鸟苷（图 9.4）。设计并合成含有靶 RNA 基底中一个 G 残基的核苷修饰的模板，当修饰的模板和靶 RNA 杂交，pH 调节到 9.6 时，功能性转移产生了一个乙炔修饰的 RNA。目前，这个方法的一个并发症就是修饰的模板必须在多核苷酸水平上通过硫鸟苷化学修饰而产生。一旦引入，底物中炔基修饰的碱基可以通过按键反应成对结合到预计的探针分子上。

另一个功能转移反应的例子由 Jahn 等报道（2011）。这些作者描述了一个硫醇功能基团从一个 DNA 链位点特异性转移到靶 RNA 上。然而，不是在双螺旋中杂交链间的直接转移，转移发生在一个通过修饰的 DNA 四通接口和两个指导链上，如图 9.4b 所示。

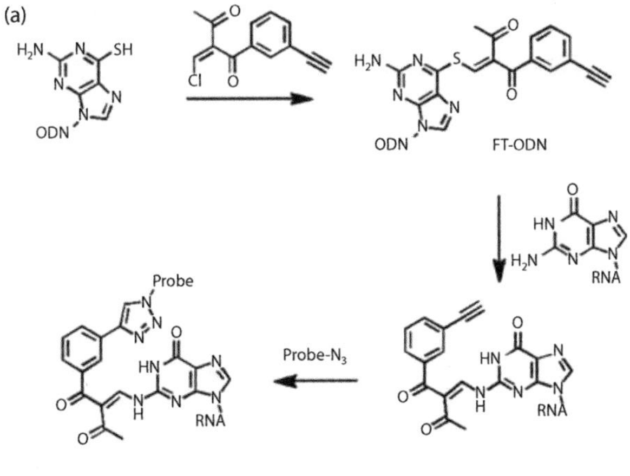

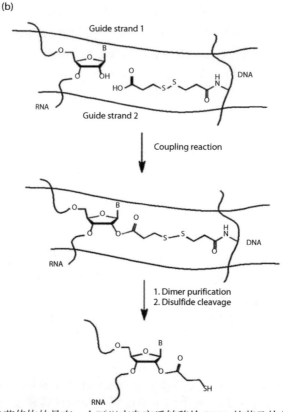

图 9.4　(a)通过从硫鸟苷修饰的具有一个可以在杂交后转移给 RNA 的苯乙炔基团的 DNA 链上功能性转移为 RNA 加标签的图解。通过与一个叠氮化物功能性探针的链锁化学结合反应可以实现标记和功能化。(b)通过从一个 DNA 链的硫醇功能基团功能性转移到靶 RNA 的 RNA 标记图解。

9.4　通过化学和酶学结合策略引入连接和标签

　　Paredes 等(2011)近期报道了在 2012 年发展起来的 RNA 标记和连接技术的进展。包括 T4 聚核苷酸激酶、T7 RNA 聚合酶、T4 RNA 连接酶和 poly(A)聚合酶在内的酶类在 RNA 的 5′或 3′端引入标签中起到重要作用,特别应用于为那些生物来源的或对于目前的 RNA 化学合成方法来说太大的 RNA 分子加标签。自从这篇综述发表后,在一个大的 RNA 结构中加入标签的化学和酶促方法的合并的应用取得了一些重大进展。这种标签位点特异性引入对于 RNA 纳米技术来说是特别重要的。正如 Paredes 等指出的,很可能是"按键反应"中发展潜力最大的 RNA 标记。

　　标签典型的嵌入方法是通过结合叠氮基或炔基功能基团成为 RNA 的一部分,通过全部合成或酶促添加一个叠氮基或炔基修饰的核苷酸。Winz 等(2012)报道了位点特异性 RNA 内部标记,这可以通过利用连接酶来实现 RNA3′端加上 2′-叠氮基修饰。通过使用多聚腺嘌呤聚合酶修饰,可以导入任何 RNA。就像图 9.5 所示,通过使用多聚腺嘌呤聚合酶 RNA 的一部分,在 3′端结合到一个具有 2′-叠氮基基团的核苷上,然后在互补夹板 DNA 的辅助下,第二个 RNA 部分连接到第一个上,从而使 2′-叠氮基基团到了链的中部。最终步骤就是通过炔属派生的标签或探针进行敲击反应导入探针或标签。最重要的进展是找到叠氮化物修饰的核苷一出现就发生的连接反应的酶和条件。与此相对照的是，在许多位点同时导入叠氮基团，找到一种方法在 RNA 的精确位置导入单一修饰的方法。例如，Rao 等(2011)合成的 5-(3-叠氮丙烷)尿嘧啶的 5′-三磷酸盐显示它可以替代 DNA 模板在 T7 RNA 聚合酶作用下转录出天然的尿嘧啶-5′-三磷酸盐，作者同时指出，转录产物中的叠氮基团可以通过按键反应结合到炔属标签探针，或通过施陶丁格还原反应被三苯基磷-3,3′, 3″-三磺酸还原成为氨基。替换策略是，酶介导的一个炔烃派生的核苷酸的导入在 2008 年首次报道(Jao and Salic，2008)。在这个方法中，炔基修饰的 RNA 后来通过链接转变为叠氮基修饰的探针。为了得到最佳的链接反应，而减少 RNA 降解，其他人也有这方面的研究报道(Phelps et al.)。Beal 的论述是很有用的，不仅因为它提供了一个在 RNA 上使用按键化学的一个最新的解释，还因为它论述了其他位点特异性标记的新方法。

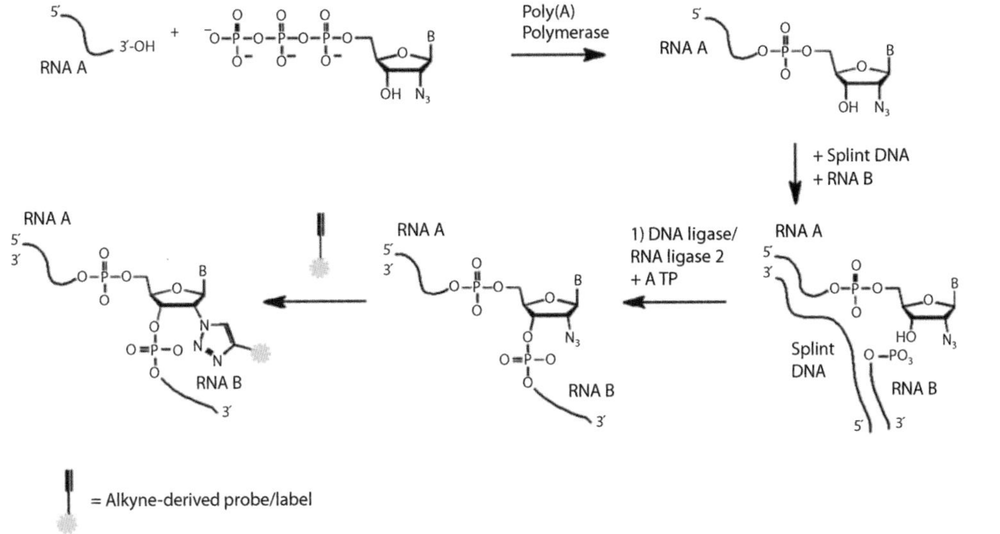

图 9.5　在多聚腺嘌呤聚合酶的作用下 2′-叠氮基功能性酶促结合到 RNA 的 3′端。这种功能可以用于连接到其他 RNA 片段上，而进行内部标记。通过"敲击"反应用一个炔基携带的探针/标签来实现标记。

9.5　总结和结论

我们主要讨论了近期可用于制备 RNA 连接物的化学策略和它们在 RNA 纳米技术领域崛起进步中的应用。许多已经在向医疗应用中革新发展了许多年的核酸化学，可以应用于构筑模块化学处理的 RNA 纳米装配中。事实上，具有治疗潜能的 RNAi 的发展已经引导本章所论述的制备修饰 RNA ON 的化学方法的迅速进步。用于操纵 RNA ON 性能的嵌入修饰物和偶联物的能力对于 RNA 纳米技术和治疗领域的持续成长与发展是至关重要的。

致　　谢

本研究受到 NIH 纳米医药发展中心通过关于用于纳米医药的 Phi29 DNA 包装马达

NIH 医药研究路线图(PN2 EY 018230)的资助。同样非常感谢沃尔特癌症研究所的援助和国家癌症研究所授予普渡大学的拨款(P30 CA23168)。

参 考 文 献

Agrawal, S., Zhao, Q., Jiang, Z., Oliver, C., Giles, H., Heath, J. and Serota, D. (1997) Toxicologic effects of an oligodeoxynucleotide phosphorothioate and its analogs following intravenous administration in rats. *Antisense Nucleic Acid Drug Dev, 7*, 575–84.

Ahmadian, M., Zhang, P. and Bergstrom, D. E. (1998) A comparative study of the thermal stability of oligodeoxyribonucleotides containing 5-substituted 2'-deoxyuridines. *Nucleic Acids Res, 26*, 3127–35.

Ahmadian, M., Klewer, D. A. and Bergstrom, D. E. (2001) Palladium-mediated C5 substitution of pyrimidine nucleosides. *Curr Protoc Nucleic Acid Chem,* Chapter 1, Unit 11 John Wiley & Sons, Inc.

Beaucage, S. L. and Caruthers, M. H. (1981) Deoxynucleoside phosphoramidites—A new class of key intermediates for deoxypolynucleotide synthesis. *Tetrahedron Letters, 22*, 1859–62.

Beaucage, S. L. and Sanghvi, Y. S. (2001) Synthesis of Modified Oligonucleotides and Conjugates. *Current Protocols in Nucleic Acid Chemistry.* John Wiley & Sons, Inc.

Behlke, M. A. (2006) Progress towards in vivo Use of siRNAs. *Mol Ther, 13*, 644–70.

Behlke, M. A. (2008) Chemical Modification of siRNAs for in vivo Use. *Oligonucleotides, 18*, 305–20.

Bindewald, E., Grunewald, C., Boyle, B., O'connor, M. and Shapiro, B. A. (2008a) Computational strategies for the automated design of RNA nanoscale structures from building blocks using NanoTiler. *Journal of Molecular Graphics & Modelling, 27*, 299–308.

Bindewald, E., Hayes, R., Yingling, Y. G., Kasprzak, W. and Shapiro, B. A. (2008b) RNAJunction: A database of RNA junctions and kissing loops for three-dimensional structural analysis and nanodesign. *Nucleic Acids Research, 36*, D392–7.

Braasch, D. A., Jensen, S., Liu, Y., Kaur, K., Arar, K., White, M. A. and Corey, D. R. (2003) RNA interference in mammalian cells by chemically-modified RNA. *Biochemistry, 42*, 7967–75.

Bumcrot, D., Manoharan, M., Koteliansky, V. and Sah, D. W. Y. (2006) RNAi therapeutics: A potential new class of pharmaceutical drugs. *Nat Chem Biol, 2*, 711–19.

Chen, J. H. and Seeman, N. C. (1991) Synthesis from DNA of a molecule with the connectivity of a cube. *Nature, 350*, 631–3.

Chiu, Y.-L. and Rana, T. M. (2003) siRNA function in RNAi: A chemical modification analysis. *RNA, 9*, 1034–48.

Chworos, A., Severcan, I., Koyfman, A. Y., Weinkam, P., Oroudjev, E., Hansma, H. G. and Jaeger, L. (2004) Building programmable jigsaw puzzles with RNA. *Science, 306*, 2068–72.

Connolly, B. A. (1987) The synthesis of oligonucleotides containing a primary amino group at the 5'-terminus. *Nucleic Acids Research, 15*, 3131–9.

Connolly, B. A. and Rider, P. (1985) Chemical synthesis of oligonucleotides containing a free sulphydryl group and subsequent attachment of thiol specific probes. *Nucleic Acids Research, 13*, 4485–502.

Czauderna, F., Fechtner, M., Dames, S., Aygün, H. S., Klippel, A., Pronk, G. J., Giese, K. and Kaufmann, J. R. (2003) Structural variations and stabilising modifications of synthetic siRNAs in mammalian cells. *Nucleic Acids Research, 31*, 2705–16.

Defrancq, E., Singh, Y. and Spinelli, N. (2008) Chemical Strategies for Oligonucleotide-Conjugates Synthesis. *Current Organic Chemistry, 12*, 263–90.

Eckstein, F. (2002) Developments in RNA chemistry, a personal view. *Biochimie, 84*, 841–8.

Eckstein, F. (1985) Nucleoside Phosphorothioates. *Annual Review of Biochemistry, 54*, 367–402.

Edupuganti, O. P., Defrancq, E. and Dumy, P. (2003) Head-to-Tail Oxime Cyclization of Oligodeoxynucleotides for the Efficient Synthesis of Circular DNA Analogues. *The Journal of Organic Chemistry, 68*, 8708–10.

Elmen, J., Thonberg, H., Ljungberg, K., Frieden, M., Westergaard, M., Xu, Y., Wahren, B., Liang, Z., Orum, H., Koch, T. and Wahlestedt, C. (2005) Locked nucleic acid (LNA) mediated improvements in siRNA stability and functionality. *Nucleic Acids Res, 33*, 439–47.

Fauster, K., Hartl, M., Santner, T., Aigner, M., Kreutz, C., Bister, K., Ennifar, E. and Micura, R. (2012) 2'-Azido RNA, a Versatile Tool for Chemical Biology: Synthesis, X-ray Structure, siRNA Applications, Click Labeling. *ACS Chemical Biology, 7*, 581–9.

Gaglione, M. and Messere, A. (2010) Recent Progress in Chemically Modified siRNAs. *Mini-Reviews in Medicinal Chemistry*, 10, 578–95.

Gogoi, K., Mane, M. V., Kunte, S. S. and Kumar, V. A. (2007) A versatile method for the preparation of conjugates of peptides with DNA/PNA/analog by employing chemo-selective click reaction in water. *Nucleic Acids Res*, 35, e139.

Gramlich, P. M., Warncke, S., Gierlich, J. and Carell, T. (2008a) Click-click-click: Single to triple modification of DNA. *Angew Chem Int Ed Engl*, 47, 3442–4.

Gramlich, P. M., Wirges, C. T., Gierlich, J. and Carell, T. (2008b) Synthesis of modified DNA by PCR with alkyne-bearing purines followed by a click reaction. *Org Lett*, 10, 249–51.

Gramlich, P. M., Wirges, C. T., Manetto, A. and Carell, T. (2008c) Postsynthetic DNA modification through the copper-catalyzed azide-alkyne cycloaddition reaction. *Angew Chem Int Ed Engl*, 47, 8350–8.

Guo, P. (2005) RNA nanotechnology: Engineering, assembly and applications in detection, gene delivery and therapy. *J Nanosci Nanotechnol*, 5, 1964–82.

Guo, P. (2010) The emerging field of RNA nanotechnology. *Nature Nanotechnology*, 5, 833–42.

Guo, P., Zhang, C., Chen, C., Garver, K. and Trottier, M. (1998) Inter-RNA interaction of phage phi29 pRNA to form a hexameric complex for viral DNA transportation. *Mol Cell*, 2, 149–55.

Guo, P., Coban, O., Snead, N., Trebley, J., Hoeprich, S., Guo, S. and Shu, Y. (2010) Engineering RNA for targeted siRNA delivery and medical application. *Adv Drug Deliv Rev*, 62(6), 650–66.

Guo, P. X. (2011) RNA Nanotechnology: Methods for synthesis, conjugation, assembly and application of RNA nanoparticles. *Methods*, 54, 201–3.

He, Y., Chen, Y., Liu, H., Ribbe, A. E. and Mao, C. (2005) Self-assembly of hexagonal DNA two-dimensional (2D) arrays. *J Am Chem Soc*, 127, 12202–3.

Hogrefe, R. I. and Vaghefi, M. M. (2001) Pre-activated carbonyl linkers for the modification of oligonucleotides. IN USPTO (Ed.) *US PATENT No. 6320041*. USA, Trilink Biotechnologies, Inc.

Jahn, K., Olsen, E. M., Nielsen, M. M., Torring, T., Mohammadzadegan, R., Andersen, E. S., Gothelf, K. V. and Kjems, J. (2011) Site-specific chemical labeling of long RNA molecules. *Bioconjug Chem*, 22, 95–100.

Jao, C. Y. and Salic, A. (2008) Exploring RNA transcription and turnover in vivo by using click chemistry. *Proc Natl Acad Sci U S A*, 105, 15779–84.

Khaled, A., Guo, S., Li, F. and Guo, P. (2005) Controllable Self-Assembly of Nanoparticles for Specific Delivery of Multiple Therapeutic Molecules to Cancer Cells Using RNA Nanotechnology. *Nano Letters*, 5, 1797–808.

Kibler-Herzog, L., Zon, G., Uznanski, B., Whittier, G. and Wilson, W. D. (1991) Duplex stabilities of phosphorothioate, methylphosphonate, and RNA analogs of two DNA 14-mers. *Nucleic Acids Res*, 19, 2979–86.

Koshkin, A. A., Singh, S. K., Nielsen, P., Rajwanshi, V. K., Kumar, R., Meldgaard, M., Olsen, C. E. and Wengel, J. (1998) LNA (Locked Nucleic Acids): Synthesis of the adenine, cytosine, guanine, 5-methylcytosine, thymine and uracil bicyclonucleoside monomers, oligomerisation, and unprecedented nucleic acid recognition. *Tetrahedron*, 54, 3607–30.

Krishnan, Y. and Simmel, F. C. (2011) Nucleic Acid Based Molecular Devices. *Angewandte Chemie-International Edition*, 50, 3124–56.

Kumar, A., Adwani, S., Dawar, H. and Talwar, G. P. (1991) A simple method for introducing a thiol group at the 5′-end of synthetic oligonucleotides. *Nucleic Acids Research*, 19, 4561.

Kumar, R., Singh, S. K., Koshkin, A. A., Rajwanshi, V. K., Meldgaard, M. and Wengel, J. (1998) The first analogues of LNA (locked nucleic acids): Phosphorothioate-LNA and 2′-thio-LNA. *Bioorg Med Chem Lett*, 8, 2219–22.

Leontis, N. B., Lescoute, A. and Westhof, E. (2006) The building blocks and motifs of RNA architecture. *Curr Opin Struct Biol*, 16, 279–87.

Li, P., Sergueeva, Z. A., Dobrikov, M. and Shaw, B. R. (2007) Nucleoside and oligonucleoside boranophosphates: Chemistry and properties. *Chemical Reviews*, 107, 4746–96.

Lin, C., Liu, Y. and Yan, H. (2009) Designer DNA nanoarchitectures. *Biochemistry*, 48, 1663–74.

Lin, W., Xu, K. and Seela, F. (2005) 7-substituted 8-aza-7-deazapurines and 2,8-diaza-7-deaza-purines: Synthesis of nucleosides and oligonucleotides. *Nucleosides Nucleotides Nucleic Acids*, 24, 869–73.

Liu, J., Guo, S., Cinier, M., Shlyakhtenko, L. S., Shu, Y., Chen, C., Shen, G. and Guo, P. (2011) Fabrication of stable and RNase-resistant RNA nanoparticles active in gearing the nanomotors for viral DNA packaging. *ACS Nano*, 5, 237–46.

Lonnberg, H. (2009) Solid-Phase Synthesis of Oligonucleotide Conjugates Useful for Delivery and Targeting of Potential Nucleic Acid Therapeutics. *Bioconjugate Chemistry*, 20, 1065–94.

Lyttle, M. H., Adams, H., Hudson, D. and Cook, R. M. (1997) Versatile linker chemistry for synthesis of 3′-modified DNA. *Bioconjug Chem*, 8, 193–8.

Manoharan, M. (2004) RNA interference and chemically modified small interfering RNAs. *Curr Opin Chem Biol*, 8, 570–9.

Markham, N. R. and Zuker, M. (2008) UNAFold: Software for nucleic acid folding and hybridization. In Keith, J. M. (Ed.), *Bioinformatics: Volume II: Structure, Function and Applications*. Totowa, NJ, Humana.

Marks, I. S., Kang, J. S., Jones, B. T., Landmark, K. J., Cleland, A. J. and Taton, T. A. (2011) Strain-Promoted ClickChemistry for Terminal Labeling of DNA. *Bioconjugate Chemistry*, 22, 1259–63.

Mullis, K., Faloona, F., Scharf, S., Saiki, R., Horn, G. and Erlich, H. (1986) Specific enzymatic amplification of DNA in vitro: The polymerase chain reaction. *Cold Spring Harb Symp Quant Biol*, 51 Pt 1, 263–73.

Nelson, P. S., Sherman-Gold, R. and Leon, R. (1989) A new and versatile reagent for incorporating multiple primary aliphatic amines into synthetic oligonucleotides. *Nucleic Acids Res*, 17, 7179–86.

Okamoto, A., Tainaka, K. and Saito, I. (2002) A facile incorporation of the aldehyde function into DNA: 3-formylindole nucleoside as an aldehyde-containing universal nucleoside. *Tetrahedron Letters*, 43, 4581–3.

Onizuka, K., Shibata, A., Taniguchi, Y. and Sasaki, S. (2011) Pin-point chemical modification of RNA with diverse molecules through the functionality transfer reaction and the copper-catalyzed azide-alkyne cycloaddition reaction. *Chem Commun (Camb)*, 47, 5004–6.

Paredes, E., Evans, M. and Das, S. R. (2011) RNA labeling, conjugation and ligation. *Methods*, 54, 251–9.

Paroo, Z. and Corey, D. R. (2004) Challenges for RNAi in vivo. *Trends Biotechnol*, 22, 390–4.

Phelps, K., Morris, A. and Beal, P. A. (2012) Novel modifications in RNA. *ACS Chem Biol*, 7, 100–9.

Podyminogin, M. A., Lukhtanov, E. A. and Reed, M. W. (2001) Attachment of benzaldehyde-modified oligodeoxynucleotide probes to semicarbazide-coated glass. *Nucleic Acids Research*, 29, 5090–8.

Prakash, T. P. (2011) An overview of sugar-modified oligonucleotides for antisense therapeutics. *Chemistry & Biodiversity*, 8, 1616–41.

Prakash, T. P., Allerson, C. R., Dande, P., Vickers, T. A., Sioufi, N., Jarres, R., Baker, B. F., Swayze, E. E., Griffey, R. H. and Bhat, B. (2005) Positional effect of chemical modifications on short interference rna activity in mammalian cells. *Journal of Medicinal Chemistry*, 48, 4247–53.

Rao, H., Sawant, A. A., Tanpure, A. A. and Srivatsan, S. G. (2011) Posttranscriptional chemical functionalization of azide-modified oligoribonucleotides by bioorthogonal click and Staudinger reactions. *Chem Commun (Camb)*, 48, 498–500.

Rostovtsev, V. V., Green, L. G., Fokin, V. V. and Sharpless, K. B. (2002) A stepwise huisgen cycloaddition process: Copper(I)-catalyzed regioselective "ligation" of azides and terminal alkynes. *Angew Chem Int Ed Engl*, 41, 2596–9.

Seela, F., He, Y., He, J., Becher, G., Kroschel, R., Zulauf, M. and Leonard, P. (2005) Base-modified oligonucleotides with increased duplex stability: Pyrazolo[3,4-d] pyrimidines replacing purines. *Methods Mol Biol*, 288, 165–86.

Seela, F. and Peng, X. (2005) Base-modified oligodeoxyribonucleotides: Using pyrrolo[2,3-d]pyrimidines to replace purines. *Curr Protoc Nucleic Acid Chem*, Chapter 4, Unit 4 25.

Seela, F., Sirivolu, V. R. and Chittepu, P. (2007) Modification of DNA with Octadiynyl Side Chains: Synthesis, Base Pairing, and Formation of Fluorescent Coumarin Dye Conjugates of Four Nucleobases by the Alkyne-Azide "Click" Reaction. *Bioconjugate Chemistry*, 19, 211–24.

Seeman, N. C. (1991) Construction of three-dimensional stick figures from branched DNA. *DNA Cell Biol*, 10, 475–86.

Seeman, N. C. (2003) DNA in a material world. *Nature*, 421, 427–31.

Seeman, N. C. (2010a) Nanomaterials based on DNA. *Annu Rev Biochem*, 79, 65–87.

Seeman, N. C. (2010b) Structural DNA nanotechnology: Growing along with Nano Letters. *Nano Lett*, 10, 1971–8.

Severcan, I., Geary, C., Chworos, A., Voss, N., Jacovetty, E. and Jaeger, L. (2010) A polyhedron made of tRNAs. *Nature Chemistry*, 2, 772–9.

Severcan, I., Geary, C., Verzemnieks, E., Chworos, A. and Jaeger, L. (2009) Square-Shaped RNA Particles from Different RNA Folds. *Nano Letters*, 9, 1270–7.

Shapiro, B. A. (2009) Computational Design Strategies for RNA Nanostructures. *Journal of Biomolecular Structure & Dynamics*, 26, 820.

Shu, D., Huang, L. P., Hoeprich, S. and Guo, P. (2003) Construction of phi29 DNA-packaging RNA monomers, dimers, and trimers with variable sizes and shapes as potential parts for nanodevices. *J Nanosci Nanotechnol*, 3, 295–302.

Shu, D., Moll, W.-D., Deng, Z., Mao, C. and Guo, P. (2004) Bottom-up assembly of RNA arrays and superstructures as potential parts in nanotechnology. *Nano Letters*, 4, 1717–23.

Shukla, G. C., Haque, F., Tor, Y., Wilhelmsson, L. M., Toulme, J. J., Isambert, H., Guo, P., Rossi, J. J., Tenenbaum, S. A. and Shapiro, B. A. (2011) A boost for the emerging field of RNA nanotechnology. *ACS Nano*, 5, 3405–18.

Shukla, S., Sumaria, C. S. and Pradeepkumar, P. I. (2010) Exploring chemical modifications for siRNA therapeutics: a structural and functional outlook. *ChemMedChem*, 5, 328–49.

Singh, S. K., A. Koshkin, A., Wengel, J. and Nielsen, P. (1998) LNA (locked nucleic acids): Synthesis and high-affinity nucleic acid recognition. *Chemical Communications*, 4, 455–6.

Singh, S. K., Kumar, R. and Wengel, J. (1998) Synthesis of novel bicyclo[2.2.1] Ribonucleosides: 2'-amino- and 2'-thio-LNA monomeric nucleosides. *J Org Chem*, 63, 6078–9.

Singh, Y., Murat, P. and Defrancq, E. (2010) Recent developments in oligonucleotide conjugation. *Chem Soc Rev*, 39, 2054–70.

Sinha, N. D. and Cook, R. M. (1988) The preparation and application of functionalised synthetic oligonucleotides: III. Use of H-phosphonate derivatives of protected amino-hexanol and mercapto-propanol or-hexanol. *Nucleic Acids Research*, 16, 2659–70.

Soukup, G. A., Cerny, R. L. and Maher, L. J. (1995) Preparation of oligonucleotide biotin conjugates with cleavable linkers. *Bioconjugate Chemistry*, 6, 135–8.

Van Delft, P., Meeuwenoord, N. J., Hoogendoorn, S., Dinkelaar, J., Overkleeft, H. S., Van Der Marel, G. A. and Filippov, D. V. (2010) Synthesis of oligoribonucleic acid conjugates using a cyclooctyne phosphoramidite. *Organic Letters*, 12, 5486–9.

Watts, J. K., Deleavey, G. F. and Damha, M. J. (2008) Chemically modified siRNA: Tools and applications. *Drug Discovery Today*, 13, 842–55.

Winz, M. L., Samanta, A., Benzinger, D. and Jaschke, A. (2012) Site-specific terminal and internal labeling of RNA by poly(A) polymerase tailing and copper-catalyzed or copper-free strain-promoted click chemistry. *Nucleic Acids Res*, 40, e78.

Zamecnik, P. C. and Stephenson, M. L. (1978) Inhibition of Rous sarcoma virus replication and cell transformation by a specific oligodeoxynucleotide. *Proc. Natl Acad Sci*, 75, 280–284.

Zatsepin, T. S., Stetsenko, D. A., Gait, M. J. and Oretskaya, T. S. (2005) Synthesis of DNA conjugates by solid-phase fragment condensation via aldehydeâ€"nucleophile coupling. *Tetrahedron Letters*, 46, 3191–5.

Zhang, H.-Y., Du, Q., Wahlestedt, C. and Liang, Z. (2006) RNA interference with chemically modified siRNA. *Current Topics in Medicinal Chemistry*, 6, 893–900.

Zuker, M. (2003) Mfold web server for nucleic acid folding and hybridization prediction. *Nucleic Acids Research*, 31, 3406–15.

第 10 章　RNA 纳米技术中 RNA 的共价结合和连接

Eduardo Paredes and Subha R. Das
翻译：张丽萌　校对：李香群，皮凤梅

10.1　引言：RNA 修饰

RNA 纳米技术就是利用功能性的天然和人造 RNA 结构，形成有用的纳米架构和工程材料 (Guo，2005；Guo，2010)。近年来，纳米材料技术取得了迅速发展，同时 RNA 提供了一个自然的生物功能材料和易调节的建筑模块 (Jaeger，Westhof et al.，2001；Chworos，Severcan et al.，2004；Guo，2005；Nasalean，Baudrey et al.，2006；Guo，2010)。改变 RNA 分子成分的技术可行性促进了 RNA 纳米技术的发展。这些技术包括从改变RNA 的序列(残基突变)到单原子替换，定点加入有用的标记成分或活性反应基团可用于随后的化学结合 (Paredes，Evans et al.，2011；Phelps，Morris et al.，2012)。可以用于修饰化学合成或者从细胞获得的 RNA 中。

引入修饰的最可靠方法是在固相体系中合成 RNA，这样，标签可以在合成中直接引入。或者"标签"可以通过与反应基团的反应引入到合成好的 RNA 分子中。一些标签和反应基团也可以通过酶促反应嵌入，该方法在标记天然 RNA 时尤其有效。嵌入 RNA 的"标签"可以是磷酸分子中的放射性磷^{32}P，荧光分子或其他小分子探针。共价结合也可以包括 RNA 与其他大分子，如蛋白质、DNA 或 RNA。在最近的两个实例中，一个 RNA 与另一个核酸 DNA 或 RNA 共轭，我们称其为"连接"。总之，这些方法使我们能修饰任何感兴趣的 RNA，以便构建可用的纳米装配材料。

10.2　修饰 RNA 的固相合成

RNA 的固相合成是在 RNA 中引入修饰的最直接方法，合成方法学的发展使能够更精巧地合成 RNA(Reese，2002；Marshall and Kaiser，2004；Muller，Wolf et al.，2004)。
为将修饰导入 RNA，需要合成相应的反应性亚磷酰胺单体，后者将被引入 RNA 延伸区
域的合适位置。保护性基团的研究进展，如不稳定的苯氧基乙酰基(PAC)和甲硅烷基
(TBDMS 或相关的 TOM)和 2'位羟基的保护基团——原酸酯(ACE)，都需要较温和的
RNA 脱保护条件从而增加在固相中有用的修饰 RNA 数量(图 10.1)。

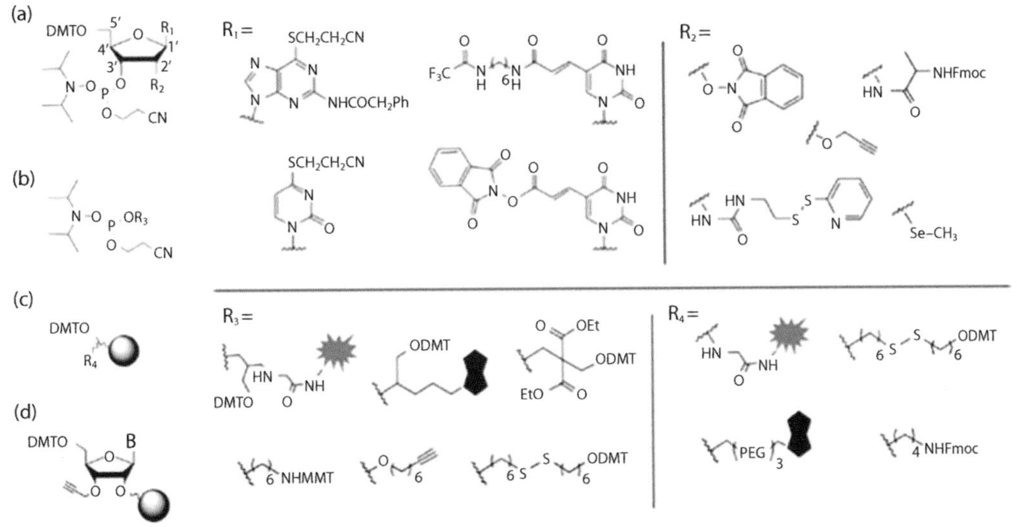

图 10.1　修饰 RNA 的固相合成所用的亚磷酰胺。(a)碱基(R1)或 2'-(R2)内部修饰剂。(b)用对 RNA 标
记和合成后结合的 5'端修饰剂。(c)和(d)带有用于 RNA 标记和合成后结合的 3'修饰剂的可控孔度玻璃
(CPG)固相合成柱。灰色光表示荧光染料，黑色双五角表示生物素。

　　碱基修饰已经被广泛应用于研究 RNA 相互作用中结构与功能的关系，此外也可以
作为合成后修饰的反应基团(Venkatesan，Kim et al.，2003)。硫醇碱基的氨基或酮官能
团的转换需要考虑到合成后连接，如分子标签的标记，甚至 RNA 的固定(Venkatesan，
Kim et al.，2003；Zhang，Cekan et al.，2009)。这些修饰碱基的合成后反应将在第 10.3
节中讨论。RNA 纳米装配一般是基于杂交、二级结构和三级结构相互作用及碱基修饰，
碱基修饰会破坏碱基对的相互作用，这对于纳米结构形成是致命的。因此，化学合成应
考虑到能否在序列允许位置定向嵌入修饰。

　　核糖部分的修饰，特别是 2'位的修饰，是分子生物学中非常有用的结构工具，因为它们
提供了远离核苷酸的 Watson-Crick 核酸互补配对的标签或结合(Zatsepin，Gait et al.，2004)。
携带硒标签的 RNA 在 RNA 晶体结构分析中非常有用(Höbartner，Rieder et al.，2005；Sheng
and Huang，2008；Bell and Jason，2009)。硒结合 2'-SeMe 或 4'-硒修饰剂酰胺，已商业化。
Zatsepin 综述了许多其他 2'-位的内部修饰，主要集中于 2'-标签和反应基团的合成及应用
(Zatsepin，Romanova et al.，2004)。目前已有许多用于 RNA 检测的 2'-位修饰的报道，包括
用于 RNA 检测的荧光素，以及用于三维结构探测金属螯合剂(Han and Dervan，1994)。

　　作为应用于纳米技术的高度结构化的 RNA，内部标记的应用会破坏纳米结构形成。
因此，通过 5'端的修饰剂酰胺或用 3'端修饰的合成序列的末端修饰已被广泛用于标签或
结合 RNA(Stetsenko and Gait，2001)。在许多可以连接 RNA 的标签中，荧光素被广泛使

用，其固相嵌合已有报道并有具体讨论(Qin and Pyle，1999)。在这些荧光素标签之间
Förster 荧光共振能量转移(FRET)被广泛用于为生物过程中结构转变提供信息(Tyagi and
Kramer，1996；Qin and Pyle 1999；Marras，Kramer et al.，2002；Vasileva，Krasnousova
et al.，2006；Lee，Lapidus et al.，2007)。生物素嵌合对于 RNA 的 pull-down 和固定化
研究非常有用，特异的生物素-抗生物素相互作用是一种在蛋白质-核酸纳米技术中常用
的工具。此外，其他修饰，包括半胱氨酸、胆固醇和其他类脂，已用来实现脂类标记 RNA
或 RNA-蛋白质，以帮助 RNA 的细胞特异性运输和吸收。Lönnberg 已报道了很多的寡核
苷酸共轭物(Lönnberg，2009)。5′端修饰剂亚磷酰胺和 CPG 柱，包括 3′端修饰剂胺或琥
珀酰亚胺基团、保护性的二硫化物、末端磷酸盐或炔烃亚胺，都促进合成后修饰(Guzaev，
Salo et al.，1995；Qin and Pyle，1999；Pourceau，Meyer et al.，2009；Solomatin and Herschlag，
2009)。这些修饰的核酸能够适于 RNA 纳米技术中有效复合物的形成。

10.3　合成后 RNA 的标记和共价结合

　　有时，直接标记 RNA 的固相合成技术成本高的缺点可以通过合成后修饰来克服。
合成后 RNA 修饰可以通过将反应基团嵌入 RNA，基于反应类型，利用 4 种不同的化学
策略完成，一般包括：高碘化学，胺化学(活化丁二酯或活性磷酸盐)，硫醇化学和"点
击"化学反应获得(图 10.2)。Defrancq 等阐述了几种其他的化学方法并且描述了用于结
合的 4 种主要化学成分的多样性(Defrancq，Singh et al.，2008)。

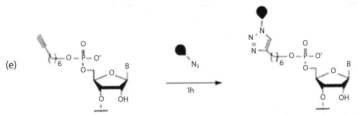

图 10.2　RNA 合成后修饰的标记和结合的化学反应。(a)高碘酸盐化学产生一个吗啉代连接结合。(b)N-羟基琥珀酰亚胺(NHS)化学产生氨基化合物连接结合。(c)5′-磷酸活化产生一个氯化磷氨基化合物连接结合。(d)硫醇化学产生二硫化物结合。(e)点击化学产生了三唑连接结合。(从 Paredes et al.，Methods，54，251-259，2011 得到授权)。

高碘酸盐反应对 RNA 具有特异性，因为其需要一个 3′端核糖的 2′，3′-二醇。它们的特点在于使用高碘酸钠获得二醛，然后与含胺的分子反应产生吗啉代连接共轭物而使这种糖基开环(Proudnikov and Mirzabekov，1996；Qin and Pyle，1999)。

N-羟基琥珀酰亚胺(NHS)化学方法的特征在于伯胺和含琥珀酰亚胺酯分子的反应非常高效地产生酰胺键。但是，缓冲液，如含有氨基的 TRIS 则不能使用，在一定反应条件下，由于琥珀酰亚胺脂的降解使效率改变。尽管如此，这种化学方法仍被广泛应用于 RNA 的合成后修饰，如荧光标记或 RNA 放射性标记，最终生成用于细菌与病毒治疗的 RNA-蛋白质复合物(Bischoff，Coull et al.，1987；Reyes and Cockerell，1993；Ledoan，Auger et al.，1999；Silverman and Cech，1999；Lee，Lapidus et al.，2007；Solomatin and Herschlag，2009；Zhang，Cekan et al.，2009)。胺化学另外一个说法是 5′端用咪唑来使磷酸活化，与功能化的胺分子进一步反应，例如，荧光素提供膦联标记的 RNA(Qin and Pyle，1999)。

硫醇化学法的特征在于由两个含巯基的分子反应形成共价二硫键。这种化学方法的应用范围从作为交联的方法到用于衡量高度结构化 RNA 的官能团的相邻性，包括对 RNA 结构动态特性光谱研究的亚硝基自旋标记物(Cohen and Cech，1997；Harris，Christian et al.，2009)(Zhang，Cekan et al.，2009)。此外，在还原环境中二硫化物裂解如细胞质，该方法已经应用于产生可反转的 RNA 标签(Sengle，Jenne et al.，2000)。

"点击"化学法是最强和高效的化学反应方法并广泛应用于蛋白质、苷(Best，2009；Sletten and Bertozzi，2009；Golas and Matyjaszewski，2010；Mamidyala and Finn，2010)和 DNA 结合及 RNA 中(Jao and Salic，2008；Peacock，Maydanovych et al.，2010；Paredes and Das，2011)。炔烃官能团在 5′，3′端或内部 2′位结合 RNA，可为包括染料含叠氮物的标签进行"点击"(Paredes and Das，2011)。在固相系统中 5′端连接叠氮化物的方法在 DNA 应用中已有描述(Miller and Kool，2004)，并将于最近应用到 RNA 中(Paredes and Das，2011；El-Sagheer and Brown，2010)。此外，Micura 和他的同事发现了一种在 RNA 固相结合中结合 2′位叠氮化物的方法(Aigner，Hartl et al.，2011)。因此，RNA 结合可以通过炔烃和叠氮化物两种方法获得，这两种方法都用于正向结合。现在有很多分子，从染料到糖基和含叠氮化物或炔糖类的脂类，点击化学有可能成为标记 RNA 的主要方法。此外，点击化学可以结合 NHS 化学获得双标记的 RNA 从而使成本显著降低。

通过携带相应标签的互补寡脱氧核苷酸的引导，能够促进 RNA 进行化学标记。寡脱氧核苷酸杂交和 RNA 结合后，除去寡脱氧核苷酸(ODN)产生有烷基化的官能团或有用的探针标记 RNA(Zenkova，Ehresmann et al.，1995；Bulygin，Malygin et al.，1998；Kulikov，Kostenko et al.，2003)。此外，最初具有标签的互补的寡脱氧核苷酸，2′-氧甲基的 RNA 或肽核酸(PNA)能通过简单的杂交方法而进行 RNA 的标记(Schwille，Oehlenschlager et al.，1996；Robertson，Yu et al.，2006；Kubota，Ikeda et al.，2010；Petrov and Puglisi，2010)。这些化学标记方法可适于用有效分子标记或结合纳米结构。

10.4　酶促嵌入标记与活性标签

酶促嵌入标记方法需要考虑到不能直接获得或化学合成受限的 RNA 的修饰(Temsamani and Agrawal，1996；Hilario，2004)。几种酶业已用于 RNA 标记(表 10.1)。一般来说，T4 多核苷酸激酶(PNK)传统上常用来进行 5′-放射性标记，即从 ATP 中转移放射性磷酸盐到 RNA 的 5′端。此外，末端转移酶和 T4 RNA 连接酶可以将放射性核苷酸嵌入到 RNA 的 3′端，并已经在固定或标记 RNA 中进行生物素和荧光活性功能团的嵌入(Richardson and Gumport，1983；Larsson，1989；Cole，Truong et al.，2004)。Huang 和 Szostak 报道了一种方法，即使用小引物产生一个 3′-悬挂区，作为 Klenow 片段的底物，从而放射标记 RNA(Huang and Szostak，1996；Huang and Szostak，2003)。

表 10.1　酶促 RNA 标记和反应基团标签

Product	Enzyme	Requirement
5′-labels		
5′-PO$_4$RNA or 5′-^{32}PO$_4$RNA	T4 Polynucleotide kinase	5′-OH RNA, ATP or Y-^{32}PATP
5′-PO$_4$ RNA transcript	T7 RNA polymerase	DNA template, 4:15′-GMP:NTPs
5′-HS RNA transcript		DNA template, 8:15′-GSMP:NTPs
5′-NH$_2$ RNA transcript		DNA template, 10:15′-GNHP:NTPs
5′-N$_3$ RNA transcript		DNA template, 4:15′-N$_3$G:NTPs
5′-R-RNA[a]		DNA template, 4:15′-GMP derivative:NTPs
5′-AMP-Cy5-PO$_4$-RNA transcript		DNA template, 8:1 AMP-Cy5-AMP label:NTPs
3′-labels		
3′-OH radioactive RNA+1	T4 RNA ligase	3′-OH RNA, α-^{32}PddNTPs
3′-PO$_4$-biotin RNA		3′-OH RNA, 5′-APP biotin label
3′-PO$_4$-fluorescein RNA		3′-OH RNA, 5′-APP fluorescein label
3′-H radioactive RNA+1	Poly(A) polymerase	3′-OH RNA, α-^{32}PddATP
3′-N$_3$ RNA+1		3′-OH RNA, 3′-N$_3$ddATP
2′-N$_3$ RNA+1 or 8-N$_3$ RNA+1		2′-OH RNA, 2′-N$_3$dATP or 8-N$_3$ ATP

注：R=聚乙二醇醚、聚乙二醇蒽、聚乙二醇苯氨基甲酸酯、聚乙二醇胺

在体外产生 RNA 最普遍的方法就是使用 DNA 模板和 T7 RNA 聚合酶(T7 RNA pol)。

T7 RNA 聚合酶在转录起始除结合三磷酸鸟苷外还可以结合不同 5′-修饰的鸟苷类似物来修饰转录的 RNA 的 5′端(Milligan，Groebe et al.，1987)。聚合酶允许在转录产物的 5′-位有小修饰或可以通过使用连接片段，如 PEG 和其他较大的修饰(图 10.3)。在有合适的鸟苷酸(GMP)类似物的前提下用其启动转录合成，T7 RNA 聚合酶能够结合如蒽、生物素的 5′-标记，用于核酸检测和固定(Fiammengo，Musílek et al.，2005；Wolf，Dombos et al.，2008)。假如结合每个所需的标签要求每个单独的转录起始因子的合成，T7 RNA 聚合酶也在 5′端结合反应基团从而提供具有 5′-单磷酸、硫醇和有益于转录后的 RNA 标记和结合的胺基团的 RNA(Smith，Fung et al.，1985；Sampson and Uhlenbeck，1988；Garver and Guo，2000；Zhang，Cui et al.，2000；Zhang，Sun et al.，2001；Fiammengo，Musílek et al.，2005；Williamson，Cann et al.，2007；Wolf，Dombos et al.，2008)。此外，通过使用一个 $\Phi 2.5$ 启动子，该聚合酶甚至可以调节磷酸腺苷(AMP)类似物，常用于产生 5′-Cy5，生物素和叶酸标记的转录产物(Li，Yu et al.，2005；Guo，Huang et al.，2006；Shu，Zhang et al.，2007；Huang，He et al.，2008；Laing，Guo et al.，2010)。我们利用 T7 RNA 聚合酶的多功能性，形成一个 5′-叠氮基，可用于随后的"点击"化学结合(Paredes and Das 2011)。此外，我们证明了 5′-炔丙基腺苷可用于正向合成的共轭 5′-炔丙基转录。起始密码子也可以促进荧光素和生物素标记的转录物，促进生成关键性的中间体(Paredes and Das，未发表数据)。

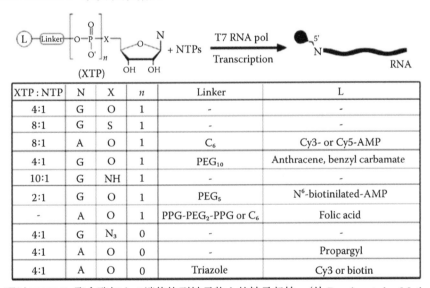

XTP : NTP	N	X	n	Linker	L
4:1	G	O	1	-	-
8:1	G	S	1	-	-
8:1	A	O	1	C_6	Cy3- or Cy5-AMP
4:1	G	O	1	PEG_{10}	Anthracene, benzyl carbamate
10:1	G	NH	1	-	-
2:1	G	O	1	PEG_5	N^6-biotinilated-AMP
-	A	O	1	PPG-PEG_2-PPG or C_6	Folic acid
4:1	G	N_3	0	-	-
4:1	A	O	0	-	Propargyl
4:1	A	O	0	Triazole	Cy3 or biotin

图 10.3　通过 T7 RNA 聚合酶加入 5′端修饰到转录物上的转录起始。(从 Paredes et al.，Methods，54，251-S259，2011 得到授权。)

人工碱基配对的发展已扩展到应用于核酸编码，这可将有用的特定的修饰用于 RNA 固定(Moriyama，Kimoto et al.，2005；Hirao，Kimoto et al. 2006)。另外，T7 RNA 聚合酶和衍生突变体已经发展到非特异性的结合 2′-氧甲基、2′-叠氮基、2′-氨基和 2′-氟或碱基修饰的 NTP(Aurup，Williams et al.，1992；Ryder and Strobel，1999；Strobel，1999；Padilla and Sousa，2002；Chelliserrykattil and Ellington，2004)。循环排列是引进点特异

性修饰的另一种方法，可以将标签结合于 RNA 的特定内部碱基和用于结构分析(Nolan，Burke et al.，1993；Pan and Uhlenbeck，1993；Zhang，Tellinghuisen et al.，1997；Harris and Christian，1999；Pan，2000；Guo，2002)。

传统的 RNA 的 3′-放射性标记,利用 poly(A)聚合酶[poly(A)pol]将放射性虫草素(3′-脱氧腺苷)结合在 RNA 的 3′端。我们将开发利用含 3′-叠氮基-2′，3′-二脱氧腺苷的这种活性用于 RNA 的 3′端，以有利于随后的"点击"标记和结合(Paredes and Das，2011)。最近，Winz 等也报道通过利用 ploy(A)聚合酶引入末端 8-N$_3$ 和 2′-N$_3$ 官能团到 RNA，这样就会在结合后保留游离的 3′-OH，并表明叠氮基用于点击结合，3′-OH 将用于 RNA 进一步处理，包括连接(Winz，Samanta et al.，2012)，在 10.5 节中讨论。

虽然这些酶可以对大 RNA 进行位点特异性修饰，但是可能的修饰仅限于有用的小分子。然而，人们正通过连接将其他 RNA 结合起来，从而使这些可能的修饰位点迅速增多(Das，Fong et al.，2005；Chow，Mahto et al.，2008)。

10.5　化　学　连　接

RNA 和其他的 RNA(或 DNA)链连接可以通过利用许多不同的化学物质、在两个核酸分子内加入适当的官能团的特异性反应而完成。这一过程可以通过用"夹板"将两个分子连起来而增强(图 10.4a 和图 10.4b)。溴化氰(BrCN)或水溶性碳化二亚胺(EDC)可以通过随后与羟基在 RNA 中产生一个磷酸键的反应而激活一个磷酸。如上所述，该反应通过 RNA 分子杂交成带一个由 DNA 或肽段组成的夹板而显著增强(Dolinnaya，Sokolova et al.，1991；Levy and Ellington，2003)。然而，对 DNA/RNA 和 RNA/RNA 杂交体的耦合效率是相当低的，使得此方法对 RNA 连接无效。另外，Y 型寡核苷酸可以用 2′-OH 进攻的方法产生(Carriero and Damha，2003；Mitra and Damha，2007)。

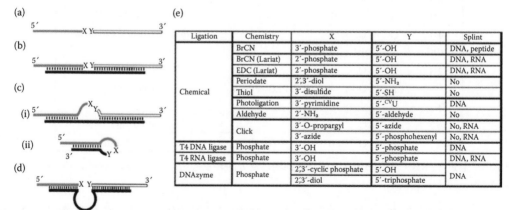

图 10.4　化学和酶连接示意图。(a)化学连接。(b)用夹板固定的化学连接和 T4 DNA 连接酶连接。(c)T4 连接酶连接，可以形成一个具有悬臂的 DNA 双螺旋或一个茎环。(d)DNA 酶介导的连接。(e)对于每种连接技术所需要的反应基团。(从 Paredes et al.，Methods，54，251-259，2011 得到授权。)

其他的化学物质已经用于连接 RNA 片段。使用高碘酸盐、硫醇可产生人工连接的效果，或者是利用易合成和易被定性研究的小核糖酶类来进行点击化学反应(图 10.5)。有研究用吗啉代连接来连接这些核酶(Bellon，Workman et al.，1996)，并显示即使反应效率>95%，连接时间为 7 天也不会影响到 RNA 本身的功能。硫化学已用于连接两种 Varkud 卫星(VS)核酶，表现出正常的动力学功能，表明非天然骨架不会影响主要核酶的功能(Jaikaran，Smith et al.，2008)。

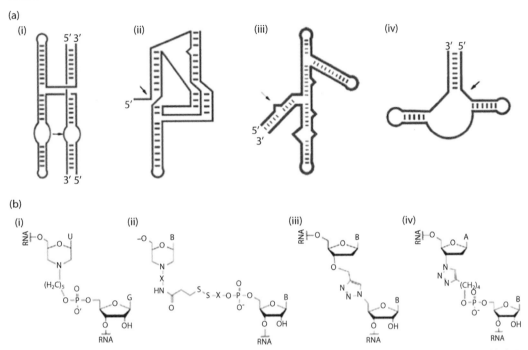

图 10.5　化学连接在小核糖酶中产生非天然的连接。(a)(i)发夹核酶，(ii)HDV 核酶，(iii)VS 核酶和(iv)锤头状核酶的二级结构。箭头所示是切割位点。(b)非天然连接研究包括(i)吗啉代连接，(ii)二硫化物连接和(iii，iv)点击连接。(从 Paredes et al.，Methods，54，251-259，2011 得到授权。)

　　不仅 RNA 能够结合其他的 RNA，而且 DNA 寡核苷酸也能结合 RNA 片段。DNA5′端的 5-羧乙烯基-2′脱氧尿苷(^{cv}U)与 3′-嘧啶的 RNA 分子之间可进行光交联反应，该反应可产生一个带生物素标记的 DNA 寡核苷酸标记的 RNA 分子(Yoshimura，Noguchi et al.，2007)。RNA 也能通过还原胺化连接 DNA(Miduturu and Silverman，2005)。RNA-DNA 共价结合物是在 $NaCNBH_3$ 存在的条件下，利用 5′-醛 DNA 和 2′-氨基 RNA 链获得的。

　　"点击"化学已应用于将 DNA 连接到 2′-氧甲基 RNA，其帮助了人们发现 DNA-RNA 杂交四链体(Xu，Suzuki et al.，2009)。El-Sagheer 和 Brown 及我们的报道已经阐述了"点击"化学在连接天然 RNA 中的作用(El-Sagheer and Brown，2010；Paredes and Das，2011)。这些反应在不到 2h 内就接近完成，并且能够无需优化反应条件、在无副产物的条件下进行夹板或非夹板固定。因为"点击"连接反应在骨架引入了非天然苯三唑连接，我们实验证明了从丁型肝炎病毒中衍生得到的带有三唑连接键的核糖酶与转录得到的核糖酶没有功能差别，表明非天然的连接不会影响 RNA 的折叠和活性(Paredes and Das，2011)。El-Sagheer 和 Brown 表明，分别含有脱氧核酸酶修饰和在非常接近活性位点有三唑连接的锤头状核酶，仍然有催化能力(El-Sagheer and Brown，2010)。

10.6　酶 促 连 接

酶既是蛋白质也是核酸，可以将两条 RNA 链连接到一起(Paredes，Evans et al.，2011)。尽管连接酶可从不同生物体中分离，但最常用的酶仍然来源于 T4 噬菌体。当这些酶在体内连接 DNA 和 RNA，它们的功能可以扩展应用到体外研究(Moore and Sharp，1992；Moore and Query，2000)。T4 DNA 和 RNA 连接酶可以同时将 DNA 和 RNA 杂交到 DNA 和 RNA 夹板上(图 10.4b 和图 10.4c)。夹板固定使这个过程具有高度选择性，几乎没有副产物产生，但是连接效率通常较低(Paredes，Evans et al.，2011)。有效链接复合物(LCC)的形成是有效连接最关键的步骤，当详细考虑到退火条件和这些从其他中间物种分离的复合物时，连接效率会增加到>75%(Kurschat，Muller et al.，2005)。

分子内连接已经用于构建环状核酶。这些环状核酶活性增强，二价离子需求量降低，对核酸外切酶活性的抵抗力已经通过使用 T4 RNA 连接酶 1 在有或无 DNA 模版的情况下完成(Wang and Ruffner，1998)。另外，T4 RNA 连接酶 1 可以连接单链 RNA 或 DNA 到双链 RNA；这对扩增双链 RNA 非常有用，参与了如 RNA 代谢和 RNA 干扰的生物过程(Imai，Richardson et al.，1983；Lambden，Cooke et al.，1992)。

能够催化两个 RNA 片段连接的连接酶也已经被研发出来。人们对于体外筛选获得的核酶已经有过很好的阐述，但这些酶还未实际应用到实验室中(Bartel and Szostak，1993)。用于 RNA 分子连接的两个有用的核糖酶分别是 I 组内含子-核糖酶衍生物和双核酶。具体而言，卡氏肺囊虫衍生的 I 组内含子的核酶催化外源的九聚物 6 个核苷酸插入，它可以受到硫代磷酸、氨基嘌呤和硫尿核苷修饰，进入靶 RNA 产生连接和修饰 RNA(Johnson，Sinha et al.，2005；Dotson II，Frommeyer et al.，2008)。通过类似的方法，双核酶也可用于 RNA 的定点荧光标记和亲合标记(Welz，Bossmann et al.，2003；Vauléon，Ivanov et al.，2005)。

体外筛选获得的连接酶如脱氧核酶(DNA 酶)，最初只催化 2′-3′-环磷酸和 5′-OH 的 2′-5′连接(Flynn-Charlebois，Wang et al.，2003；Silverman and Baum，2009)。此外，这些脱氧核酶已经在"脱氧核酶催化标签"或 DECAL 过程中标记 RNA 分子，此过程中 DNA 酶可将携带有标签的 RNA 连接到靶 RNA 序列的 2′-碳上(Baum and Silverman，2007)。RNA 标签含有生物素、荧光素和 TAMRA 修饰，随着连接后一个不同的脱氧核酶催化标记 RNA 的切割。然而，必须要选择适当的位点进行标记，因为标签中剩余的 8 个核苷酸可能会干扰 RNA 分子的折叠或功能。后续选择已经产生能催化天然 3′-5′连接形式的 DNA 酶(图 10.4d)(Purtha，Coppins et al.，2005)。

10.7　结　　　论

通过直接或合成后修饰将修饰引入 RNA 的方法，都可以产生有用的修饰 RNA 或

RNA 共价结合物用于 RNA 纳米材料。产生位点特定修饰的能力是 RNA 纳米技术进一步应用的关键。

致　　谢

非常感谢化学系和 DSF 慈善机构提供启动资金。

参 考 文 献

Aigner, M., M. Hartl et al. (2011). "Chemical synthesis of site-specifically 2'-azido-modified RNA and potential applications for bioconjugation of siRNA technologies." *Chembiochem* **12**(1): 47–51.

Aurup, H., D. M. Williams et al. (1992). "2'-fluoro- and 2'-amino-2'-deoxynucleoside 5'-triphosphates as substrates for T7 RNA polymerase." *Biochemistry* **31**(40): 9636–9641.

Bartel, D. P. and J. W. Szostak (1993). "Isolation of new ribozymes from a large pool of random sequences." *Science* **261**(5127): 1411–1418.

Baum, D. A. and S. K. Silverman (2007). "Deoxyribozyme-catalyzed labeling of RNA." *Angew Chem Int Edit* **46**(19): 3502–3504.

Bell, N. M. and M. Jason (2009). "Chemical modification of oligonucleotides for therapeutic, bioanalytical and other applications." *Chembiochem* **10**(17): 2691–2703.

Bellon, L., C. Workman et al. (1996). "Morpholino-linked ribozymes: A convergent synthetic approach." *J Am Chem Soc* **118**(15): 3771–3772.

Best, M. D. (2009). "Click chemistry and bioorthogonal reactions: Unprecedented selectivity in the labeling of biological molecules." *Biochemistry* **48**(28): 6571–6584.

Bischoff, R., J. Coull et al. (1987). "Introduction of 5'-terminal functional groups into synthetic oligonucleotides for selective mobilization." *Anal Biochem* **164**(2): 336–344.

Bulygin, K., A. Malygin et al. (1998). "Site-specific modification of 4.5S RNA apical domain by complementary oligodeoxynucleotides carrying an alkylating group." *Eur J Biochem* **251**(1–2): 175–180.

Carriero, S. and M. J. Damha (2003). "Template-mediated synthesis of lariat RNA and DNA." *J Org Chem* **68**(22): 8328–8338.

Chelliserrykattil, J. and A. D. Ellington (2004). "Evolution of a T7 RNA polymerase variant that transcribes 2[prime]-O-methyl RNA." *Nat Biotech* **22**(9): 1155–1160.

Chow, C. S., S. K. Mahto et al. (2008). "Combined approaches to site-specific modification of RNA." *ACS Chem Biol* **3**(1): 30–37.

Chworos, A., I. Severcan et al. (2004). "Building programmable jigsaw puzzles with RNA." *Science* **306**(5704): 2068–2072.

Cohen, S. B. and T. R. Cech (1997). "Dynamics of thermal motions within a large catalytic RNA investigated by cross-linking with thiol-disulfide interchange." *J Am Chem Soc* **119**(27): 6259–6268.

Cole, K., V. Truong et al. (2004). "Direct labeling of RNA with multiple biotins allows sensitive expression profiling of acute leukemia class predictor genes." *Nucleic Acids Res* **32**(11): e86.

Das, S. R., R. Fong et al. (2005). "Nucleotide analogues to investigate RNA structure and function." *Curr Opin Chem Biol* **9**(6): 585–593.

Defrancq, E., Y. Singh et al. (2008). "Chemical strategies for oligonucleotide-conjugates synthesis." *Curr Org Chem* **12**: 263–290.

Dolinnaya, N. G., N. I. Sokolova et al. (1991). "The use of BRCN for assembling modified DNA duplexes and DNA–RNA hybrids—comparison with water-soluble carbodiimide." *Nucleic Acids Res* **19**(11): 3067–3072.

Dotson II, P. P., K. N. Frommeyer et al. (2008). "Ribozyme mediated trans insertion-splicing of modified oligonucleotides into RNA." *Arch Biochem Biophys* **478**(1): 81–84.

El-Sagheer, A. H. and T. Brown (2010). "New strategy for the synthesis of chemically modified RNA constructs exemplified by hairpin and hammerhead ribozymes." *Proc Natl Acad Sci USA* **107**(35): 15329–15334.

Fiammengo, R., K. Musílek et al. (2005). "Efficient preparation of organic substrate RNA conjugates via in vitro transcription." *J Am Chem Soc* **127**(25): 9271–9276.

Flynn-Charlebois, A., Y. Wang et al. (2003). "Deoxyribozymes with 2'-5'- RNA ligase activity." *J Am Chem Soc* **125**(9): 2444–2454.

Garver, K. and P. Guo (2000). "Mapping the inter-RNA interaction of bacterial virus phi29 packaging RNA by site-specific photoaffinity cross-linking." *J Biol Chem* **275**(4): 2817–2824.

Glen Research Corporation (2009). The Glen Report **21**(1): 1–20; accessible at http://www.glenresearch.com/GlenReports/GR21-1.pdf (last accessed March 8, 2013).

Godeau, G., C. Staedel et al. (2008). "Lipid-conjugated oligonucleotides via click chemistry efficiently inhibit hepatitis C virus translation." *J Med Chem* **51**(15): 4374–4376.

Golas, P. L. and K. Matyjaszewski (2010). "Marrying click chemistry with polymerization: Expanding the scope of polymeric materials." *Chem Soc Rev* **39**(4): 1338–1354.

Guo, P. (2002). "Structure and function of phi29 hexameric RNA that drives the viral DNA packaging motor: Review." *Prog Nucl Acid Res Mol Biol* **72**: 415–442.

Guo, P. (2005). "RNA nanotechnology: engineering, assembly and applications in detection, gene delivery and therapy." *J Nanosci Nanotechnol* **5**(12): 1964–1982.

Guo, P. (2010). "The emerging field of RNA nanotechnology." *Nat Nano* **5**(12): 833–842.

Guo, S., F. Huang et al. (2006). "Construction of folate-conjugated pRNA of bacteriophage phi29 DNA packaging motor for delivery of chimeric siRNA to nasopharyngeal carcinoma cells." *Gene Ther* **13**(10): 814–820.

Guzaev, A., H. Salo et al. (1995). "A new approach for chemical phosphorylation of oligonucleotides at the 5'-terminus." *Tetrahedron* **51**: 9375–9384.

Han, H. Y. and P. B. Dervan (1994). "Visualization of RNA tertiary structure by RNA-EDTA-Fe(II) autocleavage: Analysis of tRNA(Phe) with uridine-EDTAFe(II) at position 47." *Proc Natl Acad Sci USA* **91**(11): 4955–4959.

Harris, M. E. and E. L. Christian (1999). "Use of circular permutation and end modification to position photoaffinity probes for analysis of RNA structure." *Methods* **18**(1): 51–59.

Harris, M. E., E. L. Christian et al. (2009). RNA crosslinking methods. *Method Enzymol* **468**: 127–146.

Hilario, E. (2004). "End labeling procedures." *Mol Biotech* **28**(1): 77–80.

Hirao, I., M. Kimoto et al. (2006). "An unnatural hydrophobic base pair system: Site-specific incorporation of nucleotide analogs into DNA and RNA." *Nat Methods* **3**(9): 729–735.

Höbartner, C., R. Rieder et al. (2005). "Syntheses of RNAs with up to 100 nucleotides containing site-specific 2'-methylseleno labels for use in x-ray crystallography." *J Am Chem Soc* **127**(34): 12035–12045.

Huang, F., J. He et al. (2008). "Synthesis of biotin–AMP conjugate for 5[prime] biotin labeling of RNA through one-step in vitro transcription." *Nat Protocols* **3**(12): 1848–1861.

Huang, Z. and J. W. Szostak (1996). "A simple method for 3'-labeling of RNA." *Nucleic Acids Res* **24**(21): 4360–4361.

Huang, Z. and J. W. Szostak (2003). "Selective labeling and detection of specific RNAs in an RNA mixture." *Anal Biochem* **315**(1): 129–133.

Imai, M., M. A. Richardson et al. (1983). "Molecular-cloning of double-stranded-RNA virus genomes." *Proc Natl Acad Sci USA* **80**(2): 373–377.

Jaeger, L., E. Westhof et al. (2001). "TectoRNA: Modular assembly units for the construction of RNA nano-objects." *Nucleic Acids Res* **29**(2): 455–463.

Jaikaran, D., M. D. Smith et al. (2008). "An important role of G638 in the cis-cleavage reaction of the neurospora VS ribozyme revealed by a novel nucleotide analog incorporation method." *RNA* **14**(5): 938–949.

Jao, C. Y. and A. Salic (2008). "Exploring RNA transcription and turnover in vivo by using click chemistry." *Proc Natl Acad Sci USA* **105**(41): 15779–15784.

Johnson, A. K., J. Sinha et al. (2005). "Trans insertion-splicing: Ribozyme-catalyzed insertion of targeted sequences into RNAs." *Biochemistry* **44**(31): 10702–10710.

Kubota, T., S. Ikeda et al. (2010). "Sets of RNA repeated tags and hybridization-sensitive fluorescent probes for distinct images of RNA in a living cell." *PLoS ONE* **5**(9): e13003.

Kulikov, R. N., E. V. Kostenko et al. (2003). "Site-specific modification of the 5″-terminal fragment of PGY1/MDR1 gene mRNA by reactive conjugates of antisense oligonucleotides." *Russ Chem Bull* **52**(1): 247–257.

Kurschat, W. C., J. Muller et al. (2005). "Optimizing splinted ligation of highly structured small RNAs." *RNA* **11**: 1909–1914.

Laing, B. M., P. Guo et al. (2011). "Optimized method for the synthesis and purification of adenosine - Folic acid conjugates for use as transcription initiators in the preparation of modified RNA." *Methods* **54**(2): 260–266.

Lambden, P. R., S. J. Cooke et al. (1992). "Cloning of noncultivatable human rotavirus by single primer amplification." *J Virol* **66**(3): 1817–1822.

Larsson, L. (1989). "In situ hybridization using biotin-labeled oligonucleotides: probe labeling and procedures for mRNA detection." *Arch Histol Cytol* **52**: 55–62.

Ledoan, T., R. Auger et al. (1999). "High specific radioactivity labeling of oligonucleotides with ^{3}H-succinimidyl propionate." *Nucleos Nucleot* **18**(2): 277–289.

Lee, T. H., L. J. Lapidus et al. (2007). "Measuring the folding transition time of single RNA molecules." *Biophys J* **92**(9): 3275–3283.

Levy, M. and A. D. Ellington (2003). "Peptide-templated nucleic acid ligation." *J Mol Evol* **56**(5): 607–615.

Li, N., C. Yu et al. (2005). "Novel cyanine–AMP conjugates for efficient 5′ RNA fluorescent labeling by one-step transcription and replacement of [{gamma}-32P]ATP in RNA structural investigation." *Nucleic Acids Res* **33**(4): e37.

Lönnberg, H. (2009). "Solid-phase synthesis of oligonucleotide conjugates useful for delivery and targeting of potential nucleic acid therapeutics." *Bioconjugate Chem* **20**(6): 1065–1094.

Mamidyala, S. K. and M. G. Finn (2010). "In situ click chemistry: Probing the binding landscapes of biological molecules." *Chem Soc Rev* **39**(4): 1252–1261.

Marras, S. A. E., F. R. Kramer et al. (2002). "Efficiencies of fluorescence resonance energy transfer and contact-mediated quenching in oligonucleotide probes." *Nucleic Acids Res* **30**(21): e122.

Marshall, W. S. and R. J. Kaiser (2004). "Recent advances in the high-speed solid phase synthesis of RNA." *Curr Opin Chem Biol* **8**(3): 222–229.

Miduturu, C. V. and S. K. Silverman (2005). "DNA constraints allow rational control of macromolecular conformation." *J Am Chem Soc* **127**(29): 10144–10145.

Miller, G. P. and E. T. Kool (2004). "Versatile 5′-functionalization of oligonucleotides on solid support: Amines, azides, thiols, and thioethers via phosphorus chemistry." *J Org Chem* **69**(7): 2404–2410.

Milligan, J. F., D. R. Groebe et al. (1987). "Oligoribonucleotide synthesis using T7 RNA polymerase and synthetic DNA templates." *Nucleic Acids Res* **15**(21): 8783–8798.

Mitra, D. and M. J. Damha (2007). "A novel approach to the synthesis of DNA and RNA lariats." *J Org Chem* **72**(25): 9491–9500.

Moore, M. J. and C. C. Query (2000). Joining of RNAs by splinted ligation. *Method Enzymol* **317**: 109–123.

Moore, M. J. and P. A. Sharp (1992). "Site-specific modification of pre-mRNA: The 2′-hydroxyl groups at the splice sites." *Science* **256**(5059): 992–997.

Moriyama, K., M. Kimoto et al. (2005). "Site-specific biotinylation of RNA molecules by transcription using unnatural base pairs." *Nucleic Acids Res* **33**(15): e129.

Muller, S., J. Wolf et al. (2004). "Current strategies for the synthesis of RNA." *Curr Org Synth* **1**: 293–307.

Nasalean, L., S. P. Baudrey et al. (2006). "Controlling RNA self-assembly to form filaments." *Nucleic Acids Res* **34**(5): 1381–1392.

Nolan, J., D. Burke et al. (1993). "Circularly permuted tRNAs as specific photoaffinity probes of ribonuclease P RNA structure." *Science* **261**(5122): 762–765.

Padilla, R. and R. Sousa (2002). "A Y639F/H784A T7 RNA polymerase double mutant displays superior properties for synthesizing RNAs with non-canonical NTPs." *Nucleic Acids Res* **30**(24): e138.

Pan, T. (2000). "Probing RNA structure and function by circular permutation." *Method Enzymol* **317**: 313–330.

Pan, T. and O. C. Uhlenbeck (1993). "Circularly permuted DNA, RNA and proteins—a review." *Gene* **125**(2): 111–114.

Paredes, E. and S. R. Das (2011). "Click chemistry for rapid labeling and ligation of RNA." *Chembiochem* **12**(1): 125–131.

Paredes, E., M. Evans et al. (2011). "RNA labeling, conjugation and ligation." *Methods* **54**: 251–259.

Peacock, H., O. Maydanovych et al. (2010). "N2-modified 2-aminopurine ribonucleosides as minor-groove-modulating adenosine replacements in duplex RNA." *Organic Lett* **12**(5): 1044–1047.

Petrov, A. and J. D. Puglisi (2010). "Site-specific labeling of *Saccharomyces cerevisiae* ribosomes for single-molecule manipulations." *Nucleic Acids Res* **38**(13): e143.

Phelps, K., A. Morris et al. (2012). "Novel modifications in RNA." *ACS Chem Biol* **7**(1): 100–109.

Pourceau, G., A. Meyer et al. (2009). "Azide solid support for 3′-conjugation of oligonucleotides and their circularization by click chemistry." *J Org Chem* **74**(17): 6837–6842.

Proudnikov, D. and A. Mirzabekov (1996). "Chemical methods of DNA and RNA fluorescent labeling." *Nucleic Acids Res* **24**(22): 4535–4542.

Purtha, W. E., R. L. Coppins et al. (2005). "General deoxyribozyme-catalyzed synthesis of native 3′-5′ RNA linkages." *J Am Chem Soc* **127**(38): 13124–13125.

Qin, P. Z. and A. M. Pyle (1999). "Site-specific labeling of RNA with fluorophores and other structural probes." *Methods* **18**(1): 60–70.

Reese, C. B. (2002). "The chemical synthesis of oligo- and poly-nucleotides: A personal commentary." *Tetrahedron* **58**(44): 8893–8920.

Reyes, R. A. and G. L. Cockerell (1993). "Preparation of pure oligonucleotide-alkaline phosphatase conjugates." *Nucleic Acids Res* **21**(23): 5532–5533.

Richardson, R. W. and R. I. Gumport (1983). "Biotin and fluorescent labeling of RNA using T4 RNA ligase." *Nucleic Acids Res* **11**(18): 6167–6184.

Robertson, K. L., L. Yu et al. (2006). "Fluorescent PNA probes as hybridization labels for biological RNA." *Biochemistry* **45**(19): 6066–6074.

Ryder, S. P. and S. A. Strobel (1999). "Nucleotide analog interference mapping." *Methods* **18**(1): 38–50.

Sampson, J. R. and O. C. Uhlenbeck (1988). "Biochemical and physical characterization of an unmodified yeast phenylalanine transfer RNA transcribed in vitro." *Proc Natl Acad Sci USA* **85**(4): 1033–1037.

Schwille, P., F. Oehlenschlager et al. (1996). "Quantitative hybridization kinetics of DNA probes to RNA in solution followed by diffusional fluorescence correlation analysis." *Biochemistry* **35**(31): 10182–10193.

Sengle, G., A. Jenne et al. (2000). "Synthesis, incorporation efficiency, and stability of disulfide bridged functional groups at RNA 5′-ends." *Bioorg Med Chem* **8**(6): 1317–1329.

Sheng, J. and Z. Huang (2008). "Selenium derivatization of nucleic acids for phase and structure determination in nucleic acid x-ray crystallography." *Int J Mol Sci* **9**(3): 258–271.

Shu, D., H. Zhang et al. (2007). "Counting of six pRNAs of phi29 DNA-packaging motor with customized single-molecule dual-view system." *EMBO J* **26**(2): 527–537.

Silverman, S. K. and D. A. Baum (2009). "Use of deoxyribozymes in RNA research." *Method Enzymol* **469**: 95–117.

Silverman, S. K. and T. R. Cech (1999). "RNA tertiary folding monitored by fluorescence of covalently attached pyrene." *Biochemistry* **38**(43): 14224–14237.

Sletten, E. M. and C. R. Bertozzi (2009). "Bioorthogonal chemistry: Fishing for selectivity in a sea of functionality." *Angew Chem Int Edit* **48**(38): 6974–6998.

Smith, L. M., S. Fung et al. (1985). "The synthesis of oligonucleotides containing an aliphatic amino group at the 5′ terminus: Synthesis of fluorescent DNA primers for use in DNA sequence analysis." *Nucleic Acids Res* **13**(7): 2399–2412.

Solomatin, S. and D. Herschlag (2009). "Methods of site-specific labeling of RNA with fluorescent dyes." *Method Enzymol* **469**: 47–68.

Stetsenko, D. A. and M. J. Gait (2001). "A convenient solid-phase method for synthesis of 3′-conjugates of oligonucleotides." *Bioconjugate Chem* **12**(4): 576–586.

Strobel, S. A. (1999). "A chemogenetic approach to RNA function/structure analysis." *Curr Opin Struct Biol* **9**(3): 346–352.

Temsamani, J. and S. Agrawal (1996). "Enzymatic labeling of nucleic acids." *Mol Biotech* **5**(3): 223–232.

Tyagi, S. and F. R. Kramer (1996). "Molecular beacons: Probes that fluoresce upon hybridization." *Nat Biotechnol* **14**(3): 303–308.

Vasileva, S., E. Krasnousova et al. (2006). "Synthesis of f luorescein-labeled oligonucleotides bearing a tag in position 2 of modified adenosine and arabinoadenosine." *Russ Chem Bull* **55**: 1677–1683.

Vauléon, S., S. A. Ivanov et al. (2005). "Site-specific fluorescent and affinity labelling of RNA by using a small engineered twin ribozyme." *Chembiochem* **6**(12): 2158–2162.

Venkatesan, N., S. J. Kim et al. (2003). "Novel phosphoramidite building blocks in synthesis and applications toward modified oligonucleotides." *Curr Med Chem* **10**: 1973–1991.

Wang, L. X. and D. E. Ruffner (1998). "Oligoribonucleotide circularization by 'template-mediated' ligation with T4 RNA ligase: Synthesis of circular hammerhead ribozymes." *Nucleic Acids Res* **26**(10): 2502–2504.

Welz, R., K. Bossmann et al. (2003). "Site-directed alteration of RNA sequence mediated by an engineered twin ribozyme." *Angew Chem Int Edit* **42**(21): 2424–2427.

Williamson, D., M. J. Cann et al. (2007). "Synthesis of 5'-amino-5'-deoxyguanosine-5'-N-phosphoramidate and its enzymatic incorporation at the 5'-termini of RNA molecules." *Chem Commun* (47): 5096–5098.

Winz, M.-L., A. Samanta et al. (2012). "Site-specific terminal and internal labeling of RNA by poly(A) polymerase tailing and copper-catalyzed or copper-free strain-promoted click chemistry." *Nucleic Acids Res* **40**(10): e78.

Wolf, J., V. Dombos et al. (2008). "Synthesis of guanosine 5'-conjugates and their use as initiator molecules for transcription priming." *Org Biomol Chem* **6**(5): 899–907.

Xu, Y., Y. Suzuki et al. (2009). "Click chemistry for the Identification of G-quadruplex structures: Discovery of a DNA–RNA G-quadruplex13." *Angew Chem Int Ed* **48**(18): 3281–3284.

Yoshimura, Y., Y. Noguchi et al. (2007). "Highly sequence specific RNA terminal labeling by DNA photoligation." *Org Biomol Chem* **5**(1): 139–142.

Zatsepin, T. S., M. J. Gait et al. (2004). "2'-functionalized nucleic acids as structural tools in molecular biology." *IUBMB Life* **56**(4): 209–214.

Zatsepin, T. S., E. A. Romanova et al. (2004). "Nucleosides and oligonucleotides containing 2'-reactive groups: Synthesis and applications." *Russ Chem Rev* **73**(7): 701.

Zenkova, M., C. Ehresmann et al. (1995). "A novel approach to introduce site-directed specific cross-links within RNA–protein complexes." *Eur J Biochem* **231**(3): 726–735.

Zhang, B., Z. Cui et al. (2000). "Synthesis of 5'-deoxy-5'-thioguanosine-5'-monophosphorothioate and its incorporation into RNA 5'-termini." *Organic Lett* **3**(2): 275–278.

Zhang, C., T. Tellinghuisen et al. (1997). "Use of circular permutation to assess six bulges and four loops of DNA-packaging pRNA of bacteriophage phi29." *RNA* **3**(3): 315–323.

Zhang, L., L. Sun et al. (2001). "5'-sulfhydryl-modified RNA: Initiator synthesis, in vitro transcription, and enzymatic incorporation." *Bioconjugate Chem* **12**(6): 939–948.

Zhang, X., P. Cekan et al. (2009). Studying RNA using site-directed spin-labeling and continuous-wave electron paramagnetic resonance spectroscopy. *Method Enzymol* **469**: 303–328.

第 11 章　应用于结构、功能和治疗研究的 RNA 原子特定修饰

Huiyan Sun(孙慧妍)and Zhen Huang(黄震)

翻译：张丽萌　校对：李香群，皮凤梅

11.1　引　　言

RNA 作为调节因子参与了复杂的生命活动,其功能与结构多样性也受到了人们的极大重视(Schmeing et al., 2009；Wahl et al., 2009)。RNA 不仅具有存储遗传信息、参与转录和翻译的能力,而且还可根据功能需要,灵活调整、采取合适的三维构象(Serganov et al., 2007；Ponting et al., 2009)。尽管 RNA 在催化、基因表达、蛋白质结合与疾病治疗中的重要性已得到广泛认可,但人们对其功能与结构的了解仍然甚为有限(Drude et al., 2007),因而,RNA 修饰成为活跃的热点研究领域便非偶然(Wachowius et al., 2010)。

业已发现,天然的 RNA 中存在 100 多个修饰过的核酸残基(Dunin-Horkawicz et al., 2006),包括单一甲基化、异构化与单原子修饰。这些修饰改变了 RNA 结构功能的理化特性。虽然这些修饰的确切功能仍未阐明,但绝大部分修饰在转移 RNA(tRNA)中都存在,要合成碱基、糖基与磷酸骨架上修饰 RNA,可采用化学和酶学的方法(Muller et al., 2004)。修饰核酸在功能结构研究及药物开发方面都有巨大的潜力,尤其是被修饰过的核酸往往被赋予独一无二的特性如热稳定性、核酸酶耐受性与高生物利用度(Kumar et al.,

1997，Pieken et al.，1991，Cummins et al.，1995)。此外，RNA 分子大小(从埃到纳米)
和结构多样性使 RNA 成为疾病检测的特殊纳米材料(Guo，2005)。此外，RNA 纳米工
程技术所需要的退火、筑模、交联、杂交、连接等也依赖于核酸修饰的进步。

　　原子特定性修饰或RNA替代修饰可以在不严重破坏非编码RNA和RNA-蛋白质复合物
的三维结构及结构特征的情况下，而赋予 RNA 一些新颖的、独一无二的特性(Sun et al.，
2012；Lin et al.，2011a)。氢(H)、碳(C)、氮(N)、氧(O)是组成碱基和糖基的 4 个基本有
机元素，而磷(P)在核酸骨架中存在。5 个基本要素组成核酸的框架。核酸的单原子替换(或
单原子特定突变)是用同一家族元素(如氧、硫、硒和碲)的另一个原子或一个等价原子替换
一个核苷酸原子。例如，卤素原子相当于氢原子。我们也可以将这个概念扩展到小功能团：
一个卤素或氢原子等于一个羟基、甲基或氨基，反之亦然。RNA 的原子特异性突变为研究
RNA 折叠，研究 RNA-RNA 和 RNA-蛋白质相互作用，提高 RNA 的生物化学和生物特性、
促进 RNA 纳米技术中基因的传递和探索潜在的 RNA 疗法提供工具(Wachowius et al.，2010；
Cornish et al.，2007；Motorin et al.，2011；Nico et al.，2011)。本文集中对 RNA 核苷和核苷
酸的单原子替换，包括用硫族元素(硫、硒)，卤素(氟、氯、溴、碘)和小官能团(甲基、甲
硼烷、氨基)的替换。这些原子特定突变修饰如图 11.1 显示，在三维结构测定、生物化学和
生物学功能、RNA 纳米技术及基于核酸的药物开发方面有条不紊地进行。

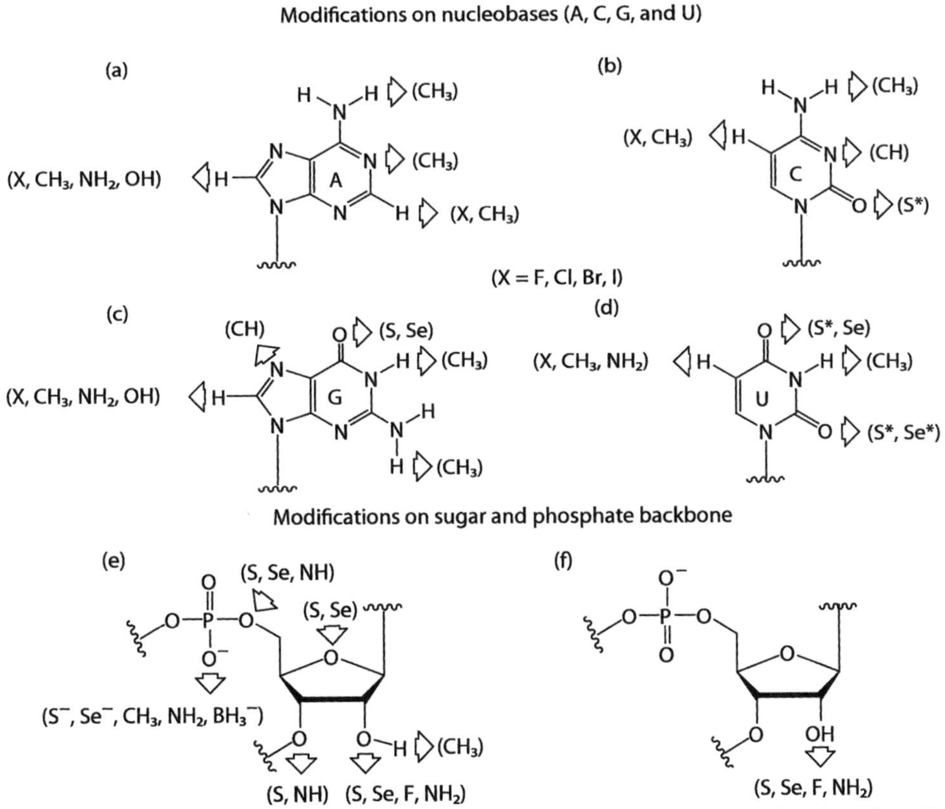

图 11.1　(a~d)碱基、(e 和 f)糖基和磷酸骨架上的硫族元素(硫、硒)，卤素(X=氟、氯、溴、碘)，小
官能团(甲基、甲硼烷、和氨基)的原子特定突变。星号表示天然存在的硫和硒修饰。

就结构确定研究来说，尤其是 X 射线晶体学，含有合适的异常分散特性的大原子(硒、溴和碘)可专门用于核酸结构确定。它们在 X 射线晶体学的优点和缺点，将稍后在本章中讨论。就通过 NMR 研究 RNA 结构而言，除了 ^{13}C 和 ^{15}N 同位素标记，^{19}F NMR 氟修饰业已成功地应用于解析核酸结构。另外，单原子修饰可以提高 RNA 生物物理特性，如利用硒原子替代碱基中的氧原子，可以减少分子内动力学作用，增强碱基配对稳定性，从而增加碱基堆积相互作用。同样，RNA 的生物化学和生物特性也可以得到改善，例如，通过在磷酸骨架上进行硫修饰来提高核酸酶耐受性和生物利用度。这些有用的特性将在很大程度上帮助 RNA(核酶)的催化研究、RNA-RNA 相互作用与 RNA-蛋白质相互作用研究及 RNA 检测，药物研发、基因治疗和 RNA 纳米技术研究。此外，RNA 的原子特定修饰在探索性治疗中也取得了巨大成功(如 RNA 适配体，microRNA 和 siRNA)，尽管只有少部分通过了美国食品和药物管理局(FDA)批准(或待批)，但也有很多正在临床试验当中。

11.2　硫族元素的原子特定修饰(硫、硒和碲)

在原子特定修饰中，硫和硒与氧是同一个家族，因此具有相似的物理和化学特性，如原子半径(氧:0.73Å；硫:1.02Å；硒:1.16Å)(Caton-Williams et al.，2008)。一般来说在核酸上每个氧原子可以被硫或硒取代，在实际操作中，在碱基、糖基、磷酸骨架上几乎所有的氧原子已经用化学方法或酶促反应替换成硫或硒原子(图 11.2)。这是硫族元素修

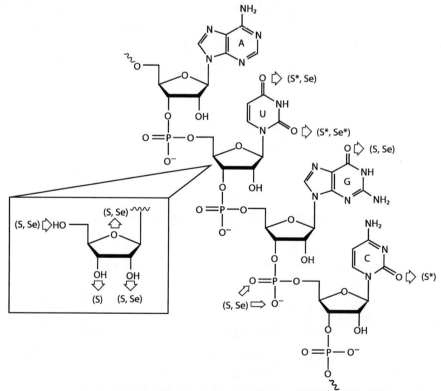

图 11.2　在碱基、糖基和磷酸骨架上的硫和硒修饰。星号表示天然化合物。

饰与卤素修饰相比较(氟除外)的一个很大的优势,由于它们的不稳定性和离去基团一样。一般来说,只有嘧啶的 C-5、嘌呤的 C-8 和腺苷的 C-2 是卤素替换的合适位置。然而,硫和硒修饰已经在天然的 RNA 中发现。通过合成和酶促方法将硫和硒修饰结合到寡核苷酸可以帮助发现这种天然发生的修饰作用,以便于在相关药物领域研究。此外,值得注意的是元素碲,它跟氧、硫和硒同属硫族元素,但体积较大(原子半径:1.40Å),并具有更多的金属特性,已被引入 DNA 的糖基和碱基部分(Sheng et al.,2008,2009,2011)。碲-DNA 通过 STM 成像(扫描隧道显微镜)表现出较强的形貌和电流峰值,是蛋白质和小分子配体配合物成像的一种新方法。因为碲修饰的 RNA 尚未能人工合成,碲元素及其特定的原子修饰将不再进一步讨论。

11.2.1　硫修饰

11.2.1.1　碱基修饰

硫与氧属同一家族,是生物进化的基本元素之一。自然界中,含硫的碱基包括 2-硫尿核苷(s^2U)、4-硫尿核苷(s^4U)和 2-巯基胞苷(s^2C),是在酵母和大肠杆菌 tRNA 中作为次要成分被发现和分离的(Carbon et al.,1968)。早在 20 世纪 60 年代人们就已发现 2-亚硫酸基修饰尿苷,修饰的位置多在 C-5。这些 2-硫尿核苷衍生物发生在大肠杆菌转移 RNA(tRNA^{Glu},tRNA^{Lys} 和 tRNA^{Gln})和人类 tRNA^{Lys} 的 34 摆动位置,并参与在蛋白质的翻译过程中密码子-反密码子相互作用(Sprinzl et al.,1998)。生物物理研究表明,s^2U 与天然比较来说显示较好的热稳定性(Kumar et al.,1997;Houssier et al.,1988)。体外试验表明在 tRNA 中 2-硫尿核苷衍生物在摆动位置 34 倾向于 A 多过 G(Agris et al.,1973)。Ashraf 和他的同事用另一个研究证明,尽管在 C-5 上修饰根据在 tRNA 中 2-硫尿核苷特定位点替换与未修饰的 tRNA 相比较,对核糖体结合具有较高的亲和力(Ashraf et al.,1999),这也更突出 s^2U 突变功能的重要性。在尿苷的 2 位和 4 位不同的硫醇化作用,天然的 6-硫尿苷还没有发现。值得注意的是要指出硫醇化作用可以使红紫外吸收向更高的波长红移(λ 最大值=330~340nm)和引起 330~370nm 的光激活,远离蛋白质(λ 最大值=280nm)或天然 DNA 和 RNA(λ 最大值=260nm)的吸收值。根据利用近紫外照射的照片交联,这种硫解酶的独特属性为研究核酸-蛋白质或核酸-核酸相互作用(Favre et al.,1998)提供了一种有用的方法。除了光谱特性,6-硫代鸟嘌呤(thioguanine)是最早被 FDA 认可的抗癌药物之一(Vora et al.,2006),已经用于治疗儿童淋巴细胞白血病,对牛皮癣(Mason et al.,2001)和乳腺癌(Johnson et al.,2011a)也似乎有有效的治疗效果。其作用机制:6-硫鸟嘌呤经过肝和肠新陈代谢形成相应的磷酸酯衍生物,最终结合 DNA 和 RNA 寡核苷酸,从而导致核酸链的断裂(Nelson et al.,1975)。

11.2.1.2　糖基修饰

作为一个重要的类似物,含有硫替代糖基的 RNA 已经在过去的 40 年得到很好的研究。硫替代糖基上包括 2′、3′、4′和 5′位的氧,为 RNA 提供特定属性从而决定结构、研究酶功能和研究治疗学的应用。RNA 的 2′-羟基对于 RNA 水解和核糖酶催化是至关重要的(Scott et al.，1995)。通过在 2′位结合一个硫醇基，硫醇基作用于一个硫醇亲核试剂攻击磷酸二酯键，导致过渡状态不稳定，与磷酸二酯键的相互作用变弱，从而延缓核苷酸水解(Reese et al.，1994)。不同于自由 2′-羟基基团的氧原子，4′-氧原子位于核糖环内。由于硫与氧相比原子半径较大，在 4′-位用硫替代氧原子时预期会出现较小的构象变化。然而，4′-S-RNA-RNA 双链热稳定性与原来的双链体相比，每位点修饰提高约 1℃(Haeberli et al.，2005)。4′-硫尿核苷和腺苷三磷酸 4′-巯基胞苷的合成已经由 Kato 等阐述了(2005)，T7 聚合酶的体外转录实验和反转录已完成。4′-巯基-修饰的 RNA 相对于天然 RNA 显示出更强的抗 RNaseA(50 倍)的性质。此外，4′-巯基-RNA 适配体已经通过和对人凝血酶具有非常高的亲和力的 SELEX 而产生。此外，4′-巯基-RNA 寡核苷酸已被证明具有高的抗核酸内切酶和外切酶(Bellon et al.，1993)能力及作为 siRNA 的 RNA 干扰(RNAi)活性(Hoshika et al.，2005)，从而使它成为一个有前途的反义试剂/或 siRNA 的候选者。

11.2.1.3　磷酸骨架修饰

硫代磷酸酯是含由硫原子取代氧并包含桥接或非桥接的核苷酸类似物。这也许是过去 20 年里在硫-核酸方面研究最多的课题(Zon，2010)。3′和 5′-磷酸酯含有替代了核苷酸间连接桥接氧的硫原子。3′和 5′位可以作为糖基及磷酸骨架部分。在 50 年前就对 DNA 的 5′桥接结合硫的合成途径进行研究(Michelson，1962)，DNA 的 3′-巯基在 30 年前被报道(Cosstick et al.，1988)。RNA 3′和 5′-磷酸硫醇是 20 世纪 90 年代发展起来的，并很快应用到功能性研究中(Weinstein et al.，1996；Sun et al.，1997；Kuimelis et al.，1995)。像 2′-羟基一样，5′-桥氧基也参与核酸酶催化作用，但它在水解过程中作为一个离去基团被释放。通过用硫替换 5′-氧，磷酸二酯键变得非常容易攻击而裂解(Kuimelis et al.，1995)，这个功能很快被用于锤头状核酶的催化机制中(Kuimelis et al.，1996)。在 RNA 裂解中 3-氧沉淀在三角双锥体过渡状态中。已报道，在缺乏酶的情况下，由于骨架的几何形状的改变，当被硫原子替代，在过酸或碱条件下都会增加水解作用(Weinstein et al.，1996)。在酶的存在下，由于 3′-硫修饰引起的酶-底物相互作用的破坏，观察到反应速率减少或保持不变(Weinstein et al.，1996；Warnecke et al.，2000)。

在硫代磷酸酯(PS)中，非桥接硫原子修饰的核酸，由于它们作为治疗试剂和研究核酸生物功能的巨大潜力而吸引了更多的关注。对于在这个位点上用硫替代，形成一个 P-S 键，产生两种非对映异构体(R_p 和 S_p 两种形式上的同分异构体)，硫代磷酸酯用碘裂解变得非常敏感。这些特性为探索核酸酶促反应提供更多机会。在 2007 年有一个令人兴奋的发现，揭示第一个 DNA 骨架修饰，用立体特异性 R_p 结构从链霉素中分离的非桥接硫代磷酸酯(Wang et al.，2007)。这是天然产生硫代磷酸酯一个重要的例子。对于候选寡核苷酸药物的重要考虑因素包括增加稳定性、生物利用度和超强的抗血清核酸酶。DNA 中 PS 修饰能提高抗核酸酶降解能力，导致在反义方法论中广泛应用(Eckstein，2000；Braasch et al.，2003)。第一个被认可的反义药物 Fomivirsen(商品名 Vitravene)是一个完全修饰的 PS 寡核苷酸，用于治疗巨细胞病毒(CMV)。此外，具有巯基修饰连接的 dsRNA 表现出较强的 RNA 干扰活性(Parrish et al.，2000)。另一值得注意的是 PS 修饰应用在有金属离子参与的锤头状核酶的作用机制研究。由于两种配置，在面对不同的二价金属离子被引入到切割位点通过合成产生同分异构体（R_p，S_p）产生截然不同的反应（Dahm et al.，1991；Scott et al.，1999）。

11.2.2　硒修饰

11.2.2.1　碱基修饰

元素硒连同氧和硫都属于元素周期表中的硫族元素。虽然硒与氧和硫有相似的电子和化学性能，但是它们细微的差异也决定了它们在生物过程和系统不同的应用。类似于硫，硒修饰的核苷酸是天然发生在许多细菌 tRNA 中，如大肠杆菌、梭状芽孢杆菌、万氏甲烷球菌等（Dunin-Horkawicz et al.，2006）。硒修饰常发生在反密码子环的摆动位置（34 位），对于 mRNA 解码是非常重要的（Ching et al.，1985）。硒核酸被认为是在 C-5 位置修饰的 2-硒尿苷衍生物，如在几十年前被发现的 5-氨基甲基化、5-碳甲基化、5-甲酰和 5-甲基化功能。然而，硒原子在 C-2 位置的确切作用尚不明确。假如 2-硒功能阻止 U/G 摆动对但不影响 U/A Watson-Crick 碱基对（图 11.3），2-硒功能可以提高 RNA 碱基对的保真性，从而增强转录和翻译的准确性。含 2-硒-尿苷的 RNA 在 Huang 实验室通过化学合成进一步探索硒基修饰的功能（Sun et al.，2012）。与假设相一致，我们的研究表明在 2-位引入硒，硒-RNA 双螺旋结构与相应的天然形式几乎相同。由于硒原子半径大和电负性差使得氢键严重地削弱，从而 U/G 摆动配对很大程度上被阻碍，然而 U/A 碱基配对无显著的影响。因此，增强了的 U/A 碱基配对的高保真性，为在第三密码子硒修饰的条件下对密码子-反密码子的识别提供了新的见解。然而，2-硒尿苷修饰的锤头状的核酸酶有催化活性（数据即将发表）。硒在 DNA 寡核苷酸中修饰胸苷的4-位（Salon et al.，2007）和鸟苷的 6-位（Salon et al.，2008）也在最近被报道。此外，4-硒-铀 RNA 最近在实验室已经合成（数据即将发表）。在天然 RNA 研究领域，曾有早期报道在大肠杆菌 tRNA 中存在 4-硒尿苷（Hoffman et al.，1974），稍后的研究表明 4-硒功能是一个错误掺入（Wittwer et al.，1984）。此外，与 6-硒鸟嘌呤相比，6-硫鸟嘌呤已应用于抗癌治疗研究，并表现出抗肿瘤活性，抑制 L1210 淋巴瘤、L5178Y 淋巴瘤和肉瘤 180（Ross et al.，1973；Melvin et al.，1984），而对实体瘤的治疗还没有发现令人满意的结果（Griffin，1979）。

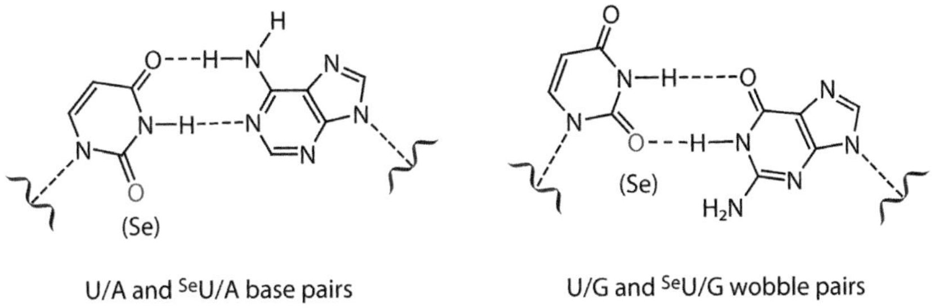

U/A and ^{Se}U/A base pairs　　U/G and ^{Se}U/G wobble pairs

图 11.3　在硒修饰存在/不存在的情况下，U/A Watson-Crick 碱基对和 U/G 摆动配对的氢键模式。

11.2.2.2　糖基和磷酸骨架修饰

核酸碱基、糖基和骨架的硒衍生物被广泛使用，以辅助在多波长异常衍射(MAD)和单波长异常衍射(SAD)的相位测定，其中的硒原子被认为作为一个很好的散射中心而起作用(K edge 0.9795Å)。对核糖核酸酶 H 结构，硒辅助相位测定取得了巨大的成功(Hendrickson et al.，1990)，其中氨基酸硫被硒取代，硒衍生物作为通过硒取代核苷酸氧促进核酸的 X 射线晶体学一个很好的策略备受关注。Huang 研究小组首次为核酸结构研究开发硒衍生物。除了碱基，在糖基和骨架引入硒也取得了成功。由于硒与氧相似，硒结合后没有观察到明显的结构干扰。由于硒容易被空气氧化，硒原子功能通常用甲基保护，尤其在 5′位和 2′位。虽然 5′-甲基化核苷和寡核苷酸首次为晶体结构的测定而合成(Du et al.，2002；Teplova et al.，2002)，2′-硒功能对促进核酸(DNA 和 RNA)的 X 射线晶体学的能力得到了很好的证明(Lin et al.，2011a；Sheng et al.，2010；Carrasco et al.，2004a；Höbartner et al.，2005；Sheng et al.，2007；Carrasco et al.，2001)。非特定位点硒修饰的骨架也被证明(Christopher et al.，2002)。通过化学硒氧化，硒功能是通过对反义 DNA 的应用替换非桥氧原子而非特异性地结合 DNA 骨架(Mori et al.，1989)。此外，酶将 α-硒-dNTP 和 α-硒-NTP 分别结合到 DNA(Carrasco et al.，2004b)和 RNA(Brandt et al.，2006)寡核苷酸已经实现。超过化学合成的酶方法的优点是在温和的反应条件下获得非对应异构体的纯寡核苷酸。此外，已经证明在使用 α-硒-嘧啶核苷三磷酸进行磷酸硒修饰的锤头状核酶具有与天然核酶类似的催化活性。然而，α-硒-G 修饰的核酶活性低，而 α-硒-ATP 转录核酶显示无活性(Brandt et al.，2006；Lin et al.，2011b)。这项研究为核酶的催化机制研究提供了一个有用的方法。插入硒到核糖核苷的 4′位已由 Matsuda 实验室完成(Inagaki et al.，2007)，并且在同一年之后，4′-硒核苷的单晶体结构也已获得(Jeong et al.，2008)。与 4′-硒-rT 修饰的自我互补 RNA 与天然 RNA 双链相比较，有更高的熔点和热稳定性，这说明这个修饰增加了稳定性(Watts et al.，2008)。4′-硒-RNA 热稳定性和在生物学研究中的应用表明，4′-硒-RNA 在生物功能研究和治疗开发也有巨大的潜力。

11.3　卤素原子特异性修饰(氟、氯、溴和碘)

不同于硫和硒修饰的 tRNA，卤素修饰的 RNA 在自然界中是不存在的。这不会影响它们在研究中的可用性和重要性。卤素修饰的 RNA 已广泛用于 NMR 结构测定或 X 射线晶体学和药物研究。几种含卤素修饰碱基的药物已经用于美国市场。此外，核酸对血清核酶的不稳定性是核酸药物的首要问题，作为候选药物的含卤素修饰的 RNA 适配体和 siRNA 对抑制血清核酸酶具有很好的稳定性。目前，一个通过 SELEX 选择得到的 2-氟修饰的适配体已经通过了 FDA 批准药用。卤素可替代的有效位点不像硫族元素可修饰的位点多。在卤素中，只有氟用于糖基修饰(图 11.4)，其他卤素元素通常用于在碱基修饰。一些(特别是碘修饰，由于其良好的离去能力)化学修饰经常通过其他修饰作为中间替代物作为商品化用。碱基的卤素修饰通常发生在嘧啶的 5-位和腺苷的 2-位，不会破坏碱基对。在嘌呤的 8-位引入卤素能引起核酸碱基绕着糖苷键旋转，并会促进脱嘌呤碱基产生一个脱碱基位点。

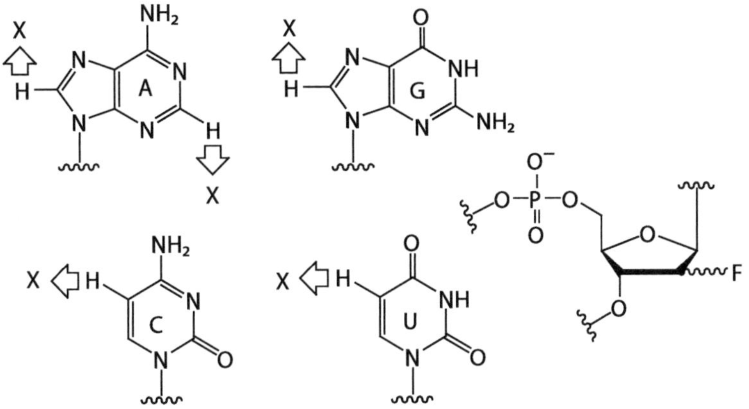

图 11.4　碱基和糖基上卤素(X=氟，氯，溴，碘)的单原子修饰。

11.3.1　氟修饰

作为除氢以外最小的元素的氟，其最接近于氢，故引入到核酸分子中会对结构产生最小的干扰。此外，C—F 键强度大于 C—H 键，从而使氟在生物分子修饰中作为一个合适的原子提高稳定性。虽然在碱基、糖基和骨架上与硫和硒相比较有较少的位置用于氟替换，氟修饰的核酸仍然是已广泛地应用于 DNA/RNA 结构和功能的研究及新的药物和药物前体研究的重要的类似物。

首先，氟同位素的分布表明氟是一种无同位素的元素,给出了几乎 100%的 ^{19}F 丰度。氟元素的性质使它成为通过氟修饰和 ^{19}F-NMR 的构象动力学分析二级结构理想的原子标记。利用 ^{19}F-NMR 的氟代荧光碱基已经通过引入氟修饰各种核苷酸，在许多研究中很受欢迎：①用于 5-氟尿苷研究比较 U-G 摆动对相和 U-A 碱基对(Chu et al.，1989)，锤头状核酶的折叠方式(Hammann et al.，2001)，与 HIV-1 TAR RNA 与金属离子的结合(Olejniczak et al.，2002)；②5-氟胞嘧啶用于检测 HhaI 甲基转移酶-DNA 相互作用中碱基对打开的过程(Klimašauskas et al.，1998)；③2-氟腺苷酸对碱基对相互作用的分析(Scott et al.，2004)。Micura 和他的同事建立了在寡核苷酸中引入 2′-α-氟代核苷，通过 ^{19}F-NMR 直接研究 RNA 结构和配体结合的方法(Kreutz et al.，2005；Kreutz et al.，2006)。此外，研究显示 2′-α-氟代-tailored 的 siRNA 的热稳定性和抗降解能力有所增强，从而使其有望替代 siRNA 的药物用于治疗疾病(Manoharan et al.，2011)。包含 2′-α-氟修饰的药物将在下一节讨论。Fox 组开发了 2′-β-氟核苷(Reichman et al.，1975)，后来研究显示其有潜能被用作抗病毒药物、抗癌药物和前体药物。氯法拉滨(clofarabine)是 2′-β-氟类似药物开发的一个成功的例子，是已获得美国 FDA 批准的用于治疗急性淋巴细胞性白血病(ALL)的抗代谢药物(2004)。此外，与 ^{19}F-标记的 DNA(5-FU)和金纳米颗粒(AuNP)复合物已应用于寡核苷酸和金纳米颗粒表面之间的杂交检测。氟核酸提供了一个有用于"打开和关闭"开关的工具来检测分子间的相互作用与核酸纳米技术跟踪的纳米粒子(Kieger et al.，2011)。

其次，碱基或者糖基修饰的氟修饰的核苷是目前临床放射治疗癌症中使用的药物和前药。这种治疗方法的好处是通过电离辐射切断 DNA 或者抑制 DNA 修复从而促进肿瘤细胞死亡(Vallerga et al.，2004)。到目前为止，FDA 批准的临床试验阶段或即将进入临床试验的许多含氟产品包括 5′-氟尿嘧啶[氟尿嘧啶注射剂的商品名包括卡拉克、氟尿嘧啶、吉西他滨(健择、氟尿嘧啶)、2′-氟代胞嘧啶类似物]，卡培他滨(希罗达、5′-氟代胞嘧啶类似物)、磷酸氟达拉滨(氟达拉滨、2′-氟代腺苷类似物)和氯法拉滨(本品，2′-β-氟代腺苷类似物)。同样，核苷酸氟修饰应用于治疗领域。从体外选择(SELEX)的适配体，是选择性和特异性结合到靶蛋白上的功能性寡核苷酸。到目前为止，最成功的适配体药物是获得美国FDA批准的一种称为加他尼钠(Macugen)功能性 RNA 的寡核苷酸适配子，它用于治疗年龄相关性黄斑变性(AMD)，老年人视力损害的一种眼科疾病。在药物输送加他尼钠，靶向血管内皮生长因子(VEGF)，加强药物疗效的稳定性，在 13-位用 2′-α-氟修饰(Ng et al.，2006)。

11.3.2　氯、溴、碘修饰

除了氟，卤素家族中其余的元素(氯、溴、碘)也已经用于被引入核苷和核苷酸，虽然其他卤素修饰的核酸不如氟修饰的核酸应用广泛。氯修饰的碱基非常有限，讨论最多的是 2-氯腺苷。这种修饰的脱氧核苷和核苷酸已经应用于内、外切核酸酶抗性的研究(Hentosh et al.，1994，1995)。2-氯腺苷类似物在治疗应用上更有潜力。到目前为止，一些 2-氯修饰的腺苷类似药物如氯法拉滨和克拉屈滨已出现在美国或其他国家的市场中。对于进一步的用途，如作为亲和腺苷受体激动剂和拮抗剂，正在调查研究(Siddiqi et al.，1995)。

溴和碘通常是在嘧啶的 C-5、嘌呤的 C-5 和腺苷的 C-2 位结合于核酸。类似于硒，溴和碘在核酸研究中最重要的是作为波长可调的光束线在 MAD 和 SAD 中反常散射中心，作为在核磁共振中的同形重原子(多重同晶置换)。许多 RNA 结构已经由单原子溴(Anderson et al.，1999；Baugh et al.，2000；Hung et al.，2000)和碘(Golden et al.，1996；Ennifar et al.，1999；Berglund et al.，2001)的引入成功获得。然而因为下列原因卤素修饰的类似物不利于 X 射线晶体学研究。首先，核酸可被卤素修饰的有效位置限制于尿嘧啶的 C-5、胞嘧啶的 C-5、鸟嘌呤的 C-8、腺嘌呤的 C-8、腺嘌呤的 C-2，因为这些乙烯基卤化物相当稳定。其他位置如糖基的 C-2′可以很容易通过其他功能团替换，如溴和碘是很好的离去基团。其次，在 X 射线下卤素功能的敏感性可以触发修饰碱基的脱溴和脱碘，从而导致结构测定的失败(Ennifar et al.，2002)。再次，溴和碘在 8-位置引入嘌呤，会导致反式构象到顺式构象的旋转(Tavale et al.，1970)，导致干扰结构，因此进一步限制了这两个卤素对于嘧啶的修饰。最后，当在核酸结构中引入卤素修饰会引起其他问题，如改变水化模式和改变碱基堆积。如果卤素修饰的碱基位于 A 型双螺旋的大沟位置，尤其会干扰 RNA 的结构(Sheng et al.，2010)。然而 RNA 折叠也可以受到溴尿苷的影响(Ennifar et al.，2007)。

除了结构测定方面，卤素修饰的 DNA 和 RNA 也被用于许多其他的用途。用溴(Tanner et al.，1988)和碘(Willis et al.，1993)替代的嘧啶的 RNA 能够特定和有效地光交联至蛋白质，这成为确定核苷酸和蛋白质复合物的接触位点一个有价值的技术。碘修饰的核酸显示增强较短的照射时间和长波长的光源的效率(Willis et al.，1993)。系统研究和类似卤素(氟、氯、溴、碘)替代 RNA 已经开展。具有末端和内部 5-卤素修饰的尿苷形成的 Waton-Crick U/A 碱基对的 RNA，除了氟替代的 RNA 双链不稳定外，氯、溴和碘修饰的 RNA 较天然 RNA 更稳定。氟修饰 U/G 摆动碱基对也不稳定，而其他卤素修饰 U/G 摆动碱基对像天然的一样保留相同的稳定性(Ziomek et al.，2002)。5-溴和 5-碘修饰的尿苷已用于 siRNA 的设计和结合有义链，导致有效的 RNAi，表明卤代 siRNA 可作为有效疗法被研究(Chiu et al.，2003)。

11.4　碳、氮和硼原子的特异性修饰(甲基、氨基和硼烷基)

在本章中小官能团(甲基、氨基和硼烷组)包括在单原子修饰中。除了这些基团与氢结合形成多共价结合，它们的大小和单原子相似，引起对核酸结构的干扰。在 RNA 上甲基、氨基和硼烷组可能的位置在图 11.5 中显示。甲基基团在 RNA 中自然地出现，修饰位置在不同的氮、碳和氧原子。RNA 甲基化在许多种 RNA 的结构和功能上都起了重要作用，包括 tRNA、rRNA、siRNA、miRNA 和其他非编码的 RNA 及对药物设计的 RNA。氨基修饰的 RNA 可能包含在碱基、糖基和部分骨架的合成修饰，但是氨基修饰比甲基组不常见。氨基修饰的亮点是替换 3′-氧原子建立一种可被替换的骨架的核酸。3′-氨基修饰提供独特的结构和功能特性，在核酸研究及商业利益中备受关注，如测序。硼烷组的大小要比氧原子略大，和甲基基团大小相近。硼原子的核酸修饰在磷酸骨架中是有限的，替代仅在非桥接氧原子位置结合。除了硫代磷酸酯、甲基、氨基和硼烷团在骨架中修饰核酸，有希望作为 siRNA、microRNA 和反义药物的候选者(Micklefield，2001)。

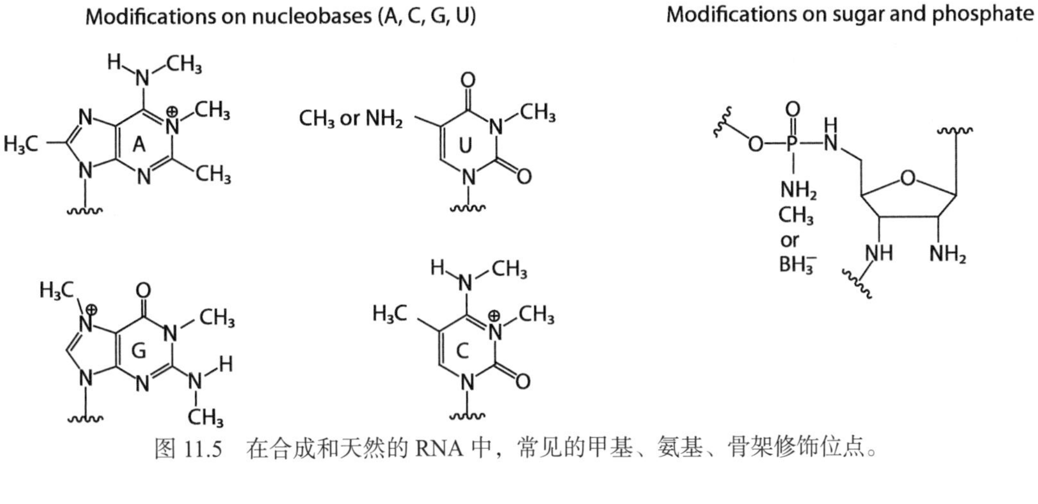
Modifications on nucleobases (A, C, G, U)
Modifications on sugar and phosphate
A
U
G
C
CH3 or NH2
NH2
CH3
or
BH3-

图 11.5　在合成和天然的 RNA 中，常见的甲基、氨基、骨架修饰位点。

11.4.1　甲基修饰

11.4.1.1　碱基修饰

甲基化是发生在各种 RNA 包括在 rRNA、tRNA、miRNA、snRNA、mRNA 等中非

常关键的天然修饰，甲基修饰大多数是翻译后引入，仅有少量通过共翻译引入。由于氮亲核性，RNA 发生自然甲基化的位点几乎包含所有的氮位置，包括鸟苷 C-2 和 N-7 的 N-1、NH$_2$，腺苷 C-6 的 N1 和 NH$_2$，胞嘧啶 C-4 的 N-3，以及 NH$_2$ 和尿苷 N-3，除了嘌呤 N-3、腺苷 N-7 和 N-糖苷键中的氮。天然甲基化也能发生在碳原子上，如腺苷的 C-2 和 C-8 及嘧啶的 C-5（Dunin-Horkawicz et al.，2006）。RNA 甲基化的功能不完全清楚。详细回顾见综述（Motorin et al.，2011），这里将做简单介绍。当原始的氢键被破坏后，RNA 甲基化的碱基首先改变碱基配对的保真性，例如，甲基化腺苷的 N-1 会破坏 Watson-Crick U/A 碱基配对（Helm et al.，1999）。在 C-2 氨基团鸟嘌呤核苷甲基化在 tRNA 催化一个 U/G 摆动配对替换，而不是 C/G 碱基对的形成（Steinberg et al.，1995）。因此，在 tRNA 的 34 摆动位置的甲基化肯定会影响解码的过程。此外，mRNA 的 7-甲基鸟苷帽是翻译过程和基因表达的关键，曾有报道称 7-甲基鸟苷帽会增强 mRNA 抗外切酶的降解。

11.4.1.2　糖修饰

自然界或者人工甲基修饰 RNA 最常见的位点是核糖上的 C-2 位。加入 2-甲基可稳定 RNA 的 C3-内向构象（Kawai et al.，1992）且修饰后的 RNA 双链的熔点升高。研究揭示，rRNA 的 2-甲氧基修饰对 RNA 结构稳定很重要，但不会显著影响总体结构。它对 rRNA 的折叠很重要，因为修饰会增加几个关键残基的构象稳定性（Blanchard et al.，2001）。更多关于 rRNA 转录后修饰的研究显示，2-甲氧基修饰对核糖体高效解码 mRNA 序列的功能有重要作用（Chow et al.，2007）。2-甲氧基修饰的另外一个关键特点是，其会增加 RNA 对核酶的耐受性（Cummins et al.，1995）及增强对 RNA 结合靶点的亲和力，使之在药物传送及新药开发，特别是设计 siRNA、miRNA 及反义核酸药物中非常有用（Beisner et al.，2010）。另外，全链 2-甲氧基修饰 siRNA 的正义链后，siRNA 的活性与未修饰的正义链相似（Kraynack et al.，2006），但是 2-甲氧基修饰反义链后 siRNA 的活性依赖于修饰的位点（Prakash et al.，2005）。此外，2-甲氧基修饰的 RNA 已经用于适配体药物的开发，首个成功开发的适配体的嘌呤上有十余个位点经过了 2-甲氧基修饰，此修饰可以保护药物不会快速地被核酶降解（Ng et al.，2006）。

11.4.1.3　磷酸骨架修饰

甲酯核酸是指用甲基取代磷酸键连接中的非搭桥功能的氧。这种甲基修饰形成了电中性的核酸骨架并且在水中溶解度低（尤其当应用于 DNA 中时）并且形成一个新的手性对称中心，分为 Sp 和 Rp 构型。甲基膦寡核苷酸的 DNA 或者 RNA 双链比未经修饰的双链的稳定性降低（Giles et al.，1996a）。用核酶处理甲基膦寡核苷酸显示其具有很强的耐受核酶的能力，从而使得它们有潜能成为反义核苷酸药物，用于靶向信使 RNA（Reynolds et al.，1996b）。但是由于其溶解度及低反应产率，限制了其的应用发展。

11.4.2　氨基修饰

11.4.2.1　碱基和糖基修饰

氨基修饰的核酸通常在 C-2′位，有时在 3′位进行合成修饰，形成 N3′-P5′-寡核苷酸骨架。仅用氨基修饰碱基是罕见的，如果被修饰，氨基修饰常发生在尿苷的 5-位。通常，5-氨基组用于其他连接臂进行的连接。例如，5-氨基脱氧尿苷已经通过酶合成而引入 DNA，应用于蛋白质-DNA 复合物（Storek et al.，2002）。在糖基中氨基替代是在 C-2′位，已经开展抗核酸酶的研究。结果显示在兔血清中用 2′氨基-替代 RNA 会更加稳定，比未经修饰的 RNA 稳定性增强 1000 倍（Pieken et al.，1991）。利用在生理环境中 2′-氨基-RNA 的特殊稳定性，用 2′-氨基修饰和人甲状腺刺激激素紧密结合的适配体（hTSH）通过 SELEX 方法已经从一个随机序列分离到（Lin et al.，1996），表明 2′-氨基在修饰 RNA 在诊断和新药发现的研究中有潜在的发展空间。

11.4.2.2　磷酸骨架修饰

有趣的是，氨基修饰可以用来通过替代 3′，5′或非桥接氧原子的修饰磷酸骨架（Gryaznov，2010），形成一个独特寡核苷酸磷酸二酯键的磷酸酯模拟物。当用氨基取代非桥接氧原子时，形成一个手性和中性的骨干，尽管它们的核酸酶耐受性增强，修饰寡核苷酸相比较于非修饰，形成不稳定的双链 DNA 或 RNA（Peyrottes et al.，1996）。N3′-P5′磷酸酯寡核苷酸改变天然核苷酸的物理和化学性质，例如，增强 DNA 和 RNA 双螺旋的稳定性。此外，可能由 N3′修饰产生的刚性结构，通过天然 DNA 的 N3′-P5′寡核苷酸形成三股链，比天然的三股螺旋更稳定（Micklefield，2001；Tereshko et al.，1998）。与 N3′磷酸酯相比，N-5′酰胺化物不能形成稳定的双链（Barsky et al.，1997）。此外，N3′-P5′磷酸盐表现出与硫代磷酸酯核苷酸类似的极强的细胞核酸酶抗性，N3′-P5′磷酸酯 RNA 也不会被 RNaseH 降解（Banait et al.，2002）。这些研究表明 N3′-P5′修饰寡核苷酸可以应用于分子生物学研究和治疗研究，如结合 RNA 或 DNA 靶序列的有效抑制剂而潜在的抗反转录和反义基因的开发。例如，N3′-P5′磷酸酯作为一个有效的人端粒酶 RNA（hTR）的特异性抑制剂，通过干扰它的二级结构作用（Pruzan et al.，2002）。另外，在 HIV-1 和 HIV-2 TAR 的抑制试验中，在许多有希望的修饰反义寡核苷酸中，N3′-P5′修饰寡核苷酸表现出最好的序列依赖性抑制（Boulmé et al.，1998）。有趣的是，N3′核苷类似物，氨基核苷抗生素（抗生素），在蛋白质合成中用作翻译抑制剂。

11.4.3　硼烷组修饰

11.4.3.1　磷酸骨架修饰

非桥接氧原子被硼原子替代的含硼原子的核酸，在 20 年前已经开始研究（Sood et al.，1990），随后是酶合成（Sergueev et al.，1997）。硼磷酸骨架带负电荷，每个磷酸骨架都引入一个类似于甲基磷酸骨架的手性中心（Johnson et al.，2011b）。由于硼原子与氧原子相比电负性较弱，硼寡核苷酸具有更多的亲脂性。在生物学和临床应用中，Shaw 和同事已经进行了系统合成和硼修饰寡核苷酸研究。详细的综述和讨论在过去几年中已发表(Li et al., 2007; Shaw et al., 2003)，这里对它的性能和应用进行简单介绍。首先，硼修饰的寡核苷酸的结构和天然双链相似，天然和修饰双链的熔点是非常相似的，表示与天然双链有相近的稳定性(Li et al., 1995)。然而，硼寡核苷酸对抗核酸酶优于天然的(Sergueev et al., 1998)，硼寡核苷酸与 RNaseH 相兼容(Rait et al., 1999)，这表明在抗反转录药物研究中有潜在的应用。治疗上，硼核酸另一个重要应用是硼中子捕获治疗(BNCT)，它可以在治疗肿瘤过程中破坏肿瘤细胞(Hawthorne, 1998)。这个策略是有挑战性的，原因在于它要求含硼分子能够特异性结合肿瘤。硼原子适配体已经被提出非常适合这个目的(Lato et al., 2002)，使用硼修饰 siRNA 的 RNA 干扰试验已经开始进行。结果发现，硼修饰的 siRNA 比天然 siRNA 至少抗核酸酶稳定 10 倍，并且对 EGFP 的 RNA 干扰活性高(Hall et al., 2004)。即使在低浓度条件下，单链硼 siRNA 与天然双链 siRNA 相比可以使基因表达沉默(Hall et al., 2006)，表示硼磷酸化 siRNA 可用于设计高效的 RNAi。

11.5 展   望

原子特异性突变在未来应用中具有巨大潜力，我们对 RNA 修饰(硫族元素、卤素、小功能团，如甲基、氨基和核酸上的硼烷基团、糖基或磷酸骨架)的重要特性做了重点阐述。在这些特异性单原子替换中，硫修饰核苷酸已经在自然界中广泛发现，并因其高特异性、核酸酶的稳定性、低毒性和高生物利用度而应用到药物设计和治疗开发中。将来有望开发更多的硫修饰寡核苷酸药物。此外，目前在核苷酸中硒修饰着重于促进结晶和逐步实施 X 射线结晶学的核酸结构测定，如核酸-蛋白质复合物、核酸小分子复合物及金属离子。除了研究晶体结构，硒衍生物能促进功能研究、药物研究和材料调查。硒在核酸中替换也能增加核酸酶抗性，硒-金强烈相互作用使得未来材料科学和纳米技术可以通过 SeNA(硒衍生的核苷酸)结合金属团。此外，氟在核苷酸的引入通常提供一种简便的方法，用 ^{19}F-NMR 研究蛋白质-核酸复合物和碱基对相互作用。氟修饰核苷酸在药物设计和治疗研究中被应用，许多药物已经进入药品市场，但更多的仍然处于临床试验和研究中。小功能团包括甲基、氨基和硼烷基团作为原子模拟的取代基而使用。RNA 甲基化改变许多不同 RNA 的生物物理和生物化学特性，并发生在核苷酸的不同位置。几乎所有天然发生的甲基化反应发生在转录后，并且核酸甲基化已经广泛用于药物开发，增强热稳定性和增强活性。

原子特定突变已广泛应用于 RNA 的功能和结构的分析、催化分析、机制研究及药物的研究。此外，由于 DNA、RNA 多元化的结构和功能及其预测能力，核酸的研究已经从生命科学进入新的研究领域，包括材料科学和纳米技术。单原子替换的最大优点是它们不仅可以大幅度提高 RNA 的有利特性，如热稳定性和核酸酶耐受性，而且也保留 RNA 结构完整性无明显改变。原子特异性修饰在核酸基本研究中确实变成一种方便实用的方法，包括结构和功能研究和药物开发。毫无疑问，更多新的单原子修饰将在核酸研究和原子特异性突变中被逐步开发和应用，在不久的将来在治疗研究和材料科学中展现更广阔用途。

致　谢

本工作获得佐治亚州癌症研究联合 (GCC) 区分癌症临床医生和科学家及美国国立卫生研究院的资金支持 (gm095086)。

参 考 文 献

Agris, P. F., Soell, D. and Seno, T. 1973. Biological function of 2-thiouridine in *Escherichia coli* glutamic acid transfer ribonucleic acid. *Biochemistry 12* (22), 4331–4337.

Anderson, A. C., O'Neil, R. H., Filman, D. J. and Frederick, C. A. 1999. Crystal structure of a brominated RNA helix with four mismatched base pairs: An investigation into RNA conformational variability. *Biochemistry 38* (39), 12577–12585.

Ashraf, S. S., Sochacka, E., Cain, R. et al. 1999. Single atom modification (O → S) of tRNA confers ribosome binding. *RNA 5* (2), 188–194.

Banait, N. S. and Gryaznov, S. M. 2002. DNA and RNA analogues-oligonucleotide phosphoramidates with bridging nitrogen. *Expert Opinion on Therapeutic Patents 12* (4), 543–559.

Barsky, D., Colvin, M. E., Zon, G. and Gryaznov, S. M. 1997. Hydration effects on the duplex stability of phosphoramidate DNA–RNA oligomers. *Nucleic Acids Research 25* (4), 830–835.

Baugh, C., Grate, D. and Wilson, C. 2000. 2.8 Å crystal structure of the malachite green aptamer1. *Journal of Molecular Biology 301* (1), 117–128.

Beisner, J., Dong, M., Taetz, S. et al. 2010. Nanoparticle mediated delivery of 2'-O-methyl-RNA leads to efficient telomerase inhibition and telomere shortening in human lung cancer cells. *Lung Cancer 68* (3), 346–354.

Bellon, L., Barascut, J. L., Maury, G. et al. 1993. 4'-Thio-oligo-beta-D-ribonucleotides: synthesis of beta-4'-thio-oligouridylates, nuclease resistance, base pairing properties, and interaction with HIV-1 reverse transcriptase. *Nucleic Acids Research 21* (7), 1587–1593.

Berglund, J. A., Rosbash, M. and Schultz, S. C. 2001. Crystal structure of a model branchpoint-U2 snRNA duplex containing bulged adenosines. *RNA 7* (5), 682–691.

Blanchard, S. C. and Puglisi, J. D. 2001. Solution structure of the A loop of 23S ribosomal RNA. *Proceedings of the National Academy of Sciences 98* (7), 3720.

Boulmé, F., Freund, F., Litvak, S. et al. 1998. Modified (PNA, 2'-O-methyl and phosphoramidate) anti-TAR antisense oligonucleotides as strong and specific inhibitors of in vitro HIV-1 reverse transcription. *Nucleic Acids Research 26* (23), 5492–5500.

Braasch, D. A., Jensen, S., Liu, Y. et al. 2003. RNA interference in mammalian cells by chemically-modified RNA. *Biochemistry 42* (26), 7967–7975.

Brandt, G., Carrasco, N. and Huang, Z. 2006. Efficient substrate cleavage catalyzed by hammerhead ribozymes derivatized with selenium for X-ray crystallography. *Biochemistry 45* (29), 8972–8977.

Carbon, J., David, H. and Studier, M. H. 1968. Thiobases in *Escherchia coli* transfer RNA: 2-Thiocytosine and 5-methylaminomethyl-2-thiouracil. *Science 161* (3846), 1146–1147.

Carrasco, N., Buzin, Y., Tyson, E., Halpert, E. and Huang, Z. 2004. Selenium derivatization and crystallization of DNA and RNA oligonucleotides for X-ray crystallography using multiple anomalous dispersion. *Nucleic Acids Research 32* (5), 1638–1646.

Carrasco, N., Ginsburg, D., Du, Q. and Huang, Z. 2001. Synthesis of selenium-derivatized nucleosides and oligonucleotides for X-ray crystallography. *Nucleosides, Nucleotides and Nucleic Acids 20* (9), 1723–1734.

Carrasco, N. and Huang, Z. 2004. Enzymatic synthesis of phosphoroselenoate DNA using thymidine 5'-(alpha-P-seleno)triphosphate and DNA polymerase for X-ray crystallography via MAD. *Journal of the American Chemical Society 126* (2), 448–449.

Caton-Williams, J. and Huang, Z. 2008. Biochemistry of selenium-derivatized naturally occurring and unnatural nucleic acids. *Chemistry & Biodiversity 5* (3), 396–407.

Ching, W. M., Alzner-DeWeerd, B. and Stadtman, T. C. 1985. A selenium-containing nucleoside at the first position of the anticodon in seleno-tRNAGlu from *Clostridium sticklandii*. *Proceedings of the National Academy of Sciences 82* (2), 347.

Chiu, Y. L. and Rana, T. M. 2003. siRNA function in RNAi: A chemical modification analysis. *RNA 9* (9), 1034–1048.

Chow, C. S., Lamichhane, T. N. and Mahto, S. K. 2007. Expanding the nucleotide repertoire of the ribosome with post-transcriptional modifications. *ACS Chemical Biology 2* (9), 610–619.

Christopher, J., Pattanayek, R., Pan, C., Wawrzak, Z. and Egli, M. 2002. Selenium-assisted nucleic acid crystallography: use of phosphoroselenoates for MAD phasing of a DNA structure. *Journal of the American Chemical Society 124* (50), 14910–14916.

Chu, W. C. and Horowitz, J. 1989. 19F NMR of 5-fluorouracil-substituted transfer RNA transcribed in vitro: Resonance assignment of fluorouracil-guanine base pairs. *Nucleic Acids Research 17* (18), 7241–7252.

Cornish, P. V. and Ha, T. 2007. A survey of single-molecule techniques in chemical biology. *ACS Chemical Biology 2* (1), 53–61.

Cosstick, R. and Vyle, J. S. 1988. Synthesis and phosphorus–sulphur bond cleavage of 3′-thiothymidylyl (3′-5′) thymidine. *Journal of the Chemical Society, Chemical Communications* (15), 992–993.

Cowling, V. H. 2010. Regulation of mRNA cap methylation. *Biochemical Journal 425* (Pt 2), 295.

Cummins, L. L., Owens, S. R., Risen, L. M. et al. 1995. Characterization of fully 2′-modified oligoribonucleotide hetero- and homoduplex hybridization and nuclease sensitivity. *Nucleic Acids Research 23* (11), 2019–2024.

Dahm, S. A. C. and Uhlenbeck, O. C. 1991. Role of divalent metal ions in the hammerhead RNA cleavage reaction. *Biochemistry 30* (39), 9464–9469.

Drude, I., Dombos, V., Vauleon, S. and Muller, S. 2007. Drugs made of RNA: Development and application of engineered RNAs for gene therapy. *Mini-Reviews in Medicinal Chemistry 7* (9), 912–931.

Du, Q., Carrasco, N., Teplova, M. et al. 2002. Internal derivatization of oligonucleotides with selenium for X-ray crystallography using MAD. *Journal of the American Chemical Society 124* (1), 24–25.

Dunin-Horkawicz, S., Czerwoniec, A., Gajda, M. J. et al. 2006. MODOMICS: A database of RNA modification pathways. *Nucleic Acids Research 34* (suppl 1), D145–D149.

Eckstein, F. 2000. Phosphorothioate oligodeoxynucleotides: What is their origin and what is unique about them? *Antisense and Nucleic Acid Drug Development 10* (2), 117–121.

Ennifar, E., Bernacchi, S., Wolff, P. and Dumas, P. 2007. Influence of C-5 halogenation of uridines on hairpin versus duplex RNA folding. *RNA 13* (9), 1445–1452.

Ennifar, E., Carpentier, P., Ferrer, J. L., Walter, P. and Dumas, P. 2002. X-ray-induced debromination of nucleic acids at the Br K absorption edge and implications for MAD phasing. *Acta Crystallographica Section D: Biological Crystallography 58* (8), 1262–1268.

Ennifar, E., Yusupov, M., Walter, P. et al. 1999. The crystal structure of the dimerization initiation site of genomic HIV-1 RNA reveals an extended duplex with two adenine bulges. *Structure 7* (11), 1439–1449.

Favre, A., Saintome, C., Fourrey, J. L., Clivio, P. and Laugaa, P. 1998. Thionucleobases as intrinsic photoaffinity probes of nucleic acid structure and nucleic acid protein interactions. *Journal of Photochemistry and Photobiology B—Biology 42* (2), 109–124.

Giles, R. and Tidd, D. 1992. Enhanced RNase H activity with methylphosphonodiester/phosphodiester chimeric antisense oligodeoxynucleotides. *Anti-Cancer Drug Design 7* (1), 37.

Golden, B., Gooding, A., Podell, E. and Cech, T. 1996. X-ray crystallography of large RNAs: Heavy-atom derivatives by RNA engineering. *RNA 2* (12), 1295–1305.

Griffin, A. C. 1979. Role of selenium in the chemoprevention of cancer. *Advances in Cancer Research 29*, 419–442.

Gryaznov, S. M. 2010. Oligonucleotide N3′→ P5′ phosphoramidates and thio-phoshoramidates as potential therapeutic agents. *Chemistry & Biodiversity 7* (3), 477–493.

Guo, P. 2005. RNA nanotechnology: Engineering, assembly and applications in detection, gene delivery and therapy. *Journal of Nanoscience and Nanotechnology* 5 (12), 1964.

Haeberli, P., Berger, I., Pallan, P. S. and Egli, M. 2005. Syntheses of 4'-thioribonucleosides and thermodynamic stability and crystal structure of RNA oligomers with incorporated 4'-thiocytosine. *Nucleic Acids Research* 33 (13), 3965–3975.

Hall, A. H. S., Wan, J., Shaughnessy, E. E., Shaw, B. R. and Alexander, K. A. 2004. RNA interference using boranophosphate siRNAs: Structure–activity relationships. *Nucleic Acids Research* 32 (20), 5991–6000.

Hall, A. H. S., Wan, J., Spesock, A. et al. 2006. High potency silencing by single-stranded boranophosphate siRNA. *Nucleic Acids Research* 34 (9), 2773–2781.

Hammann, C., Norman, D. G. and Lilley, D. M. J. 2001. Dissection of the ion-induced folding of the hammerhead ribozyme using 19F NMR. *Proceedings of the National Academy of Sciences* 98 (10), 5503.

Hawthorne, M. F. 1998. New horizons for therapy based on the boron neutron capture reaction. *Molecular Medicine Today* 4 (4), 174–181.

Helm, M., Giegé, R. and Florentz, C. 1999. A Watson-Crick base-pair-disrupting methyl group (m1A9) is sufficient for cloverleaf folding of human mitochondrial tRNALys. *Biochemistry* 38 (40), 13338–13346.

Hendrickson, W. A., Horton, J. R. and LeMaster, D. M. 1990. Selenomethionyl proteins produced for analysis by multiwavelength anomalous diffraction (MAD): A vehicle for direct determination of three-dimensional structure. *The EMBO Journal* 9 (5), 1665.

Hentosh, P. and Grippo, P. 1994. 2-Chloro-2'-deoxyadenosine monophosphate residues in DNA enhance susceptibility to 3'→5'exonucleases. *Biochemical Journal* 302 (Pt 2), 567.

Hentosh, P., Tibudan, M. and Grippo, P. 1995. A human factor that recognizes DNA substituted with 2-chloroadenine, an antileukemic purine analog. *Molecular Carcinogenesis* 13 (4), 245–253.

Höbartner, C., Rieder, R., Kreutz, C. et al. 2005. Syntheses of RNAs with up to 100 nucleotides containing site-specific 2'-methylseleno labels for use in X-ray crystallography. *Journal of the American Chemical Society* 127 (34), 12035–12045.

Hoffman, J. L. and McConnell, K. P. 1974. The presence of 4-selenouridine in *Escherichia coli* tRNA. *Biochimica et Biophysica Acta (BBA)—Nucleic Acids and Protein Synthesis* 366 (1), 109–113.

Hoshika, S., Minakawa, N., Kamiya, H., Harashima, H. and Matsuda, A. 2005. RNA interference induced by siRNAs modified with 4'-thioribonucleosides in cultured mammalian cells. *FEBS Letters* 579 (14), 3115–3118.

Houssier, C., Degee, P., Nicoghosian, K. and Grosjean, H. 1988. Effect of uridine dethiolation in the anticodon triplet of tRNA (Glu) on its association with tRNA (Phe). *Journal of Biomolecular Structure & Dynamics* 5 (6), 1259.

Hung, L. W., Holbrook, E. L. and Holbrook, S. R. 2000. The crystal structure of the Rev binding element of HIV-1 reveals novel base pairing and conformational variability. *Proceedings of the National Academy of Sciences* 97 (10), 5107.

Inagaki, Y., Minakawa, N. and Matsuda, A. 2007. Synthesis of 4'-selenoribonucleosides. *Nucleic Acids Symposium Series* 51, 139–140.

Jeong, L. S., Tosh, D. K., Kim, H. O. et al. 2008. First synthesis of 4'-selenonucleosides showing unusual Southern conformation. *Organic Letters* 10 (2), 209–212.

Johnson, C. N., Spring, A. M., Sergueev, D., Shaw, B. R. and Gemnann, M. W. 2011. Structural basis of the RNase H1 activity on stereo regular borano phosphonate DNA/RNA hybrids. *Biochemistry* 50 (19), 3903–3912.

Johnson, R. W., Merkel, A. R., Danilin, S. et al. 2011. 6-Thioguanine inhibition of parathyroid hormone-related protein expression is mediated by GLI2. *Anticancer Research* 31 (9), 2705–2712.

Kato, Y., Minakawa, N., Komatsu, Y. et al. 2005. New NTP analogs: The synthesis of 4'-thioUTP and 4'-thioCTP and their utility for SELEX. *Nucleic Acids Research* 33 (9), 2942–2951.

Kawai, G., Yamamoto, Y., Kamimura, T. et al. 1992. Conformational rigidity of specific pyrimidine residues in tRNA arises from posttranscriptional modifications that enhance steric interaction between the base and the 2'-hydroxyl group. *Biochemistry* 31 (4), 1040–1046.

Kieger, A., Wiester, M. J., Procissi, D. et al. 2011. Hybridization-induced "off–on" F-19-NMR signal probe release from DNA-functionalized gold nanoparticles. *Small 7* (14), 1977–1981.

Klimašauskas, S., Szyperski, T., Serva, S. and Wüthrich, K. 1998. Dynamic modes of the flipped-out cytosine during HhaI methyltransferase–DNA interactions in solution. *The EMBO Journal 17* (1), 317–324.

Kraynack, B. A. and Baker, B. F. 2006. Small interfering RNAs containing full 2′-O-methylribonucleotide-modified sense strands display Argonaute2/eIF2C2-dependent activity. *RNA 12* (1), 163–176.

Kreutz, C., Kählig, H., Konrat, R. and Micura, R. 2005. Ribose 2′-F labeling: A simple tool for the characterization of RNA secondary structure equilibria by 19F NMR spectroscopy. *Journal of the American Chemical Society 127* (33), 11558–11559.

Kreutz, C., Kählig, H., Konrat, R. and Micura, R. 2006. A general approach for the identification of site-specific RNA binders by 19F NMR spectroscopy: Proof of concept. *Angewandte Chemie International Edition 45* (21), 3450–3453.

Kuimelis, R. G. and McLaughlin, L. W. 1995. Cleavage properties of an oligonuclotide containing a bridged internucleotide 5′-phosphorothioate RNA linkage. *Nucleic Acids Research 23* (23), 4753–4760.

Kuimelis, R. G. and McLaughlin, L. W. 1996. Ribozyme-mediated cleavage of a substrate analogue containing an internucleotide-bridging 5′-phosphorothioate: Evidence for the single-metal model. *Biochemistry 35* (16), 5308–5317.

Kumar, R. K. and Davis, D. R. 1997. Synthesis and studies on the effect of 2-thiouridine and 4-thiouridine on sugar conformation and RNA duplex stability. *Nucleic Acids Research 25* (6), 1272–1280.

Lato, S. M., Ozerova, N. D. S., He, K. et al. 2002. Boron-containing aptamers to ATP. *Nucleic Acids Research 30* (6), 1401–1407.

Li, H., Porter, K., Huang, F. and Shaw, B. R. 1995. Boron-containing oligodeoxyribonucleotide 14mer duplexes: Enzymatic synthesis and melting studies. *Nucleic Acids Research 23* (21), 4495–4501.

Li, P., Sergueeva, Z. A., Dobrikov, M. and Shaw, B. R. 2007. Nucleoside and oligonucleoside borano-phosphates: Chemistry and properties. *Chemical Reviews 107* (11), 4746–4796.

Lin, L., Sheng, J. and Huang, Z. 2011a. Nucleic acid X-ray crystallography via direct selenium derivatization. *Chemical Society Reviews 40* (9), 4591–4602.

Lin, L., Caton-Williams, J., Kaur, M. et al. 2011b. Facile synthesis of nucleoside 5′-(a-P-seleno)-triphosphates and phosphoroselenoate RNA transcription. *RNA 17* (10), 1932–1938.

Lin, Y., Nieuwlandt, D., Magallanez, A., Feistner, B. and Jayasena, S. D. 1996. High-affinity and specific recognition of human thyroid stimulating hormone (hTSH) by in vitro-selected 2′-amino-modified RNA. *Nucleic Acids Research 24* (17), 3407–3414.

Manoharan, M., Akinc, A., Pandey, R. K. et al. 2011. Unique gene-silencing and structural properties of 2′-fluoro-modified siRNAs. *Angewandte Chemie 123* (10), 2332–2336.

Mason, C. and Krueger, G. G. 2001. Thioguanine for refractory psoriasis: A 4-year experience. *Journal of the American Academy of Dermatology 44* (1), 67–72.

Melvin, J. B., Haight, T. H. and Leduc, E. H. 1984. Cytological effects of sulfur and selenium purine analogues on two transplantable hepatomas and on normal renewing cells in mice. *Cancer Research 44* (7), 2794.

Michelson, A. 1962. 183. Polynucleotides. Part IV. Synthesis of oligonucleotide analogues substituted in the sugar portion. *Journal of the Chemical Society*, 979–982.

Micklefield, J. 2001. Backbone modification of nucleic acids: synthesis, structure and therapeutic applications. *Current Medicinal Chemistry 8* (10), 1157–1179.

Mori, K., Boiziau, C., Cazenave, C. et al. 1989. Phosphoroselenoate oligodeoxynucleotides: synthesis, physico-chemical characterization, anti-sense inhibitory properties and anti-HIV activity. *Nucleic Acids Research 17* (20), 8207–8219.

Motorin, Y. and Helm, M. 2011. RNA nucleotide methylation. *Wiley Interdisciplinary Reviews: RNA 2* (5), 611–631.

Muller, S., Wolf, J. and Ivanov, S. A. 2004. Current strategies for the synthesis of RNA. *Current Organic Synthesis 1* (3), 293–307.

Nelson, J. A., Carpenter, J. W., Rose, L. M. and Adamson, D. J. 1975. Mechanisms of action of 6-thioguanine, 6-mercaptopurine, and 8-azaguanine. *Cancer Research* 35 (10), 2872.

Ng, E. W. M., Shima, D. T., Calias, P. et al. 2006. Pegaptanib, a targeted anti-VEGF aptamer for ocular vascular disease. *Nature Reviews Drug Discovery* 5 (2), 123–132.

Nico, R., Hien, N., Bettina, A. et al. 2011. Synthesis of specifically modified oligonucleotides for application in structural and functional analysis of RNA. *Journal of Nucleic Acids 2011*, Article ID 805253.

Olejniczak, M., Gdaniec, Z., Fischer, A. et al. 2002. The bulge region of HIV-1 TAR RNA binds metal ions in solution. *Nucleic Acids Research* 30 (19), 4241–4249.

Parrish, S., Fleenor, J., Xu, S. Q., Mello, C. and Fire, A. 2000. Functional anatomy of a dsRNA trigger: Differential requirement for the two trigger strands in RNA interference. *Molecular Cell* 6 (5), 1077–1087.

Peyrottes, S., Vasseur, J. J., Imbach, J. L. and Rayner, B. 1996. Oligodeoxynucleoside phosphoramidates (P-NH2): Synthesis and thermal stability of duplexes with DNA and RNA targets. *Nucleic Acids Research 24* (10), 1841–1848.

Pieken, W. A., Olsen, D. B., Benseler, F., Aurup, H. and Eckstein, F. 1991. Kinetic characterization of ribonuclease-resistant 2′-modified hammerhead ribozymes. *Science 253* (5017), 314–317.

Ponting, C. P., Oliver, P. L. and Reik, W. 2009. Evolution and functions of long noncoding RNAs. *Cell 136* (4), 629–641.

Prakash, T. P., Allerson, C. R., Dande, P. et al. 2005. Positional effect of chemical modifications on short interference RNA activity in mammalian cells. *Journal of Medicinal Chemistry 48* (13), 4247–4253.

Pruzan, R., Pongracz, K., Gietzen, K., Wallweber, G. and Gryaznov, S. 2002. Allosteric inhibitors of telomerase: Oligonucleotide N3′→P5′ phosphoramidates. *Nucleic Acids Research 30* (2), 559–568.

Rait, V. K. and Shaw, B. R. 1999. Boranophosphates support the RNase H cleavage of polyribonucleotides. *Antisense & Nucleic Acid Drug Development 9* (1), 53–60.

Reese, C. B., Simons, C. and Zhang, P. Z. 1994. The synthesis of 2′-thiouridylyl-(3′-5′)-uridine. *Journal of the Chemical Society—Chemical Communications* (15), 1809–1810.

Reichman, U., Watanabe, K. A. and Fox, J. J. 1975. A practical synthesis of 2-deoxy-2-fluoro-D-arabinofuranose derivatives. *Carbohydrate Research 42* (2), 233–240.

Reynolds, M. A., Beck, T. A., Say, P. B. et al. 1996a. Antisense oligonucleotides containing an internal, non-nucleotide-based linker promote site-specific cleavage of RNA. *Nucleic Acids Research 24* (4), 760–765.

Reynolds, M. A., Hogrefe, R. I., Jaeger, J. A. et al. 1996b. Synthesis and thermodynamics of oligonucleotides containing chirally pure RP methylphosphonate linkages. *Nucleic Acids Research 24* (22), 4584–4591.

Ross, A., Agarwal, K., Chu, S. H. and Parks, R. 1973. Studies on the biochemical actions of 6-selenoguanine and 6-selenoguanosine. *Biochemical Pharmacology 22* (2), 141–154.

Salon, J., Jiang, J., Sheng, J., Gerlits, O. O. and Huang, Z. 2008. Derivatization of DNAs with selenium at 6-position of guanine for function and crystal structure studies. *Nucleic Acids Research 36* (22), 7009–7018.

Salon, J., Sheng, J., Jiang, J. et al. 2007. Oxygen replacement with selenium at the thymidine 4-position for the Se base pairing and crystal structure studies. *Journal of the American Chemical Society 129* (16), 4862–4863.

Schmeing, T. M. and Ramakrishnan, V. 2009. What recent ribosome structures have revealed about the mechanism of translation. *Nature 461* (7268), 1234–1242.

Scott, E. C. and Uhlenbeck, O. C. 1999. A re-investigation of the thio effect at the hammerhead cleavage site. *Nucleic Acids Research 27* (2), 479–484.

Scott, L. G., Geierstanger, B. H., Williamson, J. R. and Hennig, M. 2004. Enzymatic synthesis and 19F NMR studies of 2-fluoroadenine-substituted RNA. *Journal of the American Chemical Society 126* (38), 11776–11777.

Scott, W. G., Finch, J. T. and Klug, A. 1995. The crystal structure of an aII-RNA hammerhead ribozyme: A proposed mechanism for RNA catalytic cleavage. *Cell 81* (7), 991–1002.

Serganov, A. and Patel, D. J. 2007. Ribozymes, riboswitches and beyond: Regulation of gene expression without proteins. *Nature Reviews Genetics 8* (10), 776–790.

Sergueev, D., Hasan, A., Ramaswamy, M. and Shaw, B. R. 1997. Boranophosphate oligonucleotides: new synthetic approaches. *Nucleosides, Nucleotides & Nucleic Acids 16* (7–9), 1533–1538.

Sergueev, D. S. and Shaw, B. R. 1998. H-phosphonate approach for solid-phase synthesis of oligo-deoxyribonucleoside boranophosphates and their characterization. *Journal of the American Chemical Society 120* (37), 9417–9427.

Shaw, B. R., Dobrikov, M., Wang, X. et al., Reading, writing, and modulating genetic information with boranophosphate mimics of nucleotides, DNA, and RNA. In: *Therapeutic Oligonucleotides: Antisense, RNAi, Triple-Helix, Gene Repair, Enhancer Decoys, CpG and DNA Chips*, ChoChung, Y. S. et al., Eds. 2003, Vol. 1002, pp 12–29.

Sheng, J., Hassan, A. E. A. and Huang, Z. 2008. New telluride-mediated elimination for novel synthesis of 2′,3′-didehydro-2′,3′-dideoxynucleosides. *The Journal of Organic Chemistry 73* (10), 3725–3729.

Sheng, J., Hassan, A. E. A. and Huang, Z. 2009. Synthesis of the first tellurium-derivatized oligonucle-otides for structural and functional studies. *Chemistry—A European Journal 15* (39), 10210–10216.

Sheng, J., Hassan, A. E. A., Zhang, W. et al. 2011. Synthesis, structure and imaging of oligodeoxyribo-nucleotides with tellurium-nucleobase derivatization. *Nucleic Acids Research 39* (9), 3962–3971.

Sheng, J. and Huang, Z. 2010. Selenium derivatization of nucleic acids for x-ray crystal structure and function studies. *Chemistry & Biodiversity 7* (4), 753–785.

Sheng, J., Jiang, J., Salon, J. and Huang, Z. 2007. Synthesis of a 2′-Se-thymidine phosphoramidite and its incorporation into oligonucleotides for crystal structure study. *Organic Letters 9* (5), 749–752.

Siddiqi, S. M., Jacobson, K. A., Esker, J. L. et al. 1995. Search for new purine- and ribose-modified ade-nosine analogs as selective agonists and antagonists at adenosine receptors. *Journal of Medicinal Chemistry 38* (7), 1174–1188.

Sood, A., Shaw, B. R. and Spielvogel, B. F. 1990. Boron-containing nucleic acids. 2. Synthesis of oligo-deoxynucleoside boranophosphates. *Journal of the American Chemical Society 112* (24), 9000–9001.

Sprinzl, M., Horn, C., Brown, M., Ioudovitch, A. and Steinberg, S. 1998. Compilation of tRNA sequences and sequences of tRNA genes. *Nucleic Acids Research 26* (1), 148–153.

Steinberg, S. and Cedergren, R. 1995. A correlation between N2-dimethylguanosine presence and alternate tRNA conformers. *RNA 1* (9), 886.

Storek, M. J., Suciu, A. and Verdine, G. L. 2002. 5-Amino-2′-deoxyuridine, a novel thymidine analogue for high-resolution footprinting of protein–DNA complexes. *Organic Letters 4* (22), 3867–3869.

Sun, H., Sheng, J., Hassan, A. E. A. et al. 2012. Novel RNA base pair with higher specificity using single selenium atom. *Nucleic Acids Research 40* (11), 5171–5179.

Sun, S., Yoshida, A. and Piccirilli, J. 1997. Synthesis of 3′-thioribonucleosides and their incorporation into oligoribonucleotides via phosphoramidite chemistry. *RNA 3* (11), 1352–1363.

Tanner, N. K., Hanna, M. M. and Abelson, J. 1988. Binding interactions between yeast tRNA ligase and a precursor transfer ribonucleic acid containing two photoreactive uridine analogs. *Biochemistry 27* (24), 8852–8861.

Tavale S.S. and Sobell, H. M. 1970. Crystal and molecular structure of 8-bromoguanosine and 8-bromoadenosine, two purine nucleosides in the syn conformation. *Journal of Molecular Biology 48* (1), 109–123.

Teplova, M., Wilds, C. J., Wawrzak, Z. et al. 2002. Covalent incorporation of selenium into oligonucle-otides for X-ray crystal structure determination via MAD: Proof of principle. *Biochimie 84* (9), 849–858.

Tereshko, V., Gryaznov, S. and Egli, M. 1998. Consequences of replacing the DNA 3′-oxygen by an amino group: High-resolution crystal structure of a fully modified N3′→ P5′ phosphoramidate DNA dodecamer duplex. *Journal of the American Chemical Society 120* (2), 269–283.

Vallerga, A., Zarling, D. and Kinsella, T. 2004. New radiosensitizing regimens, drugs, prodrugs, and candidates. *Clinical Advances in Hematology & Oncology: H&O 2* (12), 793.

Vora, A., Mitchell, C. D., Lennard, L. et al. 2006. Toxicity and efficacy of 6-thioguanine versus 6-mercaptopurine in childhood lymphoblastic leukaemia: A randomised trial. *Lancet 368* (9544), 1339–1348.

Wachowius, F. and Hobartner, C. 2010. Chemical RNA modifications for studies of RNA structure and dynamics. *Chembiochem 11* (4), 469–480.

Wahl, M. C., Will, C. L. and Luhrmann, R. 2009. The spliceosome: Design principles of a dynamic RNP machine. *Cell 136* (4), 701–718.

Wang, L., Chen, S., Xu, T. et al. 2007. Phosphorothioation of DNA in bacteria by dnd genes. *Nature Chemical Biology 3* (11), 709–710.

Warnecke, J. M., Sontheimer, E. J., Piccirilli, J. A. and Hartmann, R. K. 2000. Active site constraints in the hydrolysis reaction catalyzed by bacterial RNase P: Analysis of precursor tRNAs with a single 3′-S-phosphorothiolate internucleotide linkage. *Nucleic Acids Research 28* (3), 720–727.

Watts, J. K., Johnston, B. D., Jayakanthan, K. et al. 2008. Synthesis and biophysical characterization of oligonucleotides containing a 4′-selenonucleotide. *Journal of the American Chemical Society 130* (27), 8578–8579.

Weinstein, L. B., Earnshaw, D. J., Cosstick, R. and Cech, T. R. 1996. Synthesis and characterization of an RNA dinucleotide containing a 3′-S-phosphorothiolate linkage. *Journal of the American Chemical Society 118* (43), 10341–10350.

Willis, M. C., Hicke, B. J., Uhlenbeck, O. C., Cech, T. R. and Koch, T. H. 1993. Photocrosslinking of 5-iodouracil-substituted RNA and DNA to proteins. *Science 262* (5137), 1255–1257.

Wittwer, A. J., Tsai, L., Ching, W. M. and Stadtman, T. C. 1984. Identification and synthesis of a naturally occurring selenonucleoside in bacterial tRNAs: 5-[(methylamino) methyl]-2-selenouridine. *Biochemistry 23* (20), 4650–4655.

Ziomek, K., Kierzek, E., Biala, E. and Kierzek, R. 2002. The thermal stability of RNA duplexes containing modified base pairs placed at internal and terminal positions of the oligoribonucleotides. *Biophysical Chemistry 97* (2–3), 233–241.

Zon, G. 2010. Automated synthesis of phosphorus–sulfur analogs of nucleic acids—25 years on: Potential therapeutic agents and proven utility in biotechnology. *New Journal of Chemistry 34* (5), 795–804.

第五部分　单分子和生物物理技术在 RNA 纳米结构分析中的应用

第12章 RNA 的原子力显微镜：成像和其他功能

Peter M. Schön，Luda S. Shlyakhtenko，and Yuri L. Lyubchenko
翻译：张丽萌　校对：李香群，张　慧，皮凤梅

12.1　原子力显微镜

　　原子力显微镜(AFM)发明于 1986 年(Binnig et al.，1986)，很快将应用于生物样品分析(Drake et al.，1989；Lindsay et al.，1989)。原子力显微镜应用原理中很重要的一点是引入光学杠杆检测原理，这一原理也适用于液体环境中(Alexander et al.，1989；Meyer and Amer，1988)。这使原子力显微镜成为一种独特的高分辨率成像仪器，可以使样品在生理状态、无需标记或染色的情况下进行研究。

　　原子力显微镜的基本功能原理是用一个半径为纳米级别的探头顺序扫描样品，从而产生一个表面三维图像，如图 12.1 所示。根据上述光学杠杆检测原理，通过激光偏转进

行测量，这微小的探头受 100~200μm 长的微悬臂支撑，探头-样品相互作用诱导悬臂弯曲，这种变化依据上述所述原理，通过一个四象限光电探测器检测，从而能够以纳米空间分辨率检测微小高度变化。反馈电子回路应用于检测到高度的变化，以保持一个恒定的悬臂偏转，这相当于一个由范德瓦耳斯力决定的成像常数。发生在反馈回路操作过程中的探头小点的垂直移动被翻译成一张精确到几纳米或更小的表面形貌图像，具有亚分子分辨率。原子力显微镜成像模式被称为"接触模式"，因为在扫描的过程中通过恒力定位点使探头与样品表面保持恒定接触。

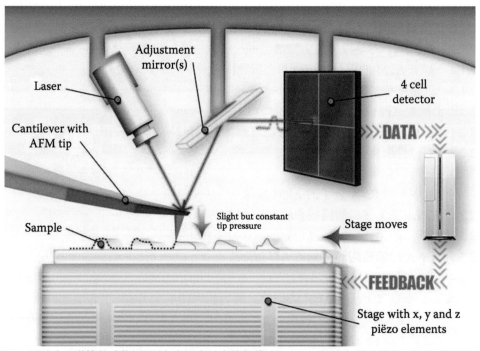

图 12.1　原子力显微镜的功能原理(在这里表示为接触模式)。AFM 探头与样品接触，探头-样品的相互作用引起悬臂的弯曲。一般悬臂弯曲是通过一个激光偏转信号变化测定的，记录在一个四象限光电探测器上。反馈回路控制系统，通过调节探头-样品的距离，使悬臂振幅保持恒定。在 AC/IC/TM-AFM，悬臂是在与悬臂共振频率接近的维持恒幅频率下振动。

　　在接触模式成像里，扫描过程中发生侧向力，这可能会导致结构严重变形，甚至在扫描过程中会出现严重的机械损伤，很明显，这会导致柔软脆弱的结构在成像过程中出现严重问题，如分离吸附到表面的核酸。在这点上间歇接触模式(IC 模式)的发明对原子力显微镜进行了明显改进。这种模式最初被称为"轻敲模式"(TM-AFM)(Zhong et al.，1993)，但该名称已经被原子力显微镜制造商注册商标。其他仪器制造商用不同的名称如"交流接触模式(AC)"对这种方法进行商业化的开发。AC/IC/TM 原子力显微镜操作通过在频率接近于悬臂共振频率时的振荡悬臂，利用具有很小振幅的电压调节器，从而与样品间歇性地接触。探针探头在表面扫描的过程中，探头与样品之间的吸引力会改变微悬臂的振幅和相位，这些变化是用一个 z-servo 反馈回路电子保持探针探头与样品距离来检测的。

AC/IC/TM-AFM 成像是在一个恒定振幅下使悬臂以一定的频率振动形成的。最重要的是，在 AC/IC/TM-AFM 里侧向力显著降低，使 AFM 成像方式更温和。除了主要使用声激振驱动探头振荡，还可以使用振荡磁场驱动磁性涂层悬臂（Han et al.，1997a）。AC/IC/TM-原子力显微镜广泛用于处理大量的生物学问题，特别是它成功地应用于图像分离和易脆样品，如双链 RNA、折叠的三维核蛋白复合物或在空气和液体环境中的核酸聚集物（Lyubchenko et al.，1992b，2011）。

12.1.1　基于原子力显微镜的力光谱学

原子力显微镜探头-悬臂探针是一个高度敏感的力传感器，能够对 AFM 探头和样品底物间小到约皮牛（pN）到毫牛（mN）的力进行测量。AFM 探头通过轻柔来回压缩与样品接触来探测局部力。所有发生的相互作用力都能通过悬臂偏转测量，并记录为接近-缩回行近距离函数。由于悬臂弹性常数可以测定，悬臂变形量可以直接转化成力。黏附性是通过当 AFM 探针回缩与表面分离产生的推出力来测量的，很明显它是由 AFM 探针探头及样品表面的化学性质决定的。对于 AFM 力探测，对特定化学基团或生物分子敏感，AFM 探头表面化学成分和修饰必须仔细控制。AFM 探头的化学修饰通常包括表面修饰和轻度交叉结合化学的各种方法应用于生物分子的共价连接（Noy et al.，1997；Riener et al.，2003）。这些技术是一项在表面生物学特异性探测和生物系统领域中非常有价值的工具（Bustanji et al.，2003；Florin et al.，1994；Verbelen and Dufrêne，2009）。

12.1.2　基于 AFM 的单分子解离和去折叠

单分子力学方法如 AFM 力光谱学和其他超灵敏的力学探针（光学的、磁性镊子）已经为人们开辟了独特的途径去解决机械地操纵单个分子并且在皮牛范围内探究它们之间的力学关系（Fernandez and Li，2004；Liphardt et al.，2001；Rief et al.，1997），人们利用此方法可获得生物分子活动的能量蓝图信息，这是利用传统标准的技术无法实现的。

单个特定生物分子相互作用的分子间解离力已被量化，包括个别的互补双链 RNA 和双链 DNA 的解链。单个蛋白质、有机聚合物和核酸的伸展相关的分子内力产生的关于分子能量格局信息与分子的轨迹值相一致，为分子伸展/再折叠研究带来独特视角。为了机械地展开单个 RNA 分子，RNA 的一端共价连接到固相支持物上，另一端珠子用光学镊子固定或连接到 AFM 探头。通过施加一个力，两端分别拉开直到 RNA 被拉伸成一个单链 RNA，通过记录力-伸长曲线进行检测，这些可以用来获得在存在或缺少代谢产物环境下有关分子的能量分布，及 RNA 折叠过程的热力学参数的信息。

12.1.3　近年来仪器的发展

12.1.3.1　高速 AFM

传统的原子力显微镜操作相当缓慢；通常情况下至少需要 30~60s 才能获得一个完整的图像。如果观察的是研究目标的迅速动态过程，如 DNA 的动态分离过程（Lyubchenko et al.，2011），那么这种低时间分辨率就有严重的限制性。近年来，此性能已取得了显著改进，图像采集已具有了视频速度。这包括对 AFM 仪器的重新设计，具体细节将会在最近发表的文章中阐述(Lyubchenko et al.，2011)。迄今为止，许多制造商提供的 AFM 仪器都具有显著增强的成像速度。

12.1.3.2　复合原子力光学显微镜

原子力显微镜是一个高度敏感的成像工具，但是，它既不能提供特异的信息，也受到如上所述的时间分辨率的限制。近年来，将原子力显微镜与光学/荧光显微镜结合到一起，如图 12.2 所示，为人们展现了新的可能(Callies et al.，2009)，这种组合的好处已经多有阐述，包括 AFM 探针对感兴趣区域探测的导航作用，以及将光学检测图像与荧光图像和高分辨率的 AFM 测绘图像进行图层重叠等。

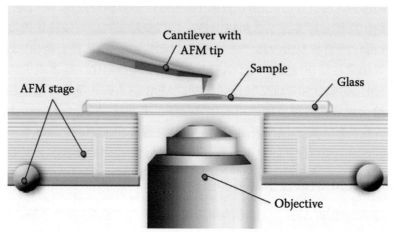

图 12.2　光学和荧光显微镜结合原子力显微镜，可以同时用这两种技术在透明基板上研究样品。

12.2　用于核酸 AFM 研究的基底和修饰

原子力显微镜成像的一个先决条件是将核酸样品适当固定到固相支持物上。这必须满足两个条件：一方面，样品必须固定得足够牢固，足以让它在 AFM 扫描或由 AFM 探头接触时不会发生移动；另一方面，样品又不能固定得太紧，因为太紧导致核酸结构变形或分解。这一点对于对 RNA 组装体来说尤其重要，如 RNA-蛋白复合物或二维/三维RNA 聚合物。

20 年以来，人们已经对核酸成像研制的多种方法，主要是基于核酸磷酸骨架本身带有的负电荷(Allen et al.，1993；Bustamante et al.，1992，1994，1997；Lyubchenko et al.，1992c，2001；Mou et al.，1995；Vesenka et al.，1992；Yang et al.，1992)，大多数表面修饰方法都建立在负电荷补偿静电结合核酸结构的基础上。

就原子力显微镜成像的生物样品制备来说，最常用的基板是云母(Bustamante et al.，1992，1994，1997，1999；Lyubchenko et al.，1992a，c，1997，2001；Shlyakhtenko et al.，2003b；Vesenka et al.，1992)、金(Hegner et al.，1993；Keller et al.，1992；Medalia et al.，

2002；Wagner et al.，1994，1996；Yonghai et al.，2005)、玻璃(Goksu et al.，2009；Ikai，1996；Wang et al.，2008)和高定向热解石墨(HOPG，Adamcik et al.，2006；Dubrovin et al.，2010；Jiang and Lin，2004；Oliveira Brett and Chiorcea Paquim，2005；Spagnoli et al.，2005)。鉴于其很强的疏水性，高定向热解石墨在核酸结构研究的常规使用复杂，石墨表面用阳离子脂质体修饰。阳离子脂质体曾用于修饰 HOPG 的表面。DNA 分子可以被移动的 AFM 探针探头吸附，并保持固定的迁移率。石墨和金是可用于 STM 研究的导电基片(Jing et al.，1993；Ohshiro and Maeda，2010；Rekesh et al.，1996)。无修饰的这些基板对核酸是被动吸附。用带有功能性硫醇的金属表面作为修饰是一个很热门的研究领域，对 DNA 固定的许多步骤可以在文献中找到。有趣的是，硫醇修饰的寡核苷酸通过巯基共价结合可以很容易地吸附在金属基板(Hegner et al.，1993；Keller et al.，1992；Medalia et al.，2002；Shao et al.，1996；Wagner et al.，1994，1996；Yonghai et al.，2005)。寡核苷酸的表面浓度可以通过作为横向间隔区的己硫醇共吸附来控制。这些自组装层为原子力显微镜提供了非常有趣的可能性，纳米修剪和纳米嫁接这两个概念要在这里特殊提到。纳米修剪用装有更大成像力的 AFM 探头移除了表面吸附层再次暴露出金属表面，然后其可以与其他硫醇结合进行修饰，这被称为"纳米嫁接"(Liang et al.，2012)。通过 AFM 形貌成像，发现在纳米嫁接中的单链 DNA 杂交过程是可逆的(Liang et al.，2012)。

　　除了基板及其修饰，样品的制备条件也与图像及所用的探针类型有关。例如，在空气或水相缓冲液中成像需要不同的样品制备方法。下面将就 RNA 的 AFM 成像样品制备进行描述，着重点集中在核酸成像最常用的制备材料云母上。特别注意的是 RNA 装配的原子力显微镜成像(Guo，2010)。

12.2.1　作为 AFM 基板的云母的特性与制备

　　到目前为止，云母是最常用的核酸成像基板。这是由于它制备方式简单、表面平整。它是在羟基基团之间含钾离子层的矿物层(Liu et al.，2005)。白云母是应用最广泛的类型，市面上即可大量买到(绿色或红云母；Asheville-Schoonmaker Mica Co，Newport News，VA)。用刀片或透明胶带切割后，云母基板即可进一步修饰或吸附核酸样品。新鲜切割的云母非常平滑并暴露表面负电荷。因此它非常适合于吸附带正电荷的分子。人们已经研发了多种促进带负电荷的核酸结合到云母表面的静电吸附的方法。这些方法可分为两大类：第一，吸附可以通过多价体提高，大多数二价阳离子存在于核酸溶液或预处理溶液中(Dahlgren and Lyubchenko，2002；Hansma and Laney，1996；Kienberger et al.，2007；Thomson et al.，1996；Zhang et al.，2009；Zheng et al.，2003)；第二，云母表面可以在核酸吸附之前通过共价结合进行化学修饰(Bezanilla et al.，1995；Brack，1981；Hansma et al.，1993，1998；Pastre et al.，2009；Thundat et al.，1992；Zhang et al.，2009)(如硅烷、硅灭鼠；见第 12.2.3)，或是通过物理吸附有机小分子如亚精胺(Hamon et al.，2007；Tanigawa and Okada，1998)、精胺(Tanigawa and Okada，1998)、阳离子脂质体(Mou et al.，1995；Severin et al.，2004)或聚合物进行涂层(如多聚赖氨酸；Hansma et al.，1998)来包裹。

12.2.2　用二价阳离子对云母进行处理

12.2.2.1　阳离子辅助程序的概述

人们已经研发了各种阳离子辅助方法来促进核酸样品吸附到云母基板。最初，Mg^{2+}用在云母预处理过程以促进 DNA 静电吸附至云母基板，首先，用 Mg^{2+} 对云母进行预处理，促进带电荷的 DNA 与云母吸附，浓度是 5~10mmol/L（Bustamante et al.，1992；Vesenka et al.，1992），使核酸的 AFM 成像具有可重复性。需要说明的是，云母基板预处理时并不需要含有阳离子的溶液。相反，DNA 沉淀溶液中存在阳离子对引发静电吸附很重要（Bezanilla et al.，1995；Bustamante et al.，1992，1994，1999；Hansma et al.，1993；Thundat et al.，1992；Vesenka et al.，1992）。就这一点而言，用 Mg^{2+} 浓度 0.1~10mmol/L，能够静电吸附，包括对其表面浓度及被吸附的 RNA 的拓扑结构的控制。

其他阳离子，如锌、镍、钴，已成功地用于在云母表面控制核酸结构稳定（Hansma and Laney，1996；Zheng et al.，2003）。需注意的是加入一价阳离子（如钾）导致核酸结构的去吸附（Pastre et al.，2003）。二价、一价阳离子的微调整能够控制表面形貌和吸附核酸的浓度（Pastre et al.，2003）。Mg^{2+} 的浓度在 0.1mmol/L 时，没有观察到 DNA 吸收，1mmol/L 再到 10mmol/L 时，结果显示，1mmol/L 的吸收率为 50%。改变 Zn^{2+} 浓度可控制吸附 DNA 的表面迁移率。在缺乏 Zn^{2+} 离子的情况下，吸附的核酸显示高迁移率，而在浓度为 1mmol/L 和 3mmol/L 的高锌氯化锌中，DNA 分子紧紧地固定到表面上（Thomson et al.，1996）。这使单核酸蛋白质复合物能够进行动态研究，如 RNA 聚合酶活性（Kasas et al.，1997）。另外二价阳离子的浓度，其离子半径在促进核酸吸附中也起着至关重要的作用（Hansma and Laney，1996）。结果发现当离子半径为 0.74Å 或更小时，DNA 紧密结合云母适合于 AFM 成像，阳离子半径增大导致核酸吸附下降。虽然阳离子辅助核酸吸附的方法已经广泛用于核酸成像，但吸附机制尚未阐明（Cheng et al.，2006；Das et al.，2003；Pastre et al.，2003；Solis，2002）。带负电荷的核糖能够以阳离子为桥梁结合到带有负电荷的云母表面（Cheng et al.，2006；Das et al.，2003；Pastre et al.，2003；Solis，2002）。

12.2.2.2　阳离子辅助程序的方法

以下是文献上业已发表的实验程序，已经成功应用于不同 DNA 分子的 AFM 成像（Hansma and Laney，1996）。

1. 使用前立即将云母切割，直接用于进一步修饰。

2. 将 DNA 用 40mmol/L HEPES 缓冲液（pH7.0）稀释成 1~20ng/μl（根据核酸的分子大小和类型），缓冲液含 10mmol/L $MgCl_2$。

3. 1μl 核酸溶液滴在云母表面，孵育 1~3min。随后，样品用 3~5ml 无离子水轻轻漂洗。

4. 最后，样本在氮气或压缩空气下干燥，然后置于干燥器 P_2O_5 进一步干燥，样品适用于在空气中轻敲模式成像。

12.2.2.3　阳离子辅助程序的主要特点和潜在的困难

阳离子辅助核酸吸附为 AFM 成像的核酸样品制备提供了简单可靠的方法。样品表面的低粗糙度能够进行高分辨率的结构研究。然而，这样的制备方法的一个主要问题是核酸变形，可以显著影响其结构和形态。

已发现的影响，如样品表面 DNA 的扭曲(Han et al.，1997b，c)或硬化(Jing et al.，1993；Lyubchenko and Shlyakhtenko，1997；Lyubchenko et al.，2009；Shao et al.，1996；Shlyakhtenko et al.，2003b)，反映在其持久长度比水溶液中的长。对于小于 100nm 的 DNA 弯曲的测定，这种影响必须考虑到(Wiggins et al.，2006)。阳离子辅助程序的缺点是超螺旋 DNA 的 AFM 成像复杂。这些环状 DNA 分子相互螺旋导致无偿的整体弯曲，这种弯曲在溶液环境中是敏感的，如二价阳离子的浓度。

12.2.3　云母的化学修饰

作为上述阳离子辅助程序的替代策略，多种云母表面的化学修饰化学已建立起来。在预修饰过程中，云母表面被不同硅烷化而带正电荷，适用于带负电荷核酸的固定。在下面章节中将描述云母硅烷化的两种主要方法。

12.2.3.1　云母的化学修饰：用 APTES 硅烷化

3-氨基丙基三乙氧基硅烷修饰(APTES)云母是一种最常用的硅烷化云母的方法(Lyubchenko et al.，1992a，c)。最初，它被广泛应用于 DNA 成像，随后用于 DNA-蛋白质复合物(Lindsay et al.，1992；Lyubchenko et al.，1992a，c，1996)成像。图 12.3 展示了 APTES 修饰云母的方法。氨丙基基团共价连接到云母基底，暴露胺功能到液相。这导致水相中出现一带正电荷表面，胺在中性 pH 中质子化形成铵，中和 pH，由此产生的 ATPES 表面粗糙度如同一个赤裸的云母。

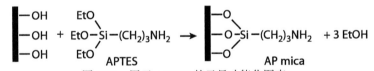

图 12.3　用于 APTES 的云母功能化图表。

12.2.3.1.1　AP-云母的方法

以下过程根据相关文献描述了利用 APTES 进行气相沉积的过程(Lyubchenko et al.，2001)。

- 云母新鲜切割，并置于一个 2~3L 玻璃干燥器的顶部。
- 30μl 新鲜灭菌的 APTES 加入到一个小塑料瓶中(如一个离心瓶)。
- 含有 30μl 灭菌的 APTES 的塑料瓶放在干燥剂的底部。
- 在干燥器封闭状态下，修饰云母 2h。
- 孵育后，取出 APTES 瓶，干燥器充入氩气。
- AP-云母可以连续使用 2 周进行核酸修饰。

12.2.3.1.2　AP-云母的主要特点和缺点

AP-云母可以在很宽的 pH 范围(至 pH10)内一直保持正电状态。样品可以无需二价阳离子存在,而在相应的 pH 范围和离子强度下制备,这样样品制备就具有了大范围灵活性。AP-云母上制备的样品在数月内具有良好的稳定性而不会出现其他杂质聚集。重要的是,超螺旋 DNA 的相互螺旋在 AP-云母上得到保留,结果表明,AP-云母适合于研究 DNA 宏观构象(Lyubchenko and Shlyakhtenko,1997)。AP-云母修饰的缺点能够在延时成像时观察到。在液相环境下检测到了大量的聚集体,这是由于松散结合的 APTES 分子水解后又聚集在一起的缘故(Hsieh et al.,2009)。

12.2.3.2　1-(3-氨基丙基)二硫代磷酸酯云母功能化方法(APS-云母方法)

作为硅烷化云母的替代方法,下面介绍一种 1-(3-氨基丙基)二硫代磷酸酯方法(APS-云母)。APS 表面修饰的原理如图 12.4 所示。类似于 APTES 方法,用 APS 共价结合云母基板,但并不会出现上述 APTES 的水解作用(Lyubchenko and Shlyakhtenko,2009;Lyubchenko et al.,2009;Shlyakhtenko et al.,2003a)。

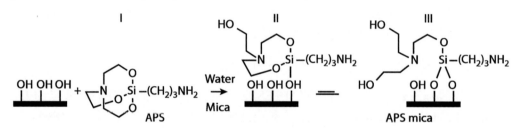

图 12.4　APS 云母功能化图表。

12.2.3.2.1　APS-云母的方法

制备 50mmol/L APS 储存液,冰箱保存,可以存放 6 个月。

• 对云母表面进行修饰,用无离子水将原液 1∶300 稀释,可在室温保存并使用数天。
• 云母片(1cm×3cm,厚 0.05~0.1mm)放于装有 APS 溶液的塑料管中。
• 云母片在 APS 溶液中浸泡 30min 取出。
• 随后云母片从 APS 溶液中取出,无离子水清洗,并在氩气流下干燥,可以在几天内用于核酸样品制备。

12.2.3.2.2　APS-云母的主要特点

与 APTES 处理云母(AP-云母)相反,APS-云母在中性 pH 范围的水溶液中不发生聚合反应。目前无商业化 APS,因此必须使用标准有机实验室设备合成(Lyubchenko and Shlyakhtenko,2009;Shlyakhtenko et al.,2003b)。合成和 APS 修饰云母的细节可以在文献中找到(Lyubchenko and Shlyakhtenko,2009)。

12.3　分支 DNA 和 RNA 分子的 AFM 成像

虽然 DNA 主要是一个线性双螺旋聚合物,在细胞周期的特定阶段它采用更复杂的分支结构。值得注意的是 DNA 复制-三叉接口(三臂)是该 DNA 功能的模型。另一个遗传过程，DNA 重组，包括一个 DNA 四叉接口作为一种中间过渡态。这样的 DNA 结构的结构特点对理解相应遗传过程的分子机制是非常重要的。与 DNA 相比，RNA 分子的分支比较规则。RNA 主要是单链分子，但由于互补短区域的分子内碱基对导致形成发夹结构。利用成像识别发夹区域，它们之间的相互作用对理解这些三维 RNA 结构的功能是很重要的(Guo，2010)。例如，许多的 RNA 充当"核酶"，它们的三维结构对这个功能是至关重要的。AFM 成像就是对于这种分析所选择的一种方法。可惜在这一领域的进展仍然是不够的；然而原子力显微镜的分辨率和样品制备的进展可能会激发 RNA 分子的 AFM 成像的进一步发展。分支 DNA 分子是 DNA 纳米技术领域构建模块(Seeman，2005)，类似的 RNA 结构目前用于新兴的 RNA 纳米技术领域(Guo，2010)。原子力显微镜在所有领域中的应用在下面的章节中简要概述。

12.3.1　DNA 三叉接口的结构和动态的 AFM 成像

DNA 三叉接口的成功成像是用 AP-云母的方法完成的(Oussatcheva et al.，1999；Shlyakhtenko et al.，2000b)。DNA 三叉接口是由两条不同长度的 DNA 链退火产生的。一个含有额外自我同源部分的 DNA 具有在中间形成发夹结构的能力。除了回文序列区以外，其余的长单链序列是完全互补于第二条链。退火后这些区域在中间形成长双链发夹结构。根据 AP-云母的步骤说明，样品沉积在 AP-云母上，冲洗和干燥，并在空气中成像(Lyubchenko et al.，2001)。具有 50bp 发夹结构的样品的 AFM 图像如图 12.5 所示(更多图片和实验细节详见 Shlyakhtenko et al.，2000b)。发夹双链位于结构的中间，在图像中箭头所指出的位置。这些三叉接口的显著特征是它们的臂之间的角度变化很大，如右侧分子具有大的横向角度，而其他分子约 60°角。在夹角中的可变性表明一个三叉接口的高度动力学属性，不依赖于分子的相对方向至扫描方向，这就排除了可能由于探头定向效应带来的影响。三叉接口的高动力学属性为通过在水溶液中非干燥的 3WJ 样品直接延时的 AFM 成像所支持(Shlyakhtenko et al.，2000b)。在这些图像上连接臂在一个大范围内移动。

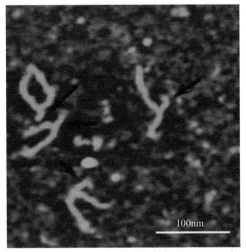

图 12.5　具有 50bp 长的发夹结构 DNA 三叉接口的 AFM 图像。黑色箭头所示为发夹结构。样品是浸泡在 AP-云母，氩气干燥，在空气环境条件下成像(从 Shlyakhtenko et al.，Nucleic Acids Res，28，3472-3477，2000 得到授权)。

12.3.2　DNA 四叉接口的 AFM 成像

DNA 四叉接口是 DNA 中间体的模型系统。它们的结构包括 4 条 DNA 双链的两端彼此连接。这些结构的生物学意义在于 R.Holliday 提出 DNA 同源重组模型后，DNA 四叉接口在 DNA 重组时形成，被称为"霍利迪模型"（HJ）（Holliday，1964）。由于 HJ 的巨大生物学作用，各种方法已用于 HJ 表征结构。包括 X 射线晶体学分析在内的这些研究，表明在多价阳离子的存在下，连接采用反平行方向 4 个螺旋堆叠成对形成双螺旋结构（参见 Lilley，2008）。有趣的是，该研究还证明酶只与 HJ 折叠构象相互作用分解连接，但这些构象不发生分支迁移。间接的数据显示一个连接体的完全展开构象所需的是分支迁移（Shlyakhtenko et al.，2000a）。

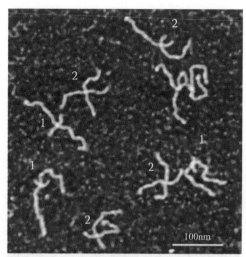

图 12.6　在含 Mg 的缓冲液（TNM）中干燥的 HJS 沉积在 APS-云母上的 AFM 成像。明确的归类分子顺式和反式构象分别标记为 1 和 2。这个图像是通过用轻敲模式 AFM 在空气中扫描获得的（Nanoscope Ⅲ，Veeco）。本图允许转载（从 Lushnikov et al., J Biol Chem, 278, 43130-43134, 2003 得到授权。）

原子力显微镜成像解决了 Lushnikov 等的争议（2003）。本研究设计可分支迁移的连接，在溶液中使用延时成像直接反映分支迁移过程。HJ 分子是 4 条 DNA 寡核苷酸组装的，两臂由线性 DNA 双链延长能自发的分支迁移。DNA 四叉接口连接在空气中 AFM 成像如图 12.6 所示。样品沉淀在 APS-云母并用氩气干燥。在延时试验中将样品在溶液中成像。DNA 溶液加入到流动的 AFM 细胞并在 AFM 探头接触表面后立即成像。DNA 的干燥步骤在研究中省略。在连续扫描中，以每分钟 1 帧的速度获得数据。延时 AFM 成像明确地表明 DNA 构象具有平行的方向交换臂（最初提出作为 HJ 分支迁移模型）不支持分支迁移。HJS 展开是分支迁移所需的。注意必须去除镁离子以便起始分支迁移过程；因此，如用需二价阳离子协助的程序进行这个研究，将会有明显的问题。样品制备必需的阳离子会稳定折叠构象，阻止分支迁移。

12.3.3　DNA 纳米结构和阵列的 AFM 成像

N.Seeman 教授在 20 世纪 90 年代初期阐述了 DNA 多种几何形状的纳米结构装置，是以 DNA 寡核苷酸自我互补为基础的特殊设计（参见 Seeman，2005）。自那时以来，研究方向迅速转变成 DNA 纳米技术领域，以及发表各种形状，包括 DNA 马达的 DNA 纳米结构。最新进展是提出一种特殊的自然纳米技术问题（Pinheiro et al.，2011）。AFM 在这些工作中经常使用，主要为所需的结构组装进行验证。我们通过已发表的实例来举例说明 DNA 纳米技术研究方法（Evans et al.，2012），AFM 是用于验证 DNA 组装成需要的二维排列和延时模式，应用于直接观察 DNA 二维晶体生长过程和自组装动力学的参数提取。图 12.7 说明了方法和 AFM 数据。图（a）说明单体单元的设计方法。它是从 4 个寡核苷酸序列的双链退火过程中得到唯一结构组装的。结构的左手和右手侧有互补的单链末端（分别为 A 和 A*，B 和 B*；黏性末端），所以两个单体通过手尾相连组装成二聚体。10 个单体结构的装配导致的蜂窝晶格结构示意图显示在图（b）。由单体组装并成阵列的 AFM 成像显示在图(c)。蜂巢结构在图像中非常清晰，非常接近设想的结构。这项工作关键部分是晶体生长延时的 AFM 可视化。作者在预先安装的晶格中的水溶液中进行成像，类似于图(c)，观察晶格边缘的单体瓦片的连接。文章(Evans et al.，2012)用一些生动的影片补充说明晶格自组装生长较弱地结合云母表面。对以下技术问题发表意见，使作者注意自组装动力学的重要性。通过调整缓冲液条件并使温度保持接近于瓦片自装配稳定条件(30~40℃)，在一个较弱的 DNA 底物相互作用条件下得到图像。此外，AFM 扫描参数用 Q-控制系统来控制，可以通过扫描头减少晶格损伤。

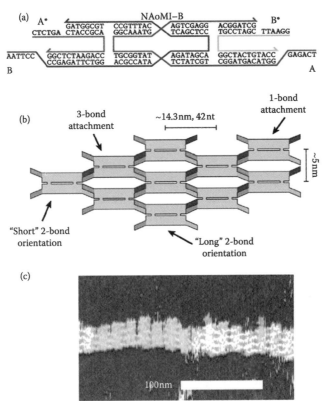

图 12.7　DNA 瓦片结构和它们的晶格用于装配二维周期性设计。图(a)显示瓦的序列设计：A、A*、B 和 B*的序列设计代表象征性的黏性末端。图(b)显示晶格结构来源于完美的(无不匹配)的增长，沿着长短两个方向通过两个结相附加。图(c)显示晶格的 AFM 成像(允许转载 Evans et al.，2012，10485-10492. Copyright 2012 美国化学学会。)

另一个例子是，在分支纳米结构中对于 DNA 组装研究使用原子力显微镜的有效性(Nishikawa et al.，2011)。纳米结构是通过具有特定序列的 DNA 寡核苷酸退火获得的，导致分支 DNA 分子的形成，分支数量为 3~8 个不等。该设计被称为"多足样结构 DNA"或"polypodna"。碱基长达 90bp 的三个寡核苷酸退火获得三脚架分子，tripodna90。同样，通过每 90 个碱基 4、5、6 或 8 个寡核苷酸退火获得 tetrapodna90、pentapodna90、hexapodna90 和 octapodna90。AFM 成像符合分支结构的形成。对于这些分支 DNA 纳米结构设计的基本原理源于先前在 Y 形的 DNA 分子内发现与线性 DNA 双链相比免疫应答诱导力强的 CpG 基序。事实上,在这项工作中研究者证明,hexapodna90 和 octapodna90 样品的免疫活性高于 tripodna90 样品。

12.3.4 自组装的 RNA 纳米结构

正如上面提到的,不同于 DNA,RNA 主要作为单链多核苷酸而存在,这样使 RNA 能够根据序列呈现复杂的三级结构。各种各样技术的研究导致出现了识别 RNA 折叠的非传统的 DNA 折叠基序(reviewed in Leontis et al., 2006)。其中一种基序是茎-环结构,早期研究发现在 HIV RNA 的 6 个核苷酸的自我互补环模块,表明这些分子能够形成稳定的二聚体"吻环"复合物(Paillart et al., 1997)。最近,为了阐明来自于 Moloney 鼠白血病病毒(MMLV)的 RNA 接吻环二聚体在单分子牵拉试验中显示的异常稳定的分子机制,人们对其进行了分子动力学分析(Chen and Garcia, 2012)。分子动力学模拟实验显示,与连续打开一个普通的发夹结构相比,复合物经过构象重排从而导致结构解离需要更大的作用力。通过增加部分受损氢键的修复率,相邻的非配对环之间的腺嘌呤互相堆叠,进一步稳定了复合物。有人提出,瞬态中存在类似的机制,进一步稳定了 MMLV 二聚体,从而可以解释其他吻环复合物异乎寻常的稳定性。二聚体吻环复合物的结构是什么?它们能否组装成含有多个单体的纳米结构呢?它们组装时根据什么样的规则?这些问题与 DNA 纳米结构类似,可以使用原子力显微镜得以解决,接着我们将概括介绍一些最近的工作,这些工作涉及使用原子力显微镜形象化地展示环状 RNA 分子的纳米组装过程。

L.Jaeger 等的一系列工作表明(Chworos et al., 2004)用 AFM 直接证明了环环相互作用在将发夹环状 RNA 分子组装成方块状结构中的关键作用。在这些实验中,人们使用了含有两个发夹环的 RNA。关于单体结构的细节在论文中已有描述。每个 RNA 模块(tectoRNA)包含被称为"RA 模块"的小结构模块,在发夹之间夹角 90°。4 个 tectoRNA 组装成正方形是用吻环(KL)序列测定的。凝胶电泳实验表明,tectoRNA 组装成纳米方块,阳离子 Mg^{2+} 是组装的关键。值得注意的是,准正方形(tectosquares)可以在无分离的情况下用非变性 PAGE 凝胶来纯化,并证明准正方形用温度梯度凝胶电泳检测热稳定性。用 AFM 检测直接证明 tectoRNA 纳米组装成几何方形的形态。此外,正方形两侧的大小与预期值是相对应的。用菱形组装的外观被认为是一个倾斜的而不是平的四聚体,当平铺在云母表面时可变形。连接互补单链尾巴到单体上,可以让研究者用正方形组装成大的形状。因此这些数据直接证明强的环内相互作用使得环状 RNA 结构装配成稳定的系统。后来同组设计 RNA 结构可折叠成 13nm 直径的纳米立方体(Afonin et al., 2010)。这样的结构可以功能化地结合 RNA 适配体,可以用纳米架作为可设计的药物传递载体。

P.Guo 课题组利用另一个 RNA 茎-环系统证明通过吻环相互作用进行纳米装配(Guo et al., 1998; Guo, 2010; Shu et al., 2004)。一个小病毒原壳体 RNA(pRNA)在噬菌体 phi29 的原壳体包装病毒 DNA 时起着至关重要的作用。phi29 噬菌体中的 DNA 包装马达是由 6 个拷贝 pRNA 分子共同形成的六环结构。它结合前衣壳的头颈连接器(在衣壳上

DNA 进入和退出特定位点)是 DNA 包装的第一步。pRNA 分子间的环/环相互作用形成六环结构，其中包含两个区域：一个螺旋区和自我折叠区，包括 Shu 等所研究的左、右环(2004)。由 pRNA 分子间的环-环相互作用稳定的二聚体或三聚体之类的各种大小的 RNA 寡聚体形成的证明，是 AFM 用来验证预测装配工作的目标之一(Shu et al.，2011a，b，c；Tarapore et al.，2011；Zhou et al.，2011)。RNA 分子控制装配的主要目的是设计满足更高要求的各种各样的作为纳米技术和纳米医药应用中多价运输系统的具有多种功能的 RNA 纳米结构。

　　pRNA 分子的纳米组装最初是在低温操作下，利用低温原子力显微镜仪器研究的(80~90K)(Shu et al.，2004)。用 RNA 分子直接沉淀法来制备低温原子力显微镜所需要的 pRNA 样品。样品的制备可以用镁离子辅助程序和新鲜剥离的云母或经预处理的云母亚精胺。pRNA 分子的原子力显微镜成像证明 pRNA 可以通过程序化的螺旋区域和环相互作用形成二聚体、三聚体、棒状、三角形和 3D 排列(图 12.8)。例如，pRNA 二聚体(图 12.6a)显示一个杆状长(30.2±2.5)nm，宽(11.6±1.4)nm，三聚体显示一个三角形状每边都是(30.3±2.4)nm(图 12.8b)(Chen et al.，2000；Shu et al.，2004)。低温-AFM 的限制性因素之一是样品必须在制备后成像。若样品在准备箱中长期保存，会导致样品变质(Zhang et al.，1996，1997)。但需注意，使用 APS-云母样品制备过程和在空气中室温条件下操作 AFM 已经取得类似 RNA 设计的相似分辨率(Shu et al.，2011a；Shukla et al.，2011)。对 pRNA 纳米结构组装的主要目的是利用这些装配体作为靶向 siRNA 传送的工具。P.Guo 课题组近期发表的文章中显示了 pRNA 纳米结构的重要功能(Shukla et al.，2011；Zhou et al.，2011)。结果提示含有一个 HIVgp120-结合适配体的嵌合 RNA 纳米颗粒可特异性地结合并迅速进入表达 HIVgp120 细胞内并内化。此外，pRNA-适配体嵌合体也通过阻断病毒感染发挥 HIV 抑制作用。有两个例子将在下文中做简要的概括。

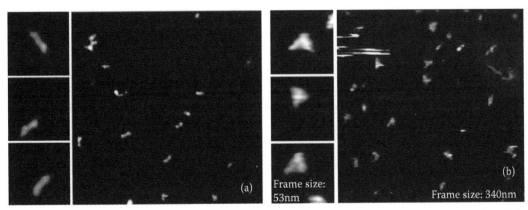

图 12.8　pRNA 二聚体(a)和三聚体(b)的低温-AFM 成像。图(a)(b)的帧大小都是相同的。(允许转载 Shu et al.，2004，1717-1723.Copyright 2004 A 美国化学学会。)

　　Shu 等(2011a)的研究表明，pRNA 分子被组装成 RNA 三叉接口(3WJ)。设计的原理图解如图 12.9a 所示。这个结构是通过三个 pRNA 寡核苷酸退火每个臂被短二聚体(8~9bp)

加以稳定。400nm×400nm 区域的 AFM 图像显示在(b)。图像中包含容易鉴定的 RNA 连接，通道中的 6 个 RNA 三叉接口图像显示在 AFM 图像的右侧。相邻的臂之间变化的角度表明结构的动态特性。结构本身是稳定的；它的组装不需要金属离子，当用蒸馏水稀释后，3WJ RNA 分子可在室温下保持数周而不解离。

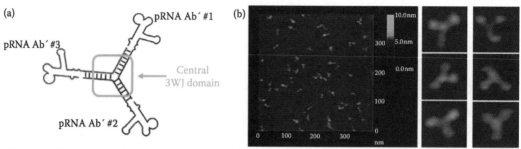

图 12.9　用 phi29 DNA 包装 RNA(pRNA)片段组装 RNA 三叉接口的设计(a)和 AFM 成像(b)。AFM 成像要求在空气中使用轻敲模式，样品是用 APS-云母方法制备的。(改编从 Shu et al.，Nat Nanotechnol，6，658-667，2011 得到授权。)

　　类似的方法也已经应用到有 4 个臂的分支设计(四叉接口，4WJ)(Haque，2012)。通过退火组装成有 4 个 RNA 寡核苷酸，进而组装成四叉接口结构，如图 12.10a 所示。该组装由 AFM 成像证明，在同一图上(b)解释说明。它是 500nm×500nm 成像，寡核苷酸主要组装成四叉接口，所以在这个领域中的其他种类是次要成分。注意同样三叉接口，相邻臂之间的角度变化表明连接的关节点是灵活的，允许臂移动。热熔解试验证明同样结构的高稳定性。重要的是，每个臂都可以用生物活性分子替代，如用于生物医学研究的小核糖核酸。四叉接口设计的功能通过实验证明作为传递 siRNA 的工具。结果表明，结构的基因沉默活性随着大量的 siRNA 分子结合四叉接口而增加。

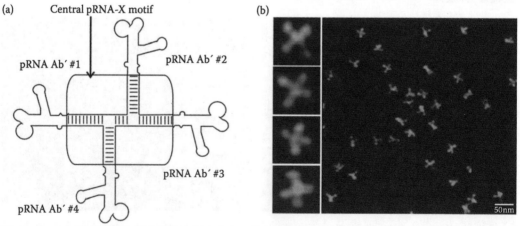

图 12.10　pRNA 四叉接口纳米颗粒在每个分支上有 pRNA 单体。PRNA-X-4pRNA 结构的示意图。相应的 AFM 成像要求在轻敲模式时使用 APS-云母。(改编从 Haque et al.，Nano Today，DOI:10.1016/j.nantod.2012.06.010，2012 得到授权。)

12.4　成像之外的功能：用 AFM 去折叠、解离和探测单个 RNA 分子

12.4.1　单链 RNA 的去折叠

　　McCarthy 和他的同事首次报道了基于 AFM 的 RNA 去折叠研究（Marsden et al.，2006）。他们用两个酵母解旋酶，eIF4A 和 Ded1（参与真核翻译的起始）进行了单 RNA 分子的解旋研究。我们将介绍一种新型的以力光谱方法为基础的 AFM，是根据单个 RNA 分子在 AFM 探头和相反的基板表面间"夹紧"的去折叠。为此作者利用两种不同功能的 RNA 定向束缚，通过共价键结合到金属基底（金硫醇通过硫醇化 5′端的核糖核酸结合），抗生物素蛋白-生物素通过生物素化的多聚 A 尾结合到抗生物素修饰的 AFM 探头。结果表明，Ded1 对 RNA 解旋的效率更高，便于 RNA 快速解旋。

　　在近期发表的文章中，Heus 和同事介绍了一种新方法，利用 AFM 力光谱法研究 RNA 相互反应（Heus et al.，2011），在 AFM 探头和表面间单链 RNA 分子"固定"后，从 HIV-1 基因组和腺嘌呤-敏感的核糖开关中研究反应元件（RRE）。RRE 的高亲和力结合位点的机械稳定性是由两个 ss-RNA 杂交后解离力检测的，它可以用 PEG 连接物共价连接 AFM 探头和相反的基板。作者发现，短 dsRNA 中的 dsRNA 具有与 dsDNA 双螺旋相似的机械解离情况，证明合作的破坏是在应用机械负荷情况下产生的。相比较，更先进的实验条件用于核糖开关去折叠研究。在缺乏配体的情况下记录力拓曲线，与翻译"关闭"状态的二级结构一样，这可能表明先前未报道的假结相互作用，可能与体内调控相关。这些研究证明，基于 AFM 探测 RNA 相互作用的广阔用途及研发探测 RNA 单分子敏感机械-化学设备的重要性。

12.4.2　解离的单链 RNA

　　Gaub 与其合作者的前期工作（Florin et al.，1994）表明，AFM 力/附着力检测可以用来探测特异性生物相互作用，在单分子水平上人们已经就相似研究设计了实验程序步骤。最初人们对生物素-亲和素相互作用进行了研究，包括各种抗原抗体系统，DNA-蛋白质相互作用和各种合成系统（Fritz et al.，1997）。2009 年，RNA-蛋白质相互作用的 AFM 力光谱学研究首次被报道用于经典配体-受体释放实验中（Fuhrmann et al.，2009）。作者通过动态单分子力谱学研究了拟南芥富含甘氨酸 RNA 结合蛋白 AtGRP8 与它的靶 RNA 的相互作用。为此，当 RNA 结合蛋白在基底表面被固定，RNA 基序通过一个 PEG 连接物共价连接 AFM 探头，如图 12.11 所示。一个强大的统计数据分析建立了，这证明在研究复杂的生物相互作用中是有用的。鉴别、分类和量化这些复杂的 RNA-蛋白质相互作用是可能的。两种不同的束缚态被发现，显示不同的特异性、刚性和亲和力。所估算的结合自由能和相应反应长度支持这样一个模型：特异性和功能性的结合是由快速的、非特异性的亚稳状态开始的。作者建议利用 SMFS 研究复杂的生物分子的相互作用，包括多价相互作用。在一个类似实验条件下，Heus 和他的同事首次通过 AFM 力光谱学说明了 REV-

肽-RRE 之间的相互作用(Zivkovic et al.，2012)。RRE 是 HIV 的 *env* 基因中一个编码 351
核苷酸的细长的发夹基序,在获得性免疫缺陷综合征病毒的生命周期后期结合 10 个拷贝
的 Rev 蛋白。通过这个复合物的形成,调节 HIV mRNA 的剪接和输出。因此,REV-RRE
系统是对于药物筛选研究的一个非常有趣的方法,提供了抗 HIV 可能性治疗。使用单分
子 AFM 力光谱学,在将多肽束缚到 AFM 探头同时 RRE 束缚到表面后,作者研究了 RNA-
蛋白质相互作用。他们利用了包含高亲和力结合位点的两个突变体。这能够将野生型与
报道中提到的未结合的突变体区分开来。重要的是,在一种用于 HIV 治疗的抗生素新霉
素存在下的竞争性实验证明解离的特异性及 RNA-肽相互作用的阻断。这表明 AFM-SMFS
作为 RNA 靶分子药物筛选工具的适用性。作者从相应的动态力模型中提出键参数,发
现经典的 Bell-Evans 法与 Raible 等介绍的更复杂的模型相一致(2006)。

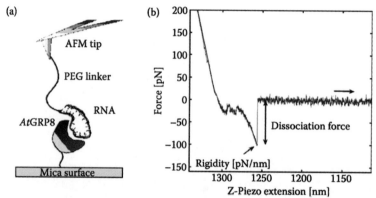

图 12.11　(a)一个基于 AFM 力光谱学解离的单分子实验结构。重组 RNA 结合蛋白(GST-AtGRP8)是共价
固定在云母表面。对应合成的 RNA 寡核苷酸通过聚乙烯(乙二醇)连接到一个氮化硅 AFM 悬臂的探头上。
(b)一个典型的力-距离曲线(仅展示了全部力-距循环的收缩部分)。一个二次多项式适用于在突然的解离事
件前的力-距离曲线的非线性部分(红线)。这个多项式解离点处的斜率称为"刚性",在解离点和力基础线
之间对应的力的不同称为"解离力"。[重新印刷自 Biophys J, 96, Fuhrmann et al.，Quantitative analysis of
single-molecule RNA-protein interaction，5030-5039，Copyright(2009)，获得 Elsevier 许可]

　　Allen 和他的同事首次对 dsRNA 基于原子力显微镜机械分离进行报道(Green et al.，
2004)。为此,通过 5′修饰 RNA,在共价金-硫醇连接下单链 RNA 修饰 AFM 探头,同时,
互补单链 RNA 修饰基板。随着 ssRNA 接近接触,进而发生杂交,在回缩基础上,诱导
可逆的机械分离。作者发现一个简单的 12 聚体双链 RNA 螺旋解离后与先前报道的 DNA
双螺旋相比具有类似长度。结合一个 UCU 凸起基序通过引入一个附加的接近束缚态的
阻碍为力诱导的解离格局增加的复杂性,使双链不稳定。结果发现在缺乏 Mg^{2+} 的情况下,
包含 UCU 凸出的双链不稳定,而单一的较短的双链却相对稳定。这些结果表明凸出的
基序影响 RNA 解离力。有趣的是,获得的数据和与先前报道能够很好地吻合,说明这
种方法能提高我们对 RNA 稳定性和分解动力学的理解。
　　Yadavalli 和 Zhang 报道了血管内皮生长因子与 RNA 适配体的单分子相互作用研究
(Zhang and Yadavalli，2010)。他们共价连接 RNA 适配体(5′-己硫醇修饰)到镀金 AFM 探头,
而靶分子-血管生成蛋白 VEGF-共价连接到一个反应性自组装单层暴露从表面与蛋白质的胺

功能反应形成酰胺键的 NHS 功能。作者发现不同 RNA 配体和 VEGF 的结合概率和力分布有变化。为证明其特异性，以缺少必须结合结构域的 VEGF121 作为靶分子，利用肝素封闭 VEGF165，来探测 anti-VEGF165 适配体。研究者发现在结合缓冲液中稳定镁离子的浓度发生变化时，一个刚性三级结构需要更强的力来切断适配体/蛋白复合物，不常发生解离事件。这证明了基于 AFM 的 SFM 对于设计以适配体为基础的设备与诊断工具的重要性。

12.4.3　作为高灵敏度传感器的 AFM 探头从活细胞中提取单个 mRNA

在最近发表的文献中，Wickramasinghe 和他的同事阐明了转染乳腺癌基因的活细胞的选择性 mRNA 表达谱(Nawarathna et al., 2011)。单个活细胞中提取到的 mRNA 分子可能只有约 10 分子/细胞的非常低的拷贝数。通过修饰 AFM 探头的结构可以创建介电电泳力，以实现静电吸附细胞核的 mRNA。另外，AFM 探头经过化学修饰只能与细胞核中的分子池中的靶 mRNA 杂交。作者成功地将其实验性概念与标准实验方法结合起来，非常适用于早期疾病检测和细胞生物学的基本研究。

12.4.4　在物质的量浓度机制下基于 AFM 的 mRNA 检测

最近，以 AFM 为基础的机械性能的研究获得了突破性进展(Sahin et al., 2007)。业已证明，高空间分辨率的实时同步形貌和机械性制图已可达分子水平(Dong et al., 2009)。除了样品形貌，力学参数如刚性、弹性模数和能量耗散都能同时定量反应。液相环境中可达到单分子的分辨率，如膜蛋白的动态力学特性的反应。值得注意的是，相比 ssDNA，表面吸附 ssDNA 和与它互补的 ssRNA 杂交过程可以被检测到，dsDNA/RNA 杂交刚度有明显的增加(Husale et al., 2009)。在渺摩尔级(attomolar，amol/L)浓度范围内，这些发现为人们展现了一种具有纳米机械、无标记读数和高灵敏性的崭新的分析方法。

12.5　结　　论

自 1986 年发明以来，原子力显微镜(AFM)已成为生命科学和纳米技术领域一个真正的有用平台，开拓了整个生物分子系统的结构和动态研究的新途径。特别是在过去的 25 年里，利用 AFM，核酸组装和核酸蛋白复合物被广泛研究。近年来，大量具有里程碑意义的 AFM 研究在 RNA 杂志上发表。这包括原子力显微镜成像和单分子力谱学研究及其他 RNA 探测应用。毫无疑问，AFM 将在 RNA 纳米技术的新兴领域作为特性和探测技术发挥关键作用。

致　　谢

本工作是由来自美国国立卫生研究院(1P01GM091743-01A1 和 1 R01 GM096039-01A1)，美国能源部资助 DE-FG02-08ER64579，美国国家科学基金会(EPS—1004094)和内布拉斯加州的研究计划的 YLL 资助金支持。PMS 承认通过 MESA+特温特大学纳米技术研究所的资金支持。

参 考 文 献

Adamcik, J., Klinov, D.V., Witz, G. et al., 2006. Observation of single-stranded DNA on mica and highly oriented pyrolytic graphite by atomic force microscopy. *FEBS Lett* 580, 5671–5.

Afonin, K.A., Bindewald, E., Yaghoubian, A.J. et al., 2010. In vitro assembly of cubic RNA-based scaffolds designed in silico. *Nat Nanotechnol* 5, 676–82.

Alexander, S., Hellemans, L., Marti, O. et al., 1989. An atomic-resolution atomic-force microscope implemented using an optical-lever. *J Appld Phys* 65, 164–7.

Allen, M.J., Dong, X.F., O'Neill, T.E. et al., 1993. Atomic force microscope measurements of nucleosome cores assembled along defined DNA sequences. *Biochemistry* 32, 8390–6.

Bezanilla, M., Srinivas, M., Laney, D.E. et al., 1995. Adsorption of DNA to mica, silylated mica, and minerals: Characterization by atomic force microscopy. *Langmuir* 11, 655–9.

Binnig, G., Quate, C.F., Gerber, C., 1986. Atomic Force Microscope. *Phys Rev Lett* 56, 930–3.

Brack, C., 1981. DNA electron microscopy. *CRC Crit Rev Biochem* 10, 113–69.

Bustamante, C., Erie, D.A., Keller, D., 1994. Biochemical and structural applications of scanning force microscopy. *Curr Opin Struct Biol* 4, 750–60.

Bustamante, C., Guthold, M., Zhu, X. et al., 1999. Facilitated target location on DNA by individual *Escherichia coli* RNA polymerase molecules observed with the scanning force microscope operating in liquid. *J Biol Chem* 274, 16665–8.

Bustamante, C., Rivetti, C., Keller, D.J., 1997. Scanning force microscopy under aqueous solutions. *Curr Opin Struct Biol* 7, 709–16.

Bustamante, C., Vesenka, J., Tang, C.L. et al., 1992. Circular DNA molecules imaged in air by scanning force microscopy. Biochemistry 31, 22–6.

Bustanji, Y., Arciola, C.R., Conti, M. et al., 2003. Dynamics of the interaction between a fibronectin molecule and a living bacterium under mechanical force. *Proc Natl Acad Sci USA* 100, 13292–7.

Callies, C., Schön, P., Liashkovich, I. et al., 2009. Simultaneous mechanical stiffness and electrical potential measurements of living vascular endothelial cells using combined atomic force and epifluorescence microscopy. *Nanotechnology* 20, 175104.

Chen, A.A., Garcia, A.E., 2012. Mechanism of enhanced mechanical stability of a minimal RNA kissing complex elucidated by nonequilibrium molecular dynamics simulations. *Proc Natl Acad Sci USA* 109, E1530–9.

Chen, C., Sheng, S., Shao, Z. et al., 2000. A dimer as a building block in assembling RNA. A hexamer that gears bacterial virus phi29 DNA-translocating machinery. *J Biol Chem* 275, 17510–16.

Cheng, H., Zhang, K., Libera, J.A. et al., 2006. Polynucleotide adsorption to negatively charged surfacesin divalent salt solutions. *Biophys J* 90, 1164–74.

Chworos, A., Severcan, I., Koyfman, A.Y. et al., 2004. Building programmable jigsaw puzzles with RNA. *Science* 306, 2068–72.

Dahlgren, P.R., Lyubchenko, Y.L., 2002. Atomic force microscopy study of the effects of Mg(2+) and other divalent cations on the end-to-end DNA interactions. *Biochemistry* 41, 11372–8.

Das, R., Mills, T.T., Kwok, L.W. et al., 2003. Counterion distribution around DNA probed by solution x-ray scattering. *Phys Rev Lett* 90, 188103.

Dong, M.D., Husale, S., Sahin, O., 2009. Determination of protein structural flexibility by microsecond force spectroscopy. *Nat Nanotechnol* 4, 514–17.

Drake, B., Prater, C.B., Weisenhorn et al., 1989. Imaging crystals, polymers, and processes in water with the atomic force microscope. *Science* 243, 1586–9.

Dubrovin, E.V., Gerritsen, J.W., Zivkovic, J. et al., 2010. The effect of underlying octadecylamine monolayer on the DNA conformation on the graphite surface. *Colloids Surf B* 76, 63–9.

Evans, C.G., Hariadi, R.F., Winfree, E., 2012. Direct atomic force microscopy observation of DNA tile crystal growth at the single-molecule level. *J Am Chem Soc* 134, 10485–92.

Fernandez, J.M., Li, H.B., 2004. Force-clamp spectroscopy monitors the folding trajectory of a single protein. *Science* 303, 1674–8.

Florin, E.L., Moy, V.T., Gaub, H.E., 1994. Adhesion forces between individual ligand-receptor pairs. *Science* 264, 415–17.

Fritz, J., Anselmetti, D., Jarchow, J. et al., 1997. Probing single biomolecules with atomic force microscopy. *J Struct Biol* 119, 165–71.

Fuhrmann, A., Schoening, J.C., Anselmetti, D. et al., 2009. Quantitative analysis of single-molecule RNA–protein interaction. *Biophys J* 96, 5030–9.

Goksu, E.I., Vanegas, J.M., Blanchette, C.D. et al., 2009. AFM for structure and dynamics of biomembranes. *Biochim Biophys Acta* 1788, 254–66.

Green, N.H., Williams, P.M., Wahab, O. et al., 2004. Single-molecule investigations of RNA dissociation. *Biophys J* 86, 3811–21.

Guo, P., 2010. The emerging field of RNA nanotechnology. *Nat Nanotechnol* 5, 833–42.

Guo, P., Zhang, C., Chen, C. et al., 1998. Inter-RNA interaction of phage phi29 pRNA to form a hexameric complex for viral DNA transportation. *Mol Cell* 2, 149–55.

Hamon, L., Pastre, D., Dupaigne et al., 2007. High-resolution AFM imaging of single-stranded DNA-binding (SSB) protein–DNA complexes. *Nucleic Acids Res* 35, e58.

Han, W., Dlakic, M., Zhu, Y.J. et al., 1997. Strained DNA is kinked by low concentrations of Zn2+. *Proc Natl Acad Sci USA* 94, 10565–70.

Han, W.H., Lindsay, S.M., Dlakic, M. et al., 1997c. Kinked DNA. *Nature* 386, 563.

Hansma, H.G., Bezanilla, M., Zenhausern, F. et al., 1993. Atomic force microscopy of DNA in aqueous solutions. *Nucleic Acids Res* 21, 505–12.

Hansma, H.G., Golan, R., Hsieh, W. et al., 1998. DNA condensation for gene therapy as monitored by atomic force microscopy. *Nucleic Acids Res* 26, 2481–7.

Hansma, H.G., Laney, D.E., 1996. DNA binding to mica correlates with cationic radius: Assay by atomic force microscopy. *Biophys J* 70, 1933–9.

Haque, F.S., Shu, D., Shu, Y. et al., 2012. Ultrastable synergistic tetravalent RNA nanoparticles for targeting to cancers. *Nano Today*, DOI: 10.1016/j.nantod.2012.06.010.

Hegner, M., Wagner, P., Semenza, G., 1993. Immobilizing DNA on gold via thiol modification for atomic force microscopy imaging in buffer solutions. *FEBS Lett* 336, 452–6.

Heus, H.A., Puchner, E.M., van Vugt-Jonker, A.J. et al., 2011. Atomic force microscope-based single-molecule force spectroscopy of RNA unfolding. *Anal Biochem* 414, 1–6.

Holliday, R., 1964. A mechanism for gene conversion in fungi. *Genet Res* 5, 282–304.

Hsieh, S., Chao, W.-J., Hsieh, C.-W., 2009. Improved performance of aminopropylsilatrane over aminopropyltriethoxysilane as an adhesive film for anchoring gold nanoparticles on silicon surfaces. *J Nanosci Nanotechnol* 9, 2894–901.

Husale, S., Persson, H.H.J., Sahin, O., 2009. DNA nanomechanics allows direct digital detection of complementary DNA and microRNA targets. *Nature* 462, 1075–8.

Ikai, A., 1996. STM and AFM of bio/organic molecules and structures. *Surf Sci Rep* 26, 261–332.

Jiang, X., Lin, X., 2004. Atomic force microscopy of DNA self-assembled on a highly oriented pyrolytic graphite electrode surface. *Electrochem Commun* 6, 873–9.

Jing, T.W., Jeffrey, A.M., Derose, J.A. et al., 1993. Structure of hydrated oligonucleotides studied by in-situ scanning-tunneling-microscopy. *Proc Natl Acad Sci USA* 90, 8934–8.

Kasas, S., Thomson, N.H., Smith, B.L. et al., 1997. *Escherichia coli* RNA polymerase activity observed using atomic force microscopy. *Biochemistry* 36, 461–8.

Keller, R.W., Keller, D.J., Bear, D. et al., 1992. Electrodeposition procedure of E. coli RNA polymerase onto gold and deposition of E. coli RNA polymerase onto mica for observation with scanning force microscopy. *Ultramicroscopy* 42–44 (Pt B), 1173–80.

Kienberger, F., Costa, L.T., Zhu, R. et al., 2007. Dynamic force microscopy imaging of plasmid DNA and viral RNA. *Biomaterials* 28, 2403–11.

Leontis, N.B., Lescoute, A., Westhof, E., 2006. The building blocks and motifs of RNA architecture. *Curr Opin Struct Biol* 16, 279–87.

Liang, J., Castronovo, M., Scoles, G., 2012. DNA as invisible ink for AFM nanolithography. *J Am Chem Soc* 134, 39–42.

Lilley, D.M., 2008. Analysis of branched nucleic acid structure using comparative gel electrophoresis. *Q Rev Biophys* 41, 1–39.

Lindsay, S.M., Nagahara, L.A., Thundat, T. et al., 1989. STM and AFM images of nucleosome DNA under water. *J Biomol Struct Dyn* 7, 279–87.

Lindsay, S.M., Tao, N.J., DeRose, J.A. et al., 1992. Potentiostatic deposition of DNA for scanning probe microscopy. *Biophys J* 61, 1570–84.

Liphardt, J., Onoa, B., Smith, S.B. et al., 2001. Reversible unfolding of single RNA molecules by mechanical force. *Science* 292, 733–7.

Liu, Z., Li, Z., Zhou, H. et al., 2005. Observation of the mica surface by atomic force microscopy. *Micron* 36, 525–31.

Lushnikov, A.Y., Bogdanov, A., Lyubchenko, Y.L., 2003. DNA recombination: Holliday junctions dynamics and branch migration. *J Biol Chem* 278, 43130–4.

Lyubchenko, Y.L., Blankenship, R.E., Gall, A.A. et al., 1996. Atomic force microscopy of DNA, nucleo-proteins and cellular complexes: The use of functionalized substrates. *Scanning Microsc Suppl* 10, 97–107 (discussion 107–109).

Lyubchenko, Y.L., Gall, A.A., Shlyakhtenko, L.S. et al., 1992a. Atomic force microscopy imaging of double stranded DNA and RNA. *J Biomol Struct Dyn* 10, 589–606.

Lyubchenko, Y.L., Gall, A.A., Shlyakhtenko, L.S., 2001. Atomic force microscopy of DNA and pro-tein–DNA complexes using functionalized mica substrates. *Methods Mol Biol* 148, 569–78.

Lyubchenko, Y.L., Jacobs, B.L., Lindsay, S.M., 1992b. Atomic force microscopy of reovirus dsRNA—a routine technique for length measurements. *Nucleic Acids Res* 20, 3983–6.

Lyubchenko, Y.L., Shlyakhtenko, L.S., 1997. Visualization of supercoiled DNA with atomic force microscopy in situ. *Proc Natl Acad Sci USA* 94, 496–501.

Lyubchenko, Y.L., Shlyakhtenko, L.S., 2009. AFM for analysis of structure and dynamics of DNA and protein–DNA complexes. *Methods* 47, 206–13.

Lyubchenko, Y.L., Shlyakhtenko, L.S., Aki, T. et al., 1997. Atomic force microscopic demonstration of DNA looping by GalR and HU. *Nucleic Acids Res* 25, 873–6.

Lyubchenko, Y.L., Shlyakhtenko, L.S., Ando, T., 2011. Imaging of nucleic acids with atomic force microscopy. *Methods* 54, 274–83.

Lyubchenko, Y.L., Shlyakhtenko, L.S., Gall, A.A., 2009. Atomic force microscopy imaging and prob-ing of DNA, proteins, and protein DNA complexes: Silatrane surface chemistry. *Methods Mol Biol* 543, 337–51.

Marsden, S., Nardelli, M., Linder, P. et al., 2006. Unwinding single RNA molecules using helicases involved in eukaryotic translation initiation. *J Mol Biol* 361, 327–35.

Medalia, O., Englander, J., Guckenberger, R. et al., 2002. AFM imaging in solution of protein–DNA complexes formed on DNA anchored to a gold surface. *Ultramicroscopy* 90, 103–12.

Meyer, G., Amer, N.M., 1988. Novel optical approach to atomic force microscopy. *Appl Phys Lett* 53, 1045–7.

Mou, J., Czajkowsky, D.M., Zhang, Y. et al., 1995. High-resolution atomic-force microscopy of DNA: The pitch of the double helix. *FEBS Lett* 371, 279–82.

Nawarathna, D., Chang, R., Nelson, E. et al., 2011. Targeted messenger RNA profiling of transfected breast cancer gene in a living cell. *Anal Biochem* 408, 342–4.

Nishikawa, M., Mizuno, Y., Mohri, K. et al., 2011. Biodegradable CpG DNA hydrogels for sustained delivery of doxorubicin and immunostimulatory signals in tumor-bearing mice. *Biomaterials* 32, 488–94.

Noy, A., Vezenov, D.V., Lieber, C.M., 1997. Chemical force microscopy. *Annu Rev Mater Sci* 27, 381–421.

Ohshiro, T., Maeda, M., 2010. Single-molecule imaging of DNA duplexes immobilized on surfaces with a scanning tunneling microscope. *Chem Commun* 46, 2581–3.

Oliveira Brett, A.M., Chiorcea Paquim, A.-M., 2005. DNA imaged on a HOPG electrode surface by AFM with controlled potential. *Bioelectrochemistry* 66, 117–24.

Oussatcheva, E.A., Shlyakhtenko, L.S., Glass, R. et al., 1999. Structure of branched DNA molecules: Gel retardation and atomic force microscopy studies. *J Mol Biol* 292, 75–86.

Paillart, J.C., Westhof, E., Ehresmann, C. et al., 1997. Non-canonical interactions in a kissing loop complex: The dimerization initiation site of HIV-1 genomic RNA. *J Mol Biol* 270, 36–49.

Pastre, D., Hamon, L., Sorel, I. et al., 2009. Specific DNA–protein interactions on mica investigated by atomic force microscopy. *Langmuir* 26, 2618–23.

Pastre, D., Pietrement, O., Fusil, S. et al., 2003. Adsorption of DNA to mica mediated by divalent counterions: A theoretical and experimental study. *Biophys J* 85, 2507–18.

Pinheiro, A.V., Han, D., Shih, W.M. et al., 2011. Challenges and opportunities for structural DNA nanotechnology. *Nat Nanotechnol* 6, 763–72.

Raible, M., Evstigneev, M., Bartels, F.W. et al., 2006. Theoretical analysis of single-molecule force spectroscopy experiments: Heterogeneity of chemical bonds. *Biophys J* 90, 3851–64.

Rekesh, D., Lyubchenko, Y., Shlyakhtenko, L.S. et al., 1996. Scanning tunneling microscopy of mercapto-hexyl-oligonucleotides attached to gold. *Biophys J* 71, 1079–86.

Rief, M., Gautel, M., Oesterhelt, F. et al., 1997. Reversible unfolding of individual titin immunoglobulin domains by AFM. *Science* 276, 1109–12.

Riener, C.K., Kienberger, F., Hahn, C.D. et al., 2003. Heterobifunctional crosslinkers for tethering single ligand molecules to scanning probes. *Anal Chim Acta* 497, 101–14.

Sahin, O., Magonov, S., Su, C. et al., 2007. An atomic force microscope tip designed to measure time-varying nanomechanical forces. *Nat Nanotechnol* 2, 507–14.

Seeman, N.C., 2005. From genes to machines: DNA nanomechanical devices. *Trends Biochem Sci* 30, 119–25.

Severin, M., Barner, J., Kalachev, A.A. et al., 2004. Manipulation and overstretching of genes on solid substrates. *Nano Lett* 4, 577–9.

Shao, Z., Mou, J., Czajkowsky, D.M. et al., 1996. Biological atomic force microscopy: What is achieved and what is needed. *Adv Phys* 45, 1–86.

Shlyakhtenko, L.S., Gall, A.A., Filonov, A. et al., 2003a. Silatrane-based surface chemistry for immobilization of DNA, protein–DNA complexes and other biological materials. *Ultramicroscopy* 97, 279–87.

Shlyakhtenko, L.S., Hsieh, P., Grigoriev, M. et al., 2000a. A cruciform structural transition provides a molecular switch for chromosome structure and dynamics. *J Mol Biol* 296, 1169–73.

Shlyakhtenko, L.S., Miloseska, L., Potaman, V.N. et al., 2003b. Intersegmental interactions in supercoiled DNA: Atomic force microscope study. *Ultramicroscopy* 97, 263–70.

Shlyakhtenko, L.S., Potaman, V.N., Sinden, R.R. et al., 2000b. Structure and dynamics of three-way DNA junctions: Atomic force microscopy studies. *Nucleic Acids Res* 28, 3472–7.

Shu, D., Moll, W.-D., Deng, Z. et al., 2004. Bottom-up assembly of RNA arrays and superstructures as potential parts in nanotechnology. *Nano Lett* 4, 1717–23.

Shu, D., Shu, Y., Haque, F. et al., 2011a. Thermodynamically stable RNA three-way junction for constructing multifunctional nanoparticles for delivery of therapeutics. *Nat Nanotechnol* 6, 658–67.

Shu, Y., Cinier, M., Fox, S.R. et al., 2011b. Assembly of therapeutic pRNA–siRNA nanoparticles using bipartite approach. *Mol Ther* 19, 1304–11.

Shu, Y., Cinier, M., Shu, D. et al., 2011c. Assembly of multifunctional phi29 pRNA nanoparticles for specific delivery of siRNA and other therapeutics to targeted cells. *Methods* 54, 204–14.

Shukla, G.C., Haque, F., Tor, Y. et al., 2011. A boost for the emerging field of RNA nanotechnology. *ACS Nano* 5, 3405–18.

Solis, F.J., 2002. Phase diagram of dilute polyelectrolytes: Collapse and redissolution by association of counterions and co-ions. *J Chem Phys* 117, 9009–15.

Spagnoli, C., Korniakov, A., Ulman, A. et al., 2005. Hyaluronan conformations on surfaces: Effect of surface charge and hydrophobicity. *Carbohydr Res* 340, 929–41.

Tanigawa, M., Okada, T., 1998. Atomic force microscopy of supercoiled DNA structure on mica. *Anal Chim Acta* 365, 19–25.

Tarapore, P., Shu, Y., Guo, P. et al., 2011. Application of phi29 motor pRNA for targeted therapeutic delivery of siRNA silencing metallothionein-IIA and survivin in ovarian cancers. *Mol Ther* 19, 386–94.

Thomson, N.H., Kasas, S., Smith et al., 1996. Reversible binding of DNA to mica for AFM *Imaging Langmuir* 12, 5905–8.

Thundat, T., Allison, D.P., Warmack, R.J. et al., 1992. Atomic force microscopy of DNA on mica and chemically modified mica. *Scanning Microsc* 6, 911–18.

Verbelen, C., Dufrêne, Y.F., 2009. Direct measurement of Mycobacterium–fibronectin interactions. *Integr Biol* 1, 296–300.

Vesenka, J., Guthold, M., Tang, C.L. et al., 1992. Substrate preparation for reliable imaging of DNA molecules with the scanning force microscope. *Ultramicroscopy* 42–44 (Pt B), 1243–9.

Wagner, P., Hegner, M., Kernen, P. et al., 1996. Covalent immobilization of native biomolecules onto Au(111) via N-hydroxysuccinimide ester functionalized self-assembled monolayers for scanning probe microscopy. *Biophys J* 70, 2052–66.

Wagner, P., Kernen, P., Hegner, M. et al., 1994. Covalent anchoring of proteins onto gold-directed NHS-terminated self-assembled monolayers in aqueous buffers: SFM images of clathrin cages and triskelia. *FEBS Lett* 356, 267–71.

Wang, T.-W., Lu, H.-Y., Lou, P.-J. et al., 2008. Application of highly sensitive, modified glass substrate-based immuno-PCR on the early detection of nasopharyngeal carcinoma. *Biomaterials* 29, 4447–54.

Wiggins, P.A., Van der Heijden, T., Moreno-Herrero et al., 2006. High flexibility of DNA on short length scales probed by atomic force microscopy. *Nat Nanotechnol* 1, 137–41.

Yang, J., Takeyasu, K., Shao, Z., 1992. Atomic force microscopy of DNA molecules. *FEBS Lett* 301, 173–6.

Yonghai, S., Zhuang, L., Zhiguo, L. et al., 2005. Immobilization of DNA on 11-mercaptoundecanoic acid-modified gold (111) surface for atomic force microscopy imaging. *Microsc Res Tech* 68, 59–64.

Zhang, K., Qi, H., Li, H. et al., 2009. Visualization of cellular DNA crosslinks by atomic force microscopy. *Scanning* 31, 75–82.

Zhang, X.J., Yadavalli, V.K., 2010. Molecular interaction studies of vascular endothelial growth factor with RNA aptamers. *Analyst* 135, 2014–21.

Zhang, Y., Shao, Z., Somlyo, A.P. et al., 1997. Cryo-atomic force microscopy of smooth muscle myosin. *Biophys J* 72, 1308–18.

Zhang, Y., Sheng, S., Shao, Z., 1996. Imaging biological structures with the cryo atomic force microscope. *Biophys J* 71, 2168–76.

Zheng, J., Li, Z., Wu, A. et al., 2003. AFM studies of DNA structures on mica in the presence of alkaline earth metal ions. *Biophys Chem* 104, 37–43.

Zhong, Q., Inniss, D., Kjoller, K. et al., 1993. Fractured polymer/silica fiber surface studied by tapping mode atomic force microscopy. *Surf Sci Lett* 290, L688–92.

Zhou, J., Shu, Y., Guo, P. et al., 2011. Dual functional RNA nanoparticles containing phi29 motor pRNA and anti-gp120 aptamer for cell-type specific delivery and HIV-1 inhibition. *Methods* 54, 284–94.

Zivkovic, J., Janssen, L., Alvarado, F. et al., 2012. Force spectroscopy of Rev-peptide–RRE interaction from HIV-1. *Soft Matter* 8, 2103–9.

第 13 章　RNA 纳米颗粒的单分子研究技术

Hui Zhang(张慧)，Chris Richards，Zhengyi Zhao(赵征怡)，and Peixuan Guo(郭培宣)
翻译：张晓娟　校对：陈龙欣，张　慧

13.1　引　　言

　　近年来，RNA 纳米技术在癌症治疗方面的应用受到越来越多的关注(Guo et al.，2010；Guo，2010；Shu et al.，2011)。RNA 纳米颗粒能够携带药物或者 siRNA 用于治疗疾病。研究这种 RNA 纳米颗粒分子内和分子间相互作用及构象变化对于提高这种RNA 纳米颗粒药物的稳定性和功能具有根本性的重要作用。在单分子水平上的荧光成像技术能够方便直观地研究一个分子在生理环境下的行为(Weiss，1999；Ha，2001；Yanagida and Ishijima，2003；Chu，2003)。与组合研究相比，单分子技术在很多方面体现出优势，如在多相混合物或不同期的反应中区分出亚群，而且能够在生物复合体中进行亚基的纳米级和化学计量法的定位。对于 RNA 而言，单分子水平的成像能够展现出在混合物中每一个 RNA 分子的细节信息(如化学计量测定或者距离测定)，以研究其在折叠和执行功能时的动力学和热力学(Rueda et al.，2004；Bokinsky and Zhuang，2005；Ditzler et al.，2007；Karunatilaka and Rueda，2009)。

13.2 单分子荧光显微成像技术

为了减少由荧光基团荧光强度过高所导致的非特异性背景，确保所检测到的信号仅仅来自于一个分子，必须通过缩减样品的激发(或检测)量体积以最小化测量的体积，而最常用的方法是共聚焦和内部全反射技术(TIR)。

共聚焦显微镜技术通过在位于探测器前面的共轭平面上使用针孔去除焦外光和限制激光束的大小，达到高效降低背景的目的。高敏感的雪崩光电二极管(APD)或者光电倍增管(PMT)用于在超级小的激发体积(通常在皮升级)内探测单个分子。然而这个技术不能用于同时探测多个分子(Weiss，1999)。

内部全反射荧光(TIRF)具有同时检测多个分子的优势(图 13.1)。内部全反射(TIR)发生在具有较大折射指数的光学介质(如玻璃)和具有较小折射指数的介质(如水或者水溶液)之间的界面。当激光激发的入射角大于临界角时，激发光束全部反射回玻璃，在界面之间产生了一个消逝场。仅仅位于 TIRF 界面(一般进入第二介质 100~200nm)的分子被激发，这样就去除了来自于大量溶液中的背景。在 TIRF 成像系统中常常用到电荷耦合元件(CCD)探测器(Weiss，1999)。

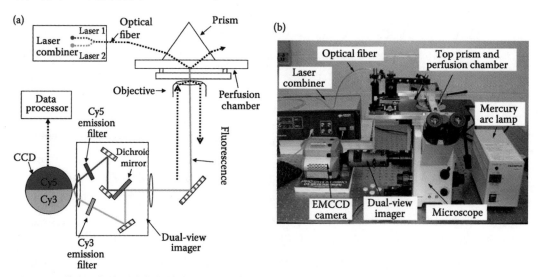

图 13.1 带有双色检测功能的单分子 TIRF 装置。(a)装置示意图。[经来自麦克米伦出版有限公司和 EMBO J(Shu et al.，2007)允许重印，版权(2007)]。(b)TIRF 装置的照片。(经允许改编自 Zhang, H. et al.，RNA，13，1793-1802，2007)。

由于消逝场的穿透深度有限，在 TIRF 成像中常常需要将样品通过抗原/抗体反应或者生物素/亲和素结合固定到一种表面。然而表面干扰可能影响了与之结合的生物分子的动力学特征，这个问题能够通过将单个分子封装入小泡得到解决，以在小范围内保持生物分子的原生环境(Okumus et al.，2004；Cisse et al.，2007；Okumus et al.，2009；Ouellet et al.，2010)。在小泡内维持相当高的浓度也防止了由于样品成分的高

*K*d 而引起的解离(Okumus et al.，2004；Cisse et al.，2007；Okumus et al.，2009；Ouellet et al.，2010)。另外，多孔泡的使用也允许在观察中方便地进行缓冲液的置换(Okumus et al.，2009)。

13.3　利用单分子成像技术进行化学计量

光学显微镜的空间分辨率由于衍射极限而受到限制。当两个荧光基团存在于 200nm 以内的时候，传统的光学成像已无法区分，也无法进行纳米级颗粒的化学计量。近年来，出现了多种成像技术以克服这种衍射极限(Hell and Wichmann，1994；Klar et al.，2000；Gordon et al.，2004；Qu et al.，2004；Yildiz and Selvin，2005；Balci et al.，2005；Churchman et al.，2005；Rust et al.，2006；Betzig et al.，2006；Hess et al.，2006；Huang et al.，2008；Michelotti et al.，2010)，也包括通过光漂白分析进行化学计量(Leake et al.，2006；Shu et al.，2007；Zhang et al.，2007；Das et al.，2007；Ding et al.，2009；Arumugam et al.，2009；Zhang et al.，2009a；Simonson et al.，2010)。一个荧光基团当超时暴露于光源时，将由于光化学破坏而永久性失去发出荧光的能力，这种现象称为"光漂白"，单个基团荧光强度的下降呈量子化，从而能够被量化。利用这个特征，我们能够获得以光漂白追踪为基础的化学计量信息。单分子的光漂白分析技术被用于直接计算银环蛇毒素在哺乳动物细胞中与烟碱型乙酰胆碱受体的结合位点的数目(Simonson et al.，2010)、在膜蛋白复合体中荧光标记的亚单位的个数(Leake et al.，2006；Das et al.，2007)、淀粉样蛋白低聚物的数目(Ding et al.，2009)，以及 T4 噬菌体蛋白复合体中解旋酶的数目(Arumugam et al.，2009)。

光漂白分析用于对 RNA 复合体进行化学计量，例如，直接计算一个活性 phi29 DNA 包装马达中包装 RNA(pRNA)的数量(图 13.2a~图 13.2c)(Shu et al.，2007；Zhang et al.，2007；Zhang et al.，2009a)。phi29 DNA 包装马达以一个环形的 pRNA 为齿轮，该 pRNA 的化学计量学研究仍处于激烈争论中(Guo et al.，1998；Zhang et al.，1998；Chen et al.，2000；Simpson et al.，2000；Shu et al.，2007；Morais et al.，2008)。马达的尺寸有数十纳米，当结合到病毒原壳上时，多聚化的环形荧光标记 pRNA 在单分子成像时由于有限的光学分辨率而呈现出一个荧光点，所以直接计算单个 Cy3 荧光基团标记的 pRNA 分子是无法实现的。因此，一个荧光点中单个标记的荧光 pRNA 的拷贝数可以通过光漂白分析法进行计算，即一步一步计算光强度下降的量来实现(图 13.2c)。鉴于 pRNA 的不完全标记，需要利用二项分布进行统计分析。由此确证 pRNA 分子的真实拷贝数是 6 个。同样的方法也用于对一个停止的包装马达中的 pRNA 进行化学计量，结果表明在 DNA 转位之前和转位进行时 DNA 的包装马达上存在一个六聚化的 pRNA(Shu et al.，2007)。而且揭示 pRNA 和病毒原壳之间互作的方式在于能够形成一个紧密而静止的 pRNA 环(图 13.2d)(Xiao et al.，2008)。

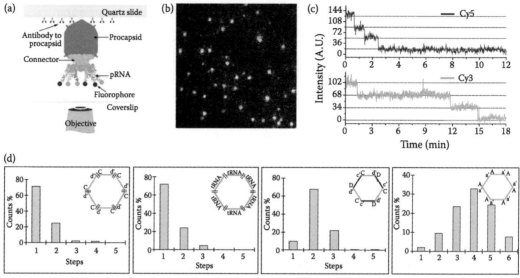

图 13.2　在 phi29 DNA 包装马达上,通过单分子光漂白成像技术进行的 pRNA 化学计量学研究。(a)在马达上 pRNA 的双色检测和光漂白成像分析的实验设置。pRNA 分子用两种不同的荧光基团(Cy3 和 Cy5)标记。(b)在同一张图像上 Cy3 和 Cy5 信号的叠加图像(红色:Cy5;绿色:Cy3;黄色:Cy3 和 Cy5 的叠加)。(c)在同一个马达上荧光标记的 pRNA 的光漂白成像轨迹。[经来自麦克米伦出版有限公司和 EMBO J(Shu et al. 2007)允许重印,版权(2007)。](d)包含 Cy3 标记 pRNA 的"病毒原壳"光漂白成像步骤的直方图,不同的 RNA 类型用不同的插图表示。"‖"表示在环形成中的断开。(经牛津大学出版社允许改编自 Xiao,F. et al.,Nucleic Acids Res,2008。)

13.4　利用单分子成像技术确定分子内和分子间的距离

13.4.1　单分子荧光共振能量转移技术(smFRET)

当一种荧光基团(供体)的发射波长与另一种荧光基团(受体)的激发波长之间有大幅的交叠时,供体的激发能量可能转移给受体,前提是这两个荧光基团是在一定的距离范围之内的(一般是 1~10nm)。由于这个过程的能量值(E)高度依赖于供体/受体的间距(R),FRET 广泛地应用于测量或者监控生物样本中分子间距离的改变。这种测定是基于以下的 Förster 方程:

$$E = \frac{1}{1+(R/R_0)^6}$$

在这个方程中,R_0 是 Förster 半径,指的是当供体/受体间 FRET 效率是 50%时的距离。FRET 研究可检测的范围依赖于所使用的供体/受体对,通常所用的染料对是 2~8nm。研究表明标记在两个双链 DNA(或双链 RNA、RNA/DNA)末端的 FRET 染料对的效率符合 Förster 理论(Deniz et al.,1999;Norman et al.,2000;Iqbal et al.,2008;Cherny et al.,2009;Shu et al.,2010)。FRET 技术已经用来研究 RNA 分子的整体结构,并已经测量了 tRNA 分子内的分子间距离(Yang and Soll，1974)、核糖酶分子内的分子间距离(Tuschl et al.，1994；Walter et al.，1998；Murchie et al.，1998)，或在 phi29 pRNA 分子复合体中分子间的间距(图 13.3)(Shu et al.，2010)。由 FRET 测量所得到的距离参数已经用于构建 RNA 分子的 3D 模型(Tuschl et al.，1994；Shu et al.，2010)。

　　RNA 单分子 FRET 技术的一个关键步骤是产生在既定位置带有一个单独的 FRET 荧光对的双链 RNA 分子。有几种标记技术已经应用于制备用于 FRET 研究的 RNA 样本。特别是对于核酶中的核心连接结构(Walter et al.，1998；Murchie et al.，1998；Okumus et al.，2004；Ouellet et al.，2010)来说，通过固相寡核苷酸合成法产生的短的荧光标记寡核苷酸进行退火或者连接是一种常用的方法。另外，荧光基团能够通过使用染料标记的 AMP 或 GMP 为底物进行体外转录，从而共价连接于 RNA 的 5′端(Huang，2003；Li et al.，2005)。单磷酸化合物由于无法进行链延伸而能够使之标记于 5′端的核苷酸上。唯独在 phi29 pRNA 系统中，一个环形置换策略(Zhang et al.，1995；Zhang et al.，1997)用于在既定位置打开一个新的 5′端进行单荧光标记(同样是在体外转录)，而不会影响 pRNA 的折叠和生物功能(Shu et al.，2010)。也可以通过转录后偶联的方法进行标记，从而将携带官能团的荧光基团标记于胺化或巯基修饰的 RNA 分子上(Roy et al.，2008)。利用这种技术，Roy 等对几种用于单分子 FRET 技术的荧光基团的荧光性质进行了比较(Roy et al.，2008)。

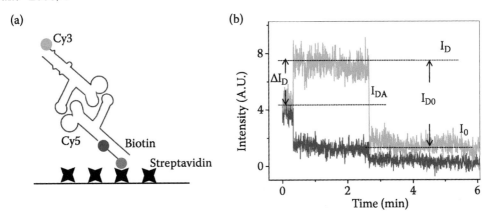

图 13.3　利用单分子 FRET 测量 pRNA 二聚体中两个核苷酸之间的距离。(a)FRET 研究设计双标记 pRNA 二聚体。(经施普林格科学/商业媒体公司允许：*Biomed Microdevices*，Construction of a laser combiner for dual luorescent single molecule imaging of pRNA of phi29 DNA packaging motor，12，2009，97-106，Zhang H. et al.)(b)FRET 中荧光强度的典型时间轨迹。[经允许改编自 Shu et al.(2010)，6843-685。版权 2010 美国化学协会。]

13.4.2　纳米材料表面能量转移技术(NSET)

　　使用有机染料进行 FRET 研究时，其可检测的范围小于 10nm。然而，利用金属纳米颗粒作为受体，这一局限可以通过纳米颗粒表面能量转移技术(NSET)得到扩展。使用 NSET 技术使可测距离范围的上限比使用 FRET 技术大约延伸了 2 倍(Ray et al.，2006；Seelig et al.，2007；Ray et al.，2007)。使用纳米金颗粒作为受体的另外一个优点是可以通过配对，淬灭任何处于不同发射波长的荧光基团(从可见光到近红外光)。利用协同 NSET 技术对一个响应于结合 Mg^{2+} 的双向 RNA 结的展开反应进行监控，具有低的背景噪音和高的敏感性(Grifin and Ray，2008)，表现出 NSET 技术具有 FRET 技术所无法分辨的检测内群体的优势。在单分子水平进行的以纳米金颗粒为基础的 NSET 检测技术用于研究双链 DNA 间隔(Seelig et al.，2007；Chhabra et al.，2009)和 DNA 折纸术(Acuna et al.，2012)，展示了它在单分子水平上研究 RNA 折叠和构象的潜在优势。

13.5　纳米机器和纳米颗粒的单分子运动研究

与组合研究比较，单分子研究技术能够在不同步的反应体系中提供单个分子的个体信息。直接对运动中单个的纳米马达进行观察，已经成功地运用于 phi29 DNA 包装马达的研究中了。当 phi29 基因组 DNA 的一个末端结合了一个荧光分子(Shu et al.，2007)或者一个磁珠(Chang et al.，2008)时，DNA 分子在 DNA 包装过程中的运动可能通过磁珠的运动而被记录下来。DNA 包装的完成表现为磁珠布朗运动的减慢(图 13.4)(Shu et al.，2007)或者磁珠和病毒表面之间的长度缩短(图 13.5)(Chang et al.，2008)，由此可能计算出 DNA 的包装比例(图 13.5)(Chang et al.，2008)。

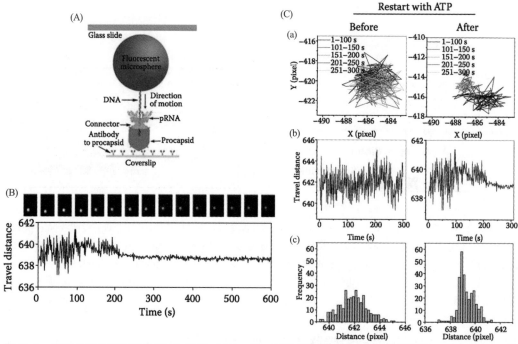

图 13.4　利用荧光珠标记的 DNA 进行 phi29 DNA 包装的直接观察：(A)实验设计。(B)在 DNA 包装过程中，荧光珠子的连续图像(顶部)和珠子运动距离对时间作图(底部)。(C)在包装重新开始之前和之后珠子运动的比较。(a)荧光珠子的轨迹。(b)摆动范围的改变。(c)珠子的运动距离直方图。(经允许改编自 Shu D. et al.，EMBO J，26，527-537，2007。)

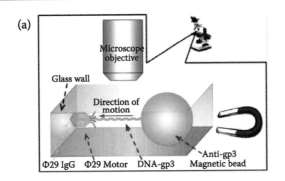

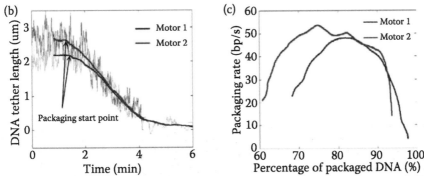

图 13.5　利用磁珠标记的 DNA 直接观察 phi29 DNA 的包装。(a)在亮场中，phi29 DNA 包装的磁力机械系统示意图。(b)对于两个不同马达，DNA 的延伸长度与时间的示意图。实线为 500 个浅色原始数据的平均变化(曲线随着时间轴而偏移)。(c)相对于原始 phi29 DNA 长度(19.3kb)的 DNA 包装量对 DNA 包装率的作图。通过区分实线(b)和计算 250 个点的平均运动得到包装率。〔经来自 Changet al.(2008)允许重新印刷，美国物理学研究所。〕

　　对于单个 mRNA 分子在活体细胞中的运动轨迹跟踪进行了大量研究(Bertrand et al.，1998；Vargas et al.，2005；Tadakuma et al.，2006；Siebrasse et al.，2008；Santangelo et al.，2009；Ritter et al.，2010)。例如，小染料标记探针(具有多个靶位点)结合到一个单独 mRNA 分子上，增加了传统显微镜对单个分子的检测强度等(Vargas et al.，2005；Tadakuma et al.，2006；Siebrasse et al.，2008；Santangelo et al.，2009)。另外，观测一个单独的 mRNA 分子也可以通过检测荧光标记 RNA 结合蛋白来实现(Bertrand et al.，1998；Ritter et al.，2010)。RNA 分子从聚合酶 II 中的退出过程也可以利用 TIRF 体系的单分子 FRET 技术进行研究(Andrecka et al.，2008)。

　　利用一种名为纳米精度的荧光成像技术(fluorescence imaging with one nanometer accuracy，FIONA)的技术能够对单个点扩散函数基团进行成功定位(图 13.6a 和图 13.6b)，该技术是以单个荧光基团的点延伸功能为基础的(Yildiz et al.，2005)。基于两种不同颜色荧光基团共定位的双色 FIONA 技术，被称为单分子高分辨率共定位(SHREC)，能够提高由 Rayleigh 标准所限的分辨率，同时又保留了高的定位能力(Churchman et al.，2005；Michelotti et al.，2010)。SHREC 能够以高于 10nm 的分辨率，同时分析每个染料的位置，从而精确确定两种分子间距离，如研究 myosinV 的运动(Churchman et al.，2005)，在单分子水平上监控合成分子的扩散行为(Michelotti et al.，2010)。已经发展了许多其他的成像技术以克服在光

学成像技术上的衍射局限，如光漂白单分子高分辨率成像(single-molecule high-resolution

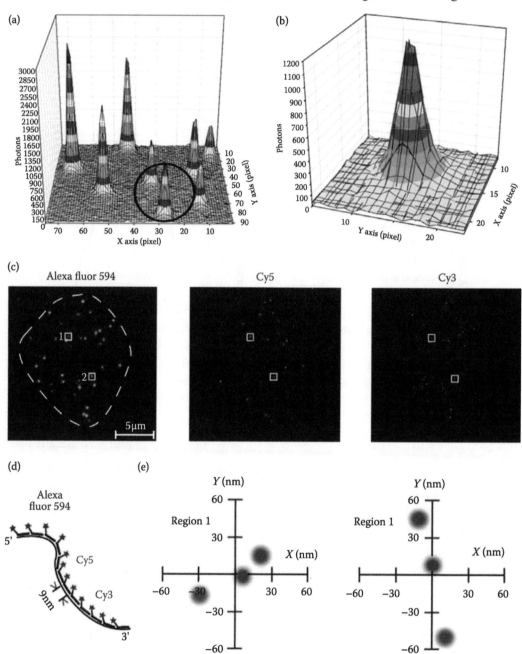

图 13.6　单分子超分辨率成像。(a，b)通过 FIONA 进行纳米定位，带有单个 Cy3 分子的像素化图像
(a)和圆点的 PSF(b)。[经允许重印，来自 Yildiz et al.(2005)，574-582.版权 2005 美国化学协会。](c~e)单
个 mRNA 分子的空间条形码。(c)在一个单细胞中，不同标记探针与 mRNA 杂交的荧光成像。(d)结合
在 mRNA 上的标记探针。(e)在(c)中画方框区域 1 的矩心测定和比对。[经麦克米伦出版有限公司允许
冲印：Nat Methods(Lubeck et al. 2012)，版权(2012)。]

imaging with photobleaching，SHRImP）(Gordon et al.，2004；Balci et al.，2005)或者纳米定位多个单分子成像(nanometer-localized multiple single- molecule，NALMS)(Qu et al.，2004)，随机光学重建显微镜(stochastic optical reconstruction microscopy，STORM)(Rust et al.，2006；Huang et al.，2008)或者荧光光敏定位显微镜(fluorescence photoactivation localization microscopy，FPALM)(Betzig et al.，2006；Hess et al.，2006)，和受激发射损耗显微镜(stimulated emission depletion microscopy，STED)(Hell et al.，1994；Klar et al.，2000)。以超级分辨率显微镜为基础的超级分辨率空间条形码技术已经能够分辨在单个 mRNA 分子上不同标记的探针(图 13.6c~图 13.6e)(Lubeck and Cai，2012)。带有组合标记的 STORM 的应用也能够在单个细胞中同时追踪检测多个基因(Lubeck et al.，2012)。这表明单分子定位技术可能作为一个有用的工具用于 RNA 分子的纳米定位，而且其还具有在距离测量和运动追踪上的单分子敏感性。

13.6　在单分子水平上追踪非编码 RNA 的折叠

　　功能性 RNA 分子的正确折叠及整体构象对于其活性是非常重要的(Al-Hashimi and Walter，2008)。单分子 FRET 技术被证实是一个研究 RNA 分子构象改变的有效工具，在理解 RNA 发挥功能的机制上它提供了很有价值的视角(Rueda et al.，2004；Bokinsky et al.，2005；Ditzler et al.，2007；Karunatilaka et al.，2009)。在研究 16S rRNA 三向连接结构中，单分子 FRET 技术的强大功能在其追踪 RNA 构象改变方面得到有力体现(Ha et al. 1999)。利用 FRET 技术，RNA 连接中两个螺旋末端荧光基团的 FRET 值的变化，体现了 S15 蛋白或 Mg^{2+}离子与 RNA 的结合。通过研究代表性 RNA 分子的荧光共振能量转移效率的分布，我们发现 RNA 分子中，有结合蛋白质和不结合蛋白质两个亚群，而带有蛋白结合的复合物，不同的是，FRET 效率分布随 Mg^{2+}离子浓度的增高只出现了渐变，其分布比例随蛋白浓度的提高而增加，这种不同是由于在 RNA 与蛋白质和金属离子的结合中具有不同的动力学导致的。

　　后来的报道进一步研究了与小核酶功能相关构象改变的异构动力学，其分布比例随蛋白浓度的提高而增加(Zhuang et al.，2002；Rueda et al.，2004；McDowell et al.，2010)，也研究了大核酶的折叠步骤(Zhuang et al.，2000；Bartley et al.，2003；Xie et al.，2004；Qu et al.，2008；Steiner et al.，2008)。FRET 时间轨迹直接显示了 RNA 不同的折叠状态，对这些时间轨迹进行的统计分析也为核酶在每一个折叠状态中速率常数的分析提供了有价值的信息(图 13.7)(Bokinsky et al.，2005)。通过在单分子水平上的观察，我们能发现核酶折叠时的不同构象状态，而这种过程在协同研究中是无法测量的。金属离子对 RNA 四级结构的稳定和核糖酶催化功能的发挥具有关键性作用。单分子 FRET 研究也能够揭示 RNA 与金属离子结合的结构动力学(Ha et al.，1999；Zhuang et al.，2000；Kobitski et al.，2007；Qu et al.，2008；Steiner et al.，2008；McDowell et al.，2010)。研究小锤头核酶扩展形式的增强型催化活性表明，Mg^{2+}离子的结合促进了核酶活性构象的形成，同时也增加了催化活性(McDowell et al.，2010)。在特定 Mg^{2+}离子浓度下发现了 II 型内含子核酶的多个构象，同时也发现每个构象状态具有一定的滞留时间，说明镁离子对构象稳定性具有影响(Steiner et al.，2008)。同样，通过单分子 FRET 技术也发现一个腺嘌呤核糖开关适配体的折叠与展开构象并存，折叠结构随着 Mg^{2+} 离子浓度增加而增加(Lemay et al.，2006)。FRET 轨迹分析也显示两种状态之间有多次相互转换(Lemay et al.，2006)。在 Mg^{2+} 离子存在的情况下，利用此种技术对四膜虫核酶分子构象的改变进行了科学观察(Zhuang et al.，2000)。通过阶段性改变 Mg^{2+} 离子浓度，成功地进行了非平衡稳态下单分子 FRET 技术的研究(Qu et al.，2008)。在平衡状态下无法进行研究的区域，亚群折叠和重分布的研究为内自由能提供了非平衡稳态信息(Qu et al.，2008)。而且，对于鸟嘌呤核糖开关(图 13.8)(Brenner et al.，2010)和 SAM-II 核糖开关(Haller et al.，2011)配体诱导的折叠研究，利用单分子 FRET 可以有助于阐明核糖开关介导的翻译调节机制。

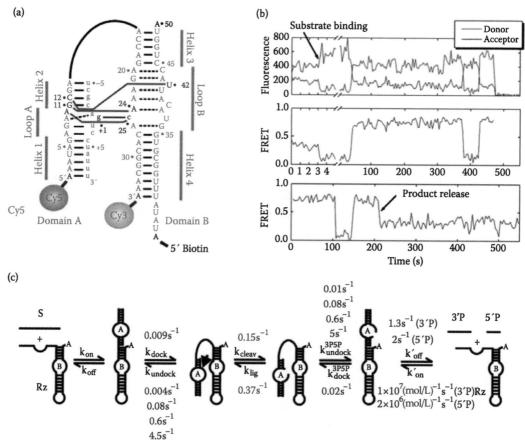

图 13.7　一个发卡核酶反应途径的单分子 FRET 研究。(a)核酶结构和标记方案。(b)单个核酶荧光强度和 FRET 实时追踪：显示出单个核酶分子结构动力学。绿色和红色线分别是 Cy3 和 Cy5 信号，蓝色线表示 FRET 效率。(c)发卡核酶反应途径：由单分子 FRET 实验得到的速率常数。[经 Bokinsky 允许重印：Bokinsky et al.(2005)，566-573，版权(2005)，美国化学协会。]

单分子 FRET 技术还用于研究参与 RNA 折叠的 RNP 装配，展示出了 S15 蛋白与 16S rRNA 结合的动力学和热力学信息(Ha et al.，1999)。实时观察由端粒酶蛋白进行的单四膜虫端粒酶 RNA 分子分步骤折叠，显示了端粒酶 RNP 分层次装配机制，即由全酶 p65

结合而诱导 RNA 折叠，然后引导下一步的端粒酶反转录酶结合从而形成复合物(Stone et al.，2007)。通过单分子 FRET 分析，发现了 DEAD 框蛋白 MSS116 启动 RNA 折叠的两个不同步骤，一种是非依赖 ATP 的，另一种是需要 ATP 参与水解(Karunatilaka et al.，2010)。这些研究为 RNP 装配研究提供了很有价值的信息，而这种机制必须在单分子水平下才能够发现。

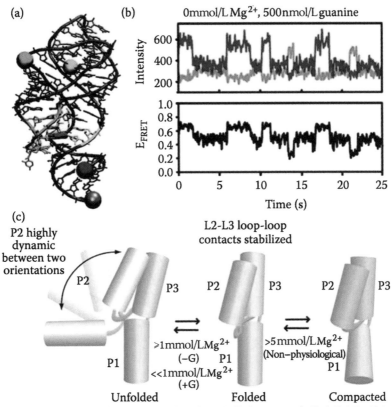

图 13.8　一个鸟嘌呤核糖开关的单分子功能机制研究。(a)利用 FRET 双标签定位标记的鸟嘌呤结合 xpt 的核糖开关适配体结构域的晶体结构。绿色(Cy3)和红色(Cy5)球代表了在 P1 和 P2 螺旋之间探针的动态位置(P1-P2 变量)，黄色(Cy3)和淡粉色(Cy5)为 P1-P3 变量，绿色(Cy3)和黄色(Cy5)为 P2-P3 变量。(b)当加入鸟嘌呤时，单个核酶开关分子荧光强度及其 FRET 实时追踪。(c)提出一个折叠模型：在反应中 G 核酶开关适配体结构域。[经 Brenner(2010)允许重印：Brenner et al.(2010)，1596-1605.版权(2010)，美国化学协会。]

13.7　mRNA 翻译时的单分子成像技术

　　翻译是指解码一个 mRNA 序列以产生一个由氨基酸所组成的多肽链。蛋白质合成是一个高度复杂而受调节的过程，涉及多个步骤和几种大分子复合物之间的相互作用。这个过程是 tRNA 携带适合的氨基酸进行装配，随后将氨基酸逐个加入多肽链中得以延伸(Moazed and Noller，1989；Dunkle and Cate，2010)。整个过程在核糖体中实现，而在

mRNA 翻译中，核糖体经历了结构重排(Marshall et al.，2008；Aitken and Puglisi，2010)。由于能够分离单个核糖体，单分子光谱技术已经越来越多地用于动力学研究中(Sternberg et al.，2009)。例如，利用单分子 FRET 技术分析与 mRNA-tRNA 易位相关的核糖体结构重排(Munro et al.，2007；Cornish et al.，2008；Cornish et al.，2009)。这个过程是复杂的，理解难点在于核糖体上有三个不同 tRNA 结合位点：氨酰位(A 位)，肽位(P 位)和出口位(E 位)(Shoji et al.，2009；Tinoco et al.，2010)。

　　Puglisi 及其合作者最近利用纳米成像装置观察了荧光标记 tRNA 在上述每个位置的结合动力学(Uemura et al.，2010)。单分子技术的主要限制往往在于必须在人为低浓度下进行，而这会影响其动力学。在最近的新工作中，研究者解决了这个难题，通过将核糖体锚定到零模式波导(ZMW)阵列底部，这种阵列将其与亚波长孔分离。在生理浓度下，有限工作空间里(Levene et al.，2003；Korlach et al.，2008；Eid et al.，2009)观察单个荧光 tRNA 分子产物成为可能。通过使用这种装置，可以使选择性地检测来自于 tRNA 结合的单个核糖体的荧光值成为可能，这是因为大部分的荧光分子处于观察体积之外。除了揭示关于 mRNA-tRNA 在翻译过程中易位的重要动力学和结构信息外，观察 tRNA 与单分子荧光结合还能够实时地解读多肽链序列。这些研究不仅能够知晓每一个特定密码子翻译比率，还能在绝大多数时间内，确定两个单独的 tRNA 分子同时与核糖体结合(Uemura et al.，2010)。此外，这些研究首次表明易位导致脱酰 tRNA 迅速释放，而且这种释放与接下来的 tRNA 结合无关。在生理浓度下，使用 ZMW 的好处在于为测量 mRNA 翻译的单分子动力学提供了方法，观察到了初始 tRNA 结合，与核糖体相互作用的持续时间，以及 tRNA 释放等，这为 mRNA-tRNA 动态易位绘制了清晰的画面。

13.8　通过光镊技术对 RNA 分子进行单分子操纵

　　单分子光镊(single-molecule optical tweezer)是一种用于探知 RNA 结构非常有力的技术，能够提供关于 RNA 分子折叠与展开的动态和能量信息(Tinoco，Jr. et al.，2006；Woodside et al.，2008)。单独的 RNA 分子通过 RNA/DNA 杂交被拴在两个磁珠之间，一个磁珠通过微量移液器将位置固定，另一个被聚焦的激光束捕获，由于能够将磁珠在陷阱中移位，这种技术也被用于单 RNA 分子的测定。通过测量两个磁珠之间的距离，能够反映折叠或展开状态下 RNA 分子结构的改变(Tinoco，Jr. et al.，2006)。

　　2001 年，Liphardt 等率先报道了光镊的机械力能够诱导单分子 RNA 的延展反应(Liphardt et al.，2001)。在衡态下，研究发现嗜热四膜虫 I 型内含子的 P5abc 结构域能够在折叠和展开状态之间跳跃，其动力学是依赖于 Mg^{2+} 离子的。随后的 RNA 光镊研究的应用显示出在嗜热四膜虫核酶的延展轨迹中有着多重的动力学性质(Onoa et al.，2003)，涉及腺嘌呤开关的折叠及其作用机制的研究(Neupane et al.，2011)，以及检验仅含两个 G-C 碱基与最小复合物之间稳定性贡献的三联相互作用(Li et al.，2006)和研究传染性支气管炎病毒的假结结构(Green et al.，2008)。

　　在光镊研究中，可以获得折叠过程中的自由能。野生型 RNA 分子与其突变型的差别仅仅在于一个碱基，但它们的折叠自由能是不同的(Collin et al.，2005)。另外，Mg^{2+}

离子对 RNA 结构稳定性的影响也可以通过自由能检测而获得(Collin et al.，2005)，这在大体积溶液研究中是无法达到的。另外，一价阳离子对 RNA 结构的影响也可以利用光镊进行研究(Vieregg et al.，2007)。他们检测了在一价阳离子不同浓度下单个 RNA 发卡的折叠和展开自由能，发现盐离子浓度和盐离子种类依赖的 RNA 折叠自由能和与 RNA 序列相关的阳离子效应。此外，光镊被证明是通过不同途径直接控制 RNA 折叠过程的唯一技术(Li et al.，2007)。这种直接控制是通过调节 RNA 延展之后所施加力量的松弛得以实现的，如此改变了分子能量全景(Li et al.，2007)。

光镊技术也已经用于研究涉及 RNA 分子不同步的分子过程，如 RNA 解旋酶或者聚合酶过程。通过测量一个发卡 RNA 的展开，以两个碱基对和 20ms 的分辨率，实时追踪了 HCV NS3 解旋酶的解旋过程(Dumont et al.，2006)。接下来的研究进一步利用双阱光镊系统将解旋过程分辨率提高至一个碱基对(Cheng et al.，2011)。当 RNA 聚合酶黏附至双阱系统的珠子上时，通过记录聚合酶在 DNA 模板上的位置以追踪 RNA 转录过程(Galburt et al.，2009)。

13.9　通过纳米孔传感技术对 RNA 进行单分子研究

纳米孔技术(nanopore technique)是通过一个嵌入在脂质双层膜或者固体状态的膜中形成的纳米级孔径后，进行单分子水平上的分子分析技术(Branton et al.，2008；Wendell et al.，2009；Wanunu et al.，2010；Venkatesan and Bashir，2011；Wanunu et al.，2011)。这种技术在 DNA 或 RNA 高速测序和高敏感度小分子传感中具有巨大潜能。

最近几年已经报道了利用以纳米孔技术为基础的小 RNA 分子检测，证明可以通过一个纳米孔以区分不同 miRNA 分子，这是因为在杂交后，miRNA 分子物理半径是不同的。通过减小膜的厚度和孔的尺寸可以提高检测敏感度(Wanunu et al.，2010；Gu et al.，2012)。高检测敏感度也克服了直接从血液中检测 miRNA 的困难。Wang 等成功地在亚皮摩尔水平上在血浆样本中以单碱基差异分辨出 miRNA 分子(Wang et al.，2011)，另外一个研究也利用纳米孔技术分析了一个原核核糖体截短 A 位 RNA 模型与氨基糖苷类抗生素之间的相互作用。当通过纳米孔时，带有或不带有药物的 RNA 表现出了不同的电流特征，这样就提供一种不需要标记的技术来研究相互作用动力学(Wanunu et al.，2011)。总之，单分子纳米孔技术提供了一种高敏感、非侵入式和不用标记的平台来研究 RNA。

13.10　展　　望

在研究 RNA 方面，单分子成像已被证明是一个行之有效的工具。随着单分子水平研究的深入，如 RNA 依局部环境和生物功能而改变的化学计量、折叠、结构等方面信息能够展示出某些细节，而这些细节在协同建立的环境中是无法达到的。这些 RNA 信息对纳米粒子治疗的合理设计和提高 RNA 稳定性和治疗功效是有用的。利用纳米精度的定位技术，能够直接追踪 RNA 粒子，这样就能在治疗过程中实时监控其在生物体中的分布和治疗效果。有了单分子技术，以 RNA 纳米技术为基础的癌症治疗领域将得到很大的推动。

致　　谢

这个工作受到 NIH 项目（R01EB003730，R01EB012135 和 U01CA151648）给予 P. G. 的资金支持，他是 Kylin Therapeutics 公司和核酸纳米技术发展有限公司的创始人之一。

参 考 文 献

Acuna GP, Bucher M, Stein IH, Steinhauer C, Kuzyk A, Holzmeister P, Schreiber R, Moroz A, Stefani FD, Liedl T, Simmel FC, and Tinnefeld P (2012) Distance dependence of single-fluorophore quenching by gold nanoparticles studied on DNA origami. *ACS Nano*, 6, 3189–3195.

Aitken CE and Puglisi JD (2010) Following the intersubunit conformation of the ribosome during translation in real time. *Nat Struct Mol Biol*, 17, 793–800.

Al-Hashimi HM and Walter NG (2008) RNA dynamics: it is about time. *Curr Opin Struct Biol*, 18, 321–329.

Andrecka J, Lewis R, Bruckner F, Lehmann E, Cramer P, and Michaelis J (2008) Single-molecule tracking of mRNA exiting from RNA polymerase II. *Proc Natl Acad Sci U S A*, 105, 135–140.

Arumugam SR, Lee TH, and Benkovic SJ (2009) Investigation of stoichiometry of T4 bacteriophage helicase loader protein (gp59). *J Biol Chem*, 284, 29283–29289.

Balci H, Ha T, Sweeney HL, and Selvin PR (2005) Interhead distance measurements in myosin VI via SHRImP support a simplified hand-over-hand model. *Biophys J*, 89, 413–417.

Bartley LE, Zhuang X, Das R, Chu S, and Herschlag D (2003) Exploration of the transition state for tertiary structure formation between an RNA helix and a large structured RNA. *J Mol Biol*, 328, 1011–1026.

Bertrand E, Chartrand P, Schaefer M, Shenoy SM, Singer RH, and Long RM (1998) Localization of ASH1 mRNA particles in living yeast. *Mol Cell*, 2, 437–445.

Betzig E, Patterson GH, Sougrat R, Lindwasser OW, Olenych S, Bonifacino JS, Davidson MW, Lippincott-Schwartz J, and Hess HF (2006) Imaging intracellular fluorescent proteins at nanometer resolution. *Science*, 313, 1642–1645.

Bokinsky G and Zhuang X (2005) Single-molecule RNA folding. *Acc Chem Res*, 38, 566–573.

Branton D, Deamer DW, Marziali A, Bayley H, Benner SA, Butler T, Di VM, Garaj S, Hibbs A, Huang X, Jovanovich SB, Krstic PS, Lindsay S, Ling XS, Mastrangelo CH, Meller A, Oliver JS, Pershin YV, Ramsey JM, Riehn R, Soni GV, Tabard-Cossa V, Wanunu M, Wiggin M, and Schloss JA (2008) The potential and challenges of nanopore sequencing. *Nat Biotechnol*, 26, 1146–1153.

Brenner MD, Scanlan MS, Nahas MK, Ha T, and Silverman SK (2010) Multivector fluorescence analysis of the xpt guanine riboswitch aptamer domain and the conformational role of guanine. *Biochemistry*, 49, 1596–1605.

Chang C, Zhang H, Shu D, Guo P, and Savran C (2008) Bright-field analysis of phi29 DNA packaging motor using a magnetomechanical system. *Appl Phys Lett*, 93, 153902–153903.

Chen C, Sheng S, Shao Z, and Guo P (2000) A dimer as a building block in assembling RNA: a hexamer that gears bacterial virus phi29 DNA-translocating machinery. *J Biol Chem*, 275(23), 17510–17516.

Cheng W, Arunajadai SG, Moffitt JR, Tinoco I, Jr, and Bustamante C (2011) Single-base pair unwinding and asynchronous RNA release by the hepatitis C virus NS3 helicase. *Science*, 333, 1746–1749.

Cherny DI, Eperon IC, and Bagshaw CR (2009) Probing complexes with single fluorophores: factors contributing to dispersion of FRET in DNA/RNA duplexes. *Eur Biophys J*, 38, 395–405.

Chhabra R, Sharma J, Wang HN, Zou SL, Lin S, Yan H, Lindsay S, and Liu Y (2009) Distance-dependent interactions between gold nanoparticles and fluorescent molecules with DNA as tunable spacers. *Nanotechnology*, 20.

Chu S (2003) Biology and polymer physics at the single-molecule level. *Philos Transact A Math Phys Eng Sci*, 361, 689–698.

Churchman LS, Okten Z, Rock RS, Dawson JF, and Spudich JA (2005) Single molecule high-resolution colocalization of Cy3 and Cy5 attached to macromolecules measures intramolecular distances through time. *Proc Natl Acad Sci U S A*, 102, 1419–1423.

Cisse I, Okumus B, Joo C, and Ha T (2007) Fueling protein DNA interactions inside porous nanocontainers. *Proc Natl Acad Sci U S A*, 104, 12646–12650.

Collin D, Ritort F, Jarzynski C, Smith SB, Tinoco I, Jr, and Bustamante C (2005) Verification of the Crooks fluctuation theorem and recovery of RNA folding free energies. *Nature*, 437, 231–234.

Cornish PV, Ermolenko DN, Noller HF, and Ha T (2008) Spontaneous intersubunit rotation in single ribosomes. *Mol Cell*, 30, 578–588.

Cornish PV, Ermolenko DN, Staple DW, Hoang L, Hickerson RP, Noller HF, and Ha T (2009) Following movement of the L1 stalk between three functional states in single ribosomes. *Proc Natl Acad Sci U S A*, 106, 5448.

Das SK, Darshi M, Cheley S, Wallace MI, and Bayley H (2007) Membrane protein stoichiometry determined from the step-wise photobleaching of dye-labelled subunits. *Chembiochem*, 8, 994–999.

Deniz AA, Dahan M, Grunwell JR, Ha T, Faulhaber AE, Chemla DS, Weiss S, and Schultz PG (1999) Single-pair fluorescence resonance energy transfer on freely diffusing molecules: observation of Forster distance dependence and subpopulations. *Proc Natl Acad Sci U S A*, 96, 3670–3675.

Ding H, Wong PT, Lee EL, Gafni A, and Steel DG (2009) Determination of the oligomer size of amyloidogenic protein beta-amyloid(1-40) by single-molecule spectroscopy. *Biophys J*, 97, 912–921.

Ditzler MA, Aleman EA, Rueda D, and Walter NG (2007) Focus on function: single molecule RNA enzymology. *Biopolymers*, 87, 302–316.

Dumont S, Cheng W, Serebrov V, Beran RK, Tinoco I, Jr, Pyle AM, and Bustamante C (2006) RNA translocation and unwinding mechanism of HCV NS3 helicase and its coordination by ATP. *Nature*, 439, 105–108.

Dunkle JA and Cate JH (2010) Ribosome structure and dynamics during translocation and termination. *Annu Rev Biophys*, 39, 227–244.

Eid J, Fehr A, Gray J, Luong K, Lyle J, Otto G, Peluso P, Rank D, Baybayan P, Bettman B, Bibillo A, Bjornson K, Chaudhuri B, Christians F, Cicero R, Clark S, Dalal R, Dewinter A, Dixon J, Foquet M, Gaertner A, Hardenbol P, Heiner C, Hester K, Holden D, Kearns G, Kong X, Kuse R, Lacroix Y, Lin S, Lundquist P, Ma C, Marks P, Maxham M, Murphy D, Park I, Pham T, Phillips M, Roy J, Sebra R, Shen G, Sorenson J, Tomaney A, Travers K, Trulson M, Vieceli J, Wegener J, Wu D, Yang A, Zaccarin D, Zhao P, Zhong F, Korlach J, and Turner S (2009) Real-time DNA sequencing from single polymerase molecules. *Science*, 323, 133–138.

Fei J, Kosuri P, MacDougall DD, and Gonzalez RL, Jr (2008) Coupling of ribosomal L1 stalk and tRNA dynamics during translation elongation. *Mol Cell*, 30, 348–359.

Galburt EA, Grill SW, and Bustamante C (2009) Single molecule transcription elongation. *Methods*, 48, 323–332.

Gordon MP, Ha T, and Selvin PR (2004) Single-molecule high-resolution imaging with photobleaching. *Proc Natl Acad Sci U S A*, 101, 6462–6465.

Green L, Kim CH, Bustamante C, and Tinoco I, Jr (2008) Characterization of the mechanical unfolding of RNA pseudoknots. *J Mol Biol*, 375, 511–528.

Griffin J and Ray PC (2008) Gold nanoparticle based NSET for monitoring Mg^{2+} dependent RNA folding. *J Phys Chem B*, 112, 11198–11201.

Gu LQ, Wanunu M, Wang MX, McReynolds L, and Wang Y (2012) Detection of miRNAs with a nanopore single-molecule counter. *Expert Rev Mol Diagn*, 12, 573–584.

Guo P (2010) The emerging field of RNA nanotechnology. *Nat Nanotechnol*, 5, 833–842.

Guo P, Coban O, Snead NM, Trebley J, Hoeprich S, Guo S, and Shu Y (2010) Engineering RNA for targeted siRNA delivery and medical application. *Adv Drug Deliv Rev*, 62, 650–666.

Guo P, Zhang C, Chen C, Trottier M, and Garver K (1998) Inter-RNA interaction of phage phi29 pRNA to form a hexameric complex for viral DNA transportation. *Mol Cell,* 2, 149–155.

Ha T (2001) Single-molecule fluorescence methods for the study of nucleic acids. *Curr Opin Struct Biol,* 11, 287–292.

Ha T, Zhuang X, Kim HD, Orr JW, Williamson JR, and Chu S (1999) Ligand-induced conformational changes observed in single RNA molecules. *Proc Natl Acad Sci U S A,* 96, 9077–9082.

Haller A, Rieder U, Aigner M, Blanchard SC, and Micura R (2011) Conformational capture of the SAM-II riboswitch. *Nat Chem Biol,* 7, 393–400.

Hell SW and Wichmann J (1994) Breaking the diffraction resolution limit by stimulated emission: stimulated-emission-depletion fluorescence microscopy. *Opt Lett,* 19, 780–782.

Hess ST, Girirajan TP, and Mason MD (2006) Ultra-high resolution imaging by fluorescence photo-activation localization microscopy. *Biophys J,* 91, 4258–4272.

Huang B, Wang WQ, Bates M, and Zhuang XW (2008) Three-dimensional super-resolution imaging by stochastic optical reconstruction microscopy. *Science,* 319, 810–813.

Huang F (2003) Efficient incorporation of CoA, NAD and FAD into RNA by in vitro transcription. *Nucleic Acids Res,* 31, e8.

Iqbal A, Arslan S, Okumus B, Wilson TJ, Giraud G, Norman DG, Ha T, and Lilley DM (2008) Orientation dependence in fluorescent energy transfer between Cy3 and Cy5 terminally attached to double-stranded nucleic acids. *Proc Natl Acad Sci U S A,* 105, 11176–11181.

Karunatilaka KS and Rueda D (2009) Single-molecule fluorescence studies of RNA: a decade's progress. *Chem Phys Lett,* 476, 1–10.

Karunatilaka KS, Solem A, Pyle AM, and Rueda D (2010) Single-molecule analysis of Mss116-mediated group II intron folding. *Nature,* 467, 935–939.

Klar TA, Jakobs S, Dyba M, Egner A, and Hell SW (2000) Fluorescence microscopy with diffraction resolution barrier broken by stimulated emission. *Proc Natl Acad Sci U S A,* 97, 8206–8210.

Kobitski AY, Nierth A, Helm M, Jaschke A, and Nienhaus GU (2007) Mg^{2+}-dependent folding of a Diels-Alderase ribozyme probed by single-molecule FRET analysis. *Nucleic Acids Res,* 35, 2047–2059.

Korlach J, Marks PJ, Cicero RL, Gray JJ, Murphy DL, Roitman DB, Pham TT, Otto GA, Foquet M, and Turner SW (2008) Selective aluminum passivation for targeted immobilization of single DNA polymerase molecules in zero-mode waveguide nanostructures. *Proc Natl Acad Sci U S A,* 105, 1176–1181.

Leake MC, Chandler JH, Wadhams GH, Bai F, Berry RM, and Armitage JP (2006) Stoichiometry and turnover in single, functioning membrane protein complexes. *Nature,* 443, 355–358.

Lemay JF, Penedo JC, Tremblay R, Lilley DM, and Lafontaine DA (2006) Folding of the adenine riboswitch. *Chem Biol,* 13, 857–868.

Levene MJ, Korlach J, Turner SW, Foquet M, Craighead HG, and Webb WW (2003) Zero-mode waveguides for single-molecule analysis at high concentrations. *Science,* 299, 682–686.

Li N, Yu C, and Huang F (2005) Novel cyanine-AMP conjugates for efficient 5' RNA fluorescent labeling by one-step transcription and replacement of [gamma-32P]ATP in RNA structural investigation. *Nucleic Acids Res,* 33, e37.

Li PT, Bustamante C, and Tinoco I, Jr (2006) Unusual mechanical stability of a minimal RNA kissing complex. *Proc Natl Acad Sci U S A,* 103, 15847–15852.

Li PT, Bustamante C, and Tinoco I, Jr (2007) Real-time control of the energy landscape by force directs the folding of RNA molecules. *Proc Natl Acad Sci U S A,* 104, 7039–7044.

Liphardt J, Onoa B, Smith SB, Tinoco I, Jr, and Bustamante C (2001) Reversible unfolding of single RNA molecules by mechanical force. *Science,* 292, 733–737.

Lubeck E and Cai L (2012) Single-cell systems biology by super-resolution imaging and combinatorial labeling. *Nat Methods,* 9, 743–748.

Marshall RA, Aitken CE, Dorywalska M, and Puglisi JD (2008) Translation at the single-molecule level. *Annu Rev Biochem,* 77, 177–203.

McDowell SE, Jun JM, and Walter NG (2010) Long-range tertiary interactions in single hammerhead ribozymes bias motional sampling toward catalytically active conformations. *RNA,* 16, 2414–2426.

Michelotti N, de SC, Johnson-Buck AE, Manzo AJ, and Walter NG (2010) A bird's eye view tracking slow nanometer-scale movements of single molecular nano-assemblies. *Methods Enzymol*, 475, 121–148.

Moazed D and Noller HF (1989) Intermediate states in the movement of transfer RNA in the ribosome. *Nature*, 342, 142–148.

Morais MC, Koti JS, Bowman VD, Reyes-Aldrete E, Anderson D, and Rossman MG (2008) Defining molecular and domain boundaries in the bacteriophage phi29 DNA packaging motor. *Structure*, 16, 1267–1274.

Munro JB, Altman RB, O'Connor N, and Blanchard SC (2007) Identification of two distinct hybrid state intermediates on the ribosome. *Mol Cell*, 25, 505–517.

Murchie AI, Thomson JB, Walter F, and Lilley DM (1998) Folding of the hairpin ribozyme in its natural conformation achieves close physical proximity of the loops. *Mol Cell*, 1, 873–881.

Neupane K, Yu H, Foster DA, Wang F, and Woodside MT (2011) Single-molecule force spectroscopy of the add adenine riboswitch relates folding to regulatory mechanism. *Nucleic Acids Res*, 39, 7677–7687.

Norman DG, Grainger RJ, Uhrin D, and Lilley DM (2000) Location of cyanine-3 on double-stranded DNA: importance for fluorescence resonance energy transfer studies. *Biochemistry*, 39, 6317–6324.

Okumus B, Wilson TJ, Lilley DM, and Ha T (2004) Vesicle encapsulation studies reveal that single molecule ribozyme heterogeneities are intrinsic. *Biophys J*, 87, 2798–2806.

Okumus B, Arslan S, Fengler SM, Myong S, and Ha T (2009) Single molecule nanocontainers made porous using a bacterial toxin. *J Am Chem Soc*, 131, 14844–14849.

Onoa B, Dumont S, Liphardt J, Smith SB, Tinoco I, Jr, and Bustamante C (2003) Identifying kinetic barriers to mechanical unfolding of the *T. thermophila* ribozyme. *Science*, 299, 1892–1895.

Ouellet J, Melcher S, Iqbal A, Ding Y, and Lilley DM (2010) Structure of the three-way helical junction of the hepatitis C virus IRES element. *RNA*, 16, 1597–1609.

Pan D, Kirillov SV, and Cooperman BS (2007) Kinetically competent intermediates in the translocation step of protein synthesis. *Mol Cell*, 25, 519–529.

Qu X, Smith GJ, Lee KT, Sosnick TR, Pan T, and Scherer NF (2008) Single-molecule nonequilibrium periodic Mg^{2+}-concentration jump experiments reveal details of the early folding pathways of a large RNA. *Proc Natl Acad Sci U S A*, 105, 6602–6607.

Qu XH, Wu D, Mets L, and Scherer NF (2004) Nanometer-localized multiple single-molecule fluorescence microscopy. *Proc Natl Acad Sci U S A*, 101, 11298–11303.

Ray PC, Fortner A, and Darbha GK (2006) Gold nanoparticle based FRET assay for the detection of DNA cleavage. *J Phys Chem B*, 110, 20745–20748.

Ray PC, Darbha GK, Ray A, Hardy W, and Walker J (2007) A gold-nanoparticle-based fluorescence resonance energy transfer probe for multiplexed hybridization detection: accurate identification of bio-agents DNA. *Nanotechnology*, 18.

Ritter JG, Veith R, Veenendaal A, Siebrasse JP, and Kubitscheck U (2010) Light sheet microscopy for single molecule tracking in living tissue. *PLoS ONE*, 5, e11639.

Roy R, Hohng S, and Ha T (2008) A practical guide to single-molecule FRET. *Nat Methods*, 5, 507–516.

Rueda D, Bokinsky G, Rhodes MM, Rust MJ, Zhuang X, and Walter NG (2004) Single-molecule enzymology of RNA: essential functional groups impact catalysis from a distance. *Proc Natl Acad Sci U S A*, 101, 10066–10071.

Rust MJ, Bates M, and Zhuang XW (2006) Sub-diffraction-limit imaging by stochastic optical reconstruction microscopy (STORM). *Nat Methods*, 3, 793–795.

Santangelo PJ, Lifland AW, Curt P, Sasaki Y, Bassell GJ, Lindquist ME, and Crowe JE, Jr (2009) Single molecule-sensitive probes for imaging RNA in live cells. *Nat Methods*, 6, 347–349.

Seelig J, Leslie K, Renn A, Kuhn S, Jacobsen V, van de Corp, Wyman C, and Sandoghdar V (2007) Nanoparticle-induced fluorescence lifetime modification as nanoscopic ruler: demonstration at the single molecule level. *Nano Lett*, 7, 685–689.

Shoji S, Walker SE, and Fredrick K (2009) Ribosomal translocation: one step closer to the molecular mechanism. *ACS Chem Biol*, 4, 93–107.

Shu D, Zhang H, Jin J, and Guo P (2007) Counting of six pRNAs of phi29 DNA-packaging motor with customized single molecule dual-view system. *EMBO J*, 26, 527–537.

Shu D, Zhang H, Petrenko R, Meller J, and Guo P (2010) Dual-channel single-molecule fluorescence resonance energy transfer to establish distance parameters for RNA nanoparticles. *ACS Nano*, 4, 6843–6853.

Shu Y, Cinier M, Shu D, and Guo P (2011) Assembly of multifunctional phi29 pRNA nanoparticles for specific delivery of siRNA and other therapeutics to targeted cells. *Methods*, 54, 204–214.

Siebrasse JP, Veith R, Dobay A, Leonhardt H, Daneholt B, and Kubitscheck U (2008) Discontinuous movement of mRNP particles in nucleoplasmic regions devoid of chromatin. *Proc Natl Acad Sci U S A*, 105, 20291–20296.

Simonson PD, Deberg HA, Ge P, Alexander JK, Jeyifous O, Green WN, and Selvin PR (2010) Counting bungarotoxin binding sites of nicotinic acetylcholine receptors in mammalian cells with high signal/noise ratios. *Biophys J*, 99, L81–L83.

Simpson AA, Tao Y, Leiman PG, Badasso MO, He Y, Jardine PJ, Olson NH, Morais MC, Grimes S, Anderson DL, Baker TS, and Rossmann MG (2000) Structure of the bacteriophage phi29 DNA packaging motor. *Nature*, 408, 745–750.

Steiner M, Karunatilaka KS, Sigel RK, and Rueda D (2008) Single-molecule studies of group II intron ribozymes. *Proc Natl Acad Sci U S A*, 105, 13853–13858.

Sternberg SH, Fei J, Prywes N, McGrath KA, and Gonzalez RL, Jr (2009) Translation factors direct intrinsic ribosome dynamics during translation termination and ribosome recycling. *Nat Struct Mol Biol*, 16, 861–868.

Stone MD, Mihalusova M, O'Connor CM, Prathapam R, Collins K, and Zhuang X (2007) Stepwise protein-mediated RNA folding directs assembly of telomerase ribonucleoprotein. *Nature*, 446, 458–461.

Tadakuma H, Ishihama Y, Shibuya T, Tani T, and Funatsu T (2006) Imaging of single mRNA molecules moving within a living cell nucleus. *Biochem Biophys Res Commun*, 344, 772–779.

Tinoco I, Jr, Li PT, and Bustamante C (2006) Determination of thermodynamics and kinetics of RNA reactions by force. *Q Rev Biophys*, 39, 325–360.

Tinoco I, Chen G, and Qu X (2010) RNA reactions one molecule at a time. *Cold Spring Harb Perspect Biol*, 2, a003624.

Tuschl T, Gohlke C, Jovin TM, Westhof E, and Eckstein F (1994) A three-dimensional model for the hammerhead ribozyme based on fluorescence measurements. *Science*, 266, 785–789.

Uemura S, Aitken CE, Korlach J, Flusberg BA, Turner SW, and Puglisi JD (2010) Real-time tRNA transit on single translating ribosomes at codon resolution. *Nature*, 464, 1012–1017.

Vargas DY, Raj A, Marras SA, Kramer FR, and Tyagi S (2005) Mechanism of mRNA transport in the nucleus. *Proc Natl Acad Sci U S A*, 102, 17008–17013.

Venkatesan BM and Bashir R (2011) Nanopore sensors for nucleic acid analysis. *Nat Nanotechnol*, 6, 615–624.

Vieregg J, Cheng W, Bustamante C, and Tinoco I, Jr (2007) Measurement of the effect of monovalent cations on RNA hairpin stability. *J Am Chem Soc*, 129, 14966–14973.

Walter F, Murchie AI, Duckett DR, and Lilley DM (1998) Global structure of four-way RNA junctions studied using fluorescence resonance energy transfer. *RNA*, 4, 719–728.

Wang Y, Zheng D, Tan Q, Wang MX, and Gu LQ (2011) Nanopore-based detection of circulating microRNAs in lung cancer patients. *Nat Nanotechnol*, 6, 668–674.

Wanunu M, Dadosh T, Ray V, Jin J, McReynolds L, and Drndic M (2010) Rapid electronic detection of probe-specific microRNAs using thin nanopore sensors. *Nat Nanotechnol*, 5, 807–814.

Wanunu M, Bhattacharya S, Xie Y, Tor Y, Aksimentiev A, and Drndic M (2011) Nanopore analysis of individual RNA/antibiotic complexes. *ACS Nano*, 5, 9345–9353.

Weiss S (1999) Fluorescence spectroscopy of single biomolecules. *Science*, 283, 1676–1683.

Wendell D, Jing P, Geng J, Subramaniam V, Lee TJ, Montemagno C, and Guo P (2009) Translocation of double-stranded DNA through membrane-adapted phi29 motor protein nanopores. *Nat Nanotechnol*, 4, 765–772.

Woodside MT, Garcia-Garcia C, and Block SM (2008) Folding and unfolding single RNA molecules under tension. *Curr Opin Chem Biol*, 12, 640–646.

Xiao F, Zhang H, and Guo P (2008) Novel mechanism of hexamer ring assembly in protein/RNA interactions revealed by single molecule imaging. *Nucleic Acids Res*, 36 (20), 6620–6632.

Xie Z, Srividya N, Sosnick TR, Pan T, and Scherer NF (2004) Single-molecule studies highlight conformational heterogeneity in the early folding steps of a large ribozyme. *Proc Natl Acad Sci U S A*, 101, 534–539.

Yanagida T. and Ishijima A (2003) Single molecule nanobioscience. *Trends Biochem Sci*, 26(7), 438–444.

Yang CH and Soll D (1974) Studies of transfer RNA tertiary structure of singlet–singlet energy transfer. *Proc Natl Acad Sci U S A*, 71, 2838–2842.

Yildiz A and Selvin PR (2005) Fluorescence imaging with one nanometer accuracy: application to molecular motors. *Acc Chem Res*, 38, 574–582.

Zhang CL, Trottier M, and Guo PX (1995) Circularly permuted viral pRNA active and specific in the packaging of bacteriophage Phi29 DNA. *Virology*, 207, 442–451.

Zhang CL, Tellinghuisen T, and Guo P (1997) Use of circular permutation to assess six bulges and four loops of DNA-packaging pRNA of bacteriophage phi29. *RNA*, 3, 315–322.

Zhang F, Lemieux S, Wu X, St.-Arnaud S, McMurray CT, Major F, and Anderson D (1998) Function of hexameric RNA in packaging of bacteriophage phi29 DNA in vitro. *Mol Cell*, 2, 141–147.

Zhang H, Shu D, Huang F, and Guo P (2007) Instrumentation and metrology for single RNA counting in biological complexes or nanoparticles by a single molecule dual-view system. *RNA*, 13, 1793–1802.

Zhang H, Shu D, Browne M, and Guo P (2009a) Approaches for stoichiometry and distance determination of nanometer bio-complex by dual-channel single molecule imaging. *IEEE/NIH Life Science Systems and Applications Workshop, 2009*, 124.

Zhang H, Shu D, Browne M, and Guo P (2009b) Construction of a laser combiner for dual fluorescent single molecule imaging of pRNA of phi29 DNA packaging motor. *Biomed Microdevices*, 12, 97–106.

Zhuang X, Bartley LE, Babcock HP, Russell R, Ha T, Herschlag D, and Chu S (2000) A single-molecule study of RNA catalysis and folding. *Science*, 288, 2048–2051.

Zhuang X, Kim H, Pereira MJB, Babcock HP, Walter NG, and Chu S (2002) Correlating structural dynamics and function in single ribozyme molecules. *Science*, 296, 1473–1476.

第六部分　RNA 纳米颗粒的组装方略

第 14 章　RNA 纳米颗粒制备方法：以噬菌体 phi29 包装 RNA 的结构特点为基础

Yi Shu(束弋)，Peixuan Guo(郭培宣)，and Bahar Seremi
翻译：张晓娟　校对：陈龙欣，李　晖

14.1　RNA 纳米技术

核糖核酸(RNA)分子具有 DNA 的简单性而容易被操控，并且也具有类似于蛋白质的通用结构和功能。这些特征使 RNA 可以作为纳米技术和纳米药物的候选物质(Shu et al.，2003，2004；Hansma et al.，2003；Guo，2010)。RNA 是由一个糖磷酸骨架链携带 4 种核糖核酸碱基，腺嘌呤(A)、鸟嘌呤(G)、胞嘧啶(C)和尿嘧啶(U)而构成。大部分的 RNA 分子是单链的。像 DNA 一样，RNA 能够通过酶学和化学的方法体外合成。但不同于 DNA，RNA 包含复杂且具有更特殊功能的三维结构。

RNA 一级序列决定 RNA 结构的折叠。通过 Watson-Crick 或非经典碱基配对(或者兼而有之)形成二级结构元件(如凸起、发卡环、内部环和连接区)。分子内和分子间互作(如环-环互作和碱基堆积)能够通过 RNA 分子内氢键而形成三级结构。另外，由于 RNA 骨架带负电，需要金属离子(如 Mg^{2+})稳定其二级和三级结构(Pan et al.，1993)。

除了解码遗传信息，RNA 分子也在细胞中通过催化生物反应而发挥积极作用(Strobel and Cochrane，2007)，例如，调节基因表达(Lee et al.，2009；Zhang，2009；Fabian et al.，2010；Taft et al.，2010)，或感知和响应细胞信号的传递等(Sudarsan et al.，2008；Henkin 2008；Ogawa and Maeda，2008)。最近几年，已经发现了越来越多的功能性 RNA 分子(天然来源或人工设计)。像抗体一样，通过指数富集后，从配体的系统进化选择而来的 RNA 适配体(Ciesiolka et al.，1995；Kraus et al.，1998；Bouvet，2001；Clark and

Remcho，2002；Shu and Guo，2003)已经能够结合特异性的靶点，包括蛋白质、有机成分和核酸(Ellington and Szostak，1990；Tuerk and Gold，1990；Gold，1995)。通过形成结合口袋，具备了识别特异性细胞表面标记的能力和提高靶向细胞的内化能力，为靶向输送开辟了一条新的途径(McNamara et al.，2006；Zhou et al.，2008；Dassie et al.，2009；Cerchia and de Franciscis，2010)。早在 20 世纪 80 年代，Thomas Cech(Cech et al.，1981)和 Sydney Altman(Guerrier-Takada et al.，1983)发现 RNA 分子能够催化化学反应。在 1998年，Andrew Fire 和 Craig Mello 发现 RNA 干扰，它是一种在转录后水平上进行基因表达调节的机制(Fire et al.，1998)。RNA 干扰的发现更进一步提高了将 RNA 用于治疗的期待性(Fire et al.，1998)。几种以 RNA 为基础的治疗方案，如利用小干扰 RNA(Li et al.，2002；Brummelkamp et al.，2002；Varambally et al.，2002；Carmichael，2002；Jacque et al.，2002；Ghildiyal and Zamore，2009；Guo et al.，2010)、核酶(Forster and Symons，1987；Sarver et al.，1990；Chowrira et al.，1991)，以及反义 RNA 等(Coleman et al.，1985；Knecht and Loomis，1987)，可以通过拦截和切割癌细胞或病毒感染细胞的 mRNA 或者 RNA 病毒基因组，从而实现特异基因表达的下调。

十多年前，已经提出 RNA 纳米技术的概念(Guo et al.，1998；Zhang et al.，1998；Jaeger and Leontis，2000；Jaeger et al.，2001；Shu et al.，2004；Chworos et al.，2004；Guo，2005，2010；Jaeger and Chworos，2006)。阐明 RNA 基序和连接结构折叠机制为 RNA 纳米技术进一步发展打下了基础，RNA 分子中分离出来的结构基序和三级互作已经能够作为一种"积木"来搭建纳米骨架(Leontis and Westhof，2003；Leontis et al.，2006)，目前也能按比例设计和计算分子间及分子内互作。同时，功能性 RNA 分子如 siRNA、核酶和核糖开关等还能被嵌入支架中，进一步形成具有功能的 RNA 纳米颗粒。RNA 纳米技术领域正在广受欢迎，因为越来越多的人认识到 RNA 纳米颗粒在治疗癌症、病毒侵染或遗传性疾病等方面的潜能(Guo，2010)。RNA 纳米技术具有巨大潜能的原因在于：①可以制造均质 RNA纳米颗粒，它们带有高度再生性和已知化学计量，这样避免了异质结构所带来的无法预测的不良效应或非特异性毒性反应。②使用自下而上的方式，能够在 RNA 纳米颗粒上装配大量治疗性、报告标签或靶向性荷载以产生协同效应(Khaled et al.，2005；Tarapore et al.，2010)。③能够成功地进行细胞类型特异性基因靶向，同时装载给药和检测模块以缩减脱靶毒性，降低药物浓度以缩减治疗不良反应。④RNA 纳米颗粒典型大小是 10~50nm，这是非病毒载体的最优大小，其自身足够大了以至于在体内有足够的保留时间，又足够小以至于可以通过细胞表面受体介导的内吞作用来穿透细胞膜。这种大小的颗粒能够避免非特异细胞渗透，大大提高药代动力学、药效、生物分布和毒理学性能(Abdelmawla et al.，2011)。⑤以 RNA 适配体作为抗受体 RNA 纳米颗粒(不含蛋白质)，能够产生比蛋白抗受体更高的特异性和最低的抗体诱导活性，为重复给药和慢性疾病治疗提供了一个可能。⑥RNA 纳米颗粒被当作化学药物而不是生物制剂，方便了 FDA(食品和药物管理局)审批。

14.2　RNA 纳米颗粒制备原理和工具

RNA 纳米颗粒制备一般包含以下三个步骤：RNA 材料准备、合理计算设计/建模和

RNA 纳米颗粒制备。RNA 结构基序如凸起、内部环(Ferrandon et al.，1997)、吻环(Laughrea and Jette，1996；Clever et al.，1996；Paillart et al.，1996)和连接区(Lilley，2000)可以从已知 RNA 的结构中获得，作为制备的原始素材，之后进行合理设计以运用于 RNA 纳米颗粒的构建。为 RNA 结构基序的基础研究做出突出贡献的科学家来自 Eric Westhof 实验室(Westhof et al.，1996；Leontis et al.，2003；Lescoute and Westhof，2006；Jossinet et al.，2007)、Neocles Leontis 实验室(Jaeger et al.，2001；Leontis and Westhof，2001，2002；Leontis et al.，2003，2006)，以及 David Lilley 实验室等(Cadd and Patterson，1994；Lilley，1999；McKinney et al.，2003；Schroeder et al.，2010)。

　　RNA 折叠和结构计算对于利用 RNA 基序进行 RNA 纳米颗粒装配是必要的。纳米结构的计算设计相对花费不大而且能够对新结构设计进行快速检验。Bruce Shapiro 及其同事首先提出 RNA 三维结构计算,他们为 RNA 纳米技术领域带来了新能量(Yingling and Shapiro，2007；Shapiro et al.，2008；Bindewald et al.，2008a；Shapiro，2009；Afonin et al.，2010；Grabow et al.，2011)。已有 RNA 结构信息和计算模式，请参考表 14.1。

　　Luc Jaeger 研究组研究表明利用设计的模块而构建的 RNA 能够作为有效的构架。由核糖体 RNA 或者 HIV 吻环作为结构基序的 tectoRNA(Jaeger et al.，2001)，能组建各种 RNA 纳米结构，如构造方格(tectosquare)、拼图、纳米颗粒和纳米环(Chworos et al.，2004；Severcan et al.，2009，2010；Afonin et al.，2010；Grabow et al.，2011)。在 2009 年，Cayrol 等第一次报道了 DsrA(大肠杆菌的非编码 RNA)能够通过三个连续自身互补区域的反义互作自我组装，形成丝状和捆状的 RNA。

　　噬菌体 phi29 包装 RNA(pRNA)是 RNA 纳米颗粒装配的另一个系统，它是通过环-环相互锁定的互作来实现的。使用 pRNA 纳米输送系统，已经成功将带有特异 siRNA 药物输送到了靶细胞中(Guo et al.，2005，2006；Khaled et al.，2005)。以前的大量研究表明 pRNA 可以携带 siRNA 来沉默基因，并破坏白细胞及肺、乳腺、卵巢和前列腺癌症细胞(Hoeprich et al.，2003；Guo et al.，2005，2006；Khaled et al.，2005；Liu et al.，2007；Li et al.，2009；Zhang et al.，2009；Tarapore et al.，2010)。细节介绍和 pRNA 纳米颗粒构建方法将在下一节中论述。

表 14.1　RNA 纳米颗粒计算设计的资源

名称	描述	参考文献
RNA 结构数据库		
Protein Data Bank	来源于 X 衍射晶体结构或者 NMR 的原子结构信息(http://www.wwpdb.org/)	(Berman et al.，2000，2002，2007)
Nucleic acid database	来源于 X 衍射晶体结构或者 NMR 的核酸结构信息，按照类型进行分类(http://ndbserver.rutgers.edu/)	(Berman et al.，1992)
Structure classification of RNA database	RNA 内环和发卡环结构的分类(http://scor.lbl.gov)	(Klosterman et al.，2004；Tamura et al.，2004)
Noncanonical interactions in RNA database	关于非经典 RNA 碱基配对的结构信息(http://prion.bchs.uh.edu/bp_type/)	(Nagaswamy et al.，2002)

续表

名称	描述	参考文献
RNA Junction database	包含超过 12 000 个分离出来的三维连接和接触环结构,带有针对每一个基序的细节描述(http://rnajunction. abcc.ncifcrf.gov)	(Bindewald et al., 2008b)
RNA 结构预测		
Mfold	RNA 二级结构预测和确定	(Zuker, 2003)
UNAfold		(Markham and Zuker, 2008)
RNAstructure		(Mathews et al., 2004)
Sfold		(Ding et al., 2004)
RNAshapes		(Steffen et al., 2006)
MPGAfold		(Shapiro and Wu, 1997)
Nanofolder	多链 RNA 二级结构预测和设计	(Bindewald et al., 2011)
Stem Trace	比较 RNA 结构分析	(Kasprzak et al., 2010)
RNA2D3D	三维 RNA 结构预测和建模	(Martinez et al., 2008)
MANIP		(Massire and Westhof, 2008)
NAB		(Macke and Case, 1997)
RNA-Puzzles		(Cruz et al., 2012)
ifoldRNA		(Sharma et al., 2008; Ding et al., 2008
Nanotiler	由组件进行 RNA 纳米结构设计	(Bindewald et al., 2008a)
RADAR	RNA 数据分析和研究的网络服务	(Khaladkar et al., 2007)

14.3　以 pRNA 为基础的 RNA 纳米颗粒装配

14.3.1　在 phi29 DNA 包装马达中 pRNA 的生物学功能

所有双链 DNA 病毒,包括噬菌体 phi29(Guo and Trottier,1994)都具有一般的特征,它们的基因组在病毒粒子成熟过程中被包裹在蛋白质衣壳里。这个过程是由一个 ATP 驱动的包装马达来完成的(图 14.1a;Earnshaw and Casjens,1980)。然而,phi29 DNA 包装过程研究中最有趣的是一个小病毒 RNA 的发现,称为 pRNA(图 14.1b;Guo et al.,1987),具有 120 个碱基,由 phi29 基因组左端转录而来。已经发现 pRNA 包含两个功能性结构域(Reid et al.,1994b;Zhang et al.,1995a),一个是利于 pRNA 六聚环形成和结合的连接器,另一个是结合 DNA 包装酶 gp16 的功能域(Lee and Guo,2006)。通过 gp16 水解 ATP 产生的能量,强劲有力的 DNA 包装马达包装病毒基因组进入衣壳内,在包装完成之后,pRNA 可能在衣领蛋白 gp11 和尾结蛋白 gp9 阻断连接器通道和装配完整病毒颗粒之前便离开连接器(Chen et al.,2000)。

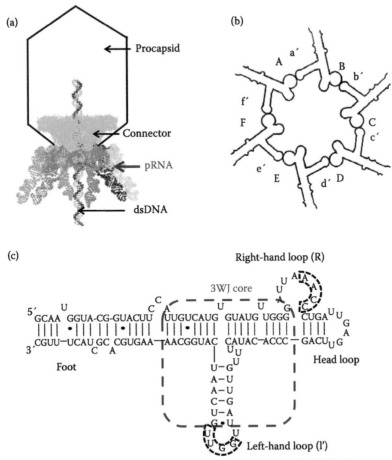

图 14.1　pRNA 构建示意图。(a)噬菌体 phi29 DNA 包装马达。6 个拷贝的野生型 pRNA 装配成一个六聚体环，像一个齿轮一样将病毒 RNA 包装入噬菌体前头。(b)pRNA 六聚体环。(c)野生型 pRNA 的一级序列和二级结构。有两个结构域连接在一个 3WJ 核中。

14.3.2　噬菌体 phi29 pRNA 的结构特征

pRNA 是 phi29 包装马达的关键组件。每一个 pRNA 包含两个功能结构域。螺旋结构域位于 5′/3′配对末端(Cairns et al.，1988；Zhang et al.，1994；Reid et al.，1994a，b，c；Garver and Guo，1997)，被称作"脚"。每一个 pRNA 亚基的中心结构域(碱基 23~97)环绕一个头环和两个连锁环(左手环和右手环)，实现分子间相互作用(图 14.1c；Reid et al.，1994a；Garver et al.，1997；Chen et al.，1999，2000)。两个结构域分别折叠，而且螺旋结构域序列改变不影响 pRNA 结构、折叠或者分子间互作(Zhang et al.，1994；Trottier et al.，2000)。进一步而言，pRNA 连锁中心结构域是一个具有极低自由能的核心区域，其折叠与引入的其他基序无关(Chen et al.，1999)。两个连锁环能够以手拉手互作方式重新组装形成二聚体、三聚体或者六聚体(Guo et al.，1987，1998；Chen et al.，2000；Shu et al.，2003，2004)。另外，两个结构域通过一个三叉接口(3-way junction，3WJ)基序连接在一起(图 14.1c)。pRNA 的 3WJ 基序在热力学上是稳定的，能够抗 8mol/L 尿素变性，而且在超低浓度下仍保持完好状态(Shu et al.，2011)。最近，我们的研究证实 pRNA 的 3WJ 基序能够作为一个支架来装配携带治疗性模块的高亲和力三价 RNA 纳米颗粒(Shu et al.，2011)。

14.3.3　pRNA 纳米颗粒自下而上装配

pRNA 纳米颗粒自我装配是一个极好的自下而上的构架途径，而且代表了一种重要的思想：生物分子能够成功地整合纳米技术(Shu et al.，2004；Glotzer，2004；Gates et al.，2005；Guo et al.，2005；Khaled et al.，2005)。这样一种途径依赖于单个 RNA 分子之间的协同互作，以一种预定义的方式自发装配，形成大的二维或三维结构。

关于 pRNA(图 14.2a)独一无二的结构、联锁环及 3WJ 基序在 RNA 纳米技术上的应用已经开展了积极的研究工作。在以纳米构架来构建具有各种形状和角度的 pRNA 时，有各种原则。pRNA 的 RNA 环、核心部、连接部及基序和回文序列被一起收集在一个"工具箱"中，用于制备二聚体、三聚体和其他高度有序的寡聚体，还可以通过手拉手、脚对脚、臂靠臂的互作方式产生带分支的多种结构：①手拉手互作，pRNA 二聚体和三聚体通过连锁的手拉手环进行装配，这之前已有报道(图 14.2b；Guo et al.，1998，2005；Chen et al.，1999；Shu et al.，2003，2004；Shu et al.，2011b；Khaled et al.，2005)。我们也尝试通过延长环的序列产生稳定的连锁环结构用于纳米颗粒构建。随着研究的深入，已经产生了更强的手拉手互作，能够用于构建高度有序的 pRNA 多边形纳米颗粒(如四聚体、五聚体、六聚体、七聚体等)。②脚对脚互作，一个回文序列是指一条链上从 5′ 到 3′ 方向或者互补链从 5′ 到 3′ 方向读出的序列是一样的。设计并将 6nt 长的回文序列引入 pRNA 模块的 3′ 端。这些 RNA 模块能够通过分子间互作(由回文序列引导)形成脚对脚的自身二聚体。利用同样的方式，回文序列被用于搭建 RNA 纳米结构、基序或者构架之间的桥梁，以实现 RNA 脚对脚结构装配(图 14.2c)。③带有分支的 pRNA 纳米结构，pRNA 纳米颗粒较大的巨型分子通过分子内互作，利用铰链基序进行装配(图 14.2d；Shu et al.，2011)。

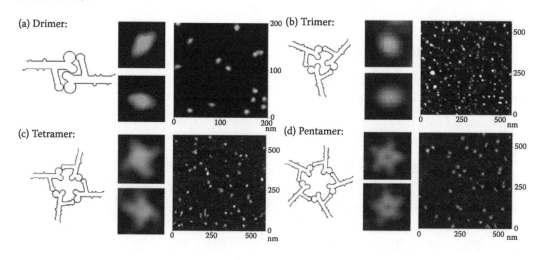

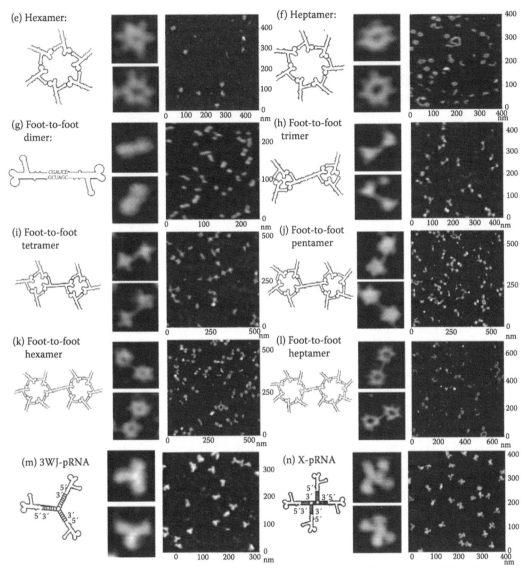

图 14.2　pRNA 纳米颗粒的 AFM 图像：通过手拉手、脚对脚和臂靠臂互作。(a) pRNA 单体。(b) pRNA 手拉手二聚体。(改编自 Liu et al.，ACS Nano 5，237-246，2010。)(c) pRNA 脚对脚二聚体。(改编自 Liu et al.，ACS Nano 5，237-246，2010。)(d) 带有分支的 3WJ-pRNA。(改编自 Shu et al.，Nat. Nanotechnol. 6，658-667，2011。)

14.3.4　具有生物和医药功能的 pRNA 纳米颗粒构建

基于 pRNA 两个功能结构域的独立折叠，带有化学成分的 pRNA 末端连接(pRNA 与受体结合的 RNA 适配体、siRNA、核酶或者其他化学基团融合)一般不会影响连锁互作或者干扰插入部分的功能。这样的话，工程单体形成的 pRNA 嵌合体就能够更进一步通过不同策略进行装配。所有功能的嵌入在 RNA 纳米颗粒装配之前而不是之后完成，这样确保产生均质的治疗性纳米颗粒，以用于医药的应用和确保有正确的质量控制。这些新 RNA 纳米结构具有多样的功能，可以在纳米技术和医疗领域里拥有更多用途。

14.3.4.1 将 siRNA 嵌入 pRNA 纳米颗粒

pRNA 双链 5′/3′端螺旋结构域和分子间结合结构域彼此独立折叠。补充研究表明，只要两个链配对，螺旋区任意核苷酸的一级序列改变都不影响 pRNA 结构和折叠(Zhang et al.，1994)。进一步研究指出 siRNA 是一个 21~23nt 的 RNA 双链(Elbashir et al.，2001；Li et al.，2002；Brummelkamp et al.，2002；Carmichael，2002)。这样就为用双链的 siRNA 替代 pRNA 螺旋区提供了可能(图 14.3a)。目前已经构建了携带有针对不同靶位点 siRNA 的各种嵌合体 pRNA，并证明这样一种 pRNA/siRNA 嵌合体能够成功抑制靶向基因表达。带有靶向至柯萨奇病毒 B3(CVB3)蛋白酶基因 siRNA 的 pRNA/siRNA 嵌合体已经构建成功并能特异性地敲降基因表达，在体外抑制病毒复制(Zhang et al.，2009)。我们也选择了参与金属硫蛋白-ⅡA(MT-ⅡA)基因作为一个例子，以提供一种概念上的证明。通过构建 pRNA/siRNA(MT-ⅡA)嵌合体，MT-ⅡA 基因被特异性敲降，显著降低了卵巢癌细胞活力(Tarapore et al.，2010)。预临床研究也表明在异种移植小鼠模型中，靶向到抗凋亡因子 Survivin 的基因的 pRNA/siRNA 嵌合体能够促进癌症细胞凋亡，阻止肿瘤发生(Guo et al.，2005；Khaled et al.，2005)。

14.3.4.2 将核酶嵌入 pRNA 纳米颗粒

使用环形置换的方法(Nolan et al.，1993；Pan and Uhlenbeck，1993；Zhang et al.，1997)，pRNA 的任何核苷酸几乎都既能够作为 RNA 单体的新 5′端又可以作为 3′端。将 pRNA 5′/3′端与各种序列相连都不会影响折叠和功能(Hoeprich et al.，2003；Guo et al.，2005，2006；Khaled et al.，2005；Liu et al.，2007)。这些独特特征帮助避免了两个一般性问题：细胞中外切降解和错误折叠，使 pRNA 成为一个携带治疗性 RNA(如核酶)的理想载体(图 14.3b)。现已设计了一个以 pRNA 为基础的载体，携带锤头酶，切割 B 型肝炎病毒(HBV)的 poly(A)信号(Hoeprich et al.，2003)。另外，靶向至抗凋亡因子 Survivin 下调参与肿瘤发展和进程因子的 pRNA/核酶(Survivin)粒子，实验证明也确实抑制了 Survivin 表达和启动了凋亡通路(Liu et al.，2007)。

14.3.4.3 将 RNA 适配体嵌入 pRNA 纳米颗粒

通过对结合到特异靶点的 RNA 适配体指数富集而进行的配体体外系统进化(Ellington et al.，1990；Tuerk et al.，1990)，已经成为一个选择靶向特异细胞表面受体 RNA 分子的有力工具。适配体连接到 pRNA 的 3′和 5′端。为了方便独立折叠，poly(U)或者 poly(A)连接器放在 pRNA 和适配体之间。使用环形置换法，pRNA 的 5′/3′新生末端被重新定位至 nt71 和 nt75 区域(图 14.3c；Zhang et al.，1995b，1997)。紧密折叠的 nt71 和 nt75 区域保护 5′/3′端免受外切酶消化。一个带有抗 HIV gp120 适配体的 pRNA/适配体结构被证明能够结合并内化进入表达 HIV gp120 的细胞中。而且，在急性体外挑战实验中，pRNA-适配体嵌合体通过单独阻断病毒侵染，也提供了 HIV 抑制功能(Zhou et al.，2011)。链霉亲和素(STV)结合适配体(Srisawat and Engelke，2001)也能够嵌入 pRNA 纳米颗粒。一旦与 STV 树脂一起孵育，带有 STV 结合适配体的 pRNA 纳米颗粒便结合 STV 树脂，然后被生物素洗脱下来。这种 STV 结合适配体在作为 RNA 纳米颗粒纯化方法方面具有潜在的应用价值。

14.3.4.4　将化学靶向配体(如叶酸)嵌入 pRNA 纳米颗粒

化学配体(如叶酸)能够识别特异性细胞表面标志，也能够偶联到 pRNA 以进行特异性靶向(Guo et al.，2006；Zhang et al.，2009；Tarapore et al.，2010)。一个互补 DNA 寡核苷酸能够退火至 pRNA 具有 14~26 个核苷酸延长序列的 3′端(图 14.3d)。装配好的叶酸-pRNA 纳米颗粒能够高效特异结合和内化进入癌症细胞，这也应用于系统靶向体内输入疗法(Abdelmawla et al.，2011；Shu et al.，2011；Shu et al.，2011a)。合成 DNA 寡核苷酸与不同的化学基团(如叶酸)一起发挥功能，用于治疗性 pRNA 的构建。

不像大部分一般染料和生物素，市场上买不到叶酸的 N-羟基琥珀酰亚胺(NHS)酯活化形式。在 N,N-二环己基碳化二亚胺、NHS 和三乙胺存在下，二甲亚砜中叶酸反应转变为它的 NHS 酯衍生物，通过沉淀从反应混合物中纯化出来(Zhang et al.，2010)。另外，叶酸标记的 pRNA 也能够通过两步法获得，主要步骤是将叶酸-NHS 酯与一个 5′-NHS-DNA 寡核苷酸偶联。偶联产物通过高性能液相色谱纯化技术纯化，紧接着与 pRNA 退火，实现 pRNA-叶酸的偶联。

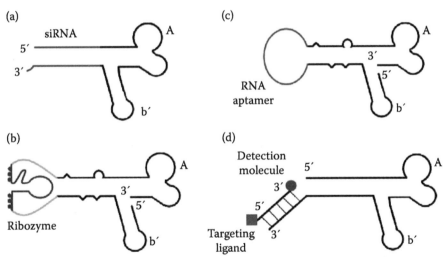

图 14.3　将功能性模块与 pRNA 纳米颗粒结合。(a)siRNA 的结合。(b)核酶的结合。(c)RNA 适配体的结合。(d)荧光标记的化学配体的结合。(改编自 Shu Y et al.，Methods 54，204-214，2010。)

14.3.4.5　将荧光标记嵌入 pRNA 纳米颗粒

目前已经发展了许多不同策略以进行 RNA 分子与荧光染料的转录后或共翻译标记。这些标记策略在长链 RNA(如 pRNA，120 个碱基)的标记方面具有高效性。这种标记策略分为在单个分子上标记或整个 RNA 链上的任意标记两种。

pRNA 的整链标记：具有生物功能的烷化剂能够启动 DNA 或者 RNA 分子的交联。使用同样策略，利用功能化荧光基团和一个单烷基化基团，pRNA 分子转录后荧光标记获得了成功。该方法是由 Mirus 开发的(Label IT labeling reagent；Mirus，Madison，WI)。最近证实，使用新溶剂 tCTP，T7 RNA 聚合酶能够用于 RNA 分子体外酶荧光标记(Stengel et al.，2010)。构建不同的 T7 RNA 聚合酶突变，以识别和将 2′-修饰的三磷酸核糖核酸(如 2′-Ome，2′-F，2′-NH$_2$，2′-N$_3$)嵌入 RNA 链(Sousa and Padilla，1995；Huang et al.，1997；Padilla and Sousa，1999，2002)。由此可以设想，反应性功能基团(氨基或叠氮基)能够进一步偶联到 RNA 分子中。另外，与没有修饰的 RNA 相比，当两个嘧啶用它们的 2′-F 对应物替代时，所构建的 2′-F pRNA 分子显示出了对 RNA 酶降解的高抗性(Kawasaki et al.，1993)。

用荧光分子或其他化学反应基团对 pRNA 进行单标记：尽管在短 RNA 的固相合成中渗入一个单标记不是很难，但当大于 80nt 的 RNA 合成就仅能依赖于酶学方法，而且很难成功获得高标记效率的 RNA 单标记了。为了克服这个困难，并能用单功能基团标记更长的 RNA，设计了 AMP 和 GMP 衍生物(已经证实这些衍生物通过 T7 RNA 聚合酶在 RNA 转录过程中能高效起始，但是无法在延长步骤中使用)。RNA 分子在特异性 5′位置高效标记，无论在利用一步转录起始法中还是在利用转录和转录后修饰的两步法中均获得了成功。利用成熟的化学技术，通过连接分子将不同化学基团与 AMP 或 GMP 偶联，合成了各种 AMP 和 GMP 衍生物(Bruce and Uhlenbeck，1978；Milligan et al.，1987；Zhang et al.，2001；Huang et al.，2003；Guo et al.，2006)。氨基反应和巯基反应衍生物、AMP-己二胺(HDA，Huang et al.，2003，2008)和 5′-脱氧-5′-硫基鸟嘌呤-5′-硫代单磷酸盐(5′-deoxy-5′-thioguanosine-5′-monoph-osphorothioate)(Zhang et al.，2001)，都带有进一步与配体或检测标记偶联的反应性基团，以产生可输送的多价治疗性微粒。鉴于 5′-脱氧-5′-硫基鸟嘌呤-5′-硫代单磷酸盐的合成需要更多的复杂化学过程(Zhang et al.，2001)，利用一步法合成了一个 AMP-HAD 衍生物，在 pH6.5 下和 1-乙酰-3-(3-二甲氨基)碳化二亚胺盐酸盐存在下，直接将 HDA 偶联到 AMP 中(Huang et al. 2008)，然后简单地通过离子交换色谱去除多余的 HDA(Huang et al.，2008)或者通过反向色谱(Huang et al.，2003)，使 AMP-HDA 得到纯化。

AMP-HDA 的反应性脂肪族胺通过与 NHS 激活的化合物偶联能够进一步进行功能化。荧光染料(FITC、Cy5 和 Cy3)可以与 AMP-HDA 偶联，产生的衍生物能够高效地用于单标记 pRNA 分子的构建(Huang，2003)。另外，这些 NHS 激活的化合物能够直接偶联到单标记 RNA 片段末端 NH$_2$ 基团上，以此作为转录后标记途径。

由 5′-脱氧-5′-硫基鸟嘌呤-5′-硫代单磷酸盐提供的 SH-基团，可以通过一个异型交联[如 N-(β-琥珀酰亚胺酯)]，用于连接 NH$_2$ 基团或者任何一般的化合物(包括马来酰亚胺、乙烯基砜或者二硫化吡啶)。使用同样策略，能够在直接高效合成 RNA 的同时嵌入传统偶联反应基团(如胺—NH$_2$、—COOH、马来酰亚胺或 NHS)以构建多价的 RNA 纳米颗粒。在 1-乙基-3-[3-二甲氨基丙基]碳二亚胺盐酸盐帮助下，NH$_2$ 基团可以通过一个 COOH-基团与任意粒子相连。在异质双功能交联剂存在下可实现 NH$_2$/NH$_2$ 互作。

14.4　结　束　语

由于不能产生一个安全有效系统以特异性识别和靶向特定细胞，小 RNA 在基因治疗中的使用受到明显的阻碍。通过连接运载工具 phi29 pRNA 就能很容易形成稳定寡聚体，而这种寡聚体容易被操纵和实现序列控制(Guo et al.，1998；Chen et al.，2000；Shu et al.，2003)。这个特殊系统在构建多价运载工具中提供了空前的多样性，可以构建携带各种功能结构的单个 pRNA 亚单位，并以任意组合，搭建在一起(Guo，2005)。

在 pRNA 平台(Guo，2005；Shu et al.，2009)的基础上，构建了 RNA 纳米颗粒，它能用于携带受体结合的配体进行特异性 siRNA 转运，并且靶向并沉默特殊基因，这就开发了用于治疗各种癌症和病毒感染的包括乳腺癌(Li et al.，2009)、前列腺癌(Guo et al.，2005)、宫颈癌(Li et al.，2009)、鼻咽癌(Guo et al.，2006)、白血病(Guo et al.，2005；Khaled et al.，2005)和卵巢癌(Tarapore et al.，2010)，以及柯萨奇病毒侵染细胞(Zhang et al.，2009)的 RNA 纳米颗粒。数据证明它作为一个纳米运载平台，广泛应用于各种医疗应用中。

phi29 pRNA 系统是一个独特的输送系统，其充分利用了 pRNA 的结构特征，这种特征带有两个能够自由折叠和容易被重新改造的结构域，并通过连锁的环-环互作或者末端回文序列形成不同种类的预设粒子。装配好的纳米级粒子携带有功能性成分，与大量其他的抗癌运输平台相比具有很多优点(如多价运输、可控结构和精确化学计量、纳米大小的尺寸、靶向输送、在体内长的半衰期、不诱导产生干扰素和 toll 样受体免疫反应、低毒或无毒，以及能确保重复给药而无抗体反应性等)。因此，在产生高效安全治疗癌症和其他疾病方法上，pRNA 纳米颗粒运载系统可能是一种很有潜力的新型治疗策略。

致　　谢

这个工作受到 NIH 项目(EB003730 和 CA151648)给予 P. G. 的资金支持，他是 Kylin Therapeutics 公司和核酸纳米技术发展有限公司创始人之一。

参 考 文 献

Abdelmawla S, Guo S, Zhang L, Pulukuri S, Patankar P, Conley P, Trebley J, Guo P, and Li QX (2011). Pharmacological characterization of chemically synthesized monomeric pRNA nanoparticles for systemic delivery. *Mol Ther*, 19, 1312–1322.

Afonin KA, Bindewald E, Yaghoubian AJ, Voss N, Jacovetty E, Shapiro BA, and Jaeger L (2010). In vitro assembly of cubic RNA-based scaffolds designed in silico. *Nat Nanotechnol*, 5, 676–682.

Berman HM, Olson WK, Beveridge DL, Westbrook J, Gelbin A, Demeny T, Hsieh SH, Srinivasan AR, and Schneider B (1992). The nucleic acid database. A comprehensive relational database of three-dimensional structures of nucleic acids. *Biophys J*, 63, 751–759.

Berman HM, Westbrook J, Feng Z, Gilliland G, Bhat TN, Weissig H, Shindyalov IN, and Bourne PE (2000). The Protein Data Bank. *Nucleic Acids Res*, 28, 235–242.

Berman HM, Battistuz T, Bhat TN, Bluhm WF, Bourne PE, Burkhardt K, Feng Z, Gilliland GL, Iype L, Jain S, Fagan P, Marvin J, Padilla D, Ravichandran V, Schneider B, Thanki N, Weissig H, Westbrook JD, and Zardecki C (2002). The Protein Data Bank. *Acta Crystallogr D Biol Crystallogr*, 58, 899–907.

Berman HM, Henrick K, Nakamura H, Markley J, Bourne PE, and Westbrook J (2007). Realism about PDB. *Nat Biotechnol*, 25, 845–846.

Bindewald E, Grunewald C, Boyle B, O'Connor M, and Shapiro BA (2008a). Computational strategies for the automated design of RNA nanoscale structures from building blocks using NanoTiler. *J. Mol. Graphics Modell*, 27, 299–308.

Bindewald E, Hayes R, Yingling YG, Kasprzak W, and Shapiro BA (2008b). RNAJunction: a database of RNA junctions and kissing loops for three-dimensional structural analysis and nanodesign. *Nucleic Acids Res*, 36, D392–D397.

Bindewald E, Afonin K, Jaeger L, and Shapiro BA (2011). Multistrand RNA secondary structure prediction and nanostructure design including pseudoknots. *ACS Nano*, 5, 9542–9551.

Bouvet P (2001). Determination of nucleic acid recognition sequences by SELEX. *Methods Mol Biol*, 148, 603–610.

Bruce AG and Uhlenbeck OC (1978). Reactions at the termini of tRNA with T4 RNA ligase. *Nucleic Acids Res*, 5, 3665–3677.

Brummelkamp TR, Bernards R, and Agami R (2002). A system for stable expression of short interfering RNAs in mammalian cells. *Science*, 296, 550–553.

Cadd TL and Patterson JL (1994). Synthesis of viruslike particles by expression of the putative capsid protein of *Leishmania* RNA virus in a recombinant baculovirus expression system. *J Virol*, 68, 358–365.

Cairns J, Overbaugh J, and Miller S (1988). The origin of mutants. *Nature*, 335, 142–145.

Carmichael GG (2002). Medicine: silencing viruses with RNA. *Nature*, 418, 379–380.

Cayrol B, Nogues C, Dawid A, Sagi I, Silberzan P, and Isambert H (2009). A nanostructure made of a bacterial noncoding RNA. *J Am Chem Soc*, 131, 17270–17276.

Cech TR, Zaug AJ, and Grabowski PJ (1981). In vitro splicing of the ribosomal RNA precursor of Tetrahymena: involvement of a guanosine nucleotide in the excision of the intervening sequence. *Cell*, 27, 487–496.

Cerchia L and de Franciscis V (2010). Targeting cancer cells with nucleic acid aptamers. *Trends Biotechnol*, 28, 517–525.

Chen C, Zhang C, and Guo P (1999). Sequence requirement for hand-in-hand interaction in formation of pRNA dimers and hexamers to gear phi29 DNA translocation motor. *RNA*, 5, 805–818.

Chen C, Sheng S, Shao Z, and Guo P (2000). A dimer as a building block in assembling RNA: a hexamer that gears bacterial virus phi29 DNA-translocating machinery. *J Biol Chem*, 275(23), 17510–17516.

Chowrira BM, Berzal-Herranz A, and Burke JM (1991). Novel guanosine requirement for catalysis by the hairpin ribozyme. *Nature*, 354, 320–322.

Chworos A, Severcan I, Koyfman AY, Weinkam P, Oroudjev E, Hansma HG, and Jaeger L (2004). Building programmable jigsaw puzzles with RNA. *Science*, 306, 2068–2072.

Ciesiolka J, Gorski J, and Yarus M (1995). Selection of an RNA domain that binds Zn2+. *RNA*, 1, 538–550.

Clark S and Remcho V (2002). Aptamers as analytical reagents. *Electrophoresis*, 23, 1335–1340.

Clever JL, Wong ML, and Parslow TG (1996). Requirements for kissing-loop-mediated dimerization of human immunodeficiency virus RNA. *J Virol*, 70(9), 5902–5908.

Coleman J, Hirashima A, Inocuchi Y, Green PJ, and Inouye M (1985). A novel immune system against bacteriophage infection using complementary RNA (micRNA). *Nature*, 315, 601–603.

Cruz JA, Blanchet MF, Boniecki M, Bujnicki JM, Chen SJ, Cao S, Das R, Ding F, Dokholyan NV, Flores SC, Huang L, Lavender CA, Lisi V, Major F, Mikolajczak K, Patel DJ, Philips A, Puton T, Santalucia J, Sijenyi F, Hermann T, Rother K, Rother M, Serganov A, Skorupski M, Soltysinski T, Sripakdeevong P, Tuszynska I, Weeks KM, Waldsich C, Wildauer M, Leontis NB, and Westhof E (2012). RNA-Puzzles: A CASP-like evaluation of RNA three-dimensional structure prediction. *RNA*, 18, 610–625.

Dassie JP, Liu XY, Thomas GS, Whitaker RM, Thiel KW, Stockdale KR, Meyerholz DK, McCaffrey AP, McNamara JO, and Giangrande PH (2009). Systemic administration of optimized aptamer-siRNA chimeras promotes regression of PSMA-expressing tumors. *Nat Biotechnol*, 27, 839–849.

Ding F, Sharma S, Chalasani P, Demidov VV, Broude NE, and Dokholyan NV (2008). Ab initio RNA folding by discrete molecular dynamics: from structure prediction to folding mechanisms 1. *RNA*, 14, 1164–1173.

Ding Y, Chan CY, and Lawrence CE (2004). Sfold web server for statistical folding and rational design of nucleic acids. *Nucleic Acids Res*, 32, W135–W141.

Earnshaw WC and Casjens SR (1980). DNA packaging by the double-stranded DNA bacteriophages. *Cell*, 21, 319–331.

Elbashir SM, Harborth J, Lendeckel W, Yalcin A, Weber K, and Tuschl T (2001). Duplexes of 21-nucleotide RNAs mediate RNA interference in cultured mammalian cells. *Nature*, 411, 494–498.

Ellington AD and Szostak JW (1990). In vitro selection of RNA molecules that bind specific ligands. *Nature*, 346, 818–822.

Fabian MR, Sonenberg N, and Filipowicz W (2010). Regulation of mRNA translation and stability by microRNAs. *Annu Rev Biochem*, 79, 351–379.

Ferrandon D, Koch I, Westhof E, and Nusslein-Volhard C (1997). RNA–RNA interaction is required for the formation of specific bicoid mRNA 3′ UTR-STAUFEN ribonucleoprotein particles. *EMBO J*, 16, 1751–1758.

Fire A, Xu S, Montgomery MK, Kostas SA, Driver SE, and Mello CC (1998). Potent and specific genetic interference by double-stranded RNA in *Caenorhabditis elegans*. *Nature*, 391, 806–811.

Forster AC and Symons RH (1987). Self-cleavage of virusoid RNA is performed by the proposed 55-nucleotide active site. *Cell*, 50, 9–16.

Garver K and Guo P (1997). Boundary of pRNA functional domains and minimum pRNA sequence requirement for specific connector binding and DNA packaging of phage phi29. *RNA*, 3, 1068–1079.

Gates BD, Xu Q, Stewart M, Ryan D, Willson CG, and Whitesides GM (2005). New approaches to nanofabrication: molding, printing, and other techniques. *Chem Rev*, 105, 1171–1196.

Ghildiyal M and Zamore PD (2009). Small silencing RNAs: an expanding universe. *Nat Rev Genet*, 10, 94–108.

Glotzer SC (2004). Materials science. Some assembly required. *Science*, 306, 419–420.

Gold L (1995). The SELEX process: a surprising source of therapeutic and diagnostic compounds. *Harvey Lect*, 91, 47–57.

Grabow WW, Zakrevsky P, Afonin KA, Chworos A, Shapiro BA, and Jaeger L (2011). Self-assembling RNA nanorings based on RNAI/II inverse kissing complexes. *Nano Lett*, 11, 878–887.

Guerrier-Takada C, Gardiner K, Marsh T, Pace N, and Altman S (1983). The RNA moiety of ribonuclease P is the catalytic subunit of the enzyme. *Cell*, 35, 849-857.

Guo P (2005). RNA nanotechnology: engineering, assembly and applications in detection, gene delivery and therapy. *J Nanosci Nanotechnol*, 5(12), 1964–1982.

Guo P (2010). The emerging field of RNA nanotechnology. *Nat Nanotechnol*, 5, 833–842.

Guo P, Coban O, Snead NM, Trebley J, Hoeprich S, Guo S, and Shu Y (2010). Engineering RNA for targeted siRNA delivery and medical application. *Adv Drug Deliv Rev*, 62, 650–666.

Guo P, Erickson S, and Anderson D (1987). A small viral RNA is required for in vitro packaging of bacteriophage phi29 DNA. *Science*, 236, 690–694.

Guo P, Shu Y, Binzel D, and Cinier M (2012). Synthesis, conjugation, and labeling of multifunctional pRNA nanoparticles for specific delivery of siRNA, drugs, and other therapeutics to target cells. *Methods Mol Biol*. 928, 197–219.

Guo P and Trottier M (1994). Biological and biochemical properties of the small viral RNA (pRNA) essential for the packaging of the double-stranded DNA of phage f29. *Semin Virol*, 5, 27–37.

Guo P, Zhang C, Chen C, Trottier M, and Garver K (1998). Inter-RNA interaction of phage phi29 pRNA to form a hexameric complex for viral DNA transportation. *Mol Cell*, 2, 149–155.

Guo S, Tschammer N, Mohammed S, and Guo P (2005). Specific delivery of therapeutic RNAs to cancer cells via the dimerization mechanism of phi29 motor pRNA. *Hum Gene Ther*, 16, 1097–1109.

Guo S, Huang F, and Guo P (2006). Construction of folate-conjugated pRNA of bacteriophage phi29 DNA packaging motor for delivery of chimeric siRNA to nasopharyngeal carcinoma cells. *Gene Ther*, 13, 814–820.

Hansma HG, Oroudjev E, Baudrey S, and Jaeger L (2003). TectoRNA and 'kissing-loop' RNA: atomic force microscopy of self-assembling RNA structures. *J Microsc*, 212, 273–279.

Henkin TM (2008). Riboswitch RNAs: using RNA to sense cellular metabolism. *Genes Dev*, 22, 3383-3390.

Hoeprich S, Zhou Q, Guo S, Qi G, Wang Y, and Guo P (2003). Bacterial virus phi29 pRNA as a hammerhead ribozyme escort to destroy hepatitis B virus. *Gene Ther*, 10, 1258–1267.

Huang F (2003). Efficient incorporation of CoA, NAD and FAD into RNA by in vitro transcription. *Nucleic Acids Res*, 31, e8.

Huang F, Wang G, Coleman T, and Li N (2003). Synthesis of adenosine derivatives as transcription initiators and preparation of 5′ fluorescein- and biotin-labeled RNA through one-step in vitro transcription. *RNA*, 9, 1562–1570.

Huang F, He J, Zhang Y, and Guo Y (2008). Synthesis of biotin-AMP conjugate for 5′ biotin labeling of RNA through one-step in vitro transcription. *Nat Protoc*, 3, 1848–1861.

Huang Y, Eckstein F, Padilla R, and Sousa R (1997). Mechanism of ribose 2′-group discrimination by an RNA polymerase. *Biochemistry*, 36, 8231–8242.

Jacque JM, Triques K, and Stevenson M (2002). Modulation of HIV-1 replication by RNA interference. *Nature*, 418, 435–438.

Jaeger L and Chworos A (2006). The architectonics of programmable RNA and DNA nanostructures. *Curr Opin Struct Biol*, 16, 531–543.

Jaeger L and Leontis NB (2000). Tecto-RNA: one dimensional self-assembly through tertiary interactions. *Angew Chem Int Ed Engl*, 39, 2521–2524.

Jaeger L, Westhof E, and Leontis NB (2001). TectoRNA: modular assembly units for the construction of RNA nano-objects. *Nucleic Acids Res*, 29, 455–463.

Jossinet F, Ludwig TE, and Westhof E (2007). RNA structure: bioinformatic analysis. *Curr Opin Microbiol*, 10, 279–285.

Kasprzak W, Bindewald E, Kim TJ, Jaeger L, and Shapiro BA (2011). Use of RNA structure flexibility data in nanostructure modeling. *Methods*, 52, 239–250.

Kawasaki AM, Casper MD, Freier SM, Lesnik EA, Zounes MC, Cummins LL, Gonzalez C, and Cook PD (1993). Uniformly modified 2′-deoxy-2′-fluoro phosphorothioate oligonucleotides as nuclease-resistant antisense compounds with high affinity and specificity for RNA targets. *J Med Chem*, 36, 831–841.

Khaladkar M, Bellofatto V, Wang JTL, Tian B, and Shapiro BA (2007). RADAR: a web server for RNA data analysis and research. *Nucleic Acids Res*, 35, W300–W304.

Khaled A, Guo S, Li F, and Guo P (2005). Controllable self-assembly of nanoparticles for specific delivery of multiple therapeutic molecules to cancer cells using RNA nanotechnology. *Nano Lett*, 5, 1797–1808.

Klosterman PS, Hendrix DK, Tamura M, Holbrook SR, and Brenner SE (2004). Three-dimensional motifs from the SCOR, structural classification of RNA database: extruded strands, base triples, tetraloops and U-turns. *Nucleic Acids Res*, 32, 2342–2352.

Knecht DA and Loomis WF (1987). Antisense RNA inactivation of myosin heavy chain gene expression in *Dictyostelium discoideum*. *Science*, 236, 1081–1086.

Kraus E, James W, and Barclay AN (1998). Cutting edge: novel RNA ligands able to bind CD4 antigen and inhibit CD4+ T lymphocyte function. *J Immunol*, 160, 5209–5212.

Laughrea M and Jette L (1996). Kissing-loop model of HIV-1 genome dimerization: HIV-1 RNAs can assume alternative dimeric forms, and all sequences upstream or downstream of hairpin 248–271 are dispensable for dimer formation. *Biochemistry*, 35(5), 1589–1598.

Lee CYF, Rennie PS, and Jia WWG (2009). MicroRNA regulation of oncolytic herpes simplex virus-1 for selective killing of prostate cancer cells. *Clin Cancer Res*, 15, 5126–5135.

Lee TJ and Guo P (2006). Interaction of gp16 with pRNA and DNA for genome packaging by the motor of bacterial virus phi29. *J Mol Biol*, 356, 589–599.

Leontis NB, Lescoute A, and Westhof E (2006). The building blocks and motifs of RNA architecture. *Curr Opin Struct Biol*, 16, 279–287.

Leontis NB and Westhof E (2001). Geometric nomenclature and classification of RNA base pairs. *RNA*, 7, 499–512.

Leontis NB and Westhof E (2002). The annotation of RNA motifs. *Comp Funct Genomics*, 3, 518–524.

Leontis NB and Westhof E (2003). Analysis of RNA motifs. *Curr Opin Struct Biol*, 13, 300–308.

Lescoute A and Westhof E (2006). Topology of three-way junctions in folded RNAs. *RNA*, 12, 83–93.

Li H, Li WX, and Ding SW (2002). Induction and suppression of RNA silencing by an animal virus. *Science*, 296, 1319–1321.

Li L, Liu J, Diao Z, Guo P, and Shen G (2009). Evaluation of specific delivery of chimeric phi29 pRNA/siRNA nanoparticles to multiple tumor cells. *Mol Biosyst*, 5, 1361–1368.

Lilley DM (1999). Structure, folding and catalysis of the small nucleolytic ribozymes. *Curr Opin Struct Biol*, 9, 330–338.

Lilley DM (2000). Structures of helical junctions in nucleic acids. *Q Rev Biophys*, 33, 109–159.

Liu H, Guo S, Roll R, Li J, Diao Z, Shao N, Riley MR, Cole AM, Robinson JP, Snead NM, Shen G, and Guo P (2007). Phi29 pRNA vector for efficient escort of hammerhead ribozyme targeting survivin in multiple cancer cells. *Cancer Biol Ther*, 6, 697–704.

Liu J, Guo S, Cinier M, Shlyakhtenko L, Shu Y, Chen C, Shen G, and Guo P (2010). Fabrication of stable and RNase-resistant RNA nanoparticles active in gearing the nanomotors for viral DNA packaging. *ACS Nano*, 5, 237–246.

Macke T and Case DA (1998). Modeling unusual nucleic acids structures. In Leontes N and SanaLucia JJ (Eds.), *Molecular Modeling of Nucleic Acids*, ACS, Washington, DC, pp. 379–393.

Markham NR and Zuker M (2008). UNAFold: software for nucleic acid structures. N Leontes JJ Sanalucia (Eds.), *Molecular Modeling of Nucliec Acids*, ACS, Washington, DC, pp. 379–393.

Martinez HM, Maizel JV, and Shapiro BA (2008). RNA2D3D: a program for generating, viewing, and comparing 3-dimensional models of RNA. *J Biomol Struct Dyn*, 25, 669–683.

Massire C and Westhof E (1998). MANIP: an interactive tool for modelling RNA. *J Mol Graph Model*, 16, 197.

Mathews DH, Disney MD, Childs JL, Schroeder SJ, Zuker M, and Turner DH (2004). Incorporating chemical modification constraints into a dynamic programming algorithm for prediction of RNA secondary structure. *Proc Natl Acad Sci USA*, 101, 7287–7292.

McKinney SA, Declais AC, Lilley DMJ, and Ha T (2003). Structural dynamics of individual Holliday junctions. *Nat Struct Biol*, 10, 93–97.

McNamara JO, Andrechek ER, Wang Y, Viles KD, Rempel RE, Gilboa E, Sullenger BA, and Giangrande PH (2006). Cell type-specific delivery of siRNAs with aptamer-siRNA chimeras. *Nat Biotechnol*, 24, 1005–1015.

Milligan JF, Groebe DR, Witherell GW, and Uhlenbeck OC (1987). Oligoribonucleotide synthesis using T7 RNA polymerase and synthetic DNA templates. *Nucleic Acids Res*, 15, 8783–8798.

Nagaswamy U, Larios-Sanz M, Hury J, Collins S, Zhang Z, Zhao Q, and Fox GE (2002). NCIR: a database of non-canonical interactions in known RNA structures. *Nucleic Acids Res*, 30, 395–397.

Nolan JM, Burke DH, and Pace NR (1993). Circularly permuted tRNAs as specific photoaffinity probes of ribonuclease P RNA structure. *Science*, 261, 762–765.

Ogawa A and Maeda M (2008). An artificial aptazyme-based riboswitch and its cascading system in E. coli. *Chembiochem*, 9, 206–209.

Padilla R and Sousa R (1999). Efficient synthesis of nucleic acids heavily modified with non-canonical ribose 2'-groups using a mutantT7 RNA polymerase (RNAP). *Nucleic Acids Res*, 27, 1561–1563.

Padilla R and Sousa R (2002). A Y639F/H784A T7 RNA polymerase double mutant displays superior properties for synthesizing RNAs with non-canonical NTPs. *Nucleic Acids Res*, 30, e138.

Paillart JC, Skripkin E, Ehresmann B, Ehresmann C, and Marquet R (1996). A loop–loop "kissing" complex is the essential part of the dimer linkage of genomic HIV-1 RNA. *Proc Natl Acad Sci USA*, 93, 5572–5577.

Pan T, Long DM, and Uhlenbeck OC (1993). Divalent metal ions in RNA folding and catalysis. In Gesteland RF and Atkins JF (Eds.), *RNA World*. Cold Spring Harbor Laboratory Press, Cold Spring Harbor, NY, pp. 271–302.

Pan T and Uhlenbeck OC (1993). Circularly permuted DNA, RNA and proteins—a review. *Gene*, 125, 111–114.

Reid RJD, Bodley JW, and Anderson D (1994a). Characterization of the prohead-pRNA interaction of bacteriophage phi29. *J Biol Chem*, 269, 5157–5162.

Reid RJD, Bodley JW, and Anderson D (1994b). Identification of bacteriophage phi29 prohead RNA (pRNA) domains necessary for in vitro DNA-gp3 packaging. *J Biol Chem*, 269, 9084–9089.

Reid RJD, Zhang F, Benson S, and Anderson D (1994c). Probing the structure of bacteriophage phi29 prohead RNA with specific mutations. *J Biol Chem*, 269, 18656–18661.

Sarver NA, Cantin EM, Chang PS, Zaia JA, Ladne PA, Stephens DA, and Rossi JJ (1990). Ribozymes as potential anti-HIV-1 therapeutic agents. *Science*, 247, 1222–1225.

Schroeder KT, McPhee SA, Ouellet J, and Lilley DM (2010). A structural database for k-turn motifs in RNA. *RNA*, 16, 1463–1468.

Severcan I, Geary C, Verzemnieks E, Chworos A, and Jaeger L (2009). Square-shaped RNA particles from different RNA folds. *Nano Lett*, 9, 1270–1277.

Severcan I, Geary C, Chworos A, Voss N, Jacovetty E, and Jaeger L (2010). A polyhedron made of tRNAs. *Nat Chem*, 2, 772–779.

Shapiro BA (2009). Computational design strategies for RNA nanostructures. *J Biomol Str Dyn*, 26, 820.

Shapiro BA, Bindewald E, Kasprzak W, and Yingling Y (2008). Protocols for the in silico design of RNA nanostructures. *Methods Mol Biol*, 474, 93–115.

Shapiro BA and Wu JC (1997). Predicting RNA H-type pseudoknots with the massively parallel genetic algorithm. *Comput Appl Biosci*, 13, 459–471.

Sharma S, Ding F, and Dokholyan NV (2008). iFoldRNA: three-dimensional RNA structure prediction and folding. *Bioinformatics*, 24, 1951–1952.

Shu D and Guo P (2003). A viral RNA that binds ATP and contains a motif similar to an ATP-binding aptamer from SELEX. *J Biol Chem*, 278(9), 7119–7125.

Shu D, Huang L, Hoeprich S, and Guo P (2003). Construction of phi29 DNA-packaging RNA (pRNA) monomers, dimers and trimers with variable sizes and shapes as potential parts for nano-devices. *J Nanosci Nanotechnol*, 3, 295–302.

Shu D, Moll WD, Deng Z, Mao C, and Guo P (2004). Bottom-up assembly of RNA arrays and super-structures as potential parts in nanotechnology. *Nano Lett*, 4, 1717–1723.

Shu D, Shu Y, Haque F, Abdelmawla S, and Guo P (2011). Thermodynamically stable RNA three-way junctions as platform for constructing multifunctional nanoparticles for delivery of therapeutics. *Nat Nanotechnol*, 6, 658–667.

Shu Y, Shu D, Diao Z, Shen G, and Guo P (2009). Fabrication of polyvalent therapeutic RNA nanoparticles for specific delivery of siRNA, ribozyme and drugs to targeted cells for cancer therapy. *IEEE/NIH Life Sci Syst Appl Workshop*, 9–12.

Shu Y, Cinier M, Fox SR, Ben-Johnathan N, and Guo P (2011a). Assembly of therapeutic pRNA-siRNA nanoparticles using bipartite approach. *Mol Ther*, 19, 1304–1311.

Shu Y, Cinier M, Shu D, and Guo P (2011b). Assembly of multifunctional phi29 pRNA nanoparticles for specific delivery of siRNA and other therapeutics to targeted cells. *Methods*, 54, 204–214.

Shu Y, Haque F, Shu D, Li W, Zhu Z, Kotb M, Lyubchenko Y, and Guo P. Fabrication of 14 different RNA nanoparticles for specific tumor targeting without accumulation in normal organs. *RNA*. In press.

Sousa R and Padilla R (1995). A mutant T7 RNA polymerase as a DNA polymerase. *EMBO J*, 14, 4609–4621.

Srisawat C and Engelke DR (2001). Streptavidin aptamers: affinity tags for the study of RNAs and ribonucleoproteins. *RNA*, 7, 632–641.

Steffen P, Voss B, Rehmsmeier M, Reeder J, and Giegerich R (2006). RNAshapes: an integrated RNA analysis package based on abstract shapes. *Bioinformatics*, 22, 500–503.

Stengel G, Urban M, Purse BW, and Kuchta RD (2010). Incorporation of the fluorescent ribonucleotide analogue tCTP by T7 RNA polymerase. *Anal Chem*, 82, 1082–1089.

Strobel SA and Cochrane JC (2007). RNA catalysis: ribozymes, ribosomes, and riboswitches. *Curr Opin Chem Biol*, 11, 636–643.

Sudarsan N, Lee ER, Weinberg Z, Moy RH, Kim JN, Link KH, and Breaker RR (2008). Riboswitches in eubacteria sense the second messenger cyclic di-GMP. *Science*, 321, 411–413.

Taft RJ, Pang KC, Mercer TR, Dinger M, and Mattick JS (2010). Non-coding RNAs: regulators of disease. *J Pathol*, 220, 126–139.

Tamura M, Hendrix DK, Klosterman PS, Schimmelman NR, Brenner SE, and Holbrook SR (2004). SCOR: structural classification of RNA, version 2.0. *Nucleic Acids Res*, 32, D182–D184.

Tarapore P, Shu Y, Guo P, and Ho SM (2010). Application of phi29 motor pRNA for targeted therapeutic delivery of siRNA silencing metallothionein-IIA and survivin in ovarian cancers. *Mol Ther*, 19, 386–394.

Trottier M, Mat-Arip Y, Zhang C, Chen C, Sheng S, Shao Z, and Guo P (2000). Probing the structure of monomers and dimers of the bacterial virus phi29 hexamer RNA complex by chemical modification. *RNA*, 6, 1257–1266.

Tuerk C and Gold L (1990). Systematic evolution of ligands by exponential enrichment: RNA ligands to bacteriophage T4 DNA polymerase. *Science*, 249, 505–510.

Varambally S, Dhanasekaran SM, Zhou M, Barrette TR, Kumar-Sinha C, Sanda MG, Ghosh D, Pienta KJ, Sewalt RG, Otte AP, Rubin MA, and Chinnaiyan AM (2002). The polycomb group protein EZH2 is involved in progression of prostate cancer. *Nature*, 419, 624–629.

Westhof E, Masquida B, and Jaeger L (1996). RNA tectonics: towards RNA design. *Fold Des*, 1, R78–R88.

Yingling YG and Shapiro BA (2007). Computational design of an RNA hexagonal nanoring and an RNA nanotube. *Nano Lett*, 7, 2328–2334.

Zhang C (2009). Novel functions for small RNA molecules. *Curr Opin Mol Ther*, 11, 641–651.

Zhang CL, Lee C-S, and Guo P (1994). The proximate 5′ and 3′ ends of the 120-base viral RNA (pRNA) are crucial for the packaging of bacteriophage f29 DNA. *Virology*, 201, 77–85.

Zhang CL, Tellinghuisen T, and Guo P (1995a). Confirmation of the helical structure of the 5′/3′ termini of the essential DNA packaging pRNA of phage f29. *RNA*, 1, 1041–1050.

Zhang CL, Trottier M, and Guo PX (1995b). Circularly permuted viral pRNA active and specific in the packaging of bacteriophage Phi29 DNA. *Virology*, 207, 442–451.

Zhang CL, Tellinghuisen T, and Guo P (1997). Use of circular permutation to assess six bulges and four loops of DNA-packaging pRNA of bacteriophage phi29. *RNA*, 3, 315–322.

Zhang F, Lemieux S, Wu X, St.-Arnaud S, McMurray CT, Major F, and Anderson D (1998). Function of hexameric RNA in packaging of bacteriophage phi29 DNA in vitro. *Mol Cell*, 2, 141–147.

Zhang HM, Su Y, Guo S, Yuan J, Lim T, Liu J, Guo P, and Yang D (2009). Targeted delivery of anti-coxsackievirus siRNAs using ligand-conjugated packaging RNAs. *Antiviral Res*, 83, 307–316.

Zhang L, Sun L, Cui Z, Gottlieb RL, and Zhang B (2001). 5′-sulfhydryl-modified RNA: initiator synthesis, in vitro transcription, and enzymatic incorporation. *Bioconjug Chem*, 12, 939–948.

Zhang P, Zhang Z, Yang Y, and Li Y (2010). Folate-PEG modified poly(2-(2-aminoethoxy)ethoxy) phosphazene/DNA nanoparticles for gene delivery: synthesis, preparation and in vitro transfection efficiency. *Int J Pharm*, 392, 241–248.

Zhou J, Li H, Zaia J, and Rossi JJ (2008). Novel dual inhibitory function aptamer-siRNA delivery system for HIV-1 therapy. *Mol Ther*, 16, 1481–1489.

Zhou J, Shu Y, Guo P, Smith D, and Rossi J (2011). Dual functional RNA nanoparticles containing phi29 motor pRNA and anti-gp120 aptamer for cell-type specific delivery and HIV-1 inhibition. *Methods*, 54, 284–294.

Zuker M (2003). Mfold web server for nucleic acid folding and hybridization prediction. *Nucleic Acids Res*, 31, 3406–3415.

第 15 章　RNA-蛋白纳米结构的合成及其潜在应用

Hirohisa Ohno，Tan Inoue，Eriko Osada, and Hirohide Saito
翻译：张晓娟　校对：陈龙欣，李　晖

15.1　引　言

在最近的纳米技术研究中，生物大分子已经用来构建各种纳米结构。尤其是 DNA 分子，由于其简单的设计原理（依赖于 Watson-Crick 碱基配对原理）而被大量用于构建特征性的纳米结构。目前，以 DNA 为基础的纳米结构有二维结构（2D）的，也有三维结构（3D）的（Lin et al.，2009；Seeman，2010）。静态的和动态的纳米结构，经过构象改变，都能够通过 DNA 链的替换而获得（如 DNA 介导的锁和钥匙）。有报导称已经构建了具有 2D 和 3D 结构的功能性 DNA，其带有靶结合序列（如适配体）（Teller and Willner，2010）。另外，通过使用 DNA 折纸支架完成生物化学反应的单分子分析也已经被报道（Rajendran et al.，2012）。

RNA 分子，化学上与 DNA 相似，也具有互补碱基配对能力，也能够用于作为构建纳米结构的分子材料（Jaeger and Chworos，2006）。除了 Watson-Crick 碱基配对原理，另外的三级互作参与了 RNA 分子折叠。例如，天然存在的功能性 RNA（如核酶）和非编码 RNA 常常显示复杂的三级结构，这一点与蛋白质类似，是由许多更小的结构单位组成的（Adams et al.，2004）。这些结构单位（称为 RNA 基序）常常运用非 Watson-Crick 碱基配对原理，进行与核糖基团的 2′-OH 相关的氢键结合配对（Leontis et al.，2006）。这些 RNA 基序能够从亲本 RNA 分子中分离出来，嵌入到其他 RNA 结构中，这说明 RNA 基序是高度模块化的和多功能的。最近，在 RNA 纳米结构新领域的研究揭示通过运用一系列 RNA 基序能够构建各种 2D 和 3D 纳米结构（Chworos et al.，2004；Severcan et al.，2009，2010；Afonin et al.，2010；Grabow et al.，2011）。由于这些 RNA 基序包装紧凑，以 RNA 为基础的纳米结构通常比以 DNA 为基础的纳米结构要小。又由于它们包装的紧凑性和结构的多变性，似乎 RNA 基序在用于设计和构建具有复杂结构的功能分子（大小与蛋白酶相似，10~30nm）方面是比较理想的。天然 RNA（如小干扰 RNA、micro-RNA 及核酶）

和合成型 RNA 适配体能够嵌入设计到纳米结构中，因此功能性纳米结构构建是可行的 (Grabow et al.，2011；Shu et al.，2011)。相比较于以 DNA 为基础构建纳米结构，以 RNA 为基础构建纳米结构有一个优点，即 RNA 可以由细胞体系中的 DNA 模板翻译而来，也就是说，自我组装的 RNA 纳米结构可能在细胞中产生。这扩展了 RNA 纳米结构可能的生物应用范围(Guo，2010)。然而，仅仅利用 RNA 本身仍旧很难产生具有各种各样功能和复杂的纳米结构。

　　作为一种替代方法，我们探讨以蛋白质(或者肽)为基础的纳米结构，从而设计功能性分子。例如，可以利用分子设计的计算、定向进化或者二者组合的技术重新构建人工蛋白酶等(Rothlisberger et al.，2008；Koder et al.，2009；Khare et al.，2012)。然而由于蛋白 3D 结构的复杂性，功能性蛋白的人工设计尚处于起步阶段。

　　为了解决这些问题，我们探讨一个替代的方法构建一种新型的纳米构架，即利用含有人工设计 RNA 和天然 RNA 结合蛋白的 RNA-蛋白复合物(RNP)。一种带有预设结构及功能的 RNP 复合体可能在纳米技术、医药技术和合成生物学方面是很有用的 (Saito and Inoue，2007，2009)。由于大量功能性 RNP 分子的高分辨率 3D 结构已经发表，所以这个方法具有很强的实践性。这些分子可以作为新分子"元件"进行 RNP 纳米结构构建。另外，通过利用高通量测序和生物信息学技术，会发现更多的元件。在本章中，我们将以我们目前的研究工作为基础(Ohno et al.，2011)，描述以 RNP 为基础的纳米结构设计原理，而且我们还要讨论它们在纳米医药和合成生物学方面的潜在应用。

15.2　RNP 纳米技术：RNP 复合体，一种新型纳米材料

　　在天然系统中，RNA 分子主要与蛋白质形成分子复合物而共存。这些 RNP 分子比单独 RNA 结构更稳定、更有功能上的优越性。重要的是，RNP 结合区域能够从亲本复合物中剥离出来而作为独立结构单元，就像 RNA 基序一样。我们把这些 RNA-蛋白结合对称为"RNP 基序"(图 15.1a)。功能性 RNP 复合物(如核糖体)通过特异性 RNP 基序组合进行构架。例如，我们已经知道细菌核糖体三个 RNA 成分和 50 多个核糖体蛋白之间通过自我组装能够形成具有一系列层次结构和动态相互作用的 RNP 基序。而且，核糖体高分辨率 X 射线晶体学分析显示 RNP 基序在装配复杂 RNP 结构和复杂核糖体功能操纵方面起着重要作用(Ban et al.，2000)。这样，利用 RNP 基序作为材料合成功能性且具有精细结构的 RNP 似乎是可行的。我们期望 RNP 基序的使用将扩展 RNA 纳米技术的多样性(图 15.1b)。另外，以 RNP 为基础的纳米结构可能在体外和在体内都增加了 RNA 结构的稳定性和功能性。这样，RNP 纳米技术将可能很快地应用于产生"分子机器人"，像那些核糖体一样具有复杂功能。作为这个目标的第一步，最近我们设计和构建了一个由 RNP 基序组成的简单三角形纳米结构。

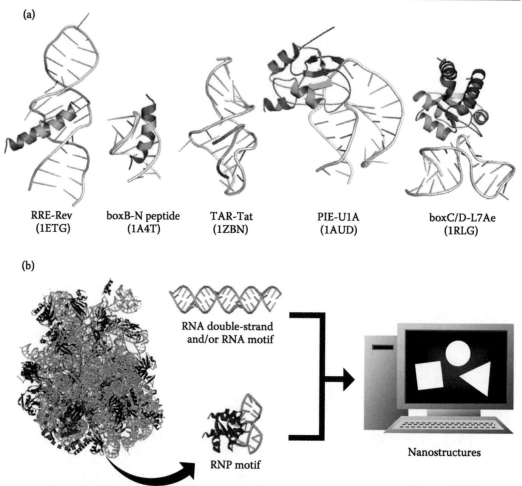

图 15.1　天然存在 RNP 基序和合成型 RNP 纳米结构设计。(a)按照 RNA-蛋白质/肽顺序的基序图示，并注明了每一个的 PDB ID。(b)首先，搜寻 RNP 基序并将之从天然存在的 RNP 分子的 3D 结构中剥离出来。然后，基序被装配至纳米结构中。

15.3　三角形的合成型 RNP：设计和构建原理

　　用于设计和构建纳米结构的 RNP 基序至少应该具有以下预期特征之一：紧凑的尺寸、特异性、稳定性、已知的高分辨率 3D 结构，以及已知的生化特征。鉴于上述考虑，我们选择由 C/D 盒扭结转角(k-转角)RNA 和 k-转角结合的核糖体蛋白 L7Ae 作为 RNP 基序组件以构建纳米结构(Rozhdestvensky et al.，2003；Moore et al.，2004；Turner et al.，2005；Schroeder et al.，2010)。因为 C/D 框扭结的核心序列仅包含 21 个核苷酸，而且 L7Ae 是唯一一种约 12kDa 大小的蛋白质，因此，所得的 RNP 基序具有较小模式结构。C/D 盒和 L7Ae 具有高亲和力(K_D 约为 1nmol)和高特异性(Saito et al.，2010)的互作，更为有趣的是，L7Ae 蛋白动态调节 C/D 盒构象的改变。已经有报道表明 C/D 盒和 L7Ae

之间的互作通过诱导契合机制促进 RNA 结构的构象改变(Turner et al.，2005)。具有相对强灵活性的 k-转角 RNA，以大约 60°弯曲固定并结合于 L7Ae(图 15.2a)。因此，我们将 C/D 盒-L7Ae 基序作为分子元件用于设计合成纳米三角形结构(Ohno et al.，2011)。

我们设计了一个等边三角形结构，这是能够由 60°角构成的最简单的形状(图 15.2b)。三个顶点包含三个 C/D 盒-L7Ae 基序的三角形，由两个 RNA(长链和短链 RNA)和三个 L7Ae 蛋白组成。双链 RNA 区域两边是 C/D 盒 k-转角基序，形成三个顶点。L7Ae 可能利用一个大约 60°的角度稳定 k-转角区域，从而促进了三角样 RNP 的形成，而由于 k-转角具有的伸缩性，单独 dsRNA 仅形成异质 RNA 结构。我们利用生物化学分析研究 RNP 互作的亲和力，发现 L7Ae 特异性与 RNA 的 C/D 盒相互作用：在设计的 RNA 纳米结构中，3 个 L7Ae 蛋白与 3 个 C/D 盒 k-转角基序互作。利用 AFM 直接观察设计 RNP 纳米结构原则上证实了我们的设计策略(图 15.2c)。正如我们所预期的，L7Ae 存在下，三角形 RNP 的数目在增加。也就是说，AFM 分析证实 RNA 和 L7Ae 二者促进了三角形结构的形成(图 15.2c)。这些结果表明 L7Ae 通过结合于 RNA 的 C/D 盒 k-转角基序诱导 RNA 形成三角形。从这个研究中我们得到两个重要讯息：①利用 RNP 结构基序就能设计和构建相对小尺寸(10~30nm)的合成型 RNP 纳米结构；②RNA 结合蛋白能够促进 RNA 纳米结构的动态构象改变。

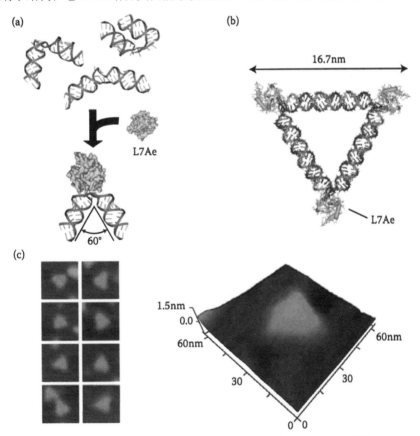

图 15.2　一个 RNP 三角的设计及其构建。(a)L7Ae 结合诱导契合于 C/D 盒 K-转角 RNA。(b)RNP 三角的 3D 模型。每个 L7Ae 蛋白定位于顶点上。(c)RNP 三角的 AFM 图像(左：50nm×50nm)。

15.4　三角形 RNP 作为多功能媒介的可能应用

原则上,任何蛋白都可以与 L7Ae 融合,因为 L7Ae 的 N 端和 C 端都没有太靠近 C/D 盒的结合区域,所以预融合至 L7Ae 的蛋白质不影响 L7Ae 与 C/D 盒 k-转角基序的结合能力。因此,以 RNA 为基础的三角形结构可能能够用于在三个顶点携带功能性蛋白的载体(图 15.3)。我们试图将功能性蛋白如荧光素蛋白(增强型绿色荧光蛋白)和免疫球蛋白结合蛋白(蛋白 G)融合至 L7Ae 蛋白,使蛋白位于三角形 RNA 支架的三个顶点。在生理条件下,通过生物化学和 AFM 分析确证,每一个 L7Ae 融合蛋白与 RNA 复合体进行高效互作,形成了三角形结构。这样的话,融合到 L7Ae 的预期功能蛋白可能依附于 RNA 支架,产生多功能的 RNP 结构。

由于所依附蛋白的位阻现象在这个结构的元件中是最小的(图 15.3),因此位于三角形顶点的三个蛋白质对于功能的发挥可能是有利的,进而,带有 L7Ae 或者其他的 RNA 结合蛋白标签的三个不同的蛋白质能够按照预想的设计嵌入 RNA 支架。例如,含有三个不同蛋白质(如一种识别特异性抗原的抗体,一个荧光蛋白和一个杀细胞肽)的 RNP 可以作为新的多功能媒介,用于人类治疗策略,协同检测、标记和杀死肿瘤细胞。另一个例子是,因为 RNP 纳米材料的稳定性和多能性,这些以 RNP 为基础的纳米结构可能用于药物运载系统中的材料。但是,在真正应用之前仍有很多问题需要解决,例如,需要一个构建具有预想结构和功能 RNP 复合体的多样性方法。然而,我们相信在生理条件

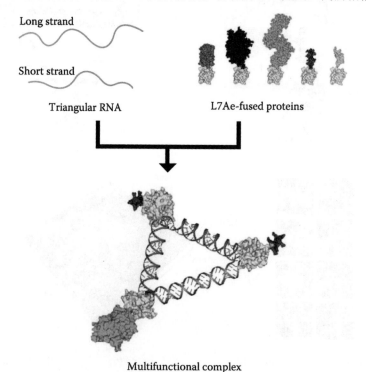

Multifunctional complex

图 15.3　RNP 三角的多功能化。预期的蛋白质附着于 RNA 支架上,设计了一个多功能复合体。

下形成的功能性 RNP 复合体能够作为生物应用的新工具。RNP 纳米结构设计策略能够与其他技术组合，可以组合互补链添加(Andersen et al.，2009；Lund et al.，2010)，改变金属离子浓度(Chworos et al.，2004)，光线依赖的 DNA/RNA 结构控制等(Tanaka et al.，2010；Rudiuk et al.，2011)。总之，我们相信，在体内和体外将很快地成功实现对 RNP 纳米结构的精细调节。

15.5　前景：纳米技术和合成生物学领域的扩展

为了利用 RNP 建造更多复杂结构，必须丰富和扩展用于建造结构的分子"工具箱"。在自然界中，除了 C/D 盒-L7Ae，还有大量 RNP 基序。换句话说，可能能够找到替换 k-转角的 RNA 基序用于 RNP 纳米结构设计。例如，已经报道了来自极端嗜热菌的核糖体蛋白 L1 能够以 90°角度弯曲结合于它自己的一段 38 个核苷酸片段，从而稳定 RNA 结构(PDB 1ZHO；Nevskaya et al.，2006)。天然存在的基序的生物化学、结构和生物分析为我们提供更加有用的模式 RNP 元件。除了天然存在 RNP，选择性和高效性结合靶蛋白的新 RNA 基序可以通过体外塑造(Lee et al.，2005；Shui et al.，2012)和体内进化研究(Thiel et al.，2012)获得。这样的话，可以预期 RNP 基序能够用于作为构建各种有用的新 2D 或 3D 复杂结构的工具，并为设计和合成具有复杂功能的纳米机器提供一种可能途径(图 15.4)。

这些 RNP 基序也可以用于合成生物学(Nandagopal and Elowitz，2011)，因为 RNA 和蛋白质都能够利用 DNA 作为模板进行体内合成。也可以将合成的 RNA 直接转染进靶细胞中。细胞中 RNP 复合体的构建将使我们可以将 RNP 用于更广泛的生物应用中。例如，C/D 盒-L7Ae 基序也被用来构建合成翻译调节开关(称之为 RNP 开关)，在哺乳动物细胞中发挥功能(Saito et al.，2010，2011)。设计的 RNP 开关成功控制了靶细胞的程序化细胞死亡通路，提供了一种未来用于癌症治疗和再生医学的生物工程工具。而且，合成型 RNP 纳米结构可以作为支架以在细胞内环境中控制细胞信号转导流程。例如，合成型 RNA 支架可能用于控制一种蛋白质转运和定位，或者调节蛋白质与蛋白质之间及蛋白质与核酸之间复合物的形成。事实上，RNA 支架已经成功地应用在生物工程中了。在空间结构上，设计带有不同蛋白对接位点的 1D 和 2D RNA 支架已经用于控制细菌的产氢途径中(Delebecque et al.，2011)。有趣的是，还发现了几个天然非编码 RNA 作为分子支架可以促进 DNA 结合和 DNA 修饰相关酶的装配，控制 RNA 介导的时空表观遗传修饰(Koziol and Rinn，2010)。所以，RNP 纳米结构和相关设计技术可能成为一般生物和生物工程工具，可控制细胞中化学反应的功能。

另外，RNA/RNP 纳米技术可以与有效的 DNA 纳米技术相结合，因为 RNA 很容易通过 Watson-Crick 碱基配对与 DNA 进行杂交。DNA 纳米技术可能在产生规则和有序纳米结构方面有优势(Shih and Lin，2010)，RNP 纳米技术可能用于设计像酶一样的动态和功能性纳米结构。因此，我们也许可以利用 DNA/RNA/RNP 纳米技术产生各种大小的高复杂性纳米结构。这种通过各种材料构建纳米构架的由下至上的合成方式正为创造类似合成细胞的新分子装置、纳米机器和分子机器人提供了可能(图 15.4)。

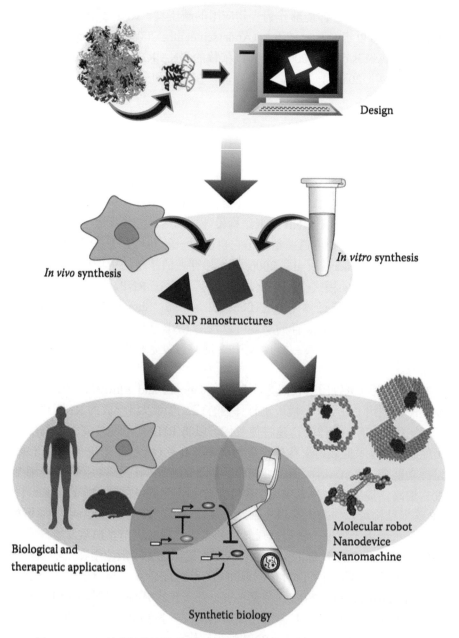

图 15.4　RNP 纳米结构在纳米机器、纳米医药及合成生物学中的潜在应用。

致　　谢

　　这个工作得到日本促进科学发展协会给予青年科学家的 Grant-in-Aid 项目(这个协会的基金由武田科学基金会提供)及新能源和产业技术综合开发机构(NEDO，09A02021a；H.S.)的资助。

参 考 文 献

Adams, P. L., M. R. Stahley, A. B. Kosek, J. Wang, and S. A. Strobel. 2004. Crystal structure of a self-splicing group I intron with both exons. *Nature* 430 (6995):45–50.

Afonin, K. A., E. Bindewald, A. J. Yaghoubian, N. Voss, E. Jacovetty, B. A. Shapiro, and L. Jaeger. 2010. *In vitro* assembly of cubic RNA-based scaffolds designed *in silico*. *Nat Nanotechnol* 5 (9):676–82.

Andersen, E. S., M. Dong, M. M. Nielsen, K. Jahn, R. Subramani, W. Mamdouh, M. M. Golas, B. Sander, H. Stark, C. L. Oliveira, J. S. Pedersen, V. Birkedal, F. Besenbacher, K. V. Gothelf, and J. Kjems. 2009. Self-assembly of a nanoscale DNA box with a controllable lid. *Nature* 459 (7243):73–6.

Ban, N., P. Nissen, J. Hansen, P. B. Moore, and T. A. Steitz. 2000. The complete atomic structure of the large ribosomal subunit at 2.4 Å resolution. *Science* 289 (5481):905–20.

Chworos, A., I. Severcan, A. Y. Koyfman, P. Weinkam, E. Oroudjev, H. G. Hansma, and L. Jaeger. 2004. Building programmable jigsaw puzzles with RNA. *Science* 306 (5704):2068–72.

Delebecque, C. J., A. B. Lindner, P. A. Silver, and F. A. Aldaye. 2011. Organization of intracellular reactions with rationally designed RNA assemblies. *Science* 333 (6041):470–4.

Grabow, W. W., P. Zakrevsky, K. A. Afonin, A. Chworos, B. A. Shapiro, and L. Jaeger. 2011. Self-assembling RNA nanorings based on RNAI/II inverse kissing complexes. *Nano Lett* 11 (2):878–87.

Guo, P. 2010. The emerging field of RNA nanotechnology. *Nat Nanotechnol* 5 (12):833–42.

Jaeger, L., and A. Chworos. 2006. The architectonics of programmable RNA and DNA nanostructures. *Curr Opin Struct Biol* 16 (4):531–43.

Khare, S. D., Y. Kipnis, P. Greisen, Jr., R. Takeuchi, Y. Ashani, M. Goldsmith, Y. Song, J. L. Gallaher, I. Silman, H. Leader, J. L. Sussman, B. L. Stoddard, D. S. Tawfik, and D. Baker. 2012. Computational redesign of a mononuclear zinc metalloenzyme for organophosphate hydrolysis. *Nat Chem Biol* 8 (3):294–300.

Koder, R. L., J. L. Anderson, L. A. Solomon, K. S. Reddy, C. C. Moser, and P. L. Dutton. 2009. Design and engineering of an O_2 transport protein. *Nature* 458 (7236):305–9.

Koziol, M. J., and J. L. Rinn. 2010. RNA traffic control of chromatin complexes. *Curr Opin Genet Dev* 20 (2):142–8.

Lee, J. H., M. D. Canny, A. De Erkenez, D. Krilleke, Y. S. Ng, D. T. Shima, A. Pardi, and F. Jucker. 2005. A therapeutic aptamer inhibits angiogenesis by specifically targeting the heparin binding domain of VEGF165. *Proc Natl Acad Sci USA* 102 (52):18902–7.

Leontis, N. B., A. Lescoute, and E. Westhof. 2006. The building blocks and motifs of RNA architecture. *Curr Opin Struct Biol* 16 (3):279–87.

Lin, C., Y. Liu, and H. Yan. 2009. Designer DNA nanoarchitectures. *Biochemistry* 48 (8):1663–74.

Lund, K., A. J. Manzo, N. Dabby, N. Michelotti, A. Johnson-Buck, J. Nangreave, S. Taylor, R. Pei, M. N. Stojanovic, N. G. Walter, E. Winfree, and H. Yan. 2010. Molecular robots guided by prescriptive landscapes. *Nature* 465 (7295):206–10.

Moore, T., Y. Zhang, M. O. Fenley, and H. Li. 2004. Molecular basis of box C/D RNA–protein interactions; cocrystal structure of archaeal L7Ae and a box C/D RNA. *Structure* 12 (5):807–18.

Nandagopal, N., and M. B. Elowitz. 2011. Synthetic biology: integrated gene circuits. *Science* 333 (6047):1244–8.

Nevskaya, N., S. Tishchenko, S. Volchkov, V. Kljashtorny, E. Nikonova, O. Nikonov, A. Nikulin, C. Kohrer, W. Piendl, R. Zimmermann, P. Stockley, M. Garber, and S. Nikonov. 2006. New insights into the interaction of ribosomal protein L1 with RNA. *J Mol Biol* 355 (4):747–59.

Ohno, H., T. Kobayashi, R. Kabata, K. Endo, T. Iwasa, S. H. Yoshimura, K. Takeyasu, T. Inoue, and H. Saito. 2011. Synthetic RNA–protein complex shaped like an equilateral triangle. *Nat Nanotechnol* 6 (2):116–20.

Rajendran, A., M. Endo, and H. Sugiyama. 2012. Single-molecule analysis using DNA origami. *Angew Chem Int Ed Engl* 51 (4):874–90.

Rothlisberger, D., O. Khersonsky, A. M. Wollacott, L. Jiang, J. DeChancie, J. Betker, J. L. Gallaher, E. A. Althoff, A. Zanghellini, O. Dym, S. Albeck, K. N. Houk, D. S. Tawfik, and D. Baker. 2008. Kemp elimination catalysts by computational enzyme design. *Nature* 453 (7192):190–5.

Rozhdestvensky, T. S., T. H. Tang, I. V. Tchirkova, J. Brosius, J. P. Bachellerie, and A. Huttenhofer. 2003. Binding of L7Ae protein to the K-turn of archaeal snoRNAs: A shared RNA binding motif for C/D and H/ACA box snoRNAs in Archaea. *Nucleic Acids Res* 31 (3):869–77.

Rudiuk, S., H. Saito, T. Hara, T. Inoue, K. Yoshikawa, and D. Baigl. 2011. Light-regulated mRNA condensation by a photosensitive surfactant works as a series photoswitch of translation activity in the presence of small RNAs. *Biomacromolecules* 12 (11):3945–51.

Saito, H., Y. Fujita, S. Kashida, K. Hayashi, and T. Inoue. 2011. Synthetic human cell fate regulation by protein-driven RNA switches. *Nat Commun* 2:160.

Saito, H., and T. Inoue. 2007. RNA and RNP as new molecular parts in synthetic biology. *J Biotechnol* 132 (1):1–7.

Saito, H., and T. Inoue. 2009. Synthetic biology with RNA motifs. *Int J Biochem Cell Biol* 41 (2):398–404.

Saito, H., T. Kobayashi, T. Hara, Y. Fujita, K. Hayashi, R. Furushima, and T. Inoue. 2010. Synthetic translational regulation by an L7Ae-kink-turn RNP switch. *Nat Chem Biol* 6 (1):71–8.

Schroeder, K. T., S. A. McPhee, J. Ouellet, and D. M. Lilley. 2010. A structural database for k-turn motifs in RNA. *RNA* 16 (8):1463–8.

Seeman, N. C. 2010. Nanomaterials based on DNA. *Annu Rev Biochem* 79:65–87.

Severcan, I., C. Geary, E. Verzemnieks, A. Chworos, and L. Jaeger. 2009. Square-shaped RNA particles from different RNA folds. *Nano Lett* 9 (3):1270–7.

Severcan, I., C. Geary, A. Chworos, N. Voss, E. Jacovetty, and L. Jaeger. 2010. A polyhedron made of tRNAs. *Nat Chem* 2 (9):772–9.

Shih, W. M., and C. Lin. 2010. Knitting complex weaves with DNA origami. *Curr Opin Struct Biol* 20 (3):276–82.

Shu, D., Y. Shu, F. Haque, S. Abdelmawla, and P. Guo. 2011. Thermodynamically stable RNA three-way junction for constructing multifunctional nanoparticles for delivery of therapeutics. *Nat Nanotechnol* 6 (10):658–67.

Shui, B., A. Ozer, W. Zipfel, N. Sahu, A. Singh, J. T. Lis, H. Shi, and M. I. Kotlikoff. 2012. RNA aptamers that functionally interact with green fluorescent protein and its derivatives. *Nucleic Acids Res* 40 (5):e39.

Tanaka, F., T. Mochizuki, X. Liang, H. Asanuma, S. Tanaka, K. Suzuki, S. Kitamura, A. Nishikawa, K. Ui-Tei, and M. Hagiya. 2010. Robust and photocontrollable DNA capsules using azobenzenes. *Nano Lett* 10 (9):3560–5.

Teller, C., and I. Willner. 2010. Functional nucleic acid nanostructures and DNA machines. *Curr Opin Biotechnol* 21 (4):376–91.

Thiel, K. W., L. I. Hernandez, J. P. Dassie, W. H. Thiel, X. Liu, K. R. Stockdale, A. M. Rothman, F. J. Hernandez, J. O. McNamara II, and P. H. Giangrande. 2012. Delivery of chemo-sensitizing siRNAs to HER2+-breast cancer cells using RNA aptamers. *Nucleic Acids Res* 40(13):6319–37.

Turner, B., S. E. Melcher, T. J. Wilson, D. G. Norman, and D. M. Lilley. 2005. Induced fit of RNA on binding the L7Ae protein to the kink-turn motif. *RNA* 11 (8):1192–200.

第16章 DNA 纳米技术作为 RNA 纳米技术的参考

Zhengang Wang（王振刚）and Baoquan Ding（丁宝全）

翻译：宁　平　校对：李永超，王少英

　　几乎所有已知生物体的发育和功能都包含由脱氧核糖核酸（DNA）所携带的遗传信息特征。DNA 和 RNA、蛋白质一样，是构建生命的基石。DNA 除了作为遗传信息载体，其卓越的自组装特性使它可能成为材料科学、分子计算、生物分析、纳米技术等领域最有前途的生物分子之一。DNA 是由链状排列的核苷酸组成，包括两个嘌呤碱基，腺嘌呤（A）、鸟嘌呤（G），以及两个嘧啶碱基，胞嘧啶（C）和胸腺嘧啶（T）。碱基序列的差异决定了核酸链的结构和功能。在氢键结合、π-堆积、静电和疏水作用影响下，核苷酸 A-T 和 C-G 碱基形成了精确配对规则，因而使一条 DNA 链与其互补链可以组装成一个双螺旋结构。在 G 或 C 碱基丰富链，环境刺激可以触发自我组装成分子间或分子内 G-四链结构（Keniry，2001）或 C-四链结构-基序（Liu et al.，2009a）。在相应金属离子存在下，协调相互作用可能会弥补特定碱基，如 T-Hg^{2+}-T 或 C-Ag^+-C，用于诱导 DNA 基序（Clever et al.，2007）。或者，特定序列和金属离子之间螯合作用可以通过桥接核酸链来创建 DNA

支架上的杂环(Liu et al.，2009b)。使用编码核酸链，产生 DNA 不同结构形态，进而程序化组装成一维、二维、三维，或任何人为设计的其他结构。另一方面，DNA 序列结构也决定了其功能。通过指数富集配体系统演化(SELEX)过程已经选择了可特异性结合低分子质量底物或蛋白质(适配体)的核酸(Cho et al.，2009；Liu et al.，2009b)，体外选择技术已经发展到能取得在特定金属离子催化反应存在下的脱氧核酶(核酶)(Liu et al.，2009b；Wilner et al.，2012)。此外，DNA 链演变成适配体，如蛋白过氧化物酶中脱辅基酶蛋白(Travascio et al.，1998)。一旦结合高铁血红素[铁(III)-原卟啉]，富含 G 的 DNA 适配体-血红素复合体可以增强低血红素内在的过氧化活性。引人注目的 DNA 结构和功能特性暗示了 DNA 纳米结构的可变性和复杂性，并为人们开发 DNA 纳米技术铺平了道路，这项技术将专门用来设计和操纵可以工艺化的人工核酸结构(图 16.1)。

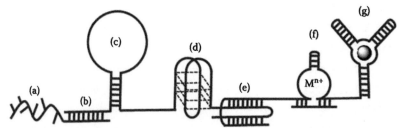

图 16.1　DNA 基序：(a)单链黏性末端。(b)螺旋双链。(c)发卡结构。(d)G-四链结构。(e)交叉连接结构。(f)脱氧核酶或者 DNA 酶结构。(g)配体-底物复合体。

　　DNA 纳米技术的概念最早由 Nadrian Seeman 于 20 世纪 80 年代提出。他说："产生低聚核酸序列是可能的，其优先形成可迁移的稳定接口，而不是通常的线性双链"(Seeman，1982)。DNA 纳米技术最早是伴随着人们对蛋白质形成三维晶格的认识，一起受到关注(Seeman，1982)，而 X 射线结晶学可以用来查看蛋白质结构。20 世纪 90 年代后期以来，DNA 纳米技术领域开始快速发展，人们投入巨大努力来构造不同 DNA 纳米结构，并利用其新功能(Lo et al.，2010b；Pinheiro et al.，2011；Zhang et al.，2011)。在这个领域，任何原先的生物学作用都被从 DNA 上剥离出来，DNA 仅被视为一种强大的合成高分子。

　　DNA 纳米技术大致可以分为两个子领域：结构和动态 DNA 纳米技术。结构 DNA 纳米技术侧重于利用 DNA 产生特定几何基序，最终是一种静态均衡状态。这些几何图形导致具有很强定向功能，其反过来支配结晶物质基序结构传播方向。目前为止，通过纳米技术已经可以构建二维和三维尺度不同大小和复杂度物体，并最终推动了具有纳米级寻址能力宏观材料的发展。动态 DNA 纳米技术也取得了进展。然而，它侧重带有非平衡行为系统，典型的如在化学或物理刺激下，可重构和自动化的装置。带有被预先设计好的动态功能分子与它们的整体结构设计相关，被称为 DNA 链置换机制，该机制用来介导核酸生产分子逻辑电路结构，催化放大器，自动分子步行机和可再编程 DNA 纳米结构。

　　DNA 纳米技术一开始是为了解决结构生物学和生物物理学的基本科学问题服务，如晶体学，它是由分子按规则排列而形成三维晶格。随着结构和动态 DNA 纳米技术发展，许多应用开始出现在生物技术、材料科学、生物医药，以及有机合成领域。尽管如此，DNA 纳米技术发展仍需要不断努力。毫无疑问，DNA 纳米技术成熟的基础理论将为组装 RNA 纳米建筑结构提供重要模型。DNA 和 RNA 分子有着共同结构和化学特性，可以作为纳米结构和纳米元件组件。此外，RNA 具有令人期待的潜在治疗癌症、病毒性和遗传性疾病的功能，这些无不显示出开发 RNA 纳米技术的重要性。尽管 DNA 和 RNA 折叠属性上存在一些差异，但是 DNA 纳米技术的基础原理是可以应用到 RNA 纳米技术的（Guo，2010）。例如，使用三叉接口（3WJ），四叉接口（4WJ）建立各种新颖的 RNA 建筑结构，这种方法非常类似于 DNA 中的分支方法。RNA 和 DNA 都可以形成拼图，从而在 x-y 方向上伴随着伸长和扩张形成束状结构。基本原理同样适用于通过碱基插入和删除形成双绞线束。但是，以上所提到的仅为 DNA 结构基序的一小部分，有更多 DNA 结构基序可以提供广泛设计和操作 RNA 纳米结构模型。在本章中，我们将介绍设计方法，重点介绍结构和动态 DNA 纳米技术的一些新进展，并讨论了一些新应用。最后，我们将简要介绍 RNA 结构基序发展。希望本综述将对 RNA 纳米技术领域发展有很大帮助。

16.1　设　　计

DNA 纳米结构的合理设计在 DNA 纳米技术中起到了非常重要的作用，因为单条核酸链必须按照要求相互关联。该方法依赖于操控核酸碱基序列组装过程，从而成为具有所需结构和功能特征的对象。这个过程通常开始于规定所希望目标的结构或功能，然后确定该核酸链二级结构，从而核酸链得以排列。在最后一步中，主要结构被设计出来，实际上，各核酸链碱基序列是预先设计好的。整个设计过程是一种结构和序列设计的结合。

16.1.1　结构设计

结构设计是决定如何组织核酸链的第一步，目的是给核酸链一种特定的结构。此步骤同时确定了二级结构，或一系列碱基对，它们可以使单链绞合在一起，从而形成所需的形状或外形。下面将列出几种常用设计方法。

16.1.1.1　以瓦片为基础的结构

以瓦片为基础的方法是一种通过设计的 DNA 结构从而形成组装瓦片，在每个瓦片单位里含有黏性末端可以和临近瓦片相连。彼此分离的单元可以用这种方法构建，它能够构思和设计一个非常大的组件构造。这个方法是用来构造周期性晶格，也可以实现算法的自组装。

16.1.1.2　折叠结构方法

作为一种替代以瓦片为基础的组装方法，折叠结构法能利用一条长单链形成纳米结构。此长链本身可以在分子内的相互作用下折叠，也可以在较短的订书钉链的帮助下折叠成任意形状。

16.1.1.3　动态组装

这种方法直接控制 DNA 自组装动力学，并指定装配对象和所有反应机制的中间步骤。例如，核酸发夹结构被用作起始原料，以特定顺序组装在一个级联反应中。此类方法优点是不涉及单纯热力学退火步骤。

16.1.2 序列设计

序列设计是 DNA 纳米技术领域的核心。它是必不可少的，因为许多不同序列核酸链都能形成相同二级结构；然而，其中一些将有相互作用，从而形成不希望产生的二级或三级结构。合理设计的序列通常是通过一系列方法得到，包括启发式模型、热力学模型和几何模型等。此外，随着 DNA 系统复杂性增加，序列设计也变得越来越困难。这促使自动序列设计软件包产生与发展，其往往是用于评估 DNA 寡核苷酸热力学性质。

启发式方法使用被称之为"序列对称最小化"标准来判断一个给定二级结构 DNA 序列。这种方法将核酸序列划分成许多重叠的并具有固定长度的子序列，这种固定长度被称为"标准长度"。每个长度 N 的 4^N 可能子序列只在序列中出现一次，以最小的交叉杂交。设计核酸序列热力学方法是基于目标结构和复合体应具有最低吉布斯(Gibbs)自由能(热力学最稳定)考虑，而其他可能结构是能量不优化。使用最近邻模型来对吉布斯自由能进行预测，即考虑核酸链上某个碱基和它最近邻碱基之间的相互作用。这是为自二聚体和 GC 含量校正。NUPACK、Oligo analyzer 和 Vienna(也可用于 RNA)是当前有效地用于核酸热力学建模的网络程序。几何模型可通过核酸一级结构来预测其三级结构及检测核酸链颈环化。由于这些限制，核酸复合体依赖于在结点处主要和次要槽的相对方向。几何模型确保这些复合体不会过度紧张。这些模型软件包括：Tiamat、Nanoengineering 和 UNIQUIMER 3D。一般设计方法在图 16.2 中被总结出来。

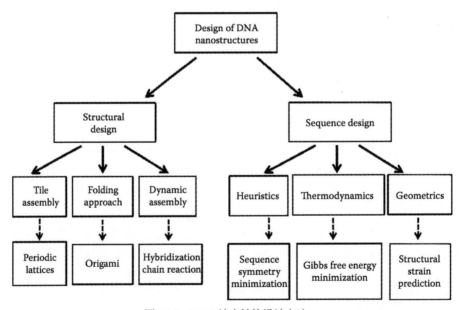

图 16.2　DNA 纳米结构设计方法。

设计方法的开发和实践为各种 DNA 纳米结构奠定了基础，其中包括周期性二维晶格和 3D 纳米结构、DNA 折纸和五花八门的基于纳米 DNA 原理的元件，如 DNA 机器。在以 DNA 为基础的各种应用中，它们也发挥了显著作用，包括生物传感、指导生物组装、生物成像、药物输送。

16.2　结构 DNA 纳米技术

DNA 双螺旋结构本质上是一种纳米级材料，直径大约是 2nm，碱基间距为 3.4Å，螺旋周期为每个转角有 10~10.5 核苷酸对。DNA 纳米级特性被用于构建各种纳米级具有各种结构的核酸复合物和材料，这就是结构 DNA 纳米技术。

结构 DNA 纳米技术本质是操纵 DNA 组装，主要包括自组装和酶辅助装配。最简单的 DNA 自组装涉及使用两个互补单链 DNA 自发形成杂交 DNA 双螺旋。具有单链突出端双链 DNA（也称为黏性末端），通过杂交互补黏性末端允许两个双螺旋结构结合在一起。此外，在连接双链焊接处可通过 DNA 连接酶密封，从而形成单独复合双链结构（Yang et al.，2010）。双链两端突出黏链能形成一维 DNA 纳米结构。可能的黏性末端具有很高的多样性，DNA 合成的便利性使黏性末端序列易于编程。因此，黏性末端同时提供对分子间协作可预见控制和在结合处可预见的几何图形。黏性末端还为结构 DNA 纳米技术提供了一个机会，以实现最初将一维 DNA 链转换成复杂二维和三维结构的挑战。为了这个目的，Seeman 的小组已经创造出许多分支 DNA 基序，如典型 Holiday 交叉，从而延伸了 DNA 组装维度（Seeman，2003）。分支基序可以在自然界中被发现，特别是 Holiday 交叉连接结构，其可作为基因重组中的中间体（Meselson et al.，1975）。在 Holiday 交叉连接结构中，4 个 DNA 链组装成一个稳定四臂结，与掺入的单链黏性末端在外围进行合作，从而产生一个分支 DNA 瓦片。但是，分支 DNA 交叉的缺点是高度灵活性和组装这些往往未能得到所需的稳定纳米结构组件。因此，结构 DNA 纳米技术受到的主要挑战是产生更为刚硬的交叉连接结构，从而产生更好的二维 DNA 组装。Seeman 和他的同事开发的瓦片，其边缘有交叉和寻址的黏性末端通过单链连接 DNA 双螺旋，其中每个单链开始于一个螺旋，然后切换到相邻的螺旋。Seeman 的研究小组已建造一组更大的刚性分支瓦片，如双交叉（DX）瓦片（Li et al.，1996；Reishus et al.，2005；Winfree et al.，1998）、三重交叉（TX）瓦片（LaBean et al.，2000；Liu et al.，2004a），和平行交叉（PX）瓦片（Liu et al.，2008；Shen et al.，2004；Yan et al.，2002）。复合体多功能性可以在二维和三维的角度，定义高阶周期和非周期格子。结构 DNA 纳米技术的另一个最重要发展是实现 DNA "折纸"，其由 Rothemund（2006）率先研究，这种技术增强了 DNA 组装的复杂性和多样性。DNA "折纸"术可以用于设计几乎任意定义的图案，如二维地图，带有可控盖子的三维结构盒子。

DNA 纳米技术在过去十年间得到了快速发展。DNA 纳米结构制造策略和技术允许其功能进化，这将是未来发展的重点。在本节中，我们将利用不同策略，如酶扩增技术、瓦片组装技术、DNA-底物互作技术、杂交及 "折纸" 技术等，来展示各种从一维至三维最先进的 DNA 结构。此外，多功能建筑模块及最先进的纳米结构也将会被介绍。

16.2.1 一维 DNA 纳米结构

一维 DNA 纳米结构，主要包括 DNA 纳米线和纳米管，可通过酶扩增（如滚动循环扩增）或编程设定 DNA 瓦片自组装。它们已经在生物传感器和如蛋白质分子等功能对象的重复装配上显示出巨大潜力。

16.2.1.1 酶促扩增

长度在几微米的单链或双链 DNA 纳米线的确存在于自然界中，如小牛胸腺 DNA 和 M13 病毒 DNA。滚环扩增（RCA）已被证明是一种有效方法，用来人工合成极长的 DNA 线。在这个过程中，有效率链置换活性碱基混合物的存在，使一个环状单链 DNA 模板在 DNA 聚合酶（如 phi29 DNA 聚合酶）作用下，被复制数百到几千倍。末端 RCA 产品包括和环状 DNA 模板互补的重复单位。这些重复 DNA 序列单位作为低分子质量复合物、蛋白质或纳米颗粒锚固点，来完成周期性复杂纳米组装。RCA 多拷贝特性使结构 DNA 基序，如纳米结合点和脱氧核酸酶，得以不断扩增。RCA 过程高特异性使其能作为生物分析工具来检测 DNA 或 DNA-识别靶分子。分别由 Simmel（Beyer et al.，2005）和 Mao（Deng et al.，2005）领导的研究小组，使用模板中的 RCA 产品装配互补 DNA 链黄金纳米粒子产生一维纳米结构。在纳米结构中，纳米粒子以相等的距离被分开。Brook 和 Li（Zhao et al.，2006）还直接在大的纳米颗粒表面和巯基化核酸一同作用，进行 RCA 反应。巯基化的核酸作为引物与环状 DNA 模板杂交（图 16.3a）。Willner 和同事展示了如何使用 RCA 产品为模板来形成复杂蛋白质纳米结构（Cheglakov et al.，2008）。在 RCA 反应中的环状 DNA 模板含有为两个不同适配体所识别的反义序列（分别为识别凝血酶和溶菌酶）。因此，长的 RCA 产品，包括来组装凝血酶和/或溶菌酶的重复适配子序列，它们通过适配体和蛋白质间的作用力来完成组装（图 16.3b）。通过提高葡萄糖氧化酶（GO_x）和辣根过氧化物酶（HRP）的 RCA 带，该混合系统功能进一步得到加强，其中两种酶之间空间邻近能激活酶级联反应（Wilner et al.，2009a）。

当环形模板以带有挑战性拓扑约束二级结构形式存在时，在 phi29 聚合酶高持续合成能力和链置换能力作用下，RCA 能有效地产生 DNA 二级结构产物，如双链、发夹结构和连接。Yan 和他的同事证明了使用 RCA 扩增 DNA 四叉接口，并在大规模范围内出台了分支 DNA 交叉准备策略（Lin et al.，2006c）。本研究中使用的一种重要方法是利用限制性内切酶对 RCA 产物进行酶消化（如，*Pst* I），从而得到单体 DNA 纳米隧道结。Brook 和 Su 的团队还通过仔细设定反应参数，从而定义酶裂解产物长度，如单体、二聚体、三聚体，这些产物通过标准凝胶电泳得到分离（Ali et al.，2007；Zhao et al.，2006）。Yan 和他的同事展示了更复杂、多重交叉 DNA 纳米结构也可通过 RCA 得到扩增，并验证了 RCA 在细胞中克隆病毒 DNA 的可靠性（图 16.3c）（Lin et al.，2007b）。随后模仿 HRP 的功能，重复排列脱氧核酶合成也可通过 RCA 得到。本研究具有高灵敏度，以检测靶 DNA 序列（Cheglakov et al.，2007；Tian et al.，2006）。

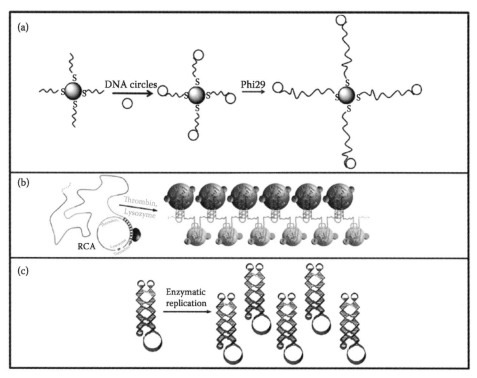

图 16.3　（a）RCA 在黄金纳米颗粒上反应。（b）RCA-合成 DNA 链包含了交替的抗凝血酶和抗溶解酶重复单元和选择性的凝血酶或溶解酶链接。（Cheglakov, Z., Weizmann, Y., Braunschweig, A.B., Wilner, O.L., Willner, O.L., Willner, I.: Nanostructures—Increasing the Complexity of Periodic Protein Nanostructures by the Rolling-Circle-Amplified Synthesis of Aptamers. Angew. Chem. Int. Ed. 2008. 47. 126-130. Copyright Wiley-VCH Verlag GmbH & Co. KGaA. Reproduced with permission.）（c）平行交叉 DNA 的 RCA 重复。〔Reprinted with permission from Lin et al.（2007b）, 14475-14481. Copyright 2007 American Chemical Society.〕

16.2.1.2　杂交或 DNA-底物相互作用

由 Willner 领导的研究小组通过分子杂交或用来激活酶级联的 DNA 适配体-底物相互作用或纳米级目标的定位来合成了一种重要一维 DNA 纳米结构。包括阶梯形拓扑多连锁机械互锁系统，其由 Willner 的小组合成出来（Weizmann et al., 2008a）。两条有互补区域的单链杂交后，连接在一起形成 DNA 链。环的 3′和 5′端连接导致多连锁拓扑结构，在其中阶梯的"梯级"用于使单个机械互锁结构环汇集到一起。另一方面，带有正确互补结构的单链 DNA 链提供了一种自组装六角状 DNA 条带的方法。例如，两个 DNA 链是用于组装成一个双六角带（Willner et al., 2009b）。同样，4 个链，包括适当互补性，可以自我组装成基于四六角带（Willner et al., 2009b）。微米级长度的 DNA 链，平均高度约 2nm，被成像出来。在各条带边缘包括单链系绳的六角亚基，提供锚定位点的酶耦合。距离也取决于分离酶、支架酶或酶/辅因子组合之间的通信控制。

适配体是对它们的目标具有独特的结合特性的单链核酸（RNA、DNA、修饰的 RNA 或 DNA）。亲和力和选择性等方面，它们可以媲美抗体，并表现出更具吸引力的化学特性，如易于合成和修改。通过多个回合体外筛选，为数不多的"最适合"核酸可以被分离出来。众多高亲和力和高特异性适配体已经被选择来抗各种各样目标分子，包括小的有机物、肽、蛋白质，甚至超分子配合物，如病毒或细胞(Cho et al.，2009)。能特异性结合蛋白质的 DNA 序列被探出为构建 DNA-蛋白质杂交提供了一个机会。Willner 的研究小组使用了两条序列来绑定一种凝血酶(一种丝氨酸蛋白酶蛋白)两个不同结构域，从而形成自组装线性或分支凝血酶-DNA 纳米线(Weizmann et al.，2008b)。同样，对低分子质量底物，如可卡因、腺苷一磷酸(AMP)DNA 适配体，可以通过选择/扩增过程产生。特定适配体片段低分子质量基片可分割成两个自组装成适配体亚基片段，已被证明。到相应超分子配合物适配体的片段和它们底物的自组装体，用于生成 DNA 适配体/可卡因混合纳米结构体，随后使用双向酶级联(Wang et al.，2009)的定位和激活。

16.2.1.3　DNA 瓦片的自组装

DNA 交叉分子包括稳定连接和单链黏性末端。前者可以固定结构，后者允许组件间杂交从而组装成复杂纳米结构。此外，通过促进相邻双螺旋结构域之间的链交换，在一个焦平面上，这些交叉连接结构紧紧地支持着结构。组件根据其数量、方向及它们交叉连接对的轮廓，被划分为 DX、TX 和 PX 瓦片。更复杂的设计最近被展示出来，包括两两交叉瓦片，3-、4-、6-、8- 和 12-螺旋的 DNA 束，由多个交叉连接在一起的非共面 DNA 螺旋。此外，四臂交叉、十字状瓦片、三角 DX 瓦片和三点星 DNA 瓦片也被构建出来。如图 16.4 所示基序(Lin et al.，2006b)。DX 是由两个侧端挂在两个交叉结点的双

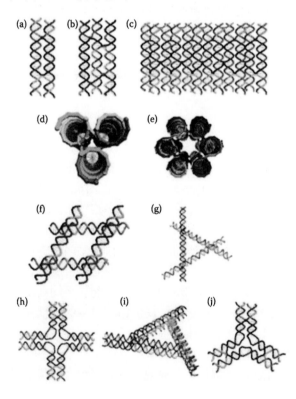

图 16.4　用来组装 DNA 纳米结构的 DNA 瓦片工具箱例子。(a) 双交叉瓦片。(b) 三重交叉瓦片。(c) 一个 12-螺旋 DNA 瓦片。(d) 一个 3-螺旋束瓦片。(e) 一个 6-螺旋束瓦片。(f) 一个 DNA 瓦片包括 4 个臂交叉。(g) 一个三角形基序由三个 4 臂交叉组成。(h) 一个交叉形状瓦片。(i) 一个三角形瓦片由三个双交叉 DNA 单元组成。(j) 一个三点"星"DNA 瓦片。(Lin, C.X., Liu, Y., Rinker, S., Yan, H.: DNA Tile Based Self-Assembly: Building Complex Nanoarchitectures. Chemphyschem. 2006b. 7. 1641-1647. Copyright Wiley-VCH Verlag GmbH & Co. KGaA. Reproduced with permission.)

链螺旋构成。TX 由三个双链螺旋排列在一个平面上,并联结在 4 个不动交叉点构成。4×4 瓦片包含在 4 个方向辐射 4 个臂结。三角图案包含三个四臂瓦片融合在一起。三螺旋束包括三个双螺旋 DNA 结构域,并和 6 个不动交叉结点连接,使得螺旋轴不共面。拥有各种基序 DNA 瓦片为构造高多样性 DNA 纳米结构,包括纳米管、纳米带、二维晶格和三维立方体等奠定了基础。

　　根据长度/直径比,DNA 纳米管被定义为一维纳米结构。由于 DNA 碳纳米管纵横比和封装能力,它们提供了许多潜在应用,如作为纳米线生长的模板(Liu et al.,2004a)、核磁共振测定用的定向跨膜运输蛋白(Douglas et al.,2007)、纳米电子学所需牢固互连、组织工程所用支架及药物运载工具。它们的大小、形状和定位在其表面上目标配位体存在比当前可用纳米材料更精确地可调。从概念观点来看,DNA 纳米管是通过初始组装的一个二维网格或瓦片,并带有经过卷曲形成管状结构。这些中空 DNA 碳纳米管在大小和形状上和碳纳米管有几分相似,但缺乏导电性。为此,带有易于形成弯曲结构倾向的组件得以使用,如改进的 4×4 瓦片、DAE-DX 瓦片和 TX 瓦片。由 Turberfield 领导的小组报道了使用 DX 瓦片努力取得自组装手性 DNA 碳纳米管研究(Mitchell et al.,2004)。在这项工作中,某块 DX 瓦片被生物素标签修饰,使链霉素-抗体融合蛋白可定位在碳纳米管上。在纳米管上,4 个正确设计的黏性末端得以排列,从而使蛋白质螺旋排列能够被观察(图 16.5a)。此外,作为一个瓦片组装 DNA 纳米管的例子,Seeman 的小组使用四路分支(four-way-branched)DNA-卟啉(porphyrin)连接器,在其中的 DNA 链连接(conjugated)4 个垫片四苯基卟啉衍生物(Endo et al.,2005)。另外的连接器,在二维阵列中与单链杂交,约束 4 个相邻瓦片诱导曲率。这导致管状结构形成,达到超过 2μm 长度(如图 16.5b 所示)。

　　除了关闭二维瓦片格子,多螺旋 DNA 束结构自我组装也被证明是一种形成管状结构的有效方法。Seeman 的小组使用装配六螺旋束(6HB)建立 DNA 纳米管(Mathieu et al.,2005)。6HB 包括在两个交叉点处,彼此连接的 6 个平行螺旋交叉瓦片。围绕中心轴平行的螺旋轴,使得管砖横截面螺旋轴为顶点形成一个六边形 6 个螺旋弯曲。随后,Seeman 和他的同事报道了从半管组件自组装成 DNA 纳米管的两个例子(Kuzuya et al.,2007)。他们使用了两种不同的组件:6HB 和八螺旋束(8HB),分别由两个弯曲的三重交叉分子和四螺旋拱形基序构建。这两种组件都含有在其同类中没有的单链,其存在于一个分子中。原子力显微镜(AFM)分析表明长的半管可自组装成长管。作为进一步扩展,Seeman 组设计了三种不同的基序:6HB,6HB 两侧有两个螺旋在同一平面上,及两侧由三个三角排列的螺旋 6HB 来产生长的 DNA 碳纳米管(Wang et al.,2012a)。他们发现,长度为 1.0~5.0μm 持续增加,由于单元基序之间联系,作为基序的复杂性增强。

　　为了简化装配系统,Mao 和他的同事提出了需要将明确定义的 DNA 纳米结构自组装所需 DNA 链数量降到最低。通过适当序列设计,DNA 纳米管可由一条 DNA 单链组装而成,类似组装天然蛋白质纳米丝(Liu et al.,2006)。在此过程中,DX 状结构首先由两个相同长链形成,长链带有复发片段和区域,其中一条链成悬挂状,再使复合体进一步组装成二维晶格。然后,格子被折叠成二维图纸,并最终形成 DNA 纳米管(图 16.5c)。

同样，Yin 等编程的单链瓦片产生螺旋束组成 4，5，6，7，8，10 或 20 个串联连接的 DNA 螺旋。然后通过控制，围成碳纳米管（Yin et al.，2008b）。

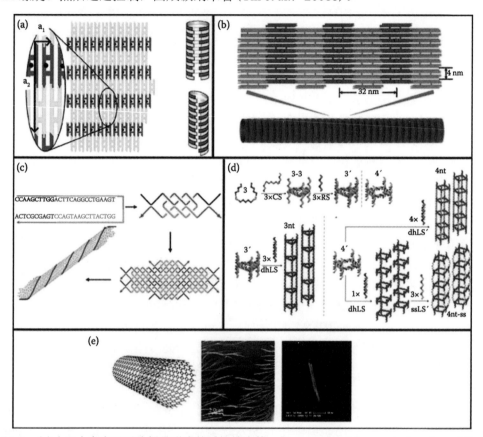

图 16.5　（a）由双十字交叉瓦片折叠形成的手性纳米管。〔Reprinted with permission from Mitchell et al.（2004，16342-16343）. Copyright 2004 American Chemical Society.〕（b）在四路分支 DNA 连接体的帮助下，由双十字交叉 DNA 瓦片组装成的纳米管。（Endo，M.，Seeman，N.C.，Majima，T.：DNA Tube Structures Controlled by a Four-Way-Branched DNA Connector. Angew. Chem. Int. Ed. 2005. 44. 6074-6077. Copyright Wiley-VCH Verlag GmbH & Co. KGaA. Reproduced with permission.）（c）两条相同 DNA 链组装成的 DNA 纳米管。（Liu，H.P.，Chen，Y.，He，Y.，Ribbe，A.E.，Mao，C.D. Approaching the Limit：Can One DNA Oligonucleotide Assemble into Large Nanostructures? Angew. Chem. Int. Ed. 2006. 45. 1942-1945. Copyright Wiley-VCH Verlag GmbH & Co. KGaA. Reproduced with permission.）（d）基于分子方法形成的具有正规三角形和正方形结构的 DNA 纳米管。〔Reprinted by permission from Macmillan Publishers Ltd. Nat. Nanotechnol.（Aldaye et al.，2009），copyright（2009）.〕（e）共价连接（covalently linked）在一起的 DNA 纳米管。〔Reprinted with permission from Wilner et al.（2010），1458-1465. Copyright 2010 American Chemical Society.〕

　　和黏性末端装配略有不同，Yan 和他的同事用黄金纳米粒子作为活动元件来控制特定管构参数，这种控制是通过大小依赖于空间位斥力效应实现的（Sharma et al.，2009）。4 个 DX 瓦片通过黏性末端杂交，组装成一个二维阵列，同时黄金纳米粒子在阵列顶端。强大的黄金纳米粒子间斥力使二维阵列形成向下卷曲，以避免颗粒间联系和管子外表面形成颗粒。最终，带有不同体系结构碳纳米管可以形成，从单个，双个到嵌套螺旋结构，取决于附着在瓦片的黄金颗粒大小。

上述组装 DNA 纳米管方法产生了完全是双螺旋对称和圆柱形的组装。Sleiman 和他的同事报道了用于 DNA 碳纳米管合成的一种模块化方法，提供了访问几何定义的三角形和方形 DNA 碳纳米管（Aldaye et al.，2009）。这些碳纳米管也是第一个以双链和单链形式存在的纳米管组件。在这项工作中，被定义好的带有刚性有机顶点和黏性末端（位于它们平面上方和下方）的几何三角形 DNA 组件被制造出来。双链连接链，可以组装这些三角"梯级"之一，其他顶级成三角形 DNA 碳纳米管。同样，方形组件从方形碳纳米管而来。基序构建及纳米管组装见图 16.5d 图示。

DNA 组装为一维纳米结构制造提供了一种"自下而上"的方法，而"自上而下"纳米加工方法可以直接组装有序一维 DNA 纳米结构阵列。例如，Yan 的小组将改良的分子结合和软光刻缩微结合起来，从而创建了井井有条的带有自组装功能的 DNA 碳纳米管阵列（Lin et al.，2007a）。

16.2.1.4　化学结合

上述 DNA 碳纳米管通过 DNA 杂交得以构建，并基于物理相互作用如氢键合、π-堆积、静电相互作用和疏水相互作用。纳米结构也受到固有不稳定性影响，如在较高温度下熔融（melting）。结扎上面的刻痕（称作磷酸骨架不连续性）已被证明是一个有效方法，以产生更多物理和化学稳定的碳纳米管，报道由 Fygenson 和他的同事（O'Neill et al.，2006）给出。经过处理的碳纳米管可以经受超过 70℃ 的高温，并能在原子力显微镜观察过程中不容易裂解，还可在纯水中一个月仍然稳定。Willner 的研究小组创建了一种方法来准备一个共价键相连的 DNA 纳米管（图 16.5e）（Willner et al.，2010）。一个环形 DNA 单元，包括硫醇（thiol）和功能截然相反的胺（amine），被用来作为组件构建 DNA 纳米管。环状 DNA 和用双酰胺改性 DNA 链之间交叉相连，能得到 DNA 纳米线，而如果环状 DNA 和双巯基化链交叉，则能生成 DNA 纳米管。

16.2.1.5　DNA "折纸"

DNA "折纸" 概念首先是由 Rothemund（2006）提出，指长脚手架链（从 M13 噬菌体基因组中得到的单链 DNA，长约 7429 碱基）在数以百计短订书钉（staple）链帮助下，通过周期性交叉，折叠成螺旋反平行阵列。他的设计分为五个步骤。首先是建立 DNA 结构几何模型，接近所需形状。第二个步骤是在填充着图案的栅格中来回折叠单长链，这样它包括一个螺旋两条链中的某一条链；从一个螺旋线打到另一个脚手架形成过程创建一组额外交叉，"脚手架交叉"。第三步是设计了一套订书钉链，从而为支架提供了 Watson-Crick 互补并建立周期性的交叉。在第四步骤中，支架交叉扭曲被计算出来，它们的位置随着短序列重新计算被改变，以尽量减少应变。在最后一步中，对相邻订书钉跨刻痕合并，产生较少，较长订书钉，以使缝钉与脚手架有更大结合结构域。自组装过程中进行退火模板存在下常为约 1h 订书钉链的 100 倍过量，并导致在高产量目标结构。通过控制序列的订书钉链的交叉的位置，从一维到三维许多理想的形状已经建成。DNA "折纸" 的巨大优势之一是以最小努力创建一个可寻址、表面定义的区域，而没有必要进行严格化学计算(链相对比例)。需要注意的是化学计量可高度影响完整结构产量。即使是未精制的链也可被用于产生近似定量产率的二维和三维结构。由于个别订书钉链独特序列，DNA"折纸"结构具有约 6nm 分辨率的可寻址结合位点，并已用作模板，以指导金属纳米粒子、碳纳米管和生物材料组装。

DNA"折纸"已被用于组装具有各种横截面的特定长度和直径的 DNA 纳米管。Douglas 等(2007)运用脚手架 DNA"折纸"方法构建了均匀长度约 800nm 的 DNA 纳米管。订书钉链与支架自组装成 6 个并行双螺旋结构，并卷曲成一个具有六角形横截面的管子形状。纳米管耐洗涤剂的液晶用来诱导膜蛋白弱排列。这使 T 细胞受体的洗脱剂(detergent)重组 ζ-ζ 跨膜结构域 N_H 和 $C_\alpha H_\alpha$ 骨干得以精确测量。Hughes 等设计了长度在 436nm DNA"折纸"碳纳米管，其具有 3 个双螺旋当量的圆形横截面。他们用它精确地制造量子点阵列。最近，Kuzyk 等使用 24-螺旋束设计和建造了一个 DNA"折纸"纳米管，提供 9 个为 10nm 黄金粒子附着所用螺旋形排列附着点(Kuzyk et al.，2012)。同样，Ding 和他的同事使用折叠链来卷曲和装订二维 DNA 矩形"折纸"，从而形成管状 DNA"折纸"(Shen et al.，2012)。

16.2.2　二维 DNA 纳米结构

在过去十年中，大量拥有各种几何形状和拓扑结构的有序二维组件，已经取得了长远进步。正如上面所提到的，二维纳米结构为建设管状结构奠定了基础。此外，二维模板的出现使得在纳米级别定位不同元素如蛋白质。最近，单分子反应的模板化(Voigt et al.，2010)和激活酶级联反应(Fu et al.，2012a)被报道出来。

分支 DNA 基序已被广泛用于二维纳米结构组装。最早的例子是双交叉，DX。结点被限制到一个单一方向，而不是四臂交界处，这使得较大 DNA 复合物的结构组件更适合作为 DX 的基序。Seeman 等第一次使用 DX 基序用于 DNA 二维结晶自组装，该组装过程使用原子力显微镜观察(Winfree et al.，1998)。由 DX 基序启发得到其他几种基序可以通过工程设计生成二维结构，如 TX(LaBean et al.，2000)，平行四边形(Mao et al.，1999a)，4×4 结构(Yan et al.，2003b)，3-、5-、6-星点基序(He et al.，2005a，2006；Zhang et al.，2008)。这些基序有巨大灵活性，刚性和无一定尺寸限制的结构(即张力和完整的结合)，其导致这些基序成功组建成了二维阵列。通过来自四臂交界 4×4 瓦片的编程自组装，Yan 和 Labean 构建了两个不同晶格形态：宽度均匀的纳米带和二维纳米晶格，两者均显示周期性方形洞穴(Yan et al.，2003b)。链霉亲和素通过识别含有生物素 DNA 链来实现自组装从而得到周期性蛋白阵列。Mao 的研究小组从三点星 DNA 基序自组装多孔六边形二维 DNA 阵列(图 16.6a)(He et al.，2005a)。这个小组进一步构建了 DNA 三角形纳米结构包括三个四臂交叉，作为纳米结构自组装拉张策略(Liu et al.，2004b)。通过向一个或两个双链加入黏性末端，自组装三角形可以被编程成一维阵列或二维周期阵列。Seeman 和他的同事结合 DX 基序和凸起的三角形基序开发了一种新基序，DNA 三角形，用来建设假六方三角阵列(Ding et al.，2004)。他们推测，双黏三角形比普通凸出结三角可以更具刚性，而且用来稳固二维自组装分子间相互作用比一个强大单螺旋相互作用更强。Mao 等使用多瓦片自组装成二维阵列，并打破只是一种类型的瓦片限制。他们用带有黏性末端的五角星基序建造包含三角形和正方形的普通二维阵列（图 16.6b）（Zhang et al.，2008）。每个基序由于在平面上非对称变形，参与形成三个三角形，两个正方形。

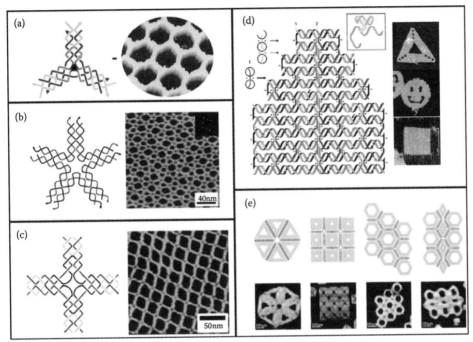

图 16.6　三维 DNA 纳米结构。(a) 由三角星基序形成的六边形格子。［(He，Y.，Chen，Y.，Liu，H.P.，Ribbe，A.E.，Mao，C.D.：Self-Assembly of Hexagonal DNA Two-Dimensional (2D) Arrays. J. Am. Chem. Soc. 2005a. 127. 12202-12203. Copyright Wiley-VCH Verlag GmbH & Co. KGaA. Reproduced with permission.］) (b) 由五角星基序组装形成的复杂格子。(Zhang，C.，Su，M.，He，Y. et al.，2008. Conformational flexibility facilitates self-assembly of complex DNA nanostructures. Proc. Natl. Acad. Sci. U.S.A. 105：10665-10669. Copyright 2008 National Academy of Sciences，U.S.A.) (c) 由一个对称的十字形基序组装形成的 DNA 二维阵列。［He，Y.，Chen，Y.，Liu，H.P.，Ribbe，A.E.，Mao，C.D.：Self-Assembly of Hexagonal DNA Two-Dimensional (2D) Arrays. J. Am. Chem. Soc. 2005. 127. 12202-12203. Copyright Wiley-VCH Verlag GmbH & Co. KGaA. Reproduced with permission.］(d) DNA "折纸" 形成的二维结构，此过程中，一条长的单链在更小的订书钉链的帮助下得以折叠。［Reprinted by permission from Macmillan Publishers Ltd. Nature (Rothemund，2006)，copyright (2006).］(e) 参与 DNA "折纸" 的单个瓦片提前折叠形成的疏松框架，进而通过相互作用进一步组装成为不同的 "超级折纸" 结构。［Reprinted with permission from Zhao et al. (2011b)，2997-3002. Copyright 2011 American Chemical Society.］

在最后一个例子中，Mao 和他的同事失去了二维阵列建设所需的五倍对称五点星级基序。然而，为了校正基序，他们开发了 "DNA 序列对称性" 策略，从而使二维纳米结构生长成大尺寸（He et al.，2005b，2006）。经 Mao 介绍（He et al.，2005b），DNA 序列对称性可以给纳米结构带来这样的优点：①最小化所需序列空间和简化序列设计；②不同 DNA 链数量减少；③取消了一些不可预知 DNA 纳米结构扭曲。举个例子，他们组建了一个四重旋转对称 DNA 骨干交叉基序，从而形成良好有序二维阵列

（图 16.6c）（He et al.，2005b）。大小为 20~40μm，而以前报告只显示了微米级阵列。在另一个例子中，他们使用 6 点星级对称基序来稳定和加强二维周期阵列（He et al.，2006）。应该指出的是，设计每个单独 DNA 链序列时，仍然要防止序列对称。此外，为了简化方法，Mao 的课题组使用具有高度对称的单链，建立了一个含有菱形孔的二维晶格（Zhang et al.，2007）。二维晶格重复距离是大约 5.4nm，是先前报道 DNA 二维晶格之中最短的。组装期间，DNA 链首先形成相互交叠的假的连续复合体，然后把长DNA 双链通过杂交产生二维晶格。

　　Murata 等介绍了一种新型连接结构，T 型链接。它和已被报道几何交叉节点不同，被用于组装各种结构，如一维直角形梯子、二维晶格（砖墙，风车）和极性协调车轮（Hamada et al.，2009）。此外，Mao 等通过底物-辅助组装方法，通过定义好的结构来生成整个底物表面，从而进行二维六角形阵列表面介导的自组装（Sun et al.，2009）。

　　如上所述，瓦片组装被用来构建具有各种空隙形状的二维晶格。与此相对应的是，DNA"折纸"为打造二维及任何所需形状纳米结构铺平了道路，这一道路需要更为简单的纯化过程，产量也高。在 2006 年，Rothemund 开发了组装方形、长方形、星形、笑脸形状纳米结构的 DNA"折纸"方法（图 16.6d）（Rothemund，2006）。随后，中国和美国地图，分别由 Qian 等（2006）和 Rothemund 制造出来。然而，具挑战性的是将此扩展到更长的，如常见的 7kb 单链噬菌体基因组 M13mp18。第一种方法是改变支架。Högberg 等（2009）通过一个新支架，一个双链 DNA 支架，来代替 M13 噬菌体 DNA。双链 DNA 支架在加热和甲酰胺作用下变性，得到两个分离出的 DNA"折纸"结构。Woolley 等用从 PCR 反应中获得长度为 756~4808bp 的单链 DNA 脚手架，得到几个不同 DNA 纳米结构（Pound et al.，2009）。但他们未能获得较大组件。第二个方法是使用粘瓦片"折纸"创建大型 DNA"折纸"高级结构。例如，Seeman 和同事使用"瓦片组装"策略构建了一个 DNA"折纸"瓦片周期性二维阵列（Liu et al.，2011）。他们用一个对称十字状的，有两个结构域，一个以上其他在一个平面上，垂直传播方向，以避免非特异性聚合。组装策略产生 2μm×3μm 大小的正规直线阵列。Sugiyama 等使用了"二维 DNA 拼图"。它依赖于形状互补的顶部和下边缘粘底凝聚力，扩大 DNA 折纸组装，沿螺旋面（Rajendran et al.，2011）。由此产生的离散的 3×3 组件"折纸"结构由 9 个不同拼图块组成，最多装配效率约为 35%。但是，这种方法没有被应用于取得更多形状与结构。第三种方法是使用更复杂的"订书钉"结构，以创造更大 DNA 折纸结构。作为一个例子，Yan 和 Liu 使用八螺旋瓦片（20nm×20nm×2nm，也称为方形瓦片）作为"订书钉"产生 DNA"折纸"组件，包括 5×5，7×8 和 5×11 瓦片排列，能达 200nm 大小，对应于约 30 000bp 的碱基数（Zhao et al.，2010）。瓦片由 DNA"折纸"得到，而不是短单链 DNA。使用这个"瓦片订书钉"概念，他们还展示了被称为"折纸的折纸"策略，以扩大 DNA"折纸"术的纳米结构（图 16.6e）（Zhao et al.，2011b）。桥链组装被用来提前折叠一个单链 DNA 支架，从而形成一个松散寻址体系结构。单个组装好的 DNA"折纸"瓦片和纳米建筑学相互作用可以创建各种"超级折纸"结构。

16.2.3　三维 DNA 纳米结构

在主要通过瓦片组装和 DNA "折纸"技术来实现的一维纳米线和纳米管，以及二维阵列的构建方面，已经取得了很大进步。然而，结构 DNA 纳米技术的主要目标之一是建造三维 DNA 晶体。它们可以作为一个周期性支架，用来分析客体分子 X 射线晶体衍射，如蛋白质，本身不会形成晶体。从概念来看，二维装配策略也适用于三维装配。然而，有人证明，由于刚性 DNA 组件存在，从二维组装过渡到构建三维离散结构具有挑战性。随着刚性基序和组装策略发展，合理设计的三维纳米材料被大量生产出来。Seeman 和他的同事首先实验构建了 DNA 多面体(Chen et al.，1991)。通过绑扎、纯化和重建等一系列步骤，上述 DNA 多面体通过两个封闭连接，互锁的 DNA，然后由一系列连接环带状分子产生出来。之后，他们构建了一个截断的八面体 DNA。它包含 6 个正方形和 8 个六边形，形成了带有 36 条边，排列了约 24 纵列，其是四臂 DNA 交叉分支点(Zhang et al.，1994)。随着表征技术，设计工具和寡核苷酸合成的发展，不同独特 3D 基序被制造出来。在 2000 年前后，三维结构的设计和制造变得更为可行。许多策略被用来构建 3D 纳米结构，包括单链 DNA 杂交、面心装配、分层瓦片组装、DNA "折纸"等。

Goodman 等(2004)通过编程，用 4 个不同 DNA 单链形成了一个四面体，并带有两个可能旋光对映体(图 16.7a)。此外，Turberfield 和其同事构建了一系列 DNA 四面体，每一边都小于 10nm。这些结构组装完全通过单链 DNA 分子杂交，并有高产出率特点(在 50nmol/L DNA 浓度条件下，产出率为> 95%) (Goodman et al.，2005)。随后，他们发表了封装在一个刚性四面体笼子之内的一个单分子的细胞色素(Erben et al.，2006)。在另一个例子中，Shih 等通过折叠 1669kb 单链 DNA 与 5 个 40mer 链的变性复性过程，构建了一个刚性和手性 DNA 八面体(图 16.7b) (Shih et al.，2004)。该纳米结构包括 5 个 DX 枝干和 7 个 PX 支柱，并由 6 个四叉接口相连。低温电子显微镜是用来观察众多带有预期大小的八面体形状目标基序。Knudsen 和同事制造带有一个八面体的连通性出共价闭合三维 DNA 结构，该结构由 8 个 DNA 链组装而成，产出率大约为 30%(Andersen et al.，2008)。通过加入 T4 DNA 连接酶，最初退火八面体刻痕共价密封。最近，Yan 和同事报告了使用单链 286mer DNA 来构纳米级四面体，它的合成通过在活细胞中复制进一步得到放大(Li et al.，2009)。

Sleiman 和他的同事使用了面心法，逐步装配三维 DNA 棱镜、三棱镜、一个立方体、五聚体和六聚棱镜，以及更复杂结构，如一个异性棱镜和双棱镜(图 16.7c) (Aldaye et al.，2007)。在顶点处具有刚性有机部分环状单链 DNA 分子第一次被合成出来，并且分子具有可以控制几何形状三角形、正方形、五边形、六边形。两个 DNA 多边形顶部和组装向下的棱镜面，在两者之间连接链和刚性链加入到加强垂直边缘。还是利用面心法，这个小组还构建了包括连接 DNA 链的两个 DNA 三角形 DNA 棱镜(yang et al.，2009)。通过含有过渡金属协调位点寡核苷酸链，三角形得以组装。因此，金属中心进入棱镜中预先设计的位置，以产生金属-DNA 笼。

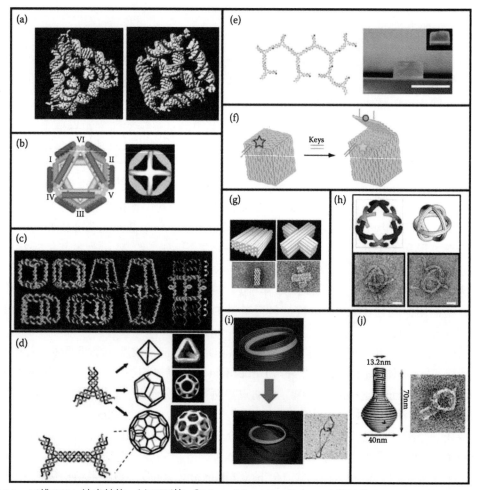

图 16.7　三维 DNA 纳米结构。(a) 四面体。[Adapted from Goodman et al.(2004). Reproduced by permission of The Royal Society of Chemistry.](b) 八面体。[Reprinted by permission from Macmillan Publishers Ltd. Nature(Shih et al., 2004), copyright(2004).](c) 多面体的多样性。[Reprinted with permission from Aldaye et al. (2007)，13376. Copyright 2007 American Chemical Society.](d) 中空的多面体通过灵活的工程组装成三角形星状基序，其最终性状取决于弯曲度。[Reprinted by permission from Macmillan Publishers Ltd. Nature(He et al., 2008)，copyright(2008).](e) 由 X 形 DNA 形成的 DNA 氢。[(Reprinted by permission from Macmillan Publishers Ltd. Nat. Mater.(Um et al.，2006)，copyright (2006).)(f) 带有可控盖子的一个 DNA "折纸" 盒子。[Reprinted by permission from Macmillan Publishers Ltd. Nature(Andersen et al.,2009)，copyright(2009).](g) 石柱和带有沟槽的十字交叉形状的 DNA "折纸"。[Reprinted by permission from Macmillan Publishers Ltd. Nature(Douglas et al., 2009)，copyright(2009).](h) 带有螺旋和弯曲形状的三维 DNA "折纸"。(Yang, D.Y.，Campolongo，M.J.，Tran，T.N.N. et al.: Novel DNA Materials and Their Applications. Wiley Interdiscip. Rev.-Nanomed. Nanobiotechnol. 2010. 2. 648-669. Copyright Wiley-VCH Verlag GmbH & Co. KGaA. Reproduced with permission.)(i) DNA 双环化合物-剪纸结构。[Reprinted by permission from Macmillan Publishers Ltd. Nat. Nanotechnol.(Han et al., 2010)，copyright(2010).](j) "折纸" 纳米长颈瓶。[Reprinted by permission from Macmillan Publishers Ltd. Nat. Nanotechnol.(Pinheiro et al.，2011)，copyright(2011).]

　　和二维晶格相似，也可以从简单 DNA 亚基来建立三维中空结构。Mao 等报道建设几十纳米大小的多面体。这是通过使用三点星级瓦片结构的 "one-pot" 组装出来的，这也应用在螺栓平面二维晶体(He et al.，2008)。通过控制瓦片的灵活性和密度，该组件可产生四面体、十二面体，或巴基球。他们进一步设计了对称五点星级瓦片来组装二十面体或大型纳米笼。形状取决于 DNA 瓦片密度和灵活性(图 16.7d)(He et al.，2008)。和"相同瓦片装配"策略不同，Mao 的研究小组使用了两种类型分支组件来组装可控的集合面 DNA 立方体(Zhang et al.，2009)。最近，受通过 DNA 组装的编程 RNA 激发，这个小组建造了三种不同 RNA-DNA 杂交支基序(DX，四点星级，三星级)，这很容易组装成一维纳米纤维、二维阵列和离散三维十二面体(Ko et al.，2010)。在 RNA-DNA 杂交组装中，通过 Watson-Crick 碱基配对(A-T/U，C-G)原则可以形成 RNA-DNA 异源双链核酸分子。在纳米结构每个螺旋域含有一条 RNA 链和一条互补 DNA 链。这确保所有螺旋域均匀。这样均匀性使初始阶段不希望的结构变化段发生最小化。然而，挑战仍然是 RNA-DNA 混合结构的化学稳定性不如相应同源 DNA 结构。在另一个例子中，由三个不同的序列由一个受保护的氨基亚酸酯(一个三连接)相连，三聚寡核苷酸由 von Kiedrowski 设计，建设 DNA 十二面体(Zimmermann et al.，2008)。

最近三维 DNA 网络通过 DNA 结构的合理设计和酶的引入得以完成。Luo 和他的同事，通过 Y 形 DNA 组件酶捆绑制造出了树枝状分子样 DNA(DL-DNA)，从三个互补链组装而来(Li et al.，2004b)。对 DL-DNA 进一步捆绑了 6 个 Y-DNA，导致产生了第二代 DL-DNA，然后形成更高代 DL-DNA。通过将树突状基序连接在一起，Luo 和同事生产了 DNA 水凝胶，以连接酶介导交联反应(Li et al.，2004b)。该合成开始于分支 DNA 基序，然后，在 T4 连接酶存在下，分支 DNA(图 16.7e)进行黏性末端连接。然后，可以通过修改带有官能团的不同手臂，制作多功能 DNA 纳米结构。Luo 的团队生成基于 DNA 的 DL 荧光"纳米杆代码"用于复杂检测，通过控制 Y 形 DNA 组件的类型和染料数量(Li et al.，2005；Um et al.，2006a)。他们还报道了目标驱动的一种聚合(polymerization)方法。使用这种方法，只有在一个特定 DNA 靶子存在下，ABC 树状分子的二聚和光诱导交联可以发生。这导致形成了纳米微球，用来检测目标 DNA(Lee et al.，2009)。替代利用碱基相互配对的原理，Liu 等通过带有互扣 pH 敏感基序的工程化 Y 形基序产生了 pH 敏感水凝胶(Cheng et al.，2009)。在另一个例子中，Seeman 和 Mao 等报道自组装三维 DNA 晶体，具有 X 射线衍射 4Å 的分辨率。它是基于由短黏性末端裁制而来的 DNA 张拉整体三角形基序(Zheng et al.，2009)。

Yan 等(Pinheiro et al.，2011)总结了三大策略用以构建三维 DNA "折纸"纳米建筑：①由单个或连续折叠互联"折纸"片形成笼子；②约束螺旋层成蜂窝状或方形晶格；③层叠同心双螺旋圈与目标容器形状轮廓相匹配。事实上，上面提到，Shih 等甚至使用比 M13mp 18 基因组更小的支架来和链杂交从而折叠成三维分离的纳米结构。它被认为是基于三维"折纸"纳米结构的前奏(Shih et al.，2004)。Kuzuya 等(2009b)折叠了 M13mp 18 噬菌体基因组，通过杂交 200 个"订书钉"链和 32 个结合链来产生盒子状带有 6 个面和 4 个联合边纳米结构。进一步来说，Gothelf 等使用了 DNA "折纸"来构建带有预定形状和内部洞的三维盒子(Andersen et al.，2009)。这是通过组装"折纸"作为盒子的面，并使用"订书钉"链将它们连接在一起，从而形成立方体。纳米尺度盒子使用可控盖子进行工程设计(图 16.7f)。Sugiyama 等使用 DNA "折纸"来准备二维 DNA 支架使用多个臂。在二维结构中，支架通过连接链条被折叠成三维中空柱子(Endo et al.，2009)。

　　Shih 等使用以蜂巢-褶皱为基础的策略来组装支架链成三维"折纸"纳米结构，一种多平行螺旋阵列(Douglas et al.，2009)。在设计过程中，在计算机帮助下，他们首先在结晶体中定义了一个目标性状和雕刻，然后通过结构每一部分给 M13 病毒基因组单链设定路线。先前设计的"订书钉"链被绑到支架 DNA 上，从而产生了双链结构。组装过程在一个罐子中进行，利用支架和数百"订书钉"，并知道它折叠形成预期性状，如巨石柱、方形螺帽、有围栏的桥、妖怪瓶、堆积交叉及有凹槽的交叉(选择性地在图 16.7g 中展示)。使用相同策略，这个组延伸了"折纸"形状到更为丰富的纳米结构多样性带有复杂扭曲和弯曲(Dietz et al.，2009)。通过改变 Holliday 连接在双链折叠上的定位和通过在这些折叠的凹凸面上插入和删除碱基，使这种结构产生扭曲。他们通过定义好的弯曲角度准备扭曲 DNA 束和弯曲形状及更多复杂扭曲和弯曲对象，如纳米齿轮和球形接线框(图 16.7h)。Yan 和 Liu 使用 DNA "折纸"来组装一个魔比斯环，长度大约是 210nm，宽度 25~30nm。长条沿着它中心轴被扭曲了 180°，并在自己后部相连(Han et al.，2010)。魔比斯环在不同位置，通过沿着长条剪切被重新塑造，通过链被重新替代来移除"订书钉"链。结果，Kirigami 环和 Kirigami 连环体被制造出来(图 16.7i)。最近，Yan 的小组报道了在三维空间里面，"折纸"技术被用于带有弯曲面的 DNA 纳米结构自我组装(Han et al.，2011)。DNA 同轴螺旋圈沿着它们中心轴和通过横向纵向十字交叉网络连接在一起，被用来产生水平内弯曲，从而最终产生二维和三维结构。通过预先序列设计，一定程度结构灵活性是可以实现，从而用于准确调节 DNA 弯曲程度。这样就产生了诸如平的同轴环、球和半球等结构。通过模拟平面里和平面外弯曲的不同变化，能制造出更多错综复杂的结构，如球形罩子、椭球形罩子和纳米长颈瓶(选择性地在图 16.7j 中展示出来)。

16.2.4　其他纳米结构

　　除了一维、二维和三维超分子纳米结构，DNA 组件还以许多其他结构特征存在，如机械互扣体系结构——DNA 胶束、超级线圈等。

　　机械互扣体系结构是分子连接桥梁，并且和传统分子键相连不同。当大环共价键没有被破坏时，互扣分子不能被分开。机械互扣分子体系结构的例子，包括分子结、波罗米因环、锁链和轮烷(图 16.8a)。Stoddart 与 Leigh 领导的团体在有机机械互锁分子的合成和运行领域取得了很大进步。在 DNA 纳米技术领域里，由 Seeman 领导的团体开创了人工连锁结构。例如，他们用不同 Z 组成的倾向序列来围成一个圈，一个负节点的三叶结，一个 8 字结和正节点的三叶结。这些都是通过改变条件，用同一链 DNA 组成(Du et al.，1995)。索烃由两个或两个以上互锁大环组成。据 White 等(1987)称，索烃和结之间拓扑存在简单关系。通过切割节点链，重新连接这些拓扑可以互相转化。上节提到，Seeman 制备了连环立方体(Chen and Seeman，1991)。通过两个或三个单链和随后连接之间杂交，Willner 和同事合成了连环的两个或三个环，并阐述拓扑结构是可以通过链置换编程得到(Elbaz et al.，2012)。Heckel 等报道了通过自己组装两个 C 形微环 DNA 分子片段，随后加入一个止动环来构建双链 DNA 锁链(Schmidt and Heckel，2011)。波罗米恩环由三个互锁环组成，其中两个都不是。如果其中一环断开，另外两环也将瓦解。Seeman 等把 6 个单 B-DNA 链序列分别拼接到两个必需的结点，然后使它们结合并退火形成一个 DNA Borromean（Mao et al.，1997）。与上面环拓扑不同的是，轮烷是一个穿过大环哑铃形分子。大环可以沿着轴自由移动，并在哑铃端部（止动件）停止。Famuloke 等第一次报告了 DNA 轮烷序列拼接和分子运动（Ackermann et al.，2010）。合成过程包含大环向轴进行锁定，并形成准轮烷，以及止动件分子向轴进行结扎，形成哑铃状拓扑结构。

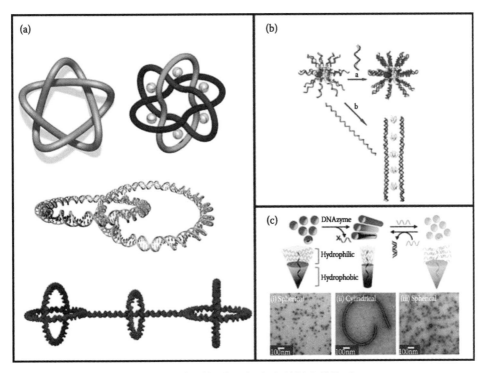

图 16.8　（a）机械连锁 DNA 拓扑结构：分子结、波罗米因环、锁链和轮烷。[Reprinted with permission from Schmidt and Heckel（2011，1739-1742）. Copyright（2011）American Chemical Society.] (b) DNA 模板形状从球形胶囊到棒状聚集体。(Ding，K.，Alemdaroglu，F.E.，Boersch，M.，Berger，R.，Herrmann，A.: Engineering the Structural Properties of DNA Block Copolymer Micelles by Molecular Recogntition. Angew. Chem. Int. Ed. 2007. 46. 1172-1175. Copyright Wiley-VCH Verlag GmbH & Co. KGaA. Reproduced with permission.) (c) DNA 刷嵌段共聚物的酶诱导的可逆转换。(Chien，M.P.，Rush，A.M.，Thompson，M.P.，Gianneschi，N.C.: Programmable Shape- Shifting Micelles. Angew. Chem. Int. Ed. 2010. 49. 5076-5080. Copyright Wiley-VCH Verlag GmbH & Co. KGaA. Reproduced with permission.)

　　DNA 胶束由核酸两亲化合物通过自我序列拼接产生。它们包含亲水 DNA 寡核苷酸，由共价键连接到疏水性 diacyllipid 尾端。在水溶液中，由于分子间疏水性相互作用，烃尾往往发生微相分离，以尽量减少暴露于水中，并形成球形或圆柱形胶束。DNA 胶束结构是一个三维胶束纳米结构体，带有脂质核心，并包含在 DNA 电晕中。通过动态光散射和原子力显微镜进行测量，观察到许多 DNA 两亲物形成球形胶囊，直径为 5~12nm。DNA 的特征允许通过酶反应或杂交来对序列拼接架构做进一步操作。例如，胶束包含

DNA 双嵌段共聚物，由序列依赖性 DNA 聚合酶处理 NA-b-PPO（p-phenylene oxide）。它可以催化终端 3′端单链 DNA 伸长率，使微粒表面高度从 5nm 增加到 11nm（Alemdaroglu et al., 2008b；Wang et al., 2008）。此外，可以通过加入单链 DNA 来控制所产生微胶粒形状，微胶粒通过长互补型 DNA 模板杂交转换成棒状聚集体（图 16.8b）（Ding et al., 2007）。胶囊结构也可过磷酸酶进行改变（Chien et al., 2010）。酶消化是在球状胶束 DNA 片段上进行。其结果是，亲水性/疏水性体积比被改变，并诱导球形结构转化成圆柱形聚集体。通过长 DNA 链与 DNA 刷的剩余 R 段链，球形结构得到恢复（图 16.8c）。

16.3　动态 DNA 纳米技术

在结构性 DNA 纳米技术领域，自我序列拼接静态 DNA 纳米结构有不同大小和复杂性，这是重点。然而，要指出的是，这些结构基本上都是以带有一系列物理相互作用的 DNA 链杂交为基础。这表明了纳米结构关联和分解之间的平衡，并且这种平衡常数依赖于环境，如 pH 和温度。因此，定义"静态"是以"动态"作为参考来定义。与结构 DNA 纳米技术感兴趣的平衡最终状态相比，动态 DNA 纳米技术关心的是重新配置和自动元件，其中有趣部分是非平衡动力学。在动态 DNA 纳米技术领域，人们一直致力于各种 DNA 为基础的纳米机器建设和功能开发，通过"自下而上"的 DNA 链序列拼装完成。它充分利用了 DNA 的流动性和灵活性，并吸引了具有无限想象力的科学家，其在 20 世纪 80 年代末的先驱是 Nadrian C. Seeman。适当的初步设计支架、化工、轻工或电输入触发 DNA 结构设备重复"宏观机器般"功能进行线性或旋转运动，作为步行机、功能电机、转子或开关。近几十年来，特别是 10 年来，见证 DNA 计算机的发展，从单一移动 DNA 路口的蜘蛛状 DNA 步行系统，从单 DNA 单位的作用同时激活多个 DNA 机，从简单捕捉和释放纳米对象创建它们自己的微小产品上纳米尺度装配生产线。此外，"计算"的概念引入到建设和操纵"DNA 计算机"，使它们更聪明，功能更强大。

在上一节中，所述的一些纳米结构动态一直被研究，如棱镜之间切换三种结构中间体（Aldaye and Sleiman, 2007），可重新配置 DNA 四面体与边缘伸展和收缩（Goodman et al., 2008）与可控盖、箱子（Andersen et al., 2009），DNA 索烃方向重新配置（Elbaz et al., 2012），以及选择性 DNA 纳米管释放货物（Lo et al., 2010a）。所有这些动力操作都是通过链置换实现。在这个过程中，两条链部分或全部互补序列相互杂交，取代一个或多个预杂交链过程（Zhang and Seelig, 2011）。链置换已被用来作为大多数机械元件运行机制。这个过程通常使用作为"燃料"的 DNA 链，以及金属离子、质子和小/大分子。以简单核酸系统为例，DNA 核酸适配体，通常是可卡因或 AMP 特异性单链 DNA，当其接触到目标分子时，便自我折叠形成发夹结构。对 AMP-DNA 复合物而言，加入 AMP 水解酶可以破坏 AMP 和 AMP 和适配体序列之间相互作用分子结构，从而导致核酸链原来构象恢复。DNA 构象类似行为也可以通过重金属离子所驱动，如 Hg^{2+} 或 Ag^+。当 DNA-重金属离子复合物暴露在巯基化分子（如半胱氨酸）中时，结果产生金属离子和硫醇基之间优先作用。连续加入碱基对"燃料"可以切换两种构型之间的 DNA 链。光致变色分子、光依赖配置，被应用到控制双链 DNA 稳定性。双链在入射光波长变化下得到变性和重塑（Asanuma et al., 2007）。

在本节中，我们将介绍不断增加的复杂性 DNA 机械元件代表性例子。

16.3.1　核酸基序移动性和 DNA 纳米元件构建

双链 DNA 被证明是具有天然动态性的基序。一个典型例子是一个富含胞嘧啶和鸟嘌呤碱基，如 $(CG)_n$，的 DNA 双链由 B 到 Z 构象转变。B 型 DNA 采用右手螺旋结构，而 Z 型 DNA 是左手构象。在高浓度盐或某些阳离子(如 Hg^{2+})溶液里，从 B 到 Z 型构象转变可发生。通过一种复杂试剂去除 Hg^{2+} 后，DNA 螺旋性可以恢复。B-Z 型转变现象由 Nadrian C. Seeman 进一步扩展为超分子机械元件，其包括两个刚性 DNA "双交叉"(DX)分子(Mao et al.，1999b)。每个 DX 分子一个结构域被连接到连接螺旋上。在 B-DNA 存在条件下，DX 分子两个未连接结构域置于中心轴同一侧。在 Z-DNA 存在条件下，这些结构域则切换到螺旋线相对两侧。B-Z 型转换发生时，瓦片被发现发生了约 3.5 圈转动。在另一个例子中，Seeman 等转换变化转化为直线运动的扭曲 DNA 扭转控制双链 DNA 分支迁移(Yang et al.，1998)。

富含胞嘧啶(适当间隔)单链 DNA 表明两种截然不同基序环境：随机线圈和 i-基序。热力学计算结果表明，在 pH 低于 6.5 时，i-基序结构比扩展结构更加容易能量充沛。动力学实验，通过改变 pH，证明了一个快速的紧凑和扩展配置过程(Liu et al.，2003)。从 i-基序到双链转变被用来做机械功(Shu et al.，2005)。富含核酸链阵列胞嘧啶碱基，涂层硅悬臂，造成表面压应力。它弯曲下来的悬臂，在酸性 pH 有利于形成 i-基序。弯曲过程是可逆的，通过切换 DNA 结合活性构象。表面压力主要归因于 i-基序链之间静电排斥力，紧凑型 i-基序结构分子间和分子内斥力均高于双链形式。因此，从双链到 i-基序转换均能诱导悬臂弯曲，从而增加可用表面面积。

16.3.2　不断提高的机械系统复杂性

目前研究的一个目的是模仿纳米尺度的机器和它们世界的宏观功能。步行机、镊子、齿轮、旋转和节拍器，都已经被使用来作为构建纳米物件的例子。一些其他设备也由各种纳米机器得以实现。

16.3.2.1　镊子

Yurke 和他的同事于 2000 年首次构建了镊子，该结构包含三条链：A，B 和 C。B 及 C 部分与 A 杂交从而形成两个刚性双链臂(Yurke et al.，2000)。A 链作为一个铰链，使两个臂-AB 和 AC-可以旋转。一个 DNA 链，称为"燃料"，能够和由自由端双臂延伸出来的单链尾进行杂交，这个过程通过拉装置的臂而将之关闭。"燃料"链一部分作为互补"反燃料"链杂交立足点，其中"反燃料"链可以通过链置换臂释放"燃料"链。这产生了双链浪费和元件开启到初始打开设置。该装置可以通过反复加入"燃料"和"反燃料"链实现装置的打开和关闭(图 16.9a)。

"镊子"通过 DNA 杂交得以复制，该过程又通过改变燃烧机制、功能、镊子数目共激活等得以扩展。Mao 和他的同事构建了一个自动 DNA "镊子"，并展示了由生物催化反应驱动的循环操作(Chen et al.，2004)。Simmel 等使用 DNA 转录到 RNA 的力量来控制机械设备（图 16.9b）（Dittmer et al.，2004）。在 mRNA "燃料" 的驱动下，DNA 镊子可以实现从开放到封闭构象的切换。在生物催化的作用下，通过 RNA 聚合酶，以 DNA 链为模板编码得到 mRNA 链。Ogura 等（2009）利用光作为触发条件，使镊子产生运动。

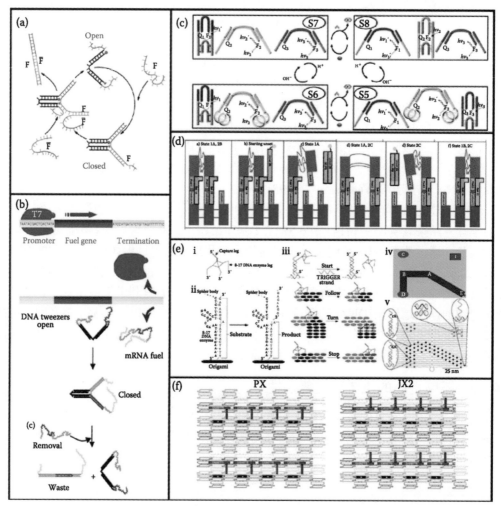

图 16.9　DNA 机械元件。(a) 被核酸链所驱动的分子镊子操作。[Reprinted by permission from Macmillan Publishers Ltd. Nature（Yurke et al.，2000），copyright（2000）.] (b) 由转录形成的 mRNA 控制 DNA 镊子关闭，当其移除时，DNA 镊子随后开启。[Reprinted with permission from Dittmer et al.（2004）. Copyright（2004）American Chemical Society.] (c) 通过一个可以关闭任何镊子连接点装置协同激活三个镊子，这一过程燃料是（Hg^{2+}，半胱氨酸，H^+，或者 OH^-）。(Wang，Z.G.，Elbaz，J.，Remacle，F.，Levine，R.D.，and Willner，I. 2010.All-DNA finite-state automata with finite memory. Proc. Natl. Acad. Sci. U.S.A. 107：21996-22001. Copyright 2010 National Academy of Sciences，U.S.A.) (d) 一个通过添加设置和取消链条开关激活的 DNA 步行机。[Reprinted with permission from Sherman et al.（2004）1203-1207. Copyright（2004）American Chemical Society.] (e) 在一个 DNA "折纸" 层面上一个带有三条 DNA 酶腿分子蜘蛛展示了其自发机器人般运动。(i) 分子蜘蛛包括一个链霉亲和素核心，一条在蜘蛛开始部位捕获 DNA 单链及三条 DNA 酶腿。(ii) DNA 酶底物分裂产生了两条短链，从而允许腿继续结合底物。(iii) 分子蜘蛛在基底序列上展示机器人般运动，如

跟随底物轨道，回转，持续运动直到结束位点。(iv)跟踪 EABD 示意图，位置 A 到 E 被标示出来。(v)一个具有代表性"折纸"地形，包括"开始"位点，底物轨道，终止和控制位点及一个地形成像标记。[Reprinted by permission from Macmillan Publishers Ltd. Nature(Lund et al., 2010), copyright(2010).] (f)一个元件盒带插入到一个二维阵列中，表示了 PX 和 JX$_2$ 两个状态。(From Ding, B., and Seeman, N.C. 2006. Operation of a DNA robot arm inserted into a 2D DNA crystalline substrate. Science 314：1583-1585. Reprinted with permission from AAAS.)

　　Willner 的小组通过同时发激活多机械单位使镊子系统的复杂性显着增强。基于 DNA 适配体到 AMP 分子特异性识别，Willner 的研究小组构建了两个镊子系统。在第一个系统中，当 AMP 不存时，A 镊子可以捕捉到目标 DNA 链并自我关闭；而镊子 B 的臂是空的，并处在开放式配置下[状态 I，(0，1)](Elbaz et al., 2009a)。AMP 的添加和删除是镊子系统持续性运动所必需的。AMP 水解酶加入，然后通过酶的热灭活去除 AMP。等温条件下，Willner 的研究小组采用操纵镊子策略，对两镊子系统进行了改进(Elbaz et al., 2009b)。简单地说，i-基序序列，通过相应 pH，被引入到镊子一个臂之中。i-基序-序编码的镊子和其他镊子进行比较，在捕获目标 DNA 链方面更有竞争力。这导致了在室温下，两个镊子通过从酸性到中性 pH 循环变化实现了黏附运动。随后，Willner 组将两个镊子系统升级到了一个更加复杂机械系统，其中包括了由 6 个燃料指导 3 个镊子(pH-酸性或碱性，Hg^{2+}离子或半胱氨酸配位复合了 Hg^{2+}离子，和两个互补 DNA 链；图 16.9c)(Wang et al., 2010)。当燃料被交替地施加到系统中，3 个镊子机械运动被有序地激活。其结果是，在对三个镊子操作基础上，带有 16 个状态(配置)，8 个输出，6 个输入一个有限状态自动系统被制造出来。

16.3.2.2　步行机

　　首先报道这方面进展是 Seeman 的小组。他们关于两足动物走路的概念示于图 16.9(Sherman et al., 2004)。Pierce 等已经采取通过展示一种连续性双足 DNA 纳米马达提出了在每一个步骤一步推进后脚与引线(Shin et al., 2004)。与以前用两只脚两个立足点设计相比，Pierce 等构建的系统可以实现定向运动。他们的设计包括两个脚和 4 个支撑，因此，它成功、有效地实现了双向运动。"燃料"DNA 链加入操纵者干预系统，以推动和指导运动。Pierce 和他的同事在 2008 年首先报道了系统自动化启动(Yin et al., 2008a)。他们开发了一个自主定向学步车移动，但实质上其新增合成能力有限(约 50% 概率在每一步被终止)。Turberfield 的小组报道了它们的系统，其立足点是在这样一个说法之上，当领先脚落地，催化分开尾随脚(Green et al., 2008)。他们提出了设计方案并测试了一种自动、程序性、可控制的步行机(Walker)机器。它也表现出了令人钦佩的经济性：轨道每一部分都用来作为立足点使用。随后，Seeman 的研究小组发表了一个自主的带有协调足的 DNA 双足系统(Omabegho et al., 2009)。

　　不是使用 DNA 链作为燃料，而是使用生物催化能量，也可被用来驱动自主 DNA 步行机。Yan，Turberfield 和 Reif 构造出与所报道的设备相似结构 DNA 行走装置(步行元件和轨道)。然而，步行元件运动需要一个连接酶和两个限制性内切酶按顺序工作才能得以实现(Yin et al., 2004)。Turberfield 和其同事报道了一个自动"burnt-bridges"步行机的设计方案和操作，其可以实现通过消耗轨道从而达到向前运动目的(Bath et al.，2005)。同年，Mao 和他的同事基于核酶，制造出概念类似"burnt-bridges"步行机(Tian et al.，2005)。最近研究进展有，Willner 的团队在线性轨道上，通过 DNA 离子(Hg^{2+}和质子)识别和具有竞争链杂交来操纵双足步行机(Wang et al.，2011b)。

2010 年，步行元件的尺寸和配置运动类型一起变得更加复杂，更接近了一步创建分子机器人，正如 Stojanovic，Walter，Winfree 和 Yan(Lund et al.，2010)所报道。该 DNA "折纸"技术被用来使表面平坦。一个分子蜘蛛由一个链霉素和素分子的(作为内体)和三个脱氧核糖核酸酶(作为催化腿)组成。当一个精确定义环境互动，开展自主小学机器人行为，如"启动"、"跟随"、"关闭"或"停止"在表面上。分子构造和操作蜘蛛图 16.9e 所示。

步行机描述已经给人留下了这样的印象：能行走的马达，提供动力的燃料和规定方向运动的轨道。也有执行运动功能的其他元件。Pierce 的研究小组提出了一个有趣的马达，其通过聚合双螺旋 DNA 尾实现运动(Venkataraman et al.，2007)。这个概念的灵感来自于细菌病原体如立氏立克次体，通过宿主细胞的聚合蛋白的"彗尾"来推动自身。他们展示了由 DNA 杂交自由能驱动的具有自主性和程序性的运动马达。

16.3.2.3　其他机械元件

如图所示，已经投入了巨大努力复制功能镊子和步行机机械设备。如果留心的话，可以发现，一定程度上常见配置，在镊子和步行元件之间可以互换。假设从镊子每个双臂延伸出两个灵活可变的瓦片，被锚定到一个双链线性轨道双黏性末端上，并且每个瓦片具有不同功能序列，那么两足步行器就可以被构建出来，并且可以由瓦片和轨道间相互作用的变化所驱动，反之亦然。这列举了 DNA 基序在组装各种类型的 DNA 装置中的固有特征。原则上，DNA 杂交和各种基序的灵活组合加上适当的设计可以产生任何机械结构，而许多结构已被科学家们所制造出来。到目前为止，除了众所周知的镊子和行走装置，其他各种 DNA 机械装置也被构建和操作。在本节中，我们将介绍一些 DNA 元件，及它们所展示的机械杂耍。

16.3.2.3.1　分子齿轮

Pierce 等构建了一个通过 DNA "燃料"链驱动的双足 DNA 步行机。虽然我们通常研究的是马达在轨道上的行走行为，但实际上这种运动是步行元件和轨道之间的相互作用。换言之，轨道是在步行元件上朝相反的方向行走。Mao 等提出了一个概念：如果步行机和轨道设计成为圆形构象，那么它们的互动运动将导致分子齿轮的产生：一对 DNA 环相互环绕(Tian et al.，2004)。这对环的相对滚动由基于 DNA 杂交化和去杂交化的"链置换"机制所驱动。

16.3.2.3.2　分子转子

"PX-JX$_2$"设备的发展，实现了比"镊子"相关结构更为复杂的机械运动，如 180°旋转(Yan et al.，2002)。PX 是指一个平行交叉连接结构。这个装置是基于两个不同 DNA 结构，PX 和 JX$_2$，其可作为一个元件组件(图 16.10a)。这两个结构之间相互转换是该元件的基础，它的操作是通过连续加入两组链实现。Seeman 等使用 RNA 代替 DNA 来控制该元件，从而优化了系统。他们使机器对转录逻辑回路等产生信号进行反馈（Zhong et al.，2006）。在另外一个研究中，Seeman 等将一个 PX-JX$_2$ 匣子插入到八瓦片三十字交叉（TX）格子中（Ding et al.，2006）。使用附着在匣子上双链"报告分子"连接到盒子上，从而可以描述 PX 和 JX$_2$ 开关状态，这种描述是通过"报告分子"臂改变它的方向来确定，其和标记瓦片有关（图 16.9f）。

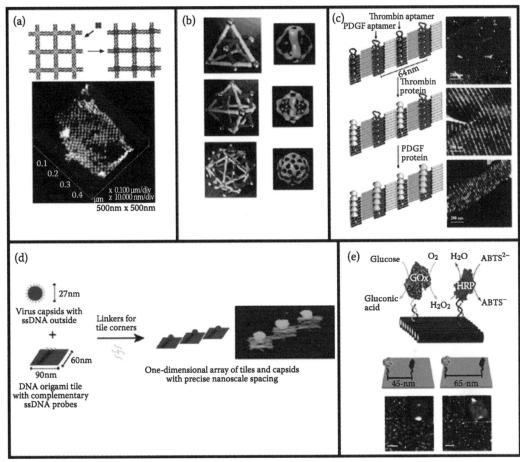

图 16.10　为蛋白质组装所用的 DNA 纳米结构模板。(a)由 4×4 DNA 纳米格子形成的蛋白质自组装阵列模板。〔Reproduced from Sacca and Niemeyer (2011). Reproduced by permission of The Royal Society of Chemistry.〕(b)三维蛋白质识别。(Zhang，C.，Tian，C.，Guo，F. et al.：DNA-Directed Three-Dimensional Protein Organization. Angew. Chem. Int. Ed. 2012. 51. 3382-3385. Copyright Wiley-VCH Verlag GmbH &Co. KGaA. Reproduced with permission.) (c)受 DX 纳米格子上配体标签控制的凝血酶和血小板提取生长因子周期性二维阵列。〔Reprinted with permission from Chhabra et al. (2007)，10304-10305. Copyright 2007 American Chemical Society.〕(d) DNA "折纸"上的病毒衣壳的自我组装。〔Reprinted with permission from Stephanopoulos et al. (2010)，2714-2720. Copyright 2010 American Chemical Society.〕(e)在 DNA "折纸"上组装的一种带有可控间隔的双酶串联。〔Reprinted with permission from Fu et al. (2012)，5516-5519. Copyright 2012 American Chemical Society.〕

除了上面提到的元件，一种能够自动内部运动 DNA 纳米马达(Marini et al.，2011)和一种可动态编程的 DNA 纳米运输机(Wang et al.，2012b)最近也被报道出来。由于 DNA 自我装配的灵活性，理论上大量的带有各种功能 DNA 纳米机械元件可以被制造出来。在未来，更多的研究将致力于这些机械元件的实际应用。

16.4　生物学应用

大自然提供了原型来启发人工 DNA 自组装。然而，由于核酸固有有趣的属性，它们的功能是注定应不限于天然同行物。到目前为止，许多领域已提前与 DNA 纳米技术开发发展。巨大努力一直致力于生物和化学性质的 DNA，目前正在全面发展，特别是在生物相关领域的整合。目前，DNA 纳米结构可用于在生物相关领域主要是作为模板生物分子组装，生物传感器，或药物运载工具。在下文中，将举例说明一些突出进展。

16.4.1　DNA 为模板用来生物自组装

回来讲结构 DNA 纳米技术，其实组织蛋白的三维晶体是最初的目标。DNA 纳米结构的组装以一个受控制的方式互相连接，空间可寻址的蛋白质分子提供了机会。它是通过抗原-抗体相互作用，适配体结合，核酸杂交的 DNA 标记的蛋白质和生物素链霉亲和素的相互作用。

作为分子蛋白阵列制造连接器，用于第一采用生物素-链霉抗生物素蛋白相互作用，由 Niemeyer 做出综述(Sacca et al.，2011)。各种二维链霉亲和素阵列可通过编程内部蛋白间距这种方式获得，与 TX 阵列(Li et al.，2004a)、DNA 纳米轨道(Park et al.，2005)、DNA 纳米格子(图 16.10a)(Park et al.，2005；Yan et al.，2003a，2003b)和二维"折纸"结构(Kuzuya et al.，2009a；Numajiri et al.，2010)作为支架。多价性质链霉抗生物素蛋白也提供了机会，进一步结合生物素化碳纳米管(Eskelinen et al.，2011)。近日，链霉亲和素也由 Mao 等取得了一个三维组织。他们修改 DNA 多面体面孔，这与生物素基可以结合到链霉亲和素蛋白(图 16.10b)(Zhang et al.，2012)。

DNA 指导蛋白装配第二个策略是基于识别之间 DNA 核酸适配体底物相互作用。适配体标签 TX 瓦片阵列和纳米格来指导凝血酶分子的组装(Lin et al.，2006a；Liu et al.，2005)。Yan 和他的同事(Chhabra et al.，2007)进一步证明了空间通过结合不同适配体序列到两个 DX 瓦片阵列和 DNA 矩形"折纸"可以构建纳米阵列寻址多蛋白(图 16.10c)。该组还设计了多螺旋瓦片阵列与两个不同适体序列，势必与凝血酶分子(Rinker et al.，2008)相反。Labean 和同事延续这一做法，并表现出适配体介导显示各种各样 DNA 模板(Li et al.，2006)单链抗体。

创造 DNA 模板蛋白被广泛用于核酸杂交装配。DNA 纳米结构设计与具体的系绳，其中有修改目标蛋白链互补序列。例如，Yan 和 Chaput 等量身定制的多肽和蛋白质纳米阵列导演之间杂交 DX 晶格 DNA 捕获探针和 DNA 肽共轭轴承互补序列(Williams et al.，2007)。近日，Yan 和 Francis 修改了外部衣壳 20nt Poly-T 序列和折纸与互补探针，并展示了装配噬菌体 MS2 帽小岛屿到两种不同类型 DNA "折纸术"（图 16.10d）(Stephanopoulos et al.，2010)。空间位置蛋白质生物学功能部分实现脚手架的多酶复合物，其中酶或辅因子共价连接锚定到特定 DNA 链。Niemyer 等迈出了第一步，他们组装成一个空间定义良好的结构 NAD(P)H-FMN 氧化还原酶和荧光素酶单链 DNA 为导向(Niemeyer et al.，2002)。这两种酶催化黄素的减少单核苷酸和醛氧化连续反应。在此配合物中全部活动空间方向取决于这两种酶。随后完成的是，他们将 DNA-葡萄糖氧化酶和 HRP 组装成超级分子复合物(Muller et al.，2008)。细胞色素 P450 BM3 的两个结构域也是按互补组装的，这样 BM3 的单氧化酶活性被恢复(Erkelenz et al.，2011)。此外，通过 DNA 链置换，由于子域的分离，重组后的单加氧酶活性可以被关闭。装配光响应偶氮苯分子到 DNA 互补区域，Tan 和他的同事取得了微调活性酶组装通过光调节(You et al.，2011)。Willner 的小组 DNA 一维纳米结构各种组装不同策略报道生产双酶复合物或酶/辅因子复合物(Wang et al.，2009；Wilner et al.，2009a，2009b)。最近，Yan 等组织离散 GOX/HRP 双对 DNA 矩形角砖，酶间距和位置控制。该组装是通过酶折叠中内部限制链和突出的捕获链的杂交结合来实现的(图 16.10e)(Fu et al.，2012a)。

16.4.2　DNA 生物传感探头

DNA 基序耐人寻味的性能之一是刺激-反应（结构变化时触发），这是在生物分析科学中的根本兴趣所在。独特的识别 DNA 分子或离子目标，和所建立的标签和字符化方法允许以 DNA 为基础的设备，作为具有高选择性和灵敏度传感器。近年来，DNA 设备的动态特性已用于构造一个重要化学或生物分析物传感器。感性不仅取决于表征，而且取决于构象和动态感应过程。得到了很好证明，通过自主机械装置放大生物传感。

Willner 的研究小组提出 DNA 相关催化反应的耦合放大信号概念。这个概念从对 M13 噬菌体 DNA 检测开始得到实现，如图 16.11a(Weizmann et al.，2006)所示。机械装置轨道包含三个主要部分：引物结合区域(I)，一个缺口酶(nicking enzyme)识别位点(II)，报告序列(III)类 HRP 核酶互补序列部分。M13 DNA 的一部分和一个 DNA 发夹结构杂交。一旦打开发夹结构，其中一个茎区便可以作为引物用来和 DNA 机械轨道结构域杂交，从而对其进行识别。然后，在 DNA 聚合酶存在下，引物和轨道主导的轨道复制之间双链得以产生。聚合酶链式反应导致了双链中缺口酶(nicking enzyme)酶切位点。复制链断裂为轨道的复制打开了一个位点，从而取代了先前合成的链。被置换的片段通过核酶序列被设计出来，从而络合铁血红素成为类 HRP 核酶。酶催化生成了放大的色度比色或化学发光信号，从而用于分析。自主生成催化剂可用于检测目标病毒 DNA，其灵敏度达到了 10^{-6}mol/L。通过工程设计得到可识别可卡因(Shlyahovsky et al.，2007)或 Hg^{2+}(Li et al.，2008)轨道结合结构域，该研究得到了进一步扩展，同时信号探测可以分别通过使分子灯塔发光或者类 HRP-酶催化作用得以实现。结果，可卡因和 Hg^{2+} 离子低限度检测被得到。使用相似理念，但是使用侦测机制（和凝血酶结合从而抑制 DNA 机器的反转），凝血酶被高敏感度地检测到(Zhu et al.，2009)。

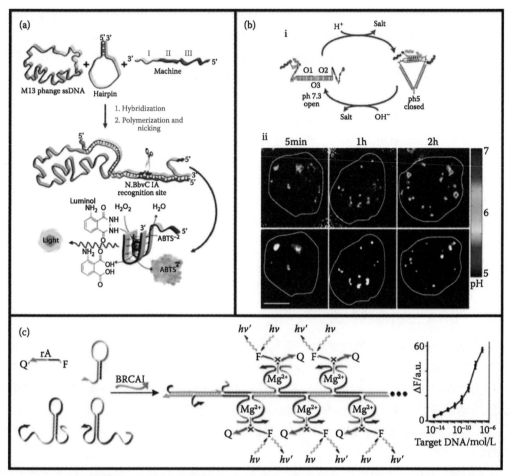

图 16.11　DNA 纳米结构作为生物传感器的功能。(a)通过酶触发的 DNA 机器实现 M13 噬菌体单链的扩大分析。(Weizmann, Y., Beissenhirtz, M.K., Cheglakov, Z. et al.: A Virus Spotlighted by an Autonomous DNA Machine. Angew. Chem. Int. Ed. 2006. 45. 7384-7388. Copyright Wiley-VCH Verlag GmbH & Co. KGaA. Reproduced with permission.)(b)一种能感应活细胞内部 pH 变化的 DNA 纳米机器:(i)机器在高 pH 状态下打开活动状态和在低 pH 状态下关闭活动状态。(ii)血细胞的假色 D/A 图及在指定追踪时间下的机械开关。[Reprinted by permission from Macmillan Publishers Ltd. Nat. Nanotechnol.(Modi et al., 2009), copyright(2009).](c)DNA 的放大光学侦测,通过 Mg^{2+} 依赖酶杂交链式反应(HCR)。[Reprinted with permission from Wang et al.(2011), 17149-17151. Copyright 2011 American Chemical Society.]

　　众所周知,胞嘧啶丰富的 DNA 序列构造对 pH 从酸到中性反应敏感。跟踪 pH 变化是非常重要和具有挑战性的,因为它和生物体内部,如胚胎、分泌和细胞-细胞融合的发展相关联的许多生理现象有关。因此,Krishnan 的小组 pH 触发的自发 DNA 机械装置能够感知细胞器内 pH 变化(图 16.11b)(Modi et al., 2009)。纳米计算机通过柔性铰链连接两个 DNA 双链。在双链每一端有富含胞嘧啶链。当 pH 是酸性时它们相互结合形成 i-结构域,当 pH 呈中性时则保持分离。此外,两个荧光团分子附着在双面打印每一端,所以它们相互作用与它们之间距离直接成正比。因此,pH 变化直接反映由两个荧光团之间能量传递效率。因此，可以在有机体外监测 pH 的变化。这种纳米装置注入线虫后，它进入特定的体腔细胞中，并富集于细胞中的内体中。内体是已知的，经过一系列成熟阶段。每个阶段是与 pH 变化相关。它们能够跟踪每个阶段内体成熟监测 FRET 纳米机器。

杂交链反应(HCR)策略被用于检测核酸序列。它是一种等温 DNA 扩增，其中引入在溶液中共存的两种稳定 DNA 发夹，直到引发剂链被引入。引发剂触发一系列杂交事件，从而产生了带有缺刻的双螺旋结构，其类似于交替共聚物(Dirks and Pierce，2004)。Tan 和他的同事们设计了一种带有两个芘标签的互补探针，它们可以用于扩增 DNA 序列(Huang et al.，2011)。

在没有靶向目标情况下，探针处于干区-封闭构象，两个芘标签被分开。靶向目标传播 HCR 从而相邻探针并拢形成荧光芘准分子带来芘。这允许被检测的靶序列浓度可以非常低(约 10^{-13}mol/L)。Willner 和他的同事用两个发卡结构作为探针，其中包括一个处于笼和非活动的构象的脱氧核酶亚基(Wang et al.，2011a)。在目标 DNA 存在下，一个发夹打开从而激活了两个发夹的一个自发交叉开口过程。此生成的 DNA 聚合线组成 Mg^{2+} 依赖核酶亚基(图 16.11c)。该传感平台也被用于分析 BRCA1 癌基因范式，其可以分析约 10^{-14}mol/L 敏感度的目标 DNA。不是用 Mg^{2+} 依赖的 DNA 核酶，这个小组使用类 HRP 核酶。担任色或化学发光检测过程读出放大标签，检测限为约 10^{-14}mol/L(Shimron et al.，2012)。

最近由 Kuzuya 等(2011)制造 DNA "折纸"机械设备可以感测分子级分辨率的化学和生物目标。该设备包括两个杠杆，约 170nm 一个支点。和相对对齐的杠杆不同，这样可以检测金属离子单分子蛋白质。相应目标存在情况下，通过原子力显微镜(AFM)和荧光成像观察到，DNA 钳子形状转换可以通过三种机制，即捏、压缩、解压缩，得以实现。

16.4.3　DNA 在医学领域应用

在纳米医疗领域，由于 DNA 内在属性伴随着 DNA 纳米技术快速发展和重组融合蛋白技术和细胞选择技术的改进和发展(Xie et al.，2012)，DNA 纳米结构有着非常广阔的应用前景。例如，DNA 适配体表现出识别以表面蛋白形式存在细胞表面受体能力，未甲基化的 CpG 寡核苷酸可作为免疫增强剂，它通过诱导激活或增加活动的任何组件刺激免疫系统(Weiner et al.，1997)。除了特定于目标序列，便于 DNA 修饰，DNA 可以增强在定位和成像中的应用。例如，共轭叶酸允许取消细胞目标。自体核酸计算机能够在体外逻辑分析信使 RNA 分子水平，并响应于产生分子能够影响基因表达水平，用于医学诊断(Benenson et al.，2004)。封装分子货物能力及触发释放分子货物的特性让空心 DNA 纳米结构可用于药物运载。(Erben et al.，2006；Lo et al.，2010a；Zhao et al.，2011a)一些 DNA 四面体能抵抗在 10%的牛胎血中对特异性和非特异性核酸酶，暗示了这些 DNA 四面体在体内有较好的稳定性(Keum et al.，2009)。通过进一步研究 DNA 折叠结构时不同核酸内切酶的稳定性发现它们比双链质粒 DNA 显示出高的稳定性(Castro et al.，2011)。这与 Yan 和 Meldrum 的结果相一致。他们证明，当接触到各种细胞株细胞裂解液时 DNA 折纸结构保持其结构完整性时 (Mei et al.，2011)。此外，根据 tensegrity 原理，折叠组装的 3D 的 DNA 分子应该能抵抗极端环境而保持不变性。(Bhatia et al.，2009)。所有这些初步的研究对进一步研究 DNA 纳米分子在体内的应用和靶向给药提供了重要的依据。

　　Liedl 等为能用于分子载体的 DNA 结构提出了三个重要的标准：①必须是稳定，在细胞外空间，在细胞细胞质中足够长时间在执行任务之前；②必须有没有毒性作用；③必须通过哺乳动物免疫系统 (Schuller et al.，2011) 耐受性。几个团体在体内潜在的药物输送载体使用三维 DNA 纳米结构探索。例如，Mao 和他的同事组装 DNA 纳米管的叶酸 (取消细胞靶标代理) 和 Cy3 (一种荧光染料) 共轭 DNA 链，造成官能微米长纳米管 (Ko et al.，2008)。叶酸修饰的纳米管能与细胞过度表达叶酸受体结合，并投递与之结合的染料进入细胞。无明显毒性反应。基于围绕蛋白质分子组装的 DNA 笼子 (Erben et al.，2006)，Turberfield 和他的同事介绍，荧光标记的 DNA 四面体成培养的人类胚胎肾细胞 (Walsh et al.，2011) 的结果。结果发现，笼位于细胞质中，并在细胞内转染后的至少 48h 保持基本完整 (图 16.12a)。这可能是非常有前途的一种药物递送载体的 DNA 笼，直到它可以释放其所载货物的要求，因为它可以在细胞中生存。Fan 和 Huang 等追加未甲基化 CpG 基序到三维的 DNA 四面体。它高效地进入巨噬细胞 RAW 264.7 细胞不借助转染代理 (图 16.12b) (Li et al.，2011)。被细胞摄取后，CpG 序列被 Toll 样受体 9 识别并激活下游通路诱导免疫反应。这促进分泌各种促炎细胞因子，包括肿瘤坏死因子。有人还发现，CpG 基序的免疫刺激作用的 DNA 纳米笼大大提高了。其他组也引入 CpG 基序，成 Y 形 (Nishikawa et al.，2008)，树枝状大分子如 DNA (Rattanakiat et al.，2009) 和 DNA 凝胶 (Nishikawa et al.，2011)，以改善 Toll 类似受体 9 的活性。Liedl 和他的同事使用 DNA 折纸管，装饰用含 62 个 CpG 序列引发新鲜分离脾细胞强烈免疫反应 (图 16.12c) (Schuller et al.，2011)。他们发现较高免疫刺激所引发的装饰折纸管比分离的 CpG 序列 "折纸" 管。Huang 和他的同事在这一领域采取进一步的步骤，建立适配体共轭 DNA 二十面体阿霉素纳米载体，蒽环类抗生素的癌症化学治疗 (Chang et al.，2011)。适配体序列，可以识别 MUC1，重要的它是肿瘤表面标志物。所以，与亚霉素结合的二十面体 DNA 展现出有效的和特异性的介导内化从而杀死上皮癌细胞，示意性图 16.12d。最近，Douglas 和 Bachelet 等设计了 DNA "折纸" 桶装置。它包括一个绑定提供完整的 Fab 抗体片段作为有效载荷和两个半连接一个可切换的铰链 (Douglas et al.，2012；Fu et al.，2012b)。两个截然不同的 DNA 适体，可以识别白血病细胞表面上表达特异性蛋白标志物，用于关闭和锁定 DNA 桶。这被称为纳米机器人。即使在混合全血白细胞系中，纳米机器人同样显示出绑定到细胞表面抗原高度特异性正确组合。Fab 抗体片段可以绑定人类 CD33，在白血病细胞中人类 CDw328 抑制增长。一旦认定侵袭性淋巴细胞 NK 型 PDGF 对从患者细胞表面抗原白血病，桶结构打开，细胞表面结合抗体有效载荷受体和靶细胞生长受到抑制。同样，通过纳米机器人运载针对人 CD3ε 和 flagellin Fab 抗体片段，能有效诱导 T 细胞活化。解锁和靶细胞过程示于图 16.12e。

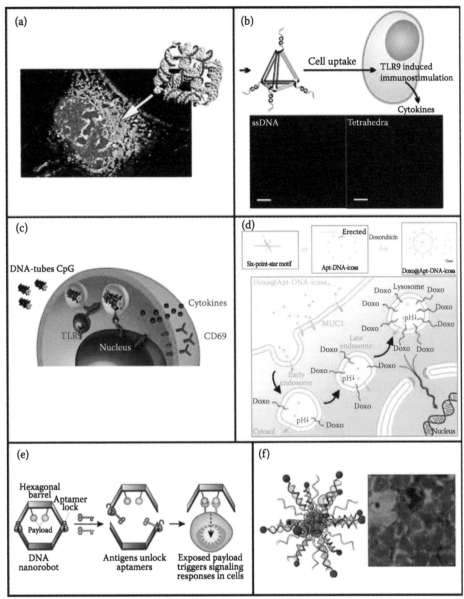

图 16.12　DNA 纳米结构作为潜在的药物。(a)DNA 笼子被输送到哺乳动物肾脏细胞中。[Reprinted with permission from Walsh et al.(2011)，5427-5432. Copyright 2011 American Chemical Society.](b)CpG-耐受 DNA 四面体的免疫刺激反应和它的细胞间定位。[Reprinted with permission from Li et al.(2011)，8783-8789. Copyright 2011 American Chemical Society.](c)由 CpG 序列-拴住的 DNA 纳米管折纸产生的细胞免疫刺激。[Reprinted with permission from Schuller et al.(2011)，9696-9702. Copyright 2011 American Chemical Society.](d)带有能治疗癌症的阿霉素的适配体-共轭 DNA 二十面体。[Reprinted with permission from Chang et al.(2011)，6156-6163. Copyright 2011 American Chemical Society.](e)用来靶向细胞的 DNA 纳米机器人。[Reprinted by permission from Macmillan Publishers Ltd. Nat. Biotechnol.(Fu and Yan，2012)，copyright(2012)](f)药物运送系统，基于 DNA-碱基的胶囊和目标单元及抗癌症药物共同作用，在 Caco-2 细胞中的标签化胶囊的摄入。(Alemdaroglu，F.E.，Alemdaroglu，N.C.，Langguth，P.，Herrmann，A.：

因为 DNA 胶束具有识别属性和作为载体单元疏水性芯存在，许多研究开始探索其作为潜在药物载体的可能性。特别是，两亲性 DNA 胶囊在肿瘤治疗中已显示出巨大的潜力。Langguth 和 Herrmann 将疏水性抗癌药物和一个定位单元——叶酸，装配成了 PPO-b-DNA 胶囊（Alemdaroglu et al.，2008a）。这些总量摄取通过受体介导内吞作用和在 CaCo-2 细胞癌变导致高效细胞毒作用和高死亡率（图 16.12f）。Tan 和他的同事设计和组装了一个 DNA 核酸适配体胶囊。在该胶囊中，脂质尾部连接到适配体端部从而提供了一个内在路径。他们通过固定肿瘤细胞流道装置在表面上来模仿肿瘤部位在血液系统中。和具有原始的适配体序列相比，在血液模拟系统中，通过渠道冲刷适配体-胶束，展示出了一种对肿瘤细胞高动态特异性的识别。Cornelissen 和 Herrman 制造了一种豇豆褪绿病毒衣壳的 DNA 纳米容器胶囊。在中性 pH 环境中，该胶囊还可作为病毒颗粒按 T=1 和 2 几何形状组装的模板（Kwak et al.，2010）。由此产生的纳米结构稳定，不易被稀释，并防止在体内由于胶囊浓度导致的解聚。此外，这种双性 DNA 胶囊周围封装代表一种通用和轻便的在蛋白质纳米容器中疏水性或亲水性小分子的超分子加载策略，其中一个生物纳米级材料的重要应用。Tan 和同事最近测试了 DNA 胶囊的细胞渗透性能力。他们发现，与细胞膜相互作用时，DNA 胶囊能解体并插入细胞膜中，通过内部内吞作用完成相应的功能（Liu et al.，2010）。此外，内在过程的动力学被证明是依赖于微胶粒的大小的。

16.5　RNA 为基础的纳米结构

虽然 RNA 和 DNA 有着共同的化学和结构特性，但 DNA 和 RNA 纳米技术之间却有着很大差异（Guo，2010）。例如，在 Watson-Crick 碱基配对原则前提下，DNA 中还发现碱基配对的其他形式（非典型碱基配对），如 G、A 或 U 的 RNA。它允许 RNA 折叠成刚性结构基序，其和单链 DNA 不同。RNA 通常含有种类繁多的单链茎环结构，其分子内和/或分子间能相互作用，它可以作为"燕尾"关节之间不同组件。此外，RNA/RNA 双螺旋更稳定，比 RNA/DNA，DNA/DNA 和 RNA 基序和具有特殊弯曲或堆叠模块特别稳定。其结果是，与 DNA 相比，通过三级相互作用，RNA 分子显示更为稳定的多样结构，如假结、接触-环，或哑铃结构等。我们将阐明 RNA 纳米结构的制造，同时也阐述 DNA 纳米技术的发展。

在体内组装机制可以形成特定 RNA 多聚体，用于 RNA 纳米结构建造。一个例子是基于由包装 RNA phi29 噬菌体 DNA 封装马达结构特点组装马达结构特点，以及 6 个由包装 RNA 分子通过两连锁回路的相互作用，形成一个六聚环结构（Guo et al.，1998；Shukla et al.，2011）。Guo 的小组通过编程螺旋区域和环状结构相互作用，重新设计了由包装 RNA 组装成各种结构和形状，包括二聚体、四聚体、棒、三角形和三维阵列（选择性地示出在图 16.12a）（Shu et al.，2004）。存在于艾滋病毒中的吻环机制激发了设计

tectoRNA 建筑构架的灵感。例如，Jaeger 等鉴定了三个 RNA 基序，包括一个五通 tRNA
接口、三叉接口，和一个双-螺旋弯曲(图 16.12b)(Severcan et al.，2009)。通过吻环复合
体，这些基序嵌入在设计好的 tectoRNA 中，并用于产生方形四聚体 RNA 纳米粒子。这
个小组还设计了带黏着分子尾巴的 tectoRNA(Chworos et al.，2004)。通过黏着分子，先
前形成的方形 RNA 亚基可进一步自我组装成许多不同预定义的平面网络几何形状，其
中一些是阶梯模式、渔网图案、菱形图案等(图 16.12c)。此外，该小组还利用 RNAI/I$_{ii}$
接触复合体，生产高产量的完全可编程纳米环(Grabow et al.，2011)。在上面方法中，
预先折叠好的 RNA 基序被用作元件，实现了结构化控制。基于规范 Watson-Crick 配对
原则，相对短的单链 RNA 分子也可用于设计 RNA 纳米结构。Shapiro，Jaeger 和他们
的同事利用单链 RNA 的 RNA 立方体组装黏性末端杂交，类似 DNA 的结构(Afonin
et al.，2010)，可以创建由于这个结构可以用 one-Pot 来组装所以可以在体外 37℃等温
条件下完成。此外，立方体可通过 RNA 适配体功能化。这提出通过细胞自我的转录系
统在细胞内组装多功能的 RNA 纳米结构。同样，通过黏性杂交，Jaeger 等通过转移
RNA 分子作为建筑材料来组装三维 RNA 纳米结构(Severcan et al.，2010)。结构采用
多面体几何不均匀四方反棱镜。然而，这并不能依靠张拉力。最近，RNA-蛋白质的亲
和力被用来弯曲组装双链 RNA 成三角纳米结构(Ohno et al.，2011)。RNA 双链包含 C/D
k-转角基序(C/D k-turn)，其结合蛋白质 L7Ae，其能在 60°和 k-转角弯曲角度契合。结
果，在没有 L7Ae 的情况下，两条单链 RNA 形成了多种结构，包括三角形、环形或多
聚体形式。L7Ae 存在情况下，三个 k-转角区在 60°契合，有利于人为设计三角形 RNA-
蛋白质复合体形成(图 16.13e)。

　　酶催化方法仍然被用来合成 RNA 纳米结构。和通过滚环扩增来合成 DNA 纳米线
相似，RNA 线性纳米结构被 Hammond 的小组通过滚环转录(RCT)方法制造出来(Lee
et al.，2012)。单链 DNA 包括抗荧光素酶 siRNA 的正义链和反义链及短 DNA 链杂交
包括 T7 增强子序列。DNA 连接酶用来连接环状 DNA 的缺口，RNA 聚合酶用来进行
RCT 过程，从而产生发卡结构 RNA 链多线性重复，其通过正义和反义抗荧光素酶
siRNA 序列得到编码。RNA 转录形成能渗透的海绵状超级结构，带有一个紧密包装纳
米视觉结构。

　　和 DNA 相比，RNA 纳米技术展示了其在治疗癌症、病毒及基因疾病方面潜在的应
用价值，因为 RNA 在生命进化起源方面的杂交初始角色(Afonin et al.，2010；Guo 2005；
Lee et al.，2012；Shu et al.，2011)。例如，RNAi 微海绵被 Hammond 等合成出来用以封
装和运输小干扰 RNA(siRNA)(Lee et al.，2012)。只有被细胞摄取后，RNA 海绵中稳定
的发卡 RNA 被细胞 RNA 处理机制处理后形成 siRNA。它保护了 siRNA 在投递和运输
中的稳定性。约超过 50 万份拷贝 siRNA 能被输送到细胞中去，通过一个单 RNAi-微型
海绵摄取。这一研究开辟了 siRNA 运输新治疗途径。

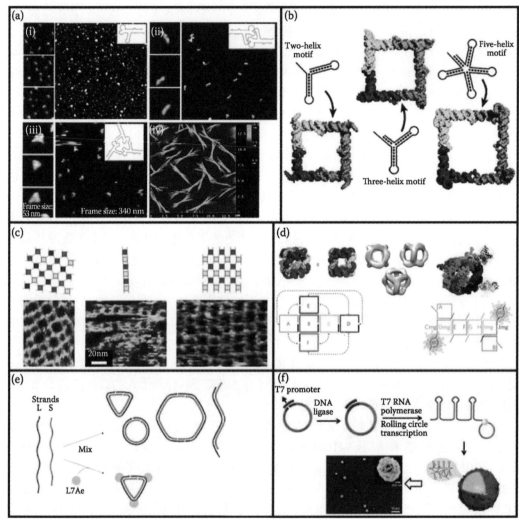

图 16.13　RNA 纳米结构。(a)包装 RNA 单体(Ⅰ)。包装 RNA 二聚体(Ⅱ)。包装 RNA 三聚体(Ⅲ)。pRAN 阵列(Ⅳ)。[Reprinted with permission from Shu et al.(2004)，1717-1723. Copyright 2004 American Chemical Society.] (b)分别由 2，3 和 5 螺旋基序构成的方形 RNA。[Reprinted with permission from Severcan et al. (2009)，1270-1277. Copyright 2009 American Chemical Society.] (c)从左到右：三角板纳米类型 13AFM 图像(条子丝绒、梯子和渔网型)。[Reprinted by permission from Macmillan Publishers Ltd. Nat. Nanotechnol. (Guo，2010)，copyright(2010)]。(d)从左到右：6-链 RNA 立方体。理论 RNA 立方体模型。带有孔雀绿 (MG)适配体 RNA 纳米立方体支架。[Reprinted by permission from Macmillan Publishers Ltd. Nat. Nanotechnol. (Afonin et al.，2010)，copyright(2010).] (e)三角形 RNA-蛋白质复杂形式图示。在没有 L7Ae 存在下，两条 RNA 链形成包含 L/S 链多样性结构。有 L7Ae 存在下，三角形 RNA-蛋白质复合体因为在 k-转角区域适合的角度。[Reprinted by permission from Macmillan Publishers Ltd. Nat. Nanotechnol. (Ohno et al.，2011)，copyright(2011).] (f)为了自组装 RNAi-微海绵滚环转录(RCT)过程及微海绵 SEM 图像。[Reprinted by permission from Macmillan Publishers Ltd. Nat. Mater.(Lee et al.，2012)，copyright(2012).]

16.6　DNA 纳米技术作为 RNA 纳米技术参考

本章强调了 DNA 自组装成不同纳米结构，纳米机械元件的能力及其多样的生物学作用。在表 16.1 中，我们总结了在结构 DNA 纳米技术和动态 DNA 纳米技术领域的亮点、局限和应用。对 DNA 纳米结构及其操作和功能的复杂性和理解在许多其他的领域取得了很大的进展。毋庸置疑，在 DNA 纳米技术领域最大的进步，特别是构建 DNA 纳米结构的概念使用程序化的维度，触发了 RNA 纳米技术的产生，尽管两者在组装原则和策略上有所不同。例如，除了 Watson-Crick 碱基配对原则(这个被用到了 DNA 组装上)，RNA 为基础的体系结构通常附加了非常规的二和三结构要素或基序的性质，它们在许多生物 RNA 中是典型的，而在 DNA 中不常有。和被用于 DNA "one-pot" 组装策略相比，RNA 自我组装是按步骤分层策略。进一步讲，DNA 纳米技术目标在于机械作用拥有更大吸引力，不断增加的解析系统的复杂性就是例子。尽管现在的焦点主要在固定 RNA 纳米建筑结构构建上，动态 DNA 纳米技术同样也提供了动态操控 RNA 纳米技术的前景。事实上，已经有这样的例子了，如使用 RNA 作为燃料(Dittmer and Simmel，2004；Zhong and Seeman，2006)或者使用一定条件下 RNA 进行杂交链式反应从而诱导细胞死亡来探究癌症诱导突变反应(Venkataraman et al.，2010)。

表 16.1　结构 DNA 纳米技术和动态 DNA 纳米技术总结

	结构 DNA 纳米技术	动态 DNA 纳米技术
亮点	1. 对不同复杂程度纳米结构的设计、构建和良好的操控 2. 功能性纳米物体的精确定位	1. 开关元件和结构设计及构造 2. 燃料机制研究 3. 合成系统复杂性
局限	1. 复杂纳米结构低产量 2. 纳米结构不稳定性 3. DNA-纳米-物体组装低结构完整性	1. 不完整结构开关 2. 结构转化的有效性随时间而减弱
应用	单独探测或合成 生物催化串联活动 光子元件 药物包装和运输 电子或半导体元件	传感器 自动合成 货物运输和组装 纳米容器和释放器 反应表面

DNA 化学稳定性预示了核酸纳米技术快速发展，然而 RNA 生物降解和生物作用因为固有单链特征保证了在细胞内作用的光明未来。当核酸纳米技术领域扩张时，DNA 纳米技术在建筑构架方面可以对 RNA 支架组装进行指导，相反，RNA 模型可能不断地给 DNA 纳米物体的作用化进行指导。通过这种互动过程，两方面研究领域可以进一步交织和相互受益。

致　谢

作者感谢国家重点基础研究发展计划("973" 项目，2012CB934000)，中国科学院

"百人计划"，国家自然科学基金项目(21173059，91127021)，北京市自然科学基金项目(2122057)。

参 考 文 献

Ackermann, D., Schmidt, T.L., Hannam, J.S., Purohit, C.S., Heckel, A., and Famulok, M. 2010. A double-stranded DNA rotaxane. *Nat. Nanotechnol.* 5: 436–442.

Afonin, K.A., Bindewald, E., Yaghoubian, A.J., Voss, N., Jacovetty, E., Shapiro, B.A., and Jaeger, L. 2010. In vitro assembly of cubic RNA-based scaffolds designed in silico. *Nat. Nanotechnol.* 5: 676–682.

Aldaye, F.A., and Sleiman, H.F. 2007. Modular access to structurally switchable 3D discrete DNA assemblies. *J. Am. Chem. Soc.* 129: 13376–13377.

Aldaye, F.A., Lo, P.K., Karam, P., Mclaughlin, C.K., Cosa, G., and Sleiman, H.F. 2009. Modular construction of DNA nanotubes of tunable geometry and single- or double-stranded character. *Nat. Nanotechnol.* 4: 349–352.

Alemdaroglu, F.E., Alemdaroglu, N.C., Langguth, P., and Herrmann, A. 2008a. DNA block copolymer micelles—A combinatorial tool for cancer nanotechnology. *Adv. Mater.* 20: 899–902.

Alemdaroglu, F.E., Wang, J., Borsch, M., Berger, R., and Herrmann, A. 2008b. Enzymatic control of the size of DNA block copolymer nanoparticles. *Angew Chem. Int. Ed.* 47: 974–976.

Ali, M.M., Su, S., Filipe, C.D.M., Pelton, R., and Li, Y. 2007. Enzymatic manipulations of DNA oligonucleotides on microgel: towards development of DNA-microgel bioassays. *Chem. Commun.* 4459–4461.

Andersen, E.S., Dong, M., Nielsen, M.M., Kasper, J., Subramani, R., Mamdouh, W., Golas, M.M., Sander, B., Stark, H., Oliveira, C.L.P., Pedersen, J.S., Birkedal, V., Besenbacher, F., Gothelf, K.V., and Kjems, J. 2009. Self-assembly of a nanoscale DNA box with a controllable lid. *Nature* 459: 73–76.

Andersen, F.F., Knudsen, B., Oliveira, C.L.P., Frøhlich, R.F., Kruger, D., Krüger, D., Bungert, J., Agbandje-Mckenna, M., Makenna, R., Juul, S., Veigaard, C., Koch, J., Rubinstein, J.L., Guldbrandtsen, B., Hede, M.S., Karlsson, G., Anderson, A.H., Pederson, J.S., and Knudsen, B.R. 2008. Assembly and structural analysis of a covalently closed nano-scale DNA cage. *Nucleic Acids Res.* 36: 1113–1119.

Asanuma, H., Liang, X., Nishioka, H., Matsunaga, D., Liu, M.Z., and Komiyama, M. 2007. Synthesis of azobenzene-tethered DNA for reversible photo-regulation of DNA functions: hybridization and transcription. *Nat. Protoc.* 2: 203–212.

Bath, J., Green, S.J., and Turberfield, A.J. 2005. A free-running DNA motor powered by a nicking enzyme. *Angew Chem. Int. Ed.* 44: 4358–4361.

Benenson, Y., Gil, B., Ben-Dor, U., Adar, R., and Shapiro, E. 2004. An autonomous molecular computer for logical control of gene expression. *Nature* 429: 423–429.

Beyer, S., Nickels, P., and Simmel, F.C. 2005. Periodic DNA nanotemplates synthesized by rolling circle amplification. *Nano Lett.* 5: 719–722.

Bhatia, D., Mehtab, S., Krishnan, R., Indi, S.S., Basu, A., and Krishnan, Y. 2009. Icosahedral DNA nanocapsules by modular assembly. *Angew Chem. Int. Ed.* 48: 4134–4137.

Bui, H., Onodera, C., Kidwell, C., Tan, Y.P., Graugnard, E., Kuang, W., Lee, J., Knowlton, W.B., Yurke, B., and Hughes, W.L. 2010. Programmable periodicity of quantum dot arrays with DNA origami nanotubes. *Nano Lett.* 10: 3367–3372.

Castro, C.E., Kilchherr, F., Kim, D.N., Shiao, E.L., Wauer, T., Wortmann, P., Bathe, M., and Dietz, H. 2011. A primer to scaffolded DNA origami. *Nat. Methods* 8: 221–229.

Chang, M., Yang, C.S., and Huang, D.M. 2011. Aptamer-conjugated DNA icosahedral nanoparticles as a carrier of doxorubicin for cancer therapy. *ACS Nano* 5: 6156–6163.

Cheglakov, Z., Weizmann, Y., Basnar, B., and Willner, I. 2007. Diagnosing viruses by the rolling circle amplified synthesis of DNAzymes. *Org. Biomol. Chem.* 5: 223–225.

Cheglakov, Z., Weizmann, Y., Braunschweig, A.B., Wilner, O.L., and Willner, I. 2008. Nanostructures—increasing the complexity of periodic protein nanostructures by the rolling-circle-amplified synthesis of aptamers. *Angew Chem. Int. Ed.* 47: 126–130.

Chen, J.H., and Seeman, N.C. 1991. Synthesis from DNA of a molecule with the connectivity of a cube. *Nature* 350: 631–633.

Chen, Y., Wang, M.S., and Mao, C.D. 2004. An autonomous DNA nanomotor powered by a DNA enzyme. *Angew Chem. Int. Ed.* 43: 3554–3557.

Cheng, E.J., Xing, Y.Z., Chen, P., Yang, Y., Sun, Y.W., Zhou, D.J., Xu, L.J., Fan, Q.H., and Liu, D.S. 2009. A pH-triggered, fast-responding DNA hydrogel. *Angew Chem. Int. Ed.* 48: 7660–7663.

Chhabra, R., Sharma, J., Ke, Y.G., Liu, Y., Rinker, S., Lindsay, S., and Yan, H. 2007. Spatially addressable multiprotein nanoarrays templated by aptamer-tagged DNA nanoarchitectures. *J. Am. Chem. Soc.* 129: 10304–10305.

Chien, M.P., Rush, A.M., Thompson, M.P., and Gianneschi, N.C. 2010. Programmable shape-shifting micelles. *Angew Chem. Int. Ed.* 49: 5076–5080.

Cho, E.J., Lee, J.W., and Ellington, A.D. 2009. Applications of aptamers as sensors. *Annu. Rev. Anal. Chem.* 2: 241–264.

Chworos, A., Severcan, I., Koyfman, A.Y., Weinkam, P., Oroudjev, E., Hansma, H.G., and Jaeger, L. 2004. Building programmable jigsaw puzzles with RNA. *Science* 306: 2068–2072.

Clever, G.H., Kaul, C., and Carell, T. 2007. DNA-metal base pairs. *Angew Chem. Int. Ed.* 46: 6226–6236.

Deng, Z.X., Tian, Y., Lee, S.H., Ribbe, A.E., and Mao, C.D. 2005. DNA-encoded self-assembly of gold nanoparticles into one-dimensional arrays. *Angew Chem. Int. Ed.* 44: 3582–3585.

Dietz, H., Douglas, S.M., and Shih, W.M. 2009. Folding DNA into twisted and curved nanoscale shapes. *Science* 325: 725–730.

Ding, B., and Seeman, N.C. 2006. Operation of a DNA robot arm inserted into a 2D DNA crystalline substrate. *Science* 314: 1583–1585.

Ding, B.Q., Sha, R.J., and Seeman, N.C. 2004. Pseudohexagonal 2D DNA crystals from double cross-over cohesion. *J. Am. Chem. Soc.* 126: 10230–10231.

Ding, K., Alemdaroglu, F.E., Boersch, M., Berger, R., and Herrmann, A. 2007. Engineering the structural properties of DNA block copolymer micelles by molecular recogntition. *Angew Chem. Int. Ed.* 46: 1172–1175.

Dirks, R.M., and Pierce, N.A. 2004. Triggered amplification by hybridization chain reaction. *Proc. Natl. Acad. Sci. U.S.A.* 101: 15275–15278.

Dittmer, W.U., and Simmel, F.C. 2004. Transcriptional control of DNA-based nanomachines. *Nano Lett.* 4: 689–691.

Douglas, S.M., Chou, J.J., and Shih, W.M. 2007. DNA-nanotube-induced alignment of membrane proteins for NMR structure determination. *Proc. Natl. Acad. Sci. U.S.A.* 104: 6644–6648.

Douglas, S.M., Dietz, H., Liedl, T., Högberg, B., Graf, F., and Shih, W.M. 2009. Self-assembly of DNA into nanoscale three-dimensional shapes. *Nature* 459: 414–418.

Douglas, S.M., Bachelet, I., and Church, G.M. 2012. A logic-gated nanorobot for targeted transport of molecular payloads. *Science* 335: 831–834.

Du, S.M., Stollar, B.D., and Seeman, N.C. 1995. A synthetic DNA molecule in three knotted topologies. *J. Am. Chem. Soc.* 117: 1194–1200.

Elbaz, J., Moshe, M., and Willner, I. 2009a. Coherent activation of DNA tweezers: a "SET-RESET" logic system. *Angew Chem. Int. Ed.* 48: 3834–3837.

Elbaz, J., Wang, Z.G., Orbach, R., and Willner, I. 2009b. pH-Stimulated concurrent mechanical activation of two DNA "tweezers". A "SET-RESET" logic gate system. *Nano Lett.* 9: 4510–4514.

Elbaz, J., Wang, Z.G., Wang, F.A., and Willner, I. 2012. Programmed dynamic topologies in DNA catenanes. *Angew Chem. Int. Ed.* 51: 2349–2353.

Endo, M., Seeman, N.C., and Majima, T. 2005. DNA tube structures controlled by a four-way-branched DNA connector. *Angew Chem. Int. Ed.* 44: 6074–6077.

Endo, M., Hidaka, K., Kato, T., Namba, K., and Sugiyama, H. 2009. DNA prism structures constructed by folding of multiple rectangular arms. *J. Am. Chem. Soc.* 131: 15570–15571.

Erben, C.M., Goodman, R.P., and Turberfield, A.J. 2006. Single-molecule protein encapsulation in a rigid DNA cage. *Angew Chem. Int. Ed.* 45: 7414–7417.

Erkelenz, M., Kuo, C.H., and Niemeyer, C.M. 2011. DNA-mediated assembly of cytochrome P450 BM3 subdomains. *J. Am. Chem. Soc.* 133: 16111–16118.

Eskelinen, A.P., Kuzyk, A., Kaltiaisenaho, T.K., Timmermans, M.Y., Nasibulin, A.G., Kauppinen, E.I., and Törmä, P. 2011. Assembly of single-walled carbon nanotubes on DNA-origami templates through streptavidin–biotin interaction. *Small* 7: 746–750.

Fu, J.L., Liu, M.H., Liu, Y., Woodbury, N.W., and Yan, H. 2012a. Interenzyme substrate diffusion for an enzyme cascade organized on spatially addressable DNA nanostructures. *J. Am. Chem. Soc.* 134: 5516–5519.

Fu, J.L., and Yan, H. 2012b. Controlled drug release by a nanorobot. *Nat. Biotechnol.* 30: 407–408.

Goodman, R.P., Berry, R.M., and Turberfield, A.J. 2004. The single-step synthesis of a DNA tetrahedron. *Chem. Commun.* 1372–1373.

Goodman, R.P., Schaap, I.A.T., Tardin, C.F., Erben, C.M., Berry, R.M., Schmidt, C.F., and Turberfield, A.J. 2005. Rapid chiral assembly of rigid DNA building blocks for molecular nanofabrication. *Science* 310: 1661–1665.

Goodman, R.P., Heilemann, M., Doose, S., Erben, C.M., Kapanidis, A.N., and Turberfield, A.J. 2008. Reconfigurable, braced, three-dimensional DNA nanostructures. *Nat. Nanotechnol.* 3: 93–96.

Grabow, W.W., Zakrevsky, P., Afonin, K.A., Chworos, A., Shapiro, B.A, and Jaeger, L. 2011. Self-assembling RNA nanorings based on RNAI/II inverse kissing complexes. *Nano Lett.* 11: 878–887.

Green, S.J., Bath, J., and Turberfield, A.J. 2008. Coordinated chemomechanical cycles: a mechanism for autonomous molecular motion. *Phys. Rev. Lett.* 101: 238101.

Guo, P.X. 2005. RNA nanotechnology: engineering, assembly and applications in detection, gene delivery and therapy. *J. Nanosci. Nanotechnol.* 5: 1964–1982.

Guo, P.X. 2010. The emerging field of RNA nanotechnology. *Nat. Nanotechnol.* 5: 833–842.

Guo, P.X., Zhang, C.L., Chen, C.P., Garver, K., and Trottier, M. 1998. Inter-RNA interaction of phage phi 29 pRNA to form a hexameric complex for viral DNA transportation. *Mol. Cell* 2: 149–155.

Hamada, S., and Murata, S. 2009. Substrate-assisted assembly of interconnected single-duplex DNA nanostructures. *Angew Chem. Int. Ed.* 48: 6820–6823.

Han, D.R., Pal, S., Liu, Y., and Yan, H. 2010. Folding and cutting DNA into reconfigurable topological nanostructures. *Nat. Nanotechnol.* 5: 712–717.

Han, D.R., Pal, S., Nangreave, J., Deng, Z.T., Liu, Y. and Yan, H. 2011. DNA origami with complex curvatures in three-dimensional space. *Science* 332: 342–346.

He, Y., Chen, Y., Liu, H.P., Ribbe, A.E., and Mao, C.D. 2005a. Self-assembly of hexagonal DNA two-dimensional (2D) arrays. *J. Am. Chem. Soc.* 127: 12202–12203.

He, Y., Tian, Y., Chen, Y., Deng, Z.X., Ribbe, A.E., and Mao, C.D. 2005b. Sequence symmetry as a tool for designing DNA nanostructures. *Angew Chem. Int. Ed.* 44: 6694–6696.

He, Y., Tian, Y., Ribbe, A.E., and Mao, C.D. 2006. Highly connected two-dimensional crystals of DNA six-point-stars. *J. Am. Chem. Soc.* 128: 15978–15979.

He, Y., Ye, T., Su, M., Zhang, C., Ribbe, A.E., Jiang, W. and Mao, C.D. 2008. Hierarchical self-assembly of DNA into symmetric supramolecular polyhedra. *Nature* 452: 198–202.

Hogberg, B., Liedl, T., and Shih, W.M. 2009. Folding DNA origami from a double-stranded source of scaffold. *J. Am. Chem. Soc.* 131: 9154–9155.

Huang, J., Wu, Y.R., Chen, Y., Zhu, Z., Yang, X.H., Yang, C.Y.J., Wang, K.M., and Tan, W.H. 2011. Pyrene-excimer probes based on the hybridization chain reaction for the detection of nucleic acids in complex biological fluids. *Angew Chem. Int. Ed.* 50: 401–404.

Keniry, M.A. 2001. Quadruplex structures in nucleic acids. *Biopolymers* 56: 123–146.

Keum, J.W., and Bermudez, H. 2009. Enhanced resistance of DNA nanostructures to enzymatic digestion. *Chem. Commun.* 7036–7038.

Ko, S.H., Liu, H.P., Chen, Y., and Mao, C.D. 2008. DNA nanotubes as combinatorial vehicles for cellular delivery. *Biomacromolecules* 9: 3039–3043.

Ko, S.H., Su, M., Zhang, C.A., Ribbe, A.E., Jiang, W. and Mao, C.D. 2010. Synergistic self-assembly of RNA and DNA molecules. *Nat. Chem.* 2: 1050–1055.

Kuzuya, A., Wang, R.S., Sha, R.J., and Seeman, N.C. 2007. Six-helix and eight-helix DNA nanotubes assembled from half-tubes. *Nano Lett.* 7: 1757–1763.

Kuzuya, A., Kimura, M., Numajiri, K., Koshi, N., Ohnishi,T., Okada, F., and Komiyama, M. 2009a. Precisely programmed and robust 2D streptavidin nanoarrays by using periodical nanometer-scale wells embedded in DNA origami assembly. *ChemBioChem* 10: 1811–1815.

Kuzuya, A., and Komiyama, M. 2009b. Design and construction of a box-shaped 3D-DNA origami. *Chem. Commun.* 4182–4184.

Kuzuya, A., Sakai, Y., Yamazaki, T., Xu, Y., and Komiyama, M. 2011. Nanomechanical DNA origami 'single-molecule beacons' directly imaged by atomic force microscopy. *Nat. Commun.* 2: 1–8.

Kuzyk, A., Schreiber, R., Fan, Z.Y., Pardatscher, G., Roller, E., Högele, A., Simmel, F.C., Govorov, A.O., and Liedl, T. 2012. DNA-based self-assembly of chiral plasmonic nanostructures with tailored optical response. *Nature* 483: 311–314.

Kwak, M., Minten, I.J., Anaya, D., Musser, A.J., Brasch, M., Nolte, R.J.M., Müllen, K., Cornelissen, J.J.L.M., and Herrman, A. 2010. Virus-like particles templated by DNA micelles: a general method for loading virus nanocarriers. *J. Am. Chem. Soc.* 132: 7834–7835.

LaBean, T.H., Yan, H., Kopatsch, J., Liu, F.R., Winfree, E., Reif, J.H., and Seeman, N.C. 2000. Construction, analysis, ligation, and self-assembly of DNA triple crossover complexes. *J. Am. Chem. Soc.* 122: 1848–1860.

Lee, J.B., Roh, Y.H., Um, S.H., Funabashi, H., Cheng, W.L., Cha, J.J., Kiatwuthinon, P., Muller, D.A. and Luo, D. 2009. Multifunctional nanoarchitectures from DNA-based ABC monomers. *Nat. Nanotechnol.* 4: 430–436.

Lee, J.B., Hong, J., Bonner, D.K., Poon, Z., and Hammond, P.T. 2012. Self-assembled RNA interference microsponges for efficient siRNA delivery. *Nat. Mater.* 11: 316–322.

Li, D., Wieckowska, A., and Willner, I. 2008. Optical analysis of Hg^{2+} ions by oligonucleotide-gold-nanoparticle hybrids and DNA-based machines. *Angew Chem. Int. Ed.* 47: 3927–3931.

Li, H.Y., Park, S.H., Reif, J.H., LaBean, T.H., and Yan, H. 2004a. DNA-templated self-assembly of protein and nanoparticle linear arrays. *J. Am. Chem. Soc.* 126: 418–419.

Li, H.Y., LaBean, T.H., and Kenan, D.J. 2006. Single-chain antibodies against DNA aptamers for use as adapter molecules on DNA tile arrays in nanoscale materials organization. *Org. Biomol. Chem.* 4: 3420–3426.

Li, J., Pei, H., Zhu, B., Liang, L., Wei, M., He, Y., Chen, N., Li, D., Huang, Q., and Fan, C.H. 2011. Self-assembled multivalent DNA nanostructures for noninvasive intracellular delivery of immuno-stimulatory CpG oligonucleotides. *ACS Nano* 5: 8783–8789.

Li, X.J., Yang, X.P., Qi, J., and Seeman, N.C. 1996. Antiparallel DNA double crossover molecules as components for nanoconstruction. *J. Am. Chem. Soc.* 118: 6131–6140.

Li, Y.G., Cu, Y.T.H., and Luo, D. 2005. Multiplexed detection of pathogen DNA with DNA-based fluorescence nanobarcodes. *Nat. Biotechnol.* 23: 885–889.

Li, Y.G., Tseng, Y.D., Kwon, S.Y., d'Espaux, L., Bunch, J.S., McEuen, P.L., and Luo, D. 2004b. Controlled assembly of dendrimer-like DNA. *Nat. Mater.* 3: 38–42.

Li, Z., Wei, B., Nangreave, J., Lin, C.X., Liu, Y., Mi, Y.L., and Yan, H. 2009. A replicable tetrahedral nanostructure self-assembled from a single DNA strand. *J. Am. Chem. Soc.* 131: 13093–13098.

Lin, C.X., Katilius, E., Liu, Y., Zhang, J.P., and Yan, H. 2006a. Self-assembled signaling aptamer DNA arrays for protein detection. *Angew Chem. Int. Ed.* 45: 5296–5301.

Lin, C.X., Liu, Y., Rinker, S., and Yan, H. 2006b. DNA tile based self-assembly: building complex nanoarchitectures. *Chemphyschem* 7: 1641–1647.

Lin, C.X., Xie, M.Y., Chen, J.J.L., Liu, Y., and Yan, H. 2006c. Rolling-circle amplification of a DNA nanojunction. *Angew Chem. Int. Ed.* 45: 7537–7539.

Lin, C.X., Ke, Y.G., Liu, Y., Mertig, M., Gu, J., and Yan, H. 2007a. Functional DNA nanotube arrays: bottom-up meets top-down. *Angew Chem. Int. Ed.* 46: 6089–6092.

Lin, C.X., Wang, X., Liu, Y., Seeman, N.C., and Yan, H. 2007b. Rolling circle enzymatic replication of a complex multi-crossover DNA nanostructure. *J. Am. Chem. Soc.* 129: 14475–14481.

Liu, D., Park, S.H., Reif, J.H., and LaBean, T.H. 2004a. DNA nanotubes self-assembled from triple-crossover tiles as templates for conductive nanowires. *Proc. Natl. Acad. Sci. U.S.A.* 101: 717–722.

Liu, D., Wang, M.S., Deng, Z.X., Walulu, R., and Mao, C.D. 2004b. Tensegrity: construction of rigid DNA triangles with flexible four-arm DNA junctions. *J. Am. Chem. Soc.* 126: 2324–2325.

Liu, D.S., and Balasubramanian, S. 2003. A proton-fuelled DNA nanomachine. *Angew Chem. Int. Ed.* 42: 5734–5736.

Liu, H., and Liu, D.S. 2009a. DNA nanomachines and their functional evolution. *Chem. Commun.* 2625–2636.

Liu, H.P., Chen, Y., He, Y., Ribbe, A.E., and Mao, C.D. 2006. Approaching the limit: can one DNA oligonucleotide assemble into large nanostructures? *Angew Chem. Int. Ed.* 45: 1942–1945.

Liu, H.P., Zhu, Z., Kang, H.Z., Wu, Y.R., Sefan, K., and Tan, W.H. 2010. DNA-based micelles: synthesis, micellar properties and size-dependent cell permeability. *Chem.-Eur. J.* 16: 3791–3797.

Liu, J.W., Cao, Z.H., and Lu, Y. 2009b. Functional nucleic acid sensors. *Chem. Rev.* 109: 1948–1998.

Liu, W.Y., Wang, X., Wang, T., Sha, R.J., and Seeman, N.C. 2008. PX DNA triangle oligomerized using a novel three-domain motif. *Nano Lett.* 8: 317–322.

Liu, W.Y., Zhong, H., Wang, R.S., and Seeman, N.C. 2011. Crystalline two-dimensional DNA-origami arrays. *Angew Chem. Int. Ed.* 50: 264–267.

Liu, Y., Lin, C.X., Li, H.Y., and Yan, H. 2005. Protein nanoarrays—aptamer-directed self-assembly of protein arrays on a DNA nanostructure. *Angew Chem. Int. Ed.* 44: 4333–4338.

Lo, P.K., Karam, P., Aldaye, F.A., McLaughlin, C.K., Hamblin, G.D., Cosa, G., and Sleiman, H.F. 2010a. Loading and selective release of cargo in DNA nanotubes with longitudinal variation. *Nat. Chem.* 2: 319–328.

Lo, P.K., Metera, K.L., and Sleiman, H.F. 2010b. Self-assembly of three-dimensional DNA nanostructures and potential biological applications. *Curr. Opin. Chem. Biol.* 14: 597–607.

Lund, K., Manzo, A.J., Dabby, N., Michelotti, N., Johnson-Buck, A., Nangreave, J., Taylor, S., Pei, R.J., Stojanoniv, M.N., Walter, N.G., Winfree, E., and Yan, H. 2010. Molecular robots guided by prescriptive landscapes. *Nature* 465: 206–210.

Mao, C.D., Sun, W.Q., and Seeman, N.C. 1997. Assembly of Borromean rings from DNA. *Nature* 386: 137–138.

Mao, C.D., Sun, W.Q., and Seeman, N.C. 1999a. Designed two-dimensional DNA Holliday junction arrays visualized by atomic force microscopy. *J. Am. Chem. Soc.* 121: 5437–5443.

Mao, C.D., Sun, W.Q., Shen, Z.Y., and Seeman, N.C. 1999b. A nanomechanical device based on the B-Z transition of DNA. *Nature* 397: 144–146.

Marini, M., Piantanida, L., Musetti, R., Bek, A., Dong, M.D., Besenbacher, F., Lazzarino, M., and Firrao, G. 2011. A revertible, autonomous, self-assembled DNA-origami nanoactuator. *Nano Lett.* 11: 5449–5454.

Mathieu, F., Liao, S.P., Kopatscht, J., Wang, T., Mao, C.D., and Seeman, N.C. 2005. Six-helix bundles designed from DNA. *Nano Lett.* 5: 661–665.

Mei, Q.A., Wei, X.X., Su, F.Y., Liu, Y., Youngbull, C., Johnson, R., Lindsay, S., Yan, H., and Meldrum, D. 2011. Stability of DNA origami nanoarrays in cell lysate. *Nano Lett.* 11: 1477–1482.

Meselson, M.S., and Radding, C.M. 1975. General model for genetic recombination. *Proc. Natl. Acad. Sci. U.S.A.* 72: 358–361.

Mitchell, J.C., Harris, J.R., Malo, J., Bath, J., and Turberfield, A.J. 2004. Self-assembly of chiral DNA nanotubes. *J. Am. Chem. Soc.* 126: 16342–16343.

Modi, S., Swetha, M.G., Goswami, D., Gupta, G.D., Mayor, S., and Krishnan, Y. 2009. A DNA nanomachine that maps spatial and temporal pH changes inside living cells. *Nat. Nanotechnol.* 4: 325–330.

Muller, J., and Niemeyer, C.M. 2008. DNA-directed assembly of artificial multienzyme complexes. *Biochem. Biophys. Res. Commun.* 377: 62–67.

Niemeyer, C.M., Koehler, J., and Wuerdemann, C. 2002. DNA-directed assembly of bienzymic complexes from in vivo biotinylated NAD(P)H: FMN oxidoreductase and luciferase. *Chembiochem* 3: 242–245.

Nishikawa, M., Matono, M., Rattanakiat, S., Matsuoka, N., and Takakura, Y. 2008. Enhanced immunostimulatory activity of oligodeoxynucleotides by Y-shape formation. *Immunology* 124: 247–255.

Nishikawa, M., Mizuno, Y., Mohri, K., Matsuoka, N., Rattanakiat, S., Takahashi, Y., Funabashi, H., Luo, D., and Takakura, Y. 2011. Biodegradable CpG DNA hydrogels for sustained delivery of doxorubicin and immunostimulatory signals in tumor-bearing mice. *Biomaterials* 32: 488–494.

Numajiri, K., Kimura, M., Kuzuya, A., and Komiyama, M. 2010. Stepwise and reversible nanopatterning of proteins on a DNA origami scaffold. *Chem. Commun.* 46: 5127–5129.

Ogura, Y., Nishimura, T., and Tanida, J. 2009. Self-contained photonically-controlled DNA tweezers. *Appl. Phys. Express.* 2: 025004.

Ohno, H., Kobayashi, T., Kabata, R., Endo, K., Iwasa, T., Yoshimura, S.H., Takeyasu, K., Inoue, T., and Saito, H. 2011. Synthetic RNA-protein complex shaped like an equilateral triangle. *Nat. Nanotechnol.* 6: 115–119.

Omabegho, T., Sha, R., and Seeman, N.C. 2009. A bipedal DNA brownian motor with coordinated legs. *Science* 324: 67–71.

O'Neill, P., Rothemund, P.W.K., Kumar, A., and Fygenson, D.K. 2006. Sturdier DNA nanotubes via ligation. *Nano Lett.* 6: 1379–1383.

Park, S.H., Yin, P., Liu, Y., Reif, J.H., Labean, T.H., and Yan., H. 2005. Programmable DNA self-assemblies for nanoscale organization of ligands and proteins. *Nano Lett.* 5: 729–733.

Pinheiro, A.V., Han, D.R., Shih, W.M., and Yan, H. 2011. Challenges and opportunities for structural DNA nanotechnology. *Nat. Nanotechnol.* 6: 763–772.

Pound, E., Ashton, J.R., Becerril, H.A., and Woolley, A.T. 2009. Polymerase chain reaction based scaffold preparation for the production of thin, branched DNA origami nanostructures of arbitrary sizes. *Nano Lett.* 9: 4302–4305.

Qian, L.L., Wang, Y., Zhang, Z., Zhao, J., Pan, D., Zhang, Y., Liu, Q., Fan, C.H., Hu, J., and He, L. 2006. Analogic China map constructed by DNA. *Chin. Sci. Bull.* 51: 2973–2976.

Rajendran, A., Endo, M., Katsuda, Y., Hidaka, K., and Sugiyama, H. 2011. Programmed two-dimensional self-assembly of multiple DNA origami Jigsaw pieces. *ACS Nano* 5: 665–671.

Rattanakiat, S., Nishikawa, M., Funabashi, H., Luo, D., and Takakura, Y. 2009. The assembly of a short linear natural cytosine-phosphate-guanine DNA into dendritic structures and its effect on immunostimulatory activity. *Biomaterials* 30: 5701–5706.

Reishus, D., Shaw, B., Brun, Y., Chelyapov, N., and Adleman, L. 2005. Self-assembly of DNA double-double crossover complexes into high-density, doubly connected, planar structures. *J. Am. Chem. Soc.* 127: 17590–17591.

Rinker, S., Ke, Y.G., Liu, Y., Chhabra, R., and Yan, H. 2008. Self-assembled DNA nanostructures for distance-dependent multivalent ligand-protein binding. *Nat. Nanotechnol.* 3: 418–422.

Rothemund, P.W.K. 2006. Folding DNA to create nanoscale shapes and patterns. *Nature* 440: 297–302.

Sacca, B., and Niemeyer, C.M. 2011. Functionalization of DNA nanostructures with proteins. *Chem. Soc. Rev.* 40: 5910–5921.

Schmidt, T.L., and Heckel, A. 2011. Construction of a structurally defined double-stranded DNA catenane. *Nano Lett.* 11: 1739–1742.

Schuller, V.J., Heidegger, S., Sandholzer, N., Nickels, P.C., Suhartha, N.A., Endres, S., Bourquin, C., and Liedl, T. 2011. Cellular immunostimulation by CpG-sequence-coated DNA origami structures. *ACS Nano* 5: 9696–9702.

Seeman, N.C. 1982. Nucleic-acid junctions and lattices. *J. Theor. Biol.* 99: 237–247.

Seeman, N.C. 2003. Feature DNA in a material world. *Nature* 421: 427–431.

Severcan, I., Geary, C., Verzemnieks, E., Chworos, A., and Jaeger, L. 2009. Square-shaped RNA particles from different RNA folds. *Nano Lett.* 9: 1270–1277.

Severcan, I., Geary, C., Chworos, A., Voss, N., Jacovetty, E., and Jaeger, L. 2010. A polyhedron made of tRNAs. *Nat. Chem.* 2: 772–779.

Sharma, J., Chhabra, R., Cheng, A., Brownell, J., Liu, Y., and Yan, H. 2009. Control of self-assembly of DNA tubules through integration of gold nanoparticles. *Science* 323: 112–116.

Shen, X.B., Song, C., Wang, J.Y., Shi, D.W., Wang, Z.G., Liu, N., and Ding, B.Q. 2012. Rolling up gold nanoparticle-dressed DNA origami into three-dimensional plasmonic chiral nanostructures. *J. Am. Chem. Soc.* 134: 146–149.

Shen, Z.Y., Yan, H., Wang, T., and Seeman, N.C. 2004. Paranemic crossover DNA: a generalized Holliday structure with applications in nanotechnology. *J. Am. Chem. Soc.* 126: 1666–1674.

Sherman, W.B., and Seeman, N.C. 2004. A precisely controlled DNA biped walking device. *Nano Lett.* 4: 1203–1207.

Shih, W.M., Quispe, J.D., and Joyce, G.F. 2004. A 1.7-kilobase single-stranded DNA that folds into a nanoscale octahedron. *Nature* 427: 618–621.

Shimron, S., Wang, F., Orbach, R., and Willner, I. 2012. Amplified detection of DNA through the enzyme-free autonomous assembly of hemin/G-quadruplex DNAzyme nanowires. *Anal. Chem.* 84: 1042–1048.

Shin, J.S., and Pierce, N.A. 2004. A synthetic DNA walker for molecular transport. *J. Am. Chem. Soc.* 126: 10834–10835.

Shlyahovsky, B., Li, D., Weizmann, Y., Nowarski, R., Kotler, M., and Willner, I. 2007. Spotlighting of cocaine by an autonomous aptamer-based machine. *J. Am. Chem. Soc.* 129: 3814–3815.

Shu, D., Moll, W.D., Deng, Z.X., Mao, C.D., and Guo, P.X. 2004. Bottom-up assembly of RNA arrays and superstructures as potential parts in nanotechnology. *Nano Lett.* 4: 1717–1723.

Shu, D., Shu, Y., Haque, F., Abdelmawla, S., and Guo, P.X. 2011. Thermodynamically stable RNA three-way junction for constructing multifunctional nanoparticles for delivery of therapeutics. *Nat. Nanotechnol.* 6: 658–667.

Shu, W.M., Liu, D.S., Watari, M., Riener, C.K., Strunz, T., Welland, M.E., Balasubramanian, S., and McKendry, R.A. 2005. DNA molecular motor driven micromechanical cantilever arrays. *J. Am. Chem. Soc.* 127: 17054–17060.

Shukla, G.C., Haque, F., Tor, Y., Wilhelmsson, L.M., Toulmé, J., Isambert, H., Guo, P.X., Rossi, J.J., Tenenbaum, S.A., and Shapiro, B.A. 2011. A boost for the emerging field of RNA nanotechnology. Report on the First International Conference on RNA Nanotechnology. *ACS Nano* 5: 3405–3418.

Stephanopoulos, N., Liu, M.H., Tong, G.J., Li, Z., Liu, Y., Yan, H., and Francis, M.B. 2010. Immobilization and one-dimensional arrangement of virus capsids with nanoscale precision using DNA origami. *Nano Lett.* 10: 2714–2720.

Sun, X.P., Ko, S.H., Zhang, C.A., Ribbe, A.E., and Mao, C.D. 2009. Surface-mediated DNA self-assembly. *J. Am. Chem. Soc.* 131: 13248–13249.

Tian, Y., and Mao, C.D. 2004. Molecular gears: a pair of DNA circles continuously rolls against each other. *J. Am. Chem. Soc.* 126: 11410–11411.

Tian, Y., He, Y., Chen, Y., Yin, P., and Mao, C.D. 2005. Molecular devices—A DNAzyme that walks processively and autonomously along a one-dimensional track. *Angew Chem. Int. Ed.* 44: 4355–4358.

Tian, Y., He, Y., and Mao, C.D. 2006. Cascade signal amplification for DNA detection. *Chembiochem* 7: 1862–1864.

Travascio, P., Li, Y.F., and Sen, D. 1998. DNA-enhanced peroxidase activity of a DNA aptamer-hemin complex. *Chem. Biol.* 5: 505–517.

Um, S.H., Lee, J.B., Kwon, S.Y., Li, Y., and Luo, D. 2006a. Dendrimer-like DNA-based fluorescence nanobarcodes. *Nat. Protoc.* 1: 995–1000.

Um, S.H., Lee, J.B., Park, N., Kwon, S.Y., Umbach, C.C., and Luo, D. 2006b. Enzyme-catalysed assembly of DNA hydrogel. *Nat. Mater.* 5: 797–801

Venkataraman, S., Dirks, R.M., Rothemund, P.W.K., Winfree, E., and Pierce, N.A. 2007. An autonomous polymerization motor powered by DNA hybridization. *Nat. Nanotechnol.* 2: 490–494.

Venkataraman, S., Dirks, R.M., Ueda, C.T., and Pierce, N.A. 2010. Selective cell death mediated by small conditional RNAs. *Proc. Natl. Acad. Sci. U.S.A.* 107: 16777–16782.

Voigt, N.V., Tørring, T., Rotaru, A., Jacobsen, M.F., Ravnsbæk, J.B., Subramani, R., Mamdouh, W., Kjems, J., Mokhir, A., Besenbacher, F., and Gothelf, K.V. 2010. Single-molecule chemical reactions on DNA origami. *Nat. Nanotechnol.* 5: 200–203.

Walsh, A.S., Yin, H.F., Erben, C.M., Wood, M.J.A., and Turberfield, A.J. 2011. DNA cage delivery to mammalian cells. *ACS Nano* 5: 5427–5432.

Wang, F., Elbaz, J., Orbach, R., Magen, N., and Willner, I. 2011a. Amplified analysis of DNA by the autonomous assembly of polymers consisting of DNAzyme wires. *J. Am. Chem. Soc.* 133: 17149–17151.

Wang, J., Alemdaroglu, F.E., Prusty, D.K., Herrmann, A., and Berger, R. 2008. In-situ visualization of the enzymatic growth of surface-immobilized DNA block copolymer micelles by scanning force microscopy. *Macromolecules* 41: 2914–2919.

Wang, T., Schiffels, D., Cuesta, S.M., Fygenson, D.K., and Seeman, N.C. 2012a. Design and characterization of 1D nanotubes and 2D periodic arrays self-assembled from DNA multi-helix bundles. *J. Am. Chem. Soc.* 134: 1606–1616.

Wang, Z.G., Wilner, O.I., and Willner, I. 2009. Self-assembly of aptamer-circular DNA nanostructures for controlled biocatalysis. *Nano Lett.* 9: 4098–4102.

Wang, Z.G., Elbaz, J., Remacle, F., Levine, R.D., and Willner, I. 2010. All-DNA finite-state automata with finite memory. *Proc. Natl. Acad. Sci. U.S.A.* 107: 21996–22001.

Wang, Z.G., Elbaz, J., and Willner, I. 2011b. DNA machines: bipedal walker and stepper. *Nano Lett.* 11: 304–309.

Wang, Z.G., Elbaz, J., and Willner, I. 2012b. A dynamically programmed DNA transporter. *Angew Chem. Int. Ed.* 51: 4322–4326.

Weiner, G.J., Liu, H.M., Wooldridge, J.E., Dahle, C.E., and Krieg, A.M. 1997. Immunostimulatory oligodeoxynucleotides containing the CpG motif are effective as immune adjuvants in tumor antigen immunization. *Proc. Natl. Acad. Sci. U.S.A.* 94: 10833–10837.

Weizmann, Y., Beissenhirtz, M.K., Cheglakov, Z., Nowarski, R. Kotler, M., and Willner, I. 2006. A virus spotlighted by an autonomous DNA machine. *Angew Chem. Int. Ed.* 45: 7384–7388.

Weizmann, Y., Braunschweig, A.B., Wilner, O.I., Cheglakov, Z., and Willner, I. 2008a. A polycatenated DNA scaffold for the one-step assembly of hierarchical nanostructures. *Proc. Natl. Acad. Sci. U.S.A.* 105: 5289–5294.

Weizmann, Y., Braunschweig, A.B., Wilner, O.I., Cheglakov, Z., and Willner, I. 2008b. Supramolecular aptamer-thrombin linear and branched nanostructures. *Chem. Commun.* 4888–4890.

White, J.H., Millett, K.C., and Cozzarelli, N.R. 1987. Description of the topological entanglement of DNA catenanes and knots by a powerful method involving strand passage and recombination. *J. Mol. Biol.* 197: 585–603.

Williams, B.A.R., Lund, K., Liu, Y., Yan, H., and Chaput, J.C. 2007. Self-assembled peptide nanoarrays: an approach to studying protein-protein interactions. *Angew Chem. Int. Ed.* 46: 3051–3054.

Wilner, O.I., and Willner, I. 2012. Functionalized DNA nanostructures. *Chem. Rev.* 112: 2528–2556.

Wilner, O.I., Shimron, S., Weizmann, Y., Wang, Z.G., and Willner, I. 2009a. Self-assembly of enzymes on DNA scaffolds: en route to biocatalytic cascades and the synthesis of metallic nanowires. *Nano Lett.* 9: 2040–2043.

Wilner, O.I., Weizmann, Y., Gill, R. , Lioubashevski, O., Freeman, R., and Willner, I. 2009b. Enzyme cascades activated on topologically programmed DNA scaffolds. *Nat. Nanotechnol.* 4: 249–254.

Wilner, O.I., Henning, A., Shlyahovsky, B., and Willner, I. 2010. Covalently linked DNA nanotubes. *Nano Lett.* 10: 1458–1465.

Winfree, E., Liu, F.R., Wenzler, L.A., and Seeman, N.C. 1998. Design and self-assembly of two-dimensional DNA crystals. *Nature* 394: 539–544.

Xie, L.L., Tong, W.J., Yu, D.H., Xu, J.Q., Li, J., and Guo, C.Y. 2012. Bovine serum albumin nanoparticles modified with multilayers and aptamers for pH-responsive and targeted anti-cancer drug delivery. *J. Mater. Chem.* 22: 6053–6060.

Yan, H., Zhang, X.P., Shen, Z.Y., and Seeman, N.C. 2002. A robust DNA mechanical device controlled by hybridization topology. *Nature* 415: 62–65.

Yan, H., LaBean, T.H., Feng, L.P., and Reif, J.H. 2003a. Directed nucleation assembly of DNA tile complexes for barcode-patterned lattices. *Proc. Natl. Acad. Sci. U.S.A.* 100: 8103–8108.

Yan, H., Park, S.H., Finkelstein, G., Reif, J.H., and LaBean, T.H. 2003b. DNA-templated self-assembly of protein arrays and highly conductive nanowires. *Science* 301: 1882–1884.

Yang, D.Y., Campolongo, M.J., Tran, T.N.N. et al. 2010. Novel DNA materials and their applications. *Wiley Interdiscip. Rev.-Nanomed. Nanobiotechnol.* 2: 648–669.

Yang, H., McLaughlin, C.K., Aldaye, F.A. et al. 2009. Metal-nucleic acid cages. *Nat. Chem.* 1: 390–396.

Yang, X.P., Vologodskii, A.V., Liu, B., Kemper, B., and Seeman, N.C. 1998. Torsional control of double-stranded DNA branch migration. *Biopolymers* 45: 69–83.

Yin, P., Yan, H., Daniell, X.G., Turberfield, A.J., and Reif, J.H. 2004. A unidirectional DNA walker that moves autonomously along a track. *Angew Chem. Int. Ed.* 43: 4906–4911.

Yin, P., Choi, H.M.T., Calvert, C.R., and Pierce, N.A. 2008a. Programming biomolecular self-assembly pathways. *Nature* 451: 318–322.

Yin, P., Hariadi, R.F., Sahu, S., Choi, H.M.T., Par, S.H., Labean, T.H.L., and Reif, J.H. 2008b. Programming DNA tube circumferences. *Science* 321: 824–826.

You, M.X., Wang, R.W., Zhang, X.B., Chen, Y., Wang, K.L., Peng, L., and Tan, W.H. 2011. Photon-regulated DNA-enzymatic nanostructures by molecular assembly. *ACS Nano* 5: 10090–10095.

Yurke, B., Turberfield, A.J., Mills, A.P., Simmel, F.C., and Neumann, J.L. 2000. A DNA-fuelled molecular machine made of DNA. *Nature* 406: 605–608.

Zhang, C., He, Y., Chen, Y., Ribbe, A.E., and Mao, C.D. 2007. Aligning one-dimensional DNA duplexes into two-dimensional crystals. *J. Am. Chem. Soc.* 129: 14134–14135.

Zhang, C., Ko, S.H., Su, M., Leng, Y.J., Ribbe, A.E., Jiang, W., and Mao, C.D. 2009. Symmetry controls the face geometry of DNA polyhedra. *J. Am. Chem. Soc.* 131: 1413–1415.

Zhang, C., Tian, C., Guo, F., Liu, Z., Jiang, W., and Mao, C.D. 2012. DNA-directed three-dimensional protein organization. *Angew Chem. Int. Ed.* 51: 3382–3385.

Zhang, C., Su, M., He, Y., Zhao, X., Fang, P.A., Ribbe, A.E., Jiang, W., and Mao, C.D. 2008. Conformational flexibility facilitates self-assembly of complex DNA nanostructures. *Proc. Natl. Acad. Sci. U.S.A.* 105: 10665–10669.

Zhang, D.Y., and Seelig, G. 2011. Dynamic DNA nanotechnology using strand-displacement reactions. *Nat. Chem.* 3: 103–113.

Zhang, Y.W., and Seeman, N.C. 1994. Construction of a DNA-truncated octahedron. *J. Am. Chem. Soc.* 116: 1661–1669.

Zhao, W.A., Gao, Y., Kandadai, S.A., Brook, M.A., and Li, Y.F. 2006. DNA polymerization on gold nanoparticles through rolling circle amplification: towards novel scaffolds for three-dimensional periodic nanoassemblies. *Angew Chem. Int. Ed.* 45: 2409–2413.

Zhao, Z., Yan, H., and Liu, Y. 2010. A route to scale up DNA origami using DNA tiles as folding staples. *Angew Chem. Int. Ed.* 49: 1414–1417.

Zhao, Z., Jacovetty, E.L., Liu, Y., and Yan, H. 2011a. Encapsulation of gold nanoparticles in a DNA origami cage. *Angew Chem. Int. Ed.* 50: 2041–2044.

Zhao, Z., Liu, Y., and Yan, H. 2011b. Organizing DNA origami tiles into larger structures using preformed scaffold frames. *Nano Lett.* 11: 2997–3002.

Zheng, J.P., Birktoft, J.J., Chen, Y., Wang, T., Sha, R.J., Constantinou, P.E., Ginell, S.L., Mao, C.D., and Seeman, N.C. 2009. From molecular to macroscopic via the rational design of a self-assembled 3D DNA crystal. *Nature* 461: 74–77.

Zhong, H., and Seeman, N.C. 2006. RNA used to control a DNA rotary nanomachine. *Nano Lett.* 6: 2899–2903.

Zhu, C.F., Wen, Y.Q., Li, D., Wang, L.H., Song, S.P., Fan, C.H., and Willner, I. 2009. Inhibition of the in vitro replication of DNA by an aptamer-protein complex in an autonomous DNA machine. *Chem.-Eur. J.* 15: 11898–11903.

Zimmermann, J., Cebulla, M.R.J., Monninghoff, S., and von Kiedrowski, G. 2008. Self-assembly of a DNA dodecahedron from 20 trisoligonucleotides with C-3h linkers. *Angew Chem. Int. Ed.* 47: 3626–3630.

第七部分　RNA 纳米颗粒在癌症治疗、病毒感染和遗传病中的应用

第17章 热力学稳定的 RNA-3WJ 用于构建具有药物传递系统作用的多功能纳米颗粒

Dan Shu(舒丹)[†]，Yi Shu(束弋)[†]，Farzin Haque[†]，
Sherine Abdelmawla，and Peixuan Guo(郭培宣)
翻译：宁　平　校对：李永超，舒　丹

注释：这一章改编自一篇已发表的文章，获得了 Nature Publishing Group(自然出版集团，麦克米伦出版公司的一个部门)的允许，版权 2011。原始引文：Shu D，Shu Y，Haque F，Abdelmawla S，Guo P. 2011. Thermodynamically stable RNA three-way junctions as platform for constructing multifunctional nanoparticles for delivery of therapeutics. Nature Nanotechnology 6：658-667。

† 共同作者。

17.1 引　言

生物体产生由不同功能的 DNA、RNA 和蛋白质组成的各种高度而有序的结构。DNA已广泛用作生物材料(Seeman，2010)。尽管 RNA 有许多 DNA 的属性，比如其易于操作，使它可成为一种有用的生物材料，但 RNA 受到的关注还是较少(Guo，et al.，1998；Guo，2010；Shukla et al.，2011)。RNA 还允许非经典的碱基配对原则，并具有类似某些蛋白质的催化作用(Guo，2010)。通常情况下，RNA 分子含有各种单链茎环结构用于分子内和分子间的相互作用(Cruz and Westhof，2009)。这些茎环作为安装接榫，省去制作和装配期间的外部连接销子(Guo et al.，1998；Jaeger et al.，2009)。自 siRNA 发现以来(Fire et al.，1998)，siRNA 纳米颗粒(Guo et al.，2005，2006；Khaled et al.，2005)、核酶(Sarver et al.，1990；Simpson et al.，2001；Liu et al.，2007)、核糖开关(Winkler et al.，2004；Mulhbacher et al.，2010)和 microRNA(Chen et al.，2010；Pegtel et al.，2010；Ye et al.，2011)便被探索用于癌症和病毒感染的治疗。

RNA 纳米技术领域中的问题之一是 RNA 纳米颗粒相对不稳定；在系统性注射后，动物和人循环系统中浓度极低，所以缺少共价结合或交联会导致纳米颗粒的解离。这阻碍了 RNA 纳米颗粒运输和治疗应用的效果(Guo，2010)。尽管不是绝对需要，但形成最佳折叠状态的 RNA 双螺旋结构仍然需要几十毫摩尔镁离子，如 phi29 pRNA(Chen and Guo，1997；Chen et al.，2000)。由于在生理条件下镁离子浓度一般小于 1mmol/L，使用 RNA 作为支架的纳米结构可能在这种低浓度时出现错误折叠和解离。

噬菌体 phi29 的 DNA 包装马达是由包含两个功能结构域的 pRNA 环驱动(Guo et al.，1987)，其包含两个功能结构域(Reid et al.，1994，Zhang et al.，1994)。pRNA 亚基的中央结构域包含两个相扣的环形结构(interlocking loop)，记为右手环和左手环，用它可设计成二聚体、三聚体或六聚体(Guo et al.，1998；Chen et al.，2000；Xiao et al.，2005；Shu et al.，2007)。由于这两个结构域是各自单独折叠的，因此用 siRNA 替代螺旋结构域不影响 pRNA 的结构、折叠和分子间的相互作用(Zhang et al.，1995；Shu et al.，2004；Khaled et al.，2005)。这种 pRNA/siRNA 嵌合体已被证明能用于基因治疗(Hoeprich et al.，2003；Guo et al.，2005，2006；Khaled et al.，2005)。两个结构域由一个 3WJ 结构域连接(图 17.1c 和 d)，这种独特结构激发了其在 RNA 纳米技术上的应用。在此，我们展示了由三个小 RNA 寡聚物组装成的、具有高亲和力的 pRNA 3WJ 结构域。由此产生的复合物结构稳定，能耐受 8mol/L 尿素的变性压力。孵育三个分别携带一个 siRNA、结合受体的适配体或核酶的 RNA 寡聚物，可组装成三价 RNA 纳米颗粒用于治疗疾病。比较从不同生物系统中获得的 25 个 3WJ 基序，我们发现 3WJ-pRNA 最稳定。

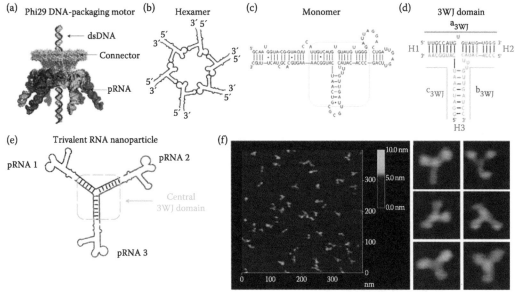

图 17.1 phi29 DNA-包装 RNA 序列和二级结构。(a)由 6 个包装 RNA 驱动的 phi29 包装马达示意图(青色、紫色、绿色、粉色、蓝色和橘色结构)。(b)通过 6 个包装 RNA 单体手拉手相互作用组装成一个包装 RNA 六聚体过程图。(c)包装 RNA 单体序列 Ab′。绿方框：中心三叉接口结构域。在包装 RNA Ab′，A 和 b′分别代表右手和左手环。(自 Guo P et al., Mol Cell 2：149-155, 1998.) (d)三叉接口结构域包括三个 RNA 寡聚体，颜色分别是黑色、红色和蓝色。H1、H2、H3 代表螺旋部分。一个三价 RNA 纳米颗粒包括三个包装 RNA 分子捆绑在三叉接口-包装 RNA 核心序列上(黑色、红色和蓝色)。(e)和它相应的原子力显微镜图像。(f)Ab′表示两个左右手环不互补。(自 Chen C et al., RNA 5：805-818, 1999.)

17.2 3WJ-pRNA 的特性

phi29 pRNA 的 3WJ 域由三条 RNA 寡核苷酸链组成，分别标记为 a_{3WJ}、b_{3WJ}、c_{3WJ}(图 17.1d)。a_{3WJ} 和 c_{3WJ} 两个寡核苷酸对溴化乙锭染色有抗性(图 17.2a)，但可被 SYBR Green II 弱染色；c_{3WJ} 维持不染色(图 17.2a)。溴化乙锭是嵌入试剂，可以染双链(ds)RNA 和 dsDNA 或者短链 RNA(ssRNA)包括二级结构或者碱基堆积。SYBR Green II 能对于大部分 ssRNA 和 dsRNA 及 dsDNA 染色。没有染上或者染色较弱暗示了新的结构特性。

在室温条件下，将三个寡核苷酸链 a_{3wj}、b_{3wj} 和 c_{3wj} 按照 1∶1∶1 摩尔比混合在蒸馏水中会高效地形成 3WJ 结构域。解链实验表明，相对于任何两个组分之间混合，三个组分的 3WJ-pRNA 核心(T_m 为 58℃)拥有更高亲和性来顺利进行相互作用(图 17.2b)。3WJ 结构域在蒸馏水中保持稳定，在室温下几个星期也不会解离。如果去掉其中任何一个寡核苷酸链(图 17.2a，第 4~6 条带)，那么就会形成二聚物，因为与 3WJ 结构域相比，它的迁移速率更快(图 17.2a，第 7 条带)。一般来说，在 5mol/L(Carlson et al.，1975)或者 7mol/L 尿素存在下(Pagratis，1996)，dsDNA 和 dsRNA 会变性并解离。即使在 8mol/L 尿素存在下，3WJ 结构域仍保持稳定没有解离(图 17.2d)，因而证明其稳定的特性。

螺旋 H1、H2 和 H3 的长度分别为 8、9 和 8 个碱基对。在 H1 和 H3 中删除两个碱基对(图 17.1d 和图 17.2d)，似乎对复合体的形成没有影响(图 17.2d，第 8 和 9 条带)。然而，虽然删除 H2 两个碱基对(图 17.1d 和图 17.2d)不会影响复合体的形成，但使 3WJ 结构域在 8mol/L 尿素中不稳定(图 17.2d，第 7 和 10 条带)。这些结果表明尽管在两个茎部分 6 个碱基对已经足够了，但在强烈变性条件下要保持连接结构域稳定，H2 需要 8 个碱基对。

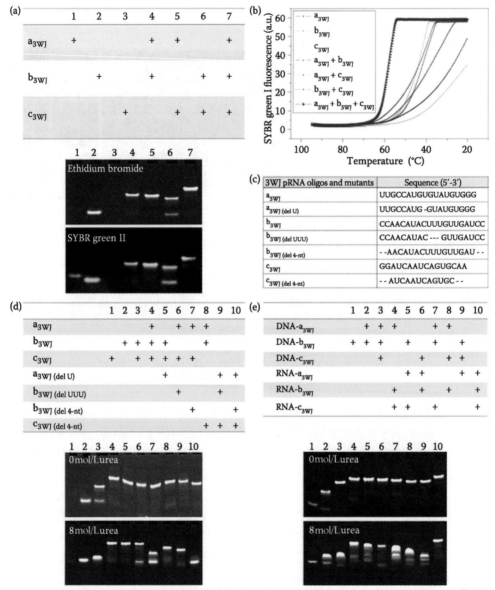

图 17.2　3WJ-pRNA 组装和稳定性研究。在表格里，"+"表示样本里有相应的核酸链。(a)使用 15% 非变性 PAGE 来显示 3WJ 核心组装，使用溴化乙锭染色(顶部)和 SYBP Green Ⅱ 染色(底部)。(b)3WJ 核心组装 T_m 解链曲线。每个链(棕色、绿色和银色)，双链组合(蓝色、青色和粉色)和三链组合(红色)解链曲线被表示出来。(c)3WJ-包装 RNA 核心寡核苷酸序列及其变异。"del U"，U 凸出删除；"del UUU"，UUU 凸出删除；"del 4-nt"，分别在 3'端和 5'端的两个核苷酸删除。(d)组装 3WJ 核心所需要长度及通过尿素变性检验稳定性。(e)在变性及非变性聚丙烯酰胺凝胶电泳中比较 DNA 3WJ 和 RNA 3WJ。

进一步评估 3WJ-pRNA 化学和热力学特性，相同序列被用来构建 DNA 3WJ 结构域。在非变性胶(native gel)中，当三个 DNA 寡核苷酸按照 1∶1∶1 摩尔比例混合，组装成 3WJ-DNA(图 17.2e)。然而，DNA 3WJ 复合体在 8mol/L 尿素(图 17.2e，下图)中解离。DNA-RNA 杂交 3WJ 结构域的稳定性随着更多 RNA 的嵌入而不断增强。从本质上讲，通过控制 3WJ 结构域中 DNA 与 RNA 的比例，就可调节稳定性。

为了评估 3WJ-pRNA 稳定性，我们设计了在尿素和时间功能性不同温度下的竞争实验。将 RNA 纳米颗粒应用到临床，需要评估在生理温度 37℃时它是否会解离。固定浓度的 Cy3 标记的 3WJ-pRNA 核心和未标记 b_{3WJ} 分别在 25℃，37℃ 和 55℃ 孵育。在 25℃ 时，标记的和未标记的 b_{3WJ} 之间没有发生交换。(图 17.3a)。在生理温度为 37℃ 和 1000 倍的较高浓度标记的 b_{3WJ}(图 17.3a)存在下，观察到一个非常小量的交换。在 55℃(接近 3WJ-pRNA T_m 值)，在 10 倍过量浓度时，有大约一半进行了交换，在 1000 倍较高浓度时，b_{3WJ} 几乎完全交换(图 17.3a)。这些结果与 T_m 测量是一致的。

在室温和 0~6mol/L 尿素中，固定浓度的 Cy3 标记 3WJ-pRNA 核与未标记 b_{3WJ} 一起孵育。在等摩尔浓度(Cy3-$[ab*c]_{3WJ}$：未标记的 b_{3WJ}=1∶1)和这些浓度的尿素中，它们之间发生了很少或几乎没有交换(图 17.3b)。在 5 倍浓度(Cy3-$[ab*c]_{3WJ}$：未标记 b_{3WJ}=1∶5)时，2mol/L 和 4mol/L 的尿素中很少、几乎没有变化，而在 6mol/L 尿素时，有大约 20% 的交换(图 17.3b)。因此，6mol/L 尿素使 3WJ-pRNA 复合体仅发生了不显著的"动摇"。

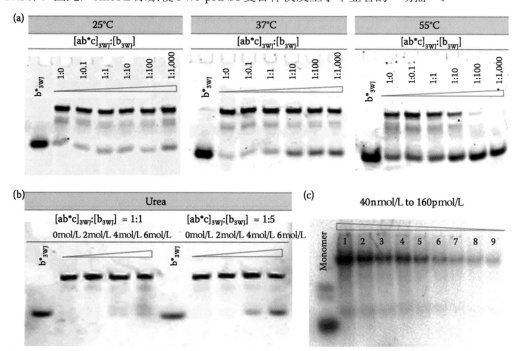

图 17.3　3WJ-pRNA 竞争和解离的检验。(a)温度对 3WJ-pRNA 核稳定性的影响，记为 $[ab*c]_{3WJ}$，由 16% 非变性凝胶进行评价。固定浓度 Cy3-标记 $[ab*c]_{3WJ}$ 和不同浓度未标记 b_{3WJ} 分别在 25℃、37℃ 和 55℃ 中孵育。(b)用 16% 非变性凝胶评估尿素变性对 $[ab*c]_{3WJ}$ 稳定性的影响。在 25℃ 时，固定浓度的标记 $[ab*c]_{3WJ}$ 与未标记 b_{3WJ} 分别以 1∶1 和 1∶5 比例和 0~6mol/L 尿素中孵育。(c)通过双重连续稀释(1~9 带)，检测携带了三个 pRNA 单体分子的 $[^{32}P]$-3WJ-pRNA 复合体解离实验。单体的电泳图见最左端。

17.2.1　带有治疗模块的 3WJ-pRNA 特性

以前研究已证明,phi29 pRNA3′端的延伸不影响 pRNA 球状结构的折叠(Zhang et al.,1995;Shu et al.,2004)。三个 RNA 寡核苷酸 a_{3WJ}、b_{3WJ} 和 c_{3WJ} 分别连接到 pRNA 单体 Ab′的 3′端。含有 a_{3WJ}、b_{3WJ} 和 c_{3WJ} 序列的 pRNA 嵌合体分别等物质摩尔的量混合,能自我组装成 3WJ 分支纳米颗粒,每个分支上连接一个 pRNA。原子力显微镜(AFM)图像强烈地证实了带有三个分支的较大 RNA 复合体的形成(图 17.1e 和 f),并和电泳实验结果一致。这种纳米颗粒也可以高产量地共转录,并在转录过程中自组装(数据未列出)。

当 RNA 纳米颗粒用于全身给药时,这些颗粒因循环血液而稀释成低浓度。只有在低浓度时依然完整的 RNA 颗粒才可以作为系统给药的药物。用[^{32}P]标记复合物的连续稀释至极低浓度以确定三分支多功能模块的大结构是否在低浓度时解离:解离的浓度低于[^{32}P]标记技术的检测限。即使在 TMS 缓冲液中,以检测的最低浓度 160pmol/L 测试,也检测不到纳米颗粒的解离(图 17.3c)。

由 3WJ-pRNA 的结构域作为支架构建了多模块 RNA 纳米颗粒(图 17.4a)。每个 3WJ 分支载有一个确定功能的 RNA 模块,如结合细胞上受体的配体、适配体、siRNA 或核酶。原子显微镜成像证明,模块或治疗部分存在不会干扰 3WJ 结构域的形成(图 17.4c)。此外,化学修饰(2′-FU/C)3WJ-pRNA 治疗复合物在含 10%血清的细胞培养基中即使经过 36h 培养也不会降解,然而未修饰 RNA 10min 后就降解了(图 17.5)。

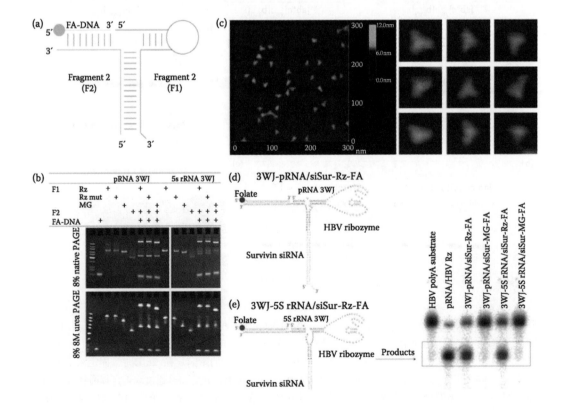

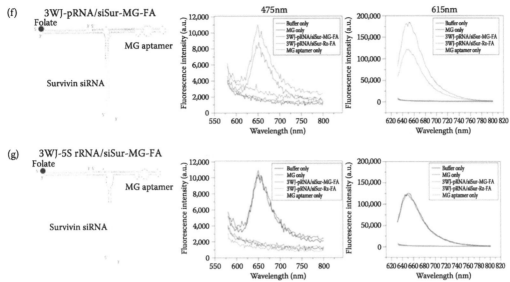

图 17.4　载有 siRNA、核酶和适配体的多模块 RNA 纳米颗粒的结构。3WJ-pRNA 和 3WJ-5S rRNA 作为支架组装成有功能的 RNA 纳米颗粒。(a)8%非变性(上)和变性的(下)PAGE 凝胶电泳图像。(b)3WJ-pRNA-siSur-Rz-FA 纳米颗粒的原子力显微镜图像。(c)HBV 核酶组装到 3WJ-pRNA 后催化活性的评估。(d)3WJ-5S rRNA(e)纳米结构的核心,在 10% 8mol/L 尿素 PAGE 中评估。剪切掉的 RNA 产物在框中。阳性对照,pRNA/HBV-Rz;阴性对照,3WJ-RNA/siSur-MG-FA。以 3WJ-pRNA(f)和 3WJ-5S rRNA(g)为核心的 RNA 纳米颗粒与 MG 适配体组装后的功能验证。使用 475nm 和 615nm 激发波长测量 MG 荧光。

图 17.5　(未修饰和2′-F 修饰的)三价 RNA 纳米颗粒 3WJ-3pRNA 的 RNA 酶和血清稳定性验证。RNA 纳米颗粒孵育在含 10%胎牛血清(Sigma)RPMI 1640 培养基中。RNA 样本(200ng)在 37℃分别孵育 1min、1h、12h、36h 的时间点上被取出,随后使用 8%非变性 PAGE 凝胶进行分析。

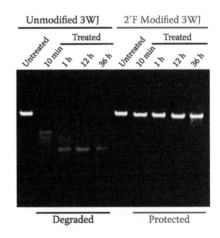

17.3　多模块 3WJ-pRNA 体外和体内评估

融合 DNA 或 RNA 复合物并不难实现,但融合后确保单个模块复合物正确折叠是一项艰巨任务。为了测试在融合后 RNA 部分是否保持原来的折叠和功能,采用乙肝病毒(HBV)-裂解核酶(Hoeprich et al.,2003)和孔雀石绿(MG;三苯甲烷)染料-适配体(Baugh et al.,2000)作为模型系统来验证结构和功能。游离的 MG 本身没有荧光,结合适配体后才发出荧光。

HBV 核酶整合到纳米颗粒后依然能剪切它的 RNA 底物(图 17.4d)，融合了 MG 结合适配体后也保留结合 MG 的能力，并通过荧光放射证实(图 17.4f)。活性结果比得上优化的阳性对照，因此证实单个 RNA 模块融合成纳米颗粒并整合到 RNA 纳米颗粒后依然保留其原始折叠形式。

　　某些癌症细胞系，尤其是上皮源的，在细胞表面过表达叶酸受体约 1000 倍。通过叶酸受体介导的内吞作用，叶酸广泛用作癌细胞靶向传递(Lu and Low，2002)。2'-FU/C 修饰的荧光 3WJ-pRNA 纳米颗粒的一个分支偶联上叶酸，对细胞结合效率进行检测。3WJ-pRNA 核心的一个分支标记上叶酸可引导靶向运输(Guo et al.，2006)，第二个分支标记上 Cy3，第三个分支融合一个 siRNA，这个 siRNA 能沉默抗凋亡因子 survivin (Ambrosini et al.，1997)。阴性对照包括结合了叶酸和非特异性 siRNA 的 RNA 纳米颗粒，和结合了活性 siRNA 但没结合叶酸的 3WJ-pRNA 核心。流式细胞仪检测数据表明叶酸-3WJ-pRNA 纳米颗粒结合到细胞的结合效率几乎为 100%(图 17.6a 和图 17.7)。共聚焦成像显示了 RNA 纳米颗粒的强烈结合和进入靶细胞的高效性，并通过完美共定位与荧光 3WJ-pRNA 纳米颗粒(红色)和细胞质(绿色)重叠而证实(图 17.6b)。

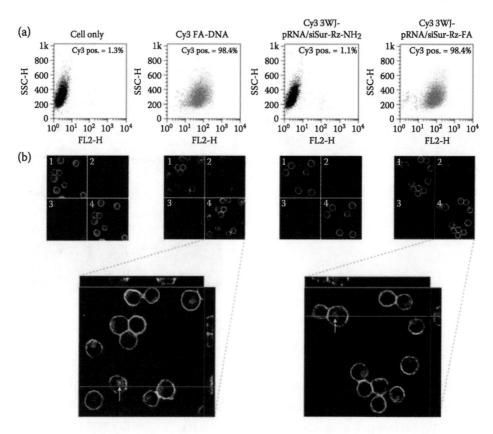

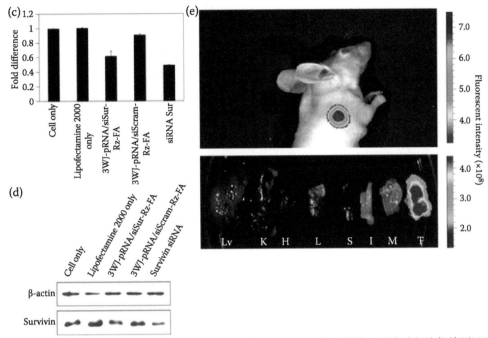

图 17.6　在体外和体内实验中结合和进入目标细胞的 3WJ-pRNA 纳米颗粒。(a)流式细胞仪检测显示荧光-[3WJ-pRNA -siSur-Rz-FA]纳米颗粒特异性结合并进入叶酸受体阳性细胞(FA$^+$)。阳性和阴性对照分别是 Cy3-FA-DNA 和 Cy3-[3WJ-pRNA-siSur-Rz-NH$_2$](无 FA)。(b)共聚焦图像显示目标 FA$^+$-KB 细胞的细胞质(绿色,1)和 RNA 纳米颗粒(红色,2;下面为放大图)共定位(重叠,4)。蓝核,3。(c)qRT-PCR 检测目标基因敲降效果,GADPH 作为内参。(d)Western blot 检测结果,β-actin 作为内参。(e)系统给药后,在裸鼠体内 3WJ-pRNA 纳米颗粒靶向运输至 FA$^+$肿瘤异植体。顶部,全身;下面,器官图像(Lv,肝;K,肾;H,心;L,肺;S,脾;I,肠;M,肌肉;T,肿瘤)。

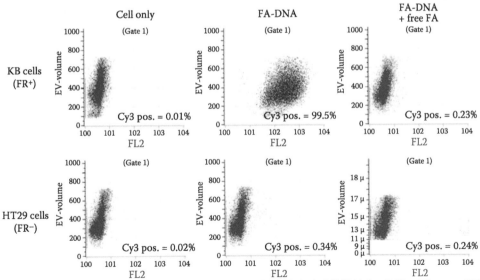

图 17.7　叶酸标记颗粒靶向叶酸受体阳性细胞系。KB 细胞是叶酸受体阳性(FR$^+$)的,而 HT29 细胞是叶酸受体阴性(FR$^-$)对照。游离叶酸是实验的竞争物。红色:Cy3 阴性细胞;紫色:Cy3 阳性细胞。

为验证基因沉默效果构建了两个 3WJ-RNA 纳米颗粒。携带有叶酸和 survivin siRNA 的[3WJ-pRNA-siSur-Rz-FA]颗粒和携带了叶酸和 survivin siRNA scramble 的[3WJ-pRNA-siScram-Rz-FA]颗粒(对照)。转染 48h 之后,实时定量 PCR(qRT-PCR)和蛋白质印迹 (Western blot)实验证实在 mRNA 和蛋白质水平上,3WJ-pRNA-siSur-Rz-FA 和对照 scramble 相比,survivin 的基因表达水平降低。虽然两种 RNA 复合体适度减少,但是沉默能力比得上 survivin siRNA 对照组(图 17.6c)。

代谢稳定性和肾过滤是可能影响药代动力学特性的两个关键因素。据报道,常规 siRNA 分子有极度糟糕的药代动力学特性,因为代谢不稳定和小尺寸(<10nm)使得它们半衰期($T_{1/2}$)短并被肾快速清除(Soutschek et al.,2004)。使用 3WJ 结构域作为支架来研究荧光 647-2′-F-pRNA 纳米颗粒,通过尾静脉单次静脉注射对小鼠系统给药,然后采血 (Carey and Uhlenbeck,1983),测定血清中荧光纳米颗粒浓度。pRNA 纳米颗粒 $T_{1/2}$ 确定为 6.5~12.6h,相比于对照 2′-F-修饰 siRNA(注射超过 5min 就检测不到),文献报道其 $T_{1/2}$ 接近 35min(Behlke,2006)。

为了确认在体内 RNA 纳米颗粒不会解离成单亚基,使用二分法(Abdelmawla et al.,2011;Shu et al.,2011)构建纳米颗粒,它的一个亚基携带叶酸作为配体结合癌细胞,另一个亚基携带荧光染料。纳米颗粒(Abdelmawla et al.,2011)通过尾静脉系统注射到小鼠体内。全身成像表明荧光特异性定位到表达叶酸受体的癌异植体中,身体其他器官没有检测到(图 17.6e),这表明全身给药后该颗粒在体内没有分解。

17.4　3WJ-pRNA 与其他 3WJ 基序比较

在生物体 RNA 中有许多 3WJ 基序,其中一些基序依靠三级相互作用,以及非经典碱基配对和碱基堆积维持结构稳定(Chen et al.,1999;Lilley,2000;Leontis and Westhof,2003;Lescoute and Westhof,2006;de la Pena et al.,2009; Afonin et al.,2010)。要评估 3WJ-pRNA 核心属性是否是唯一的,我们全面研究了文献报道的 25 个 3WJ 基序装配和稳定性(表 17.1 和表 17.2)(Chen et al.,1999;Honda et al.,1999;Lescoute et al.,2006;Wakeman et al.,2009;Kulshina et al.,2010)。25 个基序中,有 14 个无法仅用核心结构进行研究;例如,有些链太短而不能化学合成(其中某个片段少于 10 个核酸)。报道中其他 11 个基序使用确切序列的合成 RNA 片段,并有恰当的对照,我们对这些基序进行了全面的研究。基于电泳结果,11 个基序中只有 6 个可以组装成 3WJ 复合物(表 17.1 和图 17.8)。然而,在 8mol/L 尿素存在下,只有 3WJ-pRNA 核心和 3WJ-5S 核糖体 RNA 核心是稳定的。Alu SRP 似乎已经组装了;然而,与合适的对照相比(图 17.9),发现带是来自单个 RNA 片段(a_{3WJ})自身强力折叠,而不是组装成一个 3WJ。

此外,25 种不同 RNA 纳米颗粒由中心 3WJ 基序作为支架构建,以测试构建的 RNA 纳米颗粒结合三个扩展功能序列的潜能(图 17.10)。在此,我们只以 phi29 pRNA 亚基作为模块(Zhang et al.,1994;Guo et al.,1998;Shu et al.,2004,2007;Xiao et al.,2005)。3WJ 三个寡核苷酸序列作为黏性末端位于 117 碱基包装 RNA3′端。当共转录时(包装 RNA 三部分各自结合 3WJ 的黏性末端序列),通过凝胶迁移分析,证明 25 个结构中的 10 个能通过 3WJ 三个片段黏性末端组装成一个 3WJ 复合物(图 17.10)。然而，只有两个结构(3WJ-包装 RNA 和 3WJ-5S rRNA 基因)抵抗 8 mol/L 尿素变性，与 RNA 寡核苷酸装配数据一致(图 17.8)。这些结果表明，只有 3WJ-5S rRNA 基因与 3WJ-包装 RNA 相似，因此 3WJ-5S rRNA 基因也可以作为一个平台来承载不同功能组织 RNA 模块。

表 17.1　各种 3WJ 核心的生物物理属性比较

Family	Name	Sequence 5′→3′	Assembly of 3WJ-RNA Core		Assembly of 3WJ-pRNA with Three pRNA Monomers		T_m (°C)
			Native Gel	8 M Urea Denaturing Gel	Native Gel	8 M Urea Denaturing Gel	TMS Buffer
A	16s H34-H35-H38	a) GGG GAC GAC GUC b) CGA GCG CAA CCC CC c) GUC GUC AGC UCG	Weak	No	Yes	No	45.3 ± 6.7
	23s H75-H76-H79	a) GAG GAC ACC GA b) GGC UCU CAC UC c) UCG CUG AGC C	No	No	No	No	33.3 ± 0.6
B	23s H83-H84-H85	a) AGC AAA AGA U b) CCC GGC GAA GAG UG c) AUC UCA GCC GGG	No	No	No	No	53.7 ± 0.6
C	5S rRNA	a) CCC GGU UCG CCG CCA b) CCC ACC AGC GUU CCG GG c) AGG CGG CCA UAG CGG UGG G	Very strong	Very strong	Yes	Yes	54.3 ± 3.1
	G-riboswitch (Type I)	a) GGA CAU AUA AUC GCG UG b) AUG UCC GAC UAU GUC C c) CAC GCA AGU UUC UAC CGG GCA	Medium	No	Yes	No	46.0 ± 3.5
	TPP riboswitch (Type II)	a) GCG ACU CGG GGU GCC CUU C b) GAA GGC UGA GAA AUA CCC GUA UCA CCU GAU CUG G c) CCA GCG UAG GGA AGU CGC	Strong	No	Yes	No	52.0 ± 4.4
	M-box riboswitch (Type II)	a) GAC GCC AAU GGG UCA ACA GAA AUC AUC G b) AGG UGA UUU UUA AUG CAG CU c) ACG CUG CUG CCC AAA AAU GUC	Strong	No	Yes	No	45.3 ± 5.5
	Hammerhead ribozyme	a) CUG UCA CCG GAU b) GGA CGA AAC AG c) UUC CGG UCU GAU GAG UCC	No	No	No	No	49.7 ± 1.5
	Alu SRP	a) GGG CCG GGC GCG GU b) UCG GGA GGC UC c) GGC GCG CGC CUG UAG UCC CAG C	No	No	No	No	45.3 ± 4.6
Unknown	HCV	a) UCA UGG UGU UCC GGA AAG CGC b) GUG AUG AGC CGA UCG UCA GA c) UCU GGU GAU ACC GAG A	No	No	No	No	49.7 ± 1.5
	pRNA	a) UUG CCA UGU GUA UGU GGG b) CCC ACA UAC UUU GUU GAU CC c) GGA UCA AUC AUG GCA A	Very strong	Very strong	Yes	Yes	58.0 ± 0.5

注：3WJ 核心的序列来自于 Chen et al. 1999；5:805-818，Honda et al. 1999；73:1165-1174，Lescoute and Westhof 2006；12:83-93. Families A，B，and C are based on Lescoute and Westhof's classification(Lescoute and Westhof 2006；12:83-93)。

表 17.2　其他 14 种 3WJ 内核组装和稳定性的比较(彻底调查是不现实的)

Family	Name	Sequence 5'→3'	Assembly of 3WJ-pRNA Harboring Three pRNA Monomers	
			Native Gel	8M Urea Denaturing Gel
A	16s H22-H23-H23a	a) GGA ACG CCG AUG GCG b) GAG AGG GUG GUG GAA U c) GGC AGC CAC CUG GU	No	No
	16s H25-H25-H26a	a) CGC GUU AAG CGC b) GGG CCG AAG CU c) GCG CUA GGU CU	No	No
	23s H48-Hx-H60	a) GCC UAA UGG AU b) AAG CCA AGG C c) GUC CAU GGC GG	No	No
	23s H99-H100-H101	a) GAC GCG GUC GAU AGA CU b) UCC CGC GUA C c) AGC ACU AAC AGA	No	No
B	16s H33-H33a-H33b	a) AGG GAA CCC GG GU b) GGG AGC CCU c) GCC UGG GGU GCC C	Yes	No
	23s H33-H34-H35	a) UGU GUA GGG GUG b) GAC GAU CUA CGC A c) GGC CCA UCG AGU C	No	No
	16s H28-H29-H43	a) AUC GCU AGU AAU b) GUG AAU ACG UUC CCG GG c) CCC GCA CAA GCG GU	No	No
	16S H32-H33-H34	a) UCA GCA UGG CCC UUA CGG CCU GGG C b) CAC AGG UGC UGC AUG G c) UUA CCA GGC CUU GAC AUG	No	No
C	RNase P B-type	a) AGG GCA GGA b) GGU AAA CCC CU c) UCC UUG AAA GUG CC	No	No
	L11-rRNA	a) GCC AGG AUG UAG GCU b) AGC UCA CUG GU c) GCA GCC AUC AUU UAA AGA AAG CG	No	No
Unknown	M2/NF	a) UAG UAU GGC ACA UGA UUG GG b) CCC ACA UGU CAC GGG G c) CCC UCU UAC UA	Yes	No
	SF5	a) UAA UGU AUG UGU GUC GG b) CCG ACA GCA GGG GAG c) CUC UUG CAU UA	Yes	No
	B103	a) UAGUAUGGUGCGUGAUUGGG b) CCCACACGCCACGGGG c) CCCUCUUACUA	Yes	No
	GA1	a) AUA UAU GGC UGU GCA ACG G b) CCG UUG ACA GGU UGU UGC c) GCA AUA CUA UAU AU	No	No

注: 3WJ 核心的序列来自于 Chen et al. 1999; 5: 805-818, Honda et al. 1999; 73: 1165-1174, Lescoute and Westhof 2006; 12: 83-93, Wakeman et al. 2009; 392: 723-735, and Kulshina et al. 2010; 16: 186-196. Families A, B, and C are based on Lescoute and Westhof's classification(Lescoute and Westhof 2006; 12: 83-93).

　　要测试 3WJ 核心纳米颗粒催化或结合功能是否有效,HBV 核酶和 MG 适配体分别融入了 RNA 纳米复合体。HBV 核酶(图 17.4d 和 e)和 MG 适配体吸收 3WJ-pRNA 或 3WJ-5S rRNA 基因各自发生效用(图 17.4f 和 g),研究显示 3WJ 5S rRNA 基因与

3WJ-pRNA 类似，结合不同 RNA 细胞传递功能构建复合体。

　　评估治疗性 RNA 纳米颗粒最重要的参数之一是其在体内条件下的热力学稳定性。在生理缓冲液中（MgCl$_2$ 5mmol/L 和 NaCl 100mmol/L，pH7.6）分别用 3 个寡核苷酸链研究了 11 个 3WJ 结构基序的 T_m（图 17.8 和表 17.1）。在左右组装的 3WJ 结构中，pRNA 显示最高 T_m（58℃）。其次最接近 3WJ-pRNA 的 T_m 是 5S rRNA-3WJ（54.3℃）。

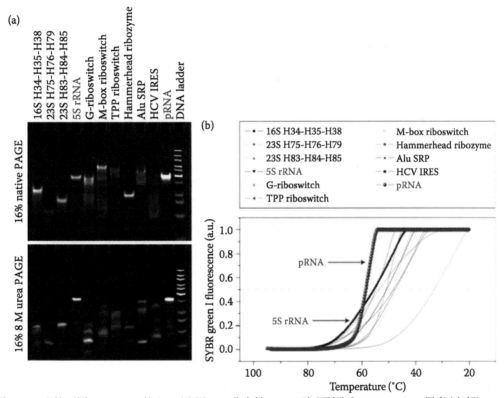

图 17.8　比较不同 3WJ RNA 核心。（a）用 16%非变性 PAGE 胶（顶部）和 16%8 mol/L 尿素（底部）PAGE 胶检测 11 种 3WJ-RNA 核心基序的组装和稳定性。（b）11 个 RNA 3WJ 核心继续的熔点曲线。在生理缓冲液 TMS 中用三条单链组装各 3WJ。请参考表 17.1 中各 T_m 值。

　　组装的亲和性和效率的进一步研究是由两个凝胶阻滞试验和熔融实验［所示数据仅为 3WJ-pRNA（图 17.2a 和 b），3WJ-5S rRNA 和 3WJ-Alu SRP 核（图 17.9）］。3WJ-pRNA 显示非常平滑的高峰温度依赖性熔点曲线，和在凝胶中的清洁带，清晰表示单体、二聚体和含有少量或没有 RNA 片段的三聚体的组装（图 17.2a 和 b）。结果表明，3WJ-pRNA 的三条链间形成三聚体比形成二聚体具有更高的亲和力。此外，尖锐解链过渡表示合作的同时折叠三螺旋茎。与此相反，3WJ-5S rRNA 和所有其他 3WJ 基序显示温度依赖性较低（图 17.8b）T_m 曲线。滴定 3WJ-5S rRNA 的三条寡核苷酸链实验表明，形成的二聚体对尿素变性敏感，其迁移速率甚至慢于整个 3WJ 三聚体复合物（图 17.9）。这表明，3WJ-5S rRNA 的单链或者双链组件可能存在自身聚合等非特异性反应而干扰最终 3WJ 三聚体的自组装。然而，3WJ-5S rRNA 的三组分间的亲和力比两组分间的亲和力高从而导致最终形成 3WJ 的结构。Alu-SRP 的单链折叠显著干扰 3WJ 的形成，因此 3WJ 复合物不能被组装(图 17.9)。

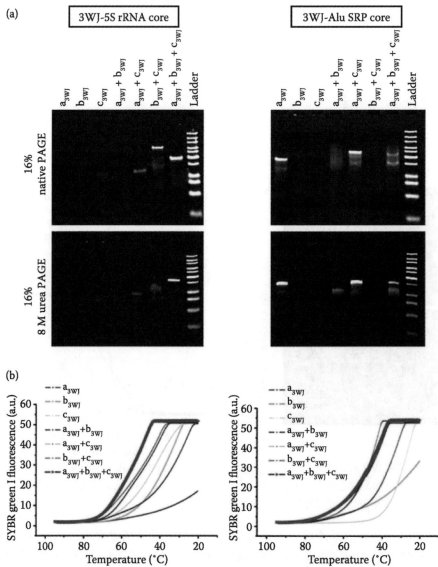

图 17.9　比较 3WJ-5S rRNA 和 3WJ-Alu SRP 核心基序。(a) 3WJ-5S rRNA 和 3WJ-Alu SRP 核心基序的组装和尿素变性实验，用 16%非变性胶(顶部)和 16%8mol/L 尿素(底部)PAGE 胶检测三条 RNA 寡核苷酸(记为 a_{3WJ}，b_{3WJ}，c_{3WJ})的组装。(b)熔点曲线显示了在生理缓冲液 TMS 中用三条 RNA 寡核苷酸链组装 3WJ-5S rRNA 和 3WJ-Alu SRP 的核心结构。

　　虽然已有报道系统比较不同 3WJ 的装配和稳定，但是还没有单个 3WJ 基序 T_m 测量的报道(Rettberg et al.，1999；Klostermeier and Millar，2000；Diamond et al.，2001；Mathews and Turner，2002；Liu et al.，2011)。一些研究解释热力学因素主要影响 3WJ RNA 基序的折叠，如发夹状核酶(Klostermeier et al.，2000)和完整茎-环 mRNA(Rettberg et al.，

1999)。基于 5S rRNA-3WJ 核心的序列和结构的构建(突变和插入)的热力学参数已有报道(Diamond et al.，2001；Mathews et al.，2002；Liu et al.，2011)，但是他们只使用了双链的系统而不是三片段的方法，结果没有直接可比性，但与我们的研究结果一致。

　　总之，这些结果表明，phi29 的 3WJ 结构域有可能成为一个平台来构建多功能性 RNA 纳米颗粒，用于药物靶向传递，治疗癌症、病毒感染和遗传性疾病。我们全面评估生物 RNA 中 25 种 3WJ 基序(图 17.10)并确定 3WJ-5S rRNA 基因作为唯一类似的 3WJ 可用于构建携带不同功能分子的 RNA 纳米颗粒。然而我们发现，pRNA-3WJ 具有最大 T_m 曲线斜率，即是最稳定的纳米颗粒(图 17.8b)。

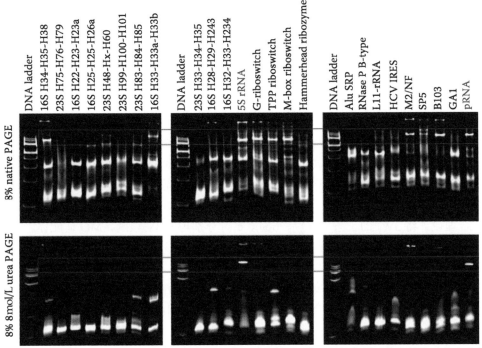

图 17.10　25 个基于 3WJ-pRNA 的纳米结构的组装和稳定性。三个 phi29 分子亚基各具有三个突出的两端，被用作模块。将 3WJ 的三条链分别连接到 pRNA 单体 Ba′的末端，并组装成 3WJ 分叉纳米颗粒，如图 8%非变性胶(顶端)和 8mol/L 尿素 PAGE 胶(底端)，相对应于 3WJ 结构的条带已用红色方框标出。

17.5　方　　法

17.5.1　pRNA 的合成与纯化

　　如前所述，使用酶的方法合成包装 RNA(Zhang et al.，1994)。RNA 寡核苷酸通过 IDT 公司化学合成。2′-脱氧-2′-氟(2′-F)改性 RNA 用 Y639F 突变的 T7 RNA 聚合酶(Sousa and Padilla，1995)，2-F-dCTP 和 2-F-dUTP(TriLink，San Diego，CA；Liu et al. 2010)体外转录合成。

17.5.2　pRNA 复合物的制备与纯化

二聚体可通过将 pRNA Ab′ 和 Ba′ 在 5mmol/L 镁的条件下等摩尔比混合。同样，三聚体由混合 pRNA Ab′、Bc′ 和 Ca′ 来组建。3WJ 结构域由三个 RNA 寡核苷酸，记为 a_{3WJ}、b_{3WJ}、c_{3WJ} 按等摩尔比 $1:1:1$ 在酸二乙酯处理过的水或 TMS 缓冲液中混合（89mmol/L 的 Tris，5mmol/L 的 $MgCl_2$，pH 为 7.6；图 17.1d）。

为了提纯复合物，从 8%~15% 的非变性聚丙烯酰胺凝胶电泳（PAGE）凝胶上切下二聚物、三聚物和 3WJ 基序对应的带，电泳缓冲液为 TBM（89mmol/L Tris，200mmol/L 的硼酸，5mmol/L $MgCl_2$，pH7.6），在 37℃ 用洗脱液（0.5mol/L 乙酸铵，0.1mmol/L 的 EDTA，0.1%SDS，5mmol/L $MgCl_2$）洗脱约 4h，后用乙醇沉淀过夜。然后将干燥后的沉淀物用 DEPC 处理过的水或 TMS 缓冲液溶解。

形成的复合物可用 8%~15% 的变性 PAGE 或 8mol/L 尿素 PAGE 凝胶在 TBM 缓冲液中电泳检测。在 4℃ 下电泳 3h 后，将 RNA 通过溴化乙锭或 SBYR Green Ⅱ 染色检测。

17.5.3　多模块 RNA 纳米颗粒的构建

每个序列 RNA 链，a_{3WJ}、b_{3WJ} 和 c_{3WJ} 被添加到每个 117nt 包装 RNA-Ab′（图 17.1e）3′端。由 pRNA-a_{3WJ}、pRNA-b_{3WJ} 和 pRNA-c_{3WJ} 相应 DNA 模板通过 T7 RNA 聚合酶在体外转录合成。携带单体包装 RNA 分子的 3WJ 通过将三个亚基等摩尔浓度混合自组装。或者三个模板可以一步被共转录和组装，然后用 8% 非变性 PAGE 纯化。

合理设计将 3WJ 的三条链 a_{3WJ}、b_{3WJ}、c_{3WJ} 分别与 HBV 核酶、MG 适配体、叶酸标记的 RNA 序列结合（图 17.4 和表 17.3）。pRNA-HBV 核酶-survivin siRNA-叶酸（3WJ-pRNA-siSur-Rz-FA）或 3WJ-pRNA-MG 适配体-survivin siRNA-叶酸（3WJ-pRNA siSur-MG-FA）可通过 4 条单链自组装形成，包括一个 26nt 叶酸标记的 RNA（TriLink）或叶酸-DNA 链（内部合成），以及化学合成的 21 个核苷酸的 siRNA 或 siRNA 反义链（IDT）。106nt 链携带 HBV 核酶序列，96nt 链携带 MG-结合适配体，41nt 链携带 siRNA 正义链，通过 PCR 扩增得到的 DNA 模板转录合成（表 17.3）。荧光染料标记 106nt 的 RNA 链上，通过使用 Lable IT siRNA Tracker Intracellular Localization 试剂盒，Cy3（Mirus Bio LLC）。4 个 RNA 链纯化后在 TMS 缓冲液中等摩尔比混合后，在 80℃ 下加热 5min，然后缓慢冷却至 4℃。组装的纳米颗粒用 8% 非变性 PAGE 凝胶纯化。

17.5.4　竞争性检验和放射性标记示踪

竞争实验在尿素存在下并在不同温度不同时间点进行。Cy3 标记 3WJ 分子间核心 [ab*c]，使用三个 RNA 寡核苷酸，a_{3WJ}、CY3-b_{3WJ}、c_{3WJ}，以 $1:1:1$ 摩尔比在 DEPC 处理过的水或 TMS 缓冲液内混合构造 3WJ。

存在 0~6mol/L 浓度的尿素条件下，固定标记过的 $[ab*c]$ 浓度；将未标记的 b_{3WJ} 放到标记过的 $[ab*c]_{3WJ}$ 中室温孵育 30min。点样到 16% 非变性胶中进行电泳分析。评价两个浓度：标记的 $[ab*c]_{3WJ}$：未标记 b_{3WJ}=1:1 和 1:5。

表 17.3　用来构建带有功能的 RNA 纳米颗粒的分子序列

Fragment Name	Sequence (5′→3′)
Folate-DNA oligo	Folate-CTCCCGGCCGCCATGGCCGCGGGATT
siRNA antisense strand	siRNA: UGACAGAUAAGGAACCUGCUU
	Scramble: AUAGUGGGACCAAUCAAGCUU
3WJ-pRNA siSur-FA-Rz-FA	
Fragment-1 (F1)	GGCCAUGUGUAUGUGGGAAAAAAAACAAAUUCUUUACUGAUGAGUCCGUGAG GACGAAACGGGUCAAAAAAAACCCACAUACUUUGUUGAUCCAAUGACAGAUA AGGAACCUGCUUU
Fragment-2 (F2)	GGCAGGUUCCUUAUCUGUCAAAGGAUCAAUCAUGGCCAAUCCCGCGGCCAUGG CGGCCGGGAG
3WJ-pRNA siSur-FA-MG-FA	
Fragment-1 (F1)	GGCCAUGUGUAUGUGGGGGGAUCCCGACUGGCGAGAGCCAGGUAACGAAUGGAU CCCCCACAUACUUUGUUGAUCCAAUGACAGAUAAGGAACCUGCUUU
Fragment-2 (F2)	GGCAGGUUCCUUAUCUGUCAAAGGAUCAAUCAUGGCCAAUCCCGCGGCCAUGG CGGCCGGGAG
3WJ-5S rRNA siSur-FA-Rz-FA	
Fragment-1 (F1)	ggCACCAGCGUUCCGGGAAAAAAAAACAAAUUCUUUACUG(A)AUGAGUCCGUGA GGACGAAACGGGUCAAAAAAAACCCGGUUCGCCGCCAAAUGACAGAUAAGGA ACCUGCUUU
Fragment-2 (F2)	GGCAGGUUCCUUAUCUGUCAAAAGGCGGCCAUAGCGGUGccAAUCCCGCGGCCA UGGCGGCCGGGAG
3WJ-5S rRNA siSur-FA-Rz-FA	
Fragment-1 (F1)	ggCACCAGCGUUCCGGGGGAUCCCGACUGGCGAGAGCCAGGUAACGAAUGGAU CCCCCGGUUCGCCGCCAAAUGACAGAUAAGGAACCUGCUUU
Fragment-2 (F2)	GGCAGGUUCCUUAUCUGUCAAAAGGCGGCCAUAGCGGUGccAAUCCCGCGGCCA UGGCGGCCGGGAG

不同的温度：固定标记的[ab*c]₃wᵣ浓度，在 25℃、37℃、55℃下将不同浓度的未标记的 b3wᵣ与未标记过的[ab*c]₃wᵣ混合（1∶0～1∶1000）30min，然后加样到 16% 的非变性凝胶中。

稀释法测试在极低浓度下解离的稳定性：用放射性标记法评价了卸载三个 pRNA 单体的 3WJ-pRNA 复合物的稳定性。在 TMS 缓冲液中将纯化后用[³²P]标记的复合物 40～160pmol/L 连续稀释，再上样到 8% 非变性 PAGE 胶中。

17.5.5　T_m 熔点实验

用实时定量 PCR 系统 (Roche) Light Cycler 480 进行熔融实验。1×SYBR Green Ⅰ染料 (Invitrogen 公司；发射光谱 465～510nm) 可结合双链核酸但不结合单链核酸，故用之进行所有实验。室温下将各 RNA 寡核苷酸 (IDT) 在生理缓冲液 TMS 中混合。3WJ RNA 样品从 95℃慢慢冷却至 20℃，降温速率 0.11℃/s。数据分析采用 Light Cycler 480 软件使用的熔融曲线一阶导数。T_m 值表示三次独立实验平均值和标准偏差。

17.5.6　血清中稳定性检验

将用 2′-F dCTP 和 dUTP 合成的 RNA 纳米颗粒(Liu et al.，2010)置于含 10%胎牛血清(Sigma 公司)的 RPMI 1640 培养基中孵育。在 37℃孵育 10min、1h、12h 36h 后分别取样 200ng 的 RNA，用 8%非变性 PAGE 凝胶分析。

17.5.7　HBV 核酶活性检验

HBV 核酶是一种 RNA 酶切割 HBV 的 RNA 基因的 RNA 酶(Hoeprich et al.，2003)。将 HBV 的底物 RNA 用放射性$[\alpha\text{-}^{32}P]$ UTP 标记(Perkin-Elmer 公司)，与携载 HBV 核酶的 3WJ-pRNA 或 3WJ-5S rRNA 核心在 37℃下，缓冲液 20mmol/L $MgCl_2$，20mmol/L NaCl，50mmol/L Tris-HCl(pH7.5)中温育 60min。pRNA/HBV 的核酶作为阳性对照(Hoeprich et al.，2003)，3WJ-RNA-MG 适配体用来作为阴性对照(图 17.4)。用 8mol/L 尿素 10%PAGE 凝胶进行放射自显影分析。

17.5.8　MG 适配体荧光检验

载有 MG-结合适配体的 3WJ-pRNA 或 3WJ-5S rRNA 的三价 RNA 纳米颗粒(100nmol/L)与 2mmol/L 的 MG 色素在 100nmol/L KCl，5mmol/L $MgCl_2$，10mmol/L HEPES，pH7.4 的缓冲液中混合，并于室温温育 30min(图 17.4f 和 g，Baugh et al.，2000)。用 fluorospec 谱仪(Horiba Jobin Yvon)测定荧光光谱，设定激发波长为 475nm(540~800nm 发射光谱)和 615nm(625~800nm 发射光谱)。

合成及纯化 pRNA 的方法，pRNA 的结构，血清稳定性检测，叶酸介导的细胞结合，流式细胞仪分析(Shu et al.，2011)，共聚焦显微镜成像(Shu et al.，2011)，检测肿瘤细胞模型的基因沉默的方法、稳定性和动物体内系统给药后的药代动力学分析(Abdelmawla et al.，2011)，系统给药后 RNA 针对肿瘤的靶向传递(Abdelmawla et al.，2011)，原子力显微镜成像(Lyubchenko and Shlyakhtenko，2009)在补充资料中可以找到。

17.5.9　叶酸介导的细胞结合流式细胞分析

人鼻咽癌 KB 细胞(American Type Culture Collection，Manassas，VA)培养在无叶酸的 RPMI 1640 培养基(Gibco)中，然后用胰蛋白酶消化并用 PBS(137mmol/L NaCl，2.7mmol/L KCl，100mmol/L Na_2HPO_4，2mmol/L KH_2PO_4；pH7.4)润洗。200nmol Cy3-标记的 3WJ-pRNA/siSur-Rz-FA 和无叶酸的 3WJ-pRNA/siSur-Rz-NH_2 用作对照，将 RNA 加入到 2×10^5KB 细胞中在 37℃下孵育 1h。用 PBS 洗涤后，将细胞重新悬浮在 PBS 缓冲液中。用流式细胞仪(Beckman Coulter，Inc.，Fullerton，California)来观察 Cy3 3WJ RNA 纳米颗粒与细胞的结合。

17.5.10　共聚焦显微镜成像

KB 细胞在盖玻片上用无叶酸的培养基培养过夜。Cy3 标记 3WJ-pRNA/siSur-Rz-FA 和无叶酸的对照 3WJ-pRNA/siSur-Rz-NH_2 分别在 37℃下与细胞温育 2h。用 PBS 洗涤后，将细胞用 4%多聚甲醛固定，然后用 Alexa Fluor488 的鬼笔环肽(Invitrogen 公司)染细胞骨架，用 TO-PRO-3 碘(642/661；Invitrogen 公司)染细胞核。用 Zeiss LSM 510 激光扫描共聚焦显微镜检测 RNA 纳米颗粒与细胞的结合和进入细胞的情况。

17.5.11 在癌细胞模型中的基因沉默检验

测定了构建的两种 3WJ RNA 纳米颗粒的基因沉默效果：一种携载叶酸和 survivin 的 siRNA，另外一种携载叶酸和乱序的 survivin 的 siRNA 用作阴性对照。

使用 Lipofectamine 2000(Invitrogen 公司)转染 KB 细胞。分别转染 25nmol/L 实验构建的 3WJ-RNA 纳米颗粒和 survivin 的 siRNA 用作阳性对照(Ambion 公司)，治疗 48h 后，收集细胞，用 qRT-PCR 和蛋白质印迹评估目标基因沉默的效果。

用 Illustra RNAspin Mini kits(GE Healthcare)处理细胞提取总 RNA 第一条 cDNA 链合成使用 SuperScript III 第一链合成系统(Invitrogen 公司)，分别用来自 KB 细胞及各 3WJ-RNA 治疗后的细胞的 mRNA(500ng)作为模版。Real-time PCR 使用 Roche Universal Probe Library Assay 试剂盒。所有反应均最终体积为 10μL，并重复三次。

人 GAPDH 和 Survivin 的引物如下。

GAPDH left：5′-AGCCACATCGCTCAGACAC-3′。

GAPDH right：5′-GCCCAATACGACCAAATCC-3′。

Survivin left：5′-CACCGCATCTCTACATTCAAGA-3′。

Survivin right：5′-CAAGTCTGGCTCGTTCTCAGT-3′。

LightCycler 480 上进行 PCR 45 个循环。比较 C_T 法($\Delta\Delta C_T$ 法)进行了数据分析。对于蛋白质印迹分析，用 RIPA 裂解缓冲液(Sigma 公司)裂解细胞并提取细胞总蛋白质用于测定。等量蛋白质用于 15% SDS-PAGE 电泳分析，并转移到免疫印迹 PVDF 膜(Bio-Rad 公司)。将膜用 survivin 抗体(R&D；1∶4000 稀释)和 β-肌动蛋白抗体(Sigma 公司；1∶5000 稀释)孵育过夜，然后用 1∶10 000 羊抗兔第二抗体与 HRP(Millipore 公司)孵育 1h。膜用 ECL 试剂盒(Millipore 公司)涂抹和暴露放射自显影胶片。

17.5.12 原子力显微镜成像

RNA 成像使用特殊改性云母表面(APS 云母；Lyubchenko et al.，2009)多模原子力显微镜纳米级四系统(Veeco 公司/数字仪器，圣巴巴拉分校，加利福尼亚州)，轻敲模式操作。

17.5.13 动物中稳定性和系统药物代谢动力学分析

每只小鼠经尾静脉注射 150μg(6mg/kg)2′-FU/C 修饰 Alexa Fluor647 标记的含有 3WJ 结构作支架的 pRNA 纳米颗粒。用等摩尔浓度的 DY647-标记的 siRNA 与(40μg/小鼠或 1.6mg/kg)作为对照。给药后 1h，4h，8h，12h，16h 和 24h 通过横向隐静脉收集至少 20μL 的血液样本。BD 真空采血管 SST™ 血清分离管中收集血液样品，倒置管 5 次混合均匀，并在室温下保持 30min。凝固后，离心收集血清，于 1000~1300g 离心 10min。每件 2μL 血清中加入 1μL 蛋白酶 K 和 37μL 水，并在 37℃下温育 30min 后进样到毛细管凝胶电泳

（dsDNA 1000 试剂盒，Beckman Coulter 公司），用配备 635nm 激光（Beckman Coulter 公司）的 P/ACE MDQ 毛细管电泳系统测定荧光强度。通过电压 4kV，40s 进样到一个 32cm×100μm 的毛细管中，7.8kV 运行 25min。用"32 Karat"第 7 版（Beckman Coulter 公司）软件对数据进行分析。通过标准曲线计算 pRNA 分子的浓度。用 Kinetica 程序（飞世尔科技公司）静脉注射使用的非房室模型来拟合血药浓度曲线，并计算药代动力学参数，包括 $T_{1/2}$、药时曲线下面积（AUC）、分布容积（VD）、清除率（CL）、平均停留时间（MRT）。

17.5.14 动物体内系统给药后靶向异种移植肿瘤

实验前两周喂食无叶酸饲料的 6 周龄雄性裸鼠（*nu/nu*；NCI/弗雷德里克）用于研究含有 3WJ 支架结构的 pRNA 纳米颗粒里的生物体内分布、稳定性和对肿瘤的靶向性。向小鼠注射悬浮在 40%基质胶叶酸的 RPMI 1640 培养液中的癌细胞（KB 细胞约为每只小鼠 $3×10^6$ 个细胞）。当肿瘤生长至约 500mm³ 时，小鼠静脉注射单剂量的 600μg 2′-FU/C 修饰的叶酸和 Alexa Fluor647-标记的 pRNA 纳米粒（约 15nmol/L，相当于 24mg/kg）。注射后 24h，小鼠 CO_2 窒息安乐死。用 IVIS Lumina 工作站进行小鼠全身成像，小鼠侧身躺在成像室内进行全身显像。全身成像后，对小鼠的肿瘤、肝、脾、心脏、肺、肠、肾和骨骼肌进行了解剖，并个别成像。

致　谢

这项研究主要由美国国立卫生研究院（NIH；补助 EB003730，GM059944 和 CA151648 PG）支持。P.G.也是 Kylin Therapeutics 公司的联合创始人，作者感谢 L. Shlyakhtenko 和 Y. Lyubchenko 的批准，感谢 NIH SIG 计划和 UNMC 计划 ENRI Nanoimaging 核心基金支持，以及 N. Abdeltawab 的 AFM 图像和辛辛那提大学 M.Kotb 实验室 Z. Zhu qRT-PCR 检测的帮助。

作 者 贡 献

P.G.构思、设计，并领导这个项目。D.S.、Y.S.和 F.H.设计，并进行了体外实验。S.A. 进行动物成像实验。P.G.、D.S.、Y.S.和 FH 进行了数据分析并共同撰写文章。

附 加 信 息

作者声明详情全文 HTML 版本在 http://www.nature.com/naturenanotechnology。补充资料在 http://www.nature.com/naturenanotechnology。

单行本和权限信息可在网上 http://www.nature.com/获得。文章材料联系郭培宣。

参 考 文 献

Abdelmawla S, Guo S, Zhang L, Pulukuri S, Patankar P, Conley P, Trebley J, Guo P, Li QX (2011). Pharmacological characterization of chemically synthesized monomeric pRNA nanoparticles for systemic delivery. *Mol Ther* 19: 1312–1322.

Afonin KA, Bindewald E, Yaghoubian AJ, Voss N, Jacovetty E, Shapiro BA, Jaeger L (2010). In vitro assembly of cubic RNA-based scaffolds designed in silico. *Nat Nanotechnol* 5: 676–682.

Ambrosini G, Adida C, Altieri DC (1997). A novel anti-apoptosis gene, survivin, expressed in cancer and lymphoma. *Nat Med* 3: 917–921.

Baugh C, Grate D, Wilson C (2000). 2.8 Å crystal structure of the malachite green aptamer. *J Mol Biol* 301: 117–128.

Behlke MA (2006). Progress towards in vivo use of siRNAs. *Mol Ther* 13: 644–670.

Carey J, Uhlenbeck OC (1983). Kinetic and thermodynamic characterization of the R17 coat protein-ribonucleic acid interaction. *Biochemistry* 22: 2610–2615.

Carlson RD, Olins AL, Olins DE (1975). Urea denaturation of chromatin periodic structure. *Biochemistry* 14: 3122–3125.

Chen C, Guo P (1997). Magnesium-induced conformational change of packaging RNA for procapsid recognition and binding during phage phi29 DNA encapsidation. *J Virol* 71: 495–500.

Chen C, Sheng S, Shao Z, Guo P (2000). A dimer as a building block in assembling RNA: A hexamer that gears bacterial virus phi29 DNA-translocating machinery. *J Biol Chem* 275: 17510–17516.

Chen C, Zhang C, Guo P (1999). Sequence requirement for hand-in-hand interaction in formation of pRNA dimers and hexamers to gear phi29 DNA translocation motor. *RNA* 5: 805–818.

Chen Y, Zhu X, Zhang X, Liu B, Huang L (2010). Nanoparticles modified with tumor-targeting scFv deliver siRNA and miRNA for cancer therapy. *Mol Ther* 18: 1650–1656.

Cruz JA, Westhof E (2009). The dynamic landscapes of RNA architecture. *Cell* 136: 604–609.

de la Pena M, Dufour D, Gallego J (2009). Three-way RNA junctions with remote tertiary contacts: A recurrent and highly versatile fold. *RNA* 15: 1949–1964.

Diamond JM, Turner DH, Mathews DH (2001). Thermodynamics of three-way multibranch loops in RNA. *Biochemistry* 40: 6971–6981.

Fire A, Xu S, Montgomery MK, Kostas SA, Driver SE, Mello CC (1998). Potent and specific genetic interference by double-stranded RNA in *Caenorhabditis elegans*. *Nature* 391: 806–811.

Guo P (2010). The emerging field of RNA nanotechnology. *Nat Nanotechnol* 5: 833–842.

Guo P, Erickson S, Anderson D (1987). A small viral RNA is required for in vitro packaging of bacteriophage phi29 DNA. *Science* 236: 690–694.

Guo P, Zhang C, Chen C, Trottier M, Garver K (1998). Inter-RNA interaction of phage phi29 pRNA to form a hexameric complex for viral DNA transportation. *Mol Cell* 2: 149–155.

Guo S, Huang F, Guo P (2006). Construction of folate-conjugated pRNA of bacteriophage phi29 DNA packaging motor for delivery of chimeric siRNA to nasopharyngeal carcinoma cells. *Gene Ther* 13: 814–820.

Guo S, Tschammer N, Mohammed S, Guo P (2005). Specific delivery of therapeutic RNAs to cancer cells via the dimerization mechanism of phi29 motor pRNA. *Hum Gene Ther* 16: 1097–1109.

Hoeprich S, Zhou Q, Guo S, Qi G, Wang Y, Guo P (2003). Bacterial virus phi29 pRNA as a hammerhead ribozyme escort to destroy hepatitis B virus. *Gene Ther* 10: 1258–1267.

Honda M, Beard MR, Ping LH, Lemon SM (1999). A phylogenetically conserved stem-loop structure at the 5' border of the internal ribosome entry site of hepatitis C virus is required for cap-independent viral translation. *J Virol* 73: 1165–1174.

Jaeger L, Verzemnieks EJ, Geary C (2009). The UA_handle: a versatile submotif in stable RNA architectures. *Nucleic Acids Res* 37: 215–230.

Khaled A, Guo S, Li F, Guo P (2005). Controllable self-assembly of nanoparticles for specific delivery of multiple therapeutic molecules to cancer cells using RNA nanotechnology. *Nano Lett* 5: 1797–1808.

Klostermeier D, Millar DP (2000). Helical junctions as determinants for RNA folding: Origin of tertiary structure stability of the hairpin ribozyme. *Biochemistry* 39: 12970–12978.

Kulshina N, Edwards TE, Ferre-D'Amare AR (2010). Thermodynamic analysis of ligand binding and ligand binding-induced tertiary structure formation by the thiamine pyrophosphate riboswitch. *RNA* 16: 186–196.

Leontis NB, Westhof E (2003). Analysis of RNA motifs. *Curr Opin Struct Biol* 13: 300–308.

Lescoute A, Westhof E (2006). Topology of three-way junctions in folded RNAs. *RNA* 12: 83–93.

Lilley DM (2000). Structures of helical junctions in nucleic acids. *Q Rev Biophys* 33: 109–159.

Liu B, Diamond JM, Mathews DH, Turner DH (2011). Fluorescence competition and optical melting measurements of RNA three-way multibranch loops provide a revised model for thermodynamic parameters. *Biochemistry* 50: 640–653.

Liu H, Guo S, Roll R, Li J, Diao Z, Shao N, Riley MR, Cole AM, Robinson JP, Snead NM, Shen G, Guo P (2007). Phi29 pRNA vector for efficient escort of hammerhead ribozyme targeting Survivin in multiple cancer cells. *Cancer Biol Ther* 6: 697–704.

Liu J, Guo S, Cinier M, Shlyakhtenko L, Shu Y, Chen C, Shen G, Guo P (2010). Fabrication of stable and RNase-resistant RNA nanoparticles active in gearing the nanomotors for viral DNA packaging. *ACS Nano* 5: 237–246.

Lu Y, Low PS (2002). Folate-mediated delivery of macromolecular anticancer therapeutic agents. *Adv Drug Deliv Rev* 54: 675–693.

Lyubchenko YL, Shlyakhtenko LS (2009). AFM for analysis of structure and dynamics of DNA and protein-DNA complexes. *Methods* 47: 206–213.

Mathews DH, Turner DH (2002). Experimentally derived nearest-neighbor parameters for the stability of RNA three- and four-way multibranch loops. *Biochemistry* 41: 869–880.

Mulhbacher J, St-Pierre P, Lafontaine DA (2010). Therapeutic applications of ribozymes and riboswitches. *Curr Opin Pharmacol* 10: 551–556.

Pagratis NC (1996). Rapid preparation of single stranded DNA from PCR products by streptavidin induced electrophoretic mobility shift. *Nucleic Acids Res* 24: 3645–3646.

Pegtel DM, Cosmopoulos K, Thorley-Lawson DA, van Eijndhoven MA, Hopmans ES, Lindenberg JL, de Gruijl TD, Wurdinger T, Middeldorp JM (2010). Functional delivery of viral miRNAs via exosomes. *Proc Natl Acad Sci USA* 107: 6328–6333.

Reid RJD, Bodley JW, Anderson D (1994). Characterization of the prohead-pRNA interaction of bacteriophage phi29. *J Biol Chem* 269: 5157–5162.

Rettberg CC, Prere MF, Gesteland RF, Atkins JF, Fayet O (1999). A three-way junction and constituent stem-loops as the stimulator for programmed-1 frameshifting in bacterial insertion sequence IS911. *J Mol Biol* 286: 1365–1378.

Sarver NA, Cantin EM, Chang PS, Zaia JA, Ladne PA, Stephens DA, Rossi JJ (1990). Ribozymes as potential anti-HIV-1 therapeutic agents. *Science* 247: 1222–1225.

Seeman NC (2010). Nanomaterials based on DNA. *Annu Rev Biochem* 79: 65–87.

Shu D, Moll WD, Deng Z, Mao C, Guo P (2004). Bottom-up assembly of RNA arrays and superstructures as potential parts in nanotechnology. *Nano Lett* 4: 1717–1723.

Shu D, Zhang H, Jin J, Guo P (2007). Counting of six pRNAs of phi29 DNA-packaging motor with customized single molecule dual-view system. *EMBO J* 26: 527–537.

Shu Y, Cinier M, Fox SR, Ben-Johnathan N, Guo P (2011). Assembly of therapeutic pRNA-siRNA nanoparticles using bipartite approach. *Mol Ther* 19: 1304–1311.

Shukla GC, Haque F, Tor Y, Wilhelmsson LM, Toulme JJ, Isambert H, Guo P, Rossi JJ, Tenenbaum SA, Shapiro BA (2011). A boost for the emerging field of RNA nanotechnology. *ACS Nano* 5: 3405–3418.

Simpson AA, Leiman PG, Tao Y, He Y, Badasso MO, Jardine PJ, Anderson DL, Rossman MG (2001). Structure determination of the head-tail connector of bacteriophage phi29. *Acta Cryst* D57: 1260–1269.

Sousa R, Padilla R (1995). A mutant T7 RNA polymerase as a DNA polymerase. *EMBO J* 14: 4609–4621.

Soutschek J, Akinc A, Bramlage B, Charisse K, Constien R, Donoghue M, Elbashir S, Geick A, Hadwiger P, Harborth J, John M, Kesavan V, Lavine G, Pandey RK, Racie T, Rajeev KG, Rohl

I, Toudjarska I, Wang G, Wuschko S, Bumcrot D, Koteliansky V, Limmer S, Manoharan M, Vornlocher HP (2004). Therapeutic silencing of an endogenous gene by systemic administration of modified siRNAs. *Nature* 432: 173–178.

Wakeman CA, Ramesh A, Winkler WC (2009). Multiple metal-binding cores are required for metalloregulation by M-box riboswitch RNAs. *J Mol Biol* 392: 723–735.

Winkler WC, Nahvi A, Roth A, Collins JA, Breaker RR (2004). Control of gene expression by a natural metabolite-responsive ribozyme. *Nature* 428: 281–286.

Xiao F, Moll D, Guo S, Guo P (2005). Binding of pRNA to the N-terminal 14 amino acids of connector protein of bacterial phage phi29. *Nucleic Acids Res* 33: 2640–2649.

Ye X, Liu Z, Hemida M, Yang D (2011). Mutation tolerance and targeted delivery of anti-coxsackievirus artificial microRNAs using folate conjugated bacteriophage phi29 pRNA. *PLoS ONE* 6: e21215.

Zhang CL, Lee C-S, Guo P (1994). The proximate 5′ and 3′ ends of the 120-base viral RNA (pRNA) are crucial for the packaging of bacteriophage f29 DNA. *Virology* 201: 77–85.

Zhang CL, Trottier M, Guo PX (1995). Circularly permuted viral pRNA active and specific in the packaging of bacteriophage Phi29 DNA. *Virology* 207: 442–451.

第18章　设计和构建 RNA 纳米颗粒靶向给药治疗前列腺癌

Randall Reif and Peixuan Guo(郭培宣)

翻译：宁　平　校对：李永超，束　弋

18.1　引　　言

　　纳米技术研究涉及纳米尺度材料的控制、修饰、工程和组装。近年来，RNA 已成为纳米技术应用中越发有效的工具(Guo et al.，1998；Shu et al.，2003，2004；Hansma et al.，2003；Guo，2010)。RNA 分子像 DNA 分子一样能进行设计和构建，同时拥有类似蛋白质的结构和功能。RNA 纳米技术这一概念已经提出了近 15 年(Guo et al.，1998；Zhang et al.，1998；Jaeger and Leontis，2000；Jaeger et al.，2001；Shu et al.，2004；Chworos et al.，2004；Guo，2005，2010；Jaeger and Chworos，2006)。在过去几年中，RNA 纳米技术取得了显著进步，纳米颗粒可用于治疗病毒感染、遗传性疾病和癌症(Guo，2010)。

　　自从 2002 年开发针对前列腺特异膜抗原(prostate specific membrane antigen，PSMA)功能性 RNA 适配体后，前列腺癌迅速成为 RNA 治疗最常用的细胞模型(Lupold et al.，2002)。PSMA 是一种由胞内和胞外结构域组成的多功能蛋白质(Rajasekaran et al.，2005)。PSMA 全部功能虽未完全知晓，但已知具有多种的催化活性，包括二肽基肽酶Ⅳ、叶酸羧基肽酶和 N-乙酰-α-交联酸性二肽酶(NAALADase)活性(Bacich et al.，2001)。NAALADase 活性特别有研究价值，因为 PSMA 的 NAALADase 活性抑制可用于结合 PSMA 的 RNA 适配体演变。本章将重点介绍 PSMA 适配体不同形式运输不同药物治疗前列腺癌细胞，还简要讨论 PSMA 适配体在其他纳米技术中的应用，如体内成像。

18.2　PSMA 结合全长和截短适配体演化

2002 年，Lupold 和他的同事确定了两个合成的 RNA 适配体能够结合到 PSMA 的胞外结构域(Lupold et al., 2002)。通过指数富集的 2'-氟-修饰 RNA 寡核苷酸库结合到 PSMA 细胞外 706 个氨基酸的重组蛋白质，适配体用来研究配体系统进化。经过 6 轮适配体抑制 PSMA 的 NAALADase 活性，两个不同适配子通过监测体外筛选鉴定称为 A10 和 A9。A9 适配体抑制 PSMA 的 NAALADase 活性为非竞争性，而 A10 适配体表现出竞争性抑制。这表明，这两个适配体结合到 PSMA 的不同区域。使用 PSMA 阳性细胞系(LNCaP 细胞)和 PSMA 阴性细胞系(PC-3 细胞)进一步证实这种结合。荧光 PSMA 适配体可以结合到细胞上，可用荧光显微镜检测荧光，这表明适配体可以用在(细胞膜上表达 PSMA 的)活细胞成像中(Lupold et al., 2002)。

除了发现两个 70 个碱基 RNA 适配体，A10、A10-3 适配体的部分截短也显示与 PSMA 结合，和全长 A20 适配体等效抑制 NAALADase 活性。同样的截短方法应用在 A9 适配体进行了测试，发现结合活性和 NAALADase 活性出现了大幅度下降(Lupold et al., 2002)。

2009 年，Dassie 与同事研究发现，一个更短形式 A10 适配体能够结合 PSMA、进入过表达 PSMA 的前列腺癌细胞(Dassie et al., 2009)。这 39 个核苷酸适配体命名为 A10-3.2，它能结合 PSMA，但并不抑制 NAALADase 活性。它可以进入靶细胞，再加上其长度较短，所以这个药物体内运输必需的适配体可以进行大规模的化学合成。

近来报道表明，计算结构模型已用于设计 A9 适配体的截短形式(Rockey et al., 2011a)。与通过实验和误差分析获得的大多数截短的适配体不同，合理的截短方法考虑到了 RNA 的结构预测及蛋白质/RNA 对接算法，以设计一个不同截短的 A9 适配体池，然后检测细胞结合活性和 NAALADase 活性。RNA 适配体的小池序列已经确定，两个序列称为 A9g(43 个碱基)和 A9L(41 个碱基)，它们 PSMA 结合活性、NAALADase 抑制性及细胞吸收能力和 70 个碱基的 A9 PSMA 适配体具有相当的水平。因为这些适配体序列都是新的，它们尚未经过测试和应用到前列腺癌治疗。但是，它们序列较短，将来非常有可能大规模使用化学合成的 RNA 纳米颗粒(Rockey et al., 2011a)。

总之，PSMA 适配体的选择取决于具体应用，因为每个适配体虽长度不同，但具有相似亲和力和内在属性。最常见的 PSMA 适配体名称、序列长度和参考文献如表 18.1 所示。这些 PSMA 适配体用于不同的药剂和纳米颗粒的运输，在本章其余部分将更详细描述。

表 18.1　PSMA 结合 RNA 适配体的序列（所有适配体序列由嘧啶类 2′F 修饰）

Aptamer Name	Sequence (5′ → 3′)	Length (nt)	References
A10	GGGAGGACGAUGCGGAUCAGCCAUGUUUACGUC ACUCCUUGUCAAUCCUCAUCGGCAGACGACUC GCCCGA	71	Lupold et al. 2002
A10-3	GGGAGGACGAUGCGGAUCAGCCAUGUUUACGUC ACUCCUUGUCAAUCCUCAUCGG	56	Lupold et al. 2002
A10-3.2	GGGAGGACGAUGCGGAUCAGCCAUGUUUACGUC ACUCCU	39	Dassie et al. 2009
A9	GGGAGGACGAUGCGGACCGAAAAAGACCUGACU UCUAUACUAAGUCUACGUUCCCAGACGACUCGC CCGA	70	Lupold et al. 2002
A9g	GGGACCGAAAAAGACCUGACUUCUAUACUAAGU CUACGUUCCC	43	Dassie et al. 2009
A9L	GGGCCGAAAAAGACCUGACUUCUAUACUAAGUC UACGUCCCC	41	Rockey et al. 2011a

18.3　PSMA 适配体运输治疗性 RNA 分子

当原型 PSMA 适配体被选择时，主要研究焦点是 PSMA 结合活性和 NAALADase 抑制作用。然而，2006 年，McNamara 等研发 PSMA 适配体-siRNA 嵌合 RNA 纳米颗粒（PSMA aptamer-siRNA chimeric RNA nanoparticle），它能够结合到 PSMA 和运输小干扰 RNA（siRNA）进入靶细胞（McNamara et al.，2006）。进入细胞后，siRNA 由 Dicer 处理，能够沉默生存基因，如 polo 样激酶（polo-like kinase 1，PLK1）和 BCL2。如图 18.1 所展示的是 PSMA 适配体-siRNA 嵌合体的可能作用机制和二级结构。PSMA 适配体 A10 的特异性确保 RNA 只结合 PSMA 过表达的细胞系并发挥作用，而不在 PSMA-阴性细胞中起作用。研究也表明适配体-siRNA 嵌合体可以降低小鼠移植瘤模型的前列腺癌肿瘤体积，但只有当嵌合体注射在瘤内时才起作用。本报道中，PSMA 适配体运输治疗性 RNA 为治疗癌症奠定了基础（McNamara et al.，2006）。

在后面的报告中，这个研究小组首次在体外证实 PSMA 适配体 A10-3.2 作为适配体能够结合 PSMA，并运输适配体-siRNA 嵌合体到表达 PSMA 的前列腺癌细胞中（Dassie et al.，2009）。此外，他们发现，修饰适配体-siRNA 嵌合体的 siRNA 区域更有效地加工细胞中的 siRNA。使用 39 个核苷酸的 PSMA 适配体（A10-3.2）也能促进 2′F 修饰 PSMA 适配体链的大规模化学合成。最后，优化嵌合体的系统给药使得体内表达 PSMA 的肿瘤显著消退（Dassie et al.，2009）。

PSMA 适配体除了用来运输 siRNA 靶细胞的存活基因，也用于运送短发夹 RNA（shRNA）靶向放射增敏基因。在最近的研究中，Ni 和同事发现一个 shRNA 靶向催化多肽，利用 A10-3 PSMA 适配体特异性运送 DNA 活化蛋白激酶到 PSMA 阳性细胞（Ni et al.，2011）。当电离辐射时，PSMA 运输的 DNA 活化蛋白激酶的敲降导致移植瘤和人类前列腺组织有显著的肿瘤反应。总体来说，这种方法可能有用地治疗高风险的局部前列腺癌，同时尽量减少非癌组织的伤害（Ni et al.，2011）。

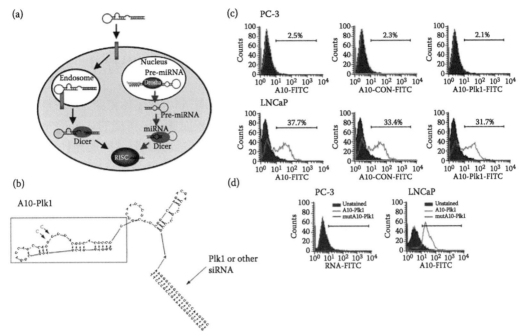

图 18.1　(a) PSMA 适配体和 siRNA 沉默的可能结合及进入机制。嵌合体结合到细胞表面被内吞进细胞，在 RNAi 途径（浅绿色矩形）中被 Dicer 处理。为了进行比较，miRNA 沉默途径以红色箭头指示。(b) 预测的 PSMA 适配体-siRNA（A10-PLK1）嵌合体二级结构。品红色区域表示 PSMA 结合区域，蓝色基准表示 PSMA 适配体突变。(c) FITC 标记的 RNA 结合 LNCaP 细胞或 PC-3 细胞的特定细胞。通过流式细胞仪检测评估细胞表面结合。(d) 结合 FITC 标记的 A10-Plk1（绿色）和 mutA10-Plk1（棕色）的 LNCaP 和 PC-3 细胞。(Reprinted by permission from Macmillan Publishers Ltd. *Nat. Biotechnol.*, McNamara, JO et al., Cell type-specific delivery of si RNAs with aptamer-si RNA chimeras，24，1005-1015，copyright 2006.)

18.4　PSMA 适配体运输毒性化合物

　　PSMA 结合适配体向细胞运输的药剂决不限于功能性 RNA 分子。2006 年两个独立研究表明，PSMA 适配体靶向运输毒性化合物到表达 PSMA 的细胞（Bagalkot et al.，2006；Chu et al.，2006a）。在第一项研究中，A9 PSMA 适配体经转录、纯化，与双功能连接器［*N*-琥珀酰亚胺基-3-（2-吡啶硫代）丙酸酯］反应，并进一步与白树毒素（gelonin）反应形成 A9-白树毒素偶联物。PSMA 阳性细胞比 PSMA 阴性细胞中适配体毒素偶联物的毒性增加 600 倍。结果表明，使用唯一抗原目标的适配体运输毒素到特定细胞是可能的（Chu et al.，2006a）。

　　在另一项研究中，通过物理作用把抗癌药物多柔比星（阿霉素）和 PSMA A10 适配体偶联后运输进过表达 PSMA 的 LNCaP 细胞（Bagalkot et al.，2006）。阿霉素嵌入到 K_d 为 0.6μmol/L 的适配体，通过 A10 PSMA 适配体运输进 LNCaP 细胞（和 PSMA 阴性 PC-3 细胞相比），显示出显著的毒性。在这种情况下，该药物不是共价连接到适配体，进入细胞后的药物从适配体中的释放依赖细胞内部低阿霉素浓度。这表明，PSMA A10 适配体可作为未来应用的药物运输平台（Bagalkot et al.，2006）。近年来，PSMA 不仅用于运送药物，也能够靶向运输聚合物的纳米颗粒。

18.5　PSMA 高分子纳米颗粒运输的组合疗法

Cheng 和他的同事在早期研究中发现，PSMA 靶向 A10 适配体和聚(D，L-丙交酯-共乙交酯)-嵌段-聚(乙二醇)的聚合物纳米颗粒羧基端表面偶联是可能的(Cheng et al.，2007)。如聚合物浓度、载药量及水的溶解度等这些配方参数在前列腺癌的异种移植小鼠模型中对纳米颗粒的生物分布有着巨大的影响。总体而言，有功能的 A10 适配体纳米颗粒在前列腺肿瘤中的有效积累增加约 4 倍。靶向给药和控制纳米颗粒大小相结合，将为纳米颗粒的有利生物分布疗法铺平道路(Cheng et al.，2007)。

在最近的报道中，有支链的聚乙烯亚胺(PEI)连接到聚乙二醇(PEG)，用于运输 shRNA 的 Bcl-xL 靶向给药(Kim et al.，2010)。除了携带 shRNA，shRNA/PEI-PEG 复合物的表面还结合了 PSMA A9 适配体，阿霉素(Dox)嵌入到 PSMA 适配体后形成偶联适配体的复合物。最终的 shRNA/PEI-PEG-APT/Dox 复合物能够运输 Bcl-xL 和 Dox 的 shRNA 到表达 PSMA 的细胞，这导致靶细胞的生长抑制和死亡。总之，聚合物纳米颗粒的联合疗法可以用于破坏选定的癌细胞(Kim et al.，2010)。

另一份报道中，在未甲基化的 CpG 寡核苷酸(ONT)和免疫试剂的联合疗法中，阿霉素也用于化疗(Lee et al.，2011)。在胺修饰的寡核苷酸存在时，形成聚酰胺基胺-琥珀酰胺酸树枝状聚合物，进一步在 DNA 区域偶联 PSMA A9 适配体以优化嵌入阿霉素，如图 18.2 所示。最终 Dox@Apt-dONT-DEN 偶联物对表达 PSMA 的细胞系、22RV1 和 LNCaP 有显著的毒性，而对 PSMA 阴性的 PC-3 细胞仅有很小的毒性。这份报道证实免疫化学治疗系统对治疗前列腺癌是可能的。因此使用不同的靶点，同样的系统可以很容易地应用到其他类型的癌症(Lee et al.，2011)。

聚合物的纳米颗粒与 PSMA 的适配体偶联后也可用于体外运输 microRNA(miRNA)到前列腺癌细胞(Wu et al.，2011)。miR-15a 和 miR-16-1 是两个不同的 miRNA，在前列腺癌细胞中它们作用于已知的抑癌基因。Wu 和他的同事在最近的一份报道中指出，miRNA 的混合物被偶联 PSMA A10-3.2适配体的 PAMAM-PEG 纳米颗粒靶向特异运送到表达 PSMA 的细胞。结果表明,纳米颗粒能够结合、内化进 PSMA-阳性细胞并敲降 Bcl-2、cyclin D1 和 Wnt3a 的表达。与 siRNA 不同，miRNA 链能够抑制多个靶向基因，如果它们联合，将会提供强大的协同治疗效应(Wu et al.，2011)。这个研究也指出了其他治疗癌症的方法，未来可以应用于治疗其他癌症。

18.6　PSMA 适配体作为工具应用于癌症细胞成像和传感

当 Lupold 和他的同事第一次发现 PSMA 结合适配体时，适配体初步用于标记表达 PSMA 的前列腺癌细胞(Lupold et al.，2002)。直到后来，PSMA 适配体和药剂可以内在化后才用于治疗药剂的靶向运输。同样，PSMA 前列腺癌模型最早的用途之一是研究细胞标记、成像和传感技术。

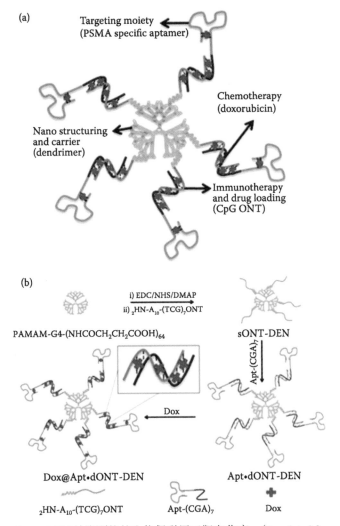

图 18.2　Dox@ Apt-dONT-DEN 纳米颗粒的生物偶联用于靶向化疗。(Reprinted from *J. Controlled Rel.*, 155, Lee IH, An S, Yu MK, Kwon HK, Im SH, and Jon S, Targeted chemoimmunotherapy using drug-loaded aptamer-dendrimer bioconjugates, 435-441, Copyright 2011, with permission from Elsevier)。

　　例如，2006 年，荧光 CdSe 和 CdTe 半导体纳米晶体，即量子点(QD)，可以与 PSMA A9 适配体偶联，并特异性结合到表达 PSMA 的固定细胞和存活细胞(Chu et al.，2006b)。半导体量子点的耐光性和小粒度提供了一个独特的优势，使其超越经典的有机荧光细胞成像。最近的报道表明，以量子点的细胞成像为基础，PSMA A10 适配体中插入阿霉素并结合 QD，就能同时把阿霉素也运到细胞中，这时通过阿霉素和量子点的荧光共振能量转移对细胞进行成像(Bagalkot et al.，2007)。最近，PSMA A10-3.2 适配体用于正电子发射断层扫描癌细胞(Rockey et al.，2011b)。在这种情况下，A10-3.2 适配体就可以结合各种螯合剂，这些螯合剂需能结合正电子发射体铜-64(64Cu)。适配体-螯合剂复合物用于特异性标记前列腺癌细胞，并能用正电子发射断层对这些细胞成像。

　　除了在成像方面的应用，结合 PSMA 的适配体也被应用于一些传感检测方法，以检测是否存在表达 PSMA 的细胞。例如，一个新开发的微流体装置，它能组装成一种高通量的微取样单元(Dharmasiri et al.，2009)。设备的表面用结合 PSMA 的适配体覆盖，所以使细胞灌注在器件的表面上。因为有表达 PSMA 的细胞结合在设备表面，就会导致设备的导电性发生变化。高通量的微取样单元能从全血中高效分离和分拣稀少的循环的前列腺肿瘤细胞，并且不需要预处理的血样，这是一个在全血样品中能识别和量化循环肿瘤细胞的强大工具，且样品制备时间最少，分析速度最快(约 30min；Dharmasiri et al.，2009)。

　　电化学阻抗谱也被用于检测复杂混合细胞中的前列腺癌细胞(Min et al.，2010)。电化学探针由偶联生物素——链亲和素的金电极经表面修饰而形成。已知多肽 DUP-1 特异性结合 PSMA 阴性细胞系 PC-3 细胞。PSMA A10 适配体特异性结合膜上表达 PSMA 的前列腺癌细胞。生物素化的 DUP-1 和 A10 适配体通过链亲和素链同时结合到电极表面。当靶细胞结合到电极表面时，检测阻抗的变化来量化复杂细胞混合物中的癌细胞(Min et al.，2010)。这为手术切除的组织进行活检提供了一种有效的方法。

18.7　含有 PSMA 适配体和 siRNA 的超稳定 RNA 纳米颗粒的构建

　　最近，我们发现了一种新的源于 phi29 噬菌体 DNA 的 pRNA 的异常稳定 RNA 基序(Shu et al.，2011；Haque et al.，2012)。这个基序由三部分 RNA 低聚物自行组装成稳定的三叉接口(3WJ-pRNA)，且不含金属盐，可耐受 8mol/L 尿素变性，在极低浓度下也不解离。三叉接口(3WJ)基序的每个臂可分别结合一个 siRNA、核酶、miRNA，而且不影响中央核心折叠的适配体，纳米颗粒的每个子 RNA 分子能折叠成它们各自的结构，并保留它们独立的功能(Shu et al.，2011；Haque et al.，2012)。因此，三叉接口(3WJ)核心作为一种超稳定平台，用来构建含有 PSMA 适配体和 siRNA(或 miRNA)多功能纳米颗粒，并用于联合靶向治疗(图 18.3)。

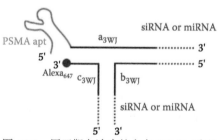

图 18.3　用于靶向治疗的含有 PSMA 适配体和两个 PSMA siRNA 的三价 3WJ-pRNA 纳米颗粒示意图。

18.8　结　　论

　　很显然，从治疗的长远前景来看，PSMA 结合适配体在癌症治疗领域有着显著而巨大的潜力待开发。每年都有很多用 PSMA 结合适配体应用于不同前列腺癌治疗系统的有趣而新颖的实例。在过去 10 年里，PSMA 适配体已经用于运输治疗性 RNA 分子、聚合物纳米颗粒和针对前列腺癌细胞的药物。作为靶向给药的模型系统，PSMA 系统的 RNA 纳米技术治疗应用有无限可能。此外，使用 PSMA 作为模型设计和测试运输系统，只要其他特异的运输方法可行，也可用于其他癌症治疗。

　　总体而言，在设计癌症治疗中，RNA 纳米技术已成为一个强大工具，将来也是有效的工具。

<h1 style="text-align:center">致　　谢</h1>

　　这项研究是 NIH 的 EB003730 和 CA151648 对 P. G.的支持，P. G.是 Kylin Therapeutics 公司和 Biomotor and Nucleic Acid Nanotechnology Development Corp. Ltd 的创始人。

<h2 style="text-align:center">参 考 文 献</h2>

Bacich DJ, Pinto JT, Tong WP, and Heston WD (2001). Cloning, expression, genomic localization, and enzymatic activities of the mouse homolog of prostate-specific membrane antigen/NAALADase/folate hydrolase. *Mamm Genome*, 12, 117–123.

Bagalkot V, Farokhzad OC, Langer R, and Jon S (2006). An aptamer-doxorubicin physical conjugate as a novel targeted drug-delivery platform. *Angew Chem Int Ed Engl*, 45, 8149–8152.

Bagalkot V, Zhang L, Levy-Nissenbaum E, Jon S, Kantoff PW, Langer R, and Farokhzad OC (2007). Quantum dot-aptamer conjugates for synchronous cancer imaging, therapy, and sensing of drug delivery based on bi-fluorescence resonance energy transfer. *Nano Lett*, 7, 3065–3070.

Cheng J, Teply BA, Sherifi I, Sung J, Luther G, Gu FX, Levy-Nissenbaum E, Radovic-Moreno AF, Langer R, and Farokhzad OC (2007). Formulation of functionalized PLGA-PEG nanoparticles for in vivo targeted drug delivery. *Biomaterials*, 28, 869–876.

Chu TC, Marks JW, III, Lavery LA, Faulkner S, Rosenblum MG, Ellington AD, and Levy M (2006a). Aptamer: toxin conjugates that specifically target prostate tumor cells. *Cancer Res*, 66, 5989–5992.

Chu TC, Shieh F, Lavery LA, Levy M, Richards-Kortum R, Korgel BA, and Ellington AD (2006b). Labeling tumor cells with fluorescent nanocrystal-aptamer bioconjugates. *Biosens Bioelectron*, 21, 1859–1866.

Chworos A, Severcan I, Koyfman AY, Weinkam P, Oroudjev E, Hansma HG, and Jaeger L (2004). Building programmable jigsaw puzzles with RNA. *Science*, 306, 2068–2072.

Dassie JP, Liu XY, Thomas GS, Whitaker RM, Thiel KW, Stockdale KR, Meyerholz DK, McCaffrey AP, McNamara JO, and Giangrande PH (2009). Systemic administration of optimized aptamer-siRNA chimeras promotes regression of PSMA-expressing tumors. *Nat Biotechnol*, 27, 839–849.

Dharmasiri U, Balamurugan S, Adams AA, Okagbare PI, Obubuafo A, and Soper SA (2009). Highly efficient capture and enumeration of low abundance prostate cancer cells using prostate-specific membrane antigen aptamers immobilized to a polymeric microfluidic device. *Electrophoresis*, 30, 3289–3300.

Guo P (2005). RNA nanotechnology: engineering, assembly and applications in detection, gene delivery and therapy. *J Nanosci Nanotechnol*, 5(12), 1964–1982.

Guo P (2010). The emerging field of RNA nanotechnology. *Nat Nanotechnol*, 5, 833–842.

Guo P, Zhang C, Chen C, Trottier M, and Garver K (1998). Inter-RNA interaction of phage phi29 pRNA to form a hexameric complex for viral DNA transportation. *Mol Cell*, 2, 149–155.

Hansma HG, Oroudjev E, Baudrey S, and Jaeger L (2003). TectoRNA and 'kissing-loop' RNA: atomic force microscopy of self-assembling RNA structures. *J Microsc*, 212, 273–279.

Haque F, Shu D, Shu Y, Shlyakhtenko L, Rychahou P, Evers M, and Guo P (2012). Ultrastable synergistic tetravalent RNA nanoparticles for targeting to cancers. *Nano Today*, 7, 245–257.

Jaeger L and Chworos A (2006). The architectonics of programmable RNA and DNA nanostructures. *Curr Opin Struct Biol*, 16, 531–543.

Jaeger L and Leontis NB (2000). Tecto-RNA: one dimensional self-assembly through tertiary inter-actions. *Angew Chem Int Ed Engl*, 39, 2521–2524.

Jaeger L, Westhof E, and Leontis NB (2001). TectoRNA: modular assembly units for the construction of RNA nano-objects. *Nucleic Acids Res*, 29, 455–463.

Kim E, Jung Y, Choi H, Yang J, Suh JS, Huh YM, Kim K, and Haam S (2010). Prostate cancer cell death produced by the co-delivery of Bcl-xL shRNA and doxorubicin using an aptamer-conjugated polyplex. *Biomaterials*, 31, 4592–4599.

Lee IH, An S, Yu MK, Kwon HK, Im SH, and Jon S (2011). Targeted chemoimmunotherapy using drug-loaded aptamer–dendrimer bioconjugates. *J Control Release*, 155, 435–441.

Lupold SE, Hicke BJ, Lin Y, and Coffey DS (2002). Identification and characterization of nuclease-stabilized RNA molecules that bind human prostate cancer cells via the prostate-specific mem-brane antigen. *Cancer Res*, 62, 4029–4033.

McNamara JO, Andrechek ER, Wang Y, Viles KD, Rempel RE, Gilboa E, Sullenger BA, and Giangrande PH (2006). Cell type-specific delivery of siRNAs with aptamer-siRNA chimeras. *Nat Biotechnol*, 24, 1005–1015.

Min K, Song KM, Cho M, Chun YS, Shim YB, Ku JK, and Ban C (2010). Simultaneous electrochemical detection of both PSMA (+) and PSMA (−) prostate cancer cells using an RNA/peptide dual-aptamer probe. *Chem Commun (Camb)*, 46, 5566–5568.

Ni X, Zhang Y, Ribas J, Chowdhury WH, Castanares M, Zhang Z, Laiho M, DeWeese TL, and Lupold SE (2011). Prostate-targeted radiosensitization via aptamer-shRNA chimeras in human tumor xenografts. *J Clin Invest*, 121, 2383–2390.

Rajasekaran AK, Anilkumar G, and Christiansen JJ (2005). Is prostate-specific membrane antigen a multifunctional protein? *Am J Physiol Cell Physiol*, 288, C975–C981.

Rockey WM, Hernandez FJ, Huang SY, Cao S, Howell CA, Thomas GS, Liu XY, Lapteva N, Spencer DM, McNamara JO, Zou X, Chen SJ, and Giangrande PH (2011a). Rational truncation of an RNA aptamer to prostate-specific membrane antigen using computational structural modeling. *Nucleic Acid Ther*, 21, 299–314.

Rockey WM, Huang L, Kloepping KC, Baumhover NJ, Giangrande PH, and Schultz MK (2011b). Synthesis and radiolabeling of chelator-RNA aptamer bioconjugates with copper-64 for tar-geted molecular imaging. *Bioorg Med Chem*, 19, 4080–4090.

Shu D, Huang L, Hoeprich S, and Guo P (2003). Construction of phi29 DNA-packaging RNA (pRNA) monomers, dimers and trimers with variable sizes and shapes as potential parts for nano-devices. *J Nanosci Nanotechnol*, 3, 295–302.

Shu D, Moll WD, Deng Z, Mao C, and Guo P (2004). Bottom-up assembly of RNA arrays and super-structures as potential parts in nanotechnology. *Nano Lett*, 4, 1717–1723.

Shu D, Shu Y, Haque F, Abdelmawla S, and Guo P (2011). Thermodynamically stable RNA three-way junctions as platform for constructing multifunctional nanoparticles for delivery of therapeu-tics. *Nat Nanotechnol*, 6, 658–667.

Wu X, Ding B, Gao J, Wang H, Fan W, Wang X, Zhang W, Wang X, Ye L, Zhang M, Ding X, Liu J, Zhu Q, and Gao S (2011). Second-generation aptamer-conjugated PSMA-targeted delivery system for prostate cancer therapy. *Int J Nanomed*, 6, 1747–1756.

Zhang F, Lemieux S, Wu X, St.-Arnaud S, McMurray CT, Major F, and Anderson D (1998). Function of hexameric RNA in packaging of bacteriophage phi29 DNA in vitro. *Mol Cell*, 2, 141–147.

第 19 章 RNA 适配体结合 RNA 纳米颗粒靶向给药

Katherine Genmer，Fengmei Pi(皮凤梅)，Peixuan Guo(郭培宣)，Xiaoting Zhang(张晓霆)
翻译：王 静 校对：汪琛颖，郝爱军

19.1 引　　言

对于许多人类疾病来讲，基于 RNA 的治疗手段已成为一种有着光明前景的治疗方法。对具有潜在治疗作用的 RNA[包括核酶、小发夹 RNA、小干扰 RNA(siRNA)、微小 RNA、反义寡核苷酸及 RNA 适配体]已进行过长时间的广泛研究(Guo, 2010；Keefe et al., 2010；Levy- Nissenbaum et al.，2008；Que-Gewirth and Sullenger，2007；Yan and Levy，2009)。目前仍然存在的一个主要问题就是如何实现 RNA(siRNA、核酶等)正确识别所需目标细胞并在系统和细胞内传递。这点来讲，以郭培宣博士为先导的包装 RNA(pRNA)纳米颗粒传递系统结合 RNA 适配体的最新研究成果提供了一种适合于在体内进行纳米级传递靶向给药的一种理想的方法。

pRNA 纳米颗粒是一个新的基于 RNA 的纳米药物输送系统。它是来源于噬菌体 phi29 的一种 RNA 分子，通过二聚体、六聚体或使用其稳定的三叉接口(3WJ)结构域作为支架形成。由于 pRNA 颗粒全部由 RNA 组成，因此，自然选择一个全部由 RNA 组成的传输系统作为传输 RNA 载体，可以允许所有优势 RNA 作为治疗剂保留。基于 RNA 治疗的一个主要障碍就是 RNA 在体内传输时，容易在血液中迅速降解。为了克服这个问题，郭博士实验室研究人员通过精心设计 RNA 序列和化学修饰(如在核糖环 C 和 U 端的 2′脱氧-2′氟修饰)，开发一种高度稳定和耐核糖核酸酶的 pRNA(Liu et al.，2011；Shu et al.，2011)。

RNA 适配体是能够结合到特定目标，有高亲和力和特异性的 RNA 寡核苷酸。RNA 适配体与 DNA 适配体，蛋白质核酸适配体和抗体相比，在靶向药物传输方面具有众多优势(Guo，2010；Keefe et al.，2010；Que-Gewirth and Sullenger，2007；Thiel and Giangrande，2010)。比较它们的肽和抗体，RNA 适配体更容易在指定的结构和化学上大量人工合成。此外，RNA 适配体通常被认为比肽或抗体在热力学方面更稳定。虽然 RNA 适配体功能与抗体相似，但是相比于其他大分子，如蛋白质或抗体，它们是已知具有低免疫原性或无免疫原性。而且，最近研究发现，RNA 适配体可以进一步化学修饰(如 2′脱氧修饰、2′氟修饰、2′NH3 修饰、2′氧甲基修饰)以实现高稳定性和避免在血液中核糖核酸酶剪切。此外，单链 RNA 适配体与其他类型适配体相比，不仅能够形成更紧密且更具体的结合到目标独特的三级结构，并且尺寸更小，更容易进入细胞。因此，结合 RNA 适配体精心设计 pRNA 纳米颗粒可以协助治疗性 RNA 纳米颗粒进入特定的细胞器中，最大限度地提高治疗效果，同时最大限度地减少其毒性药物输送系统。

19.2   RNA 纳米颗粒结构

RNA 纳米技术概念已经提出了十多年。大多数 RNA 分子是单链核苷酸，可以采用非常复杂的三维结构。因此，RNA 是一种用于纳米尺度药物输送、生物兼容的理想材料，特别是对寡核苷酸为基础的药物输送工程。

19.2.1   phi29 pRNA 在二聚作用下 RNA 纳米颗粒的形成

1987 年，郭博士等发现 phi29 pRNA 是由 117 个核苷酸的噬菌体 phi29 编码 pRNA 形成(Guo et al.，1987)。pRNA 分子马达靠六聚环促使约 11nm 大小的噬菌体 phi29 驱动以包装 DNA 导入原壳体。在这一过程中，pRNA 起着至关重要的作用。图 19.1 中描述的为野生型 pRNA 的一级结构(Liu et al.，2011)。pRNA 含有两个功能区：DNA 转运功能区和噬菌体前头结合区。DNA 转运功能区是由一个 3′或 5′双螺旋组成的，噬菌体前头结合区是由左、右回路组成。我们将右回路用大写字母(A、B、C)来命名，左回路用小写字母(a、b、c)来命名，表示不同回路序列，RNA 序列 A、B、C 与序列 a、b、c 是各

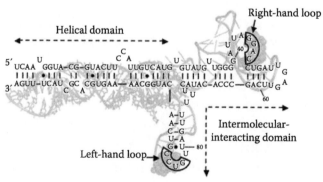

图 19.1   野生型 pRNA 一级序列和结构。[转自 Liu et al.(2011)，237-246. 美国化学学会，2011 年版权。]

自互补序列。如图 19.2，pRNA 二聚体纳米颗粒在 pRNA 分子马达 Ab 和 Ba 之间通过手握手环相互作用组装(Shu et al.，2004)。pRNA 二聚体纳米颗粒已被报道粒径约 25nm(Chen et al.，2000)，这使得它能够作为基因药物运输的纳米颗粒载体，由于它的体积小，因此，它可以逃脱网状内皮系统吞噬，也可以用于重复和长期基因药物递送。

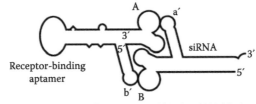

图 19.2　分子间二聚体形成通过手拉手互补的循环互动。
(转自麦克米伦出版有限公司 Guo et al.，2010 年版权。)

19.2.2　使用 pRNA 六聚体为支架形成 RNA 纳米颗粒

Chen 等(2000)证明 pRNA 二聚体是形成 pRNA 六聚体的基石。两个互补 pRNA 分子通过手拉手环相互作用，可以形成二聚体、四聚体和六聚体。图 19.3 为描述 pRNA 形成六聚体的示意图。pRNA 六聚体纳米颗粒中 6 部分可以提供 6 个位置去结合有疗效的分子如 siRNA、核酶、治疗型 RNA/DNA 核酸适配体或诊断型 RNA/DNA 核酸适配体进行药物输送。

19.2.3　基于三叉接口基序的 RNA 纳米颗粒

构建 pRNA 纳米颗粒分子的第三个方法是基于热力学稳定的 RNA 三叉接口基序 (Shu et al.，2011)。pRNA 含有两个能够独立折叠的功能区：DNA 转运功能区和噬菌体前头结合区。如图 19.4 描述的，这两个功能区由三叉接口基序连接。pRNA 三叉接口结

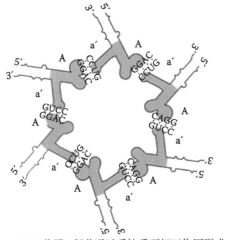

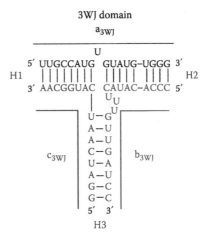

图 19.3　pRNA 分子 6 部分通过手拉手环相互作用形成 pRNA 六聚体示意图。(Chen C.et al.，生物化学杂志，275 期，17510-17516 页，美国生物化学与分子生物学学会授权，2000。)

图 19.4　pRNA 三叉接口基序形成 RNA 纳米颗粒结构(转自 Nat. Nanotechnol.，Shu et al.，麦克米伦出版有限公司版权，2011 年。)

构域被证明是非常稳定的，它甚至可以在 8mol/L 尿素或较大浓度稀释中保持折叠。通过结合 RNA 治疗型分子，如 siRNA 或 RNA 适配体，以三叉接口基序组装形成 RNA 纳米颗粒，在体内进行靶向 RNA 治疗。

19.3　结合 RNA 适配体到 RNA 纳米颗粒的靶向药物传输

Paul Enrlich 于 1902 年提出了靶向给药系统(TDDS)的概念，这是他首次称这种假想的药物为"灵丹妙药"(Enrlich, 1957)。在一般情况下，靶向给药需要靶向给药系统进行有选择地递送治疗到病变部位，而不依赖其实施方法。从它的到达部位来分，靶向给药系统可分为三个等级：第一级将药物传输到指定器官或组织，第二级将药物传输到特殊细胞，第三级将治疗型分子传输到细胞中特定位置。

根据传输模式，靶向给药系统也可分为三种类型：被动的，主动的，物理的。在过去几十年，针对被动靶向给药系统有很多研究，如脂质体，纳米乳剂，微胶囊和高分子纳米微球。被动靶向定位依赖于天然药物递送系统中的分布模式，作为药物载体可以由网状内皮系统的巨噬细胞摄取，然后主要转移到肝脏和脾脏。然而，被动靶向机制很难传输药物到其他器官，因为在体内分布的被动靶向药物载体的纳米颗粒粒径和表面性质很大地影响了药物输送。一般来说，当颗粒大于 7μm，它会通过机械过滤在最小的肺毛细血管中保留，当颗粒小于 7μm，颗粒会被肝和脾中巨噬细胞摄入；通常在 200~400nm 的颗粒载体收集并迅速被肝脏清除。主动靶向制剂，具有靶向识别功能的物质作为"弹头"修饰药物载体直接靶向到目标区域，增强药效效率。这些修改包括纳米颗粒的聚乙二醇化技术，隐藏巨噬细胞中的颗粒，结合可以与靶细胞受体作用的特殊配体或抗体。物理和化学靶向制剂利用物理或化学材料来帮助定位到特定目标位置。例如，采用磁性材料的磁靶向给药的药物制剂，制剂在外部施加磁场指导下集中到特定的目标区域，而热或 pH 靶向给药制剂通过改变温度和 pH，利用热或 pH 敏感材料传输治疗药物到特定的宏观环境中。

19.3.1　RNA 适配体和 SELEX 技术

RNA 适配体是一种 RNA 寡核苷酸，它能够绑定到特定目标，该目标有高亲和力、特异性且与抗原相互作用的抗体高度相似。RNA 适配体隔离最初在 Turek 和 Gold(1990) 和 Ellington 和 Szostak(1990) 两个独立的实验室开发，他们通过实验最终提出了指数数量级富集的配基系统进化技术(SELEX)。SELEX 过程要开始，首先要合成 RNA 随机库。一般情况下，在中心区域两侧中任一侧的一个恒定序列区域，这些 RNA 寡核苷酸设计为一个随机的 20~80 个核苷酸的核苷酸序列，这个随机库将接触感兴趣的目标，可能是小分子、蛋白质、细胞，甚至有机体(Dua et al., 2011；Keefe et al., 2010；Levy-Nissenbaum et al., 2008；Thiel and Giangrande, 2010)。未被绑定目标的 RNA 适配体将被丢弃，而那些已绑定的 RNA 适配体通过反转录和 PCR 生成一个相应的 DNA 文库。然后，DNA 文库再进行 RNA 转录，将得到的 RNA 文库再次接触感兴趣的目标，进行另一轮 SELEX 过程。这个过程通常是重复 5~15 次，获得适配体的解离常数(K_d)单位一般在纳摩尔到皮摩尔(Dua et al. 2011；Yan and Levy 2009)。

通过这个基本的 SELEX 过程，以及对于这个过程最新研究，如 Cell-SELEX 技术、Cross-over SELEX 技术和 Tissue-SELEX 技术，大量 RNA 适配体已经具备隔离绑定目标的能力(Dua et al.，2011；Levy-Nissenbaum et al.，2008；Yan and Levy，2009)。值得注意的是，许多这些目标成为各种人类疾病的细胞表面标志物，可以应用这些 RNA 适配体传输治疗型 RNA，尤其是那些基于 RNA 干扰的目标：小干扰 RNA(siRNA)、小发夹 RNA 和微小 RNA。

19.3.2　结合适配体到 RNA 纳米颗粒的方法

在 RNA 适配体结合纳米颗粒过程中，关键的一步就是根据 RNA 纳米颗粒的物理和化学性质设计一个全局结构。如果 RNA 适配体已经选择了已知序列，它就在 RNA 体外转录或是化学合成之前，和 RNA 纳米颗粒结合。郭博士和他的同事成功通过三叉接口 pRNA 基序特性结合孔雀石绿适配体和 RNA 纳米颗粒。体外实验表明适配体在和三叉接口 pRNA 纳米颗粒结合后仍然具备其功能(图 19.5；Shu et al.，2011)。孔雀石绿适配体纳米颗粒序列是基于三叉接口 pRNA 基序三部分的序列合理设计而成的。RNA 三部分用 T7 RNA 聚合酶的 DNA 模板在体外转录合成，当 RNA 在相等的摩尔比下进行混合时，

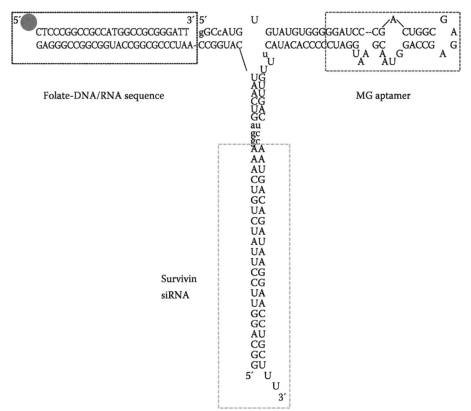

图 19.5　采用 3WJ-pRNA 基序作为支架，RNA 纳米颗粒结合孔雀石绿适配体，生存的 siRNA 和叶酸 DNA/RNA 序列图。(转自 Shu et al.，麦克米伦出版有限公司 Nat Nanotechnol.，2011 年版权。)

RNA 纳米颗粒开始进行自组装。如果目前还没有已知 RNA 适配体可用于所需的应用，还有一种方法可以结合适配体和 RNA 纳米颗粒，结合一段随机序列到一个已定义的 RNA 纳米颗粒结构中。如前所述，SELEX 实验形成随机序列库，影响 RNA 纳米颗粒与目标肽、蛋白质或是细胞。随机序列的 DNA 文库转录成 RNA 文库，然后采用分区技术，如硝酸纤维素分区、毛细管电泳分区等，分离结合的和未结合的 RNA。结合的 RNA 纳米颗粒进一步洗脱，并用作模板进行反转录和 PCR，进行下一轮的 SELEX 实验。

19.3.3　结合适配体和 RNA 纳米颗粒的关键因素

当设计适配体结合 RNA 纳米颗粒时，需要考虑的关键因素之一是，适配体应该是与 RNA 纳米颗粒的外球位点(outsphere site)结合，从而可以实现适配体靶向给药功能。

另一个关键因素是确保适配体在结合 RNA 纳米颗粒核苷酸后，仍然保持正确的折叠。如果适配体中有一个双链螺旋 RNA，我们可以连接适配体两段和 RNA 纳米颗粒的螺旋端部。如果适配体中有一个单链 RNA 循环结构，那么我们只可以连接适配体的一端和 RNA 纳米颗粒载体的开口端。例如，当设计结合 anti-gp120 适配体和 pRNA 纳米颗粒时，Zhou 等设计了两种不同嵌合 pRNA 和 anti-gp120 适配体结构。

在一个结构中，双螺旋两端部 anti-gp120 适配体和 pRNA 端第 23 个和第 97 个核苷酸结合(pRNA-A1-D3)，在另一种结构中，anti-gp120 适配体被直接附着到 pRNA 的 5′端(pRNA-A1-D4；图 19.6；Zhou et al.，2011)。

体外研究表明，pRNA 适配体嵌合体可以特异地结合，内化到细胞中表达人类免疫缺陷病毒(HIV)的 gp120，pRNA-A1-D3 的解离常数(Kd)约 48nmol/L，而 pRNA-A1-D4 约 79nmol/L。

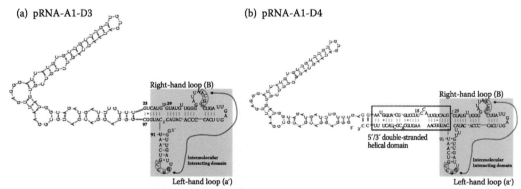

图 19.6　纳米颗粒隐藏抗艾滋病毒 gp120 适配体示意图。(a)由 pRNA-A1-D3，适配体序列插入 3′/5′双螺旋结构域(第 23 个核苷酸片段)和循环域(第 97 个核苷酸片段)。(b)pRNA-A1-D4，适配体序列直接附加到 pRNA 的 5′/3′双链螺旋结构域的 5′端。(转自 Methods，54，Zhou et al.，Dual functional RNA nanoparticles containing phi29 motor pRNA and anti-gp120 aptamer for cell-type specific delivery and HIV-1 inhibition，284-294，Elsevier，2011。)

19.4　RNA 适配体结合 pRNA 纳米颗粒的应用现状

由于 pRNA 纳米颗粒完全由 RNA 组成，当结合 RNA 适配体形成靶向传递系统时，会允许所有优势 RNA 作为治疗剂保留下来。我们已经介绍了 pRNA 和适配体结构和合成，也讨论了设计结合 RNA 适配体和 pRNA 的方法和关键因素。在 RNA 适配体结合 pRNA 作为靶向治疗系统中，RNA 具不稳定性，且容易在体内血液中快速降解，这一原因也严重制约了治疗系统。近日，郭博士实验室研究人员发现，pRNA 的 2′-氟修饰在动物体内化学性和代谢较稳定，更重要的是，他们已经研究出，尽管对 2′-氟修饰，pRNA 功能和生物活性仍然保持不变。目前，pRNA 纳米颗粒靶向给药系统已被用于结合 CD4 适配体和 anti-gp120 适配体，并且已投入到抗癌和抗病毒感染治疗测试中。

郭博士实验室使用了 pRNA 二聚体纳米颗粒传输特异性的 siRNA 促进存活基因，他们称之为 CD4-阳性细胞存活素。这是通过 survivin-siRNA 取代 pRNA 序列的 3′或 5′双螺旋环，并且与 anti-CD4 适配体结合为 pRNA。他们发现这个二聚体是能够专门针对 CD4 阳性淋巴细胞沉默靶基因表达并降低细胞活力(Guo et al.，2005)。最近，郭博士实验室研究人员已发现，在 25 个不同生物系统的 3WJ 修饰中，pRNA 的 3WJ 是最稳定的结构(Shu et al.，2011)。他们研究认为，3WJ-pRNA 的每个臂可以进行上述 CD4 受体结合 RNA 适配体 siRNA 或核酶，将它们传输到体外和体内的靶细胞。更重要的是，他们进一步表明，2′-F 修饰的 3WJ-pRNA 耐受核糖核酸酶且仍然能保持正确折叠，并能在体外和体内环境中，组合功能性部分到靶细胞。

此外，郭博士研究小组还将 anti-gp120 适配体结合 pRNA 研究 HIV-1 感染(Zhou et al.，2008，2009，2011；Zhou and Rossi，2011)。HIV-1 病毒表面表达一种称为糖蛋白 gp120 的蛋白质，它识别宿主细胞的 CD4 细胞受体并发起膜融合，最终导致病毒 RNA 和酶的传输。一旦感染 HIV-1，这些细胞也在 gp120 细胞表面上表达。Zhou 等已经生成 gp120 适配体嵌合体针对 HIV-1 tat/转基因区域的 siRNA，他们发现这些嵌合体可以特异性地内化到细胞表达 gp120 的沉默靶基因表达。

最近，Rossi 博士研究小组还使用郭博士研究的 pRNA 系统用 anti-gp120 适配体形成一种如前面所述的双功能性 RNA 纳米颗粒嵌合体，同时取得细胞特异性类型传输和病毒复制的定向抑制(Zhou et al.，2011)。

19.5　结论与未来展望

相比于抗体，RNA 适配体的高亲和力和特异性使它们在靶向传输治疗中有巨大优势。根据本章讨论，结合 RNA 适配体和 pRNA 纳米颗粒进行靶向治疗在治疗癌症和病毒感染已渐露头角。除了靶向治疗上述 pRNA 纳米传输系统，使用 RNA 适配体进行疾病治疗的药物传输治疗研究还有很多别的方法，RNA 纳米技术凭借其诸多优点，包括它的体积小、稳定性高、多点结合能力、较低的免疫原性性质，特别是随着越来越多的不断增长的针对疾病目标的 RNA 适配体的分离，RNA 适配体无疑会在靶向治疗舞台上获得更多的应用。随着 RNA 纳米技术的广泛深入研究及快速发展，以及最近美国食品药品监督管理局批准 RNA 作为一种治疗方法，我们期待 RNA 适配体不仅仅只是作为一种靶向治疗的传输工具的光明未来。

致　　谢

我们感谢 X.ZHANG 和 P. Guo 实验室成员提出宝贵的意见和建议。该研究由瑞德.辛辛那提奖，国防部才智奖，Susan G. Komen for the Cure - Career Catalyst 基金(to X. Z.)支持；University of Cincinnati Cancer Center Startup and Institutional Clinical and Translational Science Award，NIH/NCRR 支持 UL1RR026314(to X. Z.)；National Institutes of Health grants EB003730，GM059944，and CA151648(to P. G.).郭博士是美国 Kylin Therapeutics 公司和 Biomotor and Nucleic Acid Nanotechnology Development 股份有限公司创始人。

参 考 文 献

Chen, C., Sheng, S., Shao, Z., and Guo, P. (2000). A dimer as a building block in assembling RNA. A hexamer that gears bacterial virus phi29 DNA-translocating machinery. *J Biol Chem* 275, 17510–17516.

Dua, P., Kim, S., and Lee, D.K. (2011). Nucleic acid aptamers targeting cell-surface proteins. *Methods* 54, 215–225.

Ehrlich, P. (1957). *The Collected Papers of Paul Ehrlich: Immunology and Cancer Research*. Pergamon Press, London, 442.

Ellington, A.D., and Szostak, J.W. (1990). In vitro selection of RNA molecules that bind specific ligands. *Nature* 346, 818–822.

Guo, P. (2010). The emerging field of RNA nanotechnology. *Nat Nanotechnol* 5, 833–842.

Guo, P.X., Erickson, S., and Anderson, D. (1987). A small viral RNA is required for in vitro packaging of bacteriophage phi29 DNA. *Science* 236, 690–694.

Guo, S., Tschammer, N., Mohammed, S., and Guo, P. (2005). Specific delivery of therapeutic RNAs to cancer cells via the dimerization mechanism of phi29 motor pRNA. *Hum Gene Ther* 16, 1097–1109.

Keefe, A.D., Pai, S., and Ellington, A. (2010). Aptamers as therapeutics. *Nat Rev Drug Discov* 9, 537–550.

Levy-Nissenbaum, E., Radovic-Moreno, A.F., Wang, A.Z., Langer, R., and Farokhzad, O.C. (2008). Nanotechnology and aptamers: applications in drug delivery. *Trends Biotechnol* 26, 442–449.

Liu, J., Guo, S., Shlyakhtenko, L.S., Cinier, M., Shu, Y., Chen, C., Shen, G., and Guo, P. (2011). Fabrication of stable and RNase-resistant RNA nanoparticles active in gearing the nanomotors for viral DNA packaging. *ACS Nano* 5, 237–246.

Que-Gewirth, N.S., and Sullenger, B.A. (2007). Gene therapy progress and prospects: RNA aptamers. *Gene Ther* 14, 283–291.

Shu, D., Moll, W.D., Deng, Z., Mao, C., and Guo, P. (2004). Bottom-up assembly of RNA arrays and superstructures as potential parts in nanotechnology. *Nano Lett* 4, 1717–1723.

Shu, D., Shu, Y., Haque, F., Abdelmawla, S., and Guo, P. (2011). Thermodynamically stable RNA three-way junction for constructing multifunctional nanoparticles for delivery of therapeutics. *Nat Nanotechnol* 6, 658–667.

Thiel, K.W., and Giangrande, P.H. (2010). Intracellular delivery of RNA-based therapeutics using aptamers. *Ther Deliv* 1, 849–861.

Tuerk, C., and Gold, L. (1990). Systematic evolution of ligands by exponential enrichment: RNA ligands to bacteriophage T4 DNA polymerase. *Science* 249, 505–510.

Yan, A.C., and Levy, M. (2009). Aptamers and aptamer targeted delivery. *RNA Biol* 6, 316–320.

Zhou, J., and Rossi, J.J. (2011). Current progress in the development of RNAi-based therapeutics for HIV-1. *Gene Ther* 18, 1134–1138.

Zhou, J., Li, H., Li, S., Zaia, J., and Rossi, J.J. (2008). Novel dual inhibitory function aptamer-siRNA delivery system for HIV-1 therapy. *Mol Ther* 16, 1481–1489.

Zhou, J., Shu, Y., Guo, P., Smith, D.D., and Rossi, J.J. (2011). Dual functional RNA nanoparticles containing phi29 motor pRNA and anti-gp120 aptamer for cell-type specific delivery and HIV-1 inhibition. *Methods* 54, 284–294.

Zhou, J., Swiderski, P., Li, H., Zhang, J., Neff, C.P., Akkina, R., and Rossi, J.J. (2009). Selection, characterization and application of new RNA HIV gp 120 aptamers for facile delivery of Dicer substrate siRNAs into HIV infected cells. *Nucleic Acids Res* 37, 3094–3109.

第 20 章　外膜囊和外膜囊泡用于治疗脑疾病

Jayden A. Smith，Clara Alfaro-Cervello，Chiara Cossetti，Nunzio Iraci，Matilde Stefanini，and Stefano Pluchino
翻译：王　静　校对：汪琛颖，王少英

20.1　引　　言

　　RNA 在生物系统中是一种普遍存在的多功能分子。它一度被认为不仅仅是分子生物学的中心法则中的中间体，其已知的各种各样变量，结构和功能依然存在很多未知。更重要的是，RNA 在遗传信息各级中是活跃的，包括储存、操纵、表达，甚至破坏，这些在生物学中也发挥了基础性作用。此外，先天多功能性 RNA 开始被利用于生物技术的应用，包括在治疗上的发展前景。RNA 细胞传输，作为自然间通信的一部分或作为治疗的结果，必须克服体内稳定性和高效细胞进入细胞的重大障碍。众所周知，RNA 在核糖核酸中容易退化——在细胞外环境中无处不在，并且是带负电荷的多核苷酸——必须拮抗穿过细胞膜的一个不利的电位差。虽然化学修饰 RNA 分子有所进展[2'-F 在体内的水解稳定性提高糖修饰(例如，Liu et al.，2011；Shu et al.，2011)]，络合各种聚阳离子聚合物，脂质和肽能抵消这样的问题(Akhtar and Benter 2007；Gao and Huang 2009；Juliano et al.，2008；Whitehead et al.，2009)，自然来解决这个问题的方法之一是通过分泌膜性囊泡的使用(例如，细胞外)。这些天然存在的纳米囊泡通过细胞外环境中潜在的细胞靶点(受体)来覆盖，保护和穿梭其生物活性——脂类、蛋白质、核酸或其他生物分子。不仅仅是惰性碎片或诊断标记反映它们的母细胞的生理状态，外膜囊泡(EMV)似乎参与非常具体的靶向通信和细胞转移。

研究穿梭脂质、蛋白质、表面标志物在 EMV 介导的细胞间通讯角色，已取得重大进展，然而，尚未转化的 RNA 所扮演的角色只是在最近才引起一个相当大的兴趣。这已经至少部分澄清 RNA 干扰(RNAi)技术所产生的小非编码 RNA 转录后基因调控的进展。由 EMV 促进 RNAi 的活性药物似乎是一个广阔的和潜在的在有机体细胞间的通信网络的重要组成部分，并在无数病理和生理过程中扮演着重要角色。因此，更好地了解 EMV 介导的 RNA 转化所涉及的机制是必要的，这不仅推动我们理解基本生物学和疾病起源，也调制和再利用了这些过程，是一种很有前途的新治疗途径。这种方法可能特别应用于治疗中枢神经系统的疾病，治疗进展不是很明显，需要在复杂的免疫专业环境中操纵，有证据表明，这一环境是建立在 EMV 介导的细胞间通讯基础上的(Cossetti et al.，2012；Lai and Breakefield，2012)。

20.2　外膜囊泡

20.2.1　外膜囊泡生物学

载体囊泡在细胞内是司空见惯的，它们的作用是在细胞内生物分子之间进行运输，然而主动外膜囊泡作为介导在远端细胞之间通信的概念最近才被研究出来。EMV 广义概念用来描述膜结构，由供体细胞分泌到细胞外空间，之后，在生物体中采取其他受体细胞分泌。EMV 由脂质双分子层组成，嵌入跨膜蛋白，包膜的亲水性水溶性生物分子，其内部和结构组分很大程度上是由它们的亲本细胞系组合物组成(因此它们在受体细胞上产生影响)。ENV 分泌对特定刺激的响应是组成型和诱导性的，如受体激活或在应力条件下的响应，依赖于细胞和 EMV 型(Thery et al.，2009)。

多年来的 Byzantine 命名并介绍了许多不同类型的已经确定的 EMV。这些膜泡往往根据其形态，内容和表面化学基础来区分(脂肪和蛋白质位置)，往往反映了 EMV 家族的特点(lineage)。EMV 传统描述是根据它们母细胞导致大量不同品种被识别和标记(Cocucci et al.，2009)。然而，最近，基于 EMV 生物合成和释放的一般机制的系统分类已被采纳并提供了最大的一致性。

在这个制度下，三大类 EMV 特点(图 20.1)：①外来体(exosome)，源于核内体通路的多泡体(MVB)；②脱落囊泡(ectosome)，源于细胞质膜的直接起泡；③细胞凋亡小泡，质膜衍生囊泡的过程中释放的凋亡细胞。

每个类别中包含多种不同 EMV 类型，每一个都可以基于它们的生物合成途径的生化标记物以区别。

20.2.1.1　外来体

首次发现，在哺乳动物网织红细胞中，外来体是均匀的，EMV 形状呈飞碟形，其直径为 30~100nm。虽然不能完全理解外来生物合成与运输，它们的形成起源于披网格蛋白微质膜内陷(invagination)，进入细胞内分选及运输到早期内体所需的复合物。随后正

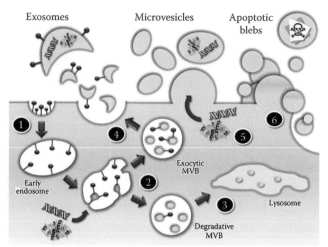

图 20.1　三个通用 EMV 生物合成途径。外来体通过受体涂层质膜内陷(invagination)产生并形成核内体
(1)腔内囊泡进入核内体开始发育，进行封装，内体成熟后成 MVB(2)这些 MVB 或被溶酶体降解(3)
或胞吐作用，释放到细胞外环境作为外来体(4)微泡结合生物活性并直接开始进入发育与裂变质膜的路
段(5)这一途径变化产生多样化的 EMV 亚型，依赖于引起变化的母细胞类型和生理过程。最后，细胞
凋亡小泡通过萎缩和凋亡细胞产生碎片(6)。

在发育的腔内囊泡进入内体本身导致复合物在成熟时进入大 MVB 中。这些 MVB 最终
运输到溶酶体中降解(降解 MVB)或细胞(细胞外 MVB)与质膜融合，释放其腔内囊泡到
细胞外空间。虽然胞内体分选复合物所起的运输作用是负责囊泡降解积累，腔内囊泡指
定分选在细胞外释放似乎是独立的传输机制分选胞内复合物，且其在 MVB 上的微域筏
内受控于鞘脂神经酰胺的分布(Trajkovic et al.，2008)。这个过程说明了在外来体中观察
到的神经酰胺富集(来自 MVB 膜特定的脂质和蛋白质)，它们的胞内体来源体现在核内
体相关蛋白的丰度，如 ALIX 和 TSG101；然而，通过哪种特异性的胞内蛋白进行分类
从而进入内体腔的机制仍不清楚。典型来说，通常外来体比其他类型 EMV 具有较低水
平的膜磷脂酰丝氨酸，这将直接从细胞膜产生，且有丰富的第四家族(tetraspanin family)
表面蛋白，特别是 CD9、CD63、CD81 被认为是规范的外来体标记(Lee et al.，2011)。
他们还发现运输膜蛋白的 RAB 家族被富集起来(Bobrie et al.，2011)并相信外来体分泌发
挥作用，这个过程仍然可以增加特定的细胞刺激率。

　　另一类源自内部细胞区的囊泡研究已被确定，不同于其更小的尺寸(20~50nm 直径)
而且缺乏脂质筏。这些所谓似外来体的囊泡表达肿瘤坏死因子受体-1，虽然其确切性质
仍有待确定(Hawari et al.，2004)。

20.2.1.2　脱落囊泡或外皮层

　　这一类 EMV 属于外皮层，包括用各种不同形状和大小，直径为 100~1000nm。最近
一些研究采用更严格的差别化标准建立脱落囊泡球体,其直径小于 200nm(Cocucci et al.，
2009)；但是，为了便于区分，它已成为普遍使用的名称，参阅 EMV 类别的所有共享一
个类似生物合成。相比于外来体内吞起源，脱落囊泡出现向外发育，随后质膜的裂变，

细胞质封装囊泡释放到细胞外空间。

导致脱落囊泡生物合成机制仍然不好界定，但它们被认为是富含在质膜上的胆固醇的脂质筏(del Conde et al.，2005)。事实上，脱落囊泡通常表现出高水平磷脂酰丝氨酸的暴露和在脂质筏相关的蛋白质富集，如组织因子和 flotillin -1，以及各种选择素和整合素，CD40 配体，补体受体-1，基质金属蛋白酶 MMP2 和 MMP9(Lee et al.，2011；Thery et al.，2009)。健康细胞之间脱落囊泡释放速率是缓慢的，但是如外来体，在适当刺激下会有所增加。与此相反，最近发现各种 EMV 名为 gesicles 在水泡性口炎病毒刺突蛋白的过表达细胞中脱落(Mangeot et al.，2011)。虽然仍然保留其特征，gesicles 似乎是一个平均直径大约 100nm 的异质群体。其生物合成途径是未知的，但它们缺乏典型外来体的核内体起源的标记表示。较小质膜衍生的小泡，即所谓 *membrane particles*，也已经被描述。这些球形颗粒，直径 50~80nm，密度为 1.04~1.073g/cm^3，导致在质膜富集干细胞标记 prominin-1 (CD133)的子域脱落。虽然膜粒子的脂质组合物还有待阐明，但是它是已知的，像其他已知质膜衍生 EMV，它们在表面上不表现出四旋蛋白 CD63 标记(Marzesco et al.，2005；Thery et al.，2009)。

20.2.1.3 凋亡小泡

凋亡小泡是一个比较大的，直径 50~500nm，密度为 1.16~1.28g/cm^3 的异构 EMV，顾名思义，在凋亡后期，细胞通过收缩和分裂脱落。像脱落囊泡，囊泡起泡触发过程导致小泡凋亡，在其表面表现出高水平磷脂酰丝氨酸，并发现在组蛋白中高度浓缩(Mathivanan et al.，2010；Thery et al.，2009)。此外，凋亡小泡中含有基因组 DNA 片段，使它们在基因水平转移的潜在媒介间沟通(Holmgren，2010)。

20.2.2 EMV 功能

精细调节细胞间的通信是必要的，以保证多细胞生物体正常运作。交换的消息采取各种各样形式，由小分子到肽、蛋白质、糖蛋白、脂类、生长因子和核酸。典型地，这种方式的通信被认为是通过介导细胞连接形成(如缝隙连接)的直接的细胞–细胞间黏附的接触，在膜结合信号分子和受体上相邻的单元格(邻分泌信号)和可溶性信使分子(激素、细胞因子、趋化因子等)之间释放，以影响旁分泌和内分泌的信号。最近，膜纳米管已在大距离(>100μm)被观察到细胞连接，提供另一个细胞间的信号假定手段的证据：交换遗传信息，或在远侧细胞之间转让病原体(Davis and Sowinski，2008)。此外，这些纳米管似乎阻碍流动小分子，而不是促进囊泡包装材料的转移(Rustom et al.，2004)。虽然囊泡分泌已分成多种不同细胞类型，但只有少数，如短距离，通过胞外囊泡细胞—细胞间三通信[神经之间的突触交流，如 Sudhof(2004)]被视为典型。

尽管超过半个世纪前(Wolf，1967)，凝血的证据(Bastida et al.，1984)和肿瘤的生长(Taylor and Black，1986)新兴了几十年。直到最近，EMV 被广泛认为是没有受损或坏死细胞所产生的惰性碎片。事实上，EMV 可以被认为是假定被动的生物标志物的病理状态；目前，许多外来体研究专注于肿瘤抗原和抗原的 T 细胞(Schorey and Bhatnagar，2008)。尽管如此，已研究出 EMV 不只是从它们母细胞的生物分子中随机抽样，实际上，是按照特定的顺序排序和运输机制的结果(Chen et al.，2012；Pant et al.，2012)。此外，一旦供体细胞分泌，EMV 以一个特定的，有针对性的方式与受体细胞间通信(Cocucci et al.，2009)，体现其作用(Camussi et al.，2010；Mathivanan et al.，2010；Mause and Weber，2010；Ratajczak et al.，2006b；Simons and Raposo，2009)。例如，血小板衍生 EMV(库)(有时也被称为微粒)靶向单核细胞，而不是中性粒细胞(Losche et al.，2004)；反之，EMV 通过中性粒细胞释放(ectosomes)特定巨噬细胞，树突状细胞(DC)和血小板(Eken et al.，2008；Gasser et al.，2003；Pluskota et al.，2008)。

　　在各种生理和病理过程中，因为它们载荷上的特定功能，EMV 作用正变得越来越明显，而这又取决于衍生它们的细胞(Al-Nedawi et al.，2009)。EMV 能够在生物体液中广泛流传，并发挥其功效，与囊泡隔离于流体外，如血浆(Caby et al.，2005)、血清(Taylor et al.，2006)、唾液(Palanisamy et al.，2010)、尿液(Pisitkun et al.，2004)、牛奶(Admyre et al.，2007)、精液(Poliakov et al.，2009)和脑脊液(Street et al.，2012)。一旦达到靶向受体细胞，EMV 黏附到细胞表面(脂质或配体-受体相互作用介导，Koppler et al.，2006；Nolte-'t Hoen et al.，2009；Segura et al.，2007)，内部通过(潜在的受体介导)内吞作用摄取(Gasser and Schifferli，2004；Miyanishi et al.，2007；Morelli et al.，2004)，或直接融合囊泡和细胞膜(Mangeot et al.，2011；　Parolini et al.，2009)。

　　EMV 细胞相互作用的最终结果是调制靶细胞的生理功能，通过任何不同机制引起，最终影响整体组织或有机体的生物学。这些过程最根本和最好的特征在于 EMV-介导细胞至细胞的信号转导调控，无论是通过配体-受体相互作用的靶细胞直接刺激，或从 EMV(通过潜在膜融合)通过表面受体转移(Cocucci et al.，2009；Lee et al.，2011)。大量涵盖免疫反应(Bobrie et al.，2011；Chaput and Thery，2011；Clayton and Mason，2009；Pilzer et al.，2005；Thery et al.，2009)和传播致病状态(Al-Nedawi et al.，2009；Lee et al.，2011；Schorey and Bhatnagar，2008)的文献已发现 EMV 作为抗原物质，甚至抗原肽-MHC 复合物，它们是抗原提呈细胞潜在来源和免疫反应的重要介导。例如，来自于 B 淋巴细胞 EMV 富集蛋白参与抗原呈现，并能在体外刺激 T 细胞(Escola et al.，1998；Muntasell et al.，2007；Raposo et al.，1996)，肿瘤衍生外来体可在 DC 的存在下，诱导抗原特异性 T 细胞激活，但却没有在其他肿瘤抗原下显现(Andre et al.，2002；Wolfers et al.，2001)，已发现 B 细胞通过 EMV 到卵泡 DCs 运输 MHC II，否则不表达 MHC II (Denzer et al.，2000)。目前现象说明了 EMV-介导的膜元件在疾病的细胞增殖中的作用，如增加艾滋病毒易感性和通过 EMV-shuttled CCR5 的趋化因子受体提高巨噬细胞的抗凋亡性(Mack et al.，2000)，Fas 配体(所谓的"细胞死亡配体"；Kim et al.，2005a)的受体 T 淋巴细胞凋亡增加频率，以及通过致癌物 EGFRvIII 受体的运输到不受影响的脱落囊泡细胞使脑胶质瘤生长进行传播(AL-Nedawi et al.，2008)。此外，EMV 可能作为平台扩展超分子作用，通过它更复杂的多信号过程进行协调(Cocucci et al.，2009；Gasser and Schifferli，2004)，例如，在凝血启动中，组织因子 EMV 发挥的作用(del Conde et al.，2005；Muller et al.，2003)。EMV-介导的细胞间信号也可以影响细胞成熟；例如，中性粒细胞衍生外皮层已经表明，延缓成熟的 DC 表面结合后(Eken et al.，2008)，活化 DC 的 EMV 可以吸收静止的 DC,引发其成熟和提高抗原提呈能力(Obregon et al.，2006）。

　　EMV 影响受体细胞生物的另一个途径是通过生物活性传送到目标细胞质内的囊泡。这种现象研究最多的是在蛋白质方面，许多已确定的 EMV 载荷功能被认为是影响各种细胞功能（Camussi et al.，2010；Lee et al.，2011； Mause and Weber，2010；Ratajczak et al.，2006b；Simpson et al.，2008）。EMV-介导的蛋白转移已经发现一些流程，包括发展和分化的调制（Entchev and Gonazlez-Gaitan，2002；Greco et al.，2001），通过药物代谢酶耐药输送（Conde-Vancells et al.，2010）和转移转录因子基因表达调控作用（Ray et al.，2008）。

　　虽然病毒可以用外来体细胞过程传播自己的核酸（Gouraones et al.，2010；Meckes and Raab-Traub，2011；Meckes et al.，2010；Pegtel et al.，2010），最近也发现，内源性 EMV 传输核酸间通信和维护动态平衡。分泌 EMV 中已经检测到 DNA 和 RNA，研究表明，牵连活性和能量依赖的分类和包装机制，占一部分核酸含量（Gibbings et al.，2009；Kosaka et al.，2010；Zhang et al.，2010）。编码区和非编码核酸似乎互相作用（traffick），作为促进横向转化的遗传材料，并分别调制基因表达（Belting and Wittrup，2008；Bergsmedh et al.，2001；Skog et al.，2008；Valadi et al.，2007）。特别是 RNA 在外来体信号和调整过程（Dinger et al.，2008；Mittelbrunn and Sánchez-Madrid，2012)中通过 EMV-介导的细胞间传递信使 RNA（mRNA）和小分子 RNA 发挥重要作用（miRNA；Chen et al.，2012）。RNA 是最通用的分子，且正在深入研究两个结构（如 rRNA 基因）和功能（如 mRNA）水平的影响。RNA 能够以一个相当精确和有效的方式编码序列特异性的相互作用，此外，由于其复杂的二级结构，RNA 以序列无关的方式进行调解相互作用：RNA 三维结构体是高度动态的，伴随着可能的配位体或蛋白质结合反应。

　　鉴于上述情况，RNA 现在也开始被鉴定为一种细胞外信号分子，调节细胞间信息传输，并从植物到动物具有高度显著水平（Dinger et al.，2008）。

　　2006 年，Ratajczak 等首先证明了 EMV-传输 RNA 的存在，并提供证据显示细胞之间 mRNA 水平的传送。他们发现，胚胎干细胞衍生的 EMV 在早期多能性的转录因子 Wnt-3 中高度富集，能够重新编码造血祖细胞（Ratajczak et al.，2006a）。

　　一年后，当往返内皮细胞时，来自人类内皮祖细胞的 EMV 显示通过生成 α4-整合素和 β1 整合素使内皮细胞激活血管。Deregibus 和同事们发现在内皮祖细胞源性 EMV 中，一个与血管途径合成细胞 mRNA 的特定子集，如 PI3K/AKT 和 eNOS 信号通路相关基因，这些基因在靶细胞中的血管触发发挥了积极作用（Deregibus et al.，2007）。

　　同年，Valadi 等（2007）首次证明小鼠外来体信使 RNA 转移到人体细胞时，导致小鼠蛋白质的从头合成。有趣的是，在相同研究中，Valadi 和他的同事研究证明，小鼠外来体包含 miRNA，小（21~23 个核苷酸）非编码 RNA（ncRNA），调节基因表达，抑制翻译并具有靶向 mRNA 不稳定性（或两者都包括）（Bartel，2009）。考虑某个特定 miRNA 可能同时调节多个使者，转移的 EMV 可以在受体细胞的表达谱中使复合体变化。

　　这些分泌信号囊泡扮演重要的之前被忽略的调节作用，这些调节发生在各种生理或病理下的细胞活动。事实上，通过囊泡转移的细胞之间的编码和非编码 RNA 的遗传交换也得到了很好证明，且以不同的方式影响受体细胞的生理机能。一些独立的研究证实，EMV 可以给各种受体细胞提供功能基因(Chen et al.，2012；Valadi et al.，2007)。例如，在组织修复背景下，从人类骨髓间充质干细胞(MSC)的 EMV 已被描述作用于靶细胞，以针对急性肾损伤的小鼠模型加速肾脏修复。同样，EMV 运送细胞 mRNA 的特定子集与 MSC 的表型相关基因，在幸存的肾小管上皮细胞损伤后可能激活增殖(Bruno et al.，2009)。

此外，已证明人肝性多能干细胞的 EMV 能通过转移控制转录、翻译、增殖的 mRNA 来诱导培养人肝细胞的增殖、凋亡和促进肝再生(Herrera et al.，2010)。这些研究表明，存在一个遗传信息的双向交流，在干细胞和受损细胞之间，通过 RNA 介导促进组织修复。

在最近几年，除了 mRNA 基因，miRNA 和其他非编码 RNA 在细胞之间的信息传递作用已经成为一个非常重要的概念。研究胚胎干细胞的 EMV 分泌显示，miRNA 在小鼠胚胎成纤维细胞体外的子集转移(Yuan et al.，2009)。由 EB 病毒感染的淋巴母细胞在分泌病毒 miRNA 的外来体中非常活跃，特别是在未感染易接受的幼小单核细胞衍生的 DC 中(Pegtel et al.，2010)。此外，T 细胞外来体分泌可以传输功能 miRNA 到抗原呈递细胞，以抗原依赖单向方式影响免疫突触(Mittelbrunn et al.，2011)。EMV 传输 miRNA 已被证明影响受体细胞新陈代谢：米勒和他同事证明，大的脂肪细胞可以通过在 EMV 的 miRNA(基因)交换刺激小受体脂肪细胞，这些研究也参与了大鼠脂肪和细胞合成的上调(Mueller et al.，2011)。

EMV-shuttled miRNA 在研究癌症方面获得了众多关注。2008 年，Skog 等研究表明胶质瘤细胞释放外来体 mRNA，miRNA 和蛋白质，并刺激正常脑微血管内皮细胞小管形成。因此，胶质细胞瘤 EMV 可以自我促进胶质瘤细胞系增殖(Skog et al.，2008)。同时，他们研究出 mRNA 和 miRNA 的特征胶质瘤的一个子集可以检测患者血清中的 EMV，也能提供诊断信息。

有趣的是，EMV 的 miRNA 已被确认存在于在多种生物体液中包括血清(Simpson et al.，2008)，外来体 miRNA 表达谱被认为是众多病理状态的生物标记(Ciesla et al.，2011；De Smaele et al.，2010；Taylor and Gercel-Taylor，2008)。然而，最近研究已经不仅仅研究 EMV 的 miRNA 被动释放的疾病指标作用。尽管 EMV 相对亲本细胞含有类似 RNA 含量，且 miRNA 特定子集可以丰富或是消耗殆尽，这表明 miRNA 的外来体分泌是一个积极的分选过程(Gibbings et al.，2009；Kosaka et al.，2010；Zhang et al.，2010)，但仍不能确定收集和打包特定核酸到 EMV 的细胞的控制机制。

伴随转移 miRNA，其他类别 RNA，如转移 RNA、小核 RNA、piwi-相互作用 RNA、长 ncRNA 作为 EMV 代理间的沟通也脱颖而出，然而，这一新兴研究领域仍然处于起步阶段。此外，已有证据发现，在肿瘤 EMV 和高水平 RNA 的反转录转座子元件可以被转移到正常细胞(Balaj et al.，2011)。

20.3 大脑中的 EMV

假说认为 EMV 在细胞间通讯发挥了广泛而显著的作用，在过去十年中，挑战了大脑内神经科学领域（Smalheiser.，2007，2009），膜囊泡分泌构成大部分类型细胞，如大脑（Lai and Breakefield，2012；Von Bartheld and Altick，2011），神经元已被证实（Faure et al.，2006；Putz et al.，2008；Schiera et al.，2007）。

星形胶质细胞（Guescini et al.，2010；Taylor et al.，2007），少突细胞（Fitzner et al.，2011； Hsu et al.，2010；Trajkovic et al.，2008），小神经胶质细胞（Bianco et al.，2005，2009；Potolicchio et al.，2005；Tamboli et al.，2010），最重要的是，神经干细胞或前体细胞（Huttner et al.，2008；Marzesco et al.，2005； Pluchino et al.，2009）。在 prominin-1（CD133）——一种神经干细胞的标记中富含的 EMV 在胶质母细胞瘤或部分性癫痫患者的细胞刺激因子中含量丰富，这两个疾病与成年神经的明显异常有关（Ming and Song，2011）。因此，神经 EMV 通过监测神经祖细胞行为或疾病状态的有效指标，成为公认的标记（Huttner et al.，2008，2012）。

事实上，大脑 EMV 在各种胶质瘤模型中是最广泛的研究对象（Al-Nedawi et al.，2009；Balaj et al.，2011；Graner et al.，2009；Guescini et al.，2010；Skog et al.，2008；Svensson et al.，2011；Trams et al.，1981；vander Vos et al.，2011），它与肿瘤源性 EMV 是作为被动的诊断标记物潜在的元素（Pelloski et al.，2007；Skog et al.，2008），抗原的穿梭引来接种反应（Bu et al.，2011；Graner et al.，2009），药剂影响周围细胞和肿瘤进展的恶性转化（Al-Nedawi et al.，2008；Antonyak et al.，2011），免疫调节的赋形剂，包括刺激和抑制作用（de Vrij et al.，2011；Sabin et al.，2011）。来自内皮的 EMV 俗称内皮微粒，被发现在健康患者的血液循环中，但病理响应的水平增加，如感染或血栓性疾病，认为其功能是炎症调节或凝结（Morel et al.，2011；Rabelink et al.，2010）。这种现象与脑血管疾病相关，因为内皮损伤产生的循环内皮微粒增长，可以通过以下事件：例如，脑卒中，严重中风的关联因素，可能的脑病变体积（Jung et al.，2009；Simak et al.，2006）。此外，通过结合并激活单核细胞，血管内皮微粒在多发性硬化的发病机制中发挥作用（Jy et al.，2004）。

EMV 与致病蛋白质和多肽，尤其是朊病毒形成和运输相关（Alais et al.，2008；Fevrier et al.，2004；Vella et al.，2007），与通过库鲁病和变异型克雅克雅氏等疾病传播的介质有关，与神经退行性疾病关联的错误折叠的蛋白质有关，如阿尔茨海默病、帕金森病、老年痴呆症和肌萎缩性脊髓侧索硬化症（Bulloj et al.，2010；Emmanouilidou et al.，2010；Goedert et al.，2010；Guest et al.，2011；Rajendran et al.，2006；Saman et al.，2012；Sharples et al.，2008）。虽然大脑的 EMV 功能已被在各种病理状态下广泛研究，它们在一些生理过程上具有重要的特征，如髓磷脂膜生物合成中（Bakhti et al.，2011），在紧张时期，有害金属阳离子转运蛋白的封存（Putz et al.，2008），在缺血血脑屏障紊乱后，抑制有毒 ATP 水平（Ceruti et al.，2011），在 mRNA 高度两极化的结构中转移蛋白质，如突触活动期间的神经元（Twiss and Fainzilber，2009）。此外，由于胶质瘤衍生 EMV 的免疫调节活性显示的，神经 EMV 内免疫"专门"调节正常的免疫反应，似乎也起了不可或缺的作用（Cossetti et al.，2012）。

20.4　医学治疗应用

用于治疗脑疾病的主要挑战之一是开发能够跨越血脑屏障，针对中枢神经系统的药物(Boado，2007；Pardridge，2007)。人工纳米颗粒已成为有前途的药物输送系统，并已证明有较大优势，如生物相容性，较低毒性，选择性定位(Malam et al.，2009)。尽管如此，纳米治疗学克服的主要障碍是避免降解，以及包括生物可用性和细胞靶向传输在内的必需要求。

人工纳米粒子，如脂质体，可以将药物封装进行传输。脂质体是由脂质双分子层形成球形颗粒，其中包括含有药物的水溶液(Foged，2012；Maherani et al.，2011；Slingerland et al.，2012；Torchilin，2005)。生物 EMV 优于人工颗粒的优势可能包括它们有能力提供功能 RNA，在血液中较为稳定，具有细胞靶向特性和患者的免疫耐受力。目前的方法主要包括生物 EMV 靶向给药给特异细胞工程和人工 EMV 自然模仿工程(Kooijmans et al.，2012；van Dommelen et al.，2012)。虽然合成产生的 EMV 可能允许在临床应用中高效大规模生产，来自不同类型细胞的生物 EMV 所包含的种类可以特定模仿膜脂和蛋白质。

20.4.1　作为药物载体的外来体

几项研究已经显示了用于药物传输的天然外来体的优势(相对于合成的纳米颗粒)。细胞来源的外来体复合物与消炎药姜黄素已被证明防止脂多糖(LPS)诱导小鼠炎症。

在神经末梢血液中，外来体摄取的活化单核细胞的骨髓细胞循环细胞增加可能是一种基本机制。更重要的是，外来体复合物在生物体外和体内有效地增加姜黄素，含有一定浓度的姜黄素脂质的小鼠死亡率相对降低(Sun et al.，2010)。另一项研究表明，同组的外来体姜黄素或外来体 JSI-124 的鼻腔给药保护一系列的炎症疾病模型，JSI-124 是一种信号转导和转录激活因子 3(Stat3)抑制剂，即 LPS 诱导的脑炎症，髓鞘少突胶质细胞糖蛋白肽诱导 EAE 在 GL26 肿瘤模型中脑肿瘤的生长。选择性纳入外来体的小胶质细胞凋亡可能是 LPS 诱导小鼠的基本机制(Zhuang et al.，2011)。

20.4.2　外来体 RNA 治疗

专门针对任何 mRNA 的 RNA 干扰能力，包括那些非药物靶点，是一个应用于体内干预了不起的工具，并具有潜在的应用前景(Dykxhoorn and Lieberman，2006)。RNA 干扰其他的治疗策略有众多优势，因为它可以达到高特异性识别靶向 mRNA 的互补序列，并且导致强大的基因沉默。外源基因由 miRNA、siRNA 或短发夹 RNA 传输沉默(Davidson and McCray，2011；de Fougerolles et al.，2007；Kim and Rossi，2007)。有趣的是，miRNA 能够通过抑制多个靶向 mRNA 降解或蛋白翻译(Bartel，2009)。

应用 RNAi 技术用于治疗中枢神经系统疾病策略的一个主要困难是如何在体内传输。因为外来体可以包含功能 mRNA 和 miRNA，它可以与另一个细胞穿梭(Valadi et al.，2007)，作为 RNA 载体 EMV 的使用，开辟了一条有前途的新方法治疗基因沉默。

在最近一项研究中，静脉注射的 DC-衍生 EMV 与 siRNA 通过高频电流穿孔法导致一个强有力的无毒性和免疫原性的 BACE1 mRNA 和蛋白质，治疗阿尔茨海默病。更重要的是，骨髓来源的 DC 设计表达 Lamp-2b，一种外来体的膜蛋白，融合到神经元特异性狂犬病毒糖蛋白肽，使脑靶向给药(Alvarez-Erviti et al.，2011)。

另一个前景方向可能是 EMV 包装的选择性靶向治疗 siRNA 囊泡工程。多个结构基序富含分泌 RNA，表明针对外来的 RNA，存在一个潜在的外来体顺式定位 RNA 功能(Batagov et al.，2011)。此外，证明来自于人胶质母细胞瘤和黑色素瘤细胞的 EMV 有一个"类似邮编"的序列，该段序列在富集 mRNA 的 3′非翻译区，可能指导排序成 EMV(Bolukbasi et al.，2012)。

另外，根据在 293T 细胞中腺相关病毒包装所示，病毒载体可能有利于将其包装成外来体。有趣的是，带菌外来体(vexosomes)带高传统纯化腺相关病毒载体转导效率，它们的特异性可以通过改变膜表面分子调整(Maguire et al.，2012)。

20.4.3　外来体免疫疗法

由于外来体 MHC Ⅰ类和Ⅱ类分子间接去触发 CD8+和 CD4+ T 细胞活化，DC-衍生的外来体能够调解 T 淋巴细胞活性，以及调节先天免疫反应(Viaud et al.，2010)。在寻找更有效的癌症疫苗中，许多研究都集中在 DC-衍生 EMV 的免疫调节作用。无细胞疫苗外来体显示在体内吸收毒性 T 淋巴细胞，抑制肿瘤的生长(Zitvogel et al.，1998)。有趣的是，通过外来体内提供抗原比其诱发可溶性反应可以诱发更有效的抗肿瘤免疫反应(Zeelenberg et al.，2008)。

除了刺激免疫反应的能力，外来体可以抑制免疫反应。基于外来体疫苗可以作为过敏性疾病的替代疗法。在过敏症和胶原诱导关节炎的小鼠模型中，研究显示延迟型抑制免疫反应 DCs 的外来体治疗 IL-10 能够减少炎症和自身免疫反应(Kim et al.，2005b)。表达 FasL 的 DC-派生外来体可以改善小鼠迟缓型超敏反应模型的胶原诱导的关节炎和爪炎症(Kim et al.，2006)。

20.4.4　临床试验

第一阶段使用癌症免疫治疗的 DC-派生外来体的Ⅰ期临床试验已经证明了从患者来源 DC 的安全性和外来体生产的可行性(Escudier et al.，2005；Morse et al.，2005)。在一项研究中，15 例Ⅲ/Ⅳ期黑色素瘤自体 DC-衍生的外来体脉冲与 MAGE3 肽和功能 MHC-肽复合物诱导肿瘤排斥(Escudier et al.，2005)。然而，DC-衍生外来体的治疗未引出接种疫苗抗原或自体肿瘤细胞特异 T 细胞应答。相反，对小鼠的研究表明，IL-15Rα 依赖性，NKG2D 依赖性的诱导活性和 NK 细胞的增殖可能构成机制的基础(Viaud et al.，2009)。肿瘤表达 MAGE-A3 或 A4 的大细胞肺癌患者的一个不同的临床试验表明 MAGE 特异性 T 细胞反应的激活并增加一些患者 NK 细胞溶解活性(Morse et al.，2005)。

管理腹水派生的外来体或结合晚期大肠癌患者的粒细胞-巨噬细胞集落刺激因子的另一项研究也显示，两种治疗的安全和耐受性都良好。粒细胞-巨噬细胞集落刺激因子的外来体相较于单独的外来体，在 CRC 患者中有效地，诱导强有力的癌胚抗原-特异性抗肿瘤免疫细胞毒性 T 淋巴细胞反应(Dai et al.，2008)。Ⅱ期临床试验测试的 DC-衍生的外来体对纯化不能手术的患者(IIIB 期到Ⅳ期)大细胞肺癌的自体成熟的 MD-DC 更有益。主要目的是改善化疗后 4 个月无进展的生存期,次要目标是临床疗效,疗效的生物标志物(NK 细胞活化,恢复 NKG2D 表达,以及肽疫苗特异性 T 细胞反应)和安全性 DC-衍生的外来体(Viaud et al.,2010)。

20.5　结　　论

随着 EMV 在体内广泛和重要功能的发现,它开辟了一个充满希望的治疗疾病的新途径,特别是对于不能治疗的大脑疾病。伴随新兴的原理研究,这些进展包括 RNA 介导的监管、裁剪,以及基于纳米技术定位的 RNA,开辟了一条广泛而全面解决疾病的新方法。

然而,无论是通过控制释放人工复制或内源性囊泡还是再利用操纵 EMV 和 RNA 含量,都具有挑战性前景。体内通信网络的复杂性远远超出体外系统中单向过程研究,特别是在一个免疫的专门环境,如脑中。治疗应用需要全面的 EMV 方面的知识,如通过EMV 释放的载荷,如靶向特异性,流通,囊泡半衰期和机制。此外,对 EMV 穿梭过程的理解将确定具体药剂,尤其是小分子非编码 RNA,通过精细调控细胞系统;RNA 纳米技术为我们提供了手段,模仿和改造这些药剂来操纵系统进行治疗。

因此,虽然这个广阔的研究领域仍然处于起步阶段,进一步研究机制,包装,生物系统中运输 EMV 将不仅拓宽我们对生理和病理条件的理解,也将拓宽治疗疾病的新途径。

致　　谢

这项工作已获得以下项目支持:国家多发性硬化症协会(部分补助 RG-4001-A1 to S.P.),意大利多发性硬化症协会(grant 2010/R/31 to S.P. 和 2010/R/31/B to C.C.),意大利卫生部(GR08-7-S.P.),生命的翅膀(grant XBAG/163 to S.P.),Banca Agricola Popolare di Ragusa(无限制拨款,to S.P.),欧洲研究委员会 ERC-2010-STG 下协议 260511 SEM_的 SEM 和欧盟第七框架计划(FP7/2007-2013)协议 280772-iONE。N.I.是 FEBS 长期奖学金获得者(代码:FYE)。

参 考 文 献

Admyre, C., Johansson, S.M., Qazi, K.R. et al. 2007. Exosomes with immune modulatory features are present in human breast milk. *J. Immunol.* 179: 1969–1978.

Akhtar, S., and Benter, I.F. 2007. Nonviral delivery of synthetic siRNAs in vivo. *J. Clin. Invest.* 117: 3623–3632.

Al-Nedawi, K., Meehan, B., Micallef, J. et al. 2008. Intercellular transfer of the oncogenic receptor EGFrvIII by microvesicles derived from tumour cells. *Nat. Cell Biol.* 10: 619–624.

Al-Nedawi, K., Meehan, B., and Rak, J. 2009. Microvesicles: Messengers and mediators of tumor progression. *Cell Cycle* 8: 2014–2018.

Alais, S., Simoes, S., Baas, D. et al. 2008. Mouse neuroblastoma cells release prion infectivity associated with exosomal vesicles. *Biol. Cell* 100: 603–615.

Alvarez-Erviti, L., Seow, Y., Yin, H., Betts, C., Lakhal, S., and Wood, M.J.A. 2011. Delivery of siRNA to the mouse brain by systemic injection of targeted exosomes. *Nat. Biotech.* 29: 341–U179.

Andre, F., Schartz, N.E.C., Movassagh, M. et al. 2002. Malignant effusions and immunogenic tumour-derived exosomes. *Lancet* 360: 295–305.

Antonyak, M.A., Li, B., Boroughs, L.K. et al. 2011. Cancer cell-derived microvesicles induce transformation by transferring tissue transglutaminase and fibronectin to recipient cells. *Proc. Natl. Acad. Sci. USA* 108: 4852–4857.

Bakhti, M., Winter, C., and Simons, M. 2011. Inhibition of myelin membrane sheath formation by oligodendrocyte-derived exosome-like vesicles. *J. Biol. Chem.* 286: 787–796.

Balaj, L., Lessard, R., Dai, L. et al. 2011. Tumour microvesicles contain retrotransposon elements and amplified oncogene sequences. *Nat. Commun.* 2: 180.

Bartel, D.P. 2009. MicroRNAs: Target recognition and regulatory functions. *Cell* 136: 215–233.

Bastida, E., Ordinas, A., Escolar, G., and Jamieson, G.A. 1984. Tissue factor in microvesicles shed from U87MG human glioblastoma cells induces coagulation, platelet-aggregation, and thrombogenesis. *Blood* 64: 177–184.

Batagov, A.O., Kuznetsov, V.A., and Kurochkin, I.V. 2011. Identification of nucleotide patterns enriched in secreted RNAs as putative cis-acting elements targeting them to exosome nanovesicles. *BMC Genomics* 11: S18.

Belting, M., and Wittrup, A. 2008. Nanotubes, exosomes, and nucleic acid-binding peptides provide novel mechanisms of intercellular communication in eukaryotic cells: Implications in health and disease. *J. Cell Biol.* 183: 1187–1191.

Bergsmedh, A., Szeles, A., Henriksson, M. et al. 2001. Horizontal transfer of oncogenes by uptake of apoptotic bodies. *Proc. Natl. Acad. Sci. USA* 98: 6407–6411.

Bianco, F., Pravettoni, E., Colombo, A. et al. 2005. Astrocyte-derived ATP induces vesicle shedding and IL-1 beta release from microglia. *J. Immunol.* 174: 7268–7277.

Bianco, F., Perrotta, C., Novellino, L. et al. 2009. Acid sphingomyelinase activity triggers microparticle release from glial cells. *EMBO J.* 28: 1043–1054.

Boado, R.J. 2007. Blood-brain barrier transport of non-viral gene and RNAi therapeutics. *Pharm. Res.* 24: 1772–1787.

Bobrie, A., Colombo, M., Raposo, G., and Thery, C. 2011. Exosome secretion: Molecular mechanisms and roles in immune responses. *Traffic* 12: 1659–1668.

Bolukbasi, M.F., Mizrak, A., Ozdener, G.B. et al. 2012. miR-1289 and "zipcode"-like sequence enrich mRNAs in microvesicles. *Mol. Ther. Nucl. Acids* 1: e10.

Bruno, S., Grange, C., Deregibus, M.C. et al. 2009. Mesenchymal stem cell–derived microvesicles protect against acute tubular injury. *J. Am. Soc. Nephrol.* 20: 1053–1067.

Bu, N., Wu, H., Sun, B. et al. 2011. Exosome-loaded dendritic cells elicit tumor-specific CD8(+) cytotoxic T cells in patients with glioma. *J. Neuro-Oncol.* 104: 659–667.

Bulloj, A., Leal, M.C., Xu, H., Castano, E.M., and Morelli, L. 2010. Insulin-degrading enzyme sorting in exosomes: a secretory pathway for a key brain amyloid-beta degrading protease. *J. Alzheimer's Dis.* 19: 79–95.

Caby, M.P., Lankar, D., Vincendeau-Scherrer, C., Raposo, G., and Bonnerot, C. 2005. Exosomal-like vesicles are present in human blood plasma. *Int. Immunol.* 17: 879–887.

Camussi, G., Deregibus, M.C., Bruno, S., Cantaluppi, V., and Biancone, L. 2010. Exosomes/microvesicles as a mechanism of cell-to-cell communication. *Kidney Int.* 78: 838–848.

Ceruti, S., Colombo, L., Magni, G. et al. 2011. Oxygen-glucose deprivation increases the enzymatic activity and the microvesicle-mediated release of ectonucleotidases in the cells composing the blood–brain barrier. *Neurochem. Int.* 59: 259–271.

Chaput, N., and Thery, C. 2011. Exosomes: Immune properties and potential clinical implementations. *Semin. Immunopathol.* 33: 419–440.

Chen, X., Liang, H., Zhang, J., Zen, K., and Zhang, C.-Y. 2012. Secreted microRNAs: a new form of intercellular communication. *Trends Cell Biol.* 22: 125–132.

Ciesla, M., Skrzypek, K., Kozakowska, M., Loboda, A., Jozkowicz, A., and Dulak, J. 2011. MicroRNAs as biomarkers of disease onset. *Anal. Bioanal. Chem.* 401: 2051–2061.

Clayton, A., and Mason, M.D. 2009. Exosomes in tumour immunity. *Curr. Oncol.* 16: 187–190.

Cocucci, E., Racchetti, G., and Meldolesi, J. 2009. Shedding microvesicles: artefacts no more. *Trends Cell Biol.* 19: 43–51.

Conde-Vancells, J., Gonzalez, E., Lu, S.C., Mato, J.M., and Falcon-Perez, J.M. 2010. Overview of extracellular microvesicles in drug metabolism. *Expert Opin. Drug. Met.* 6: 543–554.

Cossetti, C., Smith, J.A., Iraci, N., Leonardi, T., Alfaro-Cervello, C., and Pluchino, S. 2012. Extracellular membrane vesicles and immune regulation in the brain. *Front. Physiol.* 3: 117.

Dai, S., Wei, D., Wu, Z. et al. 2008. Phase I clinical trial of autologous ascites-derived exosomes combined with GM-CSF for colorectal cancer. *Mol. Ther.* 16: 782–790.

Davidson, B.L., and McCray, P.B., Jr. 2011. Current prospects for RNA interference-based therapies. *Nat. Rev. Genet.* 12: 329–340.

Davis, D.M., and Sowinski, S. 2008. Membrane nanotubes: dynamic long-distance connections between animal cells. *Nat. Rev. Mol. Cell Biol.* 9: 431–436.

de Fougerolles, A., Vornlocher, H.-P., Maraganore, J., and Lieberman, J. 2007. Interfering with disease: a progress report on siRNA-based therapeutics. *Nat. Rev. Drug Discov.* 6: 443–453.

De Smaele, E., Ferretti, E., and Gulino, A. 2010. MicroRNAs as biomarkers for CNS cancer and other disorders. *Brain Res.* 1338: 100–111.

de Vrij, J., Kwappenberg, K.M.C., Maas, S.L.N. et al. 2011. Immune-modulatory properties of glioblastoma multiforme exosomes. *Neuro-Oncology* 13: 30–30.

del Conde, I., Shrimpton, C.N., Thiagarajan, P., and Lopez, J.A. 2005. Tissue-factor-bearing microvesicles arise from lipid rafts and fuse with activated platelets to initiate coagulation. *Blood* 106: 1604–1611.

Denzer, K., van Eijk, M., Kleijmeer, M.J., Jakobson, E., de Groot, C., and Geuze, H.J. 2000. Follicular dendritic cells carry MHC class II-expressing microvesicles at their surface. *J. Immunol.* 165: 1259–1265.

Deregibus, M.C., Cantaluppi, V., Calogero, R. et al. 2007. Endothelial progenitor cell-derived microvesicles activate an angiogenic program in endothelial cells by a horizontal transfer of mRNA. *Blood* 110: 2440–2448.

Dinger, M.E., Mercer, T.R., and Mattick, J.S. 2008. RNAs as extracellular signaling molecules. *J. Mol. Endocrinol.* 40: 151–159.

Dykxhoorn, D.M., and Lieberman, J. 2006. Knocking down disease with siRNAs. *Cell* 126: 231–235.

Eken, C., Gasser, O., Zenhaeusern, G., Oehri, I., Hess, C., and Schifferli, J.A. 2008. Polymorphonuclear neutrophil-derived ectosomes interfere with the maturation of monocyte-derived dendritic cells. *J. Immunol.* 180: 817–824.

Emmanouilidou, E., Melachroinou, K., Roumeliotis, T. et al. 2010. Cell-produced alpha-synuclein is secreted in a calcium-dependent manner by exosomes and impacts neuronal survival. *J. Neurosci.* 30: 6838–6851.

Entchev, E.V., and Gonzalez-Gaitan, M.A. 2002. Morphogen gradient formation and vesicular trafficking. *Traffic* 3: 98–109.

Escola, J.M., Kleijmeer, M.J., Stoorvogel, W., Griffith, J.M., Yoshie, O., and Geuze, H.J. 1998. Selective enrichment of tetraspan proteins on the internal vesicles of multivesicular endosomes and on exosomes secreted by human B-lymphocytes. *J. Biol. Chem.* 273: 20121–20127.

Escudier, B., Dorval, T., Chaput, N. et al. 2005. Vaccination of metastatic melanoma patients with autologous dendritic cell (DC) derived-exosomes: results of the first phase I clinical trial. *J. Trans. Med.* 3: 10.

Faure, J., Lachenal, G., Court, M. et al. 2006. Exosomes are released by cultured cortical neurones. *Mol. Cell. Neurosci.* 31: 642–648.

Fevrier, B., Vilette, D., Archer, F. et al. 2004. Cells release prions in association with exosomes. *Proc. Natl. Acad. Sci. USA* 101: 9683–9688.

Fitzner, D., Schnaars, M., van Rossum, D. et al. 2011. Selective transfer of exosomes from oligodendrocytes to microglia by macropinocytosis. *J. Cell Sci.* 124: 447–458.

Foged, C. 2012. siRNA delivery with lipid-based systems: Promises and pitfalls. *Curr. Top. Med. Chem.* 12: 97–107.

Gao, K., and Huang, L. 2009. Nonviral methods for siRNA delivery. *Mol. Pharm.* 6: 651–658.

Gasser, O., and Schifferli, J.A. 2004. Activated polymorphonuclear neutrophils disseminate anti-inflammatory microparticles by ectocytosis. *Blood* 104: 2543–2548.

Gasser, O., Hess, C., Miot, S., Deon, C., Sanchez, J.C., and Schifferli, J.A. 2003. Characterisation and properties of ectosomes released by human polymorphonuclear neutrophils. *Exp. Cell Res.* 285: 243–257.

Gibbings, D.J., Ciaudo, C., Erhardt, M., and Voinnet, O. 2009. Multivesicular bodies associate with components of miRNA effector complexes and modulate miRNA activity. *Nat. Cell Biol.* 11: 1143–U1223.

Goedert, M., Clavaguera, F., and Tolnay, M. 2010. The propagation of prion-like protein inclusions in neurodegenerative diseases. *Trends Neurosci.* 33: 317–325.

Gourzones, C., Gelin, A., Bombik, I. et al. 2010. Extra-cellular release and blood diffusion of BART viral micro-RNAs produced by EBV-infected nasopharyngeal carcinoma cells. *Virol. J.* 7: 271.

Graner, M.W., Alzate, O., Dechkovskaia, A.M. et al. 2009. Proteomic and immunologic analyses of brain tumor exosomes. *FASEB J.* 23: 1541–1557.

Greco, V., Hannus, M., and Eaton, S. 2001. Argosomes: A potential vehicle for the spread of morphogens through epithelia. *Cell* 106: 633–645.

Guescini, M., Genedani, S., Stocchi, V., and Agnati, L.F. 2010. Astrocytes and glioblastoma cells release exosomes carrying mtDNA. *J. Neural Transm.* 117: 1–4.

Guest, W.C., Silverman, J.M., Pokrishevsky, E., O'Neill, M.A., Grad, L.I., and Cashman, N.R. 2011. Generalization of the prion hypothesis to other neurodegenerative diseases: an imperfect fit. *J. Toxicol. Environ. Health A* 74: 1433–1459.

Hawari, F.I., Rouhani, F.N., Cui, X.L. et al. 2004. Release of full-length 55-kDa TNF receptor 1 in exosome-like vesicles: A mechanism for generation of soluble cytokine receptors. *Proc. Natl. Acad. Sci. USA* 101: 1297–1302.

Herrera, M.B., Fonsato, V., Gatti, S. et al. 2010. Human liver stem cell-derived microvesicles accelerate hepatic regeneration in hepatectomized rats. *J. Cell Mol. Med.* 14: 1605–1618.

Holmgren, L. 2010. Horizontal gene transfer: You are what you eat. *Biochem. Biophys. Res. Commun.* 396: 147–151.

Hsu, C., Morohashi, Y., Yoshimura, S.-I. et al. 2010. Regulation of exosome secretion by Rab35 and its GTPase-activating proteins TBC1D10A-C. *J. Cell Biol.* 189: 223–232.

Huttner, H.B., Janich, P., Koehrmann, M. et al. 2008. The stem cell marker prominin-1/CD133 on membrane particles in human cerebrospinal fluid offers novel approaches for studying central nervous system disease. *Stem Cells* 26: 698–705.

Huttner, H.B., Corbeil, D., Thirmeyer, C. et al. 2012. Increased membrane shedding—indicated by an elevation of CD133-enriched membrane particles—into the CSF in partial epilepsy. *Epilepsy Res.* 99: 101–106.

Juliano, R., Alam, M.R., Dixit, V., and Kang, H. 2008. Mechanisms and strategies for effective delivery of antisense and siRNA oligonucleotides. *Nucleic Acids Res.* 36: 4158–4171.

Jung, K-H., Chu, K., Lee, S.-T. et al. 2009. Circulating endothelial microparticles as a marker of cerebrovascular disease. *Ann. Neurol.* 66: 191–199.

Jy, W., Minagar, A., Jimenez, J.J. et al. 2004. Endothelial microparticles (EMP) bind and activate monocytes: elevated empmonocyte conjugates in multiple sclerosis. *Front. Biosci.* 9: 3137–3144.

Kim, D.H., and Rossi, J.J. 2007. Strategies for silencing human disease using RNA interference. *Nat. Rev. Genet.* 8: 173–184.

Kim, J.W., Wieckowski, E., Taylor, D.D., Reichert, T.E., Watkins, S., and Whiteside, T.L. 2005a. Fas ligand-positive membranous vesicles isolated from sera of patients with oral cancer induce apoptosis of activated T lymphocytes. *Clin. Cancer Res.* 11: 1010–1020.

Kim, S.H., Bianco, N., Menon, R. et al. 2006. Exosomes derived from genetically modified DC expressing FasL are anti-inflammatory and immunosuppressive. *Mol. Ther.* 13: 289–300.

Kim, S.H., Lechman, E.R., Bianco, N. et al. 2005b. Exosomes derived from IL-10-treated dendritic cells can suppress inflammation and collagen-induced arthritis. *J. Immunol.* 174: 6440–6448.

Kooijmans, S.A.A., Vader, P., van Dommelen, S.M., van Solinge, W.W., and Schiffelers, R.M. 2012. Exosome mimetics: A novel class of drug delivery systems. *Int. J. Nanomed.* 7: 1525–1541.

Koppler, B., Cohen, C., Schlondorff, D., and Mack, M. 2006. Differential mechanisms of micropar-ticle transfer to B cells and monocytes: anti-inflammatory properties of microparticles. *Eur. J. Immunol.* 36: 648–660.

Kosaka, N., Iguchi, H., Yoshioka, Y., Takeshita, F., Matsuki, Y., and Ochiya, T. 2010. Secretory mecha-nisms and intercellular transfer of microRNAs in living cells. *J. Biol. Chem.* 285: 17442–17452.

Lai, C.P., and Breakefield, X.O. 2012. Role of exosomes/microvesicles in the nervous system and use in emerging therapies. *Front. Mem. Physiol. Biophys.* 3: 228.

Lee, T.H., D'Asti, E., Magnus, N., Al-Nedawi, K., Meehan, B., and Rak, J. 2011. Microvesicles as mediators of intercellular communication in cancer—the emerging science of cellular 'debris'. *Semin. Immunopathol.* 33: 455–467.

Liu, J., Guo, S., Cinier, M. et al. 2011. Fabrication of stable and RNase-resistant RNA nanoparticles active in gearing the nanomotors for viral DNA packaging. *ACS Nano* 5: 237–246.

Losche, W., Scholz, T., Temmler, U., Oberle, V., and Claus, R.A. 2004. Platelet-derived microvesicles transfer tissue factor to monocytes but not to neutrophils. *Platelets* 15: 109–115.

Mack, M., Kleinschmidt, A., Bruhl, H. et al. 2000. Transfer of the chemokine receptor CCR5 between cells by membrane-derived microparticles: a mechanism for cellular human immunodeficiency virus 1 infection. *Nat. Med.* 6: 769–775.

Maguire, C.A., Balaj, L., Sivaraman, S. et al. 2012. Microvesicle-associated AAV vector as a novel gene delivery system. *Mol. Ther.* 20: 960–971.

Maherani, B., Arab-Tehrany, E., Mozafari, M.R., Gaiani, C., and Linder, M. 2011. Liposomes: a review of manufacturing techniques and targeting strategies. *Curr. Nanosci.* 7: 436–452.

Malam, Y., Loizidou, M., and Seifalian, A.M. 2009. Liposomes and nanoparticles: Nanosized vehicles for drug delivery in cancer. *Trends Pharmacol. Sci.* 30: 592–599.

Mangeot, P-E., Dollet, S., Girard, M. et al. 2011. Protein transfer into human cells by VSV-G-induced nanovesicles. *Mol. Ther.* 19: 1656–1666.

Marzesco, A.M., Janich, P., Wilsch-Brauninger, M. et al. 2005. Release of extracellular membrane par-ticles carrying the stem cell marker prominin-1 (CD133) from neural progenitors and other epithelial cells. *J. Cell Sci.* 118: 2849–2858.

Mathivanan, S., Ji, H., and Simpson, R.J. 2010. Exosomes: Extracellular organelles important in inter-cellular communication. *J. Proteomics* 73: 1907–1920.

Mause, S.F., and Weber, C. 2010. Microparticles protagonists of a novel communication network for intercellular information exchange. *Circ. Res.* 107: 1047–1057.

Meckes, D.G., Jr., and Raab-Traub, N. 2011. Microvesicles and viral infection. *J. Virol.* 85: 12844–12854.

Meckes, D.G., Jr., Shair, K.H.Y., Marquitz, A.R., Kung, C-P., Edwards, R.H., and Raab-Traub, N. 2010. Human tumor virus utilizes exosomes for intercellular communication. *Proc. Natl. Acad. Sci. USA* 107: 20370–20375.

Ming, G.-L., and Song, H. 2011. Adult neurogenesis in the mammalian brain: Significant answers and significant questions. *Neuron* 70: 687–702.

Mittelbrunn, M., and Sánchez-Madrid, F. 2012. Intercellular communication: Diverse structures for exchange of genetic information. *Nat. Rev. Mol. Cell Biol.* 13: 328–335.

Mittelbrunn, M., Gutierrez-Vazquez, C., Villarroya-Beltri, C. et al. 2011. Unidirectional transfer of microRNA-loaded exosomes from T cells to antigen-presenting cells. *Nat. Commun.* 2: 282.

Miyanishi, M., Tada, K., Koike, M., Uchiyama, Y., Kitamura, T., and Nagata, S. 2007. Identification of Tim4 as a phosphatidylserine receptor. *Nature* 450: 435–439.

Morel, O., Morel, N., Jesel, L., Freyssinet, J.-M., and Toti, F. 2011. Microparticles: A critical component in the nexus between inflammation, immunity, and thrombosis. *Semin. Immunopathol.* 33: 469–486.

Morelli, A.E., Larregina, A.T., Shufesky, W.J. et al. 2004. Endocytosis, intracellular sorting, and pro-cessing of exosomes by dendritic cells. *Blood* 104: 3257–3266.

Morse, M.A., Garst, J., Osada, T. et al. 2005. A phase I study of dexosome immunotherapy in patients with advanced non-small cell lung cancer. *J. Trans. Med.* 3: 9.

Mueller, G., Schneider, M., Biemer-Daub, G., and Wied, S. 2011. Microvesicles released from rat adi-pocytes and harboring glycosylphosphatidylinositol-anchored proteins transfer RNA stimulat-ing lipid synthesis. *Cell. Signal.* 23: 1207–1223.

Muller, I., Klocke, A., Alex, M. et al. 2003. Intravascular tissue factor initiates coagulation via circulating microvesicles and platelets. *FASEB J.* 17: 476–478.

Muntasell, A., Berger, A.C., and Roche, P.A. 2007. T cell–induced secretion of MHC class II-peptide complexes on B cell exosomes. *EMBO J.* 26: 4263–4272.

Nolte-'t Hoen, E.N.M., Buschow, S.I., Anderton, S.M., Stoorvogel, W., and Wauben, M.H.M. 2009. Activated T cells recruit exosomes secreted by dendritic cells via LFA-1. *Blood* 113: 1977–1981.

Obregon, C., Rothen-Rutishauser, B., Gitahi, S.K., Gehr, P., and Nicod, L.P. 2006. Exovesicles from human activated dendritic cells fuse with resting dendritic cells, allowing them to present allo-antigens. *Am. J. Pathol.* 169: 2127–2136.

Palanisamy, V., Sharma, S., Deshpande, A., Zhou, H., Gimzewski, J., and Wong, D.T. 2010. Nanostructural and transcriptomic analyses of human saliva derived exosome. *PLoS One* 5: e8577.

Pant, S., Hilton, H., and Burczynski, M.E. 2012. The multifaceted exosome: biogenesis, role in normal and aberrant cellular function, and frontiers for pharmacological and biomarker opportunities. *Biochem. Pharmacol.* 83: 1484–1494.

Pardridge, W.M. 2007. Drug targeting to the brain. *Pharm. Res.* 24: 1733–1744.

Parolini, I., Federici, C., Raggi, C. et al. 2009. Microenvironmental pH is a key factor for exosome traffic in tumor cells. *J. Biol. Chem.* 284: 34211–34222.

Pegtel, D.M., Cosmopoulos, K., Thorley-Lawson, D.A. et al. 2010. Functional delivery of viral miRNAs via exosomes. *Proc. Natl. Acad. Sci. USA* 107: 6328–6333.

Pelloski, C.E., Ballman, K.V., Furth, A.F. et al. 2007. Epidermal growth factor receptor variant III status defines clinically distinct subtypes of glioblastoma. *J. Clin. Oncol.* 25: 2288–2294.

Pilzer, D., Gasser, O., Moskovich, O., Schifferli, J.A., and Fishelson, Z. 2005. Emission of membrane vesicles: Roles in complement resistance, immunity and cancer. *Springer Semin. Immun.* 27: 375–387.

Pisitkun, T., Shen, R.F., and Knepper, M.A. 2004. Identification and proteomic profiling of exosomes in human urine. *Proc. Natl. Acad. Sci. USA* 101: 13368–13373.

Pluchino, S., Zanotti, L., Brambilla, E. et al. 2009. Immune regulatory neural stem/precursor cells protect from central nervous system autoimmunity by restraining dendritic cell function. *PLoS One* 4: e5959.

Pluskota, E., Woody, N.M., Szpak, D. et al. 2008. Expression, activation, and function of integrin alpha(M)beta(2) (Mac-1) on neutrophil-derived microparticles. *Blood* 112: 2327–2335.

Poliakov, A., Spilman, M., Dokland, T., Amling, C.L., and Mobley, J.A. 2009. Structural heterogeneity and protein composition of exosome-like vesicles (prostasomes) in human semen. *Prostate* 69: 159–167.

Potolicchio, A., Carven, G.J., Xu, X.N. et al. 2005. Proteomic analysis of microglia-derived exosomes: metabolic role of the aminopeptidase CD13 in neuropeptide catabolism. *J. Immunol.* 175: 2237–2243.

Putz, U., Howitt, J., Lackovic, J. et al. 2008. Nedd4 family-interacting protein 1 (Ndfip1) is required for the exosomal secretion of Nedd4 family proteins. *J. Biol. Chem.* 283: 32621–32627.

Rabelink, T.J., de Boer, H.C., and van Zonneveld, A.J. 2010. Endothelial activation and circulating markers of endothelial activation in kidney disease. *Nat. Rev. Nephrol.* 6: 404–414.

Rajendran, L., Honsho, M., Zahn, T.R. et al. 2006. Alzheimer's disease beta-amyloid peptides are released in association with exosomes. *Proc. Natl. Acad. Sci. USA* 103: 11172–11177.

Raposo, G., Nijman, H.W., Stoorvogel, W. et al. 1996. B lymphocytes secrete antigen-presenting vesicles. *J. Exp. Med.* 183: 1161–1172.

Ratajczak, J., Miekus, K., Kucia, M. et al. 2006a. Embryonic stem cell-derived microvesicles reprogram hematopoietic progenitors: evidence for horizontal transfer of mRNA and protein delivery. *Leukemia* 20: 847–856.

Ratajczak, J., Wysoczynski, M., Hayek, F., Janowska-Wieczorek, A., and Ratajczak, M.Z. 2006b. Membrane-derived microvesicles: important and underappreciated mediators of cell-to-cell communication. *Leukemia* 20: 1487–1495.

Ray, D.M., Spinelli, S.L., Pollock, S.J. et al. 2008. Peroxisome proliferator-activated receptor gamma and retinoid X receptor transcription factors are released from activated human platelets and shed in microparticles. *Thromb. Haemostasis* 99: 86–95.

Rustom, A., Saffrich, R., Markovic, I., Walther, P., and Gerdes, H.H. 2004. Nanotubular highways for intercellular organelle transport. *Science* 303: 1007–1010.

Sabin, K.Z., Lebert, D., Thibado, V., Rovin, R., Lawrence, J., and Winn, R. 2011. Glioblastoma-derived exosomes contribute to tumor immune evasion. *Neuro-Oncology* 13: 31–31.

Saman, S., Kim, W., Raya, M. et al. 2012. Exosome-associated tau is secreted in tauopathy models and is selectively phosphorylated in cerebrospinal fluid in early Alzheimer disease. *J. Biol. Chem.* 287: 3842–3849.

Schiera, G., Proia, P., Alberti, C., Mineo, M., Savettieri, G., and Di Liegro, I. 2007. Neurons produce FGF2 and VEGF and secrete them at least in part by shedding extracellular vesicles. *J. Cell Mol. Med.* 11: 1384–1394.

Schorey, J.S., and Bhatnagar, S. 2008. Exosome function: from tumor immunology to pathogen biology. *Traffic* 9: 871–881.

Segura, E., Guerin, C., Hogg, N., Amigorena, S., and Thery, C. 2007. CD8(+) dendritic cells use LFA-1 to capture MHC-peptide complexes from exosomes in vivo. *J. Immunol.* 179: 1489–1496.

Sharples, R.A., Vella, L.J., Nisbet, R.M. et al. 2008. Inhibition of gamma-secretase causes increased secretion of amyloid precursor protein C-terminal fragments in association with exosomes. *FASEB J.* 22: 1469–1478.

Shu, Y., Cinier, M., Shu, D., and Guo, P. 2011. Assembly of multifunctional phi29 pRNA nanoparticles for specific delivery of siRNA and other therapeutics to targeted cells. *Methods* 54: 204–214.

Simak, J., Gelderman, M.P., Yu, H., Wright, V., and Baird, A.E. 2006. Circulating endothelial microparticles in acute ischemic stroke: a link to severity, lesion volume and outcome. *J. Thromb. Haemost.* 4: 1296–1302.

Simons, M., and Raposo, G. 2009. Exosomes—vesicular carriers for intercellular communication. *Curr. Opin. Cell Biol.* 21: 575–581.

Simpson, R.J., Jensen, S.S., and Lim, J.W.E. 2008. Proteomic profiling of exosomes: current perspectives. *Proteomics* 8: 4083–4099.

Skog, J., Wuerdinger, T., van Rijn, S. et al. 2008. Glioblastoma microvesicles transport RNA and proteins that promote tumour growth and provide diagnostic biomarkers. *Nat. Cell Biol.* 10: 1470–1476.

Slingerland, M., Guchelaar, H.J., and Gelderblom, H. 2012. Liposomal drug formulations in cancer therapy: 15 years along the road. *Drug Discov. Today* 17: 160–166.

Smalheiser, N.R. 2007. Exosomal transfer of proteins and RNAs at synapses in the nervous system. *Biol. Direct* 2: 35.

Smalheiser, N.R. 2009. Do neural cells communicate with endothelial cells via secretory exosomes and microvesicles? *Cardio. Psych. Neurol.*: Article ID 383086.

Street, J.M., Barran, P.E., Mackay, C.L. et al. 2012. Identification and proteomic profiling of exosomes in human cerebrospinal fluid. *J. Trans. Med.* 10: 5.

Sudhof, T.C. 2004. The synaptic vesicle cycle. *Annu. Rev. Neurosci.* 27: 509–547.

Sun, D., Zhuang, X., Xiang, X. et al. 2010. A novel nanoparticle drug delivery system: the anti-inflammatory activity of curcumin is enhanced when encapsulated in exosomes. *Mol. Ther.* 18: 1606–1614.

Svensson, K.J., Kucharzewska, P., Christianson, H.C. et al. 2011. Hypoxia triggers a proangiogenic pathway involving cancer cell microvesicles and PAR-2-mediated heparin-binding EGF signaling in endothelial cells. *Proc. Natl. Acad. Sci. USA* 108: 13147–13152.

Tamboli, I.Y., Barth, E., Christian, L. et al. 2010. Statins promote the degradation of extracellular amyloid beta-peptide by microglia via stimulation of exosome-associated insulin-degrading enzyme (IDE) secretion. *J. Biol. Chem.* 285: 37405–37414.

Taylor, A.R., Robinson, M.B., Gifondorwa, D.J., Tytell, M., and Milligan, C.E. 2007. Regulation of heat shock protein 70 release in astrocytes: role of signaling kinases. *Dev. Neurobiol.* 67: 1815–1829.

Taylor, D.D., and Black, P.H. 1986. Neoplastic and developmental importance of shed plasma-membrane fragments. *Am. Zool.* 26: 511–514.

Taylor, D.D., and Gercel-Taylor, C. 2008. MicroRNA signatures of tumor-derived exosomes as diagnostic biomarkers of ovarian cancer. *Gynecol. Oncol.* 110: 13–21.

Taylor, D.D., Akyol, S., and Gercel-Taylor, C. 2006. Pregnancy-associated exosomes and their modulation of T cell signaling. *J. Immunol.* 176: 1534–1542.

Thery, C., Ostrowski, M., and Segura, E. 2009. Membrane vesicles as conveyors of immune responses. *Nat. Rev. Immunol.* 9: 581–593.

Torchilin, V.P. 2005. Recent advances with liposomes as pharmaceutical carriers. *Nat. Rev. Drug Discov.* 4: 145–160.

Trajkovic, K., Hsu, C., Chiantia, S. et al. 2008. Ceramide triggers budding of exosome vesicles into multivesicular endosomes. *Science* 319: 1244–1247.

Trams, E.G., Lauter, C.J., Salem, N., and Heine, U. 1981. Exfoliation of membrane ecto-enzymes in the form of micro-vesicles. *Biochem. Biophys. Acta* 645: 63–70.

Twiss, J.L., and Fainzilber, M. 2009. Ribosomes in axons—scrounging from the neighbors? *Trends Cell Biol.* 19: 236–243.

Valadi, H., Ekström, K., Bossios, A., Sjöstrand, M., Lee, J.J., and Lötvall, J.O. 2007. Exosome-mediated transfer of mRNAs and microRNAs is a novel mechanism of genetic exchange between cells. *Nat. Cell Biol.* 9: 654–659.

van der Vos, K.E., Balaj, L., Skog, J., and Breakefield, X.O. 2011. Brain tumor microvesicles: insights into intercellular communication in the nervous system. *Cell Mol. Neurobiol.* 31: 949–959.

van Dommelen, S.M., Vader, P., Lakhal, S. et al. 2012. Microvesicles and exosomes: opportunities for cell-derived membrane vesicles in drug delivery. *J. Cont. Rel.* 161: 635–644.

Vella, L.J., Sharples, R.A., Lawson, V.A., Masters, C.L., Cappai, R., and Hill, A.F. 2007. Packaging of prions into exosomes is associated with a novel pathway of PrP processing. *J. Pathol.* 211: 582–590.

Viaud, S., Terme, M., Flament, C. et al. 2009. Dendritic cell-derived exosomes promote natural killer cell activation and proliferation: a role for NKG2D ligands and IL-15R alpha. *PLoS One* 4: e4942.

Viaud, S., Thery, C., Ploix, S. et al. 2010. Dendritic cell-derived exosomes for cancer immunotherapy: what's next? *Cancer Res.* 70: 1281–1285.

Von Bartheld, C.S., and Altick, A.L. 2011. Multivesicular bodies in neurons: distribution, protein content, and trafficking functions. *Prog. Neurobiol.* 93: 313–340.

Whitehead, K.A., Langer, R., and Anderson, D.G. 2009. Knocking down barriers: advances in siRNA delivery. *Nat. Rev. Drug Discov.* 8: 129–138.

Wolf, P. 1967. The nature and significance of platelet products in human plasma. *Br. J. Haematol.* 13: 269–288.

Wolfers, J., Lozier, A., Raposo, G. et al. 2001. Tumor-derived exosomes are a source of shared tumor rejection antigens for CTL cross-priming. *Nat. Med.* 7: 297–303.

Yuan, A., Farber, E.L., Rapoport, A.L. et al. 2009. Transfer of microRNAs by embryonic stem cell microvesicles. *PLoS One* 4: e4722.

Zeelenberg, I.S., Ostrowski, M., Krurneich, S. et al. 2008. Targeting tumor antigens to secreted membrane vesicles in vivo induces efficient antitumor immune responses. *Cancer Res.* 68: 1228–1235.

Zhang, Y., Liu, D., Chen, X. et al. 2010. Secreted monocytic miR-150 enhances targeted endothelial cell migration. *Mol. Cell.* 39: 133–144.

Zhuang, X., Xiang, X., Grizzle, W. et al. 2011. Treatment of brain inflammatory diseases by delivering exosome encapsulated anti-inflammatory drugs from the nasal region to the brain. *Mol. Ther.* 19: 1769–1779.

Zitvogel, L., Regnault, A., Lozier, A. et al. 1998. Eradication of established murine tumors using a novel cell-free vaccine: dendritic cell-derived exosomes. *Nat. Med.* 4: 594–600.

第 21 章　RNA 纳米颗粒的药代动力学与药效学研究

Markos Leggas
翻译：王　静　校对：汪琛颖

21.1　引　言

　　纳米技术有效优化或改善多种活性药物成分，并更有利于疾病治疗(Peer et al.，2007)。大多数情况，选择纳米制剂方式能改变药物代谢动力学和活性成分的生物分布，其最终目的是改善其药效及衰减或减轻潜在的毒性(Drummond et al.，2008；Li and Huang，2008)。考虑到核酸在生理体液中有临界稳定性，纳米制剂被认为是输送核酸的一种手段(Huang et al.，2010)。然而，最近 RNA 纳米结构被发现具有高度血浆稳定性，因此，在纳米制剂中封装的设计可能已不需要(Guo，2010；Guo et al.，2010；Shu et al.，2011a)。除了 RNA 所带来的特异性优势，RNA 纳米颗粒的物理性质，以及它们与血浆成分的相互作用在很大程度上决定了它们的清除模式(Drummond et al.，2008)。在这里，我们将简单介绍一下这些因素，并总结现有的 RNA 纳米颗粒(尽管很少)的药代动力学数据。

21.2　影响纳米颗粒药代动力学的因素

　　历史上，大部分纳米颗粒制剂是基于脂质，此外还包括聚合物纳米颗粒和各种固体纳米颗粒制剂。部分这些制剂已被用于运输核酸，但只在边缘成功(Shen et al.，2012；Vader et al.，2012)。此外，核酸物质的命运更主要取决于配方的药代动力学。在很大程度上，不同类型颗粒固有物理化学性质决定药物代谢动力学和制剂的生物分布。现在科学家已经研究出如果颗粒大小为 10~200nm，它们能保持在体内的长时间循环(Drummond et al.，1999，2008；Li and Huang，2008)。虽然这个范围通常适用于左右对称的颗粒，但是研究表明，颗粒的清除可能是由不规则形状颗粒的长轴所决定(Champion and Mitragotri，2009；Decuzzi et al.，2009；Liu et al.，2005)。小于 10nm 的颗粒，由肾脏过滤排泄在尿中(Choi et al.，2007)，而较大的颗粒有可能循环更长的时间，但最终会被捕获，并被单核细胞巨噬细胞系统(MPS)清除。MPS 主要位于脾、肾，它含有的吞噬细胞在全身血液循环中清除异物颗粒(Drummond et al.，1999)。然而，应当指出，上述颗粒尺寸范围很可能是基于不同的实验模型。此外，MPS(以前被称为网状内皮系统)形成的颗粒间隙由这个系统功能决定，因为它有动态平衡能力。例如，在非稳态条件下，MPS 细胞的数量可能会增加(如感染)或减少(如化疗相关的毒性)，这将影响 MPS 有效地除去颗粒的能力。

无论如何，与 MPS 纳米颗粒的相互作用会被聚乙二醇聚合物的涂层衰减(Drummond et al.，1999)。如果颗粒是最佳大小，这类粒子修饰可以实现纳米颗粒在体内的长时间循环。不同类型颗粒物(如脂质体、固体颗粒、微胶粒和树枝状聚合物)经聚乙二醇聚合物修饰后会呈现相似的药代动力学性质(这是因为聚乙二醇的物理化学性质影响纳米颗粒和血浆蛋白的非特异性相互作用，包括促进 MPS 清除纳米颗粒的调理素(Drummond et al.，2008)。

核酸传输的一个主要障碍是在生物体液中的不稳定性，这是由于丰富的 RNA 和 DNA 裂解酶造成的。此外，结构小于 10nm 的 DNA 寡核苷酸和 RNA[即小干扰 RNA(siRNA)]需要尽量避免肾小球过滤，因为肾小球过滤有助于其从血液中快速清除。然而，经脂质体包封或与聚合物结合，可以增加这些核酸的颗粒大小和消除降解酶的直接接触，从而提高其稳定性(Shen et al.，2012；Vader et al.，2012)。因此，核酸纳米颗粒可使用聚乙二醇的聚合物涂层，以进一步延长循环，而这有可能会限制其更多功能。然而，最近研究已经克服了 RNA 的代谢不稳定性，并设计出化学性和酶活性稳定的纳米颗粒(Shu et al.，2011a，b)。此外，RNA 纳米颗粒的三维结构设计在大小和功能性方面提供了灵活性。然而，还需要研究理化性质稳定的 RNA 纳米颗粒如何控制血浆蛋白和调理素的非特异性相互作用。大部分核酸颗粒带有净负电荷，从而迅速和带正电的血浆蛋白产生非特异性相互作用。这反过来又限制了被细胞内吞的能力(Verma and Stellacci，2010；Zhao et al.，2011)。

21.3　纳米颗粒在肿瘤中的药代动力学和生物分布

目前，一些脂质体制剂在临床上用于传递细胞毒性抗癌药物(Drummond et al.，2008，Li and Huang，2008)。使用纳米尺度制剂治疗癌症的原理是基于异常发达的肿瘤脉管系统的内在性能。虽然正常内皮孔为几纳米宽，在肿瘤脉管系统内皮孔有几百纳米的有序孔隙。这使得长循环纳米颗粒有机会在肿瘤组织中渗出和积聚，这称为实体瘤的高通透性和滞留效应(EPR 效应)(Noguchi et al.，1998)。这是一种被动现象，多种纳米颗粒被发现可以利用此现象。对于传统脂质体或固体脂质纳米颗粒旨在提供高细胞毒性药物，EPR 效应提供了一个优势，药物制剂减少全身毒性。此外，在肿瘤组织中脂质体或纳米颗粒的高浓度提供了一个高浓度药物贮藏库，它可以扩散到肿瘤细胞(Drummond et al.，2008)。此外，用抗肿瘤特异性受体[如 HER-2、表皮生长因子受体表皮生长因子受体(EGFR)、叶酸]的抗体修饰被用于确保脂质体或纳米颗粒特异性地进入肿瘤细胞并被吸收(Pasquetto et al.，2011)。理论上讲，这一方法可以提高纳米颗粒针对肿瘤细胞的传输。

然而，在实践中，这种颗粒的设计和大规模制备仍然是一个挑战。与此相反，基于 RNA 纳米颗粒有能力以一级或二级结构适配体的形式靶向给药，它这一功能与抗体的功能类似。原则上，这是基于 RNA 纳米颗粒的优点。此外，RNA 纳米颗粒可被进一步化学修饰，以输送小分子药物或成像剂(Guo，2010；Guo et al.，2010)。

由于 RNA 纳米颗粒必须借助靶向修饰进入细胞，而与聚合物结合或被聚合物包裹将限制它们潜在的多功能性，可以想象，利用适配体修饰颗粒来实现在肿瘤细胞内的积累是必需的。

21.4　最新研究进展

至目前为止，有限的数据详细表明核酸纳米颗粒的确存在。最近一项有关 siRNA 传输的自组装寡核苷酸纳米颗粒的研究表明，四面体形式的颗粒血浆半衰期为 25min，且需要叶酸修饰以实现在肿瘤中积累(Lee et al.，2012)。有趣的是，在注射后 12h，能够观察到信号的唯一的组织是肿瘤和肾脏。虽然在血浆半衰期的这种提高是不会立即导致将这种颗粒用于治疗应用中，但这些自组装 DNA 颗粒显然在传输方法上优于其他的 siRNA。第一，它们可以被精确地组装至一定的大小；第二，用化学修饰方法，它们可以被用于递送癌症靶向配体，如叶酸和 siRNA。因此，进行大小修改可能导致这些颗粒循环次数增加，避免肾清除(图 21.1)。在另一项研究中，使用三叉接口包装 RNA(pRNA)纳米颗粒(图 21.2)，证明 RNA 纳米颗粒具有潜力，可用于多种医疗和治疗应用(Abdelmawla et al.，2011)。这一开创性研究使用的 pRNA 颗粒估计其尺寸约在 11nm(Hoeprich and Guo，2002)。全长 pRNA 纳米颗粒采用两步法制备，先化学合成 49~60 个核苷酸的单股 RNA(Shu et al.，2011b)。然后结合叔丁基二甲基硅基(t-butyldimethylsily-based)两部分。这个过程在体内研究，且需要足够规模的材料，纯度大于 80%。此外，核苷酸的 $2'$-氟嘧啶修饰被用于制备 RNA 结构。以前的研究工作已经证明，这是一个关键的变异以确保纳米颗粒在生物体液

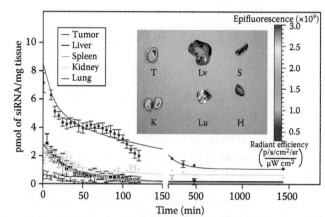

图 21.1　在 KB 荷瘤小鼠中的药代动力学图和注射 12h 后，主要器官和肿瘤 ONP 生物分布的体外荧光图像(T，肿瘤；Lv，肝；S，脾；K，肾；Lu，肺；H，心脏)。在肿瘤和肾组织中 siRNA 的高水平积累。(自 Lee H et al.，Nat.Nanotechnol.7：389-393，2012。)

中的化学和代谢稳定性及在体外的 RNA 分解酶不损害其生物活性(De Paula et al.，2007；Liu et al.，2011)。此外，化学合成的最后一步，颗粒通过直接化学偶联与任何一个亚磷酰胺叶酸或 Alexa Fluor647 在各部分的 5′端结合。

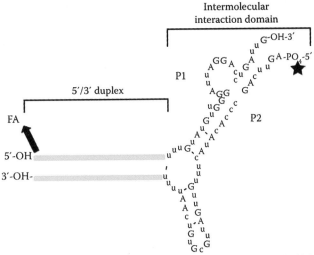

图 21.2　功能性包装 RNA 纳米颗粒在体内药代动力学研究示意图。两步法化学(bipar- tite chemistry)制备包含 117 个核苷酸的颗粒，分别被叶酸和 Alexa Fluor647 染料修饰，以实现对肿瘤的定位和成像。此构造估计大小为 11nm。箭头和星分别代表叶酸和荧光修饰的可能位置。(Abdelmawla S et al.，，Mol Ther.19：1312-1322，2011。)

　　在体外研究中，确定这些颗粒细胞药代动力学表明叶酸修饰在颗粒靶向表达叶酸受体的细胞膜上起重要的作用。当然，这种互动可以由于加入过量叶酸而废止，且在不表达叶酸的细胞中并没有观察到这种互动。这些结果显示了叶酸靶向的特异性。此外，在体外培养后，与叶酸受体相互作用导致颗粒的内吞和在内体中的定位，且这些相互作用是和时间相关的。之后，Abdelmawla 和他的同事也研究证明，这些颗粒不诱导免疫原性的通路，其特征在于不激活与干扰素有关的通路(Abdelmawla et al.，2011)。

　　为了探索叶酸和 Alexa Fluor647 标记的 pRNA 颗粒在体内的代谢，研究了肿瘤在荷瘤 nu/nu 小鼠(in tumor-bearing nu/nu)中的生物分布。研究人员猜测叶酸标记会增强对肿瘤的积累和保留，因为首先由于 EPR 效应，给定粒径的颗粒会被动外渗至肿瘤中(Iyer et al.，2006)。为了证明叶酸的定位效用，作者使用表达叶酸受体的 KB 或 HeLa 细胞在 nu/nu 小鼠中产生了小鼠移植瘤。如图 21.3a，成像研究表明，pRNA 纳米颗粒对于肿瘤的靶向分布在静脉给药 24h 后作用显著。有趣的是，在所有正常器官中的生物分布可以忽略不计，且对照组动物预先使用了高剂量叶酸后，在肿瘤中的叶酸 Alexa Fluor647 积累很少。这表明，叶酸修饰颗粒的特异性保留可以被游离的叶酸所抵消，其最终的靶向结果很可能是由于被动积累；也是 EPR 效应预期的结果(图 21.3b)。此外，叶酸竞争的研究还表明颗粒代谢稳定，其原因是叶酸和 Alexa Fluor647 分别修饰在颗粒上的两个相反的 5′末端。相似实验在 nu/nu 小鼠 KB 移植瘤上实施，这一实验所用的肿瘤细胞表达叶酸受体。实验结果也观测到叶酸-Alexa Fluor647 标记的 pRNA 在肿瘤部位的分布并且随着剂量的增加，在肿瘤的分布也增加(21.3c 图)。

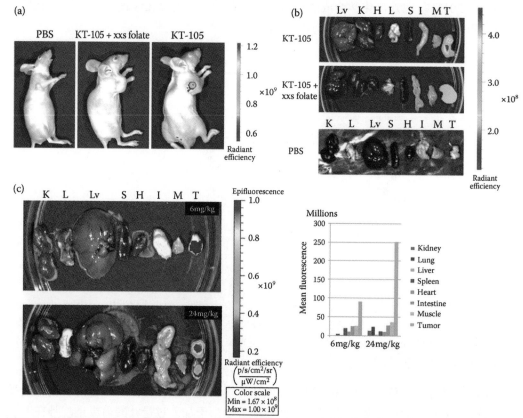

图21.3　静脉给药24h后叶酸阳性肿瘤中的叶酸修饰的 pRNA 纳米颗粒积累。(a)HeLa 细胞移植瘤 nu/nu 小鼠被注射了 24mg/kg 的叶酸 Alexa Fluor647 标记 pRNA(pRNA)纳米颗粒注射剂(右图)。对照组小鼠给药磷酸盐缓冲液(PBS；左)或在 KT-105 注射前 10min 注射叶酸(腹膜内，10mg/kg)(中间)。全身成像使用 IVIS Lumina 成像工具，研究对象为注射后 24h 的小鼠。(b)全身成像后，主要器官也解剖成像。H，心脏；I，肠道；K，肾；L，肺；Lv，肝；M，肌肉；S，脾；T，肿瘤。(c)通过尾静脉注射 KB 细胞移植瘤 nu/ nu 小鼠 6mg/kg(顶部)或24mg/kg(底部)KT-105。器官被分离，并如前面所述成像。信号强度标示在图中。

　　在肝脏和肾脏中积累缺乏，表明这些颗粒可能是通过肾过滤并在肾脏和尿中排泄。由于 pRNA 粒径(约为 11nm)接近小鼠肾小球滤过面积(9~10nm)(Choi et al.，2007)，这样的实验结果并不令人吃惊。此外，没有证据证明荧光标记在肠道内出现，这进一步表明肾清除作用。然而，本研究中未收集明确展示主要清除通路的尿液和粪便。
　　研究生物分布后，进一步研究了药代动力学，具体研究了血浆中的叶酸 Alexa Fluor647 pRNA 纳米颗粒及其确切位置。荷瘤小鼠静脉注射 pRNA 纳米颗粒(24mg/kg)，并收集了超过 24h 的多个血液样本。血浆测量采用毛细管电泳分离和处理进行血浆测量以确定颗粒浓度。这种方法允许作者量化不太可能在同一时间洗脱完整颗粒的荧光，以配合可能未结合的荧光基团或部分降解的退化，但荧光标记核苷酸片段不太可能在同一时间和完整的 RNA 颗粒一同洗脱。本研究证明，颗粒在开始 5h 中，迅速分布，观察在

5h 中，5min 浓度约 1%。这表明分布半衰期约为 1h，最终半衰期估计在 5~10h。总之，生物分布和系统药代动力学数据表明，颗粒迅速从循环中被清除，且在器官和组织中生物分布极少，除了在肿瘤中有分布。具有长末端消除相，以及在 5h 和 24h 的相似颗粒浓度，显示在肿瘤中的颗粒可能会缓慢地回到循环中，这可能是由颗粒在肿瘤和血浆中的极端浓度梯度所造成的。

21.5　结　　论

RNA 纳米颗粒可能会被用于多种治疗和成像。目前为止，有限的现有数据详细描述了影响 RNA 纳米颗粒系统药代动力学和肿瘤生物分布的因素。

此外，还需要做大量研究工作去了解 RNA 纳米颗粒的三级和四级结构，它们有可能可以被一种可控的方式所修改，以去影响其与血浆蛋白和肿瘤微环境中细胞外基质成分的相互作用。最后，详细研究 RNA 纳米颗粒不同的三级/四级结构的细胞摄取和细胞内的相互作用将有助于了解这些结构的药效学和它们作为治疗药物的进一步研发。

参 考 文 献

Abdelmawla S, Guo S, Zhang L, Pulukuri SM, Patankar P, Conley P, Trebley J, Guo P, Li QX (2011). Pharmacological characterization of chemically synthesized monomeric phi29 pRNA nanoparticles for systemic delivery. *Mol Ther* 19: 1312–1322.

Champion JA, Mitragotri S (2009). Shape induced inhibition of phagocytosis of polymer particles. *Pharm Res* 26: 244–249.

Choi HS, Liu W, Misra P, Tanaka E, Zimmer JP, Itty Ipe B, Bawendi MG, Frangioni JV (2007). Renal clearance of quantum dots. *Nat Biotechnol* 25: 1165–1170.

De Paula D, Bentley MV, Mahato RI (2007). Hydrophobization and bioconjugation for enhanced siRNA delivery and targeting. *RNA* 13: 431–456.

Decuzzi P, Pasqualini R, Arap W, Ferrari M (2009). Intravascular delivery of particulate systems: Does geometry really matter? *Pharm Res* 26: 235–243.

Drummond DC, Meyer O, Hong K, Kirpotin DB, Papahadjopoulos D (1999). Optimizing liposomes for delivery of chemotherapeutic agents to solid tumors. *Pharmacol Rev* 51: 691–743.

Drummond DC, Noble CO, Hayes ME, Park JW, Kirpotin DB (2008). Pharmacokinetics and in vivo drug release rates in liposomal nanocarrier development. *J Pharm Sci* 97: 4696–4740.

Guo P (2010). The emerging field of RNA nanotechnology. *Nat Nanotechnol* 5: 833–842.

Guo P, Coban O, Snead N, Trebley J, Hoeprich S, Guo S, Shu Y (2010). Engineering RNA for targeted siRNA delivery and medical application. *Adv Drug Deliv Rev* 62: 650–716.

Hoeprich S, Guo P (2002). Computer modeling of three-dimensional structure of DNA-packaging RNA (pRNA) monomer, dimer, and hexamer of Phi29 DNA packaging motor. *J Biol Chem* 277: 20794–20803.

Huang L, Sullenger B, Juliano R (2010). The role of carrier size in the pharmacodynamics of antisense and siRNA oligonucleotides. *J Drug Target* 18: 567–574.

Iyer AK, Khaled G, Fang J, Maeda H (2006). Exploiting the enhanced permeability and retention effect for tumor targeting. *Drug Discov Today* 11: 812–818.

Lee H, Lytton-Jean AK, Chen Y, Love KT, Park AI, Karagiannis ED, Sehgal A, Querbes W, Zurenko CS, Jayaraman M, Peng CG, Charisse K, Borodovsky A, Manoharan M, Donahoe JS, Truelove J, Nahrendorf M, Langer R, Anderson DG (2012). Molecularly self-assembled nucleic acid nanoparticles for targeted in vivo siRNA delivery. *Nat Nanotechnol* 7: 389–393.

Li SD, Huang L (2008). Pharmacokinetics and biodistribution of nanoparticles. *Mol Pharm* 5: 496–504.

Liu J, Guo S, Cinier M, Shlyakhtenko LS, Shu Y, Chen C, Shen G, Guo P (2011). Fabrication of stable and RNase-resistant RNA nanoparticles active in gearing the nanomotors for viral DNA packaging. *ACS Nano* 5: 237–246.

Liu P, Zhang A, Xu Y, Xu LX (2005). Study of non-uniform nanoparticle liposome extravasation in tumour. *Int J Hyperthermia* 21: 259–270.

Noguchi Y, Wu J, Duncan R, Strohalm J, Ulbrich K, Akaike T, Maeda H (1998). Early phase tumor accumulation of macromolecules: a great difference in clearance rate between tumor and normal tissues. *Jpn J Cancer Res* 89: 307–314.

Pasquetto MV, Vecchia L, Covini D, Digilio R, Scotti C (2011). Targeted drug delivery using immunoconjugates: Principles and applications. *J Immunother* 34: 611–628.

Peer D, Karp JM, Hong S, Farokhzad OC, Margalit R, Langer R (2007). Nanocarriers as an emerging platform for cancer therapy. *Nat Nanotechnol* 2: 751–760.

Shen H, Sun T, Ferrari M (2012). Nanovector delivery of siRNA for cancer therapy. *Cancer Gene Ther* 19: 367–373.

Shu D, Shu Y, Haque F, Abdelmawla S, Guo P (2011a). Thermodynamically stable RNA three-way junction for constructing multifunctional nanoparticles for delivery of therapeutics. *Nat Nanotechnol* 6: 658–667.

Shu Y, Cinier M, Fox SR, Ben-Johnathan N, Guo P (2011b). Assembly of therapeutic pRNA-siRNA nanoparticles using bipartite approach. *Mol Ther* 19: 1304–1311.

Vader P, van der Aa LJ, Storm G, Schiffelers RM, Engbersen JF (2012). Polymeric carrier systems for siRNA delivery. *Curr Top Med Chem* 12: 108–119.

Verma A, Stellacci F (2010). Effect of surface properties on nanoparticle–cell interactions. *Small* 6: 12–21.

Zhao F, Zhao Y, Liu Y, Chang X, Chen C, Zhao Y (2011). Cellular uptake, intracellular trafficking, and cytotoxicity of nanomaterials. *Small* 7: 1322–1337.

第八部分 RNA 纳米技术在诊断中的应用

第 22 章　RNA 纳米技术在传感、检测和疾病诊断中的应用

Ping Lei(雷萍)，Guanxin Shen(沈关心)
翻译：李香群　校对：张丽萌，郝爱军

22.1　引　　言

　　研究表明，生物研究尤其是分子生物学对于解析许多疾病的病理发生至关重要。近年来研究者们致力于发现复杂病症的新的诊断方法，发现了一系列基于 RNA 的新的基因诊断工具。由于 RNA 参与全部生物学过程，人们把 RNA 或 RNA 纳米技术与疾病检测与诊断联系起来便不足为奇。RNA 分子具备特殊的功能，如适配体、核糖开关、核酶与小干扰 RNA (siRNA)等。这些功能模块通过基因沉默和调控(Benenson，2009)，进行细胞识别与结合，在疾病诊断(Zhou et al.，2010)、核膜渗透、血脑屏障通过(Kumar et al.，2007)和细胞内控制中发挥着新作用。

　　但是，要成功地将 RNA 模块应用于临床试验需要一个安全、有效、特异的非致病性运输系统。RNA 纳米颗粒因含有针对疾病检测、识别与治疗的 RNA 适配体、siRNA、核酶、核酶开关及其他调控元件而在 RNA 纳米技术平台中占据了一席之地(Guo，2011)。

　　本章就 RNA 纳米运输系统的进展与前景做一论述。

22.2　核　　酶

　　核酶是具有催化作用的 RNA 分子，它可以被设计成反义形式，特异结合到 RNA 上。此外，它还具有催化特性，可以切割或编辑 RNA 分子。锤头状(Hammann et al.，2012)、发夹状(Müller et al.，2012)与丁型肝炎病毒(HDV)的核酶基序(Golden，2011)具有自我切割磷酸二酯键的能力，可通过打断或切割信使 RNA 或病毒基因组 RNA 来调控基因功能，在临床治疗方面具有很大的潜力。

一种名叫 RzCR2A 的发夹状核酶，主要针对 C 型肝炎病毒的 5′-非翻译区的 323 位 (HCV5′-UTR)，通过特异性切割 cDNA 末端扩增物的方式(C-SPACE)用来检测细胞内的靶分子。例如，可利用 RzCR2A 体外切割处理含有感兴趣转录产物的 HeLa 细胞的 mRNA。利用类似的方式，Rz3′X，一种具有抑制 HCV 内部核糖体进入位点(IRES)能力的核酶，可以成功地用来鉴定人 20S 蛋白酶体 α-亚单位 PSMA7 作为细胞的靶向 RNA(Kruger et al.，2001)。

半核酶，即去除了其催化活性，而这种催化作用由具有反式作用的靶核酸完成。经过迭代 RNA 选择作用，靶核酸演化成 HCV 基因组中的保守序列。这种酶检测 HCV 的靶寡核苷酸的敏感程度可精确到 zeptomolar 范围(6700 个分子)，此敏感度是以前核酶的 2.6×10^6 倍，足以作为分子诊断的工具。这种半核酶非常适合筛选含靶分子数量不多的样品，如筛选 HIV、HCV 或其他病毒感染的血液样品(Vaish et al.，2003)。

肿瘤组织血管生成被认为是由肿瘤细胞分泌的生长因子所介导。然而，大多数肿瘤细胞只表达有限的几种血管生长因子，很难区分哪种在体内的限制因素。核酶靶分子在转移的人黑色素瘤中的多效生长因子(PTN)可用来评估肿瘤细胞所分泌生长因子对肿瘤血管生长与转移的重要性(Czubayko et al.，1996)。

锤头状核酶可被用作分子间相互作用的信号。这种核酶的结构域被进行修饰后，可以特异结合到蛋白质等靶分子上。一旦结合到靶分子上，其催化活性改变，从而可以检测到靶分子配体的相互作用。此类分析可通过核酶底物双标签实现高通量检测，非常适用于药物筛选。此外，该技术可以利用报告核酶催化活性的转换间接将结果呈现，靶分子及潜在的互作分子都不需要被标记。由于核酶反应，信号得以放大，可用来大范围捕捉生物分子的相互作用(Najafi-Shoushtari and Famulok，2008；Hartig and Famulok，2008)。

对蛋白质有反应的变构核酶是医学领域的良好工具，可以快速检测相关的临床靶分子。构建一含有与短 DNA 适配体互补的 RNA 核酶异构体，与适配体杂交形成异源二聚体。这样，此 DNA 适配体因形成非活性核酶构象而完全封闭了核酶的催化活性。但是，在适配体的靶蛋白存在下，DNA 适配体的抑制功能被竞争性中和，其活性被特异性激活(Najafi-Shoushtari and Famulok，2007)。

一种被蛋白激酶 ERK2 非磷酸化形式激活的锤头状核酶变构体可以用来监测特异蛋白的转录后修饰。这种方法也可用作小分子药物与蛋白质相互作用的高通量筛选，因为小分子的结合可以改变核酶的蛋白质结合区域所识别的三维表位。其高度的灵活易变性为生物学研究、药物开发和发展及分子诊断提供了良好的工具与前景(Vanish et al.，2002，2004)。

22.3　miRNA

miRNA 是一类小、保守的单链 RNA 非蛋白编码序列，21~23 个碱基，在细胞中调控 mRNA 表达。在正常生理病理条件下，miRNA 转录后调控上千个基因的表达。作为基因表达网络的主要调控因子，miRNA 可影响许多生命活动(Rosenfeld et al.，2008；Lu et al.，2005)。

　　miRNA 基因通常位于染色体的脆性位点(FRA)、杂合度缺失的最小区域，扩增的最小区域或常见断裂位点，这提示 miRNA 可能是参与人类肿瘤发生的一类新基因(Bagnyukova et al.，2006)。Lu 等进一步证实了在人类肿瘤组织中监测 miRNA 表达的可行性与可用性。他们在多种癌症组织中发现了高水平表达的多样 miRNA，大约 200 种miRNA 就足以对人类癌症进行分类(Lu et al.，2005)。此外，miRNA 不同于其他生物标志，它们在疾病进程中担当着重要角色，而不仅仅是病理状态的副产品。Calin 等在 2005年第一次报道了 miRNA 与癌的相关性，miR-15a 与 miR-16-1 位于染色体 13q14，这一位点在 B 细胞慢性白血病中经常存在缺失。自从 miRNA 被发现以来，研究者们发现，在其他恶性疾病如淋巴瘤(Eis et al.，2005)、结肠癌(Cummins et al.，2006)、乳腺癌(Iorio et al.，2005)、肺癌(Eder et al.，2005)、甲状腺癌(He et al.，2005)与肝癌(Gramantieri et al.，2007)当中皆存在 miRNA 的异常表达。因此，miRNA 对于这些癌症患者的诊断与预后有很好的帮助。

　　举例来说，miR-155 的缺失表达可以区分胰腺癌组织与正常组织(Roldo et al.，2006)。此外，Burkittis 淋巴瘤中也存在 miR-155 的低表达(Kluiver et al.，2007)，另一方面，与之相反，在 Hodgkin 淋巴瘤(Kluiver et al.，2006)与 B 细胞淋巴瘤(Rai et al.，2008)中，miR-155 却是高表达的。肺癌组织中共存在 5 种 miRNA 表达，即 hsa-mir-155、has-mir-17-3p、has-let-7a-2、hsa-mir-145 与 hsa-mir-21。其中，hsa-mir-155 高表达不仅是肺癌患者预后不良的一项重要指标，而且是独立风险因素(Yanaihara et al.，2006)。由于miRNA 对患者预后的重要影响，可作为判断患者存活期的标志。13-miRNA 独一无二的表达谱，包括 hsa-mir-155 (hsa-miR-15a，hsa-miR-221，miR-23b，miR-155，miR-223，miR-29a-2，miR-24-1，miR-29b-2，miR-146，miR-16-1，miR-16-2 与 miR-29c)也是慢性淋巴细胞白血病的预后指标(Calin et al.，2005)。MiR-103 与 miR-107 的高表达则与胰腺癌相关(Roldo，2006)，但 miR-103/107 低表达被发现与食管癌患者的长存活期强相关，此外，miR-100，miR-99a，miR-29c 与 TniR-140 也对患者存活期有预后影响(Guo et al.，2008)。胃癌患者 miR-199a 表达水平也与患者预后呈显著相关(Song et al.，2010)，提示miR-199a 可作为转移性胃癌的一项治疗靶点或诊断标记。在乳腺癌中，miR-145 与 miR-21分别作为下调最显著的与上调最显著的 miRNA，有望成为新的不同病理分型的生物分子标志(Fu et al.，2011)。综上，miRNA 可望成为针对肿瘤治疗的有用的诊断工具或药物靶点。

　　miRNA 也给其他疾病生物标志的筛选提供了思路。血清 miR-122 可作为不同肝脏疾病的生物标志，可作为鉴别几种相近疾病的敏感和特异性指标(Ding et al.，2012)。Let-7c，miR-23b，miR-122 与 miR-150 的表达水平可作为 B 型阻塞性肝炎感染的敏感和准确的生物指标(Chen et al.，2012)。血浆中心脏特异性 miR-208a 水平升高可作为人类早期诊断心脏损伤的新标志(Wang et al.，2010)。在其他心血管疾病中，对于扩张型心肌病的患者来说，let-7i 水平下降往往预示着预后不良(Satoh et al.，2011)。血浆 microRNA499 与循环的 miR-1 是急性心肌梗死的潜在生物标志(Ai et al.，2010；Adachi et al.，2010)。血液 miR-210 是急性脑缺血的临床诊断与预后的新型敏感生物标志(Zeng et al.，2011)。miR-146a 表达的处理可作为对于许多造血系统疾病的一个潜在新的治疗方法，并进一步作为诊断、预防与治疗的生物标志(Hua et al.，2011)。miR-323-3p 被认为是诊断妊娠相关并发症的潜在生物标志，如宫外孕(Zhao et al.，2012)。Balakathiresan 等(2012)证实 Let-7i 对于爆炸引起的创伤性脑损伤的诊断是一有前景的血清学标志物。

综上所述，miRNA 的表达模式是非常有前景的监测肿瘤治疗效果的生物标志。

22.4　RNA 适配体

RNA 适配体是一类在功能上类似抗体，可以通过形成结合口袋识别特异性配体(有机化合物、核苷酸或肽)的寡核苷酸(Mi et al.，2010)。RNA 适配体在人工核酸配基中发挥重要作用，可以高特异性、高亲和力识别和结合到它们的靶分子上。它们不仅能够区别很相近的靶分子，还可以用放射活性物质、荧光素或酶类来进行化学修饰或提高生物稳定性(Kang et al.，2012)。因此适配体被认为是万能受体，抗体的强有力对手，可作为分子诊断的理想工具。迄今为止，RNA 适配体已经代替单抗，被成功应用在流式、ELSA 与体内成像等方面(Cibiel et al.，2012)。将来还有希望运用 RNA 适配体进行各种各样的纳米颗粒或 siRNA 的运输。

研究报道 RNA 适配体 S25 特异性结合到肠炎沙门氏菌上，而与其他沙门氏菌血清变型没有交叉反应。表明适配体 S25 可用于沙门氏菌的假定筛选，作为一种替代检测 S 型肠炎的筛选血清型工具(Hyeon et al.，2012)。Lee 等(2012)也选择了一种新型的大肠杆菌属的叫做 O157：H7-特异性 RNA 适配体，这种适配体具有可作为针对食源性病原体相关疾病的诊断性配体的潜在应用。一种新的以适配体为基础的生物传感器对于具有高特异性的感染 HCV 患者的血清的核心抗原检测和 HCV 诊断已经被研究，它可适用于 HCV 感染的早期诊断(Lee et al.，2007)。

RNA 适配体广泛应用于癌症检测。人们建立了一种名为适配体联固化吸附法(aptamer-linked immobilized sorbent assay，ALISA)的检测方法，用于早期癌症检测的血液样本(Yasui et al.，2004)。RNA 适配体 15-8 可高亲和力、高特异性地结合到 ErbB2 蛋白，作为一个针对恶性细胞过表达 Erb2 受体的癌症显像剂(Kim et al.，2011)。澳大利亚科学家研究一个长度为 19bp 的 RNA 适配体，可结合上皮细胞黏附分子(EpCAM)，是一个肿瘤干细胞的表面标志。这个适配体与表达 EpCAM 的人乳腺癌、结肠癌、胃癌的大量人类活癌细胞相互作用。这些肿瘤干细胞适配体大大促进新型纳米医学及肿瘤治疗诊断的分子成像系统的发展(Shigdar et al.，2011)。

RNA 适配体可应用于 SPECT 与 PET 的分子靶向成像。举例来说，针对 mucin1(MUC1)抗原的 ^{99m}Tc 标记的 RNA 适配体，AptA 与 AptB，在 MCF-7 抑瘤率中表现高特异性和均匀渗透。这些数据显示 AptA 与 AptB 作为对于乳腺癌的诊断成像的放射性药物具有很大的潜在价值(Perkins，2007；Pieve et al.，2009)。^{64}Cu 标记的 RNA 适配体(A10-3.2)，针对前列腺癌特异性细胞表面抗原(PSMA)，对其在 PSMA 阳性前列腺癌的诊断 PET 成像进行了研究(Rockey et al.，2011)。

RNA 适配体也可用来检测许多小或大的生物分子，Ahn 等(2009)利用筛选的 RNA 适配体建立了纳米阵列适体芯片，作为抗原捕获剂，敏感地检测 SARS-CoV N 蛋白，检测极限低至浓度为 2pg/mL。还有一种无需标记的电化学 RNA 适配体可以快速检测血清中的支气管扩张剂茶碱。这种基于 RNA 适配体的多阵列电极形式使得针对复杂的生物样品，在实现快速检测的同时，可以对临床重要的单一甲级黄嘌呤进行选择性分析 (Ferapontova et al.，2008)。

迄今，人们已对几种 RNA 适配体进行了体内检测，其中 8 种适配体已经用于临床试验，一种适配体已用于年龄相关性黄斑变性的治疗 (Cibiel et al.，2012)。

22.5　siRNA

siRNA 是一类双链 RNA 分子，长 20~25 个碱基，它通过名为 RISC 的蛋白质/RNA 复合体切割 mRNA 而干扰基因的表达。siRNA 特异性抑制与 siRNA 的有意义链序列相同的靶蛋白表达 (Fire et al.，1998)。

相对于疾病诊断来说，siRNA 在疾病治疗具有更好的潜在价值。2010 年，Kuboe 等报道合成了一种新的 siRNA，即在 30-突出端区域嵌入芳三氟甲基双吖丙啶。在微创破坏的长波紫外线照射下，RISC 发生组装，这种含有双吖丙啶的新 siRNA 即可敏感地检测到组装过程中发生相互作用的蛋白质，使它成为研究 RISC 组装的良好工具 (Kuboe et al.，2010)。

由于化学合成的 siRNA 可以特异性靶向感兴趣的目的基因，导致其蛋白质表达水平下降，因此用于分析生物进程，使得它成为缺失功能研究中最有前景的、最省时高效的工具之一。Mannsperger 等 (2011) 报道利用 siRNA 处理过的样品裂解液对感兴趣的蛋白定性作为一种可靠有用的工具，并且在反向蛋白阵列分析 (protein reverse phase array, RPPA) 中，还可验证抗体的特异性。结果表明，他们建议利用抗体在对照 siRNA 处理过的样品和靶蛋白之间给出最高的动态范围，在 RPPA 上 siRNA 处理的样品能够量化具有高可信度的蛋白质–度的差异 (Mannsperger et al.，2011)。

除了检测人类的相关生物分子，siRNA 还可用于植物的病毒检测。在感染病毒的植物中，siRNA 对应于病毒基因组在小 RNA 群中占了很大比例。因此可以尝试从重叠的 siRNA 序列中重组病毒重要序列，以此来鉴定病毒。番茄斑萎病毒 siRNA (TSWV) 的丰富性使人们可以在感染早期，尚未出现症状之前，检测到病毒的存在，从而克服了传统方法因病毒量少致使检不出的缺点 (Hagen et al.，2011)。siRNA 测序价格低廉，应用广泛，这种技术已成为在植物和其他生物体病毒学家发现新病毒与诊断新病毒的不可缺少的工具。

22.6　pRNA 纳米颗粒运输系统

RNA 功能部分要成功地应用于临床治疗，需要以下几个条件：①运输到靶向细胞；②进入细胞的能力；③抵抗核酸酶的降解；④运输到合适的细胞部位；⑤siRNA 的正确折叠；⑥一旦 siRNA 被运输到细胞，即从内体中释放并嵌入 RISC。此外，RNA 还需要具有低毒性，在体内有高度的滞留时间 (Shu et al.，2011)。因此，建立安全、有效与特异的非致病系统对于运输 RNA 来说是必需的。

　　Guo 等建立了一个独特的 phi29 pRNA 运输系统，细菌病毒 phi29 pDNA 包装 RNA(pRNA)分子在 5′/3′配对区域含有分子内相互作用结构域与螺旋状结构域。螺旋结构域任何单一核苷酸的改变不影响 pRNA 的结构与折叠(Shu et al.，2004；Zhang et al.，1994)。因此，将螺旋区域的 pRNA 替换以 21~23 碱基的双链 siRNA(Guo et al.，2005；Khaled et al.，2005；Tarapore et al.，2011；Zhang et al.，2009)，将 pRNA5′/3′末端与核酶(Hoeprich et al.，2003；Liu et al.，2007)或 RNA 适配体(Zhou et al.，2011)连接，或将 pRNA 与化学分子结合，如叶酸(Tarapore et al.，2011；Zhang et al.，2009)或荧光素(Shu et al.，2010)结合。构建成以 pRNA 为基本载体的不同 RNA 功能部分，可以广泛用于癌症与病毒感染性疾病的治疗，如乳腺癌(Li et al.，2009)，前列腺癌(Guo et al.，2005)，宫颈癌(Li et al.，2009)，鼻咽癌(Guo et al.，2006)，白血病(Guo et al.，2005；Khaled et al.，2005)，卵巢癌(Tarapore et al.，2011)与柯萨奇病毒感染等(Zhang et al.，2009)。

　　pRNA 双链 5′/3′末端螺旋结构与分子内结合结构域分别独立折叠，通过分子内结合结构域与不同单体的连锁，pRNA 的不同单体的建筑模块形成 20~40nm 的二聚体、三聚体或四聚体。这个多聚 pRNA 纳米颗粒进而联合形成 RNA 功能单位，行使受体拮抗/激活，细胞识别，成像检测，核内体破坏和临床治疗的功能。组装的纳米颗粒包含的功能性部分具有以下优点：如多价运输、结构控制、精确的化学计量、纳米尺寸、靶向运输、长半衰期、无干扰素诱导、toll 样免疫、低或无毒性、反复应用不会产生抗体反应等。因此，这一纳米运输平台可广泛应用到不同医学领域(Guo et al.，2010；Shu，2004；Shu，2011)。

　　综上所述，新兴的 RNA 纳米技术领域将在传感、检测和疾病诊断中发挥越来越重要的作用。

参 考 文 献

Adachi T, Nakanishi M, Otsuka Y et al. 2010. Plasma microRNA 499 as a biomarker of acute myocardial infarction. *Clin Chem* 56(7):1183–5.

Ahn DG, Jeon IJ, Kim JD et al. 2009. RNA aptamer-based sensitive detection of SARS coronavirus nucleocapsid protein. *Analyst* 134(9):1896–901.

Ai J, Zhang R, Li Y et al. 2010. Circulating microRNA-1 as a potential novel biomarker for acute myocardial infarction. *Biochem Biophys Res Commun* 391(1):73–7.

Bagnyukova TV, Pogribny IP, Chekhun VF. 2006. MicroRNAs in normal and cancer cells: a new class of gene expression regulators. *Exp Oncol* 28(4):263–9.

Balakathiresan N, Bhomia M, Chandran R et al. 2012. MicroRNA Let-7i is a promising serum biomarker for blast-induced traumatic brain injury. *J Neurotrauma* 29(7):1379–87.

Benenson Y. 2009. RNA-based computation in live cells. *Curr Opin Biotechnol* 20:471–8.

Calin GA, Ferracin M, Cimmino A et al. 2005. A MicroRNA signature associated with prognosis and progression in chronic lymphocytic leukemia. *N Engl J Med* 353(17):1793–801.

Chen Y, Li L, Zhou Z, Wang N, Zhang CY, Zen K. 2012. A pilot study of serum microRNA signatures as a novel biomarker for occult hepatitis B virus infection. *Med Microbiol Immunol* 201(3):389–95.

Cibiel A, Pestourie C, Ducongé F. 2012. In vivo uses of aptamers selected against cell surface biomarkers for therapy and molecular imaging. *Biochimie* 94(7):1595–606.

Cummins JM, He Y, Leary RJ et al. 2006. The colorectal microRNAome. *Proc Natl Acad Sci USA* 103(10):3687–92.

Czubayko F, Schulte AM, Berchem GJ, Wellstein A. 1996. Melanoma angiogenesis and metastasis modulated by ribozyme targeting of the secreted growth factor pleiotrophin. *Proc Natl Acad Sci USA* 93:14753–8.

Ding X, Ding J, Ning J et al. 2012. Circulating microRNA-122 as a potential biomarker for liver injury. *Mol Med Report* 5(6):1428–32.

Eder M, Scherr M. 2005. MicroRNA and lung cancer. *N Engl J Med* 352(23):2446–8.

Eis PS, Tam W, Sun L et al. 2005. Accumulation of miR-155 and BIC RNA in human B cell lymphomas. *Proc Natl Acad Sci USA* 102(10):3627–32.

Ferapontova EE, Olsen EM, Gothelf KV. 2008. An RNA aptamer-based electrochemical biosensor for detection of theophylline in serum. *J Am Chem Soc* 130(13):4256–8.

Fire A, Xu S, Montgomery MK et al. 1998. Potent and specific genetic interference by double-stranded RNA in *Caenorhabditis elegans*. *Nature* 391:806–11.

Fu SW, Chen L, Man YG. 2011. miRNA biomarkers in breast cancer detection and management. *J Cancer* 2:116–22.

Golden BL. 2011. Two distinct catalytic strategies in the hepatitis δ virus ribozyme cleavage reaction. *Biochemistry* 50(44):9424–33.

Gramantieri L, Ferracin M, Fornari F et al. 2007. Cyclin G1 is a target of miR-122a, a microRNA frequently down-regulated in human hepatocellular carcinoma. *Cancer Res* 67(13):6092–9.

Guo P. 2010. The emerging field of RNA nanotechnology. *Nat Nanotechnol* 5(12):833–42.

Guo P. 2011. RNA nanotechnology: methods for synthesis, conjugation, assembly and application of RNA nanoparticles. *Methods* 54(2):201–3.

Guo S, Huang F, Guo P. 2006. Construction of folate-conjugated pRNA of bacteriophage phi29 DNA packaging motor for delivery of chimeric siRNA to nasopharyngeal carcinoma cells. *Gene Ther* 13(10):814–20.

Guo S, Tschammer N, Mohammed S, Guo P. 2005. Specific delivery of therapeutic RNAs to cancer cells via the dimerization mechanism of phi29 motor pRNA. *Hum Gene Ther* 16(9):1097–109.

Guo Y, Chen Z, Zhang L et al. 2008. Distinctive microRNA profiles relating to patient survival in esophageal squamous cell carcinoma. *Cancer Res* 68(1):26–33.

Hagen C, Frizzi A, Kao J et al. 2011. Using small RNA sequences to diagnose, sequence, and investigate the infectivity characteristics of vegetable-infecting viruses. *Arch Virol* 156(7):1209–16.

Hammann C, Luptak A, Perreault J, de la Peña M. 2012. The ubiquitous hammerhead ribozyme. *RNA* 18(5):871–85.

Hartig JS, Famulok M. 2008. Screening of molecular interactions using reporter hammerhead ribozymes. *Methods Mol Biol* 429:251–63.

He H, Jazdzewski K, Li W et al. 2005. The role of microRNA genes in papillary thyroid carcinoma. *Proc Natl Acad Sci USA* 102(52):19075–80.

Hoeprich S, Zhou Q, Guo S et al. 2003. Bacterial virus phi29 pRNA as a hammerhead ribozyme escort to destroy hepatitis B virus. *Gene Ther* 10(15):1258–67.

Hua Z, Chun W, Fang-Yuan C. 2011. MicroRNA-146a and hemopoietic disorders. *Int J Hematol* 94(3):224–9.

Hyeon JY, Chon JW, Choi IS, Park C, Kim DE, Seo KH. 2012. Development of RNA aptamers for detection of *Salmonella enteritidis*. *J Microbiol Methods* 89(1):79–82.

Iorio MV, Ferracin M, Liu CG et al. 2005. MicroRNA gene expression deregulation in human breast cancer. *Cancer Res* 65(16):7065–70.

Kang KN, Lee YS. 2013. RNA aptamers: a review of recent trends and applications. *Adv Biochem Eng Biotechnol* 131:153–169.

Khaled A, Guo S, Li F, Guo P. 2005. Controllable self-assembly of nanoparticles for specific delivery of multiple therapeutic molecules to cancer cells using RNA nanotechnology. *Nano Lett* 5(9):1797–808.

Kim MY, Jeong S. 2011. In vitro selection of RNA aptamer and specific targeting of ErbB2 in breast cancer cells. *Nucleic Acid Ther* 21(3):173–8.

Kluiver J, Haralambieva E, de Jong D et al. 2006. Lack of BIC and microRNA miR-155 expression in primary cases of Burkitt lymphoma. *Genes Chromosomes Cancer* 45(2):147–53.

Kluiver J, van den Berg A, de Jong D et al. 2007. Regulation of pri-microRNA BIC transcription and processing in Burkitt lymphoma. *Oncogene* 26(26):3769–76.

Krüger M, Beger C, Welch PJ, Barber JR, Wong-Staal F. 2001. C-SPACE (cleavage-specific amplification of cDNA ends: a novel method of ribozyme-mediated gene identification. *Nucleic Acids Res* 29(19):E94.

Kuboe S, Yoda M, Ogata A et al. 2010. Diazirine-containing RNA photocrosslinking probes for the study of siRNA-protein interactions. *Chem Commun (Camb)* 46(39):7367–9.

Kumar P, Wu H, McBride JL et al. 2007. Transvascular delivery of small interfering RNA to the central nervous system. *Nature* 448:39–43.

Lee S, Kim YS, Jo M, Jin M, Lee DK, Kim S. 2007. Chip-based detection of hepatitis C virus using RNA aptamers that specifically bind to HCV core antigen. *Biochem Biophys Res Commun* 358(1):47–52.

Lee YJ, Han SR, Maeng JS, Cho YJ, Lee SW. 2012. In vitro selection of *Escherichia coli* O157:H7-specific RNA aptamer. *Biochem Biophys Res Commun* 417(1):414–20.

Li L, Liu J, Diao Z, Shu D, Guo P, Shen G. 2009. Evaluation of specific delivery of chimeric phi29 pRNA/siRNA nanoparticles to multiple tumor cells. *Mol Biosyst* 5(11):1361–8.

Liu H, Guo S, Roll R et al. 2007. Phi29 pRNA vector for efficient escort of hammerhead ribozyme targeting survivin in multiple cancer cells. *Cancer Biol Ther* 6(5):697–704.

Lu J, Getz G, Miska EA et al. 2005. MicroRNA expression profiles classify human cancers. *Nature* 435:834–8.

Mannsperger H, Uhlmann S, Korf U, Sahin O. 2011. Utilization of RNAi to validate antibodies for reverse phase protein arrays. *Methods Mol Biol* 785:45–54.

Mi J, Liu Y, Rabbani ZN et al. 2010. In vivo selection of tumor-targeting RNA motifs. *Nat Chem Biol* 6:22–4.

Müller S, Appel B, Krellenberg T, Petkovic S. 2012. The many faces of the hairpin ribozyme: structural and functional variants of a small catalytic RNA. *IUBMB Life* 64(1):36–47.

Najafi-Shoushtari SH, Famulok M. 2007. DNA aptamer-mediated regulation of the hairpin ribozyme by human α-thrombin. *Blood Cells Molecules Diseases* 38(1):19–24.

Najafi-Shoushtari SH, Famulok M. 2008. Modular reporter hairpin ribozymes for analyzing molecular interactions. *Methods Mol Biol* 429:237–50.

Perkins AC, Missailidis S. 2007. Radiolabelled aptamers for tumour imaging and therapy. *Q J Nucl Med Mol Imag* 51(4):292–6.

Pieve CD, Perkins AC, Missailidis S. 2009. Anti-MUC1 aptamers: radiolabelling with (99m)Tc and biodistribution in MCF-7 tumour-bearing mice. *Nucl Med Biol* 36(6):703–10.

Rai D, Karanti S, Jung I, Dahia PL, Aguiar RC. 2008. Coordinated expression of microRNA-155 and predicted target genes in diffuse large B-cell lymphoma. *Cancer Genet Cytogenet* 181(1):8–15.

Rockey WM, Huang L, Kloepping KC et al. 2011. Synthesis and radiolabeling of chelator-RNA aptamer bioconjugates with copper-64 for targeted molecular imaging. *Bioorg Med Chem* 19(13):4080–90.

Roldo C, Missiaglia E, Hagan JP et al. 2006. MicroRNA expression abnormalities in pancreatic endocrine and acinar tumors are associated with distinctive pathologic features and clinical behavior. *J Clin Oncol* 24(29):4677–84.

Rosenfeld N, Aharonov R, Meiri E et al. 2008. MicroRNAs accurately identify cancer tissue origin. *Nat Biotech* 26:462–9.

Satoh M, Minami Y, Takahashi Y et al. 2011. A cellular microRNA, let-7i, is a novel biomarker for clinical outcome in patients with dilated cardiomyopathy. *J Card Fail* 17(11):923–9.

Shigdar S, Lin J, Yu Y et al. 2011. RNA aptamer against a cancer stem cell marker epithelial cell adhesion molecule. *Cancer Sci* 102(5):991–8.

Shu D, Moll WD, Deng Z, Mao C, Guo P. 2004. Bottom-up assembly of RNA arrays and superstructures as potential parts in nanotechnology. *Nano Lett* 4(9):1717–23.

Shu D, Zhang H, Petrenko R, Meller J, Guo P. 2010. Dual-channel single-molecule fluorescence resonance energy transfer to establish distance parameters for RNA nanoparticles. *ACS Nano* 4(11):6843–53.

Shu Y, Cinier M, Shu D, Guo P. 2011. Assembly of multifunctional phi29 pRNA nanoparticles for specific delivery of siRNA and other therapeutics to targeted cells. *Methods* 54(2):204–14.

Singh Y, Murat P, Defrancq E. 2010. Recent developments in oligonucleotide conjugation. *Chem Soc Rev* 39(6):2054–70.

Song G, Zeng H, Li J et al. 2010. miR-199a regulates the tumor suppressor mitogen-activated protein kinase kinase kinase 11 in gastric cancer. *Biol Pharm Bull* 33(11):1822–7.

Tarapore P, Shu Y, Guo P, Ho SM. 2011. Application of phi29 motor pRNA for targeted therapeutic delivery of siRNA silencing metallothionein-IIA and survivin in ovarian cancers. *Mol Ther* 19(2):386–94.

Vaish NK, Dong F, Andrews L et al. 2002. Monitoring post-translational modification of proteins with allosteric ribozymes. *Nat Biotechnol* 20(8):810–5.

Vaish NK, Jadhav VR, Kossen K et al. 2003. Zeptomole detection of a viral nucleic acid using a target-activated ribozyme. *RNA* 9:1058–72.

Vaish NK, Kossen K, Andrews LE, Pasko C, Seiwert SD. 2004. Monitoring protein modification with allosteric ribozymes. *Methods* 32(4):428–36.

Wang GK, Zhu JQ, Zhang JT et al. 2010. Circulating microRNA: a novel potential biomarker for early diagnosis of acute myocardial infarction in humans. *Eur Heart J* 31(6):659–66.

Yanaihara N, Caplen N, Bowman E et al. 2006. Unique microRNA molecular profiles in lung cancer diagnosis and prognosis. *Cancer Cell* 9(3):189–98.

Yasui W, Oue N, Ito R, Kuraoka K, Nakayama H. 2004. Search for new biomarkers of gastric cancer through serial analysis of gene expression and its clinical implications. *Cancer Sci* 95(5):385–92.

Zeng L, Liu J, Wang Y et al. 2011. MicroRNA-210 as a novel blood biomarker in acute cerebral ischemia. *Front Biosci (Elite Ed)* 3:1265–72.

Zhang C, Lee CS, Guo P. 1994. The proximate 5′ and 3′ ends of the 120-base viral RNA (pRNA) are crucial for the packaging of bacteriophage phi 29 DNA. *Virology* 201(1):77–85.

Zhang HM, Su Y, Guo S et al. 2009. Targeted delivery of anti-coxsackievirus siRNAs using ligand-conjugated packaging RNAs. *Antiviral Res* 83(3):307–16.

Zhao Z, Zhao Q, Warrick J et al. 2012. Circulating MicroRNA miR-323-3p as a biomarker of ectopic pregnancy. *Clin Chem* 58(5):896–905.

Zhou J, Battig MR, Wang Y. 2010. Aptamer-based molecular recognition for biosensor development. *Anal Bioanal Chem* 398(6):2471–80.

Zhou J, Shu Y, Guo P, Smith DD, Rossi JJ. 2011. Dual functional RNA nanoparticles containing phi29 motor pRNA and anti-gp120 aptamer for cell-type specific delivery and HIV-1 inhibition. *Methods* 54(2):284–94.

第 23 章 RNA 适配体在病毒检测与治疗中的应用潜力

Longxin Chen(陈龙欣)，Runting Li(李闰婷)，Runlin Z. Ma(马润林)
翻译：李香群　校对：张丽萌，郝爱军

23.1　RNA 适配体及其筛选方法，SELEX

　　病毒感染严重威胁着人类健康。因此疫苗的预防作用就显得至关重要。但是，迄今为止，对于那些已经感染了的病毒，比如人乳头状瘤病毒(HPV)，除自身免疫系统之外，还没有行之有效的方法将之去除。与这些病毒的斗争对人类来说是一项巨大的挑战，尤其是在病毒获得免疫逃避能力之后。普遍针对细菌、真菌与寄生虫的抗生素对病毒无能为力，现在还没有任何一种抗病毒药物能够在不引起任何不良反应的条件下，成功将病毒清除。针对 HIV 的抗病毒药物联合疗法(又称鸡尾酒法)是延缓 AIDS 发展的最有效方法，但是仍然存在着耐药与毒性等问题，因此，研发新的抗病毒药物势在必行。

　　Tripathi 等在 2007 年报道携带核苷酸的适配体能够锚定到小分子蛋白上，以自身作为被运载物的方式，穿越细胞膜(Tripathi et al.，2007)。另有一些研究者也证实，一些适配体在没有特殊蛋白或转染试剂帮助的情况下，可随病毒感染进入细胞(Matzen et al.，2007；Metifiot et al.，2007)。Gilead Sciences 发现并开发成钠盐注射液(注册商标名为

Macugen)的一种抗 VEGFRNA 适配体 Pegaptanin,可以选择性结合 VEGF165,同时抑制血管生成和血管渗漏。此药已获美国 FDA 批准,用于所有类型新生血管年龄相关性黄斑变性的临床治疗(Zamprosetal, 2012; Zhou and Wang, 2006)。安全性试验表明,此药的机体耐受性好,不良反应少见。Tuerk 与 Gold 的研究(Tuerk and Gold, 1990)也表明在治疗浓度范围内,适配体不会诱发任何免疫反应,并且毒性很低或在治疗中仅有很低的哺乳动物毒性(Guo, 2011)。可以预见,RNA 适配体用于病毒感染的靶向及其引起的疾病治疗有非常广阔的前景。

适配体是一类小分子非编码 RNA,可以如同抗体一样高特异性、高亲和力地结合到蛋白质、有机化合物与核酸等分子上(Aquino-Jarqunin and Toscano-Garibay, 2011; Ellington, 1990; Gold, 1995)。1990 年,Tuerk 与 Gold 做了一项突变实验,来解释噬菌体 T4 复制酶对转录调控的本质。他们将 mRNA 调控环上的 8 个核苷酸随机化,把序列汇总并置于复制酶上(Tuerk and Gold, 1990)。同时,Ellington 和 Szostak(1990)用同样的策略研究了其激活位点。现在还不确定 RNA 分子是否能够像蛋白质一样,在表面形成“口袋”一样的稳定结构,以作为染料等小分子相互作用的场所。合成配体被特指为适配体,来源于拉丁词 aptus 和希腊语 mers,分别意为配合和粒子的结合。适配子可以作为一个组件,应用于 RNA 纳米技术。适配体在 RNA 纳米医学上有许多优点,包括自我组装(Shu et al., 2011)、多价(一个颗粒能够联合疗法和检测)、靶向运输、无蛋白纳米颗粒、纳米尺寸与以一定结构及化学计量可控合成等。

RNA 适配体可以融合或结合到不同的 RNA 分子上,包括小干扰 RNA(siRNA)、核酶、反义 RNA,核糖开关或其他适配体还可以催化或编辑 RNA 为纳米颗粒(图 23.1)。

由于缺乏安全有效的靶向运输方法,传统小分子 RNA 在临床治疗上的应用受到了很大阻碍。然而,RNA 适配体则像积木一样可实现自下而上的组装(Shu, 2004)。pRNA,噬菌体 phi29 的 DNA 包装马达的组成部分,可以应用到纳米技术上,形成嵌合 RNA,进而通过左-右手环连锁形成二聚体。将 pRNA 与 RNA 适配体、叶酸、siRNA、核酶及其他化学基团融合不会破坏二聚体形成或插入基团的功能。癌细胞与 pRNA 二聚体(一亚单位含有受体结合域,另一亚单位含有基因沉默功能单位)一起孵育,可以使两者结合,进入细胞,随后沉默抗凋亡或促凋亡基因(Guo et al., 2005; Khaled et al., 2005)。

自发现 RNA 适配体以来,人们已利用系统进化指数富集的配体(SELEX 法)从随机寡核苷酸文库中筛选出对不同靶分子具有特异亲和力的多种 RNA 适配体。SELEX 是一种从随机寡核苷酸文库(含有多于 10^3 可能为大分子靶向的低聚物)中筛选高亲和力适配体的方法(Graham and Zarbl, 2012)。利用这项技术,一系列适配体先后被发现,其中有单个小分子、蛋白复合体、甚至整个细胞,还有有机化合物、核苷酸、肽、蛋白质与受体(Bouvet, 2001; Ciesiolka, 1995; Clark and Remcho, 2002; Hermann and Patel., 2000; Kraus, 1998; Shu and Guo, 2003; Strong et al., 2011; He et al., 2012)。自从 1990 年以来, SELEX 已成为筛选结构寡聚核苷酸的强有力工具(Aquono-Jarqunin and Toscano-Garibay, 2011)。

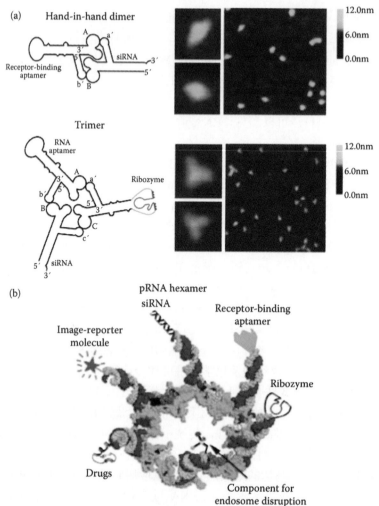

图23.1　RNA适配体在纳米技术上的应用示意图。(a)上图示通过连锁环形成pRNA二聚体。每一pRNA分子含有核酶、受体结合适配体、靶向配体或检测分子。大、小写分别代表右、左手环。A a′分别代表互补。下图为含有受体结合适配体、siRNA与核酶的pRNA三聚体。(b)pRNA六聚体作为多价运输载体在靶向治疗与检测中的应用。(摘自 Guo et al.，2010。)

23.2　RNA 适配体在病毒检测与疾病诊断中的应用

　　明确感染源是治疗病毒感染性疾病的前提。快速准确的定性检测往往与生物恐怖主义联系到一起。举例来说，假如天然或人工合成的病毒释放到环境，对人类来说，是一种巨大的灾难。传统的分析检测方法主要是基于酶联免疫吸附(ELISA)，实时荧光定量PCR与时间分辨荧光法等(Ma et al.，2011；Peruski et al.，2002；Yeh et al.，2009)。但是，在这个特殊的领域，由于传统检测方法在很大程度上要依赖于特异抗血清或病毒在机体内产生病毒颗粒，因此，相对于以上传统分析技术而言，RNA适配体有巨大的优势。RNA适配体可以人工合成，从而能够不依赖于动物而基于病毒组分被筛选出来。例如，针对 HPV-16 E7 蛋白的 RNA 适配体可以利用 SELEX 法从随机寡核苷酸文库中筛选出来。筛选到的 G5alpha3N.4 结合结构域对于 HPV-16 E7 蛋白有很高的亲和力与特异性，可以应用于检测 HPV 感染与宫颈癌(Toscano-Garibay et al.，2011)。

23.2.1　RNA 适配体纳米技术中的生物传感器

为了高效率检测靶病毒,RNA 适配体与其他的生物传感器组装到一起,一并成为 RNA 生物传感器。Shu 与 Guo 报道了一种适配子生物传感器——孔雀石绿染料结合的适配体(MG-binding aptamer)，以此作为模型系统进行结构功能验证(Shu et al.，2011)。孔雀石绿的激发波长范围为 475~615nm。游离的孔雀石绿自身并不发荧光,但当它结合到适配体上后,就可激发出荧光。人们已经建立了几种适配体生物传感器用于病毒检测。Minunni 在 2004 年建立了一种适配体生物传感器,他们将靶向 HIV-1 的 Tat 蛋白的 RNA 适配体固定到压电石英晶体的金电极上,对其敏感性、特异性与结果的可重复性做了分析,数据表明其敏感度可与基于 Tat 抗体的免疫传感器相当。以上结果提示,基于以特异性适配体作为生物-识别元件的生物传感器在检测病毒蛋白是一项很有前景的技术。利用纳米技术将适配体固定到压电石英晶体的金表面或表面等离子共振芯片(SPR)开发一个石英晶体微天平(QCM)和以 SPR 为基础的生物传感器。人们利用两种生物传感器就适配体与特异性蛋白的敏感度、结果可重复性与选择性做了比较分析,结果发现这两种技术体系的上述性能指标相当(Tombelli et al.，2005)。Lee 在 2007 年筛选并检测了一种新的 RNA 适配体,用来检测 HCV 核心抗原。此 RNA 适配体结合 HCV 核心抗原是利用 SELEX 法从每 60 个 RNA 的 10 个随机文库中筛选出来的。有趣的是,在蛋白芯片分析中,筛选到的 RNA 适配体只特异结合 HCV 核心抗原,而不结合另一 HCV 蛋白 NS5。这些 RNA 适配体将会发展到对于 HCV 诊断具有高度特异性的生物传感器并成功应用到从 HCV 感染的患者血清中检测核心抗原。

23.2.2　疾病特异性生物标志 RNA 适配体的研发

疾病特异性生物标志是有效确定患者病理状态包括疾病易感性、诊断、监测预防与治疗效率的重要工具。RNA 适配体既可以作为正常状态,也可以作为病理状态的生物标志。适配体可以像抗体一样,有效结合到活病毒的特异性表位或类病毒的表面分子上(Graham and Zarbl, 2012)。HPV-16 E6/E7 蛋白与宫颈癌相关。研究者利用改良的 SELEX 法与重组 HPV-16 E7 蛋白从随机寡核苷酸文库中筛选到了特异针对 HPV-16 E7 蛋白的适配体。适配体结合位点酶学与遗传分析,阐明了其二级结构为一个单链的 E7 连接两个主环,形成一个钳状结构。在 HPV 阳性的宫颈癌细胞中,适配体也可形成特异的复合体。此种 RNA 适配体对 HPV-16E7 蛋白的高亲和力与特异性可以用于人乳头状瘤病毒感染与宫颈癌的诊断(Toscano-Garibay et al.，2011)。Hwang 在 2004 年鉴定了另一特异的可结合 HCV 非编码结构蛋白 NS3 螺旋结构域的 RNA 适配体,它具有蛋白酶、NTP 酶或解旋酶活性。这些鉴定的 RNA 适配体都是利用 RNA 适配体进行临床诊断的典型例子。

荧光标记是进行病毒诊断与成像的强大工具。带有荧光标签或其他纳米颗粒的 RNA 适配体能够应用于蛋白组学,并已经在宫颈癌的临床生物医学研究中显示出了广阔的前景。Ellenbecker 在 2012 年报道了分离并结合核衣壳蛋白的 RNA 适配体，核衣壳蛋白在多种 RNA 病毒中都是必需的 RNA 结合蛋白。通过测序分析后，研究者利用这些 RNA 适配体构建了敏感的荧光生物传感系统，能够特异结合核衣壳蛋白，从而应用于药物筛选与成像 (Ellenbecker et al.，2012)。Cui 等在 2011 年利用量子点 (QD) 标记策略标记了病毒颗粒，用于病毒感染诊断与成像。他们将 QD 的良好荧光性能与 RNA 适配体对 A 型流感病毒血球凝集素的特异性结合在一起，研发了 QD-A22 探针。荧光成像与透射电镜表明，QD-A22 探针可以特异性识别和标记 A 型流感病毒颗粒 (Cui et al.，2011)。

23.3　RNA 适配体在病毒感染性疾病治疗中的应用

目前已有大量适配体应用于治疗病毒感染性疾病的文献。治疗方法包括多个环节的抑制，如抑制病毒进入、病毒反转录 (RT)、复制、包装、病毒粒子产生与细胞转化等。

23.3.1　抑制病毒进入

抑制或阻断病毒进入宿主细胞是预防病毒疾病感染的最有效方法之一。Hwang 在 2012 年利用 SELEX 法筛选了一批 RNA 适配体，获得了一系列具有阻断病毒进入宿主细胞功能的 RIG-I 适配体。这些适配体含有 poly U 基序，通过产生 IFN a/b 在病毒感染 RIG-I 介导的免疫应答激活中发挥关键作用 (Hwang et al.，2012)。DNV、VSV 与流感病毒在宿主细胞内的复制由于 RIG-I 适配体的预处理或后处理被有效阻断 (Hwang et al.，2012)。Gopinath 在 2012 年分离出了 RNA 适配体 aptamer-1 与 aptamer-5，它们特异性结合 gD 蛋白，在疱疹病毒 (HSV) 感染过程中，gD 蛋白的胞外域通过结合细胞共同受体，介导病毒进入宿主细胞。aptamer-1 能够以剂量依赖性方式有效干扰 gD 蛋白与 HSV 靶细胞受体 HVEM 的相互作用。提示 aptamer mini-1 可作为预防 HSV-1 感染的外用治疗药物，可以进一步进行探索研究 (Gopinath et al.，2012)。Wheeler 等在 2011 年报道，CD4 适配体 -siRNA 嵌合子 (CD4-AsiC) 可以用作杀菌剂的活性组分，阻断 HIV 的性传播 (Wheeler et al.，2011)。Jeon 在 2004 年描述了一种新型的寡核苷酸，它的设计源自流感病毒血球凝集素分子的受体结合互补区。此适配体的作用方式是通过流感病毒与靶细胞受体结合，阻断病毒对宿主细胞的侵袭 (Jeon，2004)。

23.3.2　抑制反转录

在实际的抗病毒应用中，RNA 病毒反转录是一个主要靶点。Ditzler 在 2011 年证实，两个独立的单链 DNA 适配体，R1T 与 RT1t49(-5) 是灵长类慢病毒家族各种分支种属，包括 HIV-1、HIV-2 与 SIV (cpz) 的潜在抑制剂。他们基于大规模质谱分析的蛋白质印记技术与适配体的羟基基团印记技术，绘制了病毒与宿主细胞相互作用界面的复杂网络图谱。结果表明，适配体可以成功实现病毒反转录的抑制 (Ditler et al.，2011)。DeSefano 与 Nair 在 2008 年报道了基于引物模板的双链核酸，可以高亲和力结合 HIV-RT，因此可用作 SELEX 筛选法的初始组分。这一含有 46nt 与 50nt 引物及模板的双链，可以产生许多小分子单链环-回 DNA 适配体 (DeSefano and Nair，2008)。37nt 的适配体是 HIV-RT 的潜在抑制剂，通过阻断其他引物模板的结合而发挥作用。

23.3.3　抑制复制和翻译

Jiang 在 2008 年从含有 40nt 随机序列的 RNA 文库中随机成功分离了针对 SCV NTPase/Helicase(nsP10)的 RNA 适配体。结果表明这些筛选到的 RNA 适配体都有良好的抗 SCV 性。Ramalingam 在 2011 年研究了抗 GagRNA 适配体对 HIV 复制的抑制作用，结果表明NC-结合适配体能够破坏 Gag 基因组与 RNA 相互作用，从而对病毒基因组RNA 的反转录与稳定性等进行负调控。

病毒蛋白合成在很大程度上不同于大多数细胞 mRNA。RNA 适配体使我们能够有效靶向病毒 RNA 基因组的保守功能区域。例如，HCV 的转录是由位于病毒基因组 50 UTR 的高度保守的内部核糖体进入位点(IRES)介导的，这是研发新型抗病毒药物的有吸引力的靶点(Romoero-Lopez et al.，2012)。抗 HCV 的 HH363-24 适配体是针对 50 UTR 筛选出来的，由一个在 30 末端有所延长的 RNA 催化切割结构域构成。HH363-24 能够高效切割 HCV 基因组，结合 IRES 位点的必要的IIId 结构域，因此在次基因组复制系统中可将 HCV 的 RNA 水平降低到 70%。

23.3.4　抑制病毒包装

致病病毒感染能够通过阻断病毒包装而有效抑制。病毒的体内包装依赖于外壳蛋白(CP)的 N 端区域。2011 年 Bunka 等利用埃希氏杆菌表达了重组 T=1 卫星烟草坏死病毒(satellite tobacco necrosis virus，STNV)颗粒。利用 SELEX 法针对 STNV CP 的 RNA 结合面进行筛选获得了几个克隆，其中 B3 克隆定位到 STNV 基因组的 16/25 核苷酸区域。这 10 个碱基折叠形成一个主干环，具有 ACAA 基序，能够结合 STNV CP。

23.3.5　抑制病毒产生

对于 HIV 感染的治疗，Neff 在 2011 年研发了一种适配体-siRNA 纳米颗粒药物，这一药物对 HIV-1 的膜蛋白 gp120 具有高亲和力，siRNA 的导入可以导致 HIV RNA 序列特异性降解。他们在人源化 Rag2(–/–)gammac(–/–)(RAG-hu)小鼠检测了此嵌合抗病毒药物的抗病毒活性，此小鼠模型一方面具有人类的多系造血，使得 HIV-1 可在其体内复制，另一方面去除了 CD4 T 细胞，可以模仿 HIV-1 感染患者的病理状态。结果表明，anti-gp120 适配体与适配体-siRNA 嵌合子都能成几倍抑制 HIV-1 复制，从而使下降的辅助性 CD4 T 细胞的数量有所回升。因此，就 HIV 感染而言，适配体-siRNA 嵌合药物是有前景的、引人瞩目的无毒性治疗药物。

23.3.6　抑制细胞转化

某些病毒可以整合它们的病毒基因组到宿主细胞的基因组，将宿主细胞永生化(Calderwood et al.，2007；Rozenblatt-Rosen et al.，2012；Shapira et al.，2009)。因此适配体能够抑制这些病毒引起的细胞转化。2011 年，Nicol 从 HPV-16 的 E7 蛋白中发现了一种适配体，可以通过抑制 E7 与 pRb 的相互作用，进而抑制细胞转化。

23.3.7　病毒所致癌症的治疗

业已证实，病毒编码序列整合到宿主细胞染色体上与癌症发生相关(Calderwood et al.，2007，Shapira et al.，2009)。虽然癌症被认为是一种非感染、非传播性疾病，但相当大部分是由自然界中的病毒感染引起的，即使病毒感染不会即刻导致癌症发生。因此，随着新证据的发现，传统的非传播性癌症的范例可能是不够的，无疑，病毒感染是多数肿瘤的重要致病因素。早先证明，只有高危类型病毒的持续感染才会导致机体分子、细胞与免疫应答的改变，从中诱发细胞转化(Hernandez-Lopez and Graham，2012)。已经证实以下疾病病毒与癌症相关，包括人乳头状瘤病毒(HPV)、EB 病毒(EBV)、乙型肝炎(HBV)、丙型肝炎(HCV)、HTLV-1、HIV、嗜异性鼠白血病相关病毒(XMRV)与人疱疹病毒 8(HHV-8)(de Martel et al.，2012；Silverman et al.，2010)。治愈这些病毒感染性疾病，在一定程度上，可以阻止相关癌症的发生。抑制或检测早期阶段的病毒整合对于降低癌症发生率或对于感染治疗都是非常有帮助的(de Martel et al.，2012)。人们已经在动物体内及细胞水平上证实，RNA 适配体纳米颗粒的导入可以抑制癌症发生(Guo et al.，2005；Khaled et al.，2005)。

23.3.8　RNA 适配体的靶向运输

为了将治疗化合物导入被病毒感染的宿主细胞，研究者利用细胞内化 RNA 适配体研发了几种适配体。这代表了人们对致病性病毒引起的高危疾病的新的治疗策略方向。

23.3.8.1　CD4 RNA 适配体作为运载工具

一些报道表明，多种多样的适配体可应用于不同疾病的诊断。Kraus 在 1998 年报道，一些高亲和力的适配体可以识别 CD4 的 CDR2 结构域 1 的同一位点。Davis 等在 1998 年利用锚着在珠子(作为亲和基质)上的重组 CD4 筛选了含有 10^{14} 分子的含有 2′-F-嘧啶的 RNA 文库。这些高亲和力适配体结合不同荧光素后(荧光素与藻红蛋白)，可以结合重组 CD4，因此可用来进行 CD4 细胞的流式细胞染色(Davis et al.，1998)。2011 年，Wheelerz 表明，CD4 适配体-siRNA 嵌合体(CD4-AsiC)，由适配体与 siRNA 融合而成，能够靶向表达适配体受体的细胞，特异性抑制 CD4 T 细胞与巨噬细胞中基因表达。在带有雌性生殖管道的人源化小鼠与极性子宫阴道组织移植物中没有观察到淋巴细胞或天然免疫系统的激活。HIV 或 CCR5 基因的敲降在体外或组织移植物中抑制了 HIV 感染(Wheeler et al.，2011)。当给人源化小鼠阴道内给药时，CD4-AsiC 可以保护机体，使之免受 HIV 的阴道传播，因此，CD4-AsiC 可以被用作杀菌剂的活性组分，阻断 HIV 的性传播。

利用噬菌体 phi29 RNA(pRNA)具有自我组装能力的特性，Guo 的实验室根据 siRNA 受体介导的内吞作用研发了一款多功能纳米器件(Guo et al.，2005；Khaled et al.，2005；Shu et al.，2011)。利用 RNA 纳米技术，嵌合 pRNA-适配体(CD4)与 pRNA-siRNA 形成直径为 25~40nm 的二聚体或三聚体。当这些 RNA 二聚体被应用到过表达 CD4 受体的 T 细胞上时，即发生特异性内化，沉默靶基因。Guo 等发现 pRNA 与适配体或其他元件组成的嵌合体被 Dicer 处理成功能性双链 siRNA(RNA 特异性核酸内切酶)。随后的动物实验证明,这些嵌合药物可有效抑制癌细胞成瘤。

23.3.8.2　PMSA RNA 适配体介导的运输

Lupold 等在 2002 年首次分离了两个人工合成适配体,这两个适配体可以通过前列腺特异膜抗原(PMSA)的胞外结构域,以毫摩尔级的亲和力结合到前列腺癌细胞上。PMSA 是一跨膜蛋白,在前列腺癌细胞与血管内皮细胞上高表达。自此,许多研究者将适配体锚定到各种各样的支架或纳米载体,就实现 PMSA 阳性细胞的选择性靶向运输进行了研究。

Dassie 在 2009 年通过嵌入改良法,提高适配体-siRNA 嵌合体的处理效率,从而大大提高了适配体-siRNA 的沉默效率与特异性。这些改良包括嵌入 2-核苷 3'-突出基因,优化双螺旋的热动力学参数与结构,使 siRNA 导链更易于被处理(Dassie et al.,2009)。优化的嵌合体能够使 PMSA 阳性肿瘤在裸鼠体内明显消退。通过加上聚乙烯乙二醇,延长嵌合体在循环中的半衰期,使得抗肿瘤能力显著提高。2008 年,Wullner 等在 PSMA 特异结合适配体和 3'端连上真核延伸因子 2mRNA(EEF2)的特异性 siRNA,后者能够快速抑制蛋白合成和诱导凋亡。他们设计了两个 anti-PMSA 适配体,以便两者能独立折叠成活性构象。除了上述 PMSA 阳性前列腺癌细胞的靶向运输,研究者就 EEF2 siRNA 诱导的 EEF2 沉默而致的特异毒性也做了研究。

23.3.8.3　anti-EGFR 适配体

已经证明,上皮细胞生长因子受体(EGFR)参与了多种肿瘤发生与细胞内化过程(Singh and Harris,2005)。anti-EGFR 适配体与金纳米颗粒连接,通过受体介导的内吞作用,可以大量且特异地靶向运输到表达 EGFR 的细胞(Li et al.,2010)。2010 年,Wan 等将 anti-EGFR RNA 适配体固化到化学修饰的玻璃表面,发现可以高敏感性、高特异性捕获人与鼠的 GBM 细胞。这些结果解析了怎样利用新型 RNA 适配体底物确定没有肿瘤细胞的手术边界,怎样更广泛地用来检测血液循环中的肿瘤细胞,以便于治疗后残余病灶的早期诊断与监测。

23.3.8.4　HIV gp120 适配体介导的 siRNA 运输

糖蛋白 gp120 是 HIV 感染上表达的细胞膜蛋白。John Rossi's 实验室鉴定了一种新型的具双重抑制效应的 anti-gp120 适配体-siRNA 嵌合子(图 23.2),其中,anti-gp120 适配体与 siRNA 皆有抗 HIV 活性(Zhou et al.,2008)。他们将此嵌合子的设计、构建与性能检测都做了报道。此嵌合 RNA 纳米颗粒含有 HIV gp120 结合适配体,适配体被噬菌体 phi29 DNA 包装马达护送,可以特异性结合并内化到表达 HIV gp120 的细胞。它的双重抑制效应不仅意味着对 HIV-1 的抑制,而且还提供了细胞特异性 siRNA 运输载体,为系统性治疗 HIV 展示了很好的前景(Zhou and Rossi et al.,2011)。

此外,还有一些靶向运输的 DNA 适配体,包括针对 PTK7、转铁蛋白受体、NCL 与 MUC1 的适配体等(Zhou and Rossi,2011)。

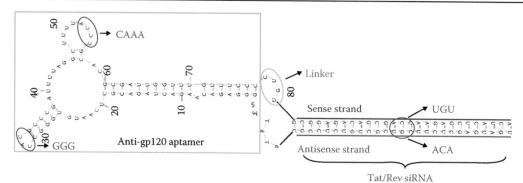

图 23.2　HIV 的新型适配体靶向 RNAi 治疗策略示意图。应用 anti-gp120 适配体实现 Dicer 底物 siRNA 的靶向运输。

23.4　讨论与结论

　　RNA 的"弹性"使它可进行复杂的折叠,从而获得了相对于 DNA 无可比拟的优势,即可进入 DNA 不能进入的结合位点(Bunka et al.,2010)。虽然 RNA 适配体具有以下优点,如简单易于构建,构象多变,组成成分千变万化,但是一直以来,人们普遍认为,RNA 不如 DNA 稳定。然而,最近的结果表明,RNA 适配体可以具有甚至比 DNA 更稳定的特性。从治疗的角度来说,标准 2′-OH RNA 分子几乎一无是处,因为在液相状态下不稳定,血浆半衰期甚至不足 1min(de Smidt et al.,1991)。研究者曾经尝试用几种方法来提高 RNA 稳定性,这些方法主要依赖于嵌入修饰的核苷酸,包括糖基、磷酸化或单碱基。目前,已有文章就这些改进进行了很好的综述(Famulok and Mayer,2006;Kaur and Roy,2008;Mayer,2009)。这些改良发生在筛选过程。筛选过程中,这些经过修饰的核苷酸通过 T7 RNA 聚合酶(T7 RNA 聚合酶以这些核苷酸为底物)更容易嵌入,使用这些核苷酸作为底物(Chelliserrykattil and Elliington,2004)。SELEX 后改良,包括加 30-30 串联二核苷酸帽(Beigelman et al.,1995)或大基团附着,如 PEG、胆固醇、生物素-链亲和素等,通过上述改良,适配体稳定性得到提高,血浆中清除度降低(Bunka et al.,2010)。

　　适配体的细胞特异性靶向运输可以实现低浓度用药,降低不良反应。方法的多价性类似于鸡尾酒疗法,后者是几种有效药用成分适量联合应用,以获得协同效应。相对于鸡尾酒疗法,此种多价用药具有自己独特的优势,即在单次用药的条件下,实现几种药的联合检测或治疗效果。纳米颗粒的靶向用药可以提高药物代谢动力学、药效动力学、生物分布与药物安全性(Guo et al.,2010)。

　　适配体还可以作为治疗病毒整合所致癌症的靶向用药载体。假设一些致瘤病毒的蛋白质干扰宿主蛋白质之间相互作用或转录系统,导致其基因组改变(Rozenblatt-Rosen et al.,2012)。人们利用适配体纳米技术通过功能基因组学研究与大规模肿瘤基因突变的分类,对病毒蛋白进行系统性分析,可以帮助鉴定癌基因。我们希望将来会出现有效的整合分析方法,用于癌症的检测,适配体技术能够用于快速筛选与靶向医学上特异用药。

　　目前,与适配体有关的医学实验正在临床检测(表 23.1)。例如,国立心脏肺血管研究所研制的靶向针对 Factor IXa 的适配体-RNA，志愿者实验已完成 1 期临床试验，这一领域的进展仍然需要持续关注。

TABLE 23.1

List of Aptamers in Clinical Development

Aptamer	Company	Condition	Status	Phase	Identifier
ARC1905	Ophthotech Corporation	AMD	Active, not recruiting	Phase 1	NCT00950638
E10030 plus Lucenti; Lucentis	Ophthotech Corporation	AMD	Active, not recruiting	Phase 2	NCT01089517
E10030	Ophthotech Corporation	AMD	Completed	Phase 1	NCT00569140
ARC1905	Ophthotech Corporation	AMD	Completed	Phase 1	NCT00709527
EYE001 anti-VEGF aptamer	Eyetech Pharmaceuticals	Macular degeneration; choroidal neovascularization	Completed	Phase 2; Phase 3	NCT00021736
REG1	National Heart, Lung, and Blood Institute (NHLBI)	Healthy	Completed	Phase 1	NCT00113997
EYE001	National Eye Institute (NEI)	Hippel-Lindau disease	Completed	Phase 1	NCT00056199
Pegaptanib sodium (Macugen)	Eyetech Pharmaceuticals	AMD	Completed	Phase 2; Phase 3	NCT00215670
Pegaptanib sodium	Eyetech Pharmaceuticals	Macular degeneration	Terminated	Phase 4	NCT00312351
Pegaptanib sodium	Eyetech Pharmaceuticals	AMD	Completed	Phase 2; Phase 3	NCT00321997
Pegaptanib sodium (Macugen)	Eyetech Pharmaceuticals	Diabetic macular edema	Completed	Phase 2	NCT00040313
AS1411; Cytarabine	Antisoma Research	Acute myeloid leukemia	Terminated	Phase 2	NCT01034410
NOX-E36; Placebo	Noxxon Pharma AG	Chronic inflammatory diseases; type 2 diabetes mellitus; systemic lupus erythematosus	Completed	Phase 1	NCT00976729
NOX-A12; Filgrastim; NOX-A12 in combination with Filgrastim	Noxxon Pharma AG	Hematopoietic stem cell transplantation	Completed	Phase 1	NCT01194934
NOX-A12	Noxxon Pharma AG	Autologous stem cell transplantation	Completed	Phase 1	NCT00976378
ARC1779	Archemix Corp.	Von Willebrand disease	Withdrawn	Phase 2	NCT00694785
ARC1779	Archemix Corp.	Purpura, thrombotic thrombocytopenic; Von Willebrand disease type-2b	Completed	Phase 2	NCT00632242

(continued)

TABLE 23.1 (Continued)

List of Aptamers in Clinical Development

Aptamer	Company	Condition	Status	Phase	Identifier
Bevacizumab; Ranibizumab	Medical University of Vienna	Diabetic retinopathy; diabetic macula edema; proliferative diabetic retinopathy	Unknown	Phase 3	NCT00545870
Placebo control; ARC19499	Archemix Corp.	Hemophilia	Not yet recruiting	Phase 1; Phase 2	NCT01191372
Macugen (Pegaptanib Sodium)	Retina Institute of Hawaii	Diabetic macular edema	Available	Not stated	NCT01487044
Macugen (Pegaptanib Sodium)	Retina Institute of Hawaii	PDR	Completed	Phase 1	NCT01487070

参 考 文 献

Aquino-Jarquin, G. and Toscano-Garibay, J. 2011. RNA aptamer evolution: Two decades of SELEction. *Int J Mol Sci* 12(12): 9155–71.

Beigelman, L., McSwiggen, J., Draper, K. et al. 1995. Chemical modification of hammerhead ribozymes. Catalytic activity and nuclease resistance. *J Biol Chem* 270(43): 25702–8.

Bouvet, P. 2001. Determination of nucleic acid recognition sequences by SELEX. *Methods Mol Biol* 148: 603–10.

Bunka, D., Lane, S., Lane, C. et al. 2011. Degenerate RNA packaging signals in the genome of Satellite Tobacco Necrosis Virus: implications for the assembly of a T = 1 capsid. *J Mol Biol* 413(1): 51–65.

Bunka, D., Platonova, O., and Stockley, P. 2010. Development of aptamer therapeutics. *Curr Opin Pharmacol* 10(5): 557–62.

Calderwood, M., Venkatesan, K., Xing, L. et al. 2007. Epstein–Barr virus and virus human protein interaction maps. *Proc Natl Acad Sci U S A* 104(18): 7606–11.

Chelliserrykattil, J. and Ellington, A. 2004. Evolution of a T7 RNA polymerase variant that transcribes 2′-O-methyl RNA. *Nat Biotechnol* 22(9): 1155–60.

Ciesiolka, J., Gorski, J., and Yarus, M. 1995. Selection of an RNA domain that binds Zn2+. *RNA* 1(5): 538–50.

Clark, S. and Remcho, V. 2002. Aptamers as analytical reagents. *Electrophoresis* 23(9): 1335–40.

Cui, Z., Ren, Q., Wei, H. et al. 2011. Quantum dot-aptamer nanoprobes for recognizing and labeling influenza A virus particles. *Nanoscale* 3(6): 2454–7.

Dassie, J., Liu, X., Thomas, G. et al. 2009. Systemic administration of optimized aptamer-siRNA chimeras promotes regression of PSMA-expressing tumors. *Nat Biotechnol* 27(9): 839–49.

Davis, K., Lin, Y., Abrams, B., and Jayasena, S. 1998. Staining of cell surface human CD4 with 2′-F-pyrimidine-containing RNA aptamers for flow cytometry. *Nucleic Acids Res* 26(17): 3915–24.

de Martel, C., Ferlay, J., Franceschi, S. et al. 2012. Global burden of cancers attributable to infections in 2008: a review and synthetic analysis. *Lancet Oncol* 13(6): 607–15.

de Smidt, P., Le Doan, T., de Falco, S., and van Berkel, T. 1991. Association of antisense oligonucleotides with lipoproteins prolongs the plasma half-life and modifies the tissue distribution. *Nucleic Acids Res* 19(17): 4695–700.

DeStefano, J. and Nair, G. 2008. Novel aptamer inhibitors of human immunodeficiency virus reverse transcriptase. *Oligonucleotides* 18(2): 133–44.

Ditzler, M., Bose, D., Shkriabai, N. et al. 2011. Broad-spectrum aptamer inhibitors of HIV reverse transcriptase closely mimic natural substrates. *Nucleic Acids Res* 39(18): 8237–47.

Ellenbecker, M., Sears, L., Li, P., Lanchy, J., and Lodmell, J. 2012. Characterization of RNA aptamers directed against the nucleocapsid protein of Rift Valley fever virus. *Antiviral Res* 93(3): 330–9.

Ellington, A. and Szostak, J. 1990. In vitro selection of RNA molecules that bind specific ligands.

Nature 346(6287): 818–22.

Famulok, M. and Mayer, G. 2006. Chemical biology: aptamers in nanoland. *Nature* 439(7077): 666–9.

Gold, L. 1995. The SELEX process: a surprising source of therapeutic and diagnostic compounds. *Harvey Lect* 91: 47–57.

Gopinath, S., Hayashi, K., and Kumar, P. 2012. Aptamer that binds to the gD protein of herpes simplex virus 1 and efficiently inhibits viral entry. *J Virol* 86(12): 6732–44.

Graham, J. and Zarbl, H. 2012. Use of cell-SELEX to generate DNA aptamers as molecular probes of HPV-associated cervical cancer cells. *PLoS One* 7(4): e36103.

Guo, P. 2010. The emerging field of RNA nanotechnology. *Nat Nanotechnol* 5(12): 833–42.

Guo, P. 2011. RNA Nanotechnology: methods for synthesis, conjugation, assembly and application of RNA nanoparticles. *Methods* 54(2): 201–3.

Guo, S., Tschammer, N., Mohammed, S., and Guo, P. 2005. Specific delivery of therapeutic RNAs to cancer cells via the dimerization mechanism of phi29 motor pRNA. *Hum Gene Ther* 16(9): 1097–109.

Hermann, T. and Patel, D. 2000. Adaptive recognition by nucleic acid aptamers. *Science* 287(5454): 820–5.

Hernandez-Lopez, H. and Graham, S. 2012. Alternative splicing in human tumour viruses: a therapeutic target? *Biochem J* 445(2): 145–56.

Hwang, B., Cho, J., Yeo, H. et al. 2004. Isolation of specific and high-affinity RNA aptamers against NS3 helicase domain of hepatitis C virus. *RNA* 10(8): 1277–90.

Hwang, S., Sun, H., Lee, K. et al. 2012. 5'-Triphosphate-RNA-independent activation of RIG-I via RNA aptamer with enhanced antiviral activity. *Nucleic Acids Res* 40(6): 2724–33.

Jang, K., Lee, N., Yeo, W., Jeong, Y., and Kim, D. 2008. Isolation of inhibitory RNA aptamers against severe acute respiratory syndrome (SARS) coronavirus NTPase/Helicase. *Biochem Biophys Res Commun* 366(3): 738–44.

Jeon, S., Kayhan, B., Ben-Yedidia, T., and Arnon, R. 2004. A DNA aptamer prevents influenza infection by blocking the receptor binding region of the viral hemagglutinin. *J Biol Chem* 279(46): 48410–19.

Kaur, G. and Roy, I. 2008. Therapeutic applications of aptamers. *Expert Opin Investig Drugs* 17(1): 43–60.

Khaled, A., Guo, S., Li, F., and Guo, P. 2005. Controllable self-assembly of nanoparticles for specific delivery of multiple therapeutic molecules to cancer cells using RNA nanotechnology. *Nano Lett* 5(9): 1797–808.

Kraus, E., James, W., and Barclay, A. 1998. Cutting edge: novel RNA ligands able to bind CD4 antigen and inhibit CD4+ T lymphocyte function. *J Immunol* 160(11): 5209–12.

Lee, S., Kim, Y., Jo, M. et al. 2007. Chip-based detection of hepatitis C virus using RNA aptamers that specifically bind to HCV core antigen. *Biochem Biophys Res Commun* 358(1): 47–52.

Li, N., Larson, T., Nguyen, H., Sokolov, K., and Ellington, A. 2010. Directed evolution of gold nanoparticle delivery to cells. *Chem Commun (Camb)* 46(3): 392–4.

Lupold, S., Hicke, B., Lin, Y., and Coffey, D. 2002. Identification and characterization of nuclease-stabilized RNA molecules that bind human prostate cancer cells via the prostate-specific membrane antigen. *Cancer Res* 62(14): 4029–33.

Ma, L., Zhang, J., Chen, H. et al. 2011. An overview on ELISA techniques for FMD. *Virol J* 8: 419.

Matzen, K., Elzaouk, L., Matskevich, A. et al. 2007. RNase H-mediated retrovirus destruction in vivo triggered by oligodeoxynucleotides. *Nat Biotechnol* 25(6): 669–74.

Mayer, G. 2009. The chemical biology of aptamers. *Angew Chem Int Ed Engl* 48(15): 2672–89.

Metifiot, M., Faure, A., Guyonnet-Duperat, V. et al. 2007. Cellular uptake of ODNs in HIV-1 human-infected cells: a role for viral particles in DNA delivery? *Oligonucleotides* 17(2): 151–65.

Minunni, M., Tombelli, S., Gullotto, A., Luzi, E., and Mascini, M. 2004. Development of biosensors with aptamers as bio-recognition element: the case of HIV-1 Tat protein. *Biosens Bioelectron* 20(6): 1149–56.

Neff, C., Zhou, J., Remling, L. et al. 2011. An aptamer-siRNA chimera suppresses HIV-1 viral loads and protects from helper CD4(+) T cell decline in humanized mice. *Sci Transl Med* 3(66): 66ra6.

Nicol, C., Bunka, D., Blair, G., and Stonehouse, N. 2011. Effects of single nucleotide changes on the binding and activity of RNA aptamers to human papillomavirus 16 E7 oncoprotein. *Biochem Biophys Res Commun* 405(3): 417–21.

Peruski, A., Johnson, L., and Peruski, L. 2002. Rapid and sensitive detection of biological warfare agents using time-resolved fluorescence assays. *J Immunol Methods* 263(1–2): 35–41.

Ramalingam, D., Duclair, S., Datta, S. et al. 2011. RNA aptamers directed to human immunodeficiency virus type 1 Gag polyprotein bind to the matrix and nucleocapsid domains and inhibit virus production. *J Virol* 85(1): 305–14.

Romero-Lopez, C., Berzal-Herranz, B., Gomez, J., and Berzal-Herranz, A. 2012. An engineered inhibitor RNA that efficiently interferes with hepatitis C virus translation and replication. *Antiviral Res* 94(2): 131–8.

Rozenblatt-Rosen, O., Deo, R., Padi, M. et al. 2012. Interpreting cancer genomes using systematic host network perturbations by tumour virus proteins. *Nature* 487(7408): 491–95.

Shapira, S., Gat-Viks, I., Shum, B. et al. 2009. A physical and regulatory map of host-influenza interactions reveals pathways in H1N1 infection. *Cell* 139(7): 1255–67.

Shu, D. and Guo, P. 2003. A viral RNA that binds ATP and contains a motif similar to an ATP-binding aptamer from SELEX. *J Biol Chem* 278(9): 7119–25.

Shu, D., Moll, W., Deng, Z., Mao, C., and Guo, P. 2004. Bottom-up assembly of RNA arrays and superstructures as potential parts in nanotechnology. *Nano Lett* 4(9): 1717–23.

Shu, D., Shu, Y., Haque, F., Abdelmawla, S., and Guo, P. 2011b. Thermodynamically stable RNA three-way junction for constructing multifunctional nanoparticles for delivery of therapeutics. *Nat Nanotechnol* 6(10): 658–67.

Shu, Y., Cinier, M., Shu, D., and Guo, P. 2011a. Assembly of multifunctional phi29 pRNA nanoparticles for specific delivery of siRNA and other therapeutics to targeted cells. *Methods* 54(2): 204–14.

Silverman, R., Nguyen, C., Weight, C., and Klein, E. 2010. The human retrovirus XMRV in prostate cancer and chronic fatigue syndrome. *Nat Rev Urol* 7(7): 392–402.

Singh, A. and Harris, R. 2005. Autocrine, paracrine and juxtacrine signaling by EGFR ligands. *Cell Signal* 17(10): 1183–93.

Strong, C., Lanchy, J., and Lodmell, J. 2011. Viral SELEX reveals individual and cooperative roles of the C-box and G-box in HIV-2 replication. *RNA* 17(7): 1307–20.

Tombelli, S., Minunni, M., Luzi, E., and Mascini, M. 2005. Aptamer-based biosensors for the detection of HIV-1 Tat protein. *Bioelectrochemistry* 67(2): 135–41.

Toscano-Garibay, J., Benitez-Hess, M., and Alvarez-Salas, L. 2011. Isolation and characterization of an RNA aptamer for the HPV-16 E7 oncoprotein. *Arch Med Res* 42(2): 88–96.

Tripathi, S., Chaubey, B., Barton, B., and Pandey, V. 2007. Anti HIV-1 virucidal activity of polyamide nucleic acid-membrane transducing peptide conjugates targeted to primer binding site of HIV-1 genome. *Virology* 363(1): 91–103.

Tuerk, C. and Gold, L. 1990. Systematic evolution of ligands by exponential enrichment: RNA ligands to bacteriophage T4 DNA polymerase. *Science* 249(4968): 505–10.

Wan, Y., Kim, Y., Li, N. et al. 2010. Surface-immobilized aptamers for cancer cell isolation and microscopic cytology. *Cancer Res* 70(22): 9371–80.

Wheeler, L., Trifonova, R., Vrbanac, V. et al. 2011. Inhibition of HIV transmission in human cervicovaginal explants and humanized mice using CD4 aptamer-siRNA chimeras. *J Clin Invest* 121(6): 2401–12.

Wullner, U., Neef, I., Eller, A. et al. 2008. Cell-specific induction of apoptosis by rationally designed bivalent aptamer-siRNA transcripts silencing eukaryotic elongation factor 2. *Curr Cancer Drug Targets* 8(7): 554–65.

Ye, M., Hu, J., Peng, M. et al. 2012. Generating aptamers by cell-SELEX for applications in molecular medicine. *Int J Mol Sci* 13(3): 3341–53.

Yeh, H., Yates, M., Chen, W., and Mulchandani, A. 2009. Real-time molecular methods to detect infectious viruses. *Semin Cell Dev Biol* 20(1): 49–54.

Zampros, I., Praidou, A., Brazitikos, P., Ekonomidis, P., and Androudi, S. 2012. Antivascular endothelial growth factor agents for neovascular age-related macular degeneration. *J Ophthalmol*

2012: 319728.

Zhou, B. and Wang, B. 2006. Pegaptanib for the treatment of age-related macular degeneration. *Exp Eye Res* 83(3): 615–19.

Zhou, J., Li, H., Li, S., Zaia, J., and Rossi, J. 2008. Novel dual inhibitory function aptamer-siRNA delivery system for HIV-1 therapy. *Mol Ther* 16(8): 1481–9.

Zhou, J. and Rossi, J. 2011. Cell-specific aptamer-mediated targeted drug delivery. *Oligonucleotides* 21(1): 1–10.

Zhou, J., Shu, Y., Guo, P., Smith, D., and Rossi, J. 2011. Dual functional RNA nanoparticles containing phi29 motor pRNA and anti-gp120 aptamer for cell-type specific delivery and HIV-1 inhibition. *Methods* 54(2): 284–94.

第九部分　RNA 适配体在 RNA 纳米技术和治疗中的应用

第 24 章　RNA 适配体在纳米技术与治疗中的应用

Hua Shi(施华)

翻译：李香群　　校对：张丽萌，郝爱军

24.1　引　　言

　　大多数生物功能来自分子间的相互作用而非单分子。这些相互作用具有高度特异，是分子识别的过程。在自然进化过程中，由于产生新的特异分子相互作用，尤其是发生在蛋白质与大分子间的相互作用，生物功能得以扩展(通过基因复制与分化)。通过破坏或欺骗天然分子识别生物系统，模拟是多数生物活性物质包括药物的作用方式。过去，大多数药物是因恰巧与受体紧密结合而导致细胞或有机体出现相应的表型变化而意外发现的。RNA 适配体的出现使得可能以一种更有效的方式开发靶向配体(Ellington and Szostak et al.，1990；Tuerk and Gold，1990)。像有机小分子一样，它们能够快速、紧密结合到活细胞或有机体的特异蛋白结构域或特异位点。像抗体一样，它们能够为专门的靶点而预定。

　　虽然适配体经常被拿来与抗体比较，但是两者的相似性仅仅局限于对靶分子或抗原的特异性与亲和力上。一个抗体由多个结构域组成，被多个伙伴识别，但是适配体仅有一个结合位点，仅与一个靶分子相互作用。实际上，对于单个蛋白质一般都具有多个特异位点，共同组成相互作用网络，构成生物体复杂特征的基础(Jeong et al.，2001)。受蛋白质功能特性的启发，我们尝试以单分子结构形式将多个适配体连接到一起的方法(Shi et al.，1999)。这些多价结合的适配体在纳米范围内为生物系统和非生物目的连接、结合、组织成丰富的分子网络打开了大门。

　　分寸感对于鉴定 RNA 适配体在纳米技术上的用途十分重要。自下而上的共价化学合成通常产生一些分子质量为 100~3000Da 的小分子，其体积通常小于 $1nm^3$。自上而下的物理装配，主要通过平版印刷，常常产生微米级的物体。非共价生物聚合物，如蛋白质与核酸，会产生直径为 3~20nm 的组装体。这一范围也是影响物质电子和光学特性的量子极限。与蛋白质相反，RNA 二级结构的形成可以不需要能量比三级相互作用能够发生较大变化（详见"RNA 折叠"章）。因此，根据 RNA 分子构象能量蓝图的基本特性，即可进行结构的合理性模块设计，可能在二级结构水平。多价复合适配体组分的研发就是利用了上述特性（Xu and Shi，2009）。

虽然大多数适配体是针对蛋白质或其他生物相关靶分子筛选出来的，但是对于非生物靶分子来说，产生适配体的体外筛选方法并没有内在限制（Gold et al.，2010）。多数单个适配体，即使它们的靶分子是蛋白质，也是在活生物体之外的系统分离出来的。因为这个原因，当被导入细胞或有机体时，适配体常常会干扰蛋白质的正常活性。故而许多适配体也常常出于治疗目的，用作蛋白活性抑制剂（Nimjee et al.，2005）。多价适配体能够在其存在的生物系统中作为分子连接器、适配器或旁路，重新形成调控网络。当然它们的用途也不局限于生物系统：它们可以利用非生物用途来改变生物材料（如为了不影响有机体适应性）。

本章对 RNA 适配体在纳米技术上的应用做了调查，其中包括过去技术的发展和对将来本领域研究的展望。从介绍体外筛选方法开始，集中讨论了其历史背景与概念的发展（24.2 节）。24.3 节主要讨论了怎样将单个适配体分子作为建筑模块构建大的复合物分子。在描述了多价适配体的特性之后，在 24.4 重点阐述了适配体组成的纳米系统的用途。在 24.5 节中，提出了制造动态纳米组装体或适配体衍生物的构想。最后，24.6 节总结了本章的主要结论。

24.2　RNA 适配体与分子配对技巧

如果满足以下三个条件：变异、竞争与遗传复制，进化过程即可在不同条件和各种原料下发生。在达尔文的生物进化论中，一个个体是从一系列变异体中筛选出来的，因为它的表型具有适应性，通过基因组复制来获得材料和能源。基因型与表型的概念及其之间的相互印证不仅适用于有机体，也适用于分子。例如，RNA 分子的线性序列可被看作基因型，而其折叠的三维形状可看作表型。从这个意义上 RNA 分子能够被"培育"出预期的特征。选择合适大小的有多个迭代周期的 pool 可以"算出"分子识别的复杂的解决方案，因为从其中一组选择的最佳解决方案能被级联放大，已形成下一级库（Schuster，2001）。

抽象的基因型可以直观地理解为序列空间（Maynard Smith，1970）。对于具有一个特定的长度的总 RNA 或 DNA 序列，每组中所有可能的序列均用一段长度表示，当临近的很多序列与其只有一个位点不同时，各序列用一个点表示。序列承载特殊功能的能力可以定义为相对于此功能序列在距离上的适合度范围。当适合度值对所有可能的基因型和它们的相似度形成"景观"，峰值代表局部或全部的最优合格者所拥有相对应的序列。在演变过程中，在全景中的总序列对于峰值沿着不减少途径迁移意味着适应度。

1965 年，Sol Spiegelman 的实验室分离了 Qβ RNA 复制酶，使人们在体外合成 RNA 成为可能。这使人们产生了一个想法，即利用 RNA 在分子水平上观察达尔文进化论。Spiegelman 与他的同事将 Qβ RNA 置于含有 Qβ 复制酶与自由核苷酸和一些盐离子的溶液中。在这一环境中，RNA 开始复制，从混合物中一些 RNA 反复被转移到新溶液的离心管。短链 RNA 的复制速度更快，因此后续反应中的 RNA 越来越短(Mills et al.，1967)。通过这些前期实验影响，Eigen(1971)基于已确立的物理原理，提出了分子进化理论，这些学说皆是划时代的标志性学说。通过分析竞争性复制因子的动力学，他发现自然选择是在远离热力学平衡条件下自我复制的直接物理结果。序列空间的概念叙述了进化的生物物理学，关联到信息论。这一学说为建立进化动力学提供了综合框架。

20 世纪 80 年代，两项革命性技术的出现对于塑造应用分子进化方法学产生了巨大帮助。首先，基于亚磷酰胺化学的寡核苷酸的化学合成使以组合方式产生数量巨大的序列群成为可能。其次，PCR 不仅能够使产物无限扩增，而且使产物分子的"生命周期"同步化。商品化酶如反转录酶(RT)与病毒 RNA 聚合酶进一步促进了体外筛选的发展。1990 年，美国三位科学家，即 Larry Gold(Tuerk and Gold，1990)、Gerald(Roberston and Joyce，1990)与 Jack Szostak(Ellington and Szostak，1990)领导的实验室几乎在同时建立了类似的筛选方法。具体方案为利用侧翼具有恒定退火温度引物的随机序列制备原始序列库，以便在体外筛选功能分子。Gold 研究组将这一方法命名为"SELEX"(systematic evolution of ligands by exponential enrichment)。Szostalk 研究组取材于拉丁语，将此方法中产生的配体称为"适配体"。

在体外进化实验中，变异主要体现在初始未筛选库的复杂性。核酸的酶聚合反应实现了其复制。序列复制过程中，不同的变异被最小化，并主要被"选择性"步骤条件所确定。这样一个选择和扩增过程类似于一个异质生物群体由于竞争而以同步化周期复制。典型的 SELEX 实验始于大量的含 $10^{14} \sim 10^{16}$ 个种属的随机序列库，其中分子序列不同而折叠成不同构象。此库被用来进行迭代循环筛选与扩增。每一个循环中，靶分子如蛋白质分子被用来筛选库中与其结合的 RNA 分子。经过结合 RNA 与非结合分子的分离，RT-PCR 扩增的结合部分为下一个循环产生了新库。通常，在 8~12 个循环后，对靶蛋白具有高亲和力的 RNA 配体在群体中就占了主要部分。最后，胜利的适配体被克隆和测序，其生物特性也被进一步研究(Conrad et al.，1996)。

利用 SELEX 法，大量的适配体产生。它们能高特异性、高亲和力地结合多种靶分子，这一点许多文献与数据库中都有论述(Gold et al.，1995；Wilson and Szostak，1999；Lee et al.，2004；Famulok et al.，2007)。DNA 与 RNA 适配体常以解离常数(K_d)在低毫摩尔级或皮摩尔级结合靶分子，因此能够区分具有共同结构的相关蛋白质。由于作为分子探针在基础研究与诊断中的广泛应用性，适配体很快成为新的一类激动人心的治疗药物(Nimjee et al.，2005；Dua et al.，2008；Keefe et al.，2010)。随着基因组学与蛋白质组学的出现，蛋白质间的相互作用已成为治疗干预靶点(Golemis et al.，2002)。但是，蛋白质表面的直接相互接触通常需要约 1600Å^2 的平面(Lo Conte et al.，1999)，引起关于结合特异性数量能够结合到总可及表面区域溶剂的 500Å^2 的不到 500Da 的小分子(Juliano et al.，2001)。单个适配体通常长 25~50 个碱基，分子质量为 8~16kDa，可以为蛋白质的相互作用提供更多空间。与抗体不同，适配体可以在体外定量产生，即使在临床用药剂量比治疗应用中剂量大几倍，也不会表现出很强的免疫原性或毒性(Pendergrast et al.，2005)。

相比其他基于寡核苷酸的药物，适配体很受欢迎。靶分子试剂如反义寡核苷酸与小干扰 RNA(siRNA)主要定位于细胞内，主要作用于基因或 mRNA 水平，因而将这些分子运送到靶位点是一项艰巨的工作。相反，适配体可在更容易针对细胞外靶点发挥它们的功能(Pestourie et al.，2005)。虽然当静脉给药或皮下给药时，天然 RNA 与 DNA 的药物代谢动力学较差，但是人们可以通过化学方法提高其稳定性，控制其清除。为了使适配体抵抗核酸降解，在筛选过程中可在 RNA 2′嘧啶位置标记荧光素或氨基基团(Kubik et al.，1997)。其他的筛选后修饰或替代能够进一步增加适配体在血液中的滞留。例如，分子质量小于 40kDa 的肾清除率适配体通过共价结合聚乙二醇(PEG)或附着脂质体，其被清除量就会大大降低(Pendergrast et al.，2005)。此外，适配体的活性受控于寡核苷酸解毒剂，后者与适配体碱基配对，阻止适配体形成正确的构象与靶分子结合(Rusconi et al.，2004)。

在许多应用中，"一个适配体对应于一个靶分子"就足够了。实际上，许多实验主要筛选到一个适配体，即筛选过程的最后"胜利者"。但是，许多靶分子是复杂的，具有多个精细位点需要适配体识别。配体与每个精细位点的结合包含明确接触、在积分化学计量学中饱和，遵循质量作用定律。在本章中，适配体的"靶点"被定义为适配体在一定分子上的精细的结合位点，而不是整个分子。这样定义的靶点类似于抗体的"表位"。小分子化合物可以仅由这样的一个位点组成，在这种情况下，整个分子可被称为靶分子；大分子或超分子组装起来往往具有多位点，从而组成"靶集合"。为了在纳米级组装体上应用适配体，最好是适配体可结合到在单靶位点分子上非重叠补丁区域(Rinker et al.，2008)。传统的 SELEX 方法并不指导分离出来的适配体结合到哪里。虽然蛋白质的不同结构域可以用来分离各自对应的适配体(Gong et al.，2012)，但是仍然很难分离出与同一结构域的不同位点结合的多个适配体。为解决这个问题，人们又制订了一系列研究方案，来研究适配体的进化动力学，其中有两种研究方案有切实意义。第一，在两个或更多的不可分离位点的相对有效性，利用已知的适配体或配体来控制；第二，通过选择性清除库中那些序列确定的适配体序列，降低其富集速率，从而使其他适配体占据主导地位(Shi et al.，2002)。联合应用这些方法，人们已经获得了针对单个蛋白质结构域上不连续的功能性位点的多个适配体。

24.3 适配体衍生的核酸构建体

术语"RNA 适配体"多是用来描述未经修饰的天然 RNA 适配体，为序列库中刚筛选出来的原始形式。但是，在许多应用中，这一形式仅仅是初始材料，仍然需要经过多个后续步骤的修饰。除了上述提到的化学修饰，原始全长适配体还有许多其他修饰方法进行处理。在本章中，我们将讨论适配体衍生物的 4 种主要类型：化学修饰的 RNA 适配体、共价结合其他化学化合物的 RNA 适配体、序列缩短或加长的 RNA 适配体，以及多价适配体。

杂聚物如 RNA 可以被看作由不同侧链附着的聚合物骨架，主干有形成规则螺旋的倾向，但被侧链中特异序列位点中不规则的分子间相互作用所平衡。通过嵌入核苷酸可以对骨架进行糖基或碱基（通常是嘧啶）修饰。但是，经过这个经过化学修饰的建筑模块与未修饰时有很大不同，因此有两个问题需要注意：第一，作为 RNA 聚合酶的底物，经此修饰的"建筑模块"如果不能被识别，那么这时需要特异的酶突变体来转录它们（Chelliserrykatti and Elliington, 2004；Pinheiro et al., 2012）；第二，鉴于天然 RNA 与修饰 RNA 结构上的差异，适配体的筛选后修饰常常导致其活性丧失。为了避免这个问题，有必要优先利用"前载"筛选法，此方法中，筛选库即是业已经过修饰的库（Lin et al., 1994）。

如上所述，天然 RNA 的修饰主要目的是降低其对无所不在的 RNA 酶的敏感性。结果，早期的工作主要集于 2′-羟基基团的改变，以使骨架不再被 RNA 酶识别。这种对骨架的修饰包括，但不局限于 2′-荧光素、2′-氨基、2′O-甲基修饰的多核苷酸（Kubik et al., 1997；Pagratis et al., 1997）。较晚应用的糖修饰或替代可以用来产生外来核酸（XNA），后者可转变为适配体（Pinheiro et al., 2012；Yu et al., 2012）。避免 RNA 降解的独一无二的方法是对应于天然 D-核酸，制备 L-核酸，称为左旋核酸（Klussmann et al., 1996）。但是，在纳米技术中，大家更倾向于利用比天然核酸 RNA 或 DNA 更好的修饰的核酸，大多数是利用核酸适体，来增强适体的平衡性和动力学特性。达到这个目的的一个方式即增加碱基化学多样性，很明显的一个例子就是慢速率修饰适配体（SOMAmer），它是从含有 5′-位修饰嘧啶的单链 DNA 库中筛选出来的（Gold et al., 2010；Vaught et al., 2010）。在这些适配体中，DNA 骨架可以简单地被看作修饰过的 RNA，其 2′-位的羟基被氢原子替代。

另一种是控制适配体特性的方式不同于化学修饰，而是序列长度的缩短或变异。库中经过筛选的序列有一随机区域，其两侧有一对恒定区，以保证所有序列同时被扩增。以此形式分离出的适配体携带有结合靶分子非必需的附加序列。全长形式有替代折叠模式，其中只有一种模式具有适配体活性。由于真正的适配体往往只是全长分离物的一部分，当连接其他结构和功能单元时删除不必要的序列产生一个更紧凑的序列更方便（Shi et al., 2002；Xu and Shi, 2009）。缩短过程始于二级结构预测。虽然天然 RNA 二级结构可以依照自由能量最小化定律和其他算法进行可靠预测（Zuker, 2003；Mathews et al., 2010），但是却不清楚这些"法则"在多大程度上适用于化学修饰 RNA。由于 RNA 骨架修饰，针对结构的传统酶和化学探针也不起作用。但是适配体的天然 RNA 结构预测二级结构可作为一个初始模型。为证实模型或进一步推理真正的二级结构，多种类型的突变分析方法建立起来，包括碱基对共变或环形置换。由于缩短通常使非竞争结合位点的减少，导致亲和力增强（Xu and Shi, 2009）。

另一方面，适配体也可以通过加上序列或化学物而增长。但不限于所有在本章中所讨论的标记与共价结合方法皆适用于适配体。通过化学连接，适配体可以附着到各种不同分子上，这些分子则会进一步附着到其他结构上（Lee, 2010；Chen et al., 2011）。一项适配体在疾病诊断与治疗中的新应用，即纳米颗粒与适配体的共价结合（Levy-Nissenbaum et al., 2008；Wang et al., 2012）。表面负载了成像剂、药物或适配体的纳米颗粒作为靶分子，通过结合细胞表面特异标志，靶向到达肿瘤细胞。针对前列腺特异表面抗原（PSMA）的 2′F-PyRNA 适配体共价结合多烯紫杉醇形成纳米颗粒，以供前列腺癌细胞靶向吸收(Farokhad et al.,2006；Kolishetti et al.,2010)。在前列腺癌的裸鼠异种移植模型中，这些生物共价结合物表现出显著的抗肿瘤效应，却没有普通化疗药物常见的全身毒性(更多举例详见 RNA 纳米技术在传感、检测和疾病诊断中的应用)。

　　更广义地说，核酸独一无二的特性通过序列互补或序列控制来操控具多方面功能的RNA 适配体构建体特异性导入。一些附加序列或结构相同或相似的化合物(如天然或修饰的 RNA)可以通过共价或非共价方式结合到适配体上，在以下例子中显示具备新功能。这些序列由一个或多个适配体组成，如果是多个适配体的话，它们的序列可与最初适配体序列相同，也可不同。相同适配体的多聚化可增强其与靶分子的结合能力(Shi et al.，1999；Santulli-Marotto et al.，2003)；针对不同靶点的适配体组合可以引起非作用靶点的接近，引发具备功能效应的新分子反应(Mallik et al.，2010)。适配体的非功能单位能够以同样方式连接到同一适配体上。例如，适配体可以连接到噬菌体 phi29 的 pRNA 上，进一步组装成二价或三价治疗纳米颗粒(Shu et al.，2011b)。再比如，针对 HIV-1 衣壳蛋白(gp120)的适配体可以与 siRNA 连接，诱导 HIV RNA 序列特异性降解(Zhou et al.，2008，2009)。从这个意义上说，适配体不仅是靶向中和剂，而且是 siRNA 的运输载体。同样的适配体嵌合子已经被用于适配体靶向细胞特异 RNA 干扰的多项研究(Zhou and Rossi，2010)。

　　当嵌合子包含多个适配体时，最重要的问题是通过维持每个适配体的正确折叠以保持各自的活性。多数情况下，多价适配体是通过 hoc 研究项目设计构建的。为使这一过程更加可靠，人们建立了分子摩尔比标准化系统(Xu and Shi，2009)。这一系统包括一系列模块、实验草案与按实验草案将各模块的组装过程。一般来说，模块是具有可被其他分子识别界面的部分、组件或亚系统。当分离或重新安置时，它们能保持一致，独立进化。实验草案是有章程和约束力的，允许相互作用和相互连接以促进模块性和简化建模、抽查和核实。我们的方法是把每个适配体作为功能调控模块，通过双链主干融合而将它们与功能调控子结合起来。在得到的构建体中，不同功能的模块组织起来，在结构模块的帮助下呈现，一组建筑模块可以安排不同的模式。

　　此方法的成功依赖于在二维图表的帮助下，将两种完全不同的结构信息整合。对于大多数适配体来说，原子水平的结构未知，二级结构未被证实。然而，改善适配体，直到它可以被视为与一个、两个或三个相关联功能的"环"确认双链茎是相对容易的。另一方面，已知原子结构的结构元件可被用作单个适配体间或连接子间的绝缘体，以维持链的连续性。绝缘体/呈递体包含许多侧枝连接，尤其是三叉接口(Lescoute and Westhof，2006)，链的连接器是一些稳定的小 U 型转角，如 UUCG 四聚环(Cheong et al.，1990)。此外，如果是天然 RNA，具有互补链的主干组装成 A 型双螺旋，这些主干就会被用作加固局部适配体结构的"连接组织"。从这个意义上说，功能模块(适配体)结构信息的缺乏被结构模块中已知的相互作用补充。例如，如图 24.1 所示，三叉接口的晶体结构被用于多价嵌合适配体的 2D 平面设计。图 24.2 表明，在两个融合在一起的三叉接口的辅助下，4 个适配体如何组成一个单一分子，适配体的相对方向如何通过插入双链调节构象。

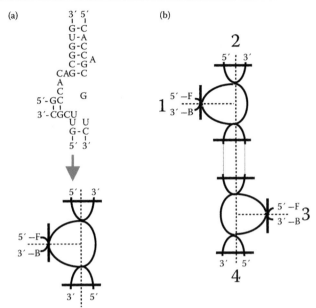

图 24.1　三叉接口的二维示意图。(a)嵌入信息的三叉接口的 2D 模式图,尤其是链与碱基对的方向,本图源自对 *H.marismortui* 5S rRNA 二级结构与 3D 晶体结构的预测(Ban et al.,2000)。"F"代表平面前面链的末端。"B"代表平面后面链的末端。(b)如图所示,两个三叉接口通过一双链主干连接,形成带有 4 个插座的发夹。适配体即嵌入上面。

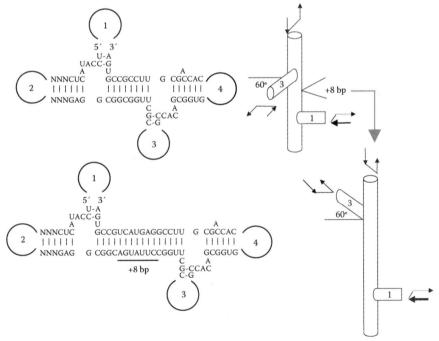

图 24.2　位于发夹上适配体位置与方向的调节。如图所示,为两个具有 4 个适配体插座的发夹。两个发夹都由图 24.1 所示的 5S RNA 的三叉接口融合形成。名为系统 D 的连接源自 Diamond(2001)。其热动力学稳定,结构与图 24.1 所示类似。两个发夹的唯一不同在于连接两个连接的主干长度。这两个连接决定了植入适配体的方向与位置。箭头表示 5′-3′方向。

24.4　以适配体为连接桥梁的纳米系统

基于核酸的纳米技术主要有两种：结构性与组成性。结构性是利用性质明确的组分，根据亲和力与结构信息将其联合，来控制几何形状或链的拓扑，以达到结构预测精确到 1nm 甚至更短。相反，组成性方法是指，只有产品的成分是确定的。很多成分的结构没有特点，组装体的三维结构是不可预测的。原则上，结构性纳米技术更为人们所接受，本书中列举了许多 DNA 与 RNA 纳米技术成功应用的例子。但是这种技术受限于天然存在的亲和性配对的可用性(如介导特异性分子识别与结合的位点)。在 DNA 构建体中，大多数分子间连接通过平行链的碱基对实现的(Seeman et al., 2003, 2010)。相比于 DNA，RNA 负担更多的特异第三位相互作用，如四聚环-四聚环受体(Jaeger et al., 2011)与 phi29 的 pRNA 的三叉连接臂(Shu et al., 2004, 2011)。这种类型的相互作用对作为纳米组装和目标的建筑模块，已经被详细地阐述(Leontis and Westhof et al., 2003；Grabow et al., 2011)。

但是，对 DNA 与 RNA 来说，很难利用现有的建筑模块建立含有非核酸组分的精细杂交系统。一个迫切的需要是标准与可变动指令的扩增。虽然大多数适配体在原子水平上的结构特点还不清楚，但是组成性技术中适配体有可能打破核酸界限，而将分子多样性引入工程系统。在这些系统中，适配体被用作完整的连接子，将非核酸组分组装起来。我们已经着手探索通过整合 RNA 适配体与蛋白质分子来研究这一领域。下面我将举两个例子，来详细讨论在活细胞与有机体中合成功能模块的可能性。我将把适配体放到一个更广角的视点，而不局限于生物学相关方面，它的灵感来自适配体靶分子的多样性成功分离。

在生物过程调控方面，蛋白质与其他分子通过复杂的相互作用网络而联系到一起。实验控制与治疗干预主要通过改变上述分子网络实现。传统的基因疗法或药物皆是通过阻断或取消分子间相互作用而连通的。还有另外一种方法有时甚至更有效，即在不相互作用的分子之间导入新连接。这种方法目前少有人研究，因为特异性和选择性架起分子的桥梁比阻断分子难度大得多。只有一少部分有机分子，如 FK506 与环孢霉素 A，可以诱导蛋白二聚化，控制细胞内信号转导而在实验中进一步研究(Ho et al., 1996；Klemm et al., 1998)。通过剪切多种类型的 RNA 适配体，我们能够在非相互作用蛋白之间创造更多的联系。例如，我们研制了两种不同功能的适配体，它可以同时结合绿色荧光蛋白(GFP)，既可作为细胞外靶分子替代品，又可作为 C3b/iC3b 调理素。通过这种基于 C3 的调理-吞噬途径，GFP 可以被选择性运输到溶酶体进行降解(Mallik et al., 2010)。作为治疗性应用的原型，这一策略相对于单个适配体有两大优势：第一，它不仅可逆地中和靶分子，还可以不可逆地去除靶分子；第二，此种双功能适配体的作用不需要其本身逃避内体(内体是适配体胞浆运输的巨大障碍)。

在某种程度上多价适配体应用是因为它们"类似蛋白"的两方面意义：第一，单一蛋白质分子能够具有超过三个被其他分子识别的特异位点，它们联合组成无标度性网络(Jeong et al., 2001)。(单位点分子只能形成二元相互作用，双位点分子仅能形成线性链。)像前面章节里所描述的方法那样(Xu and Shi，2009)，具有多个结合位点的复合适配体联合起来，模拟已有的蛋白质，或在原理上设计成代表新作用网络的组合物。第二，RNA 适配体可以基因编码的类似蛋白，它们的生物合成与降解被多种驱动 RNA 转录的启动子调控(Shi et al.，1999)。通过概括这些蛋白质的主要特征，多价适配体可以整合到现存的生物途径中，重新连接作用网络，修改控制逻辑。通过遵循此原理，组成型 RNA 适配体通过招募常规转录因子，TFIIB，到酵母的报告基因，完成转录激活(Wang et al.，2010)。因为它们分离于细胞或有机体外，单个适配体常常结合到蛋白质的催化或邻近催化位点的部位。结果，它们通常被默认作为蛋白活性抑制剂。这项工作通过合理的设计，成功地将起被动抑制作用的适配体转变为有效转录因子的激活结构域。

　　基于这些研究与其他已发表的文献，适配体可作为更复杂系统里的连接纽带，在活细胞或生物体内整合其他成分。图 24.3 显示，合成几条"问询链"来提出概念框架，提出值得进一步探寻的建议。单个适配体可以与其他适配体或非适配体 RNA 元件组合起来，构成复合适配体(Xu and Shi，2009)。因为单个适配体可以由于各种各样的靶分子而分离出来，这些靶分子可以是分子质量或大或小的蛋白质或非蛋白质(Gold et al.，1995)，复合适配体可以从不同组件形成纳米级的超分子组装体。如果算法体现于组装过程或这些组装子的转化[像业已利用 DNA 完成的组装子(Yin et al.，2008；Douglas et al.，2012)]，它们可以起到分子计算机的作用，用来储存或处理数据。另一方面，RNA 适配体可以作为适配体编码基因运输到细胞(Thosmas et al.，1997)。可以利用不同的启动子招募不同的转录因子，实现大范围控制这些合成基因(Shi et al.，1999)。单一生命系统的多个适配体组装子可以联系起来，形成基因网络(像合成的蛋白质编码基因回路(Elowitz and Leibler，2000；Gardner et al.，2000)。在定量模型的帮助下，这些基因网络作为一个分子控制系统而有序工作(Win et al.，2009)。这种强大的工具箱使我们能设计和构建更复杂的系统。当单一复合适配体通过合成基因编码类似于一个蛋白质，多个复合适配体以这种方式整合则像病毒一样，扮演了控制逻辑的包装。

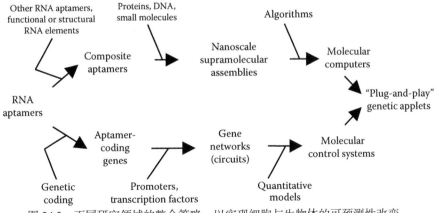

图 24.3　不同研究领域的整合策略，以实现细胞与生物体的可预测性改变。

　　前面讨论阐明了适配体在生物系统中连接非核酸组分的能力。但是，适配体的组织和定向能力并不仅仅局限于生物学。研究表明，正在建立的策略与理论在纳米工程上是适用的。例如，超分子组装体的一个主要组分是"连接子"或连接拼合处：不同的连接子可被用来连接同一类型单元，形成不同的结构。蛋白结构域相互作用的特异性和核酸互补都已经使用这种方法，但是产生的组装子通常分别由蛋白质或核酸组成(Clark et al.，2004)。对于这个限制最主要的原因是缺少特异性亲和对，形成不同类型的原材料。适配体，尤其是修饰 RNA 形式的多价适配体可以起到连接非核酸与非蛋白组分的功能，超分子结构通过在适配体和靶分子位点之间的非共价键相互作用进行的自我组装，将有助于材料或设备的稳定性与可进化性。利用适配体，人们有望通过现有的生物材料或非生物材料的纳米特点创造新的纳米材料。在几项设计精妙的实验中，DNA 适配体指导蛋白质在纳米范围内精确地组装(Liu et al.，2005；Lin et al.，2006；Chhabra et al.，2007；Rinker et al.，2008)。下面假设的例子会进一步阐述这个观点。

　　乐高积木的构建为合理的模块化设计和可持续发展呈现了很好的原理模型。基本元件是乐高砖块。每一乐高"部件"都包括了许多同一类型的砖块和一些特别的砖块，它们通过螺栓在模块上组装到一起。这种组合方法使大量不同玩具组装到一起。在生物系统与分子水平上，找到依照同样原理组装的纳米系统是很容易的。微管与微管相关蛋白(MAP)的相互作用对于这种类型就是一个很好的例子。微管直径约 25nm(Desai and Mitchison et al.，1997)。微管的建筑模块主要是 α-微管蛋白与 β-微管蛋白(分子质量为50kDa)，它们相当于普通的乐高砖块(Luduena et al.，1998)。更高级的结构是在 MAP 的帮助下完成的，MAP 相当于乐高积木的特殊砖块。不同的 MAP 功能不同，负责每个特定的结构和截然不同的功能(Maccioni and Cambiazo，1995)。如果不同的微管相关蛋白样试剂以新的模式排列或通用的构建模块，这种模式是既定的或细胞中没有而进行改进的，因此微管可用作通用的构建材料。现有的适配体文献很明确地指出了在将来工程计划中发展 MAP 类适配体的可能性。另外，由于适配体的靶分子不局限于蛋白质或其他相关分子，因此它们可以整合组装巨大不同的有机或无机材料。这种独一无二的特性，加之前面所述的生物工程技术的进步，无疑将会为生物大分子聚合材料的发展及非生物材料的应用提供新的机会(Aida et al.，2012)。

24.5　适配体驱动的动力结构的前景展望

　　在生物系统中，分子或分子元件自我组装成纳米范围的目标部件，决定相互作用的信息被单个元件编码。最后，许多工程研究项目已经启动来仿效这一过程。要使静态的终部件有序组装就需要各元件的平衡。自我组装的研究也多数集中于这一类型。还有另外一种类型的自我组装是动态的，不需要平衡。在这种类型的系统中，不需要额外的附加材料，各元件通过可逆性构象变化来重新排列，这种构象变化对化学环境很敏感。在快速发展的生物材料与工程领域，能适应环境的新材料是很受欢迎的。然而，自我组装的动态性研究，目前仍在起步阶段。在本章中，我将会引用几个不同的研究领域来进行适配体驱动动力结构的前景展望。单一 RNA 序列能呈现多种稳定构象，将会成为我们下列讨论的起始，接着是天然或合成核糖开关的简短论述。最后，常用的适配体也会有所讲述，尤其是它们作为传感器在疾病诊断与治疗中的作用。这些举例中包含一些常规原理，与前面所述的方法一起被用来设计新的动力结构。

众所周知，相同序列的 RNA 分子可以呈现多种构象(Biebricher et al.，1982；Schultes and Bartel，2000)。值得注意的事实是两个或更多个可替换的构象常常具有与基底能量相近的能量，它们常常被高能量屏障隔离(Brion and Westhof，1997；Tinoco and Bustamante，1999)。多稳定 RNA 构象的存在可以用二级结构水平，即通过碱基对模式。RNA 分子折叠常常包括碱基的广泛配对及相应的能量比三级结构显著大。结果，由于许多碱基对被破坏，不同构象之间的转换就需要耗费许多能量。这形成了调控机制：RNA 分子能够形成多个相对稳定的构象，不同构象被巨大的能量屏障隔离，而能量屏障恰好成为配体协助的不同构象之间转变的开关(Beisel and Smolke et al.，2009)。在这一架构中，不同构象介导不同的功能，配体存在与否是构象转变的小提示，源于环境中的 RNA 分子。如果 RNA 分子含有一个或多个适配体，协助配体是适配体的靶分子，那么适配体靶分子即成为引发构象转变的开关。

包含适配体在内，第一个合成的双稳定 RNA 分子是一变构核酶(Soukup and Breaker，1999)。在这项工作中，适配体与核酶被一个随机化的连接子(linker)连接，然后被筛选，以便发挥通讯模块的作用。靶分子与适配体的结合会引发邻近催化核心的变化，激活或失活酶。在许多生物体，主要是原核生物中发现了相似的配置开关(Roth and Breaker，2009)。天然存在的核糖开关被广泛用来控制基因表达、转录终止或翻译起始。多数这样的开关位于 mRNA 的 5′-UTR，它们主要由两个功能结构域组成：一个适配体结构域，用来结合代谢产物，作为分子传感器，另一与适配体结构域相邻或重叠的"表达平台"，通过 RNA 的变构调节传导代谢产物结合产生的信号，这一过程反过来又促进了基因表达。通过两个适配体的连接，促进配体的适应性结合(例如，配体与一个适配体的结合将会稳定局部 RNA 的结构，进而影响另一个适配体与配体的亲和力)，通过这种方式，我们把分子的命运连接到一起。当第一个适配体的配体是分析成分，第二个适配体的配体是荧光分子时，含有两个连接适配体的 RNA 构建体即可作为传感器的识别与信号分子(Stojanovic and Kolpashchikov，2004；Paige et al.，2012)。效应器依赖的构象转变的另一个应用实例是解毒剂，这种情况下构象转变是通过适配体与其解毒剂之间的强制性碱基配对实现的(Rusconi et al.，2004)。

单个适配体已经被广泛用作生物传感器的认知元件。最初动机是寻找抗体替代品：适配体之所以引人注目是因为其体积小，制备过程简单(不需要细胞参与)与品质比较稳定等。许多早期研究集中于适配体的表面固化方法开发(Balamurugan et al.，2008)。许多方法都是相同或类似于共价结合或以前论述的标记方法。由于利用适配体替代抗体，适配体的分析方法也类似于抗体，如夹心结合或竞争替代等。后来，人们采用了不同于抗体的新策略来进行传感器设计。通过利用核酸的动态结构，靶向诱导结构转化产生信号。为降低背景和提高特异性，这些生物传感器中的适配体在构象转换时有时需要帮助。一条含有适配体互补链的单链寡核苷酸序列，即解毒剂，结合到适配体上，则适配体的构象就转换到活性状态。这种"三部分创意"已经通过电子隧道效应、分子荧光指示效应、盐离子诱导的金纳米颗粒聚集及一些其他机制产生不同信号，成功应用于多项研究(Han et al.，2010；Lim et al.，2010)。虽然这些应用中多数是 DNA 适配体(DNA 比 RNA 易制备)，但相同原理也适用于 RNA 或修饰的 RNA 适配体。

方向性、可逆性与受控性的构象改变是新型纳米材料一项高度切合实际需要的特点。新型纳米材料正是利用此特性与其环境交流，进而适应环境。本章中描述的适配体的动态特性为材料学家创造新的材料展示了美妙前景。多价适配体的动态结构作为连接子，组织其他分子，在接受化学信号刺激时，能够克服传统工程系统僵硬死板结构的障碍，重新定向与重新排列。通过在系统内合并可观察的信号作为指示器，这种自我组装的、多功能的与顺应环境的结构可以进一步扩增。例如，许多以荧光分子作为靶分子的适配体已经被研发出来(Paige et al.，2011；Shui et al.，2011)，条件性荧光素可共价结合到适配体上(Nutiu and Li，2005)。荧光靶分子可以引发构象改变，条件性荧光素可以指示适配体是否与靶分子结合(Afonin et al.，2010)。综上，不久的将来，随着学科间的快速发展推动，适配体驱动的动力系统研究正迅速深入到高端领域。

24.6　结　　论

生物学是自然科学中一独一无二的学科，它的独一无二性源自生物机体与其组件的功能的密切关系。这项特征将生物学与合成学联系起来，犹如工程学与计算机学(Hartwell et al.，1999)。生物分子与机械在纳米级的活细胞水平上运转，有望治疗人类顽固性疾病，如癌症与病毒感染性疾病，高度特异的医学发明也正是在纳米水平上。因此，当纳米技术与分子生物学联合起来，组成纳米生物技术，将对人类大有裨益，我们不仅可利用纳米制造/精密加工技术创造仪器设施来研究制造生物系统，还可以从中学习怎样发明更好的新型纳米仪器设施。

本章是激励我们进行 RNA 适配体纳米技术应用与治疗探索的旅行。我试图提供一个全面的观点，有时会从邻近领域借用相关知识。适配体的独一无二性在生物与非生物材料之间提供了特异界面，其重要性日益被不同学科的研究者所重视。20 年前，当 RNA 适配体刚被发明的时候，其靶分子主要是蛋白质与生物相关小分子。适配体组成的结构与配体是在生物竞争过程中产生的生物大分子。逐渐地，适配体成为超越生物学范围的通用材料。本章主要描述了适配体在具有杂种结构与合成物(此为有机组织工程的挑战与机遇)的纳米复合材料中的贡献。

主要发展沿着以下几个方向。第一，改变适配体的化学特性使其更切合需要。早期的工作致力于糖-磷酸骨架修饰，以提高其稳定性(DNA 适配体被视为一种特殊情况，其中的 2′-羟基被"删除")。后来，碱基修饰使之获得更丰富的化学特性与更好的结合特性。随着新合成方案与新突变酶的出现，将来的适配体在某种意义上已经不再类似现有的核酸，而将成为一种完全新型异种多聚化合物(Pinheiro et al.，2012)。

第二，适配体衍生物表明了日益复杂的趋势。参与生物分子反应的单个适配体最初是用来检测或抑制其靶分子的，适配体共价结合物与多价组成性适配体的出现使得工程设计构建复杂的纳米系统成为可能。随着多稳定替代折叠模式的引入，一些精妙的材料可预期用来对周围环境作出应答，从而监测环境。最后，适配体的靶分子分类范围日益扩增，促进了适配体连接系统构造上的通用性与多样性。适配体靶分子的复杂性从小分子到大分子甚至细胞，其化学本质也已变得多种多样（Gold et al.，2010）。总之，一系列发展表明，不同研究领域的各种方法交汇整合，为将来工程创新提供了广阔的机会天地。

致　　谢

本章中引用的文献是为了举例，而非冗琐的陈述。感谢为这些工作付出辛劳的同事。对那些工作可能偶尔被忽视的同仁表示歉意。谢谢 Shi 实验室的成员，尤其是 Kimi Nishikawa 博士对本章书稿的建议。Shi 实验室关于适配体的研究受到 NIH 的美国癌症协会与美国国防部的支持。

参 考 文 献

Afonin, K. A., E. Bindewald, A. J. Yaghoubian et al. 2010. In vitro assembly of cubic RNA-based scaffolds designed in silico. *Nature Nanotechnology* 5(9): 676–682.

Aida, T., E. W. Meijer and S. I. Stupp 2012. Functional supramolecular polymers. *Science* 335(6070): 813–817.

Balamurugan, S., A. Obubuafo, S. A. Soper and D. A. Spivak 2008. Surface immobilization methods for aptamer diagnostic applications. *Analytical and Bioanalytical Chemistry* 390(4): 1009–1021.

Ban, N., P. Nissen, J. Hansen, P. B. Moore and T. A. Steitz 2000. The complete atomic structure of the large ribosomal subunit at 2.4 A resolution. *Science* 289(5481): 905–920.

Beisel, C. L. and C. D. Smolke 2009. Design principles for riboswitch function. *PLoS Computational Biology* 5(4): e1000363.

Biebricher, C. K., S. Diekmann and R. Luce 1982. Structural analysis of self-replicating RNA synthesized by Qbeta replicase. *Journal of Molecular Biology* 154(4): 629–648.

Brion, P. and E. Westhof 1997. Hierarchy and dynamics of RNA folding. *Annual Review of Biophysics and Biomolecular Structure* 26: 113–137.

Chelliserrykattil, J. and A. D. Ellington 2004. Evolution of a T7 RNA polymerase variant that transcribes 2'-O-methyl RNA. *Nature Biotechnology* 22(9): 1155–1160.

Chen, T., M. I. Shukoor, Y. Chen et al. 2011. Aptamer-conjugated nanomaterials for bioanalysis and biotechnology applications. *Nanoscale* 3(2): 546–556.

Cheong, C., G. Varani and I. J. Tinoco 1990. Solution structure of an unusually stable RNA hairpin, 5'GGAC(UUCG)GUCC. *Nature* 346: 680–682.

Chhabra, R., J. Sharma, Y. Ke et al. 2007. Spatially addressable multiprotein nanoarrays templated by aptamer-tagged DNA nanoarchitectures. *Journal of the American Chemical Society* 129(34): 10304–10305.

Clark, J., E. M. Singer, D. R. Korns and S. S. Smith 2004. Design and analysis of nanoscale bioassemblies. *Biotechniques* 36(6): 992–996, 998–1001.

Conrad, R. C., L. Giver, Y. Tian and A. D. Ellington 1996. In vitro selection of nucleic acid aptamers that bind proteins. *Methods in Enzymology* 267: 336–367.

Desai, A. and T. J. Mitchison 1997. Microtubule polymerization dynamics. *Annual Review of Cell and Developmental Biology* 13: 83–117.

Diamond, J. M., D. H. Turner and D. H. Mathews 2001. Thermodynamics of three-way multibranch loops in RNA. *Biochemistry* 40(23): 6971–6981.

Douglas, S. M., I. Bachelet and G. M. Church 2012. A logic-gated nanorobot for targeted transport of molecular payloads. *Science* 335(6070): 831–834.

Dua, P., S. Kim and D. K. Lee 2008. Patents on SELEX and therapeutic aptamers. *Recent Patents on DNA & Gene Sequences* 2(3): 172–186.

Eigen, M. 1971. Self-organization of matter and the evolution of biological macromolecules. *Naturwissenschaften* 58(10): 465–523.

Ellington, A. D. and J. W. Szostak 1990. In vitro selection of RNA molecules that bind specific ligands. *Nature* 346(6287): 818–822.

Elowitz, M. B. and S. Leibler 2000. A synthetic oscillatory network of transcriptional regulators. *Nature* 403(6767): 335–338.

Famulok, M., J. S. Hartig and G. Mayer 2007. Functional aptamers and aptazymes in biotechnology, diagnostics, and therapy. *Chemical Reviews* 107(9): 3715–3743.

Farokhzad, O. C., J. Cheng, B. A. Teply et al. 2006. Targeted nanoparticle-aptamer bioconjugates for cancer chemotherapy in vivo. *Proceedings of the National Academy of Sciences of the United States of America* 103(16): 6315–6320.

Gardner, T. S., C. R. Cantor and J. J. Collins 2000. Construction of a genetic toggle switch in *Escherichia coli*. *Nature* 403(6767): 339–342.

Gold, L., D. Ayers, J. Bertino et al. 2010a. Aptamer-based multiplexed proteomic technology for biomarker discovery. *PloS one* 5(12): e15004.

Gold, L., N. Janjic, T. Jarvis et al. 2010b. Aptamers and the RNA world, past and present. in *RNA Worlds from Life's Origins to Diversity in Gene Regulation*, eds. Atkins, J.F., Gesteland, R.F., and Cech, T.R. Cold Spring Harbor, New York: Cold Spring Harbor Laboratory Press.

Gold, L., B. Polisky, O. Uhlenbeck and M. Yarus 1995. Diversity of oligonucleotide functions. *Annual Review of Biochemistry* 64: 763–797.

Golemis, E. A., K. D. Tew and D. Dadke 2002. Protein interaction-targeted drug discovery: evaluating critical issues. *Biotechniques* 32(3): 636–638, 640, 642 passim.

Gong, Q., J. Wang, K. M. Ahmad et al. 2012. Selection strategy to generate aptamer pairs that bind to distinct sites on protein targets. *Analytical Chemistry* (84)12: 5365–5371.

Grabow, W. W., P. Zakrevsky, K. A. Afonin et al. 2011. Self-assembling RNA nanorings based on RNAI/II inverse kissing complexes. *Nano Letters* 11(2): 878–887.

Han, K., Z. Liang and N. Zhou 2010. Design strategies for aptamer-based biosensors. *Sensors* 10: 4541–4557.

Hartwell, L. H., J. J. Hopfield, S. Leibler and A. W. Murray 1999. From molecular to modular cell biology. *Nature* 402(6761 Suppl): C47–C52.

Ho, S. N., S. R. Biggar, D. M. Spencer, S. L. Schreiber and G. R. Crabtree 1996. Dimeric ligands define a role for transcriptional activation domains in reinitiation. *Nature* 382(6594): 822–826.

Jaeger, L., E. Westhof and N. B. Leontis 2001. TectoRNA: modular assembly units for the construction of RNA nano- objects. *Nucleic Acids Research* 29(2): 455–463.

Jeong, H., S. P. Mason, A. L. Barabasi and Z. N. Oltvai 2001. Lethality and centrality in protein networks. *Nature* 411(6833): 41–42.

Juliano, R. L., A. Astriab-Fisher and D. Falke 2001. Macromolecular therapeutics: emerging strategies for drug discovery in the postgenome era. *Molecular Interventions* 1(1): 40–53.

Keefe, A. D., S. Pai and A. Ellington 2010. Aptamers as therapeutics. *Nature Reviews. Drug Discovery* 9(7): 537–550.

Klemm, J. D., S. L. Schreiber and G. R. Crabtree 1998. Dimerization as a regulatory mechanism in signal transduction. *Annual Review of Immunology* 16: 569–592.

Klussmann, S., A. Nolte, R. Bald, V. A. Erdmann and J. P. Fuerst 1996. Mirror-image RNA that binds D-adenosine. *Nature Biotechnology* 14: 1112–1115.

Kolishetti, N., S. Dhar, P. M. Valencia et al. 2010. Engineering of self-assembled nanoparticle platform for precisely controlled combination drug therapy. *Proceedings of the National Academy of Sciences of the United States of America* 107(42): 17939–17944.

Kubik, M. F., C. Bell, T. Fitzwater, S. R. Watson and D. M. Tasset 1997. Isolation and characterization of 2'-fluoro-, 2'-amino-, and 2'-fluoro-/amino-modified RNA ligands to human IFN-gamma that inhibit receptor binding. *Journal of Immunology* 159(1): 259–267.

Lee, J. F., J. R. Hesselberth, L. A. Meyers and A. D. Ellington 2004. Aptamer database. *Nucleic Acids Research* 32(Database issue): D95–D100.

Lee, J. H., M. V. Yigit, D. Mazumdar and Y. Lu 2010. Molecular diagnostic and drug delivery agents based on aptamer-nanomaterial conjugates. *Advanced Drug Delivery Reviews* 62(6): 592–605.

Leontis, N. B. and E. Westhof 2003. Analysis of RNA motifs. *Current Opinions in Structural Biology* 13(3): 300–308.

Lescoute, A. and E. Westhof 2006. Topology of three-way junctions in folded RNAs. *RNA* 12(1): 83–93.

Levy-Nissenbaum, E., A. F. Radovic-Moreno, A. Z. Wang, R. Langer and O. C. Farokhzad 2008. Nanotechnology and aptamers: applications in drug delivery. *Trends in Biotechnology* 26(8): 442–449.

Lim, Y. C., A. Z. Kouzani and W. Duan 2010. Aptasensors: a review. *Journal of Biomedical Nanotechnology* 6(2): 93–105.

Lin, C., E. Katilius, Y. Liu, J. Zhang and H. Yan 2006. Self-assembled signaling aptamer DNA arrays for protein detection. *Angewandte Chemie* 45(32): 5296–5301.

Lin, Y., Q. Qiu, S. C. Gill and S. D. Jayasena 1994. Modified RNA sequence pools for in vitro selection. *Nucleic Acids Research* 22(24): 5229–5234.

Liu, Y., C. Lin, H. Li and H. Yan 2005. Aptamer-directed self-assembly of protein arrays on a DNA nanostructure. *Angewandte Chemie* 44(28): 4333–4338.

Lo Conte, L., C. Chothia and J. Janin 1999. The atomic structure of protein-protein recognition sites. *Journal of Molecular Biology* 285(5): 2177–2198.

Luduena, R. F. 1998. Multiple forms of tubulin: Different gene products and covalent modifications. *International Review of Cytology* 178: 207–275.

Maccioni, R. B. and V. Cambiazo 1995. Role of microtubule-associated proteins in the control of microtubule assembly. *Physiological Reviews* 75(4): 835–864.

Mallik, P. K., K. Nishikawa, A. J. Millis and H. Shi 2010. Commandeering a biological pathway using aptamer-derived molecular adaptors. *Nucleic Acids Research* 38(7): e93.

Mathews, D. H., W. N. Moss and D. H. Turner 2010. Folding and finding RNA secondary structure. *Cold Spring Harbor Perspectives in Biology* 2(12): a003665.

Maynard Smith, J. 1970. Natural selection and the concept of a protein space. *Nature* 225: 563–564.

Mills, D. R., R. L. Peterson and S. Spiegelman 1967. An extracellular Darwinian experiment with a self-duplicating nucleic acid molecule. *Proceedings of the National Academy of Sciences of the United States of America* 58(1): 217–224.

Nimjee, S. M., C. P. Rusconi and B. A. Sullenger 2005. Aptamers: an emerging class of therapeutics. *Annual Review of Medicine* 56: 555–583.

Nutiu, R. and Y. Li 2005. Aptamers with fluorescence-signaling properties. *Methods* 37(1): 16–25.

Pagratis, N. C., C. Bell, Y. F. Chang et al. 1997. Potent 2'-amino-, and 2'-fluoro-2'-deoxyribonucleotide RNA inhibitors of keratinocyte growth factor. *Nature Biotechnology* 15(1): 68–73.

Paige, J. S., T. Nguyen-Duc, W. Song and S. R. Jaffrey 2012. Fluorescence imaging of cellular metabolites with RNA. *Science* 335(6073): 1194.

Paige, J. S., K. Y. Wu and S. R. Jaffrey 2011. RNA mimics of green fluorescent protein. *Science* 333(6042): 642–646.

Pendergrast, P. S., H. N. Marsh, D. Grate, J. M. Healy and M. Stanton 2005. Nucleic acid aptamers for target validation and therapeutic applications. *Journal of Biomolecular Techniques* 16(3): 224–234.

Pestourie, C., B. Tavitian and F. Duconge 2005. Aptamers against extracellular targets for in vivo applications. *Biochimie* 87(9–10): 921–930.

Pinheiro, V. B., A. I. Taylor, C. Cozens et al. 2012. Synthetic genetic polymers capable of heredity and evolution. *Science* 336(6079): 341–344.

Rinker, S., Y. Ke, Y. Liu, R. Chhabra and H. Yan 2008. Self-assembled DNA nanostructures for distance-dependent multivalent ligand-protein binding. *Nature Nanotechnology* 3(7): 418–422.

Robertson, D. L. and G. F. Joyce 1990. Selection in vitro of an RNA enzyme that specifically cleaves single-stranded DNA. *Nature* 344(6265): 467–468.

Roth, A. and R. R. Breaker 2009. The structural and functional diversity of metabolite-binding ribo-switches. *Annual Review of Biochemistry* 78: 305–334.

Rusconi, C. P., J. D. Roberts, G. A. Pitoc et al. 2004. Antidote-mediated control of an anticoagulant aptamer in vivo. *Nature Biotechnology* 22(11): 1423–1428.

Santulli-Marotto, S., S. K. Nair, C. Rusconi, B. Sullenger and E. Gilboa 2003. Multivalent RNA aptam-ers that inhibit CTLA-4 and enhance tumor immunity. *Cancer Research* 63(21): 7483–7489.

Schultes, E. A. and D. P. Bartel 2000. One sequence, two ribozymes: implications for the emergence of new ribozyme folds. *Science* 289(5478): 448–452.

Schuster, P. 2001. Evolution in silico and in vitro: the RNA model. *Biological Chemistry* 382(9): 1301–1314.

Seeman, N. C. 2003. At the crossroads of chemistry, biology, and materials: structural DNA nanotech-nology. *Chemistry and Biology* 10(12): 1151–1159.

Seeman, N. C. 2010. Nanomaterials based on DNA. *Annual Review of Biochemistry* 79: 65–87.

Shi, H., X. Fan, Z. Ni and J. T. Lis 2002. Evolutionary dynamics and population control during in vitro selection and amplification with multiple targets. *RNA* 8(11): 1461–1470.

Shi, H., X. Fan, A. Sevilimedu and J. T. Lis 2007. RNA aptamers directed to discrete functional sites on a single protein structural domain. *Proceedings of the National Academy of Sciences of the United States of America* 104(10): 3742–3746.

Shi, H., B. E. Hoffman and J. T. Lis 1999. RNA aptamers as effective protein antagonists in a multi-cellular organism. *Proceedings of the National Academy of Sciences of the United States of America* 96(18): 10033–10038.

Shu, D., W. D. Moll, Z. Deng, C. Mao and P. Guo 2004. Bottom-up assembly of RNA arrays and super-structures as potential parts in nanotechnology. *Nano Letters* 4(9): 1717–1723.

Shu, D., Y. Shu, F. Haque, S. Abdelmawla and P. Guo 2011a. Thermodynamically stable RNA three-way junction for constructing multifunctional nanoparticles for delivery of therapeutics. *Nature Nanotechnology* 6(10): 658–667.

Shu, Y., M. Cinier, D. Shu and P. Guo 2011b. Assembly of multifunctional phi29 pRNA nanoparticles for specific delivery of siRNA and other therapeutics to targeted cells. *Methods* 54(2): 204–214.

Shui, B., A. Ozer, W. Zipfel et al. 2012. RNA aptamers that functionally interact with green fluorescent protein and its derivatives. *Nucleic Acids Research* 40(5): e39.

Soukup, G. A. and R. R. Breaker 1999. Engineering precision RNA molecular switches. *Proceedings of the National Academy of Sciences of the United States of America* 96(7): 3584–3589.

Stojanovic, M. N. and D. M. Kolpashchikov 2004. Modular aptameric sensors. *Journal of the American Chemical Society* 126(30): 9266–9270.

Thomas, M., S. Chedin, C. Carles et al. 1997. Selective targeting and inhibition of yeast RNA poly-merase II by RNA aptamers. *Journal of Biological Chemistry* 272(44): 27980–27986.

Tinoco, I., Jr. and C. Bustamante 1999. How RNA folds. *Journal of Molecular Biology* 293(2): 271–281.

Tuerk, C. and L. Gold 1990. Systematic evolution of ligands by exponential enrichment: RNA ligands to bacteriophage T4 DNA polymerase. *Science* 249(4968): 505–510.

Vaught, J. D., C. Bock, J. Carter et al. 2010. Expanding the chemistry of DNA for in vitro selection. *Journal of the American Chemical Society* 132(12): 4141–4151.

Wang, A. Z., R. Langer and O. C. Farokhzad 2012. Nanoparticle delivery of cancer drugs. *Annual Review of Medicine* 63: 185–198.

Wang, S., J. R. Shepard and H. Shi 2010. An RNA-based transcription activator derived from an inhibitory aptamer. *Nucleic Acids Research* 38(7): 2378–2386.

Wilson, D. S. and J. W. Szostak 1999. In vitro selection of functional nucleic acids. *Annual Review of Biochemistry* 68: 611–647.

Win, M. N., J. C. Liang and C. D. Smolke 2009. Frameworks for programming biological function through RNA parts and devices. *Chemistry and Biology* 16(3): 298–310.

Xu, D. and H. Shi 2009. Composite RNA aptamers as functional mimics of proteins. *Nucleic Acids Research* 37(9): e71.

Yin, P., H. M. Choi, C. R. Calvert and N. A. Pierce 2008. Programming biomolecular self-assembly pathways. *Nature* 451(7176): 318–322.

Yu, H., S. Zhang and J. C. Chaput 2012. Darwinian evolution of an alternative genetic system provides support for TNA as an RNA progenitor. *Nature Chemistry* 4(3): 183–187.

Zhou, J., H. Li, S. Li, J. Zaia and J. J. Rossi 2008. Novel dual inhibitory function aptamer-siRNA delivery system for HIV-1 therapy. *Molecular Therapy : The Journal of the American Society of Gene Therapy* 16(8): 1481–1489.

Zhou, J. and J. J. Rossi 2010. Aptamer-targeted cell-specific RNA interference. *Silence* 1(1): 4.

Zhou, J., P. Swiderski, H. Li et al. 2009. Selection, characterization and application of new RNA HIV gp 120 aptamers for facile delivery of Dicer substrate siRNAs into HIV infected cells. *Nucleic Acids Research* 37(9): 3094–3109.

Zuker, M. 2003. Mfold web server for nucleic acid folding and hybridization prediction. *Nucleic Acids Research* 31(13): 3406–3415.

第 25 章　谷氨酸离子受体的适配体靶向亚单位或构象

Zhen Huang(黄震)，William Jaremko，Chi-yen Lin(林琪晏)，Li Niu(牛力)
翻译：李香群　校对：张丽萌，严尔福

25.1　引　言

25.1.1　谷氨酸离子受体与 AMPA 受体亚型

离子通道是一类调控离子流的跨膜蛋白，例如，Na^+，K^+，Ca^{2+}，Cl^-等穿过细胞膜。这些离子通道的功能对于脑、心脏与肌肉的生物活性是必需的。离子通道的开关被特异性门控信号所调控。离子通道可分为以下几类，如配体门控性、电压门控性、牵张激活性与热/冷激活性通道(Hubner and Jentsch，2002)。配体门控性离子通道超家族一般包括半胱氨酸环受体(Unwin，2005)、离子异变谷氨酸受体(Sobolevsky et al.，2009)与 P2X 通道(Kawate et al.，2009)，它们分别有 5、4 与 3 个原体。谷氨酸离子通道受体家族(Traynelis et al.，2010)分为三个亚型，分别以其选择性抑制剂命名，即 N-甲基-D-天冬氨酸盐(NMDA)、α-氨基-3-羟基-5-甲基-4-异恶唑丙酸(AMPA)与红藻氨酸；谷氨酸是内源性神经递质，可以激活所有三种亚型。离子异变性谷氨酸受体包含胞外 N 端结构域，3 个跨膜结构域，1 个面向胞浆面、重新进入细胞膜的环与胞内 C 端结构域(Traynelis et al.，2010)。谷氨酸受体介导了中枢神经系统(CNS)多数兴奋性神经传递，对于突触功能与可塑性发挥关键作用。另一方面，这些受体的过度激活也与中风、癫痫与神经退行性疾病有关，如肌萎缩侧性硬化症(Traynelis et al.，2010；Kawahara et al.，2004)。因此，谷氨酸受体抑制剂是治疗各种神经系统疾病的潜在药物。

AMPA 受体是由 GluA1-4（先前称为 GluR1-4 或 GluRA-D）4 个亚基组成的四异聚体（Collingridge et al.，2009）。每一亚单位包含大约 900 个氨基酸，与其他亚单位同源性达 65%~75%（Dingledine et al.，1999）。虽然同聚受体是功能性的，但天然 AMPA 受体却是异聚体组装成的四聚体。AMPA 受体的表达水平在中枢神经系统中是有区别的（Dingledine et al.，1999）。例如，在海马发育早期，以 GluA4 表达为主（Zhu et al.，2000），而在成熟海马中，则以 GluA1，2 与 3 亚单位为主，它们组成不同的两大 AMPA 受体群，GluA1/GluA2 与 GluA2/GluA3（Wenthold et al.，1996）。在体外，每 4 个亚单位可形成功能性同聚受体，如在人胚肾细胞（HEK）-293 中（Pei et al.，2007；Li et al.，2005；Li and Niu，2004；Li et al.，2003）。

AMPA 受体通过选择性剪切（Sommer et al.，1990）与编辑进行转录后修饰（Sommer et al.，1991）。RNA 剪切与编辑受发育调控，产生功能不同的受体（Dingledine et al.，1999；Seeburg and Hartner et al.，2003；Lambolez et al.，1996；Palmer et al.，2005）。在 M3 与 M4 跨膜区之间的胞外结合结构域，选择性剪切产生了两个变构体，分别称为 flip 与 flop（图 25.1）（Sommer et al.，1990；Monyer et al.，1991）。选择性剪切位点对应于第 38 位氨基酸序列盒，但是形成的异构体 flip 与 flop 亚型仅相差 9~11 个氨基酸（Sommer et al.，1990；Monyer et al.，1991）。从功能上来说，AMPA 受体的 flop 变构体关闭通道更加迅速（Pei et al.，2009；Pei et al.，2007；Li and Niu，2004；Li et al.，2003），但是 flip 与 flop 开放离子通道的速率基本相同（Pei et al.，2009；Pei et al.，2007；Li and Niu，2004；Li et al.，2003）。相反，选择性剪切不会影响离子通道的开关速度（Pei et al.，2009；Pei et al.，2007；Li and Niu，2004；Li et al.，2003）或 GluA1 的减敏现象（Sommer et al.，1990）。AMPA 受体的 C 端也经过选择性剪切，产生长、短异构体（Dingledine et al.，1999）。这些异构体参与脑中不同突触蛋白的相互作用（Braithwaite et al.，2002；Sheng et al.，2001），从而介导受体运输、靶向、锚定与功能调控（Braithwaite et al.，2002；Sheng et al.，2001；Panicker et al.，2008；Biou et al.，2008）。例如，GluA2（短异构体）被认为在海马的长时程增强（LTP）与长时程抑制（LTD）中发挥特殊功能（Song and Hunganir et al.，2002；Malinow and Malenka，2002）。

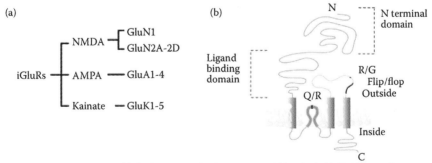

图 25.1　谷氨酸离子通道受体家族（iGluR）与单个 iGluR 受体的拓扑结构（主要是指 GluA2）。

AMPA 受体也会受 RNA 编辑（图 25.1）。首先，GluA2-4 而非 GluA1 在 R/G 位点被

编辑，由于 A 对 I 编辑(腺苷对肌苷)，AGA 被代之以 IGA(Lomeli et al.，1994；Seeburg et al.，2001)。在成年大鼠的 mRNA 水平上，80%~90%的 AMPA 受体在这个位点被编辑 (Lomeli et al.，1994)。这个位点的编辑影响到从低敏感状态恢复的速度(Lomeli et al.， 1994)。第二个编辑位点是"Q/R 开关"，位于 GluA2 通道的狭窄收缩区(图 25.1)，中性谷氨酸(Q)残基(或 Q607)转变为带正电的精氨酸(R)(Jonas and Burnashev，1995； Geiger et al.，1995)。4 个亚单位中，只有 GluA2 存在 Q/R 编辑(图 25.1)(Seeburg et al.， 2001)，但谷氨酰胺维持在 GluA1,3,4 等效位点(Sommer et al.，1991；Seeburg and Hartner， 2003)。而且，在成人年脑中，几乎 100% GluA2 mRNA 编辑在 Q/R 位点(Jonas and Burnashev，1995；Geiger et al.，1995)。未编辑的 GluA2 异构体或 GluA2Q 能够形成对 Ca^{2+}高通透性的同聚功能性离子通道，而编辑的 GluA2 R 异构体单独在 HEK-293 细胞中表达时，并不产生明显的离子流反应(Swanson et al.，1997)。缺乏 GluA2 亚单位的 AMPA 异聚受体对 Ca^{2+}与 Zn^{2+}有高通透性(Burnashev et al.，1992；Hollmann et al.，1991；Verdoorn et al.，1991)，但在内向整流电压(I-V)关系方面表现出不同的动力学特征(Geiger et al.， 1995)。相反，含有 GluA2R 的 AMPA 受体对 Ca^{2+}与 Zn^{2+}不具有通透性，表现线性 I-V 关系。Q/R 编辑状态也通过影响 AMPA 受体的组装、ER 的退出与前向运输控制 AMPA 受体的细胞表面表达(Greger et al.，2002；Greger et al.，2003)。此外，已经发现在人脑部肿瘤与恶性胶质瘤相关的癫痫患者当中皆存在 Q/R 编辑缺陷(Kawahara and Kwak， 2005)。

像 GluA2 一样，其他 AMPA 受体亚单位也具有独特功能。例如，GluA1 亚单位对前扣带皮质的长时程增强(LTP)有作用(Toyoda et al.，2009)。GluA1 亚单位的缺失在基因敲除小鼠的短时空间或非空间认知能力减弱(Sanderson et al.，2012；Sanderson and Bannerman et al.，2012)。红藻氨酸输注后，GluA3 mRNA 在运动神经元中表达升高(Sun et al.，2006)(红藻氨酸可以激活 AMPA 受体而不是使其敏感性降低，红藻氨酸输入动物会产生类似散发性肌萎缩侧索硬化症的症状)。运动神经元的选择性死亡是肌萎缩侧索硬化症病变发展最高峰(Ferraiuolo et al.，2011；Rothstein et al.，2009)。GluA4 是快速突触反应的决定因素，在高保真神经递质传输中至关重要(Yang et al.，2011)。综上，AMPA 受体在分子水平上受到精妙调控，功能性质各异，因此设计开发选择性靶向单一受体亚单位或异构体的药物具备非常重要的意义。

25.1.2 合成性小分子抑制剂

在药物研发中，小分子合成一度是主要策略(Peterson and Mitchison et al.，2002； Scheiber et al.，2011)。小分子作为药物使用可以追溯到千年以前的神农传说(Christie et al.，1968)。今天，药物研发包括天然化合物的寻找与合成性化学库的高通量筛选(Xu et al.，2005；Clardy and Walsh，2004；Newman and Cragg，2012；Harey，2008)。目前的药物设计策略也大量借助于结构学、生物物理学与计算机学来达到多方面的目标。然而一项巨大的挑战是，设计既具有理想的选择特性，最后又在临床上有效的小分子。这一挑战对于中枢神经系统来说尤为艰巨。中枢神经系统疾病影响世界上约 15 亿人，但其治疗在很多方面还差强人意，尚待新的药物开发(Bergen and Silberg，2002)。目前的 CNS

药物要推进到临床的周期较长,造成这一问题的一个很重要的原因就是 CNS 药物引起不良反应的概率较大(Alavijeh et al.,2005)。药物的不良反应主要源自药物的偏靶活性。

　　AMPA 受体在传递兴奋性神经传递中发挥主导作用,在整个 CNS 中广泛表达(Traynelis et al.,2010)。因此 AMPA 受体功能缺陷会导致广泛的神经系统功能失调与疾病(Mellor et al.,2010)。AMPA 受体功能可被结合到受体位点的化合物所调控,或下调(竞争性、非竞争与无竞争力拮抗剂)(Rogawsti and Donevan,1999;Swanson et al.,2009)或上调其功能(正向调节器)(Lynch et al.,2008)。通过 AMPA 受体抑制谷氨酸诱导的过度神经传递,从而阻止兴奋毒性的诱导,是治疗中风、癫痫与神经退行性疾病如肌萎缩侧索硬化症的长久治疗策略。虽然在同样的神经系统疾病中 NMDA 与 AMPA 两种受体亚型都有意义,但 AMPA 受体抑制剂通常比 NMDA 受体抑制剂不良反应小(Scroff et al.,2000;Shaw and Ince,1997;Urushitani et al.,2001)。业已证明 NMDA 抑制剂有严重的不良反应,包括临床试验中神经心理症状与认知障碍等(Dawson et al.,2001)。因此在药物研发中,AMPA 受体抑制剂获得了更多关注(Madsen et al.,2001;Dawson et al.,2001;Nikam and Kornberg,2001)。AMPA 受体抑制剂可分为三类:竞争性拮抗剂如第一代拮抗剂 NBQX[6-硝基-7-氨磺酰(f)喹喔啉-2,3-二酮](Honore et al.,1988;Sheardown et al.,1990),非竞争性拮抗剂如 GYKI 47261(2,3-苯二氮衍生物),它是迄今最强大的抑制剂之一,对神经系统有广谱保护功能(Abraham et al.,2000),无竞争性抑制剂如蜘蛛毒素(Iino et al.,1996)与黄蜂的蜂毒毒素(Brackley et al.,1990)。

　　由于天然机制原因,竞争性拮抗药不是理想的高选择性控制受体功能的药物。例如,由于能结合到拮抗结合位点(Honore et al.,1988),非-NMDA 受体拮抗剂 NBQX 可以作用于 AMPA 与红藻氨酸受体(Wilding and Huettner et al.,1996)。在小脑中,NBQX 能够以非 AMPA 依赖的方式(Brickley et al.,2001),提高 γ-氨基丁酸(GABA)的神经传递,介导海马中间神经元的去极化(Maccaferri and Dingledine,2002)。另一方面,多数临床研究中的 NMDA 拮抗剂是竞争性的,它们对不良反应耐受性差,如幻觉与类似精神分裂症的症状(Lipton et al.,2006;Rogawski et al.,2000)。相反,AMPA 受体拮抗剂在人类中还没有发现以上那些不良反应。

25.1.3　AMPA 受体小分子抑制剂研发的当前挑战

　　AMPA 受体之所以成为"药物靶点",是基于以下事实,在活细胞及疾病动物模型中小分子 AMPA 受体抑制剂可以阻断兴奋毒性。在某些情况下,如治疗肌萎缩侧索硬化症的药物利鲁唑,其治疗效果还没达到最佳(利鲁唑阻断谷氨酸从神经末端释放(Kretschmer et al.,1998)。因此,迫切需要开发靶向 AMPA 受体的更加有效的候选药物,但是存在重大的挑战。

　　首先,迄今为止,尚没有 AMPA 受体亚单位或异构体的选择性抑制剂的报道。这一点都不令人惊奇,因为对于设计靶向 AMPA 受体亚单位或异构体的选择性化合物一直没有很好的策略。例如,数以百计的 2,3-苯二氮衍生物或结构"类似物",GYKI52466 即利用传统的制药方法,在动物模型反复尝试后研发出来的(Solyom and Tarnawa,2002)。无疑,以这种方式合成的化合物没有能力区分不同的 AMPA 受体亚单位。事实上,通常情况下，离子通道抑制剂(Xu et al., 2005)与分子试剂是没有能力区分相近的亚家族及同一家族内的通道异构体的(Milligan et al., 2009)。

第二，水溶性也是一个通常存在的问题。它会影响药物的吸收、分布、代谢与清除(ADME)(Waterhouse, 2003)。水溶性差通常与药物的生物利用度差、剂量比缺乏及药物起效慢相关(Krishnaiah, 2010; Kin and Park, 2004; Stegemann et al., 2007)。在分子水平上，水溶性差与高亲油性常会增加非特异性结合到细胞膜上的化合物，致使对 P450 代谢更加敏感，促使其从体内更快速清除(Waterhouse et al., 2003)。在 AMPA 受体药物设计领域,最为人所知的 AMPA/红藻氨酸受体竞争性抑制剂 NBQX(Honore et al., 1988)，没能通过临床试验主要是因为其水溶性差(Weiser, 2005)。

缺乏对抑制剂与受体在微秒至毫秒时间域内的相互作用分析，阻碍了人们对抑制机制的理解，影响了更好的抑制剂的设计。这是因为 AMPA 受体在微秒时间内打开通道，接着在谷氨酸持续存在的情况下，在毫秒时间内失去敏感性(Li et al., 2003)。一种结合到受体非竞争性位点的抑制剂被假定可以影响受体通道的开放。但是，迄今为止，没有合适的动力学方法研究微秒至毫秒这一时间域内的抑制机制。单通道记录可以测量抑制剂的动力学，但是，迄今没有利用单通道记录研究抑制剂-受体机制的研究报道。虽然常规应用快速流速应变技术，但它不能提供一个充分的时间比例来测量通道开放动力学。

虽然基于结构与计算机帮助的药物设计策略是非常强大的工具，但是还没有 AMPA 受体亚单位或异构体抑制剂利用这些策略被开发出来。这是因为虽然完整的 AMPA 同聚受体的结构最近刚被解析出来，但人们并没有 AMPA 受体非竞争性与无竞争性抑制剂的结构信息(Sobolevsky et al., 2009)。因此，AMPA 受体亚单位的结构信息对于探寻设计新的抑制剂是必要因素。

25.1.4　基于分子识别的抑制剂设计策略

什么才是开发 AMPA 受体亚单位选择性抑制剂的必胜策略？在表述我们的方法与成果之前，有必要首先阐述通常的设计与优化策略。从传统上来说，科学家确定新的候选药物或从实验室的化合物文库中随机筛选。一旦目标被发现，科学家们就通过略微改变它的结构，希望获得更理想的结果，即活性更强而没有任何毒性。在这项尝试中，衍生物的数量可从一个给定的 N 次替代推断，叫做 N^m，m 是指在母体分子上非对称位置的数目(Hansch, 1971)。随着合成化学的应用，在有机合成中利用自动化和微型化，用于药物研发的化合物文库的产生速度比以前大大加快。如果一个药物靶的三维结构通过 X 射线晶体或核磁共振(NMR)解析出来，那么这个时候就可以进行基于结构的药物设计了。通过这种策略，一个药物分子就可以从头构建成基于形状、电荷与其他结合组分的靶点或空间。在这项特别的策略中，靶分子参与了特异性化合物的设计。

在 AMPA 受体抑制剂研发过程中，2, 3-苯二氮衍生物代表了一类最有前景的化合物，因为这些化合物被认为对 AMPA 受体最具有选择性(Solyom and Tarnawa, 2002)。但是，新的 2, 3-苯二氮衍生物制备过程繁琐，没有靶分子参与；换句话说，靶分子被用于分析而非亚单位选择性或异构体选择性抑制剂的设计。并且，较差的水溶性同样是阻碍这些化合物作为候选药物进一步开发的因素。基于这些困难，我们怎样才能设计开发出针对 AMPA 受体的亚单位选择性、水溶性高的抑制剂？这不仅仅是今天有效的问题，而且是当我们从事这一领域研究长久以来一直面对的问题。本文所阐述的是能够解决问题的策略。我们推测，在药物设计与筛选过程中，使分子特异性识别单一 AMPA 受体亚单位或异构体，即可解决这一问题。换言之，我们将采用基因"锁与钥匙"理论——Emil Fischer 在 1984 年提出的概念，来进行分子筛选。这一策略无需知道完整 AMPA 受体或受体上的任何调控位点即能工作。

　　这里所阐述的策略证明能够解决这些问题。此策略使用了一种体外进行方法，即指数富集配体系统演化（SELEX）（Tuerk and Gold，1990；Ellington and Szostak，1990；Robertson and Joyce，1990）。（SELEX 法的示意图详见图 25.2）。在选择 SELEX 作为执行系统时，我们利用"选择单位"（Lewontin，1970）。在进化的自然选择中，群体中的不同个体具有不同的形态（表型变异）。即使在相同环境中，不同的表型也具有不同的存活与复制速率（不同适应性）。而且，适应性是可遗传的。基于此理论，有能够变异、复制与遗传能力的任何团体都能进化。SELEX 是将这一理论付诸行动的有用实例（Tuerk and Gold，1990；Ellington and Szostak，1990；Robertson and Joyce，1990），因为核酸文

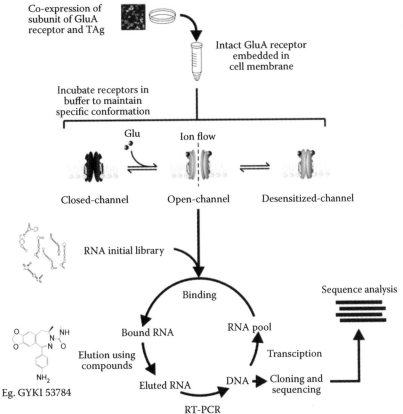

图 25.2　SELEX 在针对 AMPA 离子通道受体的 RNA 适配体进化中的应用。在 HEK 293 细胞中表达 AMPA 受体，并将其作为与 RNA 文库结合的脂质组分收集。不同构象的 AMPA 受体靶分子的制备过程详见正文，其示意图见本图的中间部分。SELEX 操作过程的主要步骤见本图的循环示意图。

库提供了变异, 锁-匙筛选方法提供了靶向筛选的适应性, PCR 保证了适应性团体(核酸)能够复制, 进化成主导种属。在利用 SELEX 法鉴定抑制剂时, 我们选择了 RNA 或 RNA 文库。与同样长度的 DNA 相比, RNA 分子从构建一个扩展的三维结构而含有更多的结构指令信息(Batey et al., 1999; Xin et al., 2008), 这保证了它与 4 种基本二级结构元件(螺旋、环、凸起与连接)相互作用(Chastain and Tinoco, 1991)。一旦 RNA 抑制剂被选择, RNA 分子本质上溶于水。因此, 基于分子识别, 利用 SELEX 来寻找 RNA 适配体是实现此目标的可行方法。

RNA 分子或 RNA 适配体都能够被用作药物。RNA 适配体是短的核酸(通常小于 100 碱基), 可以高亲和力、高特异性地结合到自然界并不存在的靶向蛋白上。作为调控者, 通常适配体具有独一无二的优越性, 因为它们将小分子与抗体的优点合而为一(Bompiani et al., 2012; Nimjee et al., 2005)。实际上, 适配体的特性要优于抗体, 其免疫原性很低甚至无免疫原性, 在动物和人类治疗性应用中当以高于临床前剂量 1000 倍应用时, 也不会引起免疫应答(Eyetech Study Group, 2002, 2003)。与抗体不同, 适配体可进行化学修饰, 以提高其体内稳定性与生物利用度(Chelliserrykattil and Ellington, 2004; Kato et al., 2005)。在药物开发、药物靶向与疾病诊断领域, 适配体是小分子的强力替代品(Que-Gewiirth and Sullenger, 2007; Burnett and Rossi, 2012)。

25.2　靶向设计

因为靶标参与到 SELEX 的相互作用循环中的目的是增加需要的如抑制剂之类的配体, 所以必须预制靶标。如果靶标是可溶性蛋白, 简单的准备就足够了。在适于发挥功能的缓冲液中的纯净蛋白质, 通常是足以排除任何不必要"产生"的非特异性 RNA。然而, 当一个膜蛋白如离子通道作为靶标, 靶标的制备不再是微不足道的。有几个因素必须加以考虑。

第一, 膜蛋白的天然结构必须保留, 以便于增加的适配体可以识别天然结构。由于膜蛋白不溶于水溶液, 它们必须为 SELEX 提供最理想的脂质双分子层环境, 以确保它们的基本功能。在一个较理想但可行的情况下, 部分蛋白质或包含一部分是亲水性的蛋白质序列的受体被用作可溶性结构。如针对可溶性的 RNA 适配体的分离物、GluA2 的胞外结构域(Du et al., 2007)、针对无脊椎连接蛋白 2 的 C 端结构域的 RNA 适配体鉴定、无脊椎动物的缝隙连接蛋白(Knieps et al., 2007)和利用人表皮生长因子受体-3 的胞外域的 RNA 适配体的分离物(Chen et al., 2003)。然而, 需注意确保部分受体的功能和天然的不一样, 或受体上的一个位点在部分受体的结构中不存在。例如, GluA2 亚单位的部分受体缺乏 2, 3-苯二氮卓类化合物的非竞争性结合位点(Ritz et al., 2008)。

第二, 用于 SELEX 的一个完整的离子通道受体可以采用两种方法来制备。第一种方法, 可以利用天然组织来收集脂质碎片用于承载感兴趣的蛋白质。从天然组织分离 RNA 适配体有两个成功的研究。在第一项研究中, "Torpedo"电子器官含有高度富集的肌肉烟碱乙酰胆碱受体(nAChR), 用来分离针对烟碱受体的适配体(Cui et al., 2004)。在第二项研究中, 大鼠前脑组织用于 SELEX 来针对 GABAA 受体通道分离 RNA 适配体

(Cui et al.，2004)。对于这种方法，在需要大量富集靶向蛋白之处可以采用天然组织资源。然而这种方法的局限性在天然组织的受体组合物往往是复杂的。因此，这种方法可能没有对于单个亚基适配体分离或单一亚型容易。

第二种方法是在异源表达系统中表达受体。我们使用的就是这种方法。在 HEK-293 细胞中瞬时表达 GluA2 AMPA 受体亚单位。因此，为了 SELEX 我们在 HEK-293 细胞膜嵌入同源 GluA2 通道。与此同时，我们也在同一细胞株表达 SV40 大 T 抗原(TAG)，但缺乏 TAg 标签(即 HEK-293S 的细胞系)(Huang et al.，2005)。发现受体的表达增加了 7 倍(Huang et al.，2005)。使用这种方法我们针对 AMPM 受体成功地分离 RNA 适配体(Park et al.，2011；Huang et al.，2007，2010)。在另一项研究中，Trujillo 等(2007)在 1321N1 细胞中瞬时转染，用 P2X 离子通道也成功地分离出 RNA 适配体。这种方法的优点是可以为 SELEX 特别制备单个受体亚单位或同种型。如果亚单位没有运输到膜表面，显然这种方法就是不可行的。应当指出，当使用脂质膜碎片时，受体总是在一个含有不需要"靶标"的复杂情况下，也就是在细胞系中的内源性表达的脂质和其他膜蛋白。因此，负选择变得至关重要，在 SELEX 以排除所有假阳性或同源 RNA 靶标。对我们而言，HEK-293 细胞仅转染具有 TAg 标签的蛋白质用于阴性选择，以尽量减少非特异性的 RNA 产生。

25.3　针对 AMPA 受体的 RNA 适配体的分离

在下面我们将要介绍的工作中，GluA2 AMPA 受体亚单位在三个独立的 SELEX 实验中被用作筛选的靶分子，用来确定三种不同类型的适配体，即一种竞争性抑制剂(Huang et al.，2007)与另两种非竞争性抑制剂。在非竞争性抑制剂类型中，我们进一步分离了针对所有 AMPA 受体亚单位开放通道构象的适配体(Park et al.，2011)。我们之所以选择 GluA2 是基于以下两方面原因。第一，GluA2 亚单位在介导 Ca^{2+} 依赖兴奋毒性中起着关键作用。第二，我们也想验证利用假定的抑制特性，通过 SELEX 产生特异性适配体的机制假说。例如，如果我们决定筛选一个竞争性适配体，那么置于 SELEX 的 GluA2(或任何其他单一 AMPA 受体亚单位)将能够产生抑制 GluA1，3 与 4 的适配体，即使这三种受体没有作为筛选的靶分子。这是可以预计的，因为竞争性适配体结合到谷氨酸位点，每一个单一 AMPA 受体亚单位皆包含谷氨酸结合位点。基于这两个原因，我们利用 $GluA2Q_{flip}$ 受体作为我们筛选的靶分子。另外在 HEK-293 细胞中表达时，GluA2 或 GluA2Q 的非编辑形式或 Q 异构体自身能形成同聚功能性通道(Dingledine et al.，1999)。通过选择性剪切产生的 Glu2Q "flip"异构体或 $GluA2Q_{flip}$ 去敏感速度要慢于"flop"形式(Mosbacher et al.，1994；Pei et al.，2009)。

作为设计规则，为寻找靶向单个受体亚单位的最好抑制剂，筛选的靶分子应该是单一 AMPA 受体亚单位，而非受体各亚单位的混合物。在体外迭代进化过程中，抑制剂或理想配体的存留时间至少部分以配体/抑制剂与受体的分子识别的适应性程度为基础(Wilson and Szostak，1999)。通过把单一受体亚单位作为筛选的靶分子呈现，此亚单位在文库中是与 RNA 分子唯一几何互补的。一个 RNA 适配体被筛选出来，正确识别一个亚单位而不结合其他受体，是因为不正确或不完全匹配，就产生了亚单位的辨别与选择。此外，利用单一受体亚单位作为筛选靶分子也保证了最快的演化进程。

25.3.1　AMPA 受体竞争性适配体的筛选

作为原理证据，我们通过首次尝试分离竞争性 RNA 抑制剂开始了工作。我们利用一个经典的竞争性抑制剂 NBQX（Honore et al.，1988），来洗脱结合到 Glu2Q$_{flip}$ 受体上的 RNA 分子（详见图 25.2 SELEX 过程示意图）。利用含有约 10^{15} 条序列的文库，我们共进行了 14 轮筛选（Huang et al.，2007）。克隆与测序之后，得到几条富集的序列（图 25.3a）。通过全细胞电流记录进行功能分析，我们发现了几条 RNA 抑制 GluA2Q$_{flip}$ 通道（图 25.3c）。一个适配体或 AN1444（Huang et al.，2007）（图 25.3a）被筛选出来进行进一步研究。首先，将原始序列约 100 个碱基的 RNA 序列截短，我们鉴定了其保持功能的最短序列，约 58 个碱基，称之为 AN58。然后我们对 AN58 的生物学特性进行了分析（Huang et al.，2007），并用 NBQX 做了比较。

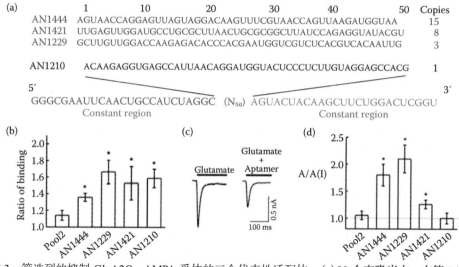

图 25.3　筛选到的抑制 GluA2Q$_{flip}$AMPA 受体的三个代表性适配体。(a) 80 个克隆当中，在第 14 与 16 循环中分离到的 RNA 序列可变区（N50）；总共进行了 14 个循环，包括 3 次阴性筛选（如第 5、10、13 循环）。AN1210 的序列如图所示，它被认为可以结合但不抑制受体。(b) 在 NBQX 存在或不存在的情况下，[α-32P]CTP 标记的 RNA 与 S1S2 受体结合（见正文），放射活性比例作曲线见图。NBQX 是一竞争性抑制剂，用于适配体演化。(c) 利用全细胞记录进行功能分析表明，在 150nmol/L AN1444 存在的情况下，GluR2Q 与 500μmol/L 谷氨酸的离子流反应降低。(d) 4 个适配体中，每个适配体对 GluA2Q$_{flip}$ 的特异性抑制以 100nmol/L 配体存在/不存在的情况下所测的离子流比例表现。除非特别指出，本报告所有分析中谷氨酸的浓度皆为 500μmol/L。利用 300nmol/L 的对照（pool2，第二轮循环的文库）进一步证实这些适配体的特异性抑制作用。AN1210 序列不同于以上任何筛选到的序列。AN1210 的检测浓度达到了 700nmol/L，没有检测到明显抑制作用。

　（a）由于 NBQX 是竞争性抑制剂，用来"洗脱"结合到受体拮抗位点上的 RNA（或互相排斥位点）。AN58 也被预测是一个竞争性抑制剂。事实上，利用 GluA2 的 S1S2 配体结合核心进行 AN58 的放射配体结合实验表明了特异性 NBQX 位置 419pmol/L 的 K_d

值从中得到估计(图 25.4a),比 NBQX 的 K_d 值低 47 倍多(Mayer et al.,2006)。(b)在 AN58 存在的情况下,剂量反应曲线右移(图 25.4b),最后在谷氨酸达到饱和浓度,且没有 AN58 时,两条曲线汇集,这进一步证实了 AN58 是竞争性抑制剂。(c)AN58 抑制其余的 GluA1、3、4(图 25.4c),这也与 AN58 是竞争性抑制剂一致,虽然 GluA1、3、4 从来没有在"锁与钥匙"分子识别与进化中讨论。(d)恰如所料,SELEX 的应用促进了特异性抑制 AMPA 受体 RNA 分子的发现。如图所示,AN58 的 IC_{50} 值是 30 nmol/L((图 25.4 d)。AN58 的竞争对手 NBQX 是目前所知的最强大的 AMPA 受体抑制剂(Reprinted with permission from Huang et al.,2007,12648–55. Copyright 2007 American Chemical Society) 。

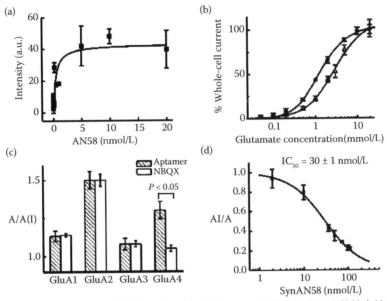

图 25.4　适配体 AN58 与 NBQX 抑制特性比较。(a)利用 GluA2 受体的可溶性胞外结合结构域 S1S2 对 AN58 进行放射性配体替换测定分析。曲线中的每点代表三点之间差异的任意单位平均强度。K_d 值为 (0.419±0.221)nmol/L。(b) AN58 抑制以平行上移的方式抑制 $GluA2Q_{flip}$,其剂量依赖性曲线见图,与竞争性机制一致。(c)AN58 对 AMPA 及 GluA2Q 红藻氨酸受体的特异性。NBQX 与 AN58 的特异性皆以针对 GluA2Q 的反应标准化。为保证抑制反应具有可比性,所选择的谷氨酸浓度为开启离子通道的 ~25%,或者特异通道 EC50 值的一半。特别指出,谷氨酸对 GluA1 与 GluA2-4 的浓度分别为 100μmol/L 与 500μmol/L,而适配体的浓度保持在 150nmol/L。AN58 对 GluR4 表现出了高亲和力($p \ll 0.05$)($p \ll 0.05$ t 检验,与 NBQX 相比较;H_0:$\mu_1 = \mu_2$)。(d)全细胞流变振幅记录,希尔方程得出合成型 AN58 或 SynAN58 的 IC50 值为(30±1)nmol/L。(Reprinted with permission from Huang et al.,2007,12648–55.Copyright 2007 American Chemical Society.)

25.3.2　AMPA 受体开放型通道构象特异适配体的筛选

尽管以前并没有发现 AMPA 受体与核酸相互作用,但 AMPA 受体竞争性抑制剂 AN58 研发成功表明 AMPA 是可以作为 RNA 分子药物靶点的。但是我们的结果提示筛选针对特异亚单位的竞争性适配体却是难以实现。众所周知,结合到蛋白异构体同一拮抗位点的竞争性抑制剂在不同异构体上是偶然的。因此,为寻找亚单位特异性抑制剂,我们决定不一味追求竞争类型，忽视竞争性抑制剂的大量结构信息与 AMPA 受体的拮抗位点（Ahmed et al.，2009a；Ahmed et al.，2009b；Lunn et al.，2003；Jin et al.，2002，2003；Armstrong and Gouaux，2000）。相反，我们寻找那些结合位点为非拮抗位点的适配体。为此，我们分离了结合到非竞争性位点的 GluA2 受体适配体。基于 2,3-苯二氮化合物作用机制的动力学研究表明，这些位点的确存在于 GluA2 同聚离子通道上（Qneibi et al.，2012；Wang et al.，2011；Ritz et al.，2008，2011）。有趣的是，所有这些化合物在关闭性通道与开放性通道表现出不同的效能。例如，1-(4-氨基苯)-4-甲基-7,8-甲二氧基-5H-2,3-苯二氮(GYKI52466) 倾向于抑制关闭性离子通道，而 1-(4-氨基苯)-3,5-二氢-7,8-甲二氧基-4H-2,3-苯二氮对开放性通道的抑制作用更强（Ritz et al.，2008）。这些结果表明，如果非竞争性位点在正确构象的条件下，会变得更容易接近。

那么，我们怎么为 SELEX 呈递适配体的合适构象呢？这个问题至关重要。因为 AMPA 受体能够从静息形式转换为配体结合、通道关闭的形式，继而在微秒时间内转换为开放性通道形式，在毫秒时间区间内，通道失去敏感性（Pei et al.，2009）。但是，在一个典型的 SELEX 流程中，受体与 RNA 文库的结合反应会持续 30~60min（Huang et al.，2007）。为确保应用 SELEX 技术寻找 AMPA 受体开放通道构象的适配体变得实际可行，开放通道构象必须被"捕获"，并且稳定足够长的时间以便 RNA 结合。为此，我们利用红藻氨酸的饱和浓度来"捕获"受体群，使 $GluA2Q_{flip}$ 开放构象的数量最大化。红藻氨酸结合到 GluA2 后，能够激活 GluA2，产生电流，这是开放性通道持续存在的证据（Patneau et al.，1993）。实验上细胞膜碎片含有 $GluA2Q_{flip}$ 受体与红藻氨酸共孵育。非竞争性抑制剂，GYKI47409，可用来洗脱 RNA，这些 RNA 可能结合到相同位点或互相排斥的位点。GYKI47409 是一个 2,3-苯二氮衍生物，对 $GluA2Q_{flip}$ 开放通道的抑制常数为～$3\mu mol/L$，对开放性通道的亲和力是关闭性通道的 2 倍之多（Huang et al.，2010）。

经过 14 个迭代循环，包括 3 个阴性选择循环之后，我们发现了一段抑制 GluA2 AMPA 受体通道的序列。通过序列截短技术，将其核心功能序列缩短到 56 个碱基的适配体，命名为 AG56。如图所示，AG56 抑制 $GluA2Q_{flip}$ 的开放性通道构象（图 25.5a），是 SELEX 的靶目标，对关闭性通道不起作用。从数量上来说，AG56 的抑制常数对 $GluA2Q_{flip}$ 开放通道的抑制常数为 $(0.95\pm0.20)\mu mol/L$。与预期相同，AG56 对红藻氨酸与 NMDA 受体通道没有活性（图 25.5 b）。

AG56 对 GluA2 开放通道构象的选择性抑制可以通过非竞争机制解释。即 AG56 结合调控位点或非竞争位点，这种位点对关闭性通道与开放性通道都是可接近的。但是只有适配体与开放通道相互作用，从而产生抑制效果。通过同源竞争结合实验（Swillens，1995），AG56 被发现不仅结合未被受体占据的关闭通道（即非配体，关闭通道受体形成），并且其亲和常数为 $K_d=(68\pm40)nmol/L$，这一数值非常接近于开放通道的亲和常数 $K_d=(80\pm23)nmol/L$。这一结果与抑制并不等同于结合的概念是一致的。

奇怪的是，AG56 也抑制其他所有 AMPA 受体的开放构象，而对关闭性通道没有任何效果（图 25.5 a）。这一结果与 AG56 对 GluA2 的作用类似，即使只有 GluA2 被置于 RNA 文库来进化。这一发现表明，所有 AMPA 受体的开放通道构象是相像的，或所有 AMPA 受体亚单位的非竞争位点的结构也非常类似。结果，对于筛选亚单位特异适配体来说，开放通道构象并不是一个理想的受体平台。虽然 GYKI47409 完全有能力区分每一 AMPA 受体亚单位的关闭构象与开放构象，但 GYKI47409 的结合位点却不适于区分 AMPA 受体亚单位。

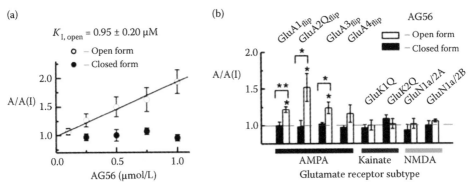

图 25.5　AG56 是含有 56 个碱基的最短功能单位，它源自原始序列为 100 个碱基的 RNA 序列，是在特异性靶向 GluA2Q$_{flip}$ 的 14 个循环的 SELEX 终端池中富集得到的。(a) AG56 选择性抑制 GluA2Q$_{flip}$ 开放通道状态，K_I 值为 (0.95±0.20) μmol/L。(b) 全细胞电流记录分析，AG56 抑制 GluA2Q$_{flip}$ 的开放性通道(谷氨酸浓度为 3mmol/L)，而不抑制关闭性通道[谷氨酸浓度为 0.1mmol/L，点线图表示没有抑制作用或 A/A(I)=1]。AG56 选择性抑制所有 AMPA 受体亚单位的开放性通道构象。但是 AG56 并不影响红藻氨酸受体的代表性受体通道 GluK1Q 与 GluK2Q，也不影响 GluN1A 与 GluN1A/2B 受体通道。对每一检测的受体类型来说，谷氨酸的浓度设定为开放性通道的约 4%与约 95%。特别指出，对 GluA1Q$_{flip}$ 关闭性通道，谷氨酸的浓度为 0.04mmol/L(对其关闭性通道)/3mmol/L(对其开放性通道)，针对 GluA2Q$_{flip}$，谷氨酸浓度则为 0.1mmol/L/3mmol/L，GluA3Q$_{flip}$，GluA4Q$_{flip}$ 与 GluK1 及 GluK2Q 则皆为 0.04mmol/L/3mmol/L。(Reprinted with permission from Huang et al.，2010，5790–8. Copyright 2010 American Chemical Society.)

25.3.3　GluA2 亚单位选择性适配体的分离

所有得到的机械线索与结果促使我们相信要想成功分离亚单位选择性适配体，必须寻找新的策略。在新策略中，我们决定在 SELEX 中利用 Glu2 的关闭通道构象(静息，受体占据通道形式)。通过我们以往对 2, 3-苯二氮化合物的研究，我们断定在抑制剂结合/抑制的情况下，关闭性通道的构象更灵活或更容易改变。当然，目前还未证实这是否是适配体筛选的优点。此外，我们利用了一个新的 2, 3-苯二氮化合物，其倾向于抑制 GluA2[如(–)1-(4-氨基苯)-3-甲基氨基甲酰-4-甲基-7, 8-甲二氧基-3, 4-二氢-5H-2, 3-苯二氮，名为 BDZ-f]的关闭性通道构象 (Park et al.，2011)。14 个循环之后，最富集的序列(出现的频率达到 75%) AF1422 显示可以抑制 GluA2 (Park et al.，2011)。通过序列截短和全细胞记录分析，我们证明 AF1422 的最短功能单位实际上是一对，即 AF44 与 AF42(分别长约 42 个 RNA 与 42 个 RNA)(图 25.6 a 与 b)。换句话说，AF44 与 AF42 单独利用没有任何抑制作用。AF44 与 AF42 等物质的量混合物抑制效率与 AF1422 相同。此外，AF44/AF42 不影响 AMPA 受体的其他亚单位，即 GluA1，3 和 4，也不影响 NMDA 的两个受体通道(图 25.7)。AF44/AF42 不影响 GluK1 或 GluK2，两个红藻氨酸受体亚单位，也不影响 GluN1a/2A 与 GluN1a/2B，两个 NMDA 受体通道(图 25.7)。这些结果表明，AF44/AF42 是 GluA2 选择性适配体。

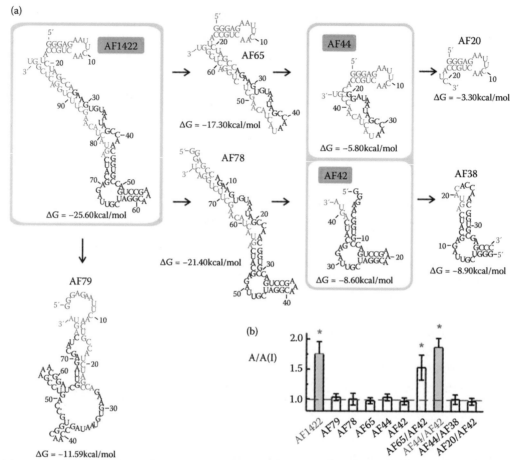

图 25.6　AF1422 功能单位的最短序列：AF44/AF42 抑制对。(a)对 AF1422 全长序列截断，确定其最短功能序列，每一序列中，只有通过 Mfold 程序预测，具有最稳定二级结构者呈现与建立。自由能列于这些结构下面。5′端与 3′端恒定区分别以红、蓝两种颜色表示。(b)截短的适配体检测示意图单独或一起，例如，在阶段序列存在或不存在情况下，通过 GluA2Q$_{flip}$ 全细胞电流反应检测 AF44/AF42 功能对。蓝色 "*" 表示 $p \leqslant 0.05$。(H_0：$\mu = \mu_0 = 1$，1 为无抑制作用的理论值，以红色虚线表示。)[本研究最先发表于 *Journal of Biological Chemistry*. Park, J.S et al. J Biol Chem，286(17)：15608-17，2011. Doi：10.1074/jbc.M111.229559.©The American Society for Biochemistry and Molecular Biology.]

　　我们进一步鉴定了 AF44/AF42 的效能。如图 25.8a 所示，AF44/AF42 抑制 GluA2，并且精确地仅仅抑制 GluA2 的关闭通道构象。AF44/AF42 抑制 GluA2Q$_{flip}$ 关闭通道的抑制常数估计为 $(1.5 \pm 0.1) \mu mol/L$（图 25.8a 中的实线）。只有适配体浓度高得多时，AF44/AF42 才对 GluA2 开放通道表现出抑制效应，浓度估计为 $23 \mu mol/L$（Park et al.，2011）。在 K_I 值比例的基础上，AF44/AF42 对 GluA2Q$_{flip}$ 通道闭合型构象的选择趋向高达 15 倍。

　　值得注意的是，分离 AF1422 过程中作为洗脱压力所用的小分子抑制剂 BDZ-f(AF44/AF42 的前体)，其对关闭性通道的 K_I 值是 $3.8 \mu mol/L$，而对开放性通道的 K_I 值是 $5.4 \mu mol/L$（图 25.8 b）(Park et al.，2011)。这样，BDZ-f 对关闭性通道的选择性仅仅是开放性通道的 14 倍。与之相比，AF44/AF42 对 GluA2Q$_{flip}$ 关闭通道构象的选择性要超过 15 倍。况且 AF44/AF42 对 GluA2 具有唯一选择性，而 BDZ-f 对 GluA2Q$_{flip}$ 与 GluA1Q$_{flip}$ 皆有抑制作用（图 25.8）。总之，我们的抑制剂设计策略是成功的，因为 AF44/AF42 不仅比 BDZ-f 效力更强，而且还具备后者所不具有的独特选择性。

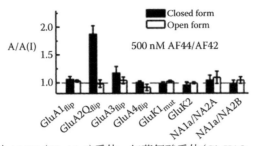

图 25.7　（a）AF44/AF42 对 AMPA（GluA1-4）受体、红藻氨酸受体（GluK1Q$_{mut}$ 与 GluK2Q）与 NMDA 受体（GluN1A/2A 与 GluN1A/2B）的特异性研究与比较。谷氨酸浓度调整到开放性通道的 ~5% 与 ~95%。对 GluA1Q$_{flip}$ 的浓度分别为 0.04mmol/L（关闭形式）与 3mmol/L（开放形式），对 GluA2Q$_{flip}$、GluA3Q$_{flip}$ 与 GluA4Q$_{flip}$，则为 0.1mmol/L 与 3mmol/L，与 GluK1Q$_{mut}$ 及 GluK2Q 则皆为 0.04mmol/L 与 3mmol/L，对 GluN1A/2A 与 GluN1A/2B 则分别为 0.05mmol/L 与 3mmol/L。每个数据点皆在 AF44/AF42 的 500nmol/L/500nmol/L 处收集，每一点至少三个细胞。如图所示，联合适配体 AF44/AF42 特异性抑制 GluA2Q$_{flip}$ 的关闭通道形式（Huang et al.，2010，5790-8）。AF44/AF42 对 AMPA 其他受体、红藻氨酸受体与 NMDA 受体没有抑制效应。[本研究最先发表于 *Journal of Biological Chemistry*. Park，J.S et al。J Biol Chem，286（17）：15608-17，2011. Doi：10.1074/jbc.M111.229559.©The American Society for Biochemistry and Molecular Biology.]

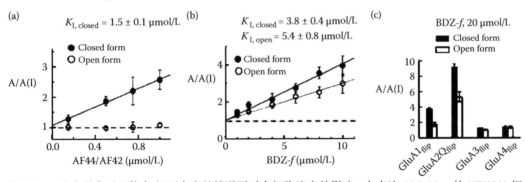

图 25.8　（a）在联合适配体存在/不存在的情况下对全细胞流变的影响。在表达 GluR2Q$_{flip}$ 的 HEK293 细胞中，在 AF44/42 存在或不存在时，谷氨酸的浓度分别为 0.1mmol/L（关闭通道状态）与 3mmol/L（开放通道状态），以 A/A（I）表示。A/A（I）=1 表示没有抑制。结果表明，AF44/AF42 适配体紧紧抑制处于关闭状态的通道，K_I 值为（1.5±0.1）μmol/L。（b）同样，GYKI53784 存在或不存在的情况下，全细胞流变分别被记录为谷氨酸浓度 0.1mmol/L（关闭通道状态）与 3mmol/L（开放通道状态）。比例参照不同浓度的 GYKI53784 作图。与 AF44/AF42 对不同，GYKI53784 对开放通道[K_I=（5.4±0.8）μmol/L]与关闭通道 [K_I=（3.8±0.4）μmol/L]皆有抑制作用。（c）BDZ-f 的选择性的确定方式与 AF44/AF42 类似，其浓度为 20μmol/L，谷氨酸的浓度详见图 25.7。[本研究最初发表于 Journal of Biological Chemistry，Park，J.S et al.，286（17）：15608-17，2011. Doi:10.1074/jbc.M111.229559.©The American Society for Biochemistry and Molecular Biology.]

25.4　讨论与展望

所取得的一系列结果表明了合理设计对开发 AMPA 受体单一亚单位选择性抑制剂的重要性。为贯彻我们的设计策略，我们利用 SELEX 演变 RNA 分子，使之结合靶分子。我们成功的要素在于将靶点考虑到了设计过程与实验执行过程。在我们的设定当中，靶点不仅仅是单一亚单位，而且是对几何互补筛选施加压力的独特合适构象。通过这种设计，我们成功地分离到了一个适配体或 AF44/AF42，它能够专一性识别并抑制筛选的靶点 GluA2。更重要的是，这个适配体的整个分子特性，包括水溶性都明显优于那些小分子抑制剂。应该特别强调指出，我们所用的策略不依赖于获知所有 AMPA 受体亚单位的整体结构信息，也不需要获知 AMPA 受体上的任意调控位点。我们的方法是抑制剂研发与重组工程的先导。从实际与认识论的观点来看，我们所阐述的策略设计有助于分离那些针对相近蛋白家族单一亚单位蛋白的高度选择性适配体。

我们所取得的亚单位选择性是通过一个较大的 RNA-受体相互作用"印记"实现的，而非一个相互作用位点的小腔室。这是因为在 SELEX 运行过程中，适配体的最小功能单位是 60 个碱基。这个长度的适配体能够形成更加复杂的结构，如三叉接口而不是简单的茎环折叠(Gevertz et al., 2005)。有趣的是，在 SELEX 中，我们从一代或多代中观察到的一致序列是相同的，但是都是全长，没有缩短的一致序列出现。这很可能是 RNA 适配体能够利用靶分子的不同结构信息实现调控功能的证据，这些结构信息可能大部分位于受体表面，而非一个确定的供小分子结合的小腔或口袋。很明显，这个问题的明确回答需要借助于对 RNA-受体复杂结构解析。如果被证明是正确的，利用拓扑学，RNA 适配体-受体相互作用将会为功能调控寻找、发现与重组新的界面提供一个良好平台，这对于设计发挥调控作用的小分子大有裨益。

RNA 与受体蛋白以序列依赖性与序列非依赖性的方式相互作用。序列依赖性相互作用常常源自蛋白质与边缘碱基通过氢键或范德华键相互作用而引起的直接接触(Steitz, 1990)。RNA 的序列依赖性延展性也是源自 RNA 的结构特征，如扭结、弯曲、扭曲与碱基对的解链(Steitz, 1990)。另一方面，核酸磷酸阴离子基团与蛋白侧链之间的吸引力是序列非依赖性相互作用的主要源泉。因此，在调控靶分子方面，RNA 分子比小分子抑制剂更加精巧。

但是应该注意，研发单一亚单位选择性抑制作为控制疾病靶分子异常功能的候选药物，并不仅仅局限于控制单一基因产物，而是尽量消除与非相关基因的交叉反应(Weber et al., 2004)。交叉反应是药物毒性的主要原因，是药物开发失败的两大原因之一(另一原因是效果低下)(Kola and Landis, 2004; Kola, 2008; Pearson, 2006)。我们的设计策略应该如下解释：如果两个受体亚单位参与同一疾病，这时就需要两个亚单位选择性适配体同时用药，或研发具有双重功能的新适配体。如果所有受体亚单位皆参与同一疾病，在这种情况下，具有竞争作用模式的适配体，如 AN58 或许是最适合的候选者。

最后，RNA 的化学修饰可以帮助适配体从 AMPA 受体的强抑制剂转变为诊断试剂与药物，适合于体内检测，如细胞分析、动物实验与临床试验。未经修饰的 RNA 分子能够被各种核酶（半衰期仅仅几分钟）（Brody and Gold，2000）在 2′-OH 位置降解（Cummins et al.，1995）。RNA 分子的 2′-OH 基团也能够攻击 5′-3′磷酸二酯键，从而导致主干自我切割。RNA 的生物稳定性可以通过将 2′-OH 基团换为 2′-氟代(2′-F)修饰糖基（Brody and Gold，2000）。通常，一个新化学修饰文库出现，则 SELEX 重新运行，为药物研发产生化学修饰的适配体。

<h2 style="text-align:center">致　　谢</h2>

本工作受到 NIH、NOD 与肌营养障碍协会的部分资助。

<h3 style="text-align:center">参 考 文 献</h3>

Abraham, G., S. Solyom, E. Csuzdi et al. 2000. "New non competitive AMPA antagonists." *Bioorg Med Chem*, no. 8 (8):2127–43.

Ahmed, A. H., M. D. Thompson, M. K. Fenwick et al. 2009a. "Mechanisms of antagonism of the GluR2 AMPA receptor: structure and dynamics of the complex of two willardiine antagonists with the glutamate binding domain." *Biochemistry*, no. 48 (18):3894–903. doi: 10.1021/bi900107m.

Ahmed, A. H., Q. Wang, H. Sondermann, and R. E. Oswald. 2009b. "Structure of the S1S2 glutamate binding domain of GLuR3." *Proteins*, no. 75 (3):628–37. doi: 10.1002/prot.22274.

Alavijeh, M. S., M. Chishty, M. Z. Qaiser, and A. M. Palmer. 2005. "Drug metabolism and pharmacokinetics, the blood-brain barrier, and central nervous system drug discovery." *NeuroRx : J Am Soc Exp Neurotherap*, no. 2 (4):554–71. doi: 10.1602/neurorx.2.4.554.

Armstrong, N., and E. Gouaux. 2000. "Mechanisms for activation and antagonism of an AMPA-sensitive glutamate receptor: crystal structures of the GluR2 ligand binding core." *Neuron*, no. 28 (1):165–81.

Armstrong, N., Y. Sun, G. Q. Chen, and E. Gouaux. 1998. "Structure of a glutamate-receptor ligand-binding core in complex with kainate." *Nature*, no. 395 (6705):913–7. doi: 10.1038/27692.

Batey, R. T., R. P. Rambo, and J. A. Doudna. 1999. "Tertiary motifs in RNA structure and folding." *Angewandte Chemie*, no. 38 (16):2326–43.

Bergen, D. C., and D. Silberberg. 2002. "Nervous system disorders: a global epidemic." *Arch Neurol*, no. 59 (7):1194–6.

Biou, V., S. Bhattacharyya, and R. C. Malenka. 2008. "Endocytosis and recycling of AMPA receptors lacking GluR2/3." *Proc Natl Acad Sci USA*, no. 105 (3):1038–43. doi: 10.1073/pnas.0711412105.

Bompiani, K. M., R. S. Woodruff, R. C. Becker, S. M. Nimjee, and B. A. Sullenger. 2012. "Antidote-control of aptamer therapeutics: The road to a safer class of drug agents." *Curr Pharm Biotechnol*, no. 13 (10):1924–34.

Brackley, P., R. Goodnow, Jr., K. Nakanishi, H. L. Sudan, and P. N. Usherwood. 1990. "Spermine and philanthotoxin potentiate excitatory amino acid responses of Xenopus oocytes injected with rat and chick brain RNA." *Neurosci Lett*, no. 114 (1):51–6.

Braithwaite, S. P., H. Xia, and R. C. Malenka. 2002. "Differential roles for NSF and GRIP/ABP in AMPA receptor cycling." *Proc Natl Acad Sci USA*, no. 99 (10):7096–101. doi: 10.1073/pnas.102156099.

Brickley, S. G., M. Farrant, G. T. Swanson, and S. G. Cull-Candy. 2001. "CNQX increases GABA-mediated synaptic transmission in the cerebellum by an AMPA/kainate receptor-independent mechanism." *Neuropharmacology*, no. 41 (6):730–6.

Brody, E. N., and L. Gold. 2000. "Aptamers as therapeutic and diagnostic agents." *Rev Molec Biotechnol (share volume with J Biotechnol)*, no. 74 (1):5–13.

Burnashev, N., H. Monyer, P. H. Seeburg, and B. Sakmann. 1992. "Divalent ion permeability of AMPA receptor channels is dominated by the edited form of a single subunit." *Neuron*, no. 8 (1):189–98.

Burnett, J. C., and J. J. Rossi. 2012. "RNA-based therapeutics: current progress and future prospects." *Chem Biol*, no. 19 (1):60–71. doi: 10.1016/j.chembiol.2011.12.008.

Chastain, M., and I. Tinoco, Jr. 1991. "Structural elements in RNA." *Prog Nucleic Acid Res Mol Biol*, no. 41:131–77.

Chelliserrykattil, J., and A. D. Ellington. 2004. "Evolution of a T7 RNA polymerase variant that tran-scribes 2'-O-methyl RNA." *Nat Biotechnol*, no. 22 (9):1155–60.

Chen, C. H., G. A. Chernis, V. Q. Hoang, and R. Landgraf. 2003. "Inhibition of heregulin signaling by an aptamer that preferentially binds to the oligomeric form of human epidermal growth factor receptor-3." *Proc Natl Acad Sci U S A*, no. 100 (16):9226–31. doi: 10.1073/pnas.1332660100.

Christie, A. 1968. *Chinese Mythology*. Feltham: Hamlyn Publishing Group Ltd.

Clardy, J., and C. Walsh. 2004. "Lessons from natural molecules." *Nature*, no. 432 (7019):829–37. doi: 10.1038/nature03194.

Collingridge, G. L., R. W. Olsen, J. Peters, and M. Spedding. 2009. "A nomenclature for ligand-gated ion channels." *Neuropharmacology*, no. 56 (1):2–5.

Cui, Y., H. Ulrich, and G. P. Hess. 2004a. "Selection of 2'-fluoro-modified RNA aptamers for allevia-tion of cocaine and MK-801 inhibition of the nicotinic acetylcholine receptor." *J Membr Biol*, no. 202 (3):137–49.

Cui, Y., P. Rajasethupathy, and G. P. Hess. 2004b. "Selection of stable RNA molecules that can regulate the channel-opening equilibrium of the membrane-bound gamma-aminobutyric acid recep-tor." *Biochemistry*, no. 43 (51):16442–9.

Cummins, L. L., S. R. Owens, L. M. Risen et al. 1995. "Characterization of fully 2'-modified oligoribo-nucleotide hetero- and homoduplex hybridization and nuclease sensitivity." *Nucleic Acids Res*, no. 23 (11):2019–24.

Dawson, D. A., G. Wadsworth, and A. M. Palmer. 2001. "A comparative assessment of the efficacy and side-effect liability of neuroprotective compounds in experimental stroke." *Brain Res Brain Res Rev*, no. 892 (2):344–50.

Dingledine, R., K. Borges, D. Bowie, and S. F. Traynelis. 1999. "The glutamate receptor ion channels." *Pharmacol Rev*, no. 51 (1):7–61.

Du, M., H. Ulrich, X. Zhao, J. Aronowski, and V. Jayaraman. 2007. "Water soluble RNA based antagonist of AMPA receptors." *Neuropharmacology*, no. 53 (2):242–51. doi: 10.1016/j.neuropharm.2007.05.007.

Durrant, J. D., R. E. Amaro, L. Xie et al. 2010. "A multidimensional strategy to detect polypharma-cological targets in the absence of structural and sequence homology." *PLoS Comput Biol*, no. 6 (1):e1000648. doi: 10.1371/journal.pcbi.1000648.

Ellington, A. D., and J. W. Szostak. 1990. "In vitro selection of RNA molecules that bind specific ligands." *Nature*, no. 346 (6287):818–22. doi: 10.1038/346818a0.

Eyetech Study Group. 2002. "Preclinical and phase 1A clinical evaluation of an anti-VEGF pegylated aptamer (EYE001) for the treatment of exudative age-related macular degeneration." *Retina*, no. 22 (2):143–52.

Eyetech Study Group. 2003. "Antivascular endothelial growth factor therapy for subfovealchoroi-dal neovascularization secondary to age-related macular degeneration: phase II study results." *Ophthalmology*, no. 110:979–86.

Ferraiuolo, L., J. Kirby, A. J. Grierson, M. Sendtner, and P. J. Shaw. 2011. "Molecular pathways of motor neuron injury in amyotrophic lateral sclerosis." *Nat Rev Neurol*, no. 7 (11):616–30. doi: 10.1038/nrneurol.2011.152.

Fischer, E. 1894. "Einfluss der Configuration auf die Wirkung der Enzyme." *Ber Dtsch Chem Ges*, no. 27:2985–93.

Geiger, J. R., T. Melcher, D. S. Koh et al. 1995. "Relative abundance of subunit mRNAs determines gating and Ca2+ permeability of AMPA receptors in principal neurons and interneurons in rat CNS." *Neuron*, no. 15 (1):193–204.

Gevertz, J., H. H. Gan, and T. Schlick. 2005. "In vitro RNA random pools are not structurally diverse: a computational analysis." *RNA*, no. 11 (6):853–63. doi: 10.1261/rna.7271405.

Greger, I. H., L. Khatri, and E. B. Ziff. 2002. "RNA editing at arg607 controls AMPA receptor exit from the endoplasmic reticulum." *Neuron*, no. 34 (5):759–72.

Greger, I. H., L. Khatri, X. Kong, and E. B. Ziff. 2003. "AMPA receptor tetramerization is mediated by Q/R editing." *Neuron*, no. 40 (4):763–74.

Hansch, C. 1971. "Folate inhibitors: a structure-activity analysis using linear modeling." *Ann NY*

Acad Sci, no. 186:235–47.

Harvey, A. L. 2008. "Natural products in drug discovery." *Drug Discov Today*, no. 13 (19–20):894–901. doi: 10.1016/j.drudis.2008.07.004.

Hollmann, M., M. Hartley, and S. Heinemann. 1991. "Ca²⁺ permeability of KA-AMPA—Gated glutamate receptor channels depends on subunit composition." *Science*, no. 252 (5007):851–3.

Honore, T., S. N. Davies, J. Drejer et al. 1988. "Quinoxalinediones: potent competitive non-NMDA glutamate receptor antagonists." *Science*, no. 241 (4866):701–3.

Huang, Z., Y. Han, C. Wang, and L. Niu. 2010. "Potent and selective inhibition of the open-channel conformation of AMPA receptors by an RNA aptamer." *Biochemistry*, no. 49 (27):5790–8. doi: 10.1021/bi100690k.

Huang, Z., G. Li, W. Pei, L. A. Sosa, and L. Niu. 2005. "Enhancing protein expression in single HEK 293 cells." *J Neurosci Methods*, no. 142 (1):159–66.

Huang, Z., W. Pei, S. Jayaseelan, H. Shi, and L. Niu. 2007. "RNA aptamers selected against the GluR2 glutamate receptor channel." *Biochemistry*, no. 46 (44):12648–55.

Hubner, C. A., and T. J. Jentsch. 2002. "Ion channel diseases." *Hum Mol Genet*, no. 11 (20):2435–45.

Iino, M., M. Koike, T. Isa, and S. Ozawa. 1996. "Voltage-dependent blockage of Ca(2+)-permeable AMPA receptors by joro spider toxin in cultured rat hippocampal neurones." *J Physiol*, no. 496 (Pt 2):431–7.

Jin, R., M. Horning, M. L. Mayer, and E. Gouaux. 2002. "Mechanism of activation and selectivity in a ligand-gated ion channel: structural and functional studies of GluR2 and quisqualate." *Biochemistry*, no. 41 (52):15635–43.

Jin, R., T. G. Banke, M. L. Mayer, S. F. Traynelis, and E. Gouaux. 2003. "Structural basis for partial agonist action at ionotropic glutamate receptors." *Nat Neurosci*, no. 6 (8):803–10. doi: 10.1038/nn1091.

Jonas, P., and N. Burnashev. 1995. "Molecular mechanisms controlling calcium entry through AMPA-type glutamate receptor channels." *Neuron*, no. 15 (5):987–90.

Kato, Y., N. Minakawa, Y. Komatsu et al. 2005. "New NTP analogs: the synthesis of 4′-thioUTP and 4′-thioCTP and their utility for SELEX." *Nucleic Acids Res*, no. 33 (9):2942–51.

Kawahara, Y., and S. Kwak. 2005. "Excitotoxicity and ALS: what is unique about the AMPA receptors expressed on spinal motor neurons?" *Amyotrophic Lateral Sclerosis and Other Motor Neuron Disorders: Official Publication of the World Federation of Neurology, Research Group on Motor Neuron Diseases* no. 6 (3):131–44. doi: 10.1080/14660820510037872.

Kawahara, Y., K. Ito, H. Sun, H. Aizawa, I. Kanazawa, and S. Kwak. 2004. "Glutamate receptors: RNA editing and death of motor neurons." *Nature*, no. 427 (6977):801. doi: 10.1038/427801a.

Kawate, T., J. C. Michel, W. T. Birdsong, and E. Gouaux. 2009. "Crystal structure of the ATP-gated P2X(4) ion channel in the closed state." *Nature*, no. 460 (7255):592–8. doi: 10.1038/nature08198.

Kim, C. K., and J. S. Park. 2004. "Solubility enhancers for oral drug delivery: can chemical structure manipulation be avoided?" *Am J Drug Deliv*, no. 2 (2):113–130.

Knieps, M., S. Herrmann, C. Lehmann, B. Loer, M. Hoch, and M. Famulok. 2007. "Anti-innexin 2 aptamers specifically inhibit the heterologous interaction of the innexin 2 and innexin 3 carboxyl-termini in vitro." *Biol Chem*, no. 388 (6):561–8. doi: 10.1515/BC.2007.074.

Kola, I. 2008. "The state of innovation in drug development." *Clin Pharmacol Ther*, no. 83 (2):227–30. doi: 10.1038/sj.clpt.6100479.

Kola, I., and J. Landis. 2004. "Can the pharmaceutical industry reduce attrition rates?" *Nat Rev. Drug Discov*, no. 3 (8):711–15. doi: 10.1038/nrd1470.

Kretschmer, B. D., U. Kratzer, and W. J. Schmidt. 1998. "Riluzole, a glutamate release inhibitor, and motor behavior." *Naunyn-Schmiedeberg's Arch Pharmacol*, no. 358 (2):181–90.

Krishnaiah, Y. S. R. 2010. "Pharmaceutical technologies for enhancing oral bioavailability of poorly soluble drugs." *J Bioequiv Availab*, no. 2:28–36.

Lambolez, B., N. Ropert, D. Perrais, J. Rossier, and S. Hestrin. 1996. "Correlation between kinetics and RNA splicing of alpha-amino-3-hydroxy-5-methylisoxazole-4-propionic acid receptors in neocortical neurons." *Proc Natl Acad Sci U S A*, no. 93 (5):1797–802.

Lewontin, R. C. 1970. "The units of selection." *Annu Rev Ecol System*, no. 1:1–18.

Li, G., and L. Niu. 2004. "How fast does the GluR1Qflip channel open?" *J Biol Chem*, no. 279 (6):3990–7.

Li, G., W. Pei, and L. Niu. 2003. "Channel-opening kinetics of GluR2Q(flip) AMPA receptor: a laserpulse photolysis study." *Biochemistry*, no. 42 (42):12358–66.

Li, G., Z. Sheng, Z. Huang, and L. Niu. 2005. "Kinetic mechanism of channel opening of the GluRDflip AMPA receptor." *Biochemistry*, no. 44 (15):5835–41.

Lipton, S. A. 2006. "Paradigm shift in neuroprotection by NMDA receptor blockade: memantine and beyond." *Nat Rev. Drug Discov*, no. 5 (2):160–70. doi: 10.1038/nrd1958.

Lomeli, H., J. Mosbacher, T. Melcher et al. 1994. "Control of kinetic properties of AMPA receptor channels by nuclear RNA editing." *Science*, no. 266 (5191):1709–13.

Lunn, M. L., A. Hogner, T. B. Stensbol, E. Gouaux, J. Egebjerg, and J. S. Kastrup. 2003. "Three-dimensional structure of the ligand-binding core of GluR2 in complex with the agonist (S)-ATPA: implications for receptor subunit selectivity." *J Med Chem*, no. 46 (5):872–5. doi: 10.1021/jm021020+.

Lynch, G., C. S. Rex, L. Y. Chen, and C. M. Gall. 2008. "The substrates of memory: Defects, treatments, and enhancement." *Eur J Pharmacol*, no. 585 (1):2–13. doi: 10.1016/j.ejphar.2007.11.082.

Maas, S., Y. G. Kim, and A. Rich. 2001. "Genomic clustering of tRNA-specific adenosine deaminase ADAT1 and two tRNA synthetases." *Mamm Genome*, no. 12 (5):387–93. doi: 10.1007/s003350020008.

Maccaferri, G., and R. Dingledine. 2002. "Complex effects of CNQX on CA1 interneurons of the developing rat hippocampus." *Neuropharmacology*, no. 43 (4):523–9.

Madsen, U., T. B. Stensbol, and P. Krogsgaard-Larsen. 2001. "Inhibitors of AMPA and kainate receptors." *Curr Med Chem*, no. 8 (11):1291–301.

Malinow, R., and R. C. Malenka. 2002. "AMPA receptor trafficking and synaptic plasticity." *Annu Rev Neurosci*, no. 25:103–26. doi: 10.1146/annurev.neuro.25.112701.142758.

Mayer, M. L., A. Ghosal, N. P. Dolman, and D. E. Jane. 2006. "Crystal structures of the kainate receptor GluR5 ligand binding core dimer with novel GluR5-selective antagonists." *J Neurosci*, no. 26 (11):2852–61. doi: 10.1523/JNEUROSCI.0123-06.2005.

Mellor, I. R. 2010. "The AMPA receptor as a therapeutic target: current perspectives and emerging possibilities." *Future Med Chem*, no. 2 (5):877–91. doi: 10.4155/fmc.10.27.

Milligan, C. J., J. Li, P. Sukumar et al. 2009. "Robotic multiwell planar patch-clamp for native and primary mammalian cells." *Nat Protoc*, no. 4 (2):244–55. doi: 10.1038/nprot.2008.230.

Monyer, H., P. H. Seeburg, and W. Wisden. 1991. "Glutamate-operated channels: developmentally early and mature forms arise by alternative splicing." *Neuron*, no. 6 (5):799–810.

Mosbacher, J., R. Schoepfer, H. Monyer, N. Burnashev, P. H. Seeburg, and J. P. Ruppersberg. 1994. "A molecular determinant for submillisecond desensitization in glutamate receptors." *Science*, no. 266 (5187):1059–62.

Newman, D. J., and G. M. Cragg. 2012. "Natural products as sources of new drugs over the 30 years from 1981 to 2010." *J Nat Prod*, no. 75 (3):311–35. doi: 10.1021/np200906s.

Nikam, S. S., and B. E. Kornberg. 2001. "AMPA receptor antagonists." *Curr Med Chem*, no. 8 (2):155–70.

Nimjee, S. M., C. P. Rusconi, and B. A. Sullenger. 2005. "Aptamers: An emerging class of therapeutics." *Annu Rev Med*, no. 56:555–83.

Palmer, C. L., L. Cotton, and J. M. Henley. 2005. "The molecular pharmacology and cell biology of alpha-amino-3-hydroxy-5-methyl-4-isoxazolepropionic acid receptors." *Pharmacol Rev*, no. 57 (2):253–77. doi: 10.1124/pr.57.2.7.

Panicker, S., K. Brown, and R. A. Nicoll. 2008. "Synaptic AMPA receptor subunit trafficking is independent of the C terminus in the GluR2-lacking mouse." *Proc Natl Acad Sci U S A*, no. 105 (3):1032–7. doi: 10.1073/pnas.0711313105.

Park, J. S., C. Wang, Y. Han, Z. Huang, and L. Niu. 2011. "Potent and selective inhibition of a single alpha-amino-3-hydroxy-5-methyl-4-isoxazolepropionic acid (AMPA) receptor subunit by an RNA aptamer." *J Biol Chem*, no. 286 (17):15608–17. doi: 10.1074/jbc.M111.229559.

Patneau, D. K., L. Vyklicky, Jr., and M. L. Mayer. 1993. "Hippocampal neurons exhibit cyclothiazide-sensitive rapidly desensitizing responses to kainate." *J Neurosci*, no. 13 (8):3496–509.

Pearson, H. 2006. "The bitterest pill." *Nature*, no. 444 (7119):532–3. doi: 10.1038/444532a.

Pei, W., Z. Huang, and L. Niu. 2007. "GluR3 flip and flop: differences in channel opening kinetics." *Biochemistry*, no. 46 (7):2027–36.

Pei, W., Z. Huang, C. Wang, Y. Han, J. S. Park, and L. Niu. 2009. "Flip and flop: A molecular determinant for AMPA receptor channel opening." *Biochemistry*, no. 48 (17):3767–77.

Peterson, J. R., and T. J. Mitchison. 2002. "Small molecules, big impact: a history of chemical inhibitors and the cytoskeleton." *Chem Biol*, no. 9 (12):1275–85.

Qneibi, M. S., N. Micale, S. Grasso, and L. Niu. 2012. "Mechanism of inhibition of GluA2 AMPA receptor channel opening by 2,3-benzodiazepine derivatives: functional consequences of replacing a 7,8-methylenedioxy with a 7,8-ethylenedioxy moiety." *Biochemistry*, no. 51 (8):1787–95. doi: 10.1021/bi2017552.

Que-Gewirth, N. S., and B. A. Sullenger. 2007. "Gene therapy progress and prospects: RNA aptamers." *Gene Ther*, no. 14 (4):283–91. doi: 10.1038/sj.gt.3302900.

Ritz, M., N. Micale, S. Grasso, and L. Niu. 2008. "Mechanism of inhibition of the GluR2 AMPA receptor channel opening by 2,3-benzodiazepine derivatives." *Biochemistry*, no. 47 (3):1061–9. doi: 10.1021/bi700782x.

Ritz, M., C. Wang, N. Micale, R. Ettari, and L. Niu. 2011. "Mechanism of Inhibition of the GluA2 AMPA receptor channel opening: The role of 4-methyl versus 4-carbonyl group on the diazepine ring of 2,3-benzodiazepine derivatives." *ACS Chem Neurosci*, no. 2 (9):506–13. doi: 10.1021/cn200033j.

Robertson, D. L., and G. F. Joyce. 1990. "Selection in vitro of an RNA enzyme that specifically cleaves single-stranded DNA." *Nature*, no. 344 (6265):467–8. doi: 10.1038/344467a0.

Rogawski, M. A. 2000. "Low affinity channel blocking (uncompetitive) NMDA receptor antagonists as therapeutic agents—Toward an understanding of their favorable tolerability." *Amino Acids*, no. 19 (1):133–49.

Rogawski, M. A., and S. D. Donevan. 1999. "AMPA receptors in epilepsy and as targets for antiepileptic drugs." *Adv Neurol*, no. 79:947–63.

Rothstein, J. D. 2009. "Current hypotheses for the underlying biology of amyotrophic lateral sclerosis." *Ann Neurol*, no. 65 Suppl 1:S3–9. doi: 10.1002/ana.21543.

Sanderson, D. J., and D. M. Bannerman. 2012. "The role of habituation in hippocampus-dependent spatial working memory tasks: evidence from GluA1 AMPA receptor subunit knockout mice." *Hippocampus*, no. 22 (5):981–94. doi: 10.1002/hipo.20896.

Sanderson, D. J., J. N. Rawlins, R. M. Deacon, C. Cunningham, C. Barkus, and D. M. Bannerman. 2012. "Hippocampal lesions can enhance discrimination learning despite normal sensitivity to interference from incidental information." *Hippocampus*, no. 22 (7):1553–66. doi: 10.1002/hipo.20995.

Saroff, D., J. Delfs, D. Kuznetsov, and C. Geula. 2000. "Selective vulnerability of spinal cord motor neurons to non-NMDA toxicity." *NeuroReport*, no. 11 (5):1117–21.

Schreiber, S. L. 2011. "Organic synthesis toward small-molecule probes and drugs." *Proc Natl Acad Sci U S A*, no. 108 (17):6699–702. doi: 10.1073/pnas.1103205108.

Seeburg, P. H., and J. Hartner. 2003. "Regulation of ion channel/neurotransmitter receptor function by RNA editing." *Curr Opin Neurobiol*, no. 13 (3):279–83.

Seeburg, P. H., F. Single, T. Kuner, M. Higuchi, and R. Sprengel. 2001. "Genetic manipulation of key determinants of ion flow in glutamate receptor channels in the mouse." *Brain Res Brain Res Rev*, no. 907 (1–2):233–43.

Shaw, P. J., and P. G. Ince. 1997. "Glutamate, excitotoxicity and amyotrophic lateral sclerosis." *J Neurol*, no. 244 Suppl 2:S3–14.

Sheardown, M. J., E. O. Nielsen, A. J. Hansen, P. Jacobsen, and T. Honore. 1990. "2,3-Dihydroxy-6-nitro-7-sulfamoyl-benzo(F)quinoxaline: a neuroprotectant for cerebral ischemia." *Science*, no. 247 (4942):571–4.

Sheng, M. 2001. "Molecular organization of the postsynaptic specialization." *Proc Natl Acad Sci USA*, no. 98 (13):7058–61. doi: 10.1073/pnas.111146298.

Sobolevsky, A. I., M. P. Rosconi, and E. Gouaux. 2009. "X-ray structure, symmetry and mechanism of an AMPA-subtype glutamate receptor." *Nature*, no. 462 (7274):745–56. doi: nature08624 [pii] 10.1038/nature08624.

Solyom, S., and I. Tarnawa. 2002. "Non-competitive AMPA antagonists of 2,3-benzodiazepine type." *Curr Pharm Des*, no. 8 (10):913–39.

Sommer, B., K. Keinanen, T. A. Verdoorn et al. 1990. "Flip and flop: A cell-specific functional switch in glutamate-operated channels of the CNS." *Science*, no. 249 (4976):1580–5.

Sommer, B., M. Kohler, R. Sprengel, and P. H. Seeburg. 1991. "RNA editing in brain controls a determinant of ion flow in glutamate-gated channels." *Cell*, no. 67 (1):11–9.

Song, I., and R. L. Huganir. 2002. "Regulation of AMPA receptors during synaptic plasticity." *Trends Neurosci*, no. 25 (11):578–88.

Stegemann, S., F. Leveiller, D. Franchi, H. de Jong, and H. Linden. 2007. "When poor solubility becomes an issue: from early stage to proof of concept." *Eur J Pharm Sci*, no. 31 (5):249–61. doi: 10.1016/j.ejps.2007.05.110.

Steitz, T. A. 1990. "Structural studies of protein-nucleic acid interaction: the sources of sequence-specific binding." *Q Rev Biophys*, no. 23 (3):205–80.

Sun, H., Y. Kawahara, K. Ito, I. Kanazawa, and S. Kwak. 2006. "Slow and selective death of spinal motor neurons in vivo by intrathecal infusion of kainic acid: Implications for AMPA receptor-mediated excitotoxicity in ALS." *J Neurochem*, no. 98 (3):782–91. doi: 10.1111/j.1471-4159.2006.03903.x.

Swanson, G. T. 2009. "Targeting AMPA and kainate receptors in neurological disease: Therapies on the horizon?" *Neuropsychopharmacology*, no. 34 (1):249–50. doi: 10.1038/npp.2008.158.

Swanson, G. T., S. K. Kamboj, and S. G. Cull-Candy. 1997. "Single-channel properties of recombinant AMPA receptors depend on RNA editing, splice variation, and subunit composition." *J Neurosci*, no. 17 (1):58–69.

Swillens, S. 1995. "Interpretation of binding curves obtained with high receptor concentrations: Practical aid for computer analysis." *Mol Pharmacol*, no. 47 (6):1197–203.

Toyoda, H., M. G. Zhao, B. Ulzhofer et al. 2009. "Roles of the AMPA receptor subunit GluA1 but not GluA2 in synaptic potentiation and activation of ERK in the anterior cingulate cortex." *Molec Pain*, no. 5:46. doi: 10.1186/1744-8069-5-46.

Traynelis, S. F., L. P. Wollmuth, C. J. McBain et al. 2010. "Glutamate receptor ion channels: structure, regulation, and function." *Pharmacol Rev*, no. 62 (3):405–96. doi: 10.1124/pr.109.002451.

Trujillo, C. A., P. Majumder, F. A. Gonzalez, R. Moaddel, and H. Ulrich. 2007. "Immobilized P2X2 purinergic receptor stationary phase for chromatographic determination of pharmacological properties and drug screening." *J Pharm Biomed Anal*, no. 44 (3):701–10. doi: 10.1016/j.jpba.2007.03.006.

Tuerk, C., and L. Gold. 1990. "Systematic evolution of ligands by exponential enrichment: RNA ligands to bacteriophage T4 DNA polymerase." *Science*, no. 249 (4968):505–10.

Unwin, N. 2005. "Refined structure of the nicotinic acetylcholine receptor at 4A resolution." *J Molec Biol*, no. 346 (4):967–89. doi: 10.1016/j.jmb.2004.12.031.

Urushitani, M., T. Nakamizo, R. Inoue et al. 2001. "N-methyl-D-aspartate receptor-mediated mitochondrial Ca(2+) overload in acute excitotoxic motor neuron death: A mechanism distinct from chronic neurotoxicity after Ca(2+) influx." *J Neurosci Res*, no. 63 (5):377–87.

Verdoorn, T. A., N. Burnashev, H. Monyer, P. H. Seeburg, and B. Sakmann. 1991. "Structural determinants of ion flow through recombinant glutamate receptor channels." *Science*, no. 252 (5013):1715–18.

Wang, C., Z. Sheng, and L. Niu. 2011. "Mechanism of inhibition of the GluA2 AMPA receptor channel opening: Consequences of adding an N-3 methylcarbamoyl group to the diazepine ring of 2,3-benzodiazepine derivatives." *Biochemistry*, no. 50 (33):7284–93. doi: 10.1021/bi2007977.

Waterhouse, R. N. 2003. "Determination of lipophilicity and its use as a predictor of blood-brain barrier penetration of molecular imaging agents." *Molec Imag Biol*, no. 5 (6):376–89.

Weber, A., A. Casini, A. Heine et al. 2004. "Unexpected nanomolar inhibition of carbonic anhydrase by COX-2-selective celecoxib: new pharmacological opportunities due to related binding site recognition." *J Med Chem*, no. 47 (3):550–7. doi: 10.1021/jm030912m.

Weiser, T. 2005. "AMPA receptor antagonists for the treatment of stroke." *Curr Drug Targets CNS Neurol Dis*, no. 4 (2):153–9.

Wenthold, R. J., R. S. Petralia, J. Blahos, II, and A. S. Niedzielski. 1996. "Evidence for multiple AMPA receptor complexes in hippocampal CA1/CA2 neurons." *J Neurosci*, no. 16 (6):1982–9.

Wilding, T. J., and J. E. Huettner. 1996. "Antagonist pharmacology of kainate- and alpha-amino-3-hydroxy-5-methyl-4-isoxazolepropionic acid-preferring receptors." *Molec Pharmacol*, no. 49

(3):540–6.

Wilson, D. S., and J. W. Szostak. 1999. "In vitro selection of functional nucleic acids." *Annu Rev Biochem*, no. 68:611–47. doi: 10.1146/annurev.biochem.68.1.611.

Xin, Y., C. Laing, N. B. Leontis, and T. Schlick. 2008. "Annotation of tertiary interactions in RNA structures reveals variations and correlations." *RNA*, no. 14 (12):2465–77. doi: 10.1261/rna.1249208.

Xu, S. Z., F. Zeng, M. Lei et al. 2005. "Generation of functional ion-channel tools by E3 targeting." *Nat Biotechnol*, no. 23 (10):1289–93. doi: 10.1038/nbt1148.

Yang, Y. M., J. Aitoubah, A. M. Lauer et al. 2011. "GluA4 is indispensable for driving fast neurotransmission across a high-fidelity central synapse." *J Physiol*, no. 589 (Pt 17):4209–27. doi: 10.1113/jphysiol.2011.208066.

Zhu, J. J., J. A. Esteban, Y. Hayashi, and R. Malinow. 2000. "Postnatal synaptic potentiation: Delivery of GluR4-containing AMPA receptors by spontaneous activity." *Nat Neurosci*, no. 3 (11):1098–106. doi: 10.1038/80614.

第十部分　miRNA 在 RNA 纳米技术和治疗中的应用

第 26 章　miRNA 在 RNA 纳米技术与抗病毒治疗中的应用

Ye Qiu(邱烨)，Xin Ye(叶欣)，Maged Hemida，Mary Zhang(张慧芳)，Paul Hanson，
and Decheng Yang(杨德成)
翻译：李永超　校对：宁　平，严尔福

26.1　引　　言

　　RNA 纳米技术是一种通过"自上而下"或"自下而上"组装方法合成不同 RNA 分子，并利用它们的方法学概念(Guo，2011)。RNA 纳米技术受 DNA 纳米技术启发。从那时起，研究人员便开始关注这个和 DNA 类似的分子——RNA。但是与 DNA 相比，RNA 分子结构和功能更加多样(Guo，2011)。不同于经典 Watson-Crick 碱基配对原则，RNA 结构受其非经典的二级结构元件和三级结构元件的特性控制(Famulok and Ackermann，2010)，因此它除了可以作为一种遗传物质，还具有 RNA 纳米结构诸多特殊功能。所以，RNA 纳米技术和 DNA 纳米技术有所不同。例如，大部分 DNA 工程是基于 DNA 线性编码规则"自下而上"构建 DNA 分子(Famulok and Ackermann，2010)，但在新发现的 RNA 技术中,纳米结构"自上而下"合成也同样重要(Shukla et al.，2011)。很多基于天然 RNA 系统，如核酶、适配体(aptamer)、小干扰 RNA(siRNA)及 microRNA(miRNA)，显示了多种多样的功能(Famulok and Ackermann，2010)，它们可

以直接利用或略加修饰就能在研究和临床上使用。在此，我们主要以 miRNA 作为代表讨论 RNA 纳米技术的几个有趣特征。

miRNA 是长为 18~23 个核苷酸的内源性非编码小 RNA(Cullen, 2009)。在各种生物学过程中，它们主要在转录后调控基因表达(Scaria et al., 2007)。miRNA 能结合靶 mRNA 中与之互补的序列，从而抑制翻译或降解靶序列沉默基因表达，互补序列通常在 mRNA 的 3′端非翻译区(Kusenda et al., 2006; Bartel, 2009)。miRNA 需经多步反应才能成熟，包括核内加工、出核、胞质内加工(Denli et al., 2004; Gregory et al., 2004; Han et al., 2004; Cai et al., 2006)。简言之，miRNA 编码基因在核内转录，加工成有发夹结构的 miRNA 前体(Gregory et al., 2006)，然后转运到胞质中(Murchison and Hannon, 2004)，再剪切成不完美的 miRNA 双链(Lund and Dahlberg, 2006)。其中一条链多被降解，剩下那条链是一个成熟的 miRNA，它整合进 miRNA 诱导沉默复合体(miRISC)，这样 miRNA 与靶 mRNA 相互作用，诱导基因沉默(Pratt and MacRae, 2009)。miRNA 靶特异性主要依赖于种子序列。完全互补不是绝对必需的，但是如果 miRNA 和靶 mRNA 高度互补，就可能导致靶 mRNA 的剪切。如果互补度不高，可能仅抑制靶基因的翻译(Cullen, 2006a; Li et al., 2009)。此特征使得 miRNA 可耐受靶基因突变，并可能解决抗药性难题。

考虑到 miRNA 广泛表达和突变耐受，这些非编码小 RNA 在生物医学研究和药物开发方面引起越来越多的关注。但是，直到发现与 B 细胞白血病(B-cell leukemia)发生相关的 miR-15 和 miR-16 下调，人们才第一次认识到 miRNA 的潜在治疗作用(Calin et al., 2002)。不久，又发现了其对其他几种癌症也有治疗作用(Bell and Kirn, 2008)。所以，通过操纵细胞和病毒 miRNA，科学家有目的控制关键基因的表达水平来治疗多种疾病，包括很多病毒性感染。为达到此目的，几个技术问题需要解决，如 miRNA 及其靶基因的选择，药物的高效输送，药物稳定性的提高，等等。miRNA 策略是 RNA 纳米技术的一部分，RNA 纳米技术目的就是解决这些难题。至今，研究者已开发了几种技术，还有一些正在研发中，包括 miRNA 靶基因的预测，纳米颗粒或噬菌体包装 RNA(pRNA)纳米载体的靶向输送，抗 miRNA 寡核苷酸(AMO)对 miRNA 的抑制，等等。本章将简要总结当前 miRNA 在病毒性疾病中的作用，然后重点讨论 RNA 纳米技术中 miRNA 作为治疗靶点或作为工具的潜能。我也将着重强调临床前需克服的一些主要障碍。

26.2　miRNA 纳米技术策略

26.2.1　工程化 miRNA 靶标预测

有许多作用于不同基因的 miRNA 能在不同生物中表达。例如，人类基因组编码的 miRNA 超过 1000 个(Bentwich et al., 2005; Lewis et al., 2005)，它们可能调控约 60% 哺乳动物基因(McManus and Shar, 2002; Friedman et al., 2009)。它们都是有特殊用处

并工程化的潜在候选者。当前，miRNA 序列数据库已建立并能网上获取(推荐 Open Biosysterms 数据库：http://www.openbiosystems.com/)。然而，miRNA 的巨大数据库也带来一个难题——怎么才能快速判断一个现有的 miRNA 是否符合特殊用处。

事实上，要筛选一个 miRNA 作为工程化材料，就必须知晓这个 miRNA 和其靶序列信息。当前，很多计算机程序已被研发出来，用于筛选 miRNA 和靶标，其中绝大多数可以在线获取(表 26.1)。不同程序在使用时也不一样，但是这些 miRNA 预测程序的核心功能是为某些 miRNA-靶标杂交效果提供一个索引，而它们不同点在于所用数据库和特殊的输入/输出(I/O)模式。虽然不同的程序采用不同算法得到索引，但是它们通常都有以下几个参数：①碱基对模式，Watson-Crick 配对，或者其他配对模式，其中 Watson-Crick 配对总是增加沉默效果；②miRNA-靶 RNA 杂交的热动力学稳定性，可通过熔解温度 T_m 测定；③靶序列的保守性，高保守性可用增加 miRNA 介导的基因沉默效果；④靶位点数，通常一个特定的 miRNA 靶位点越多沉默效率越高(Kumar et al.，2003；Tong et al.，2008；Min and Yoon，2010；Takane et al.，2010)。我们应该认识到没有任一算法能理想到把所有因素都考虑到，也没有任一算法能在所有情况下都给出正确结果。研究者常用几种不同程序来预测某个 miRNA 的靶标。然后选择所有程序或大多数程序给出高分的重叠候选者。通过这个方法可得到更为可靠的结果，但是很明显这过程可能很耗时。幸运的是，现在有个在线程序——miRWalk，可以协助总结来自不同程序预测的结果(Dweep et al.，2011)。此外，这些 miRNA 的实际效果仍要通过其他实验方法证实，如荧光素酶报告实验(Bruss，2007)。我们成功预测并实验证实了 miRNA-203 靶点在 ZFP-148 基因的 3′UTR 上(Hemida et al.，2012)。

26.2.2　人工 miRNA

虽然内源 miRNA 有大量候选者可用于生物技术和医药中，但是它们一般要面对一个大难题，因为 miRNA 和它们的靶标不完全互补，miRNA 常常对有些靶基因特异性较低，换句话说就是某个 miRNA 可能有多个靶基因(Bartel，2009)。但是，在某些情况下，需要 miRNA 有较高的特异性和唯一性的靶向识别性能，然而现在尚未发现理想的天然 miRNA。于是，天然的 miRNA 需要重新构建或创造人工 miRNA(AmiRNA)。

人工 miRNA 和内源 miRNA 有相同的结构序列，但是"种子"区替换成与期望靶向的 mRNA 互补的特异序列。AmiRNA 大多用重组质粒来表达，其前体和内源 miRNA 有相同的二级结构，并经同样生物途径处理(Sablok et al.，2011)。这样，理论上 AmiRNA 可以对任何感兴趣的基因进行打靶，优化打靶位点就可能降低脱靶效应(Parizotto et al.，2004；Park，2009)。因为对靶序列的高特异性和多选择性，所以在敲降不同等位基因和某个基因的不同拼接形式时，AmiRNA 非常有用(Niu et al.，2006；Lin et al.，2009；Schwab et al.，2010)。而在农业方面，和转基因育种相比，它造成生物安全及环境问题的更小(Duan et al.，2008；Liu and Chen，2010)。

表 26.1　在线 miRNA 靶预测程序

名称	网址	输入参数	应用	参考文献
DIANA-microT	http://diana.pcbi.upenn.edu/cgi-bin/micro-t.cgi	microRNA 序列和假定的靶 RNA 序列	评估已知 miRNA 对已知靶 RNA 的干涉效率	Pink et al., 2011
rna22	http://cbcsrv.watson.ibm.com/rna22.html			Kiriakidou et al., 2004
miRanda	http://www.microrna.org	1. miRNA 序列和靶物种 2. miRNA 的靶 mRNA 序列和物种	已知 miRNA 序列寻找可能的靶序列或已知靶 mRNA 序列寻找 miRNA	Miranda et al., 2006
MirTarget2	http://mirdb.org	1. miRNA 的名称和物种 2. 靶基因名称和物种	寻找天然 miRNA 的可能靶基因或寻找某一基因的 miRNA	Enright et al., 2003；Wang, 2008
PicTar	http://pictar.mdc-berlin.de	1. miRNA 的名称和物种 2. 靶基因 ID	寻找潜在靶标/或寻找 miRNA/或已知基因 ID 寻找 miRNA	Wang, 2008
RNAhybrid	http://bibiserv.techfak.uni-bielefeld.de/rnahybrid	1. miRNA 序列 2. 靶 RNA 序列和 miRNA 筛选参数	已知 miRNA 序列寻找潜在靶点或已知靶 mRNA 序列检索候选 miRNA	Grun et al., 2005
TargetScan	http://www.targetscan.org/	1. 物种和基因符号 2. 物种和 miRNA 名称	检索某一 miRNA 的潜在靶点或物种保守性不同时，检索某一基因的 miRNA	Rehmsmeier et al., 2004
ViTa	http://vita.mbc.nctu.edu.tw/	1. 病毒名 2. 宿主完整而成熟 miRNA	获得靶向某一病毒的潜在 miRNA 或获得某一 miRNA 的靶病毒	Lewis et al., 2003
miRWalk	http://www.umm.uni-heidelberg.de/apps/zmf/mirwalk/micrornapredictedtarget.html	所用预测 miRNA 的程序名称	概述不同程序的预测结果	Dweep et al., 2011

26.2.3　外源 miRNA 表达

选定并设计好 miRNA 后，需经体内与体外验证外源 miRNA 是否高效表达。像许多基因一样，外源 miRNA 一般通过重组质粒在细胞内表达(表 26.2)。miRNA 的 DNA 序列可插入表达质粒/病毒载体，然后用常规方法转染/转导进入细胞。DNA 比 RNA 更稳定，用此方法输送 miRNA 可以减少 miRNA 在血清和细胞培养基中的损失。另外，质粒或病毒载体携带 miRNA 编码序列可以模拟细胞中内源 miRNA 的表达，并且如果质粒的启动子足够强，miRNA 就能高效表达获得较好的打靶效果。因为 miRNA 和 mRNA 一样，由 RNA 聚合酶 II 转录，所以常用的真核表达载体可用于 miRNA 输送(Bian et al., 2011)。当需要高效转染或某种细胞标准方法很难转染时，用假病毒载体可高效转染(Mendenhall at el., 2012；Primo et al., 2012)。鉴于在某些情况下需要 miRNA 极高水平表达，在这种高水平下表达载体的正常启动子不能转录，合成的环形单链 DNA 输送载体可能是一个较好选择，这种环形拓扑结构是模板的许多倍，并可以转录，这种转录方式称为滚环转录(Seidl and Ryan, 2011)。

26.2.4　脂质纳米颗粒直接输送 miRNA

尽管质粒能较好地表达它编码的 miRNA，但是因质粒太大制约了质粒转染效率。因此，可考虑直接输送 miRNA。即便如此，把 miRNA 输送进细胞也是个难题。这是因为 RNA 寡核苷酸在血清里会迅速降解并被肾清除而高度不稳定，其负电荷也会干扰与细胞膜的相互作用导致较低的细胞吸收率（Wu et al.，2011）。为克服这些困难，现在常用分子载体把 miRNA 转运进细胞，并能保护 miRNA 免于降解（表 26.2，图 26.1）。

表 26.2　miRNA 给药和抑制方法

调节类型	方法	参考文献
过表达	1. 治疗表达 a. 正常表达质粒 b. 假病毒载体 c. 合成的环形单链 DNA 运输载体 2. 直接给药 a. 配体偶联 pRNA 运输 b. 脂质纳米颗粒介导的运输	Chen et al., 2010；Bian et al., 2011；Seidl and Ryan, 2011；Ye et al., 2011；Mendenhall et al., 2012；Primo et al., 2012
功能丧失	1. 基因敲除 a. 敲降 miRNA 编码序列 b. 敲降 miRNA 加工的基因 2. 抗 miRNA 寡核苷酸 3. miRNA 海绵 4. 特异结合组分，如 RNA 适配体	Krutzfeldt et al., 2005；Ebert et al., 2007；Lunse et al., 2010；Park et al., 2010

　　像 DNA 一样，脂纳米颗粒作为载体广泛用于 miRNA 输送（Akaneya，2010；Chen et al.，2010；Akao et al.，2011），这样能避免 RNA 在细胞外降解，增加 miRNA 胞内吸收。脂纳米颗粒介导的 RNA 输送和脂质体介导的 DNA 输送相似，都是依赖于脂质体和细胞膜融合（图 26.1）。简言之，miRNA 分子被脂纳米颗粒捕获，通过脂被膜整合进细胞膜，把 miRNA 释放进细胞中。Chen 等（2011）研发的脂质体-聚阳离子-透明质酸（LPH）纳米颗粒在同基因鼠模型中能高效运载 miR-34a 进入 B16F10 肺转移瘤。Wu 等（2011）采用阳离子脂质浓缩 miRNA 形成脂阳离子多聚体（lipoplexes），在体内外实验中都能增加细胞吸收，增强治疗效果。

26.2.5　pRNA 纳米载体直接输送 miRNA

　　虽然脂纳米颗粒是运送 RNA 分子的常用载体，由于其体积过大可能诱导体内的免疫应答（Badiee et al.，2009；Yuan et al.，2012）。为解决这个问题，小分子载体颇受偏爱。考虑到这方面就让人想到噬菌体 pRNA，一种 170nt 的小分子 RNA，可作为大纳米载体运送药用寡核苷酸。pRNA 分子包括两个结构域：DNA 转运结构域（DTD）和原衣壳结合结构域（PBD）（图 26.2a）。有些像 phi29 的 DNA 噬菌体组装时，pRNA 在收集基因组 DNA 起关键作用，并把衣壳蛋白和基因组 DNA 结合在一起（Guo et al.，1986）。简言之，pRNA 借助 DTD 与基因组 DNA 结合，然后再与几个 PBD 的环状结构聚合成多聚体形式（Shu et al.，2007；Xiao et al.，2008）。PBD 汇集并结合衣壳蛋白组装成病毒颗粒。现在，研究采用全噬菌体颗粒输送药物尚未成功。

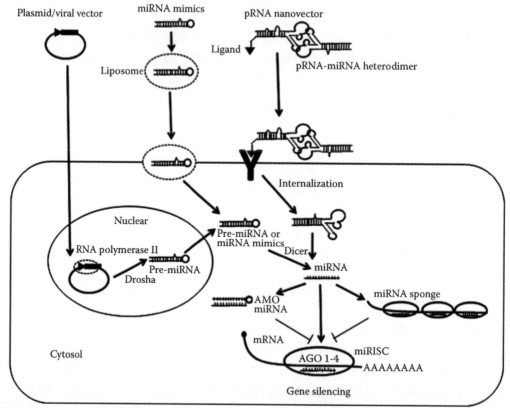

图 26.1　miRNA 运输和基因沉默策略。外源 miRNA 可以通过重组质粒或病毒载体在细胞表达，或者直接用合适的纳米载体运输进细胞，如脂质体和 pRNA。抗 miRNA 寡核苷酸(AMO)能特异结合靶 miRNA，组成 miRNA 和靶 mRNA 的结合。miRNA 海绵含有多个串联位点，能和 miRNA 种子序列互补配对，并能竞争抑制 miRNA-靶结合。

　　pRNA 作为纳米载体直接运输小 RNA 分子有两个迷人的特殊之处。第一，pRNA 的 DTD 既可以通过体外转录本和小 RNA 分子形成磷酸二酯键偶联在一起(Hoeprich et al.，2003)，又可以通过某些配体和 pRNA 3′端的—OH 基团偶联在一起(Guo et al.，2006；Zhou et al.，2011)。第二，两个 pRNA 单体可以通过一个 L 环与另一个 R 环形成 4 个互补碱基对，进而形成二聚体结合在一起(图 26.2b)。因此，装载药用小 RNA 分子的 pRNA 可以作为纳米载体；当带有结合受体的配体与 pRNA 形成异源二聚体后，配体可以引导 pRNA 分子进入特定细胞靶位。事实上，配对的核苷酸可能会改变而阻碍同源二聚体的形成(图 26.2b)。因为 pRNA 异源二聚体是小分子，与脂纳米颗粒相比它们诱发的免疫反应更小。其实，pRNA 不光可以形成二聚体，还能形成三聚体，甚至六聚体，同时它能够运送各种类型的小 RNA，如核酶、适配体、siRNA 等(图 26.2c)。这也许蕴藏着解决靶基因突变而产生的药物抗性问题。

　　至于 miRNA，使用 pRNA 作为纳米载体有一个好处。和其他小 RNA 不同，miRNA 前体和 pRNA 的 DTD 有相似的结构。经证实，用类似的核苷酸结构替换 pRNA 的 DTD 不会扰乱 pRNA 折叠(Zhang et al.，1994)。因此，可以用 miRNA 替代 pRNA 的 DTD(Ye et al.，2012）使运输复合体的体积进一步减小。叶酸受体的配体是叶酸，它在癌细胞中丰度很高，但在正常细胞没有（Kalli et al.，2008）。这就可以用于抗癌药物的靶向运输。我们实验室设计的 pRNA-miRNA 异源二聚体就携带了抗-柯萨奇病毒（anti-coxsackievirus）AmiRNA和叶酸。通过叶酸介导的配体-受体反应，我们把 AmiRNA 输送进 HeLa 细胞，它是一个叶酸受体阳性细胞系，易受柯萨奇病毒感染。我们发现 pRNA-AmiRNA 异源二聚体不需其他辅助试剂就能输送进靶细胞（Ye et al.，2011）。

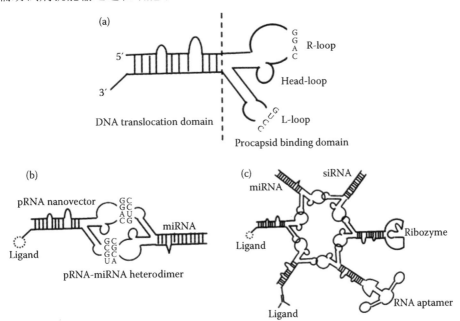

图 26.2　药物靶向运输工具 pRNA 和多聚体示意图。（a）pRNA 纳米载体的二级结构。两个主要功能结构域，DNA 转移结构域和原衣壳结合结构域，它们由点划线分开。在原衣壳结合结构域中，4 个核苷酸参与 pRNA 环-环相互作用。（b）靶向运输时，携带受体配体和 miRNA 的 pRNA 异源二聚体的二级结构。二聚体是通过 L-R 环相互作用形成，采用不同的核酸配对，避免形成同源二聚体。（c）pRNA 的多分子运输策略。携带不同分子的 pRNA 纳米载体形成一个六聚体，作为一个复合体而运输。

26.2.6　RNA 纳米技术沉默 miRNA

　　近来发现 miRNA 能通过基因组上非 3′UTR 的靶位促进某些基因表达，产生一些相反的作用。例如，miRNA-122 作用于丙肝病毒（HCV）的 5′UTR 促进病毒复制（Jopling et al.，2005），microRNA-372/373 促进乙肝病毒（HBV）复制（Guo，2011）。在这些情况中，miRNA 可以作为潜在的药物靶点，在研发抗病毒药物时需要抑制 miRNA。

　　通常用到 miRNA 沉默策略有三种：基因敲除（Park et al.，2010）、抗 miRNA 寡核苷酸（AMO）（Meister et al.，2004；Krutzfeldt et al.，2005；Orom et al.，2006）和 miRNA 海绵（Ebert et al.，2007）（表 26.2）。基因敲除是沉默 miRNA 的最经典方法。直到最近，在小鼠模型中使用的绝大多数是 miRNA 敲除。敲除区域可以是基因组上某个 miRNA 的编码区（Li，2011）。然而，很难完全沉默一个 miRNA，因为大部分 miRNA 高度冗余，并且靶作用于一个基因的 miRNA 可能由多个相距很远的基因位点编码(Ebert et al.,2007)。此外,敲除小鼠基因是一个长期的过程,不易大规模去做。为了避免这些困难,RNA 纳米技术受到关注,因为根据 RNA 相互作用可以设计不同 RNA 纳米结构沉默靶 miRNA。

　　AMO 是化学合成的寡核苷酸,能和靶 miRNA 序列互补沉默 miRNA 作用(Moens,2009)。适当的化学修饰,如核糖残基的 2′-O-甲基化(Lennox and Behlke,2010)、硫代硫酸酯骨架(Lennox and Behlke,2010),或者用吗啉环(morpholine ring)取代核糖环(Krutzfeldt et al.,2005),都是有利于 AMO 发挥功能作用。这些修饰可以稳定 AMO 分子,提高对靶基因的亲和力(Moens,2009),促进细胞吸收 AMO。miRNA 拮抗物(antagomir),一种通过与特异 miRNA 完全互补而抑制 miRNA 的小寡聚核糖核苷酸(Krutzfeldt et al.,2005;Czech,2006),就是 AMO 的一个典型例子。miRNA 拮抗物由 Meister 等(2004)第一次报道,随后由 Krutzfeldt 等(2005)系统介绍并命名。尽管 antagomir 沉默 miRNA 的详细机制还不明确,一个被人们广泛接受的解释是通过 antagomir 与 miRNA 的结合诱导 miRNA 降解而产生的抑制作用(图 26.1)(Davis et al.,2006;Esau,2008)。据报道,antagomir 是组成型抑制特定 miRNA 活性。例如,小鼠内源 miR-122 对应的 antagomir 带有一个羟脯氨酸连接的胆固醇固定支架和 2′-OMe 亚磷酰胺,通过这个 antagomir 可以极大降低内源 miR-122 水平(Krutzfeldt et al.,2005)。作为胞内调节物,AMO 应该采用适当途径输入细胞。类似于 miRNA 的运送,AMO 常在脂纳米颗粒中运送,并常由能穿透细胞的多肽包裹(Horwich and Zamore,2008;Cheng and Saltzman,2012)。AMO 已显示出一些吸引人的优点。第一,很明显用 AMO 沉默 miRNA 比基因敲除更简单。第二,AMO 低毒性、高特异性,有作为优良药物候选者的巨大潜力。然而,AMO 也有一些缺点。第一,AMO 主要依赖于和 miRNA 互补,这样一个带有某段互补序列的 AMO 只能抑制单独一种 miRNA。第二,AMO 只能作为寡核苷酸输送,但是不论体外还是体内很多细胞都抗 AMO 吸收,很难创造一个稳定表达 antagomir 的细胞系或动物模型(Ebert et al.,2007)。此外,报道称胆固醇修饰的 antagomir 可以注射小鼠,但不能通过所有组织,绝大部分积累在肝脏中(Krutzfeldt et al.,2005)。

　　另一个 miRNA 沉默工具,miRNA 海绵已研发出来,并部分克服了 antagomir 的某些不足。miRNA 海绵,正如名字所表示,是一个吸收 miRNA 的圈套(Ebert and sharp,2010),对 miRNA 主要起负作用(Ebert et al.,2007)。一个 miRNA 海绵是一条 RNA 链,上面串联了很多能与一个或几个 miRNA 互补的结合位点(Ebert et al.,2007)。因此,miRNA 海绵可以模拟 miRNA 的靶点,当高表达时可以竞争结合 miRNA,阻碍 miRNA-靶的结合(Ebert et al.,2007)。miRNA 海绵是裸露的 RNA 组合,没有其他附加成分。所以,它们可以用载体运输。故此,用于建立稳定细胞系或动物模型变得可能,并且控制不同的启动子还可以进行条件性表达。作为竞争抑制剂,根据靶 miRNA 的种子序列而不是其他序列设计 RNA 海绵,这样一个 RNA 海绵就能抑制一个 miRNA 家族,并可能单独恢复某个基因。因为有这些优点,miRNA 广泛用作单个 miRNA 和 miRNA 簇的抑制剂。例如,Bolisetty 等(2009)在 B 细胞淋巴瘤细胞系中表达一个互补 miR-155 的海绵,抑制内源 miR-155,结果是 miR-155 的靶 mRNA 表达水平提高。Kumar 等(2008)用一个 miRNA 海绵成功抑制了全部 Let-7 miRNA 家族。据报道,很多情况下,用海绵治疗能显著并特异性降低 miRNA 水平(Rybak et al.，2008；Sayed et al.，2008；Horie et al.，2009)，甚至低到 Northern blot 都检测不到(Sayed et al.，2008)。然而，miRNA 海绵也有其自身局限性。例如，在 miRNA 浓度很高时，完全滴定就需要浓度非常高的海绵 RNA，否则可能达不到要求剂量(Ebert et al.，2007)。

除了这三种常用的沉默 miRNA 的方法，有些组分能特异结合 miRNA，报道说它们也能沉默 miRNA。例如，Linse 等(2010)用 RNA 适配体靶向结合顶-环结构域，抑制 pri-miRNA 加工。

26.3　miRNA 基础的抗病毒治疗

26.3.1　病毒性疾病

传染病，特别是新出现的或重复出现的人类和动物传染病，对公共健康是全球性威胁。当前，只有一些直接抗病毒疗法用于治疗传染病，其中干扰素(Cullen，2006)和核苷类似物(Lecellier et al.，2005)是最常用的药物。对于感染病毒的患者，抗菌和抗寄生虫的药物可用于减轻综合征，其实病毒可以被免疫系统清除。这就是为什么有些病毒攻击免疫系统，如 HIV，很难清除。看起来防治比治疗更加有效和现实。不幸的是，由于病毒的高突变性，大部分病毒很难获得长期的疫苗(Beck and Nassal，2007；Otsuka et al.，2007)。

病毒的生命周期一般包括吸附、注入、转录、转移、组装和释放。理论上，不管药物干扰病毒生命周期的哪一步都可以用于抗病毒治疗。然而，和其他胞内寄生虫一样，病毒使用宿主的细胞复制机制为自己复制；理想的抗病毒药物应该能特异性靶向病毒基因，这样药物既能抑制病毒复制，又不伤害宿主细胞。

26.3.2　miRNA 抗病毒治疗的常用策略

RNA 纳米技术的迅猛发展使 miRNA 在抗病毒治疗中成为一个有前途的候选者。可以从不同方面使用 miRNA 进行治疗。首先，过表达某些 miRNA 可以沉默某些对病毒生存关键的基因。使用 miRNA 进行抗病毒治疗最重要的优点是 miRNA 功能依赖于基因沉默过程中部分碱基配对模式，于是与其他相似小 RNA 相比，如 siRNA，miRNA 对病毒突变有较高耐受性(Brodersen and Voinnet，2009)。所以，许多参与病毒侵染的成分都可以作为 miRNA 的靶。通常，在抗病毒治疗研究中常用三种靶标。

1. 病毒 RNA：病毒 RNA 要么是 RNA 病毒的基因组(Saleh et al.，2004)，要么是 mRNA 或者 DNA 病毒编码的对病毒复制有关键作用的复制中间产物(Yuan et al.，2005；Brodersen and Voinnet，2009)。因此，用 miRNA 沉默病毒 RNA 可以直接抑制病毒复制。

2. 参与病毒生命周期的宿主基因：有些宿主成分对病毒侵染和生存至关重要，如受体、转录因子和翻译机器(Li，2011；Potenza et al.，2011；Wilson et al.，2011)。通过基因沉默这些辅助因子并不能直接消除病毒侵染，但是可以干扰病毒的侵入和复制，极大弱化病毒侵染。

3. 参与(病毒侵染引发的综合征中起了关键作用的)信号转导和免疫应答的宿主基因。

　　如上所述,当作用于某一特异基因的天然 miRNA 还没有发现或者天然 miRNA 不能有效沉默靶基因,就可以用 AmiRNA 设计抗病毒治疗(Li et al.,2009)。最近,已经有很多 AmiRNA 作为抗病毒药物进行了检测,它们是靶向那些参与病毒发病和复制的病毒基因(Li et al.,2009)。这些 AmiRNA 作用的病毒包括 HIV 和狂犬病毒(Fukushima et al.,2009；Israsena et al.,2009)。有一个 AmiRNA 源自于一个靶向 HIV-1 病毒 *nef* 基因的 dsRNA,据报道此 AmiRNA 可以抑制 HIV-1 复制(Omoto and Fujii,2005)。下面是设计 AmiRNA 时一些建议。例如,miRNA 介导的基因沉默偏爱靶基因的 3′UTR 上的多拷贝靶点(Lewis et al.,2003；Brennecke et al.,2005；Krek et al.,2005；Grimson et al.,2007)。因此,筛选抗病毒 miRNA 或设计 AmiRNA 时,大多靶向这些 3′UTR 上多拷贝位点 (Brennecke et al.,2005)。

　　另外,因为某些病毒或宿主编码的 miRNA 对病毒复制和生存很重要,所以这些 miRNA 也是潜在的药物靶点。例如,沉默某些病毒编码的 miRNA 可以抑制病毒复制,如 SV40、EBV(Pfeffer et al.,2005；Sullivan et al.,2005)。使用病毒 miRNA 作为药物靶点的好处是降低脱靶的危险,因为至今所鉴定的大部分病毒 miRNA 之间、和宿主细胞 miRNA 之间几乎没有同源性(He et al.,2008)。此外,抑制宿主细胞中那些促进病毒复制的 miRNA 也许是一个更有前景的抗病毒策略。例如,Jopling 等(2005)沉默 miR-122 后,成功抑制了 HCV 复制。miRNA 沉默策略请参考 26.2.5 节。

26.3.3　miRNA 在抗病毒治疗中的使用

　　从 siRNA 在抗病毒药物研发时间上看,基于 miRNA 的抗病毒策略是相对新颖的。但是,近年来,基于 miRNA 的抗病毒研究已得到深入发展,报告展示了一个前景明媚的未来。在此,举例说明当前 miRNA 在抗病毒治疗中的研究现状。

　　柯萨奇病毒 B3(CVB3)是病毒性心肌炎的主要病原体,扩张性心肌病(DCM)、慢性心脏病的结束阶段和 CVB3 持续感染心脏紧密相关(Maisch et al.,1993；Bishopric et al.,2001；Liu and Mason,2001)。CVB3 基因组的 3′UTR 是抗病毒 miRNA 常用靶点。我们实验室构建的三个短发夹 AmiRNA(AmiRNA-1、AmiRNA-2、AmiRNA-3)靶向 CVB3 RNA 3′UTR 的茎环,并在靶向区间有错配。在 CVB3 感染的 HeLa 细胞中,其中两个 (AmiRNA-1 和 AmiRNA-2)把病毒滴度降低了 100 倍。AmiRNA 靶位点的突变分析证实 AmiRNA 的中间区域对靶突变更耐受,而不是 AmiRNA 的非种子区。为了达到靶向输送,我们把叶酸配体和 pRNA 纳米载体偶联,通过配体和受体介导的内吞,成功运送 AmiRNA 到宿主细胞(Ye et al.,2011)。同样地,用 pRNA 纳米载体也曾成功运送 siRNA 靶向作用于 CVB3 2A 基因,病毒复制的抑制效率高达 92%(Yuan et al.,2005)。而且,据报道 CVB3 基因组的编码区也是治疗 miRNA 的靶点。例如,miR-342-5p,一个靶作用于 CVB3 2C 蛋白的 miRNA,被识别并证实可抑制 CVB3 和其他柯萨奇株系的 RNA 及蛋白质生物合成(Wang et al.,2012)。

　　HIV 是获得性免疫缺陷综合征(AIDS)的病原体。设计不同的 AmiRNA 靶作用于 HIV 基因组的 3′UTR 可以抑制 HIV-1 变异体的产生,并显示出较高突变耐受性(Liu et al.,2009)。和 CVB3 一样,HIV 基因组编码区可以是抗病毒 miRNA 的靶点。Son 等(2008)

设计种子序列靶作用于病毒蛋白 Tat 和 Vif 的编码区，然后把种子区插入 miR-155 碱基骨架中形成 AmiRNA。这些 AmiRNA 共转录后可高效且持续地抑制 HIV 复制(Son et al.，2008)。而且，这些病毒 miRNA 都被当作药物靶点进行了检测。已知 HIV 基因组编码 5 个 pre-miRNA 候选者，这些 miRNA 可以进一步加工成 10 个成熟的 miRNA，它们对病毒复制和逃避免疫系统都是有利的(Bennasser et al.，2004)。用特异的 antagomir 沉默这些病毒 miRNA 可能对 HIV 感染有治疗作用(Moens，2009；Hemida et al.，2010)。

miRNA 纳米技术，特别是 AmiRNA 设计，研发治疗其他病毒。狂犬病毒是另一种对人和动物最致命的病毒。据报道，单个 AmiRNA 靶作用于狂犬病毒株(CVS)核衣壳 mRNA，可导致病毒基因组表达量减少 90%；多个 AmiRNA 靶作用于一个病毒基因可以耐受有些错配，但不降低抑制病毒复制的效力(Israsena，2009)。感染 HBV 是一种最常见的全球性健康问题，通过质粒过表达人 miRNA has-miR-125a-5p 对 HBV 蛋白翻译有强烈的抑制作用，被抑制的蛋白质包括三种肝细胞系的表面抗原(Potenza et al.，2011)。同时，三个基于载体的 AmiRNA 靶作用于 HBV 表面抗原编码区，经检测可以成功抑制 HBV 抗原分泌，并降低 HBV DNA 的拷贝数(Pu et al.，2011)。

另外，miRNA 影响免疫应答(Gantier and Williams，2010；Contreras and Rao，2012)，并通过靶作用于免疫元件展示出抗病毒作用。has-miR-155 能促进炎症因子表达。通过直接抑制靶基因(细胞因子信号 1 和含有 SH2 结构域的肌醇磷酸酶的抑制基因)，has-miR-155 能促进原始巨噬细胞和树突细胞中的干扰素应答(Androulidaki et al.，2009；O'Connell et al.，2010)。用人 miRNA，has-miR-155 治疗早期病毒感染，可能提高先天免疫系统对抗病毒。另一个 miRNA has-miR-146a 是 TLR/NF-κB 途径的负反馈调节子，靶作用于 TNF 受体相关因子 6(TRAF6)和白细胞介素-1 受体相关激酶 1(IRAK1)(Contreras and Rao，2011)，并能在病毒感染后期控制免疫应答扩大，保护健康组织。

26.4　miRNA 纳米技术前景展望

随着 RNA 纳米技术的发展，miRNA 已引起人们的极大关注，在研究和医药的应用领域迅速增加。在医疗方面，miRNA 比其他小 RNA 提供了更多途径，因为 miRNA 除了能抑制基因表达，在有些情况下它也能激活基因表达(Park，2009)，甚至可以作为自身的功能性假基因发挥作用(Pink et al.，2011)。事实上，在各组织间 miRNA 和靶基因的相互作用构建了一个巨大的基因调控网络，这方面的研究将大大扩展我们在基因调控分子机制和药物研发策略的认识。我们相信在不远的将来，更有前景的 miRNA 药物候选者将会出现。

然而，用于临床之前还有如下几个需要跨越的障碍。

1. miRNA 的高效靶向输送：虽然已经证实 pRNA 是有效运送 miRNA 的载体，但其依然面临着很多挑战，如长达 120nt 的 pRNA 工业化合成及纯化，寻找特异性配体以引导 miRNA 输送到像心脏、肝脏及大脑这样的特异器官。而且，组装 pRNA 六聚体运送多个 miRNA 和配体，同时还要对付药物耐受，这也不是容易的事。

2. 脱靶效应和毒性：因为 miRNA 起作用是基于和靶序列之间不完美的碱基配对，

这会出现较低特异性。而且，一个 miRNA 可能会同时靶作用于多个未知基因，一个基因也能受多个 miRNA 调控（Miranda et al.，2006），这说明它们的作用模式远比我们所预料的复杂多变。怎样提高特异性同时维持突变耐受对研发更好的药物 miRNA 分子是一个技术挑战。

3. miRNA 和相关 RNA 分子的稳定性：miRNA 和其他基于 RNA 的纳米结构如 AMO，都是不稳定的，在生物流体中它们会被到处存在的核酸酶迅速降解。巨大 RNA 纳米颗粒更容易受环境变化的影响，如从体外到体内环境条件的变化。从这方面考虑的话，在体外制备的用于运送 miRNA 的多聚 pRNA 复合物在体内运输时可能会破碎分解。

4. 病毒突变和耐药性：像 HIV、流感病毒和柯萨奇病毒这样的 RNA 病毒都有较高的突变速度，常常产生逃逸突变体，致使药物耐受。在解决这个难题时，虽然 pRNA 纳米技术已展现出诱人的前景，虽然能通过同时输送多个药物靶作用于病毒或宿主的不同基因区，但这很大程度上还在假设阶段，还需要更多的实验检验。

简单来说，尽管当前还有很多不足，我们认为随着 miRNA 纳米技术的快速发展，这些 RNA 纳米结构将为生物医药研究和药物研发做出更多的贡献。我们可以预计，在不远的将来，miRNA 的抗病毒治疗将会用于临床使用。

致　　谢

本工作得到加拿大健康研究所和 BC 与 Yukon 心脏及脑卒中基金会的支持。Dr. Maged Hemida 受到 CIHR-IMPACT 和加拿大博士后心脏及脑卒中基金会资助。Xin Ye 受到英属哥伦比亚大学的 UGF 奖学金资助。

参 考 文 献

Akaneya, Y. (2010). A new approach for therapeutic use by RNA interference in the brain. *Methods Mol Biol* **623**: 313–324.

Akao, Y., A. Iio, T. Itoh et al. (2011). Microvesicle-mediated RNA molecule delivery system using monocytes/macrophages. *Mol Ther* **19**(2): 395–399.

Androulidaki, A., D. Iliopoulos, A. Arranz et al. (2009). The kinase Akt1 controls macrophage response to lipopolysaccharide by regulating microRNAs. *Immunity* **31**(2): 220–231.

Badiee, A., M. R. Jaafari, A. Khamesipour et al. (2009). The role of liposome charge on immune response generated in BALB/c mice immunized with recombinant major surface glycoprotein of Leishmania (rgp63). *Exp Parasitol* **121**(4): 362–369.

Bartel, D. P. (2009). MicroRNAs: Target recognition and regulatory functions. *Cell* **136**(2): 215–233.

Beck, J. and M. Nassal (2007). Hepatitis B virus replication. *World J Gastroenterol* **13**(1): 48–64.

Bell, J. C. and Kirn D. (2008). MicroRNAs fine-tune oncolytic viruses. Nature Biotechnology 24: 1346–1348.

Bennasser, Y., S. Y. Le, M. L. Yeung and K. T. Jeang (2004). HIV-1 encoded candidate micro-RNAs and their cellular targets. *Retrovirology* **1**: 43.

Bentwich, I., A. Avniel, Y. Karov et al. (2005). Identification of hundreds of conserved and nonconserved human microRNAs. *Nat Genet* **37**(7): 766–770.

Bian, H. B., X. Pan, J. S. Yang, Z. X. Wang and W. De (2011). Upregulation of microRNA-451 increases cisplatin sensitivity of non-small cell lung cancer cell line (A549). *J Exp Clin Cancer Res* **30**: 20.

Bishopric, N. H., P. Andreka, T. Slepak and K. A. Webster (2001). Molecular mechanisms of apoptosis in the cardiac myocyte. *Curr Opin Pharmacol* **1**(2): 141–150.

Bolisetty, M. T., G. Dy, W. Tam and K. L. Beemon (2009). Reticuloendotheliosis virus strain T induces miR-155, which targets JARID2 and promotes cell survival. *J Virol* **83**(23): 12009–12017.

Brennecke, J., A. Stark, R. B. Russell and S. M. Cohen (2005). Principles of microRNA-target recognition. *PLoS Biol* **3**(3): e85.

Brodersen, P. and O. Voinnet (2009). Revisiting the principles of microRNA target recognition and mode of action. *Nat Rev Mol Cell Biol* **10**(2): 141–148.

Bruss, V. (2007). Hepatitis B virus morphogenesis. *World J Gastroenterol* **13**(1): 65–73.

Cai, X., G. Li, L. A. Laimins and B. R. Cullen (2006). Human papillomavirus genotype 31 does not express detectable microRNA levels during latent or productive virus replication. *J Virol* **80**(21): 10890–10893.

Calin, G. A., Dumitru, C. D., Shimizu, M. et al. (2002). Frequent deletions and down-regulation of micro-RNA genes miR15 and miR16 at 13q14 in chronic lymphocytic leukemia. *PNAS* **99**(24): 15524–15529.

Chen, Y., X. Zhu, X. Zhang, B. Liu and L. Huang (2010). Nanoparticles modified with tumor-targeting scFv deliver siRNA and miRNA for cancer therapy. *Mol Ther* **18**(9): 1650–1656.

Cheng, C. J. and W. M. Saltzman (2012). Polymer nanoparticle-mediated delivery of microRNA inhibition and alternative splicing. *Mol Pharm* **9**(5): 1481–1488.

Contreras, J. and D. S. Rao (2012). MicroRNAs in inflammation and immune responses. *Leukemia* **26**(3): 404–413.

Cullen, B. R. (2006a). Is RNA interference involved in intrinsic antiviral immunity in mammals? *Nat Immunol* **7**(6): 563–567.

Cullen, B. R. (2006b). Viruses and microRNAs. *Nat Genet* **38 Suppl**: S25–S30.

Cullen, B. R. (2009). Viral and cellular messenger RNA targets of viral microRNAs. *Nature* **457**(7228): 421–425.

Czech, M. P. (2006). MicroRNAs as therapeutic targets. *N Engl J Med* **354**(11): 1194–1195.

Davis, S., B. Lollo, S. Freier and C. Esau (2006). Improved targeting of miRNA with antisense oligonucleotides. *Nucleic Acids Res* **34**(8): 2294–2304.

Denli, A. M., B. B. Tops, R. H. Plasterk, R. F. Ketting and G. J. Hannon (2004). Processing of primary microRNAs by the microprocessor complex. *Nature* **432**(7014): 231–235.

Duan, C. G., C. H. Wang, R. X. Fang and H. S. Guo (2008). Artificial MicroRNAs highly accessible to targets confer efficient virus resistance in plants. *J Virol* **82**(22): 11084–11095.

Dweep, H., C. Sticht, P. Pandey and N. Gretz (2011). miRWalk—Database: Prediction of possible miRNA binding sites by "walking" the genes of three genomes. *J Biomed Inform* **44**(5): 839–847.

Ebert, M. S. and P. A. Sharp (2010). Emerging roles for natural microRNA sponges. *Curr Biol* **20**(19): R858–R861.

Ebert, M. S., J. R. Neilson and P. A. Sharp (2007). MicroRNA sponges: Competitive inhibitors of small RNAs in mammalian cells. *Nat Methods* **4**(9): 721–726.

Enright, A. J., B. John, U. Gaul et al. (2003). MicroRNA targets in Drosophila. *Genome Biol* **5**(1): R1.

Esau, C. C. (2008). Inhibition of microRNA with antisense oligonucleotides. *Methods* **44**(1): 55–60.

Famulok, M. and D. Ackermann (2010). RNA nanotechnology: Inspired by DNA. *Nat Nanotechnol* **5**(9): 634–635.

Friedman, R. C., K. K. Farh, C. B. Burge and D. P. Bartel (2009). Most mammalian mRNAs are conserved targets of microRNAs. *Genome Res* **19**(1): 92–105.

Fukushima, A., N. Fukuda, Y. Lai et al. (2009). Development of a chimeric DNA-RNA hammerhead ribozyme targeting SARS virus. *Intervirology* **52**(2): 92–99.

Gantier, M. P. and B. R. Williams (2010). Monitoring innate immune recruitment by siRNAs in mammalian cells. *Methods Mol Biol* **623**: 21–33.

Gregory, R. I., K. P. Yan, G. Amuthan et al. (2004). The microprocessor complex mediates the genesis of microRNAs. *Nature* **432**(7014): 235–240.

Gregory, R. I., T. P. Chendrimada and R. Shiekhattar (2006). MicroRNA biogenesis: Isolation and characterization of the microprocessor complex. *Methods Mol Biol* **342**: 33–47.

Grimson, A., K. K. Farh, W. K. Johnston et al. (2007). MicroRNA targeting specificity in mammals:

Determinants beyond seed pairing. *Mol Cell* **27**(1): 91–105.

Grun, D., Y. L. Wang, D. Langenberger, K. C. Gunsalus and N. Rajewsky (2005). MicroRNA target predictions across seven Drosophila species and comparison to mammalian targets. *PLoS Comput Biol* **1**(1): e13.

Guo, P. (2011). RNA nanotechnology: Methods for synthesis, conjugation, assembly and application of RNA nanoparticles. *Methods* **54**(2): 201–203.

Guo, P., S. Grimes and D. Anderson (1986). A defined system for in vitro packaging of DNA-gp3 of the *Bacillus subtilis* bacteriophage phi 29. *Proc Natl Acad Sci U S A* **83**(10): 3505–3509.

Guo, S., F. Huang and P. Guo (2006). Construction of folate-conjugated pRNA of bacteriophage phi29 DNA packaging motor for delivery of chimeric siRNA to nasopharyngeal carcinoma cells. *Gene Ther* **13**(10): 814–820.

Guo, H., H. Liu, K. Mitchelson et al. (2011). MicroRNAs-372/373 promote the expression of hepatitis B virus through the targeting of nuclear factor I/B. *Hepatology* **54**(3): 808–819.

Han, J., Y. Lee, K. H. Yeom et al. (2004). The Drosha-DGCR8 complex in primary microRNA processing. *Genes Dev* **18**(24): 3016–3027.

He, S., Z. Yang, G. Skogerbo et al. (2008). The properties and functions of virus encoded microRNA, siRNA, and other small noncoding RNAs. *Crit Rev Microbiol* **34**(3–4): 175–188.

Hemida, M. G., X. Ye, S. Thair and D. Yang (2010). Exploiting the therapeutic potential of microRNAs in viral diseases: Expectations and limitations. *Mol Diagn Ther* **14**(5): 271–282.

Hemida, M. G., X. Ye, H. M. Zhang et al. (2013). MicroRNA-203 enhances Coxsackievirus B3 replication through targeting zinc finger protein-148. *Cell Mol Life Sci* **70**: 277–291.

Hoeprich, S., Q. Zhou, S. Guo et al. (2003). Bacterial virus phi29 pRNA as a hammerhead ribozyme escort to destroy hepatitis B virus. *Gene Ther* **10**(15): 1258–1267.

Horie, T., K. Ono, H. Nishi et al. (2009). MicroRNA-133 regulates the expression of GLUT4 by targeting KLF15 and is involved in metabolic control in cardiac myocytes. *Biochem Biophys Res Commun* **389**(2): 315–320.

Horwich, M. D. and P. D. Zamore (2008). Design and delivery of antisense oligonucleotides to block microRNA function in cultured Drosophila and human cells. *Nat Protoc* **3**(10): 1537–1549.

Israsena, N., P. Supavonwong, N. Ratanasetyuth, P. Khawplod and T. Hemachudha (2009). Inhibition of rabies virus replication by multiple artificial microRNAs. *Antiviral Res* **84**(1): 76–83.

Jopling, C. L., M. Yi, A. M. Lancaster, S. M. Lemon and P. Sarnow (2005). Modulation of hepatitis C virus RNA abundance by a liver-specific MicroRNA. *Science* **309**(5740): 1577–1581.

Kalli, K. R., A. L. Oberg, G. L. Keeney et al. (2008). Folate receptor alpha as a tumor target in epithelial ovarian cancer. *Gynecol Oncol* **108**(3): 619–626.

Kiriakidou, M., P. T. Nelson, A. Kouranov et al. (2004). A combined computational–experimental approach predicts human microRNA targets. *Genes Dev* **18**(10): 1165–1178.

Krek, A., D. Grun, M. N. Poy et al. (2005). Combinatorial microRNA target predictions. *Nat Genet* **37**(5): 495–500.

Krutzfeldt, J., N. Rajewsky, R. Braich et al. (2005). Silencing of microRNAs in vivo with 'antagomirs'. *Nature* **438**(7068): 685–689.

Kumar, M. S., S. J. Erkeland, R. E. Pester et al. (2008). Suppression of non-small cell lung tumor development by the let-7 microRNA family. *Proc Natl Acad Sci U S A* **105**(10): 3903–3908.

Kumar, R., D. S. Conklin and V. Mittal (2003). High-throughput selection of effective RNAi probes for gene silencing. *Genome Res* **13**(10): 2333–2340.

Kusenda, B., M. Mraz, J. Mayer and S. Pospisilova (2006). MicroRNA biogenesis, functionality and cancer relevance. *Biomed Pap Med Fac Univ Palacky Olomouc Czech Repub* **150**(2): 205–215.

Lecellier, C. H., P. Dunoyer, K. Arar et al. (2005). A cellular microRNA mediates antiviral defense in human cells. *Science* **308**(5721): 557–560.

Lennox, K. A. and M. A. Behlke (2010). A direct comparison of anti-microRNA oligonucleotide potency. *Pharm Res* **27**(9): 1788–1799.

Lennox, K. A. and M. A. Behlke (2011). Chemical modification and design of anti-miRNA oligonucleotides. *Gene Ther* **18**(12): 1111–1120.

Lewis, B. P., C. B. Burge and D. P. Bartel (2005). Conserved seed pairing, often flanked by adenosines, indicates that thousands of human genes are microRNA targets. *Cell* **120**(1): 15–20.

Lewis, B. P., I. H. Shih, M. W. Jones-Rhoades, D. P. Bartel and C. B. Burge (2003). Prediction of mammalian microRNA targets. *Cell* **115**(7): 787–798.

Li, K., K. H. Seo, T. Gao et al. (2011). Invariant NKT cell development and function in microRNA-223 knockout mice. *Int Immunopharmacol* **11**(5): 561–568.

Li, L., J. Liu, Z. Diao et al. (2009). Evaluation of specific delivery of chimeric phi29 pRNA/siRNA nanoparticles to multiple tumor cells. *Mol Biosyst* **5**(11): 1361–1368.

Li, Y. P., J. M. Gottwein, T. K. Scheel, T. B. Jensen and J. Bukh (2011). MicroRNA-122 antagonism against hepatitis C virus genotypes 1-6 and reduced efficacy by host RNA insertion or mutations in the HCV 5′ UTR. *Proc Natl Acad Sci U S A* **108**(12): 4991–4996.

Lin, S. S., H. W. Wu, S. F. Elena et al. (2009). Molecular evolution of a viral non-coding sequence under the selective pressure of amiRNA-mediated silencing. *PLoS Pathog* **5**(2): e1000312.

Liu, P. P. and J. W. Mason (2001). Advances in the understanding of myocarditis. *Circulation* **104**(9): 1076–1082.

Liu, Q. and Y. Q. Chen (2010). A new mechanism in plant engineering: The potential roles of microRNAs in molecular breeding for crop improvement. *Biotechnol Adv* **28**(3): 301–307.

Liu, Y. P., J. Gruber, J. Haasnoot, P. Konstantinova and B. Berkhout (2009). RNAi-mediated inhibition of HIV-1 by targeting partially complementary viral sequences. *Nucleic Acids Res* **37**(18): 6194–6204.

Lund, E. and J. E. Dahlberg (2006). Substrate selectivity of exportin 5 and Dicer in the biogenesis of microRNAs. *Cold Spring Harb Symp Quant Biol* **71**: 59–66.

Lunse, C. E., G. Michlewski, C. S. Hopp et al. (2010). An aptamer targeting the apical-loop domain modulates pri-miRNA processing. *Angew Chem Int Ed Engl* **49**(27): 4674–4677.

Maisch, B., E. Bauer, M. Cirsi and K. Kochsiek (1993). Cytolytic cross-reactive antibodies directed against the cardiac membrane and viral proteins in coxsackievirus B3 and B4 myocarditis. Characterization and pathogenetic relevance. *Circulation* **87**(5 Suppl): IV49–IV65.

McManus, M. T. and P. A. Sharp (2002). Gene silencing in mammals by small interfering RNAs. *Nat Rev Genet* **3**(10): 737–747.

Meister, G., M. Landthaler, Y. Dorsett and T. Tuschl (2004). Sequence-specific inhibition of microRNA- and siRNA-induced RNA silencing. *RNA* **10**(3): 544–550.

Mendenhall, A., J. Lesnik, C. Mukherjee, T. Antes and R. Sengupta, (2012). Packaging HIV- or FIV-based lentivector expression constructs & transduction of VSV-G pseudotyped viral particles. *J Vis Exp* (62): e3171.

Min, H. and S. Yoon (2010). Got target? Computational methods for microRNA target prediction and their extension. *Exp Mol Med* **42**(4): 233–244.

Miranda, K. C., T. Huynh, Y. Tay et al. (2006). A pattern-based method for the identification of MicroRNA binding sites and their corresponding heteroduplexes. *Cell* **126**(6): 1203–1217.

Moens, U. (2009). Silencing viral microRNA as a novel antiviral therapy? *J Biomed Biotechnol* **2009**: 419539.

Murchison, E. P. and G. J. Hannon (2004). miRNAs on the move: miRNA biogenesis and the RNAi machinery. *Curr Opin Cell Biol* **16**(3): 223–229.

Nahid, M. A., K. M. Pauley, M. Satoh and E. K. Chan (2009). miR-146a is critical for endotoxin-induced tolerance: Implication in innate immunity. *J Biol Chem* **284**(50): 34590–34599.

Nahid, M. A., M. Satoh and E. K. Chan (2011). MicroRNA in TLR signaling and endotoxin tolerance. *Cell Mol Immunol* **8**(5): 388–403.

Niu, Q. W., S. S. Lin, J. L. Reyes et al. (2006). Expression of artificial microRNAs in transgenic *Arabidopsis thaliana* confers virus resistance. *Nat Biotechnol* **24**(11): 1420–1428.

O'Connell, R. M., D. Kahn, W. S. Gibson et al. (2010). MicroRNA-155 promotes autoimmune inflammation by enhancing inflammatory T cell development. *Immunity* **33**(4): 607–619.

Omoto, S. and Y. R. Fujii (2005). Regulation of human immunodeficiency virus 1 transcription by nef microRNA. *J Gen Virol* **86**(Pt 3): 751–755.

Orom, U. A., S. Kauppinen and A. H. Lund (2006). LNA-modified oligonucleotides mediate specific inhibition of microRNA function. *Gene* **372**: 137–141.

Otsuka, M., Q. Jing, P. Georgel et al. (2007). Hypersusceptibility to vesicular stomatitis virus infection in Dicer1-deficient mice is due to impaired miR24 and miR93 expression. *Immunity* **27**(1): 123–134.

Parizotto, E. A., P. Dunoyer, N. Rahm, C. Himber and O. Voinnet (2004). In vivo investigation of the transcription, processing, endonucleolytic activity, and functional relevance of the spatial distribution of a plant miRNA. *Genes Dev* **18**(18): 2237–2242.

Park, C. Y., Y. S. Choi and M. T. McManus (2010). Analysis of microRNA knockouts in mice. *Hum Mol Genet* **19**(R2): R169–R175.

Park, S. Y., J. H. Lee, M. Ha, J. W. Nam and V. N. Kim (2009). miR-29 miRNAs activate p53 by targeting p85 alpha and CDC42. *Nat Struct Mol Biol* **16**(1): 23–29.

Park, W., J. Zhai and J. Y. Lee (2009). Highly efficient gene silencing using perfect complementary artificial miRNA targeting AP1 or heteromeric artificial miRNA targeting AP1 and CAL genes. *Plant Cell Rep* **28**(3): 469–480.

Pfeffer, S., A. Sewer, M. Lagos-Quintana et al. (2005). Identification of microRNAs of the herpesvirus family. *Nat Methods* **2**(4): 269–276.

Pink, R. C., K. Wicks, D. P. Caley et al. (2011). Pseudogenes: Pseudo-functional or key regulators in health and disease? *RNA* **17**(5): 792–798.

Potenza, N., U. Papa, N. Mosca et al. (2011). Human microRNA hsa-miR-125a-5p interferes with expression of hepatitis B virus surface antigen. *Nucleic Acids Res* **39**(12): 5157–5163.

Pratt, A. J. and I. J. MacRae (2009). The RNA-induced silencing complex: A versatile gene-silencing machine. *J Biol Chem* **284**(27): 17897–17901.

Primo, M. N., R. O. Bak and J. G. Mikkelsen (2012). Lentiviral vectors for cutaneous RNA managing. *Exp Dermatol* **21**(3): 162–170.

Pu, C., L. Wang, X. Miao et al. (2011). Optimized tandem amiRNA mediates stronger inhibitory effects on hepatitis B virus infection. *J Gastrointestin Liver Dis* **20**(3): 271–278.

Rehmsmeier, M., P. Steffen, M. Hochsmann and R. Giegerich (2004). Fast and effective prediction of microRNA/target duplexes. *RNA* **10**(10): 1507–1517.

Rybak, A., H. Fuchs, L. Smirnova et al. (2008). A feedback loop comprising lin-28 and let-7 controls pre-let-7 maturation during neural stem-cell commitment. *Nat Cell Biol* **10**(8): 987–993.

Sablok, G., A. L. Perez-Quintero, M. Hassan, T. V. Tatarinova and C. Lopez (2011). Artificial microRNAs (amiRNAs) engineering—On how microRNA-based silencing methods have affected current plant silencing research. *Biochem Biophys Res Commun* **406**(3): 315–319.

Saleh, M. C., R. P. Van Rij and R. Andino (2004). RNA silencing in viral infections: Insights from poliovirus. *Virus Res* **102**(1): 11–17.

Sayed, D., S. Rane, J. Lypowy et al. (2008). MicroRNA-21 targets Sprouty2 and promotes cellular outgrowths. *Mol Biol Cell* **19**(8): 3272–3282.

Scaria, V., M. Hariharan, B. Pillai, S. Maiti and S. K. Brahmachari (2007). Host–virus genome interactions: Macro roles for microRNAs. *Cell Microbiol* **9**(12): 2784–2794.

Schwab, R., S. Ossowski, N. Warthmann and D. Weigel (2010). Directed gene silencing with artificial microRNAs. *Methods Mol Biol* **592**: 71–88.

Seidl, C. I. and K. Ryan (2011). Circular single-stranded synthetic DNA delivery vectors for microRNA. *PLoS One* **6**(2): e16925.

Shu, D., H. Zhang, J. Jin and P. Guo (2007). Counting of six pRNAs of phi29 DNA-packaging motor with customized single-molecule dual-view system. *EMBO J* **26**(2): 527–537.

Shukla, G. C., F. Haque, Y. Tor et al. (2011). A boost for the emerging field of RNA nanotechnology. *ACS Nano* **5**(5): 3405–3418.

Son, J., P. D. Uchil, Y. B. Kim et al. (2008). Effective suppression of HIV-1 by artificial bispecific miRNA targeting conserved sequences with tolerance for wobble base-pairing. *Biochem Biophys Res Commun* **374**(2): 214–218.

Sullivan, C. S., A. T. Grundhoff, S. Tevethia, J. M. Pipas and D. Ganem (2005). SV40-encoded microRNAs regulate viral gene expression and reduce susceptibility to cytotoxic T cells. *Nature* **435**(7042): 682–686.

Takane, K., K. Fujishima, Y. Watanabe et al. (2010). Computational prediction and experimental validation of evolutionarily conserved microRNA target genes in bilaterian animals. *BMC Genomics* **11**: 101.

Tong, W. P., Y. Zhou, X. Wang et al. (2008). An accurate quantitative method for screening effective siRNA probes targeting a Hepatitis B virus transcript in single living cells. *Biochem Biophys Res Commun* **367**(4): 866–873.

Wang, L., Y. Qin, L. Tong et al. (2012). MiR-342-5p suppresses coxsackievirus B3 biosynthesis by targeting the 2C-coding region. *Antiviral Res* **93**(2): 270–279.

Wang, X. (2008). miRDB: A microRNA target prediction and functional annotation database with a wiki interface. *RNA* **14**(6): 1012–1017.

Wang, X. and I. M. El Naqa (2008). Prediction of both conserved and nonconserved microRNA targets in animals. *Bioinformatics* **24**(3): 325–332.

Wilson, J. A., C. Zhang, A. Huys and C. D. Richardson (2011). Human Ago2 is required for efficient microRNA 122 regulation of hepatitis C virus RNA accumulation and translation. *J Virol* **85**(5): 2342–2350.

Wu, Y., M. Crawford, B. Yu et al. (2011). MicroRNA delivery by cationic lipoplexes for lung cancer therapy. *Mol Pharm* **8**(4): 1381–1389.

Xiao, F., H. Zhang and P. Guo (2008). Novel mechanism of hexamer ring assembly in protein/RNA interactions revealed by single molecule imaging. *Nucleic Acids Res* **36**(20): 6620–6632.

Ye, X., M. Hemida, H. M. Zhang et al. (2012). Current advances in Phi29 pRNA biology and its application in drug delivery. *Wiley Interdiscip Rev RNA* **3**(4): 469–481.

Ye, X., Z. Liu, M. G. Hemida and D. Yang (2011). Targeted delivery of mutant tolerant anti-coxsackievirus artificial microRNAs using folate conjugated bacteriophage Phi29 pRNA. *PLoS One* **6**(6): e21215.

Yuan, J., P. K. Cheung, H. M. Zhang, D. Chau and D. Yang (2005). Inhibition of coxsackievirus B3 replication by small interfering RNAs requires perfect sequence match in the central region of the viral positive strand. *J Virol* **79**(4): 2151–2159.

Yuan, J., J. Liu, Y. Hu et al. (2012). The immunological activity of propolis flavonoids liposome on the immune response against ND vaccine. *Int J Biol Macromol* **51**(4): 400–405.

Zhang, C., C. S. Lee and P. Guo (1994). The proximate 5′ and 3′ ends of the 120-base viral RNA (pRNA) are crucial for the packaging of bacteriophage phi 29 DNA. *Virology* **201**(1): 77–85.

Zhou, J., Y. Shu, P. Guo, D. D. Smith and J. J. Rossi (2011). Dual functional RNA nanoparticles containing phi29 motor pRNA and anti-gp120 aptamer for cell-type specific delivery and HIV-1 inhibition. *Methods* **54**(2): 284–294.

第 27 章　MicroRNA：RNA 纳米技术生物学及其作用

Bin Guo(郭滨) and Daniel W. Binzel

翻译：李永超　校对：宁　平，严尔福

27.1　引　　言

自 1993 年开始发现到如今，这种微小的 microRNA(miRNA)已成为诸多生命科学竞技场上的重要选手。最新研究表明 miRNA 参与多种不同的生物学过程，从细胞周期进程到细胞凋亡，从发育时序到神经系统模式，从细胞生长到造血作用。miRNA 在疾病的作用也得到广泛研究，如心血管疾病，中枢神经系统紊乱，代谢疾病及各种癌症。这些 miRNA 相关研究不仅为我们指明了调控基因表达的重要机制和细胞功能，还为疾病的靶向治疗打开新可能。

27.2　miRNA 的生物发生

编码 miRNA 的基因定位在染色体的 DNA 序列上，它们要么在 pre-mRNA 的内含子中，要么在之前认为的基因非编码区中。这两种情况下，miRNA 基因都是由 RNA 聚合酶 pol Ⅱ 转录(Bartel，2004)。这些 pol Ⅱ 转录产物都长于 1kb，并被命名为 pri-miRNA(图 27.1)。在细胞核中，pri-miRNA 被一种叫 Drosha 的 RNase Ⅲ核酸内切酶处理后产生一个 60~70 核苷酸的长 miRNA 前体(pre-miRNA)(Lee et al.，2002，2003)。然后，pre-miRNA 由输出蛋白-5 转运到核外(Yi et al.，2003)。在胞质中，pre-miRNA 受到另一 RNase Ⅲ核酸内切酶 Dicer(Lee et al.，2003)进一步处理，产生长约 22 个核苷酸的成熟 miRNA。

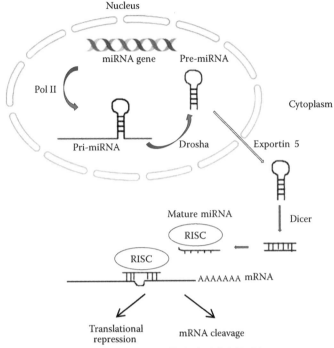

图 27.1　microRNA 的生成及作用机制。

27.3　miRNA 作用机制

由 Dicer 处理得到的长约 22nt 双链 miRNA 整合进 RNA 诱导沉默复合体(RISC)中(Hammond et al.，2000，2001；Martinez et al.，2002)。miRNA 双链中的一条链为 miRNA*，它和 miRNA 链分开后，被迅速降解。[然而，近来研究表明 miRNA*具有功能，并在癌症和其他疾病中丰度很高(Bhayani et al.，2012)]剩下的 miRNA 将指导 RISC 结合到靶基因 3'非编码区的配对序列上(图 27.1)。通过 miRNA 的近 5'(2~8 位置)种子区的碱基不完全互补配对找到靶 mRNA，mRNA 上配对序列在 3'-UTR 区。miRNA 与靶 mRNA 结合是不精确互补的，于是一个 miRNA 可能结合数百个靶点。RISC 包括 Argonaute 蛋白和 GW182 蛋白，它们抑制靶 mRNA 的翻译(Chekulaeva and Filipowicz，2009)。GW182 通过招募 CAF1:CCR4:NOT1 脱腺苷酶复合体和 DCP1:DCP2 脱帽复合体，也能让靶 mRNA 脱腺苷化和降解。然后，5'到 3'核酸外切酶 *Xrn*1 在 miRNA 结合位点上游剪切靶 mRNA(Bagga et al.，2005；Liu et al.，2005；Behm-Ansmant et al.，2006；Eulalio et al.，2009)。基于这些过程的动力学分析，miRNA 介导的翻译抑制最先出现，而后是 mRNA 的脱腺苷化和降解(Djuranovic et al.，2012)。

27.4　miRNA 在疾病治疗中的作用

截止到2012年5月，miRBase 在线数据库中共注释了 2148 个人类 miRNA。这些 miRNA

可能还有一些没有通过最终实验证实(Chiang et al.，2010)，经过可信度评估人类 miRNA 超过 1000 条。已经研究的与疾病相关 miRNA，在此总结一下重点研究的几个领域。

27.4.1 癌症

在不同癌症中 miRNA 表达也不一样(Calin and Croce，2006)。有些 miRNA 像原癌基因，当它们上调时会促进癌症生长。如在乳腺癌(Qian et al.，2010)，肺癌(Markou et al.，2008)，结肠癌(Asangani et al.，2008)及其他癌中(Meng et al.，2007；Gabriely et al.，2008；Zhang et al.，2008；Folini et al.，2010)，miR-21 过表达。miR-21 促癌活性与其靶的表达抑制相关；这些靶中很多是抑癌基因，如 PTEN(Meng et al.，2007)和 PDCD4(Asangani et al.，2008)。使用转基因技术在小鼠中过表达 miR-21，可以刺激前 B-细胞淋巴瘤的形成(Medina et al.，2010)。其他 miRNA 是肿瘤抑制因子，它们在癌肿中多是下调。例如，在乳腺癌(Valastyan et al.，2009)、胃癌(Zhang et al.，2010)、前列腺癌(Schaefer et al.，2010)及其他癌症中(Hua et al.，2012；Leidner et al.，2012；Yamagishi et al.，2012)，miR-31 表达降低。miR-31 通过增加 Nf-κB 信号促进癌发生(Yamagishi et al.，2012)或通过积累 integrin-α5、radixin 和 RhoA 刺激代谢(Valastyan et al.，2009)。近期我们实验室研究发现 miR-205 和 miR-31 在前列腺癌中下调(Bhatnagar et al.，2010)。沉默这两个 miRNA 后，癌细胞通过上调两个抗凋亡蛋白 Bcl-w 和 E2F6，对抗化疗诱导的细胞凋亡。对于癌症的 miRNA 靶向治疗，可以设计多种输送策略用 miRNA 拮抗物阻断 oncomirs，或者提高肿瘤抑制 miRNA 的表达水平。例如，anit-miR-221 和 anti-miR-222 能在体内提高吉非替尼(gefitinib)活性对抗肺癌(Garofalo et al.，2012)。相反，在小鼠中系统地输送 miR-124 能诱导凋亡，抑制肝细胞癌发展(Hatziapostolou et al.，2011)。

27.4.2 心血管疾病

miRNA 在心血管系统中发挥重要作用。它们涉及心肌梗死(van Rooij et al.，2008；Bonauer et al.，2009)、心脏肥厚(Care et al.，2007)和心力衰竭(Thum et al.，2007)。Krutzfeldt 等(2005)第一次证明在小鼠肝脏中胆固醇偶联的 miRNA 拮抗物能成功抑制 miR-122，导致胆固醇合成基因下调和血浆中胆固醇水平降低。在近期的突破性研究中，Rayner 等(2011)通过对非洲绿猴系统输送一个靶向 miR-33a 和 miR-33b 的 miRNA 拮抗物，成功提高了血浆高密度脂蛋白(HDL)水平，并降低血浆中极低密度脂蛋白相关的甘油三酯水平。Care 等(2007)证明利用胆固醇偶联的 miRNA 拮抗物抑制 miR-133，单独注入此 miRNA 拮抗物可以标记和维持心脏肥厚。在心脏衰竭的成纤维细胞中，miR-21 表达升高，Thum 等(2008)发现用 miRNA 拮抗物沉默 miR-21 能抑制间质纤维化，并弱化心脏功能紊乱。miRNA 也能调控内皮细胞功能。例如，Fiedler 等(2011)发现在心脏内皮细胞中 miR-24 上调，并在心脏缺血后诱导凋亡。在小鼠中用胆固醇偶联的 miRNA 拮抗物抑制 miR-24 能减小心肌梗死容积，阻止内皮凋亡，增强供血，维持心脏功能和存活(Fiedler et al.，2011)。miRNA 能直接调控心肌细胞存活。过表达 miR-320 增强心肌细胞死亡，促进凋亡，而尾静脉注射抗 miR-320 的胆固醇偶联 miRNA 拮抗物可阻止细胞凋亡，减少梗死容积(Ren et al.，2009)。在心房纤维化患者中，心房中 miR-320 表达提高能抑制心脏 L 型 Ca^{2+} 通道。用 miRNA 拮抗物阻断 miR-328，能逆转心房纤维化。在小鼠中，基因敲除内源的 miR-328 可以降低心房纤维化的易损性(Lu et al.，2000)。

27.4.3　神经系统疾病

在神经系统发育和各种神经系统疾病中 miRNA 也是重要角色。例如，miR-133b 在中脑多巴胺能神经元中表达，在帕金森患者的中脑组织中表达不足(Kim et al.，2007)。然而，通过作用于转录因子 Pitx3，miR-133b 抑制多巴胺能神经元的成熟和功能(Kim et al.，2007)。在阿尔茨海默病患者中，miR-29a/b-1 簇的表达水平显著降低，从而导致 Aβ 积累(Hebert et al.，2008)。此外，在培养的海马神经元中，慢病毒介导的 miR-101 过表达能显著抑制淀粉样前体蛋白表达和 Aβ 累积(Vilardo et al.，2010)。脆性 X 综合征是一种遗传性智力迟缓，它也和 miRNA 相关。此病的一个关键分子是 RNA 结合蛋白 FMRP，它与 miRNA 和处理 miRNA 的 Argonaute 蛋白相互作用，并且 miRNA 对 FMRP 在神经发育和突触发生中的作用有着重要影响(Jin et al.，2004)。在精神分裂症患者大脑的颞上回中，miR-181b 表达显著增加，这导致钙传感基因类视锥蛋白 1 和离子型 AMPA 谷氨酸受体亚基表达水平下调(这两个蛋白质都与精神分裂症的病理相关)(Beveridge et al.，2008)。亨廷顿病是由于亨廷顿蛋白中多聚谷氨酰胺扩张造成的，这导致亨廷顿蛋白中释放转录因子 REST，而后 REST 转移到核中降低神经元基因表达。在亨廷顿病中，miR-9 和 miR-9*减少，它们的靶分别是 REST 复合体的两个组分，miR-9 的靶是 REST，miR-9* 的靶是 CoREST(Packer et al.，2008)。在血浆中 miR-34b 的水平很稳定，有趣的是在基因诊断为亨廷顿的患者中，即使在症状出现之前其血浆中的 miR-34b 也是显著升高的。因此，miR-34b 可作为诊断的候选标记(Gaughwin et al.，2011)。

27.5　治疗 miRNA 的运送

由于 microRNA 的天然存在和它们在疾病预防与发生中对重要基因的调控作用，这些小 RNA 可作为新疗法的良好候选者(Bader et al.，2010)。随着成功输送 miRNA 到疾病细胞中，实现了对特异基因表达调控和细胞功能的修饰；然而，miRNA 成功结合靶标和输送是必要的。如上所述，在表达的 miRNA 受抑制的那些疾病中，可以通过特异性输入合成的那种 miRNA 使之恢复到正常水平(Ye et al.，2011)。因此，稳定并易于组装的输送平台对于输送这些 miRNA 是必不可少的。

在过去和当前的工作中，已使用了几种不同方法输送合成的 miRNA 及其类似物、小干扰 RNA(siRNA)。这些调控基因的小 RNA 是通过脂质体(Chen et al.，2010)，树枝状聚合物(Ren et al.，2012)，黄金纳米粒(Crew et al.，2012)及二氧化硅磁球(Liu et al.，2012)输送的。这些输送方法各有局限和不足，它们对多聚体大小没有差异控制，并能轻易从体内除去，还会引起免疫系统的抗体应答，以及对疾病细胞或组织缺少特异性打靶。然而，使用 RNA 纳米技术构建含有靶分子和 miRNA 的全 RNA 纳米颗粒可以避免诸多不足。用于药物输送而构建的 RNA 有很多好处，如治疗的多价输送(Chang et al.，2012)；明确的结构、大小和化学计量(Guo，2010)；纳米尺度大小有良好的渗透性和滞留性(Jain，

2005）；避免了抗体应答(Abdelmawla et al.，2011)；通过化学修饰提高了化学和热动力学稳定性(Liu et al.，2010)和自组装能力(Guo 2010)。

　　这些输送的 microRNA 可通过 phi29 pRNA 三叉接口（3WJ）实现。3WJ 是来自 phi29 噬菌体的包装 RNA(pRNA)核心结构，方法可见 Shu 等(2011)。pRNA 3WJ 包含三个小的单个 RNA，是化学和热稳定的，并在无盐离子时能自行组装。使用 pRNA 3WJ 作为支柱框架，几个治疗元件可以逐个共价连接到其分支结构上，形成一个多价药物，通过自下而上的构建设计使其简单化，并构建能有效输送 RNA 纳米颗粒的框架(Shu et al.，2004，2011)。

　　此外，使用细胞打靶组分，如 RNA 单体或偶联上化学基团，一个 3WJ 分枝可以偶联一个治疗用的 miRNA 或偶联一个发光团用于成像。这些 miRNA-3WJ 纳米颗粒能作为完整、靶特异的治疗药用于治疗各种疾病。

致　　谢

本工作受到 NIH 赞助(#RR015566)。

参 考 文 献

Abdelmawla S, Guo S, Zhang L, Pulukuri S, Patankar P, Conley P, Trebley J, Guo P, and Li QX (2011). Pharmacological characterization of chemically synthesized monomeric pRNA nanoparticles for systemic delivery. *Molecular Therapy*, 19, 1312–1322.

Asangani IA, Rasheed SAK, Nikolova DA, Leupold JH, Colburn NH, Post S, and Allgayer H (2008). MicroRNA-21 (miR-21) post-transcriptionally downregulates tumor suppressor Pdcd4 and stimulates invasion, intravasation and metastasis in colorectal cancer. *Oncogene*, 27, 2128–2136.

Bader AG, Brown D, and Winkler M (2010). The promise of microRNA replacement therapy. *Cancer Research*, 70, 7027–7030.

Bagga S, Bracht J, Hunter S, Massirer K, Holtz J, Eachus R, and Pasquinelli AE (2005). Regulation by let-7 and lin-4 miRNAs results in target mRNA degradation. *Cell*, 122, 553–563.

Bartel DP (2004). MicroRNAs: Genomics, biogenesis, mechanism, and function. *Cell*, 116, 281–297.

Behm-Ansmant I, Rehwinkel J, Doerks T, Stark A, Bork P, and Izaurralde E (2006). MRNA degradation by miRNAs and GW182 requires both CCR4: NOT deadenylase and DCP1: DCP2 decapping complexes. *Genes & Development*, 20, 1885–1898.

Beveridge NJ, Tooney PA, Carroll AP, Gardiner E, Bowden N, Scott RJ, Tran N, Dedova I, and Cairns MJ (2008). Dysregulation of miRNA 181b in the temporal cortex in schizophrenia. *Human Molecular Genetics*, 17, 1156–1168.

Bhatnagar N, Li X, Padi SK, Zhang Q, Tang MS, and Guo B (2010). Downregulation of miR-205 and miR-31 confers resistance to chemotherapy-induced apoptosis in prostate cancer cells. *Cell Death and Disease*, 1, e105.

Bhayani MK, Calin GA, and Lai SY (2012). Functional relevance of miRNA* sequences in human disease. *Mutation Research—Fundamental and Molecular Mechanisms of Mutagenesis*, 731, 14–19.

Bonauer A, Carmona G, Iwasaki M, Mione M, Koyanagi M, Fischer A, Burchfield J, Fox H, Doebele C, Ohtani K, Chavakis E, Potente M, Tjwa M, Urbich C, Zeiher AM, and Dimmeler S (2009). MicroRNA-92a controls angiogenesis and functional recovery of ischemic tissues in mice. *Science*, 324, 1710–1713.

Calin GA and Croce CM (2006). MicroRNA signatures in human cancers. *Nature Reviews. Cancer*, 6, 857–866.

Care A, Catalucci D, Felicetti F, Bonci D, Addario A, Gallo P, Bang ML, Segnalini P, Gu YS, Dalton

ND, Elia L, Latronico MVG, Hoydal M, Autore C, Russo MA, Dorn GW, Ellingsen O, Ruiz-Lozano P, Peterson KL, Croce CM, Peschle C, and Condorelli G (2007). MicroRNA-133 controls cardiac hypertrophy. *Nature Medicine,* 13, 613–618.

Chang CI, Lee TY, Yoo JW, Shin D, Kim M, Kim S, and Lee DK (2012). Branched, tripartite-interfering RNAs silence multiple target genes with long guide strands. *Nucleic Acid Therapeutics,* 22, 30–39.

Chekulaeva M and Filipowicz W (2009). Mechanisms of miRNA-mediated post-transcriptional regulation in animal cells. *Current Opinion in Cell Biology,* 21, 452–460.

Chen Y, Zhu X, Zhang X, Liu B, and Huang L (2010). Nanoparticles modified with tumor-targeting scFv deliver siRNA and miRNA for cancer therapy. *Molecular Therapy,* 18, 1650–1656.

Chiang HR, Schoenfeld LW, Ruby JG, Auyeung VC, Spies N, Baek D, Johnston WK, Russ C, Luo SJ, Babiarz JE, Blelloch R, Schroth GP, Nusbaum C, and Bartel DP (2010). Mammalian microRNAs: Experimental evaluation of novel and previously annotated genes. *Genes & Development,* 24, 992–1009.

Crew E, Rahman S, Razzak-Jaffar A, Mott D, Kamundi M, Yu G, Tchah N, Lee J, Bellavia M, and Zhong CJ (2012). MicroRNA conjugated gold nanoparticles and cell transfection. *Analytical Chemistry,* 84, 26–29.

Djuranovic S, Nahvi A, and Green R (2012). miRNA-mediated gene silencing by translational repression followed by mRNA deadenylation and decay. *Science,* 336, 237–240.

Eulalio A, Huntzinger E, Nishihara T, Rehwinkel J, Fauser M, and Izaurralde E (2009). Deadenylation is a widespread effect of miRNA regulation. *RNA—A Publication of the RNA Society,* 15, 21–32.

Fiedler J, Jazbutyte V, Kirchmaier BC, Gupta SK, Lorenzen J, Hartmann D, Galuppo P, Kneitz S, Pena JTG, Sohn-Lee C, Loyer X, Soutschek J, Brand T, Tuschl T, Heineke J, Martin U, Schulte-Merker S, Ertl G, Engelhardt S, Bauersachs J, and Thum T (2011). MicroRNA-24 regulates vascularity after myocardial infarction. *Circulation,* 124, 720-U178.

Folini M, Gandellini P, Longoni N, Profumo V, Callari M, Pennati M, Colecchia M, Supino R, Veneroni S, Salvioni R, Valdagni R, Daidone MG, and Zaffaroni N (2010). miR-21: An oncomir on strike in prostate cancer. *Molecular Cancer,* 9, 12 doi:10.1186/1476-4598-9-12.

Gabriely G, Wurdinger T, Kesari S, Esau CC, Burchard J, Linsley PS, and Krichevsky AM (2008). MicroRNA 21 promotes glioma invasion by targeting matrix metalloproteinase regulators. *Molecular and Cellular Biology,* 28, 5369–5380.

Garofalo M, Romano G, Di Leva G, Nuovo G, Jeon YJ, Ngankeu A, Sun J, Lovat F, Alder H, Condorelli G, Engelman JA, Ono M, Rho JK, Cascione L, Volinia S, Nephew KP, and Croce CM (2012). EGFR and MET receptor tyrosine kinase-altered microRNA expression induces tumorigenesis and gefitinib resistance in lung cancers. *Nature Medicine,* 18, 74–82.

Gaughwin PM, Ciesla M, Lahiri N, Tabrizi SJ, Brundin P, and Bjorkqvist M (2011). Hsa-miR-34b is a plasma-stable microRNA that is elevated in pre-manifest Huntington's disease. *Human Molecular Genetics,* 20, 2225–2237.

Guo P (2010). The emerging field of RNA nanotechnology. *Nature Nanotechnology,* 5, 833–842.

Hammond SM, Bernstein E, Beach D, and Hannon GJ (2000). An RNA-directed nuclease mediates post-transcriptional gene silencing in Drosophila cells. *Nature,* 404, 293–296.

Hammond SM, Boettcher S, Caudy AA, Kobayashi R, and Hannon GJ (2001). Argonaute2, a link between genetic and biochemical analyses of RNAi. *Science,* 293, 1146–1150.

Hatley ME, Patrick DM, Garcia MR, Richardson JA, Bassel-Duby R, van Rooij E, and Olson EN (2010). Modulation of K-Ras-dependent lung tumorigenesis by microRNA-21. *Cancer Cell,* 18, 282–293.

Hatziapostolou M, Polytarchou C, Aggelidou E, Drakaki A, Poultsides GA, Jaeger SA, Ogata H, Karin M, Struhl K, Hadzopoulou-Cladaras M, and Iliopoulos D (2011). An HNF4 alpha-miRNA inflammatory feedback circuit regulates hepatocellular oncogenesis. *Cell,* 147, 1233–1247.

Hebert SS, Horre K, Nicolai L, Papadopoulou AS, Mandemakers W, Silahtaroglu AN, Kauppinen S, Delacourte A, and De Strooper B (2008). Loss of microRNA cluster miR-29a/b-1 in sporadic Alzheimer's disease correlates with increased BACE1/beta-secretase expression. *Proceedings of the National Academy of Sciences of the United States of America,* 105, 6415–6420.

Hua DS, Ding D, Han X, Zhang WY, Zhao N, Foltz G, Lan Q, Huang Q, and Lin BY (2012). Human miR-31 targets radixin and inhibits migration and invasion of glioma cells. *Oncology Reports,* 27, 700–706.

Jain KK (2005). The role of nanobiotechnology in drug discovery. *Drug Discovery Today,* 10, 1435–1442.

Jin P, Zarnescu DC, Ceman S, Nakamoto M, Mowrey J, Jongens TA, Nelson DL, Moses K, and Warren ST (2004). Biochemical and genetic interaction between the fragile X mental retardation protein and the microRNA pathway. *Nature Neuroscience,* 7, 113–117.

Kim J, Inoue K, Ishii J, Vanti WB, Voronov SV, Murchison E, Hannon G, and Abeliovich A (2007). A microRNA feedback circuit in midbrain dopamine neurons. *Science,* 317, 1220–1224.

Krutzfeldt J, Rajewsky N, Braich R, Rajeev KG, Tuschl T, Manoharan M, and Stoffel M (2005). Silencing of microRNAs in vivo with 'antagomirs'. *Nature,* 438, 685–689.

Lee Y, Jeon K, Lee JT, Kim S, and Kim VN (2002). MicroRNA maturation: Stepwise processing and subcellular localization. *EMBO J,* 21, 4663–4670.

Lee Y, Ahn C, Han JJ, Choi H, Kim J, Yim J, Lee J, Provost P, Radmark O, Kim S, and Kim VN (2003). The nuclear RNase III Drosha initiates microRNA processing. *Nature,* 425, 415–419.

Leidner RS, Ravi L, Leahy P, Chen YW, Bednarchik B, Streppel M, Canto M, Wang JS, Maitra A, Willis J, Markowitz SD, Barnholtz-Sloan J, Adams MD, Chak A, and Guda K (2012). The micro-RNAs, MiR-31 and MiR-375, as candidate markers in Barrett's esophageal carcinogenesis. *Genes Chromosomes & Cancer,* 51, 473–479.

Liu J, Guo S, Cinier M, Shlyakhtenko L, Shu Y, Chen C, Shen G, and Guo P (2010). Fabrication of stable and RNase-resistant RNA nanoparticles active in gearing the nanomotors for viral DNA packaging. *ACS Nano,* 5, 237–246.

Liu J, Wang B, Hartono SB, Liu TT, Kantharidis P, Middelberg APJ, Lu GQ, He LZ, and Qiao SZ (2012). Magnetic silica spheres with large nanopores for nucleic acid adsorption and cellular uptake. *Biomaterials,* 33, 970–978.

Liu JD, Valencia-Sanchez MA, Hannon GJ, and Parker R (2005). MicroRNA-dependent localization of targeted mRNAs to mammalian P-bodies. *Nature Cell Biology,* 7, 719–U118.

Lu YJ, Zhang Y, Wang N, Pan ZW, Gao X, Zhang FM, Zhang Y, Shan HL, Luo XB, Bai YL, Sun LH, Song WQ, Xu CQ, Wang ZG, and Yang BF (2010). MicroRNA-328 contributes to adverse electrical remodeling in atrial fibrillation. *Circulation,* 122, 2378–2387.

Markou A, Tsaroucha EG, Kaklamanis L, Fotinou M, Georgoulias V, and Lianidou ES (2008). Prognostic value of mature microRNA-21 and microRNA-205 overexpression in non-small cell lung cancer by quantitative real-time RT-PCR. *Clinical Chemistry,* 54, 1696–1704.

Martinez J, Patkaniowska A, Urlaub H, Luhrmann R, and Tuschl T (2002). Single-stranded antisense siRNAs guide target RNA cleavage in RNAi. *Cell,* 110, 563–574.

Medina PP, Nolde M, and Slack FJ (2010). OncomiR addiction in an in vivo model of microRNA-21-induced pre-B-cell lymphoma. *Nature,* 467, 86–U119.

Meng FY, Henson R, Wehbe-Janek H, Ghoshal K, Jacob ST, and Patel T (2007). MicroRNA-21 regulates expression of the PTEN tumor suppressor gene in human hepatocellular cancer. *Gastroenterology,* 133, 647–658.

Packer AN, Xing Y, Harper SQ, Jones L, and Davidson BL (2008). The bifunctional microRNA miR-9/miR-9* regulates REST and CoREST and is downregulated in Huntington's disease. *Journal of Neuroscience,* 28, 14341–14346.

Qian BY, Katsaros D, Lu LG, Preti M, Durando A, Arisio R, Mu LN, and Yu H (2009). High miR-21 expression in breast cancer associated with poor disease-free survival in early stage disease and high TGF-beta 1. *Breast Cancer Research and Treatment,* 117, 131–140.

Rayner KJ, Esau CC, Hussain FN, McDaniel AL, Marshall SM, van Gils JM, Ray TD, Sheedy FJ, Goedeke L, Liu XQ, Khatsenko OG, Kaimal V, Lees CJ, Fernandez-Hernando C, Fisher EA, Temel RE, and Moore KJ (2011). Inhibition of miR-33a/b in non-human primates raises plasma HDL and lowers VLDL triglycerides. *Nature,* 478, 404.

Ren XP, Wu JH, Wang XH, Sartor MA, Qian J, Jones K, Nicolaou P, Pritchard TJ, and Fan GC (2009). MicroRNA-320 is involved in the regulation of cardiac ischemia/reperfusion injury by targeting heat-shock protein 20. *Circulation,* 119, 2357–U128.

Ren Y, Kang CS, Yuan XB, Zhou X, Xu P, Han L, Wang GX, Jia ZF, Zhong Y, Yu SZ, Sheng J, and Pu PY (2010). Co-delivery of as-miR-21 and 5-FU by poly(amidoamine) dendrimer attenuates human glioma cell growth in vitro. *Journal of Biomaterials Science—Polymer Edition*, 21, 303–314.

Schaefer A, Jung M, Mollenkopf HJ, Wagner I, Stephan C, Jentzmik F, Miller K, Lein M, Kristiansen G, and Jung K (2010). Diagnostic and prognostic implications of microRNA profiling in prostate carcinoma. *International Journal of Cancer*, 126, 1166–1176.

Shu D, Moll WD, Deng Z, Mao C, and Guo P (2004). Bottom-up assembly of RNA arrays and super-structures as potential parts in nanotechnology. *Nano Letters*, 4, 1717–1723.

Shu D, Shu Y, Haque F, Abdelmawla S, and Guo P (2011). Thermodynamically stable RNA three-way junctions as platform for constructing multifunctional nanoparticles for delivery of therapeutics. *Nature Nanotechnology*, 6, 658–667.

Thum T, Galuppo P, Kneitz S, Fiedler J, Van Laake L, Murnmery C, Ertl G, and Bauersachs J (2007). MicroRNAs in the human heart: A clue to fetal gene reprogramming in heart failure. *Journal of Molecular and Cellular Cardiology*, 42, S154.

Thum T, Gross C, Fiedler J, Fischer T, Kissler S, Bussen M, Galuppo P, Just S, Rottbauer W, Frantz S, Castoldi M, Soutschek J, Koteliansky V, Rosenwald A, Basson MA, Licht JD, Pena JTR, Rouhanifard SH, Muckenthaler MU, Tuschl T, Martin GR, Bauersachs J, and Engelhardt S (2008). MicroRNA-21 contributes to myocardial disease by stimulating MAP kinase signalling in fibroblasts. *Nature*, 456, 980-U83.

Valastyan S, Reinhardt F, Benaich N, Calogrias D, Szasz AM, Wang ZGC, Brock JE, Richardson AL, and Weinberg RA (2009). A pleiotropically acting microRNA, miR-31, inhibits breast cancer metastasis. *Cell*, 137, 1032–1046.

van Rooij E, Sutherland LB, Thatcher JE, Dimaio JM, Naseem RH, Marshall WS, Hill JA, and Olson EN (2008). Dysregulation of microRNAs after myocardial infarction reveals a role of miR-29 in cardiac fibrosis. *Proceedings of the National Academy of Sciences of the United States of America*, 105, 13027–13032.

Vilardo E, Barbato C, Ciotti M, Cogoni C, and Ruberti F (2010). MicroRNA-101 regulates amyloid precursor protein expression in hippocampal neurons. *J Biol Chem*, 285, 18344–18351.

Yamagishi M, Nakano K, Miyake A, Yamochi T, Kagami Y, Tsutsumi A, Matsuda Y, Sato-Otsubo A, Muto S, Utsunomiya A, Yamaguchi K, Uchimaru K, Ogawa S, and Watanabe T (2012). Polycomb-mediated loss of miR-31 activates NIK-dependent NF-kappa B pathway in adult T cell leukemia and other cancers. *Cancer Cell*, 21, 121–135.

Ye X, Liu Z, Hemida MG, and Yang D (2011). Targeted delivery of mutant tolerant anti-coxsackievirus artificial microRNAs using folate conjugated bacteriophage Phi29 pRNA. *PLoS One*, 6, e21215.

Yi R, Qin Y, Macara IG, and Cullen BR (2003). Exportin-5 mediates the nuclear export of pre-microRNAs and short hairpin RNAs. *Genes & Development*, 17, 3011–3016.

Zhang YY, Guo JM, Li D, Xiao BX, Miao Y, Jiang Z, and Zhuo H (2010). Down-regulation of miR-31 expression in gastric cancer tissues and its clinical significance. *Medical Oncology*, 27, 685–689.

Zhang ZY, Li ZJ, Gao CP, Chen P, Chen JJ, Liu WZ, Xiao SD, and Lu H (2008). miR-21 plays a pivotal role in gastric cancer pathogenesis and progression. *Laboratory Investigation*, 88, 1358–1366.

第十一部分　siRNA 在 RNA 纳米技术和治疗中的应用

第 28 章　自组装 RNAi 纳米颗粒研究进展

Ka-To Shum，Jiehua Zhou(周洁华)，and John J. Rossi

翻译：李永超　校对：宁　平，严尔福

28.1　引　　言

研究人员利用 RNA 的自组装能力制造出越来越多各种各样的纳米结构和纳米机器，于是就出现了一种流行的新研究领域即所谓的 RNA 纳米技术(Rossi，2011；Guo，2010)。RNA 纳米技术一般定义为基于技术目的而设计和创造新的小于 100nm 尺度的 RNA 结构(Guo，2010)。这种 RNA 具有核酸折叠的关键特征，从而使 RNA 生成的结构比蛋白质材料更有用，这种折叠特征可口述为简单易懂的碱基配对原则，它们能以高度程序化并和可预测的方式形成各种环及不同热动力学稳定的结构(Guo，2010；Rossi，2011)。而且，不同于 DNA 分子主要依赖于经典的沃森克里克碱基配对原则，RNA 分子还有非经典的碱基配对，这可以促使它们形成不同于 DNA 的多种稳定结构域。典型的 RNA 纳米结构和特征简单的 DNA 一样易于设计操纵，同时 RNA 纳米结构显示出和蛋白质相似的结构灵活性和功能多样性(Guo，2010)。因此，RNA 特别引人注目的是，它可作为组建模块在纳米尺度上根据技术目的自下而上组装成许多人工结构。

RNA 干扰在治疗学上产生一个新类别，此观念在 RNA 干扰发现后就迅速吸引了众多研究人员的关注。RNAi 疗法的应用领域快速从临床前尝试推进到临床试验。在过去的几年中，研究者设计了很多新的 RNA 纳米结构，并用 RNAi 制造了很多纳米颗粒(Burnett and Rossi，2012；Burnett et al.，2011)。这种纳米结构有常规的三维结构和催化功能，可以模拟某几类蛋白质。RNA 纳米颗粒的基本特征是可用于组建 RNA 寡聚体，并包含有能通过 RNA/RNA 相互作用融合成几种治疗的 RNA 部分。这种合理设计允许精确组装那些已知结构和多价功能的纳米颗粒。本章的目的是从广度和深度上概述运用不同组建模块构建不同的 RNA 纳米颗粒。我们首先介绍 RNAi 通路，然后讨论作为单独疗法时可能制约 RNAi 应用的不同影响因子。接下来，我们总结近期通过纳米技术平台构建 RNAi 纳米颗粒的研究进展，特别强调各系统特征及优点。RNA 纳米技术有助于跨越经典 RNAi 疗法的障碍，并阐述这一优点。最后，我们来讨论 RNAi 纳米颗粒研究过程可能遇到的挑战及将来成功的前景。

28.2　RNAi 作用机制

RNAi 是遵循一种特异连续方式沉默基因表达的自然细胞过程。RNAi 作用机制是由 Andrew Fire 和 Craig Mellon 于 1998 年发现，并因此发现而获得 2006 年诺贝尔生理学或医学奖(Fire et al.，1998)。通过简单实验，他们证实把长的外源双链 RNA 注射进秀丽线虫体内后能够特异性抑制肌肉蛋白表达，但是单独一个有义单链还是反义单链均无此显著作用(Fire et al.，1998)。这个最初发现之后，相似现象在其他许多生物中也有记录，包括哺乳动物(McCaffrey et al.，2002)。RNAi 作用机制认识的快速发展推动这种强大的生物调控机制在人类疾病治疗方面的应用，并预示其作为下一种新型药物的可能(Castanotto and Rossi，2009)。

RNAi 可以通过合成 siRNA 直接导入细胞内而激活(Tuschl et al.，1999；Fire et al.，1998)。siRNA 上有一段序列能作为引导(反义)链可以和靶 mRNA 互补。siRNA 在细胞质里出现后，其中一条链会整合到 RNA 诱导沉默复合体(RISC)中，它就是负责基因沉默的内源性蛋白机器(Meister and Tuschl，2004)。siRNA 引导链能识别 mRNA 上的互补序列，由 RISC 退火、剪切并阻断互补 mRNA 的翻译。相对于引导链 5′端来说，靶 mRNA 的剪切一般发生在 10 和 11 位核苷酸之间。在 RISC 内，引导链受到保护不被降解，可以循环催化沉默基因表达。一次剂量从皮摩尔到次纳摩尔量的 siRNA 可以进行典型有效的沉默，在分裂细胞中几天后还有沉默作用，在体内不分裂细胞中甚至几周后还有作用(Peer and Lieberman，2011)。最终，siRNA 在细胞内因稀释或降解而失去沉默作用，所以需要反复给药以维系持久的药效。因为 siRNA 可以设计成与任一目的靶 miRNA 完全互补，所以 siRNA 有着巨大治疗潜力，它可以沉默其他"无药物可治疗的"靶基因从而选择性敲降其基因表达，因此相比于常规小分子抑制剂和生物制剂，RNAi 有着更优良的特点(Dykxhoorn and Lieberman，2006)。

28.3　经典 siRNA 疗法面临的挑战

尽管有着明显的预示，当前存在的多个细胞内外的障碍依然制约着 siRNA 在临床上的广泛应用。这些障碍主要是 siRNA 在血浆中的不稳定性、生物体利用率及如何运送到细胞中(Lares et al.，2010；Castanotto and Rossi，2009)。

和大部分 RNA 分子一样，裸露的 siRNA 在血清中很不稳定，因为 siRNA 的磷酸二酯骨架容易受到核酸酶(如核酸内切酶和核酸外切酶)的攻击，所以在人血浆中半衰期只有几分钟。在反义寡核苷酸链上用硫代磷酸酯骨架代替磷酸二酯骨架是最早对核酸进行修饰的方法之一，这种替换方法也能使用到 siRNA 中（Gaglione and Messere，2010；Chernolovskaya and Zenkova，2010；Detzer and Sczakiel，2009）。这种简单便宜的修饰可以增强 siRNA 抗核酸酶降解，增加对血浆蛋白的亲和力，并提高了 siRNA 的半衰期。氟和 O-Me 在核糖 2′位置的化学替换用得更多，替换后可以提高 siRNA 在人血浆中的效力和稳定性（Chernolovskaya and Zenkova，2010）。这些修饰能赋予 RNA 可以采取能量上更加偏爱的 C3′内糖构象，这种构象使 2′取代基和 3′磷酸更加接近，从而提高了对核酸酶的抗性（Burnett and Rossi，2012）。另一种稳定策略是合成闭锁核酸（LNA）。有些 LNA 可以整合进 siRNA，提高稳定性，消除脱靶效应（Elmen et al.，2005）。LNA 修饰的 siRNA 可系统地用于靶向一个异体移植癌症模型，和未修饰 siRNA 相比它的作用更强、稳定性更好（Mook et al.，2010）。

　　虽然和未修饰 siRNA 相比，修饰的 siRNA 在人血浆中更稳定，更耐受核酸酶攻击，但是化学修饰 siRNA 仍然容易从肾小球毛细血管壁上的孔道排泄出去。当 siRNA 系统给药时，在肾脏中游离 siRNA 的量是其他器官的 40 倍还多，且它们的循环半衰期只有几分钟（van de Water et al.，2006）。对于在体内的分布和生物利用率，颗粒的大小、形状和表面特征都是主要决定因素（Pecot et al.，2011；Tokatlian and Segura，2010）。在生理环境中，siRNA 是 21 个核苷酸长的刚性结构，分子质量大约 13kDa，长 7.5nm，直径 2nm（Schroeder et al.，2010）。对于高效的系统循环，一般认为小于 10nm 的颗粒会通过肾脏从循环系统中快速清除，在 10~50nm 的颗粒则恰好大到为血液所保留，小到能依靠细胞表面受体介导的内吞作用穿过细胞膜（Guo，2010）。因此，裸露的或化学修饰的 siRNA 因为相对较小能够通过肾脏过滤而快速消除，当增加运载 siRNA 的颗粒有效体积时可以给予其更好的药理学特征。单独使用裸露的 siRNA 作为药物更适用于那些易于透过的器官如皮肤和眼睛，因为这些器官可以进行局部注射（Fattal and Bochot，2006；Geusens et al.，2009）。的确，最先的临床试验是把未复合化的 siRNA 通过玻璃体内注射到视网膜里面，靶向作用于特征明显的促 mRNA 血管化以治疗老年性黄斑病变（AMD）和糖尿病黄斑水肿（DME）引起的失明（Lee et al.，2012）。其他局部给药方法包括通过鼻腔进行肺部给药和直接注射中枢神经系统也均有描述（Sarret et al.，2010；Barik，2011；DeVincenzo et al.，2010）。然而，很多疾病的靶位既不能限定局部，也不容易通过，如肝脏和脾脏；这些器官只能通过循环系统对 siRNA 系统给药才能到达。因此，在系统应用中，缺少满足要求的运载系统来能提高 siRNA 循环时间。

　　此外，尽管 siRNA 能到达预期的组织和器官，它们还必须进入细胞质中启动 siRNA 通路。细胞膜带负电荷，是 siRNA 内化的主要障碍。因为 siRNA 具有亲水性和多聚阴离子属性，所以它们很难跨过疏水的细胞膜进入细胞质中。据估计，如果向体内静脉注射 100 000 个分子，通过被动扩散能到达靶位的只有 1/10（Seigneuric et al.，2010）。因此，人们渴望一种积极的靶向输送系统，此系统能特异地限制 siRNA 在靶组织和靶细胞内。这么一种输送系统可以把不良反应最小化，并能降低有效基因沉默所需的 siRNA 剂量。

　　不管是患病组织还是给药方式有何不同，外源注射 siRNA 的最终点是靶细胞的细胞质，并在细胞质中组装到 RISC 中，随后引导 RISC 结合到靶 mRNA 的互补序列执行剪切。尽管 siRNA 内化途径尚未能完全清楚，但是观察到的结果是 siRNA 一旦内化，就被包进囊泡中形成所谓的早期内体(Endoh and Ohtsuki，2009)。然后，早期内体小泡里面的内容物迁移到后期内体，最后是溶酶体。溶酶体内的酸度约 pH 约为 4.5，而 siRNA 在此可能被核酸酶降解(Tokatlian and Segura，2010)。因此，siRNA 必须在进入溶酶体被降解之前就从内体里释放出来。

28.4　RNA 纳米颗粒

RNA 固有特征使之可能成为建造模块，用于纳米颗粒"自底而上"的装配(Guo，2010；Guo et al.，2010)。它们具有变化多端的结构和功能，因此是装配纳米颗粒所需的独一无二的完美模块。单个 RNA 分子用可以预测的方式自然组装成二维或三维的巨大纳米颗粒。各种 RNA 基础的治疗方法如 siRNA、适配体、核酶和抗转录疗法都能通过共价交联或非共价交联起来，形成一个嵌合体，目的是为了实现靶向运输，提高药效，减少有害的副反应(Guo，2010；Zhou et al.，2009，2011b；Tarapore et al.，2011；Sun et al.，2006；Shu et al.，2011；Liu et al.，2007)。以下是描述 RNA 纳米技术平台用于疾病治疗的事例。

28.4.1　适配体-siRNA 嵌合体

适配体(aptamer)，来自拉丁语 aptus，意思是"合适的，适宜的"，在此是指寡核苷酸，并衍生为某一物质能在试管里进行功能明确的实验，如结合一个目的物或者催化一个反应。在体外或者基于细胞的识别方法，可通过 PCR 反复核酸筛选和扩增，即已知的利用指数富集配体系统演化(SELEX)，能够发现结构良好的核酸，它有非常高的特异性和极高的强度(Ellington and Szostak，1990；Tuerk and Gold，1990)。事实上，一种叫哌加他尼(pengaptanib)的 PEG 修饰适配体药物，已经用于临床治疗黄斑病变(Ng et al.，2006)。Hickey 和 Stephens(2000)把用作运载工具的适配体定义为"护送适配体"，他们证实适配体可以作为运载工具运送二级治疗药物，像 siRNA 等。适配体是双功能细胞特异性运载工具，可以选择性地把 siRNA 运送到细胞内，并抵达药物的靶受体(Dassie et al.，2009；Zhou et al.，2008，2009)。细胞内化适配体特别适用于 siRNA 的靶向运输，因为它们具有较高的亲和性、特异性和适用性，可用于化学交联。适配体-siRNA 嵌合体方法可以实现靶向运输，增强 siRNA 的药效，降低对非特异性靶结合的有害副反应。并且，适配体运送比抗体介导的靶向运送有更多的优点，包括较长的半衰期，较低的免疫原性，价格便宜，并且在组织和器官中稳定性增强(Keefe et al.，2010)。以下将描述几种不同的策略用于 RNAi 和适配体交联进行靶向治疗。

28.4.1.1　PSMA 适配体-siRNA 嵌合体

前列腺特异膜抗原(prostate specific membrane antigen，PSMA)是一个跨膜受体，在初级和转移前列腺的细胞表面高水平表达，但在正常前列腺表皮细胞中不表达(Ghosh and Heston，2004)。更重要的是，PSMA 能不断从质膜上进入细胞中，因此是一种良好的用于靶向运输的引导分子(Anilkuma et al.，2003)。开始，从 40mer 文库中用重组蛋白

SELEX 筛选抗-PSMA 适配体,A9 和 A10,它们两个都具有核酸抗性(Lupold et al.,2002)。因为这些适配体通过和 PSMA 结合可以进入细胞内,然后和这些适配体交联的 siRNA 在细胞内将变成能特异地靶向过表达 PSMA 的前列腺癌细胞。在 McNamara 等指导的基于概念证明的研究中, 一个基于 RNA 的完整方法是要组装一个适配体-siRNA 嵌合体,在这个嵌合体中,A10 PSMA 适配体的 3′端共价结合了靶向 Bcl2 或 Plk1 的 siRNA 有义链(图28.1a)(McNamara et al.,2006；Thiel and Giangrande,2009,2010；Dassie et al.,2009)。当 Bcl2 或 Plk1 siRNA 的反义链和其他反义链杂交,然后自组装成纳米颗粒,这就是适配体-siRNA 嵌合体组装(McNamara et al.,2006)。观测结果显示,这种适配体-siRNA 纳米颗粒能在培养的细胞和人前列腺癌移植模型中特异沉默 Bcl2 和 Plk1 表达 PSMA 的细胞(McNamara et al.,2006)。

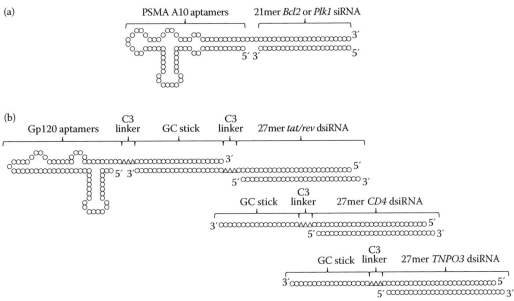

图 28.1　适配体-siRNA 偶联。(a)A10 抗 PSMA 适配体和 Bcl/plk1 siRNA 21 聚体偶联形成嵌合体。(b)抗 gp120 适配体和抗 tat/rev、CD4 和 TNPO3 通过富含 GC 的黏桥偶联 dsiRNA 形成的各种 27 聚体。

28.4.1.2　gp120 适配体-siRNA 嵌合体

我们研究组设计了一种非共价"黏桥"方法,把不同 siRNA 分别交联到一个单独的细胞内化适配体上用于 HIV 治疗。已知 HIV-1 感染的起始是病毒包膜蛋白 gp120 和宿主细胞 CD4 表面受体的相互作用。能干扰它们相互作用的小分子是病毒复制的有效抑制剂(Tran et al.,2011)。因此,gp120 是抗 HIV 治疗的主要靶点。首先,从 SELEX分离出 2′-氟修饰的 gp120 适配体(Zhou et al.,2009)。然后,为了制备嵌合体,把一个富含 GC 的 16 个核苷酸的序列连接到抗 gp120 适配体的 3′端,这个序列的互补部分还可以交联在 siRNA 上(图 28.1b)(Zhou et al.,2009)。设计三个不同的 Dicer 底物 siRNA,它们均长为 27mer,并能靶作用于 HIV-1 tat/rev 外显子和 HIV 宿主依赖因子 CD4 和TNPO3(转运蛋白-3)(Zhou et al.,2009)。富含 GC 的序列能根据碱基互补配对进行自组装,这样适配体和 siRNA 就交联在一起。而且,为了空间和结构的灵活性,在 gp120 适配体和富含 GC 的序列之间连接一个 3 碳原子的铰链(C3)。这种独特的方法为组装不同 siRNA 提供了极大的灵活性,并且这些 siRNA 都通过黏桥连接一个适配体。这些交联物显示出可以内化进 HIV-1 感染的细胞,证明在 HIV-1 感染的 CEM 和 PBMC 中可以抑制 HIV-1 复制。HIV-1 感染 RAG 人源化的鼠模型中,HIV-1 的侵染性显著降低。gp120 适配体-siRNA 嵌合体处理 HIV-1 侵染的小鼠后,检测到靶 mRNA 被特异性敲降,而用突变的适配体或错配的 siRNA 嵌合体处理时,则检测不到靶 mRNA 的特异敲降(Zhou et al.,2009,2011a)。总之,siRNA 混合体(siRNA cocktail)在 HIV-1 感染的治疗中也许能控制抗性病毒的进化,而黏桥方法(sticky bridge approach)为开发 siRNA 混合体提供了一种非常合理的方案。

28.4.2　pRNA-siRNA 嵌合体

phi29 包装马达把病毒基因组 DNA 包装进病毒外壳,它是噬菌体 pRNA 的一个关键组分。pRNA 只包含 RNA,并以相同的单体表达,通过环-环相互作用形成工程化的二聚体、三聚体,甚至六聚体(Ye et al.,2012;Guo,2010)。因为它们可以形成自组装复合物,这一特征使 pRNA 成为一个良好的组建模块,用于 RNA 纳米结构的"自下而上"组装。每个 pRNA 单体都包括两个结构域:①连锁结构域;②螺旋结构域(图 28.2a)。两个结构域各自独立折叠,pRNA(如编码一个 siRNA 或者适配体序列)螺旋结构域的修饰不会干扰其折叠和结构及多聚体中分子间的相互作用。2′-氟化学修饰的 pRNA 可以耐受核酸酶降解,并且修饰不会影响 pRNA 结构的折叠(Liu et al.,2011)。现在,pRNA 作为运输工具装载各种治疗组分如 siRNA、核酶及与配体结合的受体(Moll and Guo,2007;Liu et al.,2007,2009;Huang et al.,2011;Hoeprich et al.,2003;Guo et al.,2005,2006,2010)。当一个 pRNA 单体装载 siRNA,另一个 pRNA 单体装载一个细胞结合物,如适配体或配体,这样药物 siRNA 就能实现靶向运输至特异的疾病细胞。

28.4.2.1　含有 siRNA 的 pRNA 嵌合体

众多研究表明替换了 pRNA 螺旋结构域也不会影响 pRNA 的总体折叠,所以 siRNA 双体是很好的替换者。在 Guo 等(2005)指导的概念证明研究中,设计了许多 pRNA-siRNA 嵌合体能特异性结合绿色荧光蛋白和荧光素酶编码的 mRNA,并证明它们是以结构模块组装的,能在 mRNA 和蛋白水平上成功抑制基因表达。随后,pRNA 作为运输工具运送 siRNA 抑制促凋亡基因(Bcl2 相关凋亡启动子)和生存素,从而抑制动物模型中肿瘤的增殖(Guo et al.,2005)。这些开拓性的研究现已应用于其他疾病模型。例如,pRNA-siRNA 嵌合体携带一个靶作用于柯萨奇病毒 B3(CVB3)蛋白酶基因的 siRNA,嵌合体经过组装可以沉默基因表达、抑制病毒复制(Ye et al.,2011)。Guo 等研究发现 pRNA-siRNA 嵌合体靶作用于抗凋亡因子生存素编码的 mRNA,可以诱导癌细胞凋亡,并阻止移植鼠模型中肿瘤的发生(Tarapore et al.,2011;Liu et al.,2007)。其他研究组使用癌细胞系也能进行相似的抗癌研究,如乳腺癌、血癌和卵巢癌(Ye et al.,2011,2012)。

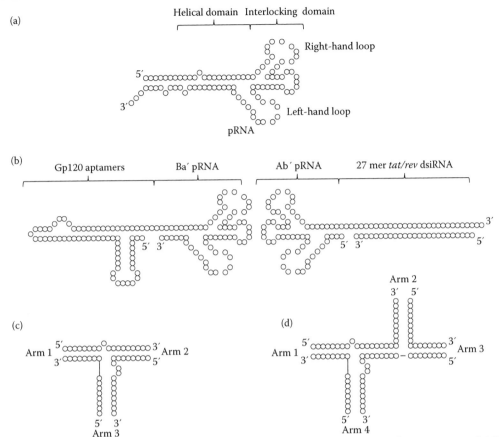

图 28.2 siRNA-pRNA 偶联。(a)包含螺旋结构域和铰链结构域的 pRNA 单体。(b)gp120 适配体 / pRNA-tat/rev 和 dsiRNA/pRNA 偶联。(c)3WJ 和 pRNA 结构。(d)基于 X 结构的 pRNA 设计。

28.4.2.2 gp120 适配体/pRNA-tat/rev/pRNA 嵌合体

我们研究组最先鉴定 gp120 适配体拥有高结合亲和力后，就利用黏桥方法设计了一个 gp120 适配体-tat/rev siRNA 嵌合体，这才使嵌合体与 pRNA 分子的偶联成为可能，它们作为细胞特异性运输工具既能高效运输 siRNA，又能细胞特异性打靶(Neff et al., 2011；Zhou and Rossi，2011b；Zhou et al.，2009)。在这种设计模式下，pRNA 二聚化运输系统包含两个结构组分：一是 gp120 适配体-Ba' pRNA 能选择性靶作用于 HIV-1 感染的细胞；二是 tat/rev siRNA-Ab' pRNA 能特异性地沉默病毒 tat 和 rev 蛋白(图 28.2b) (Zhou et al.，2011b)。实验证明，适配体-pRNA 和 siRNA-pRNA 都是各自独立折叠，并保持各自与 pRNA 对应组分作用的能力不变。适配体-siRNA-pRNA 嵌合体能够结合并选择性进入表达 HIV-1 gp160 的细胞，与原始的抗 gp120 适配体相比，也能抑制 HIV-1 复制，这说明适配体-pRNA 偶联不会干扰适配体的多聚化，也不会阻碍适配体的结合亲和力。因为 pRNA 能够形成稳定的多聚体，这些多聚体可以操作并且序列是受控制的，pRNA 平台提供了强大的适用性，能创造多价运送工具，通过单独构建每一个 pRNA 亚基，装载了各种负载，以期望的方式重组后混合(Guo，2010；Guo et al.，2010)。这个精巧的多价方法大体上可以降低病毒逃逸概率和减少癌耐受细胞的进化。

28.4.2.3　pRNA 三叉接口/四通接口-siRNA 嵌合体

最近，Guo 和同事研究发现噬菌体 pRNA 的中心折叠三叉接口（3WJ）结构域是热力学稳定的结构，并在每个接口的末端可以携带功能 RNA（如 siRNA、适配体和叶酸类似受体配体）（图 28.2c）（Shu et al.，2011）。通过简单地混合 3~6 个 RNA 寡聚体，Shu 等（2011）构建了基于 3WJ 的纳米颗粒，而这些寡聚体中包括一个有功能的 RNA 部分，如适配体、siRNA、核酶和其他小分子物质。甚至加入痕量的金属离子，还能形成一个热稳定的三重纳米结构，并且还有一个 3WJ 的核心。有意思的是，这些纳米颗粒可以是抗尿素变性的，在血清中能保持生物学稳定性，并且在非常低浓度时依然保持着三重结构。更重要的是，每个 RNA 模块的功能在体内和体外都保持独立，这进一步表明 pRNA 的 3WJ 结构域非常稳定的特性（Shu et al.，2011）。总之，三价 RNA 纳米颗粒能靶向运输 siRNA 到特异细胞进行疾病治疗，而 pRNA 的 3WJ 结构域是构建此颗粒的理想纳米平台。

相同研究组利用 pRNA 的 3WJ 结构装配出了 X 形的四通接口纳米结构，通过互补碱基对对工程化 RNA 片段进行自组装，概念上它能够装载 4 个治疗 RNA 部分（图 28.2b）（Haque et al.，2012）。在此研究中，四价纳米颗粒上带有一个孔雀绿适配体用于成像，一个叶酸用于细胞内化和两个抗荧光素酶的 siRNA，以及生存基因。X 形基序的每个臂都是通过与周围条件混合后构建的，当 X 形 RNA 基序折叠不被打乱，每个臂上 RNA 的生物学功能和结构功能就能保持不变。初步数据表明 X 形 RNA 纳米颗粒即使在低浓度时也保持完整，并能特异定位到靶组织中（Haque at al.，2012）。

28.4.3　三脚架式 RNA 纳米颗粒

和 pRNA 的 3WJ 设计一样，Chang 等（2012a）采用两种不同的方法构建了能携带三个 siRNA 的 RNA 纳米颗粒，这三个 siRNA 能进行多位点干涉。在最先报道中，三脚架分支 RNA 双体在三个磷酰胺核心基础上进行搭建，并带有一个长 17nt 的 DNA 铰链（图 28.3a）（Chang et al.，2012a）。靶作用于生存素 mRNA 的 siRNA 也设计了一个 17nt 长的突出部分。其后，三核心结构和生存素 siRNA 通过它们各自 17nt 的铰链序列之间的碱基互补配对交联在一起。概念上，这个三脚架分支 RNA 纳米颗粒可以装载三个不同的 siRNA 分子，因此可以抑制三个不同基因的表达。在转染试剂的帮助下，与同类的经典 siRNA 相比，纳米颗粒展现出更强的基因沉默效果（Chang et al.，2012a）。更重要的是，三脚架 RNA 纳米颗粒不会触发双链 RNA 介导的先天免疫应答）（Chang et al.，2012a）。

在此后的报道中，用 RNA 代替三重亚磷酰胺核心来修饰三角架纳米结构（Chang et al.，2012b）。三个 38nt 的单链 RNA 经退火后可以合成改进的三脚架结构（图 28.3b）。用这种方法形成的三脚架结构中，每一个 19nt 的双体区域代表一个 siRNA 双体可以对应于三个不同的基因。当用 PEI 或 lipofectamine 转染细胞时，这种纳米结构比经典的 siRNA 显示出更好的基因沉默活性。一般认为，三脚架 RNA 结构尤其不会被 Dicer 处理而释放出短切断产物，但是可以直接整合到 RISC 上，并显示出沉默活性（Chang et al.，2012b）。这种纳米颗粒的先天免疫活性仍需要进一步研究。Tekmira Pharmaceuticals 正在研发此技术的用途。

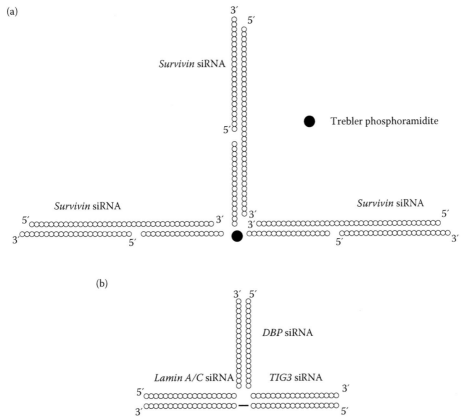

图 28.3　(a)靶向结合 survivin mRNA 的三分支 RNA 结构图。在反义链的 3′端，siRNA 上有一个 17 个核苷酸的突出端。三倍 DNA 有三个 17 核苷酸 DNA 分支，这三分支能互补 siRNA 突出的 17 个核苷酸。(b)靶向结合 lamin A/C、DBP 和 TIG3 mRNA 的第二代三分支 RNA 结构图。这些纳米颗粒由三个长为 38 个核苷酸的 RNA 通过退火而构建成功。

28.5　结论和展望

自从 10 年前第一次证实 RNAi 存在以来，RNAi 技术领域从婴幼期迅速发展到成熟的青年期。理论上，RNAi 可以设计成作用于任何已知的基因编码的 mRNA，并产生非常强效和特异的抑制效果,还不需要考虑小分子药物所关注的毒性和特异性方面的问题。所以，对于解决未满足药物需要的疾病，RNAi 保持强大的潜力，出现的 RNAi 是一种有前景的新型新药物(Zhou and Rossi，2011c；Burnett et al.，2011；Zhang et al.，2012；Aagaard and Rossi，2007)。

但是，缺少有效的系统运输方式是 RNAi 疗法转用到诊所里的主要阻碍。RNA 纳米技术为协调和设计(RNAi 治疗的)理想运载工具提供大好时机。事实上，上述 RNA 纳米颗粒在临床前试验中展示出完美的稳定性、较高的生物利用率和良好的药代动力学。尽管人们都知道小于 10nm 的分子会从体内快速消除，典型的 RNA 纳米颗粒是由 2 个、3 个，或 6 个 RNA 部分组成，大小为 10~50nm，是用于各种疾病治疗的较好的运输颗粒

（Guo，2010）。例如，pRNA 纳米颗粒能检测到的半衰期为 6.5~12.6h，相比于单独的 siRNA 其半衰期小于 5min（Guo，2010）。并且，RNA 纳米颗粒可以偶联到细胞表面结合的适配体，或偶联到受体结合的配体，这为细胞打靶提供了极高的特异性。尽管 RNA 纳米颗粒设计在不断进步，但是进一步研发 RNA 纳米技术应着眼于对付挑战性难题，如 RNA 合成的产量与造价，RNA 折叠与组装的预测方法，以及提高 RNA 纳米颗粒在生物流体中的稳定性（Zhou and Rossi，2010，2011a；Thiel and Giangrande，2009，2010；Guo，2010）。外源给予的长 RNA，一般长于 30nt，会在细胞中引起先天免疫应答，导致广泛的非特异性影响。所以，严格的实验需要监测 RNA 纳米颗粒触发的任何免疫反应（Caskey et al.，2011）。总之，纳米颗粒实验结果证实了其在未来疾病治疗方面的美好前景。RNA 纳米技术将来一定会在 RNAi 治疗的快速转化与发展中起到决定性的作用。

致　　谢

感谢 Nicholas Snead 对原稿的斧正，J.J.R.是 Dicerna Pharmaceuticals 和 Calando Pharmaceuticals 的创建者，是 Kylin Therapeutics 的高级科学顾问。本工作受到 NIH 支持（AI42552、HL07470 和 NCI.CA151648）。

参 考 文 献

Aagaard, L. and Rossi, J. J. 2007. RNAi therapeutics: principles, prospects and challenges. *Adv Drug Deliv Rev,* 59, 75–86.

Anilkumar, G., Rajasekaran, S. A., Wang, S., Hankinson, O., Bander, N. H. and Rajasekaran, A. K. 2003. Prostate-specific membrane antigen association with filamin A modulates its internalization and NAALADase activity. *Cancer Res,* 63, 2645–8.

Barik, S. 2011. Intranasal delivery of antiviral siRNA. *Methods Mol Biol,* 721, 333–8.

Burnett, J. C., Rossi, J. J. and Tiemann, K. 2011. Current progress of siRNA/shRNA therapeutics in clinical trials. *Biotechnol J,* 6, 1130–46.

Burnett, J. C. and Rossi, J. J. 2012. RNA-based therapeutics: current progress and future prospects. *Chem Biol,* 19, 60–71.

Caskey, M., Lefebvre, F., Filali-Mouhim, A., Cameron, M. J., Goulet, J. P., Haddad, E. K., Breton, G., Trumpfheller, C., Pollak, S., Shimeliovich, I., Duque-Alarcon, A., Pan, L., Nelkenbaum, A., Salazar, A. M., Schlesinger, S. J., Steinman, R. M. and Sekaly, R. P. 2011. Synthetic double-stranded RNA induces innate immune responses similar to a live viral vaccine in humans. *J Exp Med,* 208, 2357–66.

Castanotto, D. and Rossi, J. J. 2009. The promises and pitfalls of RNA-interference-based therapeutics. *Nature,* 457, 426–33.

Chang, C. I., Lee, T. Y., Kim, S., Sun, X., Hong, S. W., Yoo, J. W., Dua, P., Kang, H. S., Li, C. J. and Lee, D. K. 2012a. Enhanced intracellular delivery and multi-target gene silencing triggered by tripodal RNA structures. *J Gene Med,* 14, 138–46.

Chang, C. I., Lee, T. Y., Yoo, J. W., Shin, D., Kim, M., Kim, S. and Lee, D. K. 2012b. Branched, tripartite-interfering RNAs silence multiple target genes with long guide strands. *Nucleic Acid Ther,* 22, 30–9.

Chernolovskaya, E. L. and Zenkova, M. A. 2010. Chemical modification of siRNA. *Curr Opin Mol Ther,* 12, 158–67.

Dassie, J. P., Liu, X. Y., Thomas, G. S., Whitaker, R. M., Thiel, K. W., Stockdale, K. R., Meyerholz, D. K., Mccaffrey, A. P., Mcnamara, J. O., 2nd and Giangrande, P. H. 2009. Systemic administration of optimized aptamer-siRNA chimeras promotes regression of PSMA-expressing tumors. *Nat*

Biotechnol, 27, 839–49.

Detzer, A. and Sczakiel, G. 2009. Phosphorothioate-stimulated uptake of siRNA by mammalian cells: a novel route for delivery. *Curr Top Med Chem,* 9, 1109–16.

DeVincenzo, J., Lambkin-Williams, R., Wilkinson, T., Cehelsky, J., Nochur, S., Walsh, E., Meyers, R., Gollob, J. and Vaishnaw, A. 2010. A randomized, double-blind, placebo-controlled study of an RNAi-based therapy directed against respiratory syncytial virus. *Proc Natl Acad Sci U S A,* 107, 8800–5.

Dykxhoorn, D. M. and Lieberman, J. 2006. Running interference: prospects and obstacles to using small interfering RNAs as small molecule drugs. *Annu Rev Biomed Eng,* 8, 377–402.

Ellington, A. D. and Szostak, J. W. 1990. In vitro selection of RNA molecules that bind specific ligands. *Nature,* 346, 818–22.

Elmen, J., Thonberg, H., Ljungberg, K., Frieden, M., Westergaard, M., Xu, Y., Wahren, B., Liang, Z., Orum, H., Koch, T. and Wahlestedt, C. 2005. Locked nucleic acid (LNA) mediated improve-ments in siRNA stability and functionality. *Nucleic Acids Res,* 33, 439–47.

Endoh, T. and Ohtsuki, T. 2009. Cellular siRNA delivery using cell-penetrating peptides modified for endosomal escape. *Adv Drug Deliv Rev,* 61, 704–9.

Fattal, E. and Bochot, A. 2006. Ocular delivery of nucleic acids: antisense oligonucleotides, aptamers and siRNA. *Adv Drug Deliv Rev,* 58, 1203–23.

Fire, A., Xu, S., Montgomery, M. K., Kostas, S. A., Driver, S. E. and Mello, C. C. 1998. Potent and specific genetic interference by double-stranded RNA in Caenorhabditis elegans. *Nature,* 391, 806–11.

Gaglione, M. and Messere, A. 2010. Recent progress in chemically modified siRNAs. *Mini Rev Med Chem,* 10, 578–95.

Geusens, B., Sanders, N., Prow, T., Van Gele, M. and Lambert, J. 2009. Cutaneous short-interfering RNA therapy. *Expert Opin Drug Deliv,* 6, 1333–49.

Ghosh, A. and Heston, W. D. 2004. Tumor target prostate specific membrane antigen (PSMA) and its regulation in prostate cancer. *J Cell Biochem,* 91, 528–39.

Guo, P. 2010. The emerging field of RNA nanotechnology. *Nat Nanotechnol,* 5, 833–42.

Guo, P., Coban, O., Snead, N. M., Trebley, J., Hoeprich, S., Guo, S. and Shu, Y. 2010. Engineering RNA for targeted siRNA delivery and medical application. *Adv Drug Deliv Rev,* 62, 650–66.

Guo, S., Tschammer, N., Mohammed, S. and Guo, P. 2005. Specific delivery of therapeutic RNAs to cancer cells via the dimerization mechanism of phi29 motor pRNA. *Hum Gene Ther,* 16, 1097–109.

Guo, S., Huang, F. and Guo, P. 2006. Construction of folate-conjugated pRNA of bacteriophage phi29 DNA packaging motor for delivery of chimeric siRNA to nasopharyngeal carcinoma cells. *Gene Ther,* 13, 814–20.

Haque, F., Shu, D., Shu, Y., Shlyakhtenko, L., Rychahou, P., Evers, B.M., and Guo, P. 2012. Ultrastable synergistic tetravalent RNA nanoparticles for targeting to cancers. *Nano Today* doi: 10.1016/j.nantod.2012.06.010.

Hicke, B. J. and Stephens, A. W. 2000. Escort aptamers: a delivery service for diagnosis and therapy. *J Clin Invest,* 106, 923–8.

Hoeprich, S., Zhou, Q., Guo, S., Shu, D., Qi, G., Wang, Y. and Guo, P. 2003. Bacterial virus phi29 pRNA as a hammerhead ribozyme escort to destroy hepatitis B virus. *Gene Ther,* 10, 1258–67.

Huang, Y., Zhao, R., Fu, Y., Zhang, Q., Xiong, S., Li, L., Zhou, R., Liu, G. and Chen, Y. 2011. Highly specific targeting and imaging of live cancer cells by using a peptide probe developed from rationally designed peptides. *Chembiochem,* 12, 1209–15.

Keefe, A. D., Pai, S. and Ellington, A. 2010. Aptamers as therapeutics. *Nat Rev Drug Discov,* 9, 537–50.

Lares, M. R., Rossi, J. J. and Ouellet, D. L. 2010. RNAi and small interfering RNAs in human disease therapeutic applications. *Trends Biotechnol,* 28, 570–9.

Lee, D. U., Huang, W., Rittenhouse, K. D. and Jessen, B. 2012. Retina expression and cross-species validation of gene silencing by PF-655, a small interfering RNA against RTP801 for the treat-ment of ocular disease. *J Ocul Pharmacol Ther,* 28, 222–30.

Liu, H., Guo, S., Roll, R., Li, J., Diao, Z., Shao, N., Riley, M. R., Cole, A. M., Robinson, J. P., Snead,

N. M., Shen, G. and Guo, P. 2007. Phi29 pRNA vector for efficient escort of hammerhead ribozyme targeting survivin in multiple cancer cells. *Cancer Biol Ther*, 6, 697–704.

Liu, J., Guo, S., Cinier, M., Shlyakhtenko, L. S., Shu, Y., Chen, C., Shen, G. and Guo, P. 2011. Fabrication of stable and RNase-resistant RNA nanoparticles active in gearing the nanomotors for viral DNA packaging. *ACS Nano*, 5, 237–46.

Lupold, S. E., Hicke, B. J., Lin, Y. and Coffey, D. S. 2002. Identification and characterization of nuclease-stabilized RNA molecules that bind human prostate cancer cells via the prostate-specific membrane antigen. *Cancer Res*, 62, 4029–33.

McCaffrey, A. P., Meuse, L., Pham, T. T., Conklin, D. S., Hannon, G. J. and Kay, M. A. 2002. RNA interference in adult mice. *Nature*, 418, 38–9.

McNamara, J. O., 2nd, Andrechek, E. R., Wang, Y., Viles, K. D., Rempel, R. E., Gilboa, E., Sullenger, B. A. and Giangrande, P. H. 2006. Cell type-specific delivery of siRNAs with aptamer-siRNA chimeras. *Nat Biotechnol*, 24, 1005–15.

Meister, G. and Tuschl, T. 2004. Mechanisms of gene silencing by double-stranded RNA. *Nature*, 431, 343–9.

Moll, W. D. and Guo, P. 2007. Grouping of ferritin and gold nanoparticles conjugated to pRNA of the phage phi29 DNA-packaging motor. *J Nanosci Nanotechnol*, 7, 3257–67.

Mook, O., Vreijling, J., Wengel, S. L., Wengel, J., Zhou, C., Chattopadhyaya, J., Baas, F. and Fluiter, K. 2010. In vivo efficacy and off-target effects of locked nucleic acid (LNA) and unlocked nucleic acid (UNA) modified siRNA and small internally segmented interfering RNA (sisiRNA) in mice bearing human tumor xenografts. *Artif DNA PNA XNA*, 1, 36–44.

Neff, C. P., Zhou, J., Remling, L., Kuruvilla, J., Zhang, J., Li, H., Smith, D. D., Swiderski, P., Rossi, J. J. and Akkina, R. 2011. An aptamer-siRNA chimera suppresses HIV-1 viral loads and protects from helper CD4(+) T cell decline in humanized mice. *Sci Transl Med*, 3, 66–6.

Ng, E. W., Shima, D. T., Calias, P., Cunningham, E. T., JR., Guyer, D. R. and Adamis, A. P. 2006. Pegaptanib, a targeted anti-VEGF aptamer for ocular vascular disease. *Nat Rev Drug Discov*, 5, 123–32.

Pecot, C. V., Calin, G. A., Coleman, R. L., Lopez-Berestein, G. and Sood, A. K. 2011. RNA interference in the clinic: challenges and future directions. *Nat Rev Cancer*, 11, 59–67.

Peer, D. and Lieberman, J. 2011. Special delivery: targeted therapy with small RNAs. *Gene Ther*, 18, 1127–33.

Rossi, J. J. 2011. RNA nanoparticles come of age. *Acta Biochim Biophys Sin (Shanghai)*, 43, 245–7.

Sarret, P., Dore-Savard, L. and Beaudet, N. 2010. Direct application of siRNA for in vivo pain research. *Methods Mol Biol*, 623, 383–95.

Schroeder, A., Levins, C. G., Cortez, C., Langer, R. and Anderson, D. G. 2010. Lipid-based nanotherapeutics for siRNA delivery. *J Intern Med*, 267, 9–21.

Seigneuric, R., Markey, L., Nuyten, D. S., Dubernet, C., Evelo, C. T., Finot, E. and Garrido, C. 2010. From nanotechnology to nanomedicine: applications to cancer research. *Curr Mol Med*, 10, 640–52.

Shu, D., Shu, Y., Haque, F., Abdelmawla, S. and Guo, P. 2011. Thermodynamically stable RNA three-way junction for constructing multifunctional nanoparticles for delivery of therapeutics. *Nat Nanotechnol*, 6, 658–67.

Shu, Y., Cinier, M., Shu, D. and Guo, P. 2011. Assembly of multifunctional phi29 pRNA nanoparticles for specific delivery of siRNA and other therapeutics to targeted cells. *Methods*, 54, 204–14.

Sun, J., Cai, Y., Moll, W. D. and Guo, P. 2006. Controlling bacteriophage phi29 DNA-packaging motor by addition or discharge of a peptide at N-terminus of connector protein that interacts with pRNA. *Nucleic Acids Res*, 34, 5482–90.

Tarapore, P., Shu, Y., Guo, P. and Ho, S. M. 2011. Application of phi29 motor pRNA for targeted therapeutic delivery of siRNA silencing metallothionein-IIA and survivin in ovarian cancers. *Mol Ther*, 19, 386–94.

Thiel, K. W. and Giangrande, P. H. 2009. Therapeutic applications of DNA and RNA aptamers. *Oligonucleotides*, 19, 209–22.

Thiel, K. W. and Giangrande, P. H. 2010. Intracellular delivery of RNA-based therapeutics using aptamers. *Ther Deliv,* 1, 849–61.

Tokatlian, T. and Segura, T. 2010. siRNA applications in nanomedicine. *Wiley Interdiscip Rev Nanomed Nanobiotechnol,* 2, 305–15.

Tran, T. H., El Baz, R., Cuconati, A., Arthos, J., Jain, P. and Khan, Z. K. 2011. A novel high-throughput screening assay to identify inhibitors of HIV-1 gp120 protein interaction with DC-SIGN. *J Antivir Antiretrovir,* 3, 49–54.

Tuerk, C. and Gold, L. 1990. Systematic evolution of ligands by exponential enrichment: RNA ligands to bacteriophage T4 DNA polymerase. *Science,* 249, 505–10.

Tuschl, T., Zamore, P. D., Lehmann, R., Bartel, D. P. and Sharp, P. A. 1999. Targeted mRNA degradation by double-stranded RNA in vitro. *Genes Dev,* 13, 3191–7.

van de Water, F. M., Boerman, O. C., Wouterse, A. C., Peters, J. G., Russel, F. G. and Masereeuw, R. 2006. Intravenously administered short interfering RNA accumulates in the kidney and selectively suppresses gene function in renal proximal tubules. *Drug Metab Dispos,* 34, 1393–7.

Ye, X., Liu, Z., Hemida, M. G. and Yang, D. 2011. Targeted delivery of mutant tolerant anti-coxsackievirus artificial microRNAs using folate conjugated bacteriophage Phi29 pRNA. *PLoS One,* 6, e21215.

Ye, X., Hemida, M., Zhang, H. M., Hanson, P., Ye, Q. and Yang, D. 2012. Current advances in Phi29 pRNA biology and its application in drug delivery. *Wiley Interdiscip Rev RNA,* 3, 469–81.

Zhang, S., Zhao, Y. and Zhi, D. 2012. Non-viral vectors for the mediation of RNAi. *Bioorg Chem,* 40, 10–8.

Zhou, J., Li, H., Li, S., Zaia, J. and Rossi, J. J. 2008. Novel dual inhibitory function aptamer-siRNA delivery system for HIV-1 therapy. *Mol Ther,* 16, 1481–9.

Zhou, J., Neff, C. P., Liu, X., Zhang, J., Li, H., Smith, D. D., Swiderski, P., Aboellail, T., Huang, Y., Du, Q., Liang, Z., Peng, L., Akkina, R. and Rossi, J. J. 2011a. Systemic administration of combinatorial dsiRNAs via nanoparticles efficiently suppresses HIV-1 infection in humanized mice. *Mol Ther,* 21, 192–200.

Zhou, J. and Rossi, J. J. 2010. Aptamer-targeted cell-specific RNA interference. *Silence,* 1, 4.

Zhou, J. and Rossi, J. J. 2011a. Aptamer-targeted RNAi for HIV-1 therapy. *Methods Mol Biol,* 721, 355–71.

Zhou, J. and Rossi, J. J. 2011b. Cell-specific aptamer-mediated targeted drug delivery. *Oligonucleotides,* 21, 1–10.

Zhou, J. and Rossi, J. J. 2011c. Current progress in the development of RNAi-based therapeutics for HIV-1. *Gene Ther,* 18, 1134–1138.

Zhou, J., Shu, Y., Guo, P., Smith, D. D. and Rossi, J. J. 2011b. Dual functional RNA nanoparticles containing phi29 motor pRNA and anti-gp120 aptamer for cell-type specific delivery and HIV-1 inhibition. *Methods,* 54, 284–94.

Zhou, J., Swiderski, P., Li, H., Zhang, J., Neff, C. P., Akkina, R. and Rossi, J. J. 2009. Selection, characterization and application of new RNA HIV gp 120 aptamers for facile delivery of Dicer substrate siRNAs into HIV infected cells. *Nucleic Acids Res,* 37, 3094–109.

第 29 章　siRNA 纳米颗粒自组装

Mengyao Zheng(郑梦瑶)，Thomas Kissel，and Olivia M. Merkel

翻译：李永超　校对：宁　平，严尔福

29.1　引　言

　　RNA 纳米颗粒被认为是对分子内和分子间相互作用的 RNA 进行工程化，并由此产生的自组装纳米颗粒(Guo，2010，2005)。包装 RNA(pRNA)可以形成各种结构，包括二聚体、三聚体和六聚体(Guo et al.，1998；Shu et al.，2003)。治疗 RNA(如小干扰 RNA)的超分子自组装(Afonin et al.，2011；Lee et al.，2012)可以用于运输基于 RNA 的纳米药物。构建成功的 RNA 纳米颗粒的一个用途是纳米药物，即分子纳米技术的药物应用。考虑到人类健康(Freitas，2005)，特别是考虑到至今采用高生物利用率和低不良反应新型精妙的药物依然无法治疗的疾病纳米药物被认为将在分子维度上引导人类治疗的进步(Verdine and Walensky，2007)。纳米药物有望用于疾病治疗(Zhang et al.，2007)和诊断(Jain，2007)的方方面面，也可用一个新词表示，"治疗诊断学"(Ozdemir et al.，2006；Shubayev et al.，2009)。然而，纳米技术可用于单细胞和分子水平的诊断，纳米颗粒治疗法有望用于特异化，甚至个性化治疗。

　　尽管证据显示细胞表面有 DNA 受体(Bennett et al.，1992)和公认的跨膜蛋白 SID-1，并且它们似乎是吸收裸露 siRNA 所必需的(Winston et al.，2002)，然而 Lee 等(2012)研究发现单纯 RNA 自组装不能被细胞吸收，这可以解释为它们缺少高效核酸吸收机制。

因此，Lee 等选用一个广泛使用的纳米药物方法，此方法采用先进的药物输送系统（DDS）（Farokhzad and Langer，2009）高效运送治疗 RNA 到其作用位点，或采用其他疗法。DDS 是采用多学科方法控制药代动力学、毒理学、免疫原性、生物识别及药效（Charman et al.，1999）。药物载体是可溶或不可溶的多聚体，纳米颗粒的剂型可采用如下技术合成，如溶剂置换（Nguyen et al.，2008）或溶剂蒸发/乳化技术（Yan et al.，待刊），生物高分子（Malafaya et al.，2007）或树枝状高分子技术（Gao et al.，2008）。其他剂型包括高分子复合体（Merdan et al.，2002a），"树枝状高分子复合体"（Duncan and Izzo，2005），脂质体（Allen et al.，1995），微胶粒（Kakizawa and Kataoka，2002）和纳米凝胶（Van Thienen et al.，2008）。

纳米药物的一部分是核酸给药。纳米药物中目的治疗性核酸可以是 pDNA 形式的 DNA（Fisher et al.，1999）、反义寡核苷酸（AON）（Brus et al.，2004）、核酶（Merdan et al.，2002b），DNA 酶（Dicke et al.，2007），以及最近的 siRNA（Mao et al.，2006）、miRNA（Kota et al.，2009）、shRNA（Jere et al.，2008）。在核酸药物运送方面，DDS 都是由人工设计的类病毒颗粒（Boeckle and Wagner，2006）。和病毒运送载体相比，它们比较高效，并且非病毒运输系统有较低的免疫刺激性和诱变性，以及较少的致癌并发症，并且有些药物运输系统可以达到病毒的转染效率（Li and Huang，2000）。在基因治疗中，pDNA 用于运送缺失的基因或者置换功能异常的基因（Mulligan，1993），而其他所有治疗性核酸都是通过转录后基因沉默下调靶基因表达（Rudnick et al.，2008）。这也解释了它们需要送达的不同靶区域：pDNA 和 shRNA 表达载体需要送进细胞核里进行转录，然而 AON、核酶、DNA 酶、siRNA 和 shRNA 的作用位点在细胞溶质中。不幸的是，尽管有证据表明细胞表面 DNA 受体和公认的跨膜蛋白 SID-1，它们似乎还是吸收裸露的 siRNA 所必需的，但是细胞缺少高效的核酸吸收机制（Winston et al.，2002）。因为所有的核酸都是不稳定的、带负电荷的生物大分子，所以它们不可能维持自发的胞内翻译活性。本章讨论了 siRNA 纳米剂型和运送，也会涉及 siRNA 高效运送导致的靶基因表达下调，即基因敲降。

29.2　siRNA 自组装所需材料

最终从实验室走到临床的核酸运载工具首先要具备良好的生物相容性和强大的组装、偶联和纯化加工程序（Farokhzad and Langer，2009）。预制剂研究一般需要对生物物理化学参数进行优化，如果成功了，再通过剂量等比例放大进行生产。全世界许多科研团体已研究了多种脂类载体多聚物、生物大分子、树枝状生物大分子、多肽及无机纳米颗粒（Mintzer and Simanek，2009）。

本章主要关注聚阳离子通过静电作用组装 siRNA 纳米药物。自组装过程和聚阳离子siRNA 相互作用。带阳离子的 siRNA 自组装过程和相互作用是在原子和分子水平上进行研究（Merkel et al.，2011；Jensen et al.，2011），而对这些高分子电解质复合体成功运输siRNA 效率的评估，我们将在下面分别从体外和体内进行讨论。

29.2.1　聚乙烯亚胺

目前，聚乙烯亚胺(PEI)一定是核酸治疗给药最主要的聚合物载体，可以直接购买，也可以按低分子质量或高分子质量需要自己合成(von Harpe et al.，2000)。1995 年，Boussif 等第一次引入 PEI 作为非病毒基因运输载体，并把 PEI 卓越的特性命名为"质子海绵效应"。由于脂质体具有膜融合特性，内吞后的脂质体还可以逃出内体/溶酶体区室。研究人员认为PEI 可以吸引氯离子流，质子化后的 PEI 随着水渗透作用进入溶酶体。从而导致溶酶体膨胀、爆裂,把多聚物和核酸释放到细胞质中。尽管已知PEI是pDNA运输的黄金标准(Fischer et al.，1999)，但其运输 siRNA 的效率仍有争议。和 pDNA 运输相比，PEI 运输 siRNA 的效率更大地依赖于聚合物的生物物理性质和结构特征。在复合体的高相对稳定性和 PEI 的高效内体释放方面，25kDa 分支 PEI 比 800Da 分支 PEI 和 22kDa 线性 PEI 更好(Grayson et al.，2006a)。然而，PEI 的细胞毒性随着分子质量的增加而增加(Fischer et al.，1999)。现在，很多方法已用于降低高分子质量 PEI 的高细胞毒性，包括引入亲水片段如聚乙二醇，它被广泛认为是经典的亲水的无电荷的聚合物，可以用于修饰核酸运输系统的表面(Petersen et al.，2002)。Mao等(2006)研究了 siRNA 运输载体 PEI 的聚乙二醇化作用，所用的 PEI 分子质量为 25kDa。在恒定的总 PEG 浓度(50%)下，把 PEI 连接到 PEG 上，而且 PEG 链长和 PEG 链浓度可以不同。siRNA 和修饰后的 PEI 聚合物经过简单静电络合作用形成多聚复合体，因聚乙二醇化而提高了稳定性。PEG 修饰的聚合物 PEI(25k)-g-PEG(5k)4 和 PEI(25k)-g-PEG(20k)1 显示出强大的敲降作用(表 29.1)，但是高度置换[如 PEI(25k)-g-PEG(550)30]后会导致敲降作用降低，原因是复合体大(300~400nm)而分散，且降低了 siRNA 复合体稳定性(Mao et al.，2006)。然而,肺细胞中进行的细胞毒性研究表明,高度聚乙二醇化修饰和短 PEG 链修饰的 25kDa PEI可以降低细胞毒性和氧胁迫应答，但潜在的促炎症作用没受影响(Beyerle et al.，2010)。体内稳定性的深入研究显示，和 25kDa PEI 相比，聚乙二醇化的多聚物和它们的 siRNA 多聚复合体表现出肝、脾吸收显著降低，并且竞争性带阴离子的存在导致它们游离于血清中(Merkel et al.，2009b)。然而，当黏蛋白和肺表面活性物质存在时，聚乙二醇化的多聚物与 siRNA 形成的多聚复合体比未修饰的 PEI 更稳定，因此特别适用于肺部给药(Merkel et al.，2009a)。

表 29.1　运送 siRNA 的 PEI-g-PEG 共聚物结构示意图与特性

Compound	PEI	PEI(25k)-g-PEG(550)$_{30}$	PEI(25k)-g-PEG(2k)$_{10}$	PEI(25k)-g-PEG(5k)$_4$	PEI(25k)-g-PEG(20k)$_1$
PEI content	100%	60%	55%	55%	55%
Mw PEI	25 000	25 000	25 000	25 000	25 000
Mw PEG		550	2 000	5 000	20 000
Mw	25 000	41 500	45 000	45 000	45 000
Structure					

Source: Reprinted with permission from Mao, S., Neu, M., Germershaus, O., Merkel, O., Sitterberg, J., Bakowsky, U. and Kissel, T., Influence of polyethylene glycol chain length on the physicochemical and biological properties of poly(ethylene imine)-graft-poly(ethylene glycol) block copolymer/siRNA polyplexes, *Bioconjug Chem*, 17, 1209–18. Copyright 2006 American Chemical Society.

同时，在 PEI 聚合物载体中引入疏水基团对于降低细胞毒性和增加生物降解性也是可行的方法。疏水的聚乙烯(己内酯)(PCL)作为 PEI 和 PEG 之间的锁链被引入，从而提高了共聚物的生物降解性，增强了携带核酸的高分子电解质复合体穿膜后的吸收能力(Shuai et al.，2002)。据报道，可生物降解的单甲基-聚(乙二醇)-嵌段-聚(ε-己内酯)(mPEG-PCL)修饰超分支化 PEI(hy-PEI)共聚物(hy-PEI-PCL-PEG)可以形成微胶粒输送系统，并被认为是强大而高效的非病毒基因运输载体(Zheng et al.，2012b；Y. Liu et al.，2009)。因为聚合微胶粒在血液循环中持久存在，并且在实体瘤中积累增强，所以它们广泛用于运送核酸(Matsumura and Kataoka，2009；Plummer et al.，2011；Reichl and Zimmer，2009)。和 siRNA 与聚乙二醇化 PEI 制备的复合体相比(Merkel et al.，2009b)，多聚复合体的稳定性更好(Liu et al.，2011)，所以在 siRNA 给药方面疏水性(PCL 片段)很重要。进一步研究 Hy-PEI-PCL-PEG 修饰的 siRNA 高分子电解质复合体表明，高浓度嫁接的共聚物不仅提高了对 siRNA 的亲和力，更好地避免了聚阴离子的竞争，增加了细胞的吸收，增强了基因敲降作用，而且延长了在血液循环中存在的时间。这些聚合微胶粒可以形成具有双亲性模块的共聚物，所以在体内 siRNA 给药时更有优势(Zheng et al.，2012a)。因此，在尝试创造多功能运输系统时，把叶酸偶联到共聚物 hy-PEI-PCL-PEG 上，可以在 FR 阳性细胞中实现叶酸受体(FR)介导的核酸运输(Liu et al.，2012)。而且先前研究发现，在 FR 阳性细胞中叶酸偶联共聚物(FOL-PEG-PEI)能沉默二氢叶酸还原酶基因，把 FOL-PEG-PEI 偶联物和 siDHFR 形成的复合体通过 FR 介导的运输可以在 FR 阳性细胞中特别成功地抑制 DHFR 表达(Biswal et al.，2010)。携带核酸的 PEI 复合体偶联不同的靶配体也可实现有效打靶，如甘露糖修饰的聚乙二醇化 PEI 也引导 siRNA 载体至靶巨噬细胞(Kim et al.，2012)或在 PEI 中引入直链淀粉用于肝脏打靶(Kang et al.，2010)。

29.2.2 基于树枝状高分子的 siRNA 复合体

树枝状高分子是一组超分支、单分散的聚合物，它是由一个中心核、多个重复单元和多个表面功能基团组成的高度对称球状结构(Boas and heegaard，2004；Frechet and Tomalia，2001)。以同心层方式排列的重复单元称为代。树枝状高分子的超分支结构能有效地包装治疗剂(D'Emanuele and Attwood，2005)和 siRNA 分子(Merkel et al.，2010b)。相比于其他聚合物 siRNA 运输载体，各种大小不同的树枝状高分子都易于合成，并可携带不同数目和类型的表面功能基团(Thakur et al.，2012)。研究证明低代(G1-G3)树枝状高分子不能把 siRNA 连续缩合成统一的小复合体；因此，近来提出用较高代(如 G6 或 G7)的树枝状高分子介导 siRNA 运输(Shen et al.，2007；Juliano，2006；Inoue et al.，2008)。聚阳离子树枝状高分子如聚酰胺基胺(PAMAM)和聚丙烯亚胺(PPI)树枝状高分子已作为 siRNA 运输的有效工具受到广泛研究。乙二胺为核心广泛用于合成 PAMAM 树枝状高分子(Tsutsumi et al.，2008；Kim et al.，2010；Waite and Roth，2009)，引入胱氨酸为核心结构合成所谓的树枝状蠕虫(Agrawal et al.，2009)。而且，也有以三乙醇胺为核心成功合成 PAMAM 树枝状高分子(G4-G7)，并可以提高树枝状高分子的灵活性(Liu et al.，2009)。完美成形材料制造可以赋予 PAMAM 树枝状高分子某些特性，如低细胞毒性(Kang et al.，2005；Waite et al.，2009；Patil et al.，2009)、靶特异性(Kang et al.，2005；Waite et al.，2009；Yuan et al.，2010；Patil et al.，2009)和很好的生物相容性(Kim et al.，2010；Han et al.，2010)。近来，已有人开始研究 PAMAM 树枝状高分子外围基团修饰对 siRNA 转染效果的影响。尽管 PAMAM G5 和细胞渗透的 Tat 多肽偶联后可以增加细胞吸收反义链和 siRNA 寡核苷酸，并提供敲降效果，但是由于不完全内体释放 siRNA，即使偶联树枝状高分子也不能进一步增强 siRNA 运输效率(Kang et al.，2005)。树枝状高分子和磁荧光纳米蠕虫偶联，即树枝状蠕虫，由于其“高质子海绵效应”，因此不仅显示出良好的细胞内化和内体逃逸，而且在人恶性胶质细胞瘤中增强了对表皮生长因子(EGFR)的基因敲降(Agrawal et al.，2009)。由于树枝状高分子的细胞毒性降低，体外敲降作用也会因修饰而提高，如 PAMAM 树枝状高分子的乙酰化修饰(Waite et al.，2009)或 PAMAM G4 树枝状高分子的末端羟基化(Patil et al.，2009)。有意思的是，当增加三嗪树枝状高分子的灵活性和代数时，pDNA 转染效率也提高了(Merkel et al.，2009c)。但对于 siRNA 转染，刚性三嗪树枝状高分子 G2-1g 和 G2-5 比树枝状高分子 F2-1 的灵活性更好(Merkel et al.，2010a)，是在研究的所有三嗪树枝状高分子中最高效的 DNA 运输载体(Merkel et al.，2009c)。

29.3　siRNA 纳米颗粒特征

如上述所讲，很多技术用于研究携带 siRNA 的聚阳离子相互作用，解释其自组装，物理化学参数及生物活性的不同。本章第二部分主题是讨论聚合电解质复合体及其自组装的最常用方法。

29.3.1　粒径和界面动电位

纳米颗粒大小会影响细胞吸收效率，也是体外循环半衰期长短的关键参数。细胞吸收纳米颗粒和大分子通过两种主要的内吞机制：吞噬和胞饮(或液相吸收)(Connery and Schmid，2003)。吞噬是细胞对大分子(直径>0.5μm)的内化，主要发生在吞噬细胞中，如巨噬细胞、中性粒细胞或树突细胞。胞饮是细胞对较小囊泡(直径<0.2μm)的特异性或非特异性内化。较小囊泡的非特异性吸收一般通过细胞膜凹陷介导的内吞或网格蛋白介导的内吞(Zhao et al.，2011)。靶抗体偶联银纳米颗粒和金纳米颗粒的相互作用研究显示 40nm 和 50nm 纳米颗粒的细胞内化作用最大(Jiang et al.，2008)。为了应用于体内，10~100nm 的颗粒是可以接受的有效大小，这主要由免疫系统和肾过滤截留作用决定的。较大纳米颗粒的曲率半径较小，会被快速清除(Wang et al.，2011)。它们很容易通过肾脏的窦状隙，然后被单核吞噬细胞系统(MPS)清除，清除系统还包括肝脏中库普弗细胞(Kupffer cell)(Moghimi et al.，2001)。此外，小纳米颗粒(<5.5nm)在肾脏中会通过肾小球过滤作用快速清除(Choi et al.，2007)。在癌组织中，通过增强渗透和滞留作用，大分子复合体很容易在瘤块中积累(Maeda，2001)。

表面电荷是影响细胞吸收纳米药物的另一个重要参数。如果纳米颗粒表面是正电荷，通过和细胞表面带负电荷的磷脂头基团、蛋白质及糖苷相互作用，可提高细胞吸收效率(Zhao et al.，2011)。但是，细胞表面的阴离子部分和阳离子部分相互作用也能诱导细胞毒性，这是由于聚合电解质复合体聚集和积累在细胞表面，从而引起细胞膜功能严重受损，并最终导致细胞死亡(Fischer et al.，1999；Morgan et al.，1989)。因此，必须找到细胞毒性和细胞吸收阳离子复合体效率之间的平衡。在体内使用时，带正电荷的纳米颗粒在血液中的循环时间太短，并存在较高的非特异性吸收。因此，用中性基团甲氧基修饰纳米颗粒表面具有较高的免疫兼容性(Salvador-Morales et al.，2009)。近来，携带共聚物 hy-PEI-PCL-PEG 的 siRNA 复合体相关研究的确说明，共聚物带的 PCL-PEG 链浓度越高，越能延长体内循环时间，siRNA 运输效率也越高(Zheng et al.，2012a)。动态光散射(DLS)主要用于检测多聚复合体的流体动力学参数，激光多普勒风速仪(LDA)用于检测多聚复合体的界面动电位(Merkel et al.，2009b)。纳米颗粒表示为流体动力学参数(z-Ave.)，拟高斯分布的宽度，并由多分散系数(PDI)表示，并且平均界面动电势值一般计算至少需要 10 个循环和自组装复合体的三个重复。

29.3.2　形态学

除了纳米颗粒的大小和表面电荷，纳米颗粒的形状也对细胞吸引有重要影响(Gratton et al.，2008)。基于纳米颗粒的常规加工("自下而上"加工，自组装)程序，这些颗粒大部分形成球状结构。Verma 和 Stellacci(2011)研究表明，细胞吸收球状纳米颗粒比棒状纳米颗粒更快。另一体外研究发现纳米颗粒形状影响颗粒-细胞相互作用和细胞运输机制，那些纳米颗粒采用"自上而下"的制备方法称为"非润湿模板的颗粒复制"(PRINT)，还发现棒状纳米颗粒的长宽比较高，比圆柱形纳米颗粒内化的速度更快。体内的生物分布和循环研究证实，非球状颗粒因纵向较长呈圆盘形，比球状颗粒的循环时间更长(Decuzzi et al.，2010)。我们研究了双亲共聚物 hy-PEI-PCL-PEG 作为 siRNA 运输载体，发现共聚物和 PCL-PEG 链的交联度较高时，对 siRNA 的保护增强，在体内的循环时间也更长。纳米颗粒的形状可以用电子显微镜协助检查，如透射电镜(TEM)(Endres et al.，2012)、扫描电镜(SEM)(Benfer and Kissel，2012)和原子力显微镜(AFM)(Mao et al.，2006)(图 29.1)。

29.3.3　组装热力学

核酸和纳米载体结合作用的热力学特征是理解组装机制的一个关键参数，是改善基因高效运输系统深入设计的一个关键指标。等温滴定量热法(ITC)用于直接测定结合发生时释放或吸收的热量。测量时，需要检测和计算结合常数(K_b)、反应化学量(n)、焓(ΔH)和熵(ΔS)，这样就可在一个实验中得到分子结合行为的完整信息(Kock et al.，2011)。ITC 是一个直接且灵敏的方法，不需要现在分子类型。不仅化学和生物分子可以检测，即使更复杂的过程也能检测，如酶动力学(Holdgate，2001)。Jensen 等(2011)已成功测定了 siRNA 和不同代 PAMAM 树枝状大分子的自组装过程。滴定数据表明 siRNA 和代 1 大分子进行简单的结合，当和较高代(G4 和 G7)的大分子结合时表现出两相结合，先放热结合，然后是吸热形成树枝状聚合物凝块(Jensen et al.，2011)。最先的放热结合随着代的增加而增多，G4 时最适合形成 siRNA-树枝状复合体。为了清晰描述结合行为，ITC 也可以联合分子动力学(MD)模拟和分子建模及其他方法来研究生物分子的结合行为(Pavan et al.，2010；Jensen et al.，2011)。

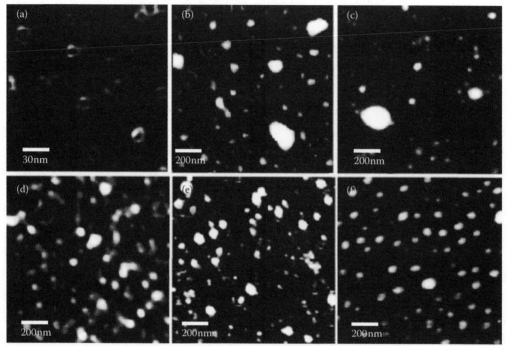

图 29.1　不同 siRNA 复合物原子力显微镜图。(a)游离 siRNA。(b) PEI 25kDa。(c) PEI-(25k)-g-PEG(550)₃₀。(d) PEI(25k)-g-PEG(2k)₁₀。(e) PEI(25k)-g-PEG(5k)₄ 和 (f) PEI(25k)-g-PEG(20k)₁。[授权翻印自 Mao, S. et al.，(2006)，1209-18。美国化学协会 2006 版权。]

29.3.4　分子组成

由于实验的诸多障碍，直接研究 siRNA/高分子络合作用几乎不可能。其中一个方法就是利用计算机模拟来解释 siRNA 高电解质复合体的分子组成。分子动力学模拟也是一个强大工具，可用于在精细的分子水平理解核酸/聚阳离子络合作用的结构和动态，由此推动非病毒 siRNA 运输系统的合理设计(Ouyang et al.，2010；Pavan et al.，2010)。Ouyang 等(2010)已研究了 siRNA 和 6 个阳离子载体系统的络合作用，这些载体系统分别携带不同的电荷和不同的表面拓扑结构。四阳离子(4⁺)聚合物与 8⁺聚合物相比，都更易于朝 RNA 大沟区移动，并与之结合。而且，他们发现聚合物的结构也影响其与 RNA 的相互作用(Ouyang et al.，2010)。Merkel 等(2011)研究发现 siRNA/三嗪树枝状高分子的结合特性与 siRNA/PEI 25kDa 的相似：柔韧的三嗪树枝状高分子都能和 siRNA 聚合成比 PEI 更稳定的复合体，因为 PEI 和 siRNA 积极相互作用的唯一制约因素是其表面的带电荷基团，因为大部分带电荷的胺是背向折叠的。Pavan 等(2010)也比较了 siRNA 与"柔韧的"和"刚性的"二代三嗪树枝状大分子的结合行为，发现刚性的树枝状大分子通过重新组装外周基团以实现和核酸更好的接触，但是柔韧的树枝状大分子被认为能和核酸进行多价相互作用，在原子水平上只产生几个接触。进一步发现，柔韧的树枝状高分子的组装在和 siRNA 开始接触后就开始折叠了 (Pavan et al.，2010)（图 29.2）。

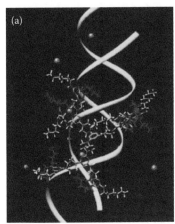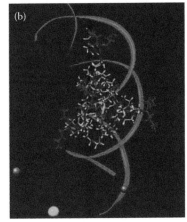

图 29.2　前视图来自动态模拟 G2-5+siRNA(a) 和 F2-1+DNA(b)。除了绿色的 CEN 残基和红色的 POS 表面基团，其余彩色原子是树枝状高分子。Na^+ 和 Cl^- 离子分别是粉色和绿色的圆球。GL3 siRNA 和 DNA 分别用黄色和紫色条带。为了清楚，省略了水分子，只显示了那些靠近复合体的抗平衡因子。

29.3.5　稳定性

　　不论在体内还是在体外，自组装 siRNA 复合体的稳定性对 siRNA 运输都特别重要，因为 siRNA 与 pDNA 相比不易聚合和缩合(Mok et al.，2010)，并且易于被血清中的核酸酶水解。提高 siRNA 在血清中稳定性的一个方法是对 siRNA 分子进行化学修饰，这样可以阻碍水解，增加细胞对完整 siRNA 的吸收(Thakur et al.，2012)，如修饰 2'位的糖-磷酸骨架(Manoharan，2004)。复合体的聚合效率和纳米颗粒结合的 siRNA 稳定性都可以检测，如 SYBR 金染料结合实验(Merkel et al.，2010a)，琼脂糖凝胶电泳(Mao et al.，2006)或荧光淬灭实验(Merkel et al.，2009a；Van Rompaey et al.，2001)。在荧光淬灭实验中，直接使用荧光标记的 siRNA。通过和许多 siRNA 紧密结合的复合体靠近，标记 siRNA 分子的荧光被淬灭。肝素是一个多聚阴离子化合物，可以与核酸竞争结合聚阳离子。多聚复合体仅仅靠静电作用维持，很容易通过竞争结合聚阴离子的肝素而解离出来。因此，可以通过与肝素的竞争实验，检测拮抗聚阴离子的纳米颗粒稳定性，这是体内给药的一个关键参数(Merkel et al.，2010a；Zheng et al.，2012a)。而且，荧光波动光谱(FFS)是一个更先进的检测方法，可用于定量承载 siRNA 的纳米颗粒或纳米颗粒在血清中的完整性，并且血清中包含的溶液浓度和体内条件非常相近(Merkel et al.，2009b；Buyens et al.，2008)（图 29.3）。

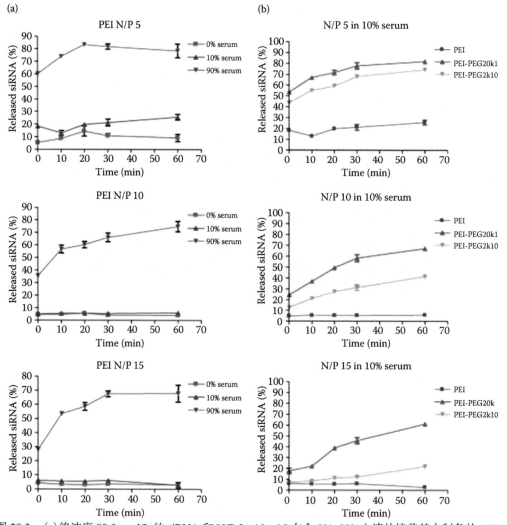

图 29.3　(a)终浓度 88.9nmol/L 的 siRNA 和 N/P 5、10、15 在含 0%~90%血清的培养基中制备的 25kDa PEI，FFS 检测显示其释放的 siRNA。(b)终浓度 88.9nmol/L 的 siRNA 和 N/P 5、10 和 15 在含 10%血清的培养基中制备的 25kDa PEI 和 PEG-PEI 复合物，FFS 检测显示其释放的 siRNA。

29.4　讨　　论

　　本章讲述了多种不同的 RNA 自组装形式。在简介中，我们提到 RNA 分子的超分子自组装，然而如不能和 RNA 运输系统组合，则胞内吸收效率很低(Lee et al.，2012)。RNA 自身组装的最大好处是形成的聚合体具有易生物降解性和较好的生物相容性。但是，免疫刺激的不良反应虽尚未得到详细研究，也很可能会存在。为了增强 RNA 海绵的胞内运输，Lee 等(2012)采用 PEI 进行基因和 siRNA 运输，PEI 最广泛使用的聚合物之一。自从 20 世纪 90 年代 PEI 已开始被用作基因运输系统(Boussif et al.，1995)，后来用于 siRNA 运输(Mao et al.，2006)。黏稠的未修饰的 PEI 带有正电荷，本章讨论了几种修饰 PEI 的方法都是可降低 PEI 的细胞毒性(Maoal，2006；Beyerle et al.，2010)，并可降低被体内网状内皮系统吸收(Merkel et al.，2009b)，在黏蛋白和肺表面活性物质存在时增强携带 siRNA 的聚合电解质复合体的稳定性(Merkel et al.，2009a)，或在系统给药后增加血清中的循环时间(Zheng et al.，2012a)。此外，后面的修饰也会增进 PEI 的生物降解性和生物相容性(Zheng et al.，2012a)。但是，siRNA 与 PEI 或 PEG 修饰的 PEI 形成的聚复合体，据报道可以聚集成几百纳米的颗粒，并具有较广的多分散性(Merkel et al.，2009b)；带有三嵌段共聚物 PEI-PCL-PEG 的微胶粒状复合体大约 100nm，具有较好的生物降解性(Zheng et al.，2012a)。宽广的多分散性和 siRNA/(PEG-)PEI 复合体的复杂形态最早由 AFM 图像展示出来(Mao et al.，2006)，后来 PEI-PCL-PEG 的完美球形复合体结构是通过 TEM 成像得到的(Endres et al.，2012)。对于治疗给药最重要的是，与 PEG-PEI 相比(Merkel et al.，2009b)，PEI-PCL-PEG 携带的 siRNA 循环稳定性得到极大改善(Zheng et al.，2012a)。

树枝状大分子是另一类大分子，已详细研究了它与 siRNA 的自组装及 siRNA 运输。与聚合物相比，它们最大的优点是可以合成单分散且非常规则的球状结构(Merkel et al.，2010b)。但是，它们最大的不足是低代分子几乎不与 siRNA 形成自组装的纳米结构(Shen et al.，2007；Juliano，2006；Inoue et al.，2008)。因此，后来 PAMAM 和 PPI 树枝状大分子也要修饰，以增加它们的灵活性及与 siRNA 的相互作用(Liu et al.，2009)，降低细胞毒性(Kang et al.，2005；Waite and Roth，2009；Patil et al.，2009)及增加靶特异性(Kang et al.，2005；Waite and Roth，2009；Yuan et al.，2010；Patil et al.，2009)。2010 年，一组新的树枝状高分子，即三嗪树枝状高分子，第一次用于运输 siRNA(Merkel et al.，2010a)，后来在原子水平上研究了它们与 siRNA 的相互作用(Merkel et al.，2011；Pavan et al.，2010)。但是，三嗪树枝状高分子形成的 siRNA 复合体也会聚集成几百纳米的颗粒，根据周围介质而变，甚至更强的聚集导致体内给药后被肺毛细血管过滤掉(Merkel et al.，2011)。这几种 siRNA 自组装的优缺点概述见表 29.2。

表 29.2　自组装 RNA 纳米颗粒在治疗给药中的优缺点

	优点	缺点
RNA-RNA 自组装	不需要赋形剂 纳米尺度颗粒 可以定制	胞内运送效率较低
多聚复合体	高效的胞内运送 可以定制	复合物有潜在毒性 颗粒多分散性 凝聚行为 血流中有潜在不稳定性
树枝状复合体	高效的胞内运送 可以定制	树枝状高分子化合物有潜在毒性,在体内有凝聚行为

29.5　展　望

RNA 纳米技术仍是相当新的一个研究领域。根据 RNA 运输，早期对很多运输

pDNA 的技术进行优化，然后用于运输 RNA，多多少少是成功的。在不到 10 年的时间里，siRNA 运输和 siRNA 纳米合成获得了很多关注，研究人员实验发现，优化后运输质粒的运输系统对 siRNA 络合物并不是最佳选择，反之亦然 (Gary et al.，2007；Grayson et al.，2006b；Tseng and Tang，2007)。我们已阐述了 pDNA 和 siRNA 的不同柔韧性和刚性 (Pavan et al.，2010)。我们发现聚电解质复合体的大小、界面动电势、形状和其他物理化学参数都很重要，但是其中最重要的决定因素是实际的自组装过程。理解了 siRNA 和载体在原子和分子尺度是如何作用，其络合作用、稳定性及 siRNA 纳米颗粒的生物活性可以优化至更高效。

自组装结构的不足是缺少可重复性，但 siRNA 纳米配制的缺点可用微流设备克服 (Debus et al.，2012；Endres et al.，2012)。

我们相信随着对 siRNA 纳米技术的理解深化，基于 siRNA 的纳米药物将来必将拥有更高的翻译潜能。

致　谢

感谢韦恩州启动基金对 OMM 和 MEDITRANS 的赞助，感谢欧盟委员会第六框架综合计划 (NMP4-CT-2006-026668) 支持。

参 考 文 献

Afonin, K. A., Grabow, W. W., Walker, F. M., Bindewald, E., Dobrovolskaia, M. A., Shapiro, B. A. and Jaeger, L. (2011). Design and self-assembly of siRNA-functionalized RNA nanoparticles for use in automated nanomedicine. *Nat Protoc*, 6, 2022–34.

Agrawal, A., Min, D. H., Singh, N., Zhu, H., Birjiniuk, A., von Maltzahn, G., Harris, T. J., Xing, D., Woolfenden, S. D., Sharp, P. A., Charest, A. and Bhatia, S. (2009). Functional delivery of siRNA in mice using dendriworms. *ACS Nano*, 3, 2495–504.

Allen, T. M., Hansen, C. B. and De Menezes, D. E. L. (1995). Pharmacokinetics of long-circulating liposomes. *Adv Drug Deliv Rev*, 16, 267–84.

Baker, A., Saltik, M., Lehrmann, H., Killisch, I., Mautner, V., Lamm, G., Christofori, G. and Cotten, M. (1997). Polyethylenimine (PEI) is a simple, inexpensive and effective reagent for condensing and linking plasmid DNA to adenovirus for gene delivery. *Gene Ther*, 4, 773–82.

Benfer, M. and Kissel, T. (2012). Cellular uptake mechanism and knockdown activity of siRNA-loaded biodegradable DEAPA-PVA-*g*-PLGA nanoparticles. *Eur J Pharm Biopharm*, 80, 247–56.

Bennett, R. M., Cornell, K. A., Merritt, M. J., Bakke, A. C., Mourich, D. and Hefeneider, S. H. (1992). Idiotypic mimicry of a cell surface DNA receptor: evidence for anti-DNA antibodies being a subset of anti-anti-DNA receptor antibodies. *Clin Exp Immunol*, 90, 428–33.

Beyerle, A., Irmler, M., Beckers, J., Kissel, T. and Stoeger, T. (2010). Toxicity pathway focused gene expression profiling of PEI-based polymers for pulmonary applications. *Mol Pharm*, 7, 727–37.

Biswal, B. K., Debata, N. B. and Verma, R. S. (2010). Development of a targeted siRNA delivery system using FOL-PEG-PEI conjugate. *Mol Biol Rep*, 37, 2919–26.

Boas, U. and Heegaard, P. M. (2004). Dendrimers in drug research. *Chem Soc Rev*, 33, 43–63.

Boeckle, S. and Wagner, E. (2006). Optimizing targeted gene delivery: Chemical modification of viral vectors and synthesis of artificial virus vector systems. *AAPS J*, 8, E731–E742.

Boussif, O., Lezoualc'h, F., Zanta, M. A., Mergny, M. D., Scherman, D., Demeneix, B. and Behr, J. P. (1995). A versatile vector for gene and oligonucleotide transfer into cells in culture and in vivo: polyethylenimine. *Proc Natl Acad Sci U S A*, 92, 7297–301.

Brus, C., Petersen, H., Aigner, A., Czubayko, F. and Kissel, T. (2004). Physicochemical and biological characterization of polyethylenimine-graft-poly(ethylene glycol) block copolymers as a delivery system for oligonucleotides and ribozymes. *Bioconjugate Chem,* 15, 677–84.

Buyens, K., Lucas, B., Raemdonck, K., Braeckmans, K., Vercammen, J., Hendrix, J., Engelborghs, Y., de Smedt, S. C. and Sanders, N. N. (2008). A fast and sensitive method for measuring the integrity of siRNA-carrier complexes in full human serum. *J Control Release,* 126, 67–76.

Charman, W. N., Chan, H.-K., Finnin, B. C. and Charman, S. A. (1999). Drug delivery: A key factor in realising the full therapeutic potential of drugs. *Drug Dev Res,* 46, 316–27.

Choi, H. S., Liu, W., Misra, P., Tanaka, E., Zimmer, J. P., Itty Ipe, B., Bawendi, M. G. and Frangioni, J. V. (2007). Renal clearance of quantum dots. *Nat Biotechnol,* 25, 1165–70.

Conner, S. D. and Schmid, S. L. (2003). Regulated portals of entry into the cell. *Nature,* 422, 37–44.

D'Emanuele, A. and Attwood, D. (2005). Dendrimer–drug interactions. *Adv Drug Deliv Rev,* 57, 2147–62.

Debus, H., Beck-Broichsitter, M. and Kissel, T. (2012). Optimized preparation of pDNA/poly(ethylene imine) polyplexes using a microfluidic system. *Lab Chip,* 12, 2498–506.

Decuzzi, P., Godin, B., Tanaka, T., Lee, S. Y., Chiappini, C., Liu, X. and Ferrari, M. (2010). Size and shape effects in the biodistribution of intravascularly injected particles. *J Control Release,* 141, 320–7.

Dicke, T., Wegmann, M., Sel, S., Renz, H. and Garn, H. (2007). Gata-3-specific Dnazyme as an approach for asthma-therapy. *J Allergy Clin Immunol,* 119, S1–S1.

Duncan, R. and Izzo, L. (2005). Dendrimer biocompatibility and toxicity. *Adv Drug Deliv Rev,* 57, 2215–37.

Endres, T., Zheng, M., Beck-Broichsitter, M., Samsonova, O., Debus, H. and Kissel, T. (2012). Optimising the self-assembly of siRNA loaded PEG-PCL-lPEI nano-carriers employing different preparation techniques. *J Control Release,* 160, 583–91.

Farokhzad, O. C. and Langer, R. (2009). Impact of nanotechnology on drug delivery. *ACS Nano,* 3, 16–20.

Fischer, D., Bieber, T., Li, Y., Elsasser, H. P. and Kissel, T. (1999). A novel non-viral vector for DNA delivery based on low molecular weight, branched polyethylenimine: Effect of molecular weight on transfection efficiency and cytotoxicity. *Pharm Res,* 16, 1273–9.

Frechet, J. M. J. and Tomalia, D. A. (2001). *Dendrimers and Other Dendritic Polymers,* John Wiley & Sons, Chichester, UK.

Freitas, R. A., JR. (2005). What is nanomedicine? *Nanomedicine,* 1, 2–9.

Gao, Y., Gao, G., He, Y., Liu, T. and Qi, R. (2008). Recent advances of dendrimers in delivery of genes and drugs. *Mini Rev Med Chem,* 8, 889–900.

Gary, D. J., Puri, N. and Won, Y. Y. (2007). Polymer-based siRNA delivery: Perspectives on the fundamental and phenomenological distinctions from polymer-based DNA delivery. *J Control Release,* 121, 64–73.

Gratton, S. E., Ropp, P. A., Pohlhaus, P. D., Luft, J. C., Madden, V. J., Napier, M. E. and Desimone, J. M. (2008). The effect of particle design on cellular internalization pathways. *Proc Natl Acad Sci U S A,* 105, 11613–18.

Grayson, A. C., Doody, A. M. and Putnam, D. (2006a). Biophysical and structural characterization of polyethylenimine-mediated siRNA delivery in vitro. *Pharm Res,* 23, 1868–76.

Grayson, A. C., Ma, J. and Putnam, D. (2006b). Kinetic and efficacy analysis of RNA interference in stably and transiently expressing cell lines. *Mol Pharm,* 3, 601–13.

Guo, P. (2005). RNA nanotechnology: Engineering, assembly and applications in detection, gene delivery and therapy. *J Nanosci Nanotechnol,* 5, 1964–82.

Guo, P. (2010). The emerging field of RNA nanotechnology. *Nat Nano,* 5, 833–42.

Guo, P., Zhang, C., Chen, C., Garver, K. and Trottier, M. (1998). Inter-RNA interaction of phage phi29 pRNA to form a hexameric complex for viral DNA transportation. *Mol Cell,* 2, 149–55.

Han, L., Zhang, A., Wang, H., Pu, P., Jiang, X., Kang, C. and Chang, J. (2010). Tat-BMPs-PAMAM conjugates enhance therapeutic effect of small interference RNA on U251 glioma cells in vitro and in vivo. *Hum Gene Ther,* 21, 417–26.

Holdgate, G. A. (2001). Making cool drugs hot: isothermal titration calorimetry as a tool to study binding energetics. *Biotechniques,* 31, 164–6, 168, 170 passim.

Inoue, Y., Kurihara, R., Tsuchida, A., Hasegawa, M., Nagashima, T., Mori, T., Niidome, T., Katayama, Y. and Okitsu, O. (2008). Efficient delivery of siRNA using dendritic poly(L-lysine) for loss-of-function analysis. *J Control Release*, 126, 59–66.

Jain, K. K. (2007). Applications of nanobiotechnology in clinical diagnostics. *Clin Chem*, 53, 2002–9.

Jensen, L. B., Pavan, G. M., Kasimova, M. R., Rutherford, S., Danani, A., Nielsen, H. M. and Foged, C. (2011). Elucidating the molecular mechanism of PAMAM-siRNA dendriplex self-assembly: Effect of dendrimer charge density. *Int J Pharm*, 416, 410–18.

Jere, D., Xu, C.-X., Arote, R., Yun, C.-H., Cho, M.-H. and Cho, C.-S. (2008). Poly([beta]-amino ester) as a carrier for si/shRNA delivery in lung cancer cells. *Biomaterials*, 29, 2535–47.

Jiang, W., Kim, B. Y. S., Rutka, J. T. and Chan, W. C. W. (2008). Nanoparticle-mediated cellular response is size-dependent. *Nat Nanotechnol*, 3, 145–150.

Juliano, R. L. (2006). Intracellular delivery of oligonucleotide conjugates and dendrimer complexes. *Ann N Y Acad Sci*, 1082, 18–26.

Kakizawa, Y. and Kataoka, K. (2002). Block copolymer micelles for delivery of gene and related compounds. *Adv Drug Deliv Rev*, 54, 203–22.

Kang, H., Delong, R., Fisher, M. H. and Juliano, R. L. (2005). Tat-conjugated PAMAM dendrimers as delivery agents for antisense and siRNA oligonucleotides. *Pharm Res*, 22, 2099–106.

Kang, J.-H., Tachibana, Y., Kamata, W., Mahara, A., Harada-Shiba, M. and Yamaoka, T. (2010). Liver-targeted siRNA delivery by polyethylenimine (PEI)-pullulan carrier. *Bioorg Med Chem*, 18, 3946–50.

Kim, I. D., Lim, C. M., Kim, J. B., Nam, H. Y., Nam, K., Kim, S. W., Park, J. S. and Lee, J. K. (2010). Neuroprotection by biodegradable PAMAM ester (e-PAM-R)-mediated HMGB1 siRNA delivery in primary cortical cultures and in the postischemic brain. *J Control Release*, 142, 422–30.

Kim, N., Jiang, D., Jacobi, A. M., Lennox, K. A., Rose, S. D., Behlke, M. A. and Salem, A. K. (2012). Synthesis and characterization of mannosylated pegylated polyethylenimine as a carrier for siRNA. *Int J Pharm*, 427, 123–33.

Koch, C., Heine, A. and Klebe, G. (2011). Tracing the detail: How mutations affect binding modes and thermodynamic signatures of closely related aldose reductase inhibitors. *J Molec Biol*, 406, 700–12.

Kota, J., Chivukula, R. R., O'Donnell, K. A., Wentzel, E. A., Montgomery, C. L., Hwang, H.-W., Chang, T.-C., Vivekanandan, P., Torbenson, M., Clark, K. R., Mendell, J. R. and Mendell, J. T. (2009). Therapeutic microRNA delivery suppresses tumorigenesis in a murine liver cancer model. *Cell*, 137, 1005–17.

Lee, J. B., Hong, J., Bonner, D. K., Poon, Z. and Hammond, P. T. (2012). Self-assembled RNA interference microsponges for efficient siRNA delivery. *Nat Mater*, 11, 316–22.

Li, S. and Huang, L. (2000). Nonviral gene therapy: promises and challenges. *Gene Ther*, 7, 31–4.

Liu, L., Zheng, M., Renette, T. and Kissel, T. (2012). Modular synthesis of folate conjugated ternary copolymers: Polyethylenimine-graft-polycaprolactone-block-poly(ethylene glycol)-folate for targeted gene delivery. *Bioconjug Chem*, 23(6), 1211–20.

Liu, X. X., Rocchi, P., Qu, F. Q., Zheng, S. Q., Liang, Z. C., Gleave, M., Iovanna, J. and Peng, L. (2009). PAMAM dendrimers mediate siRNA delivery to target Hsp27 and produce potent antiproliferative effects on prostate cancer cells. *ChemMedChem*, 4, 1302–10.

Liu, Y., Nguyen, J., Steele, T., Merkel, O. and Kissel, T. (2009). A new synthesis method and degradation of hyper-branched polyethylenimine grafted polycaprolactone block mono-methoxyl poly (ethylene glycol) copolymers (hy-PEI-g-PCL-b-mPEG) as potential DNA delivery vectors. *Polymer*, 50, 3895–3904.

Liu, Y., Samsonova, O., Sproat, B., Merkel, O. and Kissel, T. (2011). Biophysical characterization of hyper-branched polyethylenimine-graft- polycaprolactone-block-mono-methoxyl-poly(ethylene glycol) copolymers (hy-PEI-PCL-mPEG) for siRNA delivery. *J Control Release*, 153(3), 262–8.

Maeda, H. (2001). The enhanced permeability and retention (EPR) effect in tumor vasculature: the key role of tumor-selective macromolecular drug targeting. *Adv Enzyme Regul*, 41, 189–207.

Malafaya, P. B., Silva, G. A. and Reis, R. L. (2007). Natural-origin polymers as carriers and scaffolds for biomolecules and cell delivery in tissue engineering applications. *Adv Drug Deliv Rev*, 59, 207–33.

Manoharan, M. (2004). RNA interference and chemically modified small interfering RNAs. *Curr Opin Chem Biol*, 8, 570–9.

Mao, S., Neu, M., Germershaus, O., Merkel, O., Sitterberg, J., Bakowsky, U. and Kissel, T. (2006). Influence of polyethylene glycol chain length on the physicochemical and biological properties of poly(ethylene imine)-graft-poly(ethylene glycol) block copolymer/siRNA polyplexes. *Bioconjug Chem*, 17, 1209–18.

Matsumura, Y. and Kataoka, K. (2009). Preclinical and clinical studies of anticancer agent-incorporating polymer micelles. *Cancer Sci*, 100, 572–9.

Merdan, T., Kopecek, J. and Kissel, T. (2002a). Prospects for cationic polymers in gene and oligonucleotide therapy against cancer. *Adv Drug Deliv Rev*, 54, 715–58.

Merdan, T., Kunath, K., Fischer, D., Kopecek, J. and Kissel, T. (2002b). Intracellular processing of poly(ethylene imine)/ribozyme complexes can be observed in living cells by using confocal laser scanning microscopy and inhibitor experiments. *Pharm Res*, 19, 140–6.

Merkel, O. M., Beyerle, A., Librizzi, D., Pfestroff, A., Behr, T. M., Sproat, B., Barth, P. J. and Kissel, T. (2009a). Nonviral siRNA delivery to the lung: investigation of PEG-PEI polyplexes and their in vivo performance. *Mol Pharm*, 6, 1246–60.

Merkel, O. M., Librizzi, D., Pfestroff, A., Schurrat, T., Buyens, K., Sanders, N. N., De Smedt, S. C., Behe, M. and Kissel, T. (2009b). Stability of siRNA polyplexes from poly(ethylenimine) and poly(ethylenimine)-g-poly(ethylene glycol) under in vivo conditions: effects on pharmacokinetics and biodistribution measured by fluorescence fluctuation spectroscopy and single photon emission computed tomography (SPECT) imaging. *J Control Release*, 138, 148–59.

Merkel, O. M., Mintzer, M. A., Librizzi, D., Samsonova, O., Dicke, T., Sproat, B., Garn, H., Barth, P. J., Simanek, E. E. and Kissel, T. (2010a). Triazine dendrimers as nonviral vectors for in vitro and in vivo RNAi: The effects of peripheral groups and core structure on biological activity. *Molec Pharm*, 7, 969–83.

Merkel, O. M., Mintzer, M. A., Simanek, E. E. and Kissel, T. (2010b). Perfectly shaped siRNA delivery. *Therap Deliv*, 1, 737–42.

Merkel, O. M., Mintzer, M. A., Sitterberg, J., Bakowsky, U., Simanek, E. E. and Kissel, T. (2009c). Triazine dendrimers as nonviral gene delivery systems: effects of molecular structure on biological activity. *Bioconjug Chem*, 20, 1799–806.

Merkel, O. M., Zheng, M., Mintzer, M. A., Pavan, G. M., Librizzi, D., Maly, M., Hoffken, H., Danani, A., Simanek, E. E. and Kissel, T. (2011). Molecular modeling and in vivo imaging can identify successful flexible triazine dendrimer-based siRNA delivery systems. *J Control Release*, 153, 23–33.

Mintzer, M. A. and Simanek, E. E. (2009). Nonviral vectors for gene delivery. *Chem Rev*, 109, 259–302.

Moghimi, S. M., Hunter, A. C. and Murray, J. C. (2001). Long-circulating and target-specific nanoparticles: Theory to practice. *Pharmacol Rev*, 53, 283–318.

Mok, H., Lee, S. H., Park, J. W. and Park, T. G. (2010). Multimeric small interfering ribonucleic acid for highly efficient sequence-specific gene silencing. *Nat Mater*, 9, 272–8.

Morgan, D. M., Larvin, V. L. and Pearson, J. D. (1989). Biochemical characterisation of polycation-induced cytotoxicity to human vascular endothelial cells. *J Cell Sci*, 94 (Pt 3), 553–9.

Mulligan, R. C. (1993). The basic science of gene therapy. *Science*, 260, 926–32.

Nguyen, J., Steele, T. W., Merkel, O., Reul, R. and Kissel, T. (2008). Fast degrading polyesters as siRNA nano-carriers for pulmonary gene therapy. *J Control Release*, 132(3), 243–51.

Ouyang, D., Zhang, H., Herten, D. P., Parekh, H. S. and Smith, S. C. (2010). Structure, dynamics, and energetics of siRNA-cationic vector complexation: a molecular dynamics study. *J Phys Chem B*, 114, 9220–30.

Ozdemir, V., Williams-Jones, B., Glatt, S. J., Tsuang, M. T., Lohr, J. B. and Reist, C. (2006). Shifting emphasis from pharmacogenomics to theragnostics. *Nat Biotechnol*, 24, 942–6.

Patil, M. L., Zhang, M., Taratula, O., Garbuzenko, O. B., He, H. and Minko, T. (2009). Internally cationic polyamidoamine PAMAM-OH dendrimers for siRNA delivery: effect of the degree of quaternization and cancer targeting. *Biomacromolecules*, 10, 258–66.

Pavan, G. M., Mintzer, M. A., Simanek, E. E., Merkel, O. M., Kissel, T. and Danani, A. (2010). Computational insights into the interactions between DNA and siRNA with "rigid" and "flexible" triazine dendrimers. *Biomacromolecules,* 11, 721–30.

Petersen, H., Fechner, P. M., Fischer, D. and Kissel, T. (2002). Synthesis, characterization, and biocompatibility of polyethylenimine-graft-poly(ethylene glycol) block copolymers. *Macromolecules,* 35, 6867–74.

Plummer, R., Wilson, R. H., Calvert, H., Boddy, A. V., Griffin, M., Sludden, J., Tilby, M. J., Eatock, M., Pearson, D. G., Ottley, C. J., Matsumura, Y., Kataoka, K. and Nishiya, T. (2011). A Phase I clinical study of cisplatin-incorporated polymeric micelles (NC-6004) in patients with solid tumours. *Br J Cancer,* 104, 593–8.

Reischl, D. and Zimmer, A. (2009). Drug delivery of siRNA therapeutics: potentials and limits of nanosystems. *Nanomedicine,* 5, 8–20.

Rudnick, S. I., Swaminathan, J., Sumaroka, M., Liebhaber, S. and Gewirtz, A. M. (2008). Effects of local mRNA structure on posttranscriptional gene silencing. *Proc Natl Acad Sci,* 105, 13787–92.

Salvador-Morales, C., Zhang, L., Langer, R. and Farokhzad, O. C. (2009). Immunocompatibility properties of lipid-polymer hybrid nanoparticles with heterogeneous surface functional groups. *Biomaterials,* 30, 2231–40.

Shcharbin, D., Pedziwiatr, E., Blasiak, J. and Bryszewska, M. (2010). How to study dendriplexes II: Transfection and cytotoxicity. *J Control Release,* 141, 110–27.

Shcharbin, D., Pedziwiatr, E. and Bryszewska, M. (2009). How to study dendriplexes I: Characterization. *J Control Release,* 135, 186–97.

Shen, X. C., Zhou, J., Liu, X., Wu, J., QU, F., Zhang, Z. L., Pang, D. W., Quelever, G., Zhang, C. C. and Peng, L. (2007). Importance of size-to-charge ratio in construction of stable and uniform nanoscale RNA/dendrimer complexes. *Org Biomol Chem,* 5, 3674–81.

Shu, D., Huang, L. P., Hoeprich, S. and Guo, P. (2003). Construction of phi29 DNA-packaging RNA monomers, dimers, and trimers with variable sizes and shapes as potential parts for nanodevices. *J Nanosci Nanotechnol,* 3, 295–302.

Shuai, X., Wei, M., Porbeni, F. E., Bullions, T. A. and Tonelli, A. E. (2002). Formation of and coalescence from the inclusion complex of a biodegradable block copolymer and alpha-cyclodextrin. 2: A novel way to regulate the biodegradation behavior of biodegradable block copolymers. *Biomacromolecules,* 3, 201–7.

Shubayev, V. I., Pisanic II, T. R. and Jin, S. (2009). Magnetic nanoparticles for theragnostics. *Adv Drug Deliv Rev,* 61, 467–77.

Thakur, A., Fitzpatrick, S., Zaman, A., Kugathasan, K., Muirhead, B., Hortelano, G. and Sheardown, H. (2012). Strategies for ocular siRNA delivery: Potential and limitations of non-viral nanocarriers. *J Biol Eng,* 6, 7.

Tseng, S.-J. and Tang, S.-C. (2007). Development of poly(amino ester glycol urethane)/siRNA polyplexes for gene silencing. *Bioconjug Chem,* 18, 1383–90.

Tsutsumi, T., Hirayama, F., Uekama, K. and Arima, H. (2008). Potential use of polyamidoamine dendrimer/α-cyclodextrin conjugate (generation 3, G3) as a novel carrier for short hairpin RNA-expressing plasmid DNA. *J Pharm Sci,* 97, 3022–34.

Van Rompaey, E., Engelborghs, Y., Sanders, N., de Smedt, S. C. and Demeester, J. (2001). Interactions between oligonucleotides and cationic polymers investigated by fluorescence correlation spectroscopy. *Pharm Res,* 18, 928–36.

Van Thienen, T. G., Demeester, J. and De Smedt, S. C. (2008). Screening poly(ethyleneglycol) micro- and nanogels for drug delivery purposes. *Int J Pharm,* 351, 174–85.

Verdine, G. L. and Walensky, L. D. (2007). The challenge of drugging undruggable targets in cancer: Lessons learned from targeting BCL-2 family members. *Clin Cancer Res,* 13, 7264–70.

Verma, A. and Stellacci, F. (2010). Effect of surface properties on nanoparticle-cell interactions. *Small,* 6, 12–21.

von Harpe, A., Petersen, H., Li, Y. and Kissel, T. (2000). Characterization of commercially available and synthesized polyethylenimines for gene delivery. *J Control Release,* 69, 309–22.

Waite, C. L. and Roth, C. M. (2009). PAMAM-RGD conjugates enhance siRNA delivery through a multicellular spheroid model of malignant glioma. *Bioconjug Chem,* 20(10), 1908–16.

Waite, C. L., Sparks, S. M., Uhrich, K. E. and Roth, C. M. (2009). Acetylation of PAMAM dendrimers for cellular delivery of siRNA. *BMC Biotechnol,* 9.

Wang, J., Byrne, J. D., Napier, M. E. and Desimone, J. M. (2011). More effective nanomedicines through particle design. *Small,* 7, 1919–31.

Winston, W. M., Molodowitch, C. and Hunter, C. P. (2002). Systemic RNAi in *C. elegans* requires the putative transmembrane protein SID-1. *Science,* 295, 2456–9.

Yan, F., Zhang, C., Zheng, Y., Mei, L., Tang, L., Song, C., Sun, H. and Huang, L. (2010). The effect of poloxamer 188 on nanoparticle morphology, size, cancer cell uptake, and cytotoxicity. *Nanomed Nanotechnol, Biol Med*, 6(1), 170–8.

Yuan, Q., Lee, E., Yeudall, W. A. and Yang, H. (2010). Dendrimer-triglycine-EGF nanoparticles for tumor imaging and targeted nucleic acid and drug delivery. *Oral Oncol,* 46, 698–704.

Zhang, L., Gu, F. X., Chan, J. M., Wang, A. Z., Langer, R. S. and Farokhzad, O. C. (2007). Nanoparticles in medicine: Therapeutic applications and developments. *Clin Pharmacol Ther,* 83, 761–9.

Zhao, F., Zhao, Y., Liu, Y., Chang, X. L., Chen, C. Y. and Zhao, Y. L. (2011). Cellular uptake, intracellular trafficking, and cytotoxicity of nanomaterials. *Small,* 7, 1322–37.

Zheng, M., Librizzi, D., Kilic, A., Liu, Y., Renz, H., Merkel, O. M. and Kissel, T. (2012a). Enhancing in vivo circulation and siRNA delivery with biodegradable polyethylenimine-graft-polycaprolactone-block-poly(ethylene glycol) copolymers. *Biomaterials,* 33, 6551–8.

Zheng, M., Liu, Y., Samsonova, O., Endres, T., Merkel, O. and Kissel, T. (2012b). Amphiphilic and biodegradable hy-PEI-g-PCL-b-PEG copolymers efficiently mediate transgene expression depending on their graft density. *Int J Pharm,* 427, 80–7.

中英文术语对照

6-thioguanine	6-硫代鸟嘌呤
α-amino-3-hydroxy-5-methyl-4-isoxazolepropionic（AMPA）receptor	α-氨基-3-羟基-5-甲基-4-恶唑酸受体

A

Ab initio RNA folding	从头计算 RNA 折叠
Acetalester 2′-OH protecting group	乙酰胺 2′-OH 保护基
Acid-cleavable linkers	酸可裂解的连接体
Acid protonating groups	酸质子化组
Acquires immune deficiency syndrome（AIDS）	获得性免疫缺陷综合征
Acute lymphoblastic leukemia（ALL）	急性淋巴细胞白血病
Adenine（A）	腺嘌呤
Age-related macular degeneration（AMD）	年龄相关性黄斑变性
Aldehyde group	醛基
Allosteric ribozyme	变构核酶
Alzheimer's disease	阿尔茨海默病
Amine group chemistry	氨基化学
AMP-DNA complex	AMP-DNA 复合物
Anisotropic network model（ANM）	各向异性网络模型
Anticancer drugs	抗癌药物
Anti-CD4 aptamer	抗 CD4 适体
Anti-EGFR aptamer	抗表皮生长因子受体的适配体
Anti gp120 aptamer	抗 gp120 适配体
Antimetabolite drug	抗代谢药物的药物
Anti ologonucleotides（AMO）	反寡核苷酸
Antisense oligonucleotides（AON）	反义寡核苷酸
Antisense RNA	反义 RNA
Antitumor drug	抗癌药物
Antiviral therapy	抗病毒治疗
Apoptotic bleb	凋亡小泡
Aptamer fluorescence assay	适配体荧光检测

Aptamer-linked immobilized sorbent assay（ALISA）	适配体 r 挂钩固定吸附法
Aptamer	适配体
Aptamer-siRNA chimeras	适配体的 siRNA 嵌合体
Aptamer-tagged TX tile array	适配体标记的 TX 瓷砖阵列
Artifical RNA（AmiRNA）	人工的 RNA
Atomic force microscopy （AFM）	原子力显微镜
Azidophenacyl derivative	叠氮苯甲酰甲基衍生物
Azoarcus ribozome	固氮弧菌核糖体

B

Biotin-streptavidin interaction	生物素-链霉亲和素相互作用
Boron nentron capture therapy（BNCT）	硼中子俘获疗法
Borromean ring	博罗梅安戒指
Bottom-up approach	自下而上的方法
Breast cancer MCF-7 cell	乳腺癌 MCF-7 细胞

C

Cancer	癌症
Carboxylic acid	羧酸
Cardiovascular disease	心血管疾病
CD4 RNA aptamers as delivery vehicle	CD4 RNA 适配体作为运载工具
Charge-coupled device（CCD）detector	电荷耦合器件探测器
Chemical conjugation	化学偶联
Chemical labile substrate	化工不稳定基板
Chemical ligation	化学连接
"Click" chemisry	"点击" 化学
Confocal microscopy	共聚焦显微镜
Confocal microscope technique	共聚焦显微镜技术
Controlled pore glass（CPG）	控制孔径玻璃
Coxsackeievirus B3（CVB3）	柯萨奇病毒 B3
Crossinglinking agent	交联试剂
Cryoelectron microscopy	低温电子显微镜
Cyclosporin	环孢素
Cytosine（C）	胞嘧啶

D

Darwinian evolution	达尔文的进化论

Depurination	脱嘌呤
Diabetic macular edema (DME)	糖尿病性黄斑水肿
Dipeptidyl peptidase IV	二肽基肽酶 IV
DNA micelle	DNA 胶束
DNA origami	DNA 折纸术
Doxorubicin (DOX)	阿霉素
Drug delivery system (DDS)	药物传递系统
Dye-binding aptamer	染料结合的适配体
Dynamic assembly	动态组装
Dynamic DNA nanotechnology	动态 DNA 纳米技术
Dynamic light scattering (DLS)	动态光散射

E

Ectosome	外体
Elastic network modeling	弹性网络建模
Electrochemical impedance spectroscopy	电化学阻抗谱
Endocytosis	内吞作用
Endosome-disrupting agent	内体破坏剂
Endosome escape/trapping	内体逃逸/诱捕
Endothrlial materix barrier	内毒素障碍
Enhanced permeation and retention (EPR) effect	增强的渗透和保留效果
Enzymatic ligation	酶法结扎
Epidermal growth factor receptor (EGFR)	表皮生长因子受体
Epstein-Barr virus (EBV)	Epstein-Barr 病毒
Exosomes	外来

F

Fibrillarin (2'-O-methyltransferase)	核仁纤维 (2'-O-甲基)
Fluorescence fluctuation spectroscopy (FFS)	荧光涨落谱
Fluorescence imaging	荧光成像
Fluorescence imaging with one nanometer accuracy (FIONA)	荧光成像与一个纳米精度
Fluorescence photoactivation localization microscopy (FPALM)	荧光光敏局部显微镜
Fluorescent markers	荧光标记物
Folate	叶酸
Folate-3WJ-pRNA nanoparticles	叶酸 3WJ-pRNA 纳米粒子

Food and Drug Administration（FDA）	食品和药物管理局
Foot-to-foot interaction	脚对脚反应
Forster radius	福斯特半径
Fluorescence photoactivation localization microscopy（FPALM）	光敏定位显微镜
Fluorescence resonance energy transfer（FRET）	荧光共振能量转移
Functionality ttansfer reaction（FTR）	功能转移反应

G

gp120 aptamer-siRNA chimerase	gp120 适配体-siRNA 嵌合体

H

Hairpin ribozyme	发夹状核酶
HBV ribozyme activity assay	HBV 的核酶活性测定
Hybridization chain reaction（HCR）	杂交链反应
Hepatitis B virus（HBV）-cleaving ribozyme	乙型肝炎病毒切割核酶
Hepatitis delta virus（HDV）ribozyme	丁型肝炎病毒核酶
HIV gp120 aptamer mediated delivery	艾滋病毒 gp120 的适配体介导
Horseradish peroxidase（HRP）	辣根过氧化物酶
Human papilomavirus（HPV）	人乳头瘤病毒
Human T cell lymphoma/virus type I（HTLV-1）	人类 T 淋巴细胞 /病毒 I 型
Human thyroid stimulating hormone（HTSH）	人促甲状腺激素
Human gene therapy	人类基因治疗
Human herpesvirus 8（HHV-8）	人类疱疹病毒 8 型
Human HIV therapy	人类艾滋病毒治疗
Human immunodeficiency virus（HIV）	人免疫缺陷病毒
Human papilomavirus（HPV）	人类乳头瘤病毒
Hybridization chain reaction（HCR）	杂交链反应
Hybridization/DNA-substrate interaction	杂交/ DNA 底物相互作用

I

Interlocked architecture	互锁架构
Intrastrand interaction	链间相互作用
Isothermal titration calorimetry（ITC）	等温滴定量热法

K

Kupffer cell	Kupffer 细胞

L

Laser Doppler anemometry（LDA）　　　激光多普勒测速仪

Ligation-competent complex（LCC）　　　结扎能力的复合体

Locked nucleic acid（LNA）　　　锁定核酸

Loop-loop interaction　　　环-环相互作用

M

Malachite green（MG）　　　孔雀石绿

Mesenchymal stem cell（MSC）　　　间充质干细胞

Messenger RNA（mRNA）　　　信使 RNA

MG aptamer fluorescence assay　　　MG 适配体荧光检测

MicroRNA-based antiviral therapeutics　　　基于 microRNA 的抗病毒治疗

Microtubule-associated proteins（MAP）　　　微管相关蛋白

Molecular therapy-nucleic acid　　　治疗核酸分子

Moloney murine leukemia virus（MMLV）　　　莫洛尼鼠白血病病毒

Monocyte phagocytic system（MPS）　　　单核巨噬细胞系统

Metallothionein-IIA（MT-IIA）gene　　　金属硫蛋白-IIA 基因

Multivalency of RNA nanoparticle　　　多价 RNA 的纳米颗粒

Multiwavelength anomalous diffraction（MAD）　　　多波长异常衍射

Muscovite mica　　　白云母

Multivesicular bodies（MVB）　　　多泡体

N

N/acetyl-a-linked acid dipeptidase（NAALADase）activity　　　N/联乙酰基-酸肽酶活动

Nanometer-localized multiple single molecule（NALMS）　　　纳米定位的多个单分子

Nanoparticles assembly　　　纳米颗粒组装

Nanopore sensing　　　纳米孔检测

Nanoscale size　　　纳米级的尺寸

Nearest-neighbor model，5T　　　最近邻模型

Neomycin　　　新霉素

Neurological disease　　　神经系统疾病

NMDA inhibitor　　　NMDA 受体抑制剂

N-methyl-D-aspartate（NMDA）　　　*N*-甲基-D-天冬氨酸

Noncanonical base pairing　　　非经典的碱基配对

Nanoparticle surface-energy transfer（NSET）　　　纳米粒子表面能量转移

Nuclear magnetic resonance（NMR）spectroscopy　　　磁核共振谱

Nucleic acid therapeutics	核酸治疗

O

Oligonucleotide nanoparticles（ONP）	寡核苷酸纳米颗粒
Oligonucleotide（ON）	寡核苷酸
One-dimensional DNA nanostructure	DNA 的一维纳米结构
One-dimensional nanostructure	一维纳米结构
Optical tweezer，single-molecule	光镊，单分子
Overhauser effect（NOE）	过度消耗效应效应

P

Packaging RNA（pRNA）	包装 RNA
Palindrome sequences	回文序列
Particle replication in nonwetting templates（PRINT）	非润湿模板粒子复制
Polymerase chain reaction（PCR）	聚合酶链反应
Polydispersity index（PDI）	多分散性指数
PEgaptanib（Macugen）	哌加他尼(药物 Macugen)
PEGylation	聚乙二醇
Poly（ethylene imine）（PEI）	聚乙烯亚胺
Periodate reactions	碘酸反应
Permeability effects	渗透性的影响
Phagocytosis	吞噬功能
Phenotype	表型
Phi29 DNA-packaging motor	phi29 DNA 的包装马达
Phosphoramidite method	亚磷酰胺法
Phosphoramidite	亚磷酰胺
Phosphorothioate	硫代磷酸酯
Photoaffinity crosslinking	光亲和交联
Photoaffinity	光亲和
Photobleaching	光漂白
Photomultiplier tube（PMT）	光电倍增管
Pinocytosis	胞饮
Pivaloyloxymethyl	新戊酰氧
Pleiotrophin	多效生长因子
Polydispersity index（PDI）	多分散性指数

Polyvalent delivery　　　　　　　　　　　　　　多价交货

Positron emission tomography（PET）　　　　　　正电子发射断层扫描

PRINT（particle replication in nonwetting template）　颗粒不润湿模板复制

pRNA-aptamer-siRNA nanoparticle　　　　　　　pRNA 适配子的 siRNA 的纳米颗粒

pRNA-based RNA nanoparticles assembly　　　　　基于分子间的 RNA 纳米颗粒组装

pRNA-siRNA chimeras　　　　　　　　　　　　pRNA 的 siRNA 嵌合体

Prostate-specific membrane antigen（PSMA）aptamers　前列腺特异性膜抗原适配体

Pseudouridine synthase（dyskerin）　　　　　　　假尿嘧啶合酶

PSMA aptamer-siRNA chimerase　　　　　　　　PSMA 适配体-siRNA 嵌合体

Psoralen　　　　　　　　　　　　　　　　　　补骨脂

Psoriasis antitumor drug　　　　　　　　　　　牛皮癣的抗癌药物

Q

Quantum dot（QD）　　　　　　　　　　　　　量子点

Quantitative reverse transcription-polymeras chain reaction（qRT-PCR）　　　定量反转录聚合链反应（定量 RT-PCR）

R

Radiolabel chasing competion assay　　　　　　　放射性标记追竞争分析

Rolling circular amplification（RCA）　　　　　　滚动循环扩增

Rolling circular transcription（RCT）　　　　　　滚动循环转录

Receptor-mediated endocytosis　　　　　　　　　受体介导的内吞作用

Reverse phase protein array（RPPA）　　　　　　反向阶段蛋白质阵列

Reverse transcription inhibition　　　　　　　　反转录抑制

Riboswitches　　　　　　　　　　　　　　　　核糖开关

Ribozyme　　　　　　　　　　　　　　　　　核酶

Ring nanostructure closure　　　　　　　　　　环纳米结构封闭

RNA-induced silencing complex（RISC）　　　　　RNA 诱导的沉默复合物

RNA aptamers for anti-EGFR aptamers　　　　　　抗 EGFR 适配体的 RNA 适配体

RNA aptamers　　　　　　　　　　　　　　　RNA 适配体

RNA interference（RNAi）　　　　　　　　　　RNA 干扰

RNA interference（RNAi）-microsponges　　　　　RNA 干扰微粒海绵

RNA motifs　　　　　　　　　　　　　　　　RNA 基序

RNA nanopartickes aptamer-siRNA chimeras　　　RNA 纳米颗粒的适配体的 siRNA 嵌合体

RNA puzzles　　　　　　　　　　　　　　　　RNA 拼图

RNA-based nanostructure	RNA 为基础的纳米结构
RNA-induced silencing complex（RISC）	RNA 诱导的沉默复合物
RNA-protein complexes（RNP）	RNA-蛋白质复合物
Rothemund's DNA origami	罗斯蒙德的 DNA 折纸
Rotors，DNA	转子，DNA
Reverse phase protein array（RPPA）	反相蛋白质阵列

S

Safety，*in vivo*	安全，在体内
S-adenosyl methionine（SAM-I）	*S*-腺苷甲硫氨酸
Self-assembled siRNA complex	自组装的 siRNA 复合物
Single-molecule high-resolution colocalization（SHREC）	高分辨率单分子共定位
Single molecule high-resolution imaging with photobleaching（SHRimP）	单分子高分辨率光漂白成像技术
Single-molecule fluorescence resonance energy transfer（smFRET）	单分子荧光共振能量转移
Single-molecule optical tweezer	单分子光学镊子
Single-molecule techniques fluorescence microscopy	单分子技术荧光显微镜
Single-wavelength anomalous diffraction（SAD）	Single 波长异常衍射
Single photon emission computed tomography（SPECT）	单光子发射计算机断层扫描
Stimulated emission depletion microscopy（STED）	受激发射损耗显微镜
Stochastic optical reconstruction microscopy（STORM）	随机光学重建显微镜
Stoichiometry	化学计量学
Streptomyces lividans	链霉菌
Super-resolution spatial barcoding technique	超分辨率空间条形码技术
Systematic evolution of ligands by experimental enrichment（SELEX）	指数富集配体系统演化

T

T4 DNA ligase	T4 DNA 连接酶
Tapping mode	轻敲模式
Targeted drug delivery system（TDDS）	靶向给药系统
Tellurium	碲
Three-dimensional DNA nanostructures	三维 DNA 纳米结构
Three-dimensional nanostructure	三维纳米结构
Three-way junction（3WJ）motif	三叉接口基序
Total internal reflection fluorescence（TIRF）	见全内反射荧光技术

索　引